高等医学院校教材

MEDICAL MORPHOLOGY

医学形态学

（上册）

主编 张雁儒

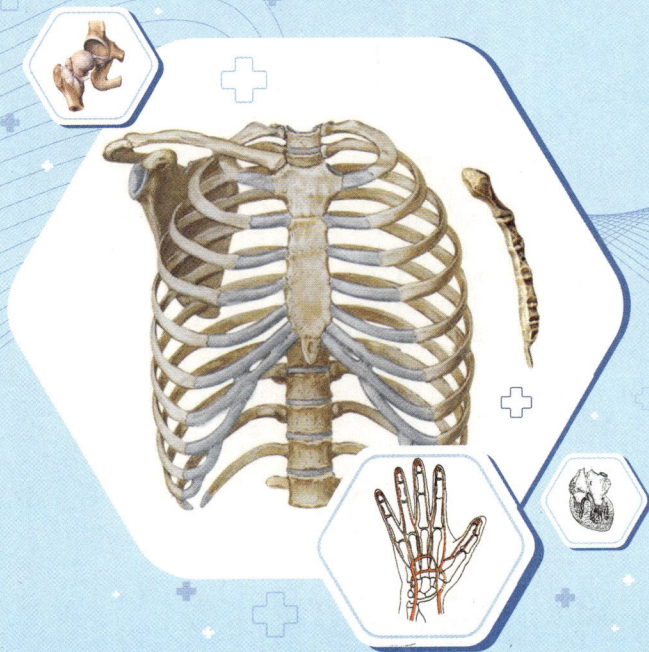

重庆大学出版社

图书在版编目（CIP）数据

医学形态学：上册、下册 / 张雁儒主编 . -- 重庆：
重庆大学出版社，2025.7. --（高等医学院校教材）.
ISBN 978-7-5689-5283-5

Ⅰ . R32

中国国家版本馆 CIP 数据核字第 2025Q1J693 号

医学形态学（上册）
YIXUE XINGTAIXUE（SHANGCE）

主　编　张雁儒
副主编　邢景军　王　庚

策划编辑：胡　斌
责任编辑：胡　斌　　版式设计：胡　斌
责任校对：王　倩　　责任印制：张　策
＊
重庆大学出版社出版发行
出版人：陈晓阳
社址：重庆市沙坪坝区大学城西路 21 号
邮编：401331
电话：（023）88617190　88617185（中小学）
传真：（023）88617186　88617166
网址：http：//www.cqup.com.cn
邮箱：fxk@cqup.com.cn（营销中心）
全国新华书店经销
重庆升光电力印务有限公司印刷
＊
开本：889mm×1194mm　1/16　印张：18　字数：563 千
2025 年 7 月第 1 版　　2025 年 7 月第 1 次印刷
ISBN 978-7-5689-5283-5　　定价：230.00 元（上、下册）

　　医学尤其是临床医学专业是最富人文关怀和人性温暖的学科之一，实践性及高强度的临床技能训练是其显著特征，要达到此教学目标亟须对现有的医学课程进行整合，为医学生减负。课程整合有利于促进学生综合素质的发展，通过整合不同学科的知识和技能，帮助学生建立更加完整和深入的知识体系，提高他们的学习兴趣和学习动力，同时也能够培养学生的创新精神和实践能力。

　　医学形态学是研究人体在正常和异常状态下，外形和内部结构及其与功能相关科学的一门基础医学整合课程。按机体结构水平的不同及从发育与进化的观点研究形态学，医学形态学可分为解剖学、组织胚胎学和病理学三个部分。解剖学是研究机体的正常形态、结构的学科。组织学是应用显微镜（包括光学显微镜与电子显微镜）研究人体的微细结构及其相关功能的学科；胚胎学是研究个体发生、发育及其发生机制的学科。病理学是研究疾病的病因、发病机理及疾病过程中形态结构和功能变化，阐明疾病发生、发展的基本规律，揭示疾病本质，为防病治病提供必要的理论基础的学科。医学形态学是将解剖学、组织胚胎学和病理学等以观察组织、器官的形态结构为主要内容的三个学科的部分内容有机地整合而成，其原则是"以器官为中心，以疾病（常见病）为主导，以病例为主线"，将正常解剖学和组织学与病理变化、宏观大体与显微镜下微观所见、基础与临床结合起来，为基础医学和临床医学课程奠定坚实的形态学基础。

　　本教材以正常组织、病理学各论、运动系统、消化系统、呼吸系统、泌尿系统、生殖系统、脉管系统和神经系统为重点，整合入相关系统的组织和病理学内容，要求学生在掌握结构和功能的基础上，理解结构与功能的联系。体现三基（基础理论、基本知识、基本技能）、五性（思想性、科学性、先进性、启发性和实用性）的原则，内容上科学严谨，深浅适宜，对组织学与病理学重复的内容进行了删减，本教材融入"头颈局部解剖学"，讲述解剖知识在临床中的应用，示范规范的解剖操作技巧，解析手术操作与解剖操作的异同，将头颈部解剖与神经系统知识融会贯通，探讨疾病的临床表现与解剖结构、胚胎发育的联系等。此外，本教材注重全方位、多角度地开展人文相关内容，反映医学形态学教学内容和课程改革的成果，体现对学生创新能力和实践能力的培养，紧密结合临床，强调对学生动手能力的培养，注重实效。

　　在本书编写过程中得到重庆大学出版社的大力支持，系统解剖学和组织胚胎学的大部分插图由出版社提供，在此致以崇高的敬意和感谢。由于编写时间紧及编者水平有限，书中难免存在错误与疏漏，恳请专家及使用本教材的师生多提宝贵意见，以便我们进一步修订完善。

2024 年 6 月 26 日于宁波

Contents 总目录

• 下 册 •

━━→ 第三部分　病理学 ←━━

━━→ 第四部分　神经解剖学及头颈局部解剖学 ←━━

Contents **目录**

—— 第二部分　组织胚胎学 ——

绪　论

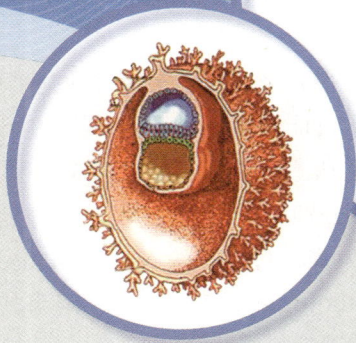
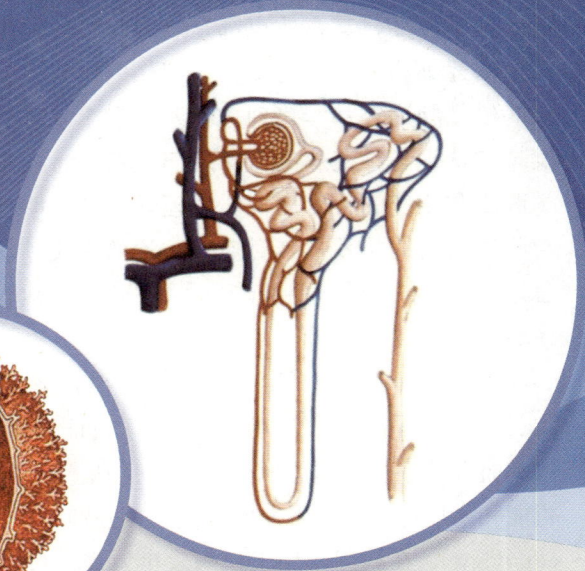

一、医学形态学的研究内容及意义

医学形态学（medical morphology）是研究人体在正常和异常状态下，外形和内部结构及其与功能相关的科学。按机体结构水平的不同及从发育与进化的观点研究形态学，医学形态学可分为人体解剖学、组织胚胎学和病理学三部分，是由人体解剖学、组织胚胎学和病理学合并而成的一门整合课程。人体解剖学是研究机体的正常形态、结构的学科。组织学是应用显微镜（包括光学显微镜与电子显微镜）研究人体的微细结构及其相关功能的学科；胚胎学是研究个体发生、发育及其发生机制的学科。病理学是研究疾病的病因、发病机理及疾病过程中形态结构和功能变化，阐明疾病发生、发展的基本规律，揭示疾病本质，为防病治病提供必要的理论基础的学科。医学形态学是阐述人体正常大体形态结构、显微镜下微细结构、电子显微镜下超微结构和功能及人类个体发生与器官形成过程的科学，是一门重要的医学专业基础课，可为基础医学和临床医学课程奠定坚实的形态学基础。

人体解剖学主要分为系统解剖学和局部解剖学。系统解剖学是按照人体的器官系统（如运动系统、消化系统、呼吸系统、泌尿系统、生殖系统、内分泌系统、循环系统、感觉器官和神经系统等）阐述正常人体器官的形态结构、生理功能及其生长发育规律的学科；局部解剖学是着重研究人体各局部由浅入深的组成结构、形态特点及其层次和毗邻关系的解剖学，它是临床学科，特别是外科学、妇产科学等手术学科和影像诊断学科的重要基础学科，是人体解剖学的重要组成部分。

组织学是研究正常人体微细结构及其相关功能的学科，研究内容包括细胞、组织、器官和系统。胚胎学是研究从受精卵发育为新生个体在母体内发生和生长发育规律的学科。只有了解人体组织、细胞的微细结构，才能深入理解其生理功能和疾病的发生机制、病理变化等。只有熟悉人体胚胎发育的过程，才能正确地诊断和治疗男性不育、女性不孕、先天畸形等疾病。

病理学是研究人体疾病发生的原因、机制、发展规律以及疾病过程中机体的形态结构、功能代谢变化和病变转归的一门基础医学课程。各个器官虽然在功能和结构上互不相同，但在各种致病因子的影响下，不同器官却可呈现同样的基本反应和结构改变，这就是病理学总论的研究对象和内容。例如，肝炎、肺炎、脑膜炎、阑尾炎、腹膜炎等，虽然各有其本身的病因和独特的病变，并发生于不同的器官，但却都属于炎性疾患，都具有细胞、组织损伤，局部血液循环障碍，炎性渗出和细胞、组织增生等共同的炎症的基本改变，其本质也都是病因对机体的损伤和机体对损伤的防御反应在相应局部的表现。病理学总论阐述细胞和组织的损伤、损伤的修复、局部血液循环及体液循环障碍、免疫病理、炎症、遗传与疾病以及肿瘤等基本病理过程及其发生发展的基本规律，阐明其本质，以便运用这些知识去更深刻地发现和认识各种疾病的特殊规律。然而，各个疾病又各有自身的病因、发病机制、好发部位及其形态学改变和相应的临床表现。病理学各论阐明各种疾病的病因、病变及其发生发展的特殊规律，研究其与临床表现的关系及其对疾病防治的意义。显然，病理学总论与各论之间有着密切的内在联系，学好总论是学习各论的必要基础，学习各论也必须联系运用总论知识，同时加深对总论的理解，两者互相联系，密切相关。

本学科的教学目的是使医学生获得有关人体正常结构的基础理论与基本知识，理解和掌握人体各细胞、组织、器官、系统的正常形态学特征和相互联系、结构与功能的关系，人体各局部的组成结构、层次和毗邻关系，人体胚胎的早期发生和主要器官的正常形成过程，以便正确理解人体的形态结构与生理机能和疾病与畸形发生发展的关系，区别生理与病理状态。并能运用各种方法研究疾病的原因（病因学，ethiology）、在病因作用下疾病发生发展的过程（发病学，pathogenesis）以及机体在疾病过程中的功能、代谢和形态结构的改变（病变，pathological changes），阐明其本质，从而为认识和掌握疾病发生发展规律，也为防治疾病，提供必要的理论基础。

二、人体的组成

人体是由无数细胞和细胞之间的物质（细胞间质）组成的。同种细胞和细胞间质结合起来构成组织；几种不同的组织结合起来构成器官；若干器官又结合起来构成系统，以完成某一生理功能。

细胞是人体形态结构的基本单位，也是生命活动的功能单位。它由细胞膜、细胞质和细胞核组成。细胞很小，要在显微镜下放大后才能看清楚。它们的形状多样，一般与其所执行的功能以及所处的环境相适应。例如：游离在血浆中的红细胞，多呈圆形；相互紧密连接的上皮细胞多为扁平形、立方形或柱形；具有收缩功能的肌细胞，多为圆柱形或长梭形；具有感受刺激、传导兴奋功能的神经细胞，多具细长而有分支的突起。

根据形态和功能的不同，组织可分为上皮组织、结缔组织、肌肉组织和神经组织四大类。上皮组织由密集的上皮细胞和少量的细胞间质相互连接而成。上皮组织覆盖于身体表面及体内各种管道（消化道、呼吸道和血管）和囊腔（胸膜腔、腹膜腔等）的内表面，有保护、吸收、分泌等功能。结缔组织由细胞和大量细胞间质构成，细胞间质包括基质和纤维两部分。结缔组织分布很广，形态多样，一般指的结缔组织包括疏松结缔组织、致密结缔组织、网状结缔组织和脂肪组织。肌肉组织主要由肌细胞组成，肌细胞多呈细长纤维形，故又称肌纤维。细胞质内含有纵行排列的细丝状肌原纤维，有收缩和舒张的作用。四肢运动、胃肠蠕动、心脏搏动都与肌肉收缩有关。肌肉分为骨骼肌、平滑肌和心肌三种。神经组织由神经细胞（神经元）和神经胶质细胞组成，存在于脑、脊髓和周围神经系统。

按照形态，人体可分为头、颈、躯干和四肢四大部分。躯干又分为胸、腹、背、腰、盆和会阴等部分。四肢分为上肢和下肢。上肢分为肩、臂、前臂和手；下肢分为臀、大腿、小腿和足。人体的体腔内有许多器官，如胸腔内有肺、心脏、气管和食管；腹腔内有肝、脾、胃、肠、肾；盆腔内有直肠、膀胱和生殖器官等。各器官具有一定的形态和功能。每一种器官由几种不同类型的组织所组成。人体内许多器官相联合而组成若干系统，如消化系统、呼吸系统、泌尿系统、循环系统、神经系统、内分泌系统、生殖系统等。每个系统中的器官共同完成某一生理功能。以消化系统为例，包括口腔、咽、食管、胃、小肠、大肠、唾液腺、肝和胰，它们共同完成对食物的消化与吸收。人体各系统的活动都是在神经系统的调节与控制下进行的，从而使人体成为统一的整体。

三、解剖学姿势、方位术语与人体的轴和面

为了准确描述人体各器官的形态、结构和位置关系，通常使用统一的解剖学姿势和方位术语，以利于学习和交流。

1. 解剖学姿势（anatomical position）　又称标准姿势，是指身体直立，两眼平视正前方；上肢下垂于躯干两侧，掌心向前；两足并拢，足尖向前。描述任何人体结构，无论被观察的对象（活体、标本、模型或是身体某一局部）处于何种体位，均以此解剖学姿势为准。

2. 常用的方位术语　以解剖学姿势为准，规定了以下表示方位的术语，便于描述人体结构的相互位置关系。

（1）上（superior）和下（inferior）：按解剖学姿势，近头者为上，近足者为下。在胚胎学中，常用颅侧（cranial）代替上；用尾侧（caudal）代替下。

（2）前（anterior）和后（posterior）：靠近身体腹面者为前，靠近背面者为后。有时用腹侧（ventral）和背侧（dorsal）分别代替前和后。在比较解剖学中，通常称为腹侧（ventralis）和背侧（dorsalis）。在描述手时则常用掌侧和背侧。

（3）内侧（medial）和外侧（lateral）：以身体的中线为准，距中线近者为内侧，离中线相对远者为外侧。描述上肢的结构时，由于前臂尺、桡骨并列，尺骨在内侧，桡骨在外侧，故可以用尺侧（ulnar）

代替内侧，用桡侧（radial）代替外侧。下肢小腿部有胫、腓骨并列，胫骨在内侧，腓骨居外侧，故又可用胫侧（tibial）和腓侧（fibular）称之。

（4）近侧（proximal）和远侧（distal）：靠近躯干的根部为近侧，相对距离较远或末端的部位为远侧。

（5）浅（superficial）和深（deep）：靠近体表的部分叫浅，相对深入潜居于内部的部分叫深。

（6）内（interior）和外（exterior）：空腔脏器近内腔者为内，空腔脏器远内腔者为外，应注意与内侧和外侧区分。

3. 轴和面

（1）轴（axis）：以解剖学姿势为准，可将人体设置为三个典型的互相垂直的轴（图0-1）。矢状轴为前后方向的水平线；冠状（额状）轴为左右方向的水平线；垂直轴为上下方向与水平线互相垂直的垂线。轴多用于表达关节运动时骨的位移轨迹所沿的轴线。

（2）面（plane）：按照轴线可将人体或器官切成不同的切面，以便从不同角度观察某些结构（图0-2）。矢状面（sagittal plane）是沿矢状轴方向所做的切面，它是将人体分为左右两部分的纵切面。如该切面恰好通过人体的正中线，则称其为正中矢状面（median sagittal plane）。冠状面（coronal plane）或额状面（frontal plane）是沿冠状轴方向所作的切面，它是将人体分为前后两部分的纵切面。水平面（horizontal plane）或横切面（transverse plane）为沿水平线所作的横切面，它将人体分为上下两部分，与上述两个纵切面相垂直。

需要注意的是，器官的切面一般不以人体的长轴为准，而以其本身的长轴为准，即沿其长轴所做的切面叫纵切面（longitudinal section），而与长轴垂直的切面叫横切面（transverse section）。

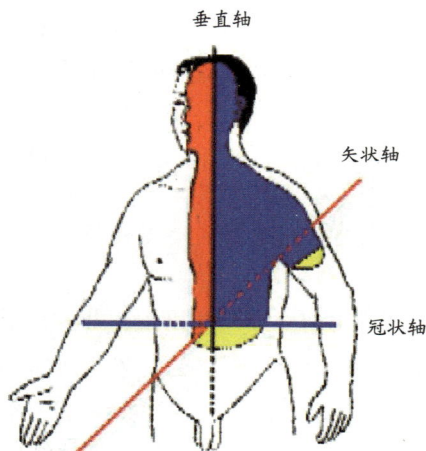

图0-1　人体的轴

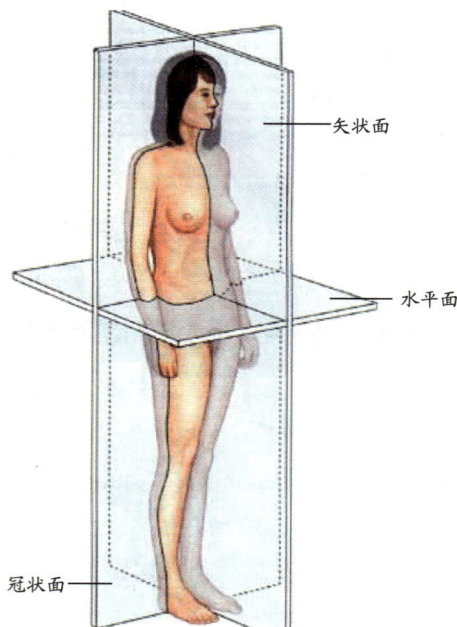

图0-2　人体的面

四、医学形态学的研究技术

近年来，随着学科的发展，医学形态学的研究手段已远远超越了传统的经典的形态观察，而采用了许多新方法、新技术，从而使研究工作得到了进一步的深化，但形态学方法（包括改进了的形态学方法）仍不失为基本的研究方法。

1. 大体观察　
主要运用肉眼或辅之以放大镜、量尺、各种衡器等辅助工具，对人体解剖结构、病理检材及其病变性状（大小、形态、色泽、重量、表面及切面状态、病灶特征及坚度等）进行细致的观察和检测。这种方法简便易行，有经验的病理及临床工作者往往能借大体观察而确定或大致确定诊断或病变性质（如肿瘤的良恶性等）。

在病理上，为探明病因，还有以下研究方法。

（1）尸体剖检。对死亡者的遗体进行病理剖检（尸检）是病理学的基本研究方法之一。尸体剖检（autopsy）不仅可以直接观察疾病的病理改变，从而明确对疾病的诊断，查明死亡原因，帮助临床探讨、验证诊断和治疗是否正确、恰当，以总结经验，提高临床工作的质量，而且还能及时发现和确诊某些传染病、地方病、流行病，为防治措施提供依据，同时还可通过大量尸检积累常见病、多发病，以及其他疾病的人体病理材料，为研究这些疾病的病理和防治措施作出贡献。显然，尸检是研究疾病的极其重要的方法和手段，人体病理材料则是研究疾病的最为宝贵的材料。

（2）活体组织检查。用局部切除、钳取、穿刺针吸以及搔刮、摘除等手术方法，从患者活体采取病变组织进行病理检查，以确定诊断，称为活体组织检查（biopsy），简称活检。这是被广泛采用的检查诊断方法。这种方法的优点在于组织新鲜，能基本保持病变的真相，有利于进行组织学、组织化学、细胞化学及超微结构和组织培养等研究。对临床工作而言，这种检查方法有助于及时准确地对疾病作出诊断和进行疗效判断。特别是对于诸如性质不明的肿瘤等疾患，准确而及时的诊断，对治疗和预后都具有十分重要的意义。

2. 光学显微镜技术　借助光学显微镜放大组织切片观察到的细胞组织微细结构，称为光镜结构。将组织样本放入固定液（甲醛溶液或乙醇溶液）使组织中蛋白质迅速凝固，以尽可能保持其自然结构，这个过程称为固定。固定后的标本经冲洗、脱水、浸蜡、切片等步骤后进行染色。切片染色是为了增强切片的对比度，使组织结构更加清晰可见。最常用的染色方法是苏木精-伊红染色（hematoxylin and eosin staining），简称 HE 染色。苏木精为碱性染料，能将细胞核染成紫蓝色，伊红为酸性染料，能将细胞质染成红色。易于被碱性染料着色的性质称为嗜碱性，易于被酸性染料着色的性质称为嗜酸性，若与两种染料的亲和力均不强则称中性。

此外，还可以利用物理吸附作用进行染色。如苏丹染料可溶于脂肪内使脂滴显色以用来染色脂肪组织。金属微粒附着在细胞结构表面而呈棕黑色或棕黄色，故可使用硝酸银、氯化金等重金属盐显示细胞和组织的某些结构。甲苯胺蓝（toluidine blue）等碱性染料可使结缔组织和软骨基质中的氨基聚糖染色后呈紫红色，称异染性。

石蜡切片是经典且最常用的切片。其基本制作程序如下。

①取材和固定：将新鲜组织切成小块，用蛋白质凝固剂（常用甲醛）固定，以保持组织的原本结构。

②脱水和包埋：把固定好的组织块用乙醇脱去水分，再用二甲苯置换出乙醇，然后将组织块置于熔化的石蜡中包埋。

③切片和染色：将组织蜡块用切片机切为 5～10 μm 的薄片，贴于载玻片上，脱蜡后进行染色，以便观察。

④封片：染色之后，滴加树脂，用盖玻片密封保存。

除石蜡切片外，还有涂片、铺片、磨片等切片制作技术。

除 HE 染色外，还有其他染色方法，统称为特殊染色。

3. 细胞学观察　运用采集器采集病变部位脱落的细胞，或用空针穿刺吸取病变部位的组织、细胞，或由体腔积液中分离所含病变细胞，制成细胞学涂片，作显微镜检查，了解其病变特征。此法常用于某些肿瘤（如肺癌、子宫颈癌、乳腺癌等）和其他疾病的早期诊断。但由于取材的局限性和准确性，有时会使诊断受到一定的限制。

4. 超微结构观察　运用透射及扫描电子显微镜对组织、细胞及一些病原因子的内部和表面超微结构进行更细微的观察（电子显微镜比光学显微镜的分辨能力高千倍以上），即从亚细胞（细胞器）或大分子水平上认识和了解细胞的病变。这是迄今最细致的形态学观察方法。在超微结构水平上，还常能将形态结构的改变与机能代谢的变化联系起来，利于加深对疾病和病变的认识。

（1）透射电子显微镜技术（transmission electron microscopy，TEM）的标本须在机体死亡之后数分钟内取材，透射电子显微镜用于观察细胞内部结构，分辨率达 0.2 nm。组织块（1 mm³ 以内）用戊二醛与锇酸两次固定、脱水后用树脂包埋，超薄切片（50 ~ 80 nm）后经醋酸铀和柠檬酸铅电子染色。经重金属染色，形成黑白反差，在荧光屏上显影观察和摄片。密度大、吸附重金属多的结构呈黑或深灰色，称高电子密度；反之呈浅灰色，称低电子密度。

（2）扫描电子显微镜技术（scanning electron microscopy，SEM）不需要制备切片，其主要用于观察细胞、组织及器官的表面结构和立体结构。分辨率为 2 nm。组织块用戊二醛与锇酸固定后，经脱水、干燥后，在组织表面喷镀薄层金膜。通过电镜发射极细的电子束在标本表面扫描，形成电信号，在荧光屏上显示标本表面的立体构象。

5. 组织化学和细胞化学观察　是将多科学（物理、化学、生物化学、免疫学或分子生物学等）的原理和技术与组织学技术相结合而产生的技术，能在组织切片上定性、定位地显示某种物质的存在与否及其分布状态。

（1）一般组织化学技术，主要显示糖类（如 PAS 反应）、脂类、核酸和酶类。

（2）免疫组织化学技术，用带有标记物的抗体（标记抗体）和组织切片共同孵育，标记抗体与组织中相应的肽或蛋白质结合。通过在显微镜下观察标记物，从而获知该肽或蛋白质的定位及相对含量。常用标记物有荧光素、辣根过氧化物酶和胶体金。

（3）原位杂交技术，即核酸分子杂交技术，用于检测基因（DNA 片段）的有无及在转录水平检测基因的活性（mRNA）。其原理是用带有标记物的已知碱基顺序的核酸探针，与细胞内待测的核酸按碱基配对的原则进行特异性原位结合，即杂交，然后通过检测和显示标记物，从而对特定核酸顺序进行精确定量、定位。原位杂交可以在细胞标本或组织标本上进行。

6. 放射自显影技术　通过活细胞对放射性核素的摄入，显示细胞的功能状态或该物质在组织和细胞内的代谢过程。

7. 形态测量（图像分析）技术　是在图像处理与分析软件的支持下，对组织切片提供的数字图像进行分析，从而获得立体的组织和细胞内各种有形成分的数量、体积、表面积等参数。应用计算机三维重建技术，对连续的组织切片进行分析，可获得微细结构的立体模型。

8. 组织培养与细胞培养　将某种组织或单细胞用适宜的培养基在体外加以培养，以观察细胞、组织病变的发生发展，如肿瘤的生长、细胞的癌变、病毒的复制、染色体的变异等。此外，也可以施加诸如射线、药物等外来因子，以观察其对细胞、组织的影响等。这种方法的优点是可以较方便地在体外观察研究各种疾病或病变过程，研究加以影响的方法，且周期短、见效快，可以节省研究时间。但缺点是孤立的体外环境与各部分间互相联系、互相影响的体内整体环境不同，故不能将研究结果与体内过程等同看待。

除上述常用方法外，近数十年来陆续建立的还有显微分光技术、分析电镜技术、流式细胞仪（flow cytometer，FCM）技术等一系列分子生物学技术，从而使常规的病理形态学观察，发展到将形态结构改变与组织、细胞的化学变化结合起来进行研究，而且将定性研究发展到对病理改变进行形态的和化学成分的定量研究，从而获得更多更新的信息，大大加深了疾病研究的深度。

五、医学形态学的学习方法

（1）形态结构与功能相结合。形态是功能的物质基础，功能的变化影响形态结构的改变，形态结构的改变也将导致功能的变化。学习中要以结构来联系功能，以功能来联想结构。如四肢的结构基本相同，但由于前后肢的分工不同，构造又有所区别，两足直立的人，由于上下肢的分工，更有了进一步的变化，这些形态演化都是与生理功能相统一的，即使在现存生物体，功能的改变也可引起相应的形态变化。如加强锻炼可使肌肉发达，长期卧床可使肌肉萎缩、骨质疏松，儿童时代的不正确坐立姿势或负重劳动可引致脊柱畸形。理解这些相互影响，对更好地认识与掌握人体器官结构的形态特征是十分重要的。

（2）理论与实际密切联系。学习人体结构与功能是为了更好地认识人体，为医学理论的学习与实践奠定基础。因此，必须重视实验，把书本知识与标本和模型等的观察结合起来。人体形态学是以人体形态结构为主要研究内容的学科，形态描述较多。因此，学习时必须坚持理论联系实际，做到三个结合。①图、文结合：学习时做到文字和图形并重，两者结合，帮助理解和记忆。②理论学习与标本观察结合：通过对组织切片、解剖标本、模型观察和辨认，构筑立体形态，形成记忆，这是学习人体形态与结构的重要方法之一。③理论知识与临床应用结合：理论知识是为临床应用服务的，在学习过程中紧密联系临床应用和生活实际，可增强对某些重要知识的理解。

（3）局部与整体的关系。人体是一个统一的整体，由很多器官和系统组成，可分为若干局部。各系统器官有其特殊的形态与功能，但都是整体的一部分，不可能离开整体而独立生存；各局部由不同器官结构组成，也是与整体不可分割的一部分。学习时不得不按系统或局部循序渐进地安排，但在学习中必须始终注意局部与整体的关系，注意各系统器官或局部在整体中的地位，注意它们与其他部分的联系和相互影响，即注意从整体的角度来理解局部，局部与整体之间在结构和功能上互相联系、互相影响。

（4）进化与发展的概念。人类是由动物经过长期进化发展而来的，是种系发生的结果，而人体的个体发生反映了种系发生的过程。人体形态上有时出现一些变异或畸形，如从种系发生或个体发生的过程来探讨，常可发现这些形态异常只不过是返祖现象或胚胎发育不全。另外，即使是现代人类仍是在不断发展的。人出生以后也是在不断发展的，不同年龄、不同社会生活、劳动条件等，可以影响人体形态的发展。不同性别、不同地区、不同种族的人，以至于每一个体都可能有差异，这些是普遍的、正常的现象。因此，要以进化发展的观点研究人体的形态结构与功能，更好地认识人体。

总之，医学形态学是一门形态科学，名词多、描述多是其特点，死啃书本，硬记名词必将感到枯燥乏味，故必须注意分析归纳以理解其形态特征，重视实验（对尸体标本与模型、组织切片及病理切片的学习）以加深印象，并学会运用基础知识和联系活体及临床，这样才能正确地、全面地认识人体形态结构，学好医学形态学这门课程。

（宁波大学医学部　张雁儒）

第一部分

系统解剖学

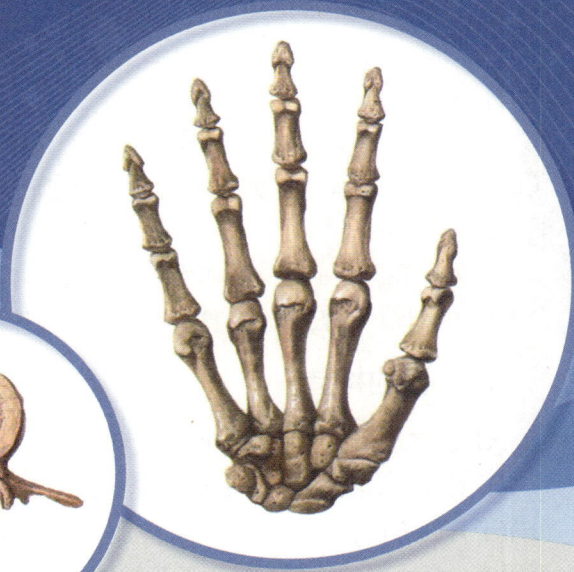

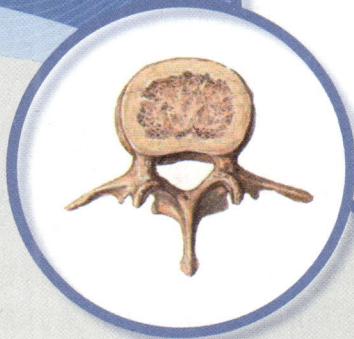

第一章 运动系统

第一节 概述

骨（bone）是一种器官，主要由骨组织构成，具有一定的位置、形态和功能，包括外层骨膜（periosteum），内层骨髓（bone marrow），以及包含丰富的血管、淋巴管和神经分布，能够进行新陈代谢，并具有修复和再生的能力，所以每一块骨都是一个活的器官。骨基质中含有大量钙、磷等无机盐，是人体矿物质的储存库。

一、骨的分类

成人有 206 块骨（图 1-1）。骨按部位可以分为颅骨、躯干骨和附肢骨，前两者统称为中轴骨；按形态可以分为 4 类：

1. 长骨（long bone） 呈长管状，分布于四肢，分一体两端。中部的体又称为骨干（diaphysis），内有髓腔（medullary cavity）容纳骨髓。骨干的表面有滋养孔（nutrient foramen），是血管出入的通道。两端膨大称为骺（epiphysis），表面有光滑的关节面（articular surface），被关节软骨覆盖，与相邻的关节面构成关节。骨干与骺相邻的部分称为干骺端（metaphysis），其幼年时在内部留有一片软骨，称为骺软骨（epiphyseal cartilage）。骺软骨细胞能够不断分裂增殖和骨化，使骨不断加长。成年后骺软骨骨化，形成骺线（epiphysial line），使骨干和骺融为一体。

2. 短骨（short bone） 近似立方体形，多成群分布于承受压力较大、运动较灵活的部位，如腕骨（carpal bone）和跗骨（tarsal bone）。

3. 扁骨（flat bone） 呈板状，主要参与构成颅腔、胸腔和盆腔，以保护内部结构，如肩胛骨（scapula）和肋骨（costal bone）。

4. 不规则骨（irregular bone） 形状不规则，无法归为其他类型的骨，如椎骨（vertebra）和下颌骨（mandible）。有些不规则骨内有含气的空腔，称为含气骨（pneumatic bone），如上颌骨（maxilla）和蝶骨（sphenoid bone）。

此外，在某些肌腱内由肌腱骨化形成的扁圆形颗粒状骨称为籽骨（sesamoid bone），可以减少摩擦、分散压力、保护肌腱和改变肌牵引力，如髌骨（patella）。

二、骨的构造

骨由骨质、骨膜、骨髓和血管、淋巴管、神经构成（图 1-2）。

1. 骨质（sclerotin） 由骨组织构成，分为骨密质（compact bone）和骨松质（spongy bone）。骨密质分布于骨的表面，致密耐压；骨松质分布于骨的内部，呈海绵状，由骨小梁（bone trabecula）相互交织排列而成。骨小梁的排列与骨所承受的压力和张力方向一致，能承受较大的重量。

2. 骨膜（periosteum） 除了关节面的部分，新鲜骨的表面都覆有骨膜。骨膜由纤维结缔组织构成，内含丰富的神经和血管，对骨的生长、再生、感觉等有重要作用。骨膜分为外层和内层，外层致密，通过胶原纤维束穿入骨质固着于骨面；内层疏松，含有成骨细胞和破骨细胞，前者产生新的骨质，后者破

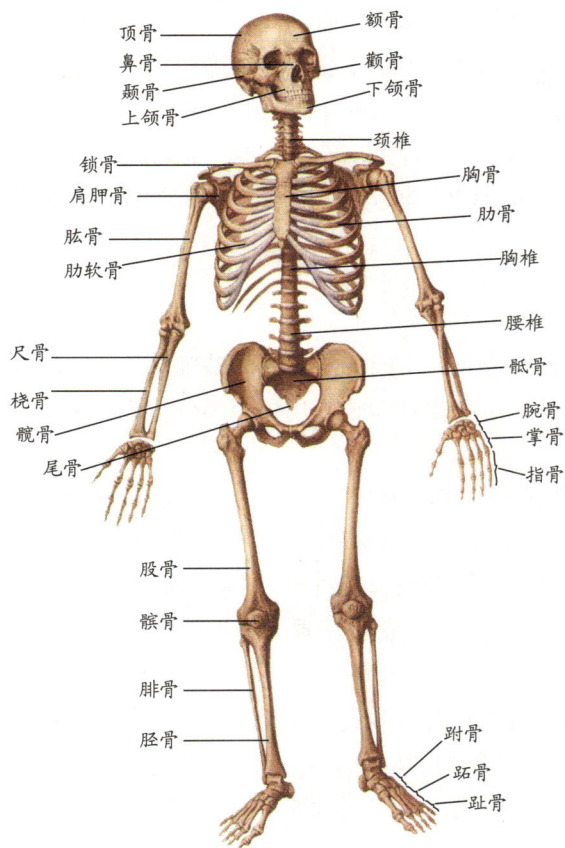

图 1-1　全身骨骼

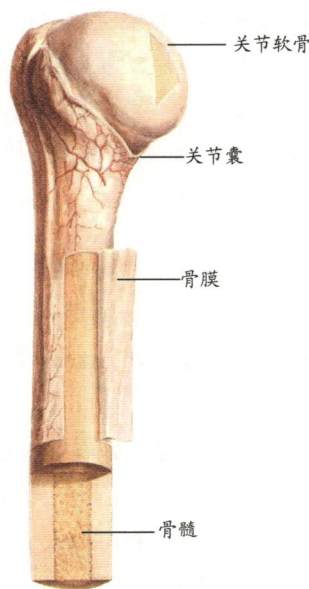

新鲜骨的构造

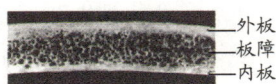

颅盖骨断面

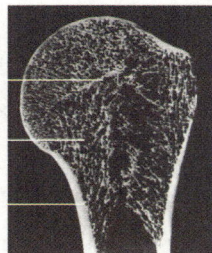

肱骨上端冠状切面

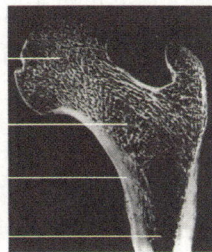

股骨上端冠状切面

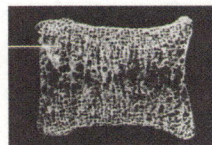

椎体冠状切面

图 1-2　骨的构造

坏旧的骨质，二者在幼年期功能活跃，直接参与骨的生长，成年后转为静止状态。但是发生骨损伤后，骨膜可以参与骨折端的修复愈合。衬覆于骨髓腔内面和松质间隙内的膜称为骨内膜（endosteum），是菲薄的结缔组织，也含有成骨细胞和破骨细胞，具有造骨和破骨的功能。

3. 骨髓（bone marrow）　充填骨髓腔和骨松质间隙的一种海绵状组织，分为红骨髓（red bone marrow）和黄骨髓（yellow bone marrow）。胎儿和幼儿期，全部骨髓呈红色，为红骨髓，具有造血功能并能产生红细胞、血小板和某些白细胞；约 5 岁以后，长骨骨髓腔内的红骨髓逐渐转化为脂肪组织，呈黄色，为黄骨髓，失去造血能力。但是在慢性失血过多或重度贫血时，黄骨髓可以转化为红骨髓，恢复造血能力。在长骨骺端、短骨、扁骨和不规则骨的骨松质内，终生都是红骨髓。

4. 骨的血管、淋巴管和神经　长骨的动脉包括滋养动脉、干骺端动脉、骺动脉和骨膜动脉。滋养动脉是长骨的主要动脉，一般有 1 ~ 2 支，经骨干中段滋养孔进入骨髓腔，分为升支和降支，分布于骨干密质内层、骨髓和干骺端，在成年人中可与干骺端动脉和骺动脉的分支吻合。干骺端动脉和骺动脉均发自邻近动脉，从骺软骨附近穿入骨质。骨膜动脉在幼儿期尤为丰富。上述各动脉均有静脉伴行。不规则骨、扁骨和短骨的动脉来自骨膜动脉和滋养动脉。

骨膜的淋巴管十分丰富，但骨质内的淋巴管是否存在尚有争议。

骨的神经主要有内脏运动纤维和躯体感觉纤维两种。内脏运动纤维伴滋养血管进入骨内，分布到哈弗斯管的血管壁上；躯体感觉纤维多分布于骨膜，骨膜神经丰富，对张力或撕扯的刺激较为敏感，故骨折和骨脓肿时常引起剧痛。

三、骨的化学成分和物理性质

骨质含有有机质和无机质，有机质主要是骨胶原纤维束和黏多糖蛋白等，构成骨的支架，赋予骨弹性和韧性；无机质主要是以碱性磷酸钙为主的钙盐类，赋予骨硬度和脆性。脱钙骨（脱去骨的无机质）仍具骨原来的形状，且柔软有弹性；煅烧骨（去掉骨的有机质）虽然形状不变，但是脆而易碎。骨的两种成分的比例会随年龄增长发生变化。幼儿时期骨的有机质和无机质各占一半，故弹性较大，硬度较小且柔软，易发生形变，在外力作用下不易骨折或折而不断，称为青枝骨折（greenstick fracture）；成年期骨的有机质和无机质比例约为 3 ∶ 7，具有很大的硬度和一定的弹性，较坚韧；老年期骨的无机质所占比例超过 3/4，故脆性较大，易发生骨折。

四、骨的发生和发育

骨发生于中胚层的间充质，胚胎第 8 周开始间充质呈膜状分布，后期有的在膜的基础上骨化，称为膜化骨；有的发育成软骨之后再骨化，称为软骨化骨。有的骨由膜化骨和软骨化骨两部分组成，称为复合骨。

1. 膜化骨　在间充质膜内的将来成骨处有些细胞分化为成骨细胞，成骨细胞产生骨胶原纤维和基质，基质内逐渐产生钙盐沉积，构成骨质。以骨化开始的部位（骨化中心，也称骨化点）向外做放射状增生，形成海绵状骨质。新生骨质周围的间充质膜即成为骨膜。骨膜下的成骨细胞不断产生新骨，使骨不断加厚；骨化点边缘不断产生新骨质，使骨不断加宽。破骨细胞破坏吸收已形成的骨质，成骨细胞再将其改造并重建，此过程不断重复进行，最终使骨达到成体骨的形态。

2. 软骨化骨　在间充质内先形成软骨性骨雏形，软骨外周的间充质形成软骨膜，膜下的间充质细胞分化为成骨细胞。软骨体中部产生的骨质，称为骨领。骨领处周围的软骨膜发育成为骨膜。骨领生成的同时，血管侵入软骨体，间充质也伴随进入形成红骨髓。红骨髓中的间充质细胞发育为成骨细胞和破骨细胞，开始造骨，此处称为原发骨化点（初级骨化中心）。中心被破骨细胞吸收而形成的腔，称为骨髓腔。胎儿出生前后，骺处出现继发骨化点（次级骨化中心），在骺处也进行造骨。骨膜、原发骨化点和继发骨化点不断造骨，分别形成骨干与骺，二者之间有骺软骨。外周的骨膜不断造骨，使骨不断加粗；骨髓腔内不断进行破骨、吸收和重建，使骨髓腔不断扩大；骺软骨也不断增长、骨化。接近成年时，骺软骨停止增长，全部骨化。形成关节面的软骨保留为关节软骨，终身不骨化。

五、骨的生长和重建

骨的形态形成的控制因素还不清楚，但是受个体差异和发育过程中内外环境的影响，比如神经、内分泌、营养、疾病、物理和化学因素等。神经系统调节骨的营养过程：神经功能加强时，促进骨质增生，使骨变得坚韧粗壮；减弱时骨质变得疏松。神经损伤后，患者会出现脱钙、疏松和骨质吸收，甚至出现自发性骨折。内分泌对骨的生长发育有很大作用。如果成年前垂体生长激素分泌亢进，骨过度生长，形成巨人症；如果分泌不足，骨发育停滞，成为侏儒。如果成年人垂体生长激素分泌亢进，会出现肢端肥大症。维生素 A 可以调节成骨细胞和破骨细胞的功能平衡，使骨保持正常生长。维生素 D 可以促进肠道对钙、磷的吸收，缺少维生素 D 时，体内钙、磷减少，影响骨的钙化，儿童期会导致佝偻病，成年期会导致骨质软化。机械因素对骨的生长发育也有作用：稳定的张力可以促进骨的形成，正确的锻炼可以使骨良好发育；持续的不当压力会导致骨质吸收，如童工负重、儿童坐姿不正确、肿瘤压迫等，都会引起骨的形态改变。

骨的重建依赖于成骨细胞和破骨细胞功能的平衡。骨的重建类型和范围取决于骨的力学负荷。比如骨折后，折断处有骨痂形成，骨折愈合初期骨痂不规则，经过一定时间的吸收和重建，可基本恢复至原有的形态和结构。

六、骨与骨的连结

骨与骨之间借纤维结缔组织、软骨或骨相连，称为骨连结（articulation junction）。按照骨的不同连结方式，可以分为直接连结和间接连结两类。

（一）直接连结

直接连结指骨与骨之间借纤维结缔组织、软骨或骨直接相连，连结之间无间隙，较牢固，连结活动范围极小或不活动。可以分为纤维连结（fibrous joint）、软骨连结（cartilaginous joint）和骨性结合（synostosis）3 类。

1. 纤维连结　骨与骨之间以纤维结缔组织相连结，其间无间隙，连结比较牢固，分为 2 种连结形式。

（1）韧带连结（syndesmosis）：连结两骨的纤维结缔组织较长，呈条索状或膜板状，有弹性，称为韧带或膜。如椎骨棘突之间的棘间韧带、前臂尺桡骨之间的骨间膜等。

（2）缝（suture）：骨与骨之间借少量纤维结缔组织相连结，见于颅骨间，如颅的冠状缝、矢状缝等。缝往往会随年龄的增加出现纤维组织骨化，称为骨性结合。

2. 软骨连结　骨与骨之间以软骨相连，可以缓冲震荡。软骨（cartilage）是一种特殊分化的结缔组织，由软骨细胞、软骨基质和基质中的纤维共同组成，后二者称细胞间质，软骨细胞（chondrocyte）被包埋在基质的小腔内。按基质中纤维成分的性质和含量，软骨可以分为透明软骨、弹性软骨和纤维软骨 3 种。软骨连结可以分为 2 种。

（1）透明软骨结合（synchondrosis）：骨与骨之间借透明软骨连结，如长骨骨干与骺之间的骺软骨、幼儿蝶骨与枕骨之间的蝶枕结合等。透明软骨结合会随着年龄增长而骨化，形成骨性结合。

（2）纤维软骨结合（symphysis）：骨与骨之间借纤维软骨连结，多位于人体中轴承受压力之处，坚固性大，弹性较低，如椎骨的椎体之间的椎间盘和耻骨联合等，纤维软骨一般不骨化。

3. 骨性结合　骨与骨之间以骨组织连结，一般由纤维连结或透明软骨结合骨化而成。骨性结合使两骨融合为一块。如骶椎骨之间的骨性结合，髂、耻、坐骨之间在髋臼处的骨性结合等。

（二）间接连结

间接连结又称关节（articulation）或滑膜关节（synovial joint），是骨连结的最高分化形式。骨与骨之间借结缔组织相连形成"袖套状"结构，具有充以滑液的腔隙，通常具有较大的活动性（图 1-3）。

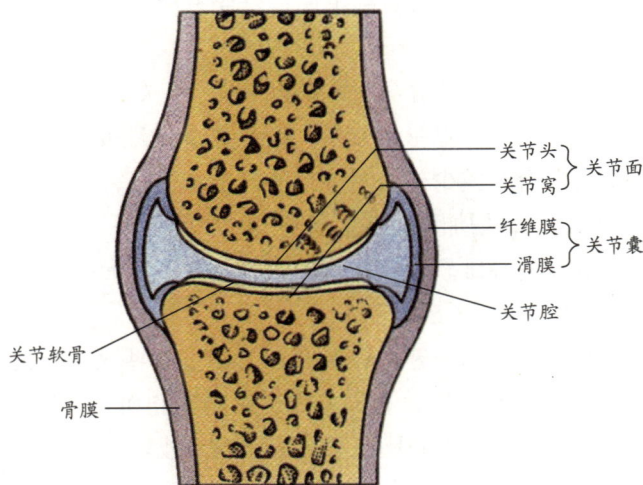

关节头 ┐
关节窝 ┘关节面
纤维膜 ┐
滑膜 ┘关节囊
关节腔
关节软骨
骨膜

图 1-3　间接连结

1. 关节的基本结构

（1）关节面（articular surface）：指组成关节的各相关骨的接触面。每一关节至少包括两个关节面，一般为一凸一凹。凸的称为关节头，凹的称为关节窝，关节面上终生覆有关节软骨（articular cartilage）。关节软骨多数由透明软骨构成，少数为纤维软骨。表面光滑，深部与关节面紧密相连。其厚度因不同关节和年龄而异，通常为 2 ～ 7 mm。即使在同一关节中，为了适应对应关节面，不同部位的关节软骨厚薄也会不同。关节软骨不仅使关节面变得平滑，覆有少量滑液，能减少摩擦，同时具有弹性，能减轻运动时的振荡和冲击。关节软骨无血管、神经和淋巴管，其营养由滑液和关节囊滑膜层的血管供应。

（2）关节囊（articular capsule）：由致密的纤维结缔组织膜构成的囊，附着于关节面周围的骨面，并与骨膜融合，它像"袖套"一样包围关节，封闭关节腔。不同关节囊的松紧和厚薄不同，活动度较大的关节的关节囊较松弛而薄。关节囊可以分为内、外两层。外层为纤维膜（fibrous membrane），由致密的结缔组织构成，富有血管、神经和淋巴管，厚而坚韧。纤维膜的厚薄和关节功能有关。下肢关节负重较大，相对稳固，其关节囊的纤维膜厚而紧张；上肢关节负重较小，运动灵活，其纤维膜薄而松弛。某些部位的纤维膜可以增厚形成韧带，增强关节的稳固性，并限制关节过度运动。内层为滑膜（synovial membrane），由平滑光亮、薄而柔润的疏松结缔组织膜构成，衬贴于纤维层内面，其边缘附着于关节软骨的周缘，包被着关节面除关节软骨、关节唇和关节盘以外的所有结构。滑膜表面常有微小的凸起，称为滑膜绒毛（synovial villus），多见于关节囊附着部的附近。滑膜富含血管、神经和淋巴管，能产生滑液（synovial fluid）。滑液是透明的蛋清样液体，弱碱性，正常情况下只有 0.13 ~ 2 mL，含有较多的透明质酸，黏稠度较高。滑液不仅为关节提供了液态环境，增加滑润，减少摩擦，减低软骨磨损，也保证了关节软骨、半月板等的新陈代谢。

（3）关节腔（articular cavity）：由关节软骨和关节囊滑膜层共同围成的密闭腔隙，腔内有少量滑液，关节腔内呈负压，对维持关节的稳定性有一定作用。

2. 关节的辅助结构　关节除了具备上述基本结构外，一些关节为适应特殊功能还分化出一些特殊的辅助结构，以增加关节的灵活性和稳固性。

（1）韧带（ligament）：是连于相邻软骨之间的致密纤维结缔组织束，能够增强关节的稳固性，并限制其过度运动。位于关节囊外的称为囊外韧带（extracapsular ligament），有的囊外韧带与关节囊相贴，为囊的局部纤维增厚，如髋关节的髂骨韧带；有的与囊不相贴，独立存在，如膝关节的腓侧副韧带；有的是关节周围肌腱的延续，如膝关节的髌韧带。位于关节囊内的称为囊内韧带（intracapsular ligament），被滑膜包裹，如膝关节的交叉韧带。韧带和关节囊分布有丰富的感觉神经，故关节疾患十分疼痛。

（2）关节内软骨：是存在于关节腔内两种不同的纤维软骨，分为关节盘（articular disc）、关节唇（articular labrum）两种。

关节盘位于两骨的关节面之间，周缘附着于关节囊内面，将关节腔分成两部分。关节盘多呈圆盘形，中央稍薄，周缘略厚。膝关节中的关节盘呈半月形，称为关节半月板（articular meniscus）。关节盘可以调整两关节面使它们变得更为适合，减少外力对关节的冲击和振荡，并增加关节的稳定性。此外，分隔而成的两个腔可以产生不同的运动，增加膝关节运动的形式和范围。

关节唇是附着于关节窝周缘的纤维软骨环，它加深关节窝，增大关节面，增加关节的稳固性，如肩关节的盂唇和髋关节的髋臼唇等。

（3）滑膜襞（synovial fold）和滑膜囊（synovial bursa）：有些关节囊的滑膜层表面积大于纤维层，导致滑膜重叠卷折凸入关节腔形成滑膜襞，有的襞内含有脂肪和血管，形成滑膜脂垫。在关节运动时，关节腔的形态、容积、压力发生改变，滑膜脂垫可以起到调节或填充的作用。滑膜襞和滑膜脂垫扩大了滑膜的面积，有利于滑液的分泌和吸收。在有些关节，滑膜也可以从关节囊纤维层的薄弱或阙如处膨出，填充于肌腱和骨面之间，形成滑膜囊，减少肌肉活动时与骨面之间的摩擦。

3. 关节的运动　关节面的复杂形态，运动轴的数量和位置，决定着关节的运动形式和范围。滑膜关节的运动形式基本上是依照关节的 3 个互相垂直的轴所做的运动。

（1）移动（translation）：指一个骨关节面在另一个骨关节面的滑动，如跗跖关节、腕骨间关节等。

（2）屈（flexion）和伸（extension）：指关节沿冠状轴进行的运动。运动时，组成关节的两骨相互靠拢，角度变小称为屈，相反，角度增大称为伸。一般来说，关节的屈是指向腹侧面靠拢或成角；而膝关节则相反，小腿向后贴近大腿的运动称为屈，反之称为伸。在手部，由于拇指几乎与其他四指垂直，拇指背面朝向外侧，故该关节的屈伸运动是围绕矢状轴进行的，拇指与手掌面的角度减小称为屈，反之称为伸。在足部，足尖上抬，足背向小腿前面靠拢为踝关节的伸，亦称背屈（dorsiflexion）；足尖下垂为踝关节的屈，亦称跖屈（plantar flexion）。

（3）内收（adduction）和外展（abduction）：指关节沿矢状轴进行的运动。运动时，骨向正中矢状面靠拢称为内收或收；反之远离正中矢状面称为外展或展。手指的收展是以中指为准的靠拢和展开运动，而拇指的收展是围绕冠状轴进行的，拇指向示指靠拢称为收，反之称为展。足趾的收展是以第2指为中轴的靠拢和散开的运动。

（4）旋转（rotation）：指关节沿垂直轴进行的运动。骨围绕骨中心轴向前内侧旋转，称为旋内（medial rotation）；向后外侧旋转称为旋外（lateral rotation）。在前臂，桡骨围绕桡骨头中心到尺骨茎突基底部的轴线旋转，将手背转向前的运动称为旋前（pronation）；将手掌恢复到向前或手背转向后的运动称为旋后（supination）。

（5）环转（circumduction）：指骨的上端在原位转动，下端做圆周运动，运动时全骨描绘出一圆锥形轨迹。环转运动不同于旋转运动构成一圆柱形的轨迹，它实际上是屈、伸、展、收依次结合的连续运动。能沿两轴以上运动的关节均可做环转运动，如肩关节、髋关节和桡腕关节等。

4.关节的分类　关节有多种分类。根据构成关节的骨数可以分为单关节和复关节，单关节仅由两块骨构成，如肩关节；复关节由两块以上的骨构成，如肘关节。根据关节的运动形式可以分为单动关节和联动关节，单动关节仅有一个关节单独运动，如肩关节、肘关节；联动关节有多个关节同时运动，如颞下颌关节。常用的关节分类则是按关节面的形态和运动轴的数目分为3类。

（1）单轴关节：具有1个运动轴，关节只能绕一个运动轴做一组运动，包括两种形式。

①屈戌关节（hinge joint）：又称滑车关节。骨关节头呈滑车状，另一骨有与其相应的关节窝。通常只能围绕冠状轴做屈伸运动，如指骨间关节。

②车轴关节（trochoid joint）：关节头呈圆柱状，关节窝常由骨和韧带相连成环，可沿垂直轴做旋转运动，如桡尺近侧关节。

（2）双肘关节：具有2个相互垂直的运动轴，关节能绕着两轴做两组运动，也可以进行环转运动，包括两种形式。

①椭圆关节（ellipsoidal joint）：关节头呈椭圆形，关节面呈相应凹面，可沿冠状轴做屈、伸运动，沿矢状轴做收、展运动，也可做环转运动，如桡腕关节。

②鞍状关节（sellar joint）：两骨关节面均呈鞍状，互为关节头和关节窝，可沿两轴做屈、伸、收、展和环转运动，如拇指腕掌关节。

（3）多肘关节：具有2个以上相互垂直的运动轴，可做各种方向的运动，包括两种形式。

①球窝关节（ball and socket joint）：关节头较大，呈球形，关节窝浅而小，其与关节头的接触面积不到1/3，可做屈、伸、收、展、旋转和环转运动，极其灵活，如肩关节。也有的关节窝特别深，包绕关节头1/2以上，也属于球窝关节，但是运动范围受到一定限制，如髋关节。掌指关节也属于球窝关节，因为其侧副韧带较强，旋转运动受限。

②平面关节（plane joint）：两骨关节面均近似平面，较平坦而平滑，但仍有一定的弯曲或弧度。多出现于短骨之间，可做多轴性活动，但活动范围小，如腕骨间关节。

5.关节的血管、淋巴管和神经

（1）血管：关节的动脉主要来自附近动脉的分支，长骨构成的关节多数由骺动脉分支在关节周围形成动脉网，其细支直接进入关节囊，分布于纤维层和滑膜层，并与邻近骨膜的动脉吻合。在滑膜层附着缘形成关节血管环，分支供应滑膜。关节软骨内无血管。

（2）淋巴管：关节囊各层均有淋巴管网，由淋巴管和骨膜淋巴管吻合。关节囊的淋巴管经输出管汇入附近的局部淋巴结。关节软骨内无淋巴管。

（3）神经：关节的神经来自运动该关节肌群的神经分支，称为关节支。关节的感觉纤维主要为本体感觉纤维，神经冲动由位于关节囊内的神经末梢传至脊髓和脑。关节囊内还有很多痛觉纤维，关节囊过分扭曲和牵张时可引起疼痛。

第二节　躯干骨及其连结

一、躯干骨

躯干骨共 51 块，包括 24 块椎骨、1 块胸骨、1 块骶骨、1 块尾骨和 12 对肋骨。它们共同参与脊柱、骨性胸廓和骨盆的构成。

1. 椎骨（vertebra）　幼年时 32 或 33 块，分为颈椎 7 块，胸椎 12 块，腰椎 5 块，骶椎 5 块，尾椎 3 ~ 4 块。成年后，5 块骶椎融合成 1 块骶骨，3 ~ 4 块尾椎融合成 1 块尾骨。

（1）椎骨的一般形态：椎骨由前方短圆柱形的椎体和后方板状的椎弓组成（图 1-4）。

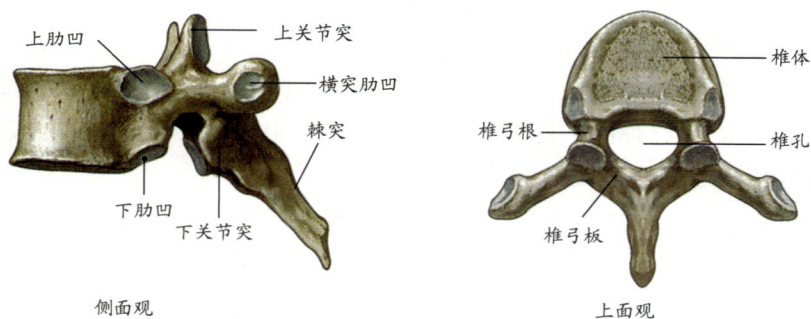

图 1-4　胸椎

①椎体（pyramid）：是椎骨承重的主要部分，内部充满骨松质，表面的骨密质较薄，上、下面皆粗糙，借椎间纤维软骨与邻近椎骨相连。椎体后面微凹陷，与后方的椎弓共同围成椎孔（vertebral foramen）。所有椎孔贯通，构成容纳脊髓的椎管（vertebral canal）。

②椎弓（vertebral arch）：是椎体后方弓形的骨板，与椎体紧连的缩窄部分称为椎弓根（pedicle of vertebral arch），根的上、下缘分别有椎上切迹（superior vertebral notch）和椎下切迹（inferior vertebral notch）。相邻的椎骨上、下切迹共同围成椎间孔（intervertebral foramen），内有脊神经和血管通过。两侧椎弓根向后内扩展变宽，称椎弓板（lamina of vertebral arch），在中线会合。椎弓上发起 7 个突起：棘突（spinous process）1 个，从椎弓后面正中向后或后下方发出，末端可在体表扪到；横突（transverse process）1 对，是椎弓向两外侧发出的横行突起，棘突和横突都是肌和韧带的附着处；关节突（articular process）2 对，是椎弓根和椎弓板结合处分别向上、下方的突起，分别称上关节突（superior articular process）和下关节突（inferior articular process），相邻关节间隙构成关节突。

（2）各部椎骨的形态。

①颈椎（cervical vertebrate）：横突孔（transverse foramen）是颈椎的特征性结构，内有椎动脉和椎静脉通过。颈椎椎体较小，横断面呈椭圆形；锥孔较大，呈三角形。上、下关节突的关节面几乎呈水平位。

第 3 ~ 7 颈椎上面侧缘向上凸起称椎体钩（uncus of vertebrate body），椎体钩与上位椎体的前后唇缘相接，形成钩椎关节（uncovertebral joint），又称 Luschka 关节。如果此处的椎体钩过度增生肥大，可使椎间孔狭窄，从而压迫脊神经，产生颈椎病的相关症状。第 6 颈椎横突末端前方的结节特别隆起，称为颈动脉结节，颈总动脉经其前方。当头部大量出血时，可用手指将颈总动脉压迫于此结节，进行暂时性止血。第 2 ~ 6 颈椎的棘突较短，末端分叉。第 7 颈椎的横突孔较小，只有椎静脉通过，棘突较长且末端不分叉。

第 1 颈椎又称寰椎（atlas），呈环状，无锥体、棘突和关节突，由前弓、后弓和侧块 3 部分组成。前弓较短，后面正中有齿突凹，与枢椎的齿突相关节；后弓较长，上面有横行的椎动脉沟，有椎动脉通过；侧块连接前后两弓，上面各有一椭圆形关节面，与枕髁相关节，下面有圆形关节面，与枢椎上关节面相关节（图 1-5）。

第 2 颈椎又称枢椎（axis），椎体向上伸出齿突，与寰椎齿突凹相关节。齿突原为寰椎锥体，发育过程中脱离寰椎，与枢椎椎体融合（图 1-6）。

第 7 颈椎又称隆椎（vertebra prominens），形态大小与胸椎相似。棘突较长且末端不分叉，称隆突。活体易于触及，常作为计数椎骨序数的标志（图 1-7）。

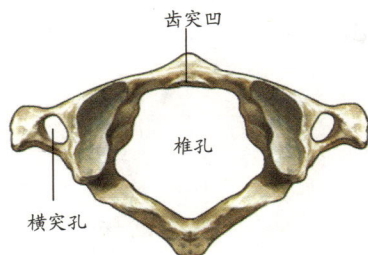

图 1-5 寰椎

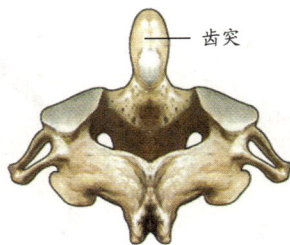

图 1-6 枢椎

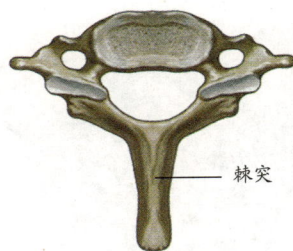

图 1-7 隆椎

②胸椎（thoracic vertebra）：上位胸椎近似颈椎，下位胸椎近似腰椎，椎体从上向下逐渐增大，横断面呈心形。在椎体侧面的后份，椎体于椎弓根交接部的上、下缘处，各有一呈半圆形的浅凹（称上、下肋凹）与肋头相关节。横突末端前面，有圆形的横突肋凹，与肋结节相关节。第 1 胸椎和第 9 胸椎以下各胸椎的肋凹不典型。关节面的关节突几乎呈冠状位，上关节突关节面朝向后，下关节突关节面朝向前。棘突较长，向后下方倾斜，呈叠瓦状排列。

③腰椎（lumbar vertebra）：椎体粗壮，横断面呈肾形，椎孔呈卵圆形或三角形。上、下关节突粗大，关节面呈矢面状。棘突宽而短，呈板状，水平伸向后方。各棘突的间隙较宽，临床上可在此处作椎管穿刺术（图 1-8）。

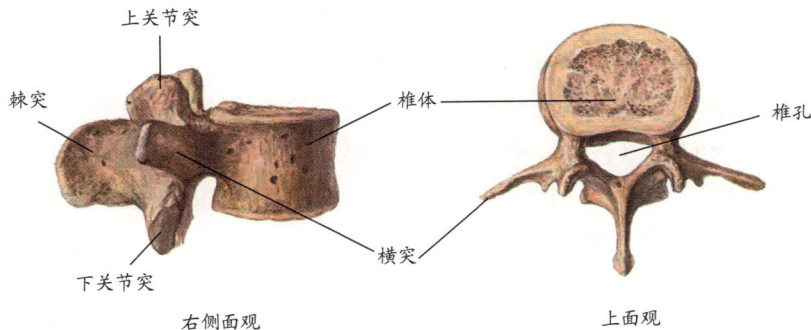

图 1-8 腰椎

④骶骨（sacrum, sacral bone）：由 5 块骶椎融合而成，呈底向上、尖向下的三角形。盆面（前面）凹陷，上缘中份向前隆凸，称岬（promontory）。中部有 4 条横线，是椎体融合的痕迹，横线两端有 4 对骶前孔。

背面粗糙隆凸，正中线上有骶正中嵴，嵴外侧有 4 对骶后孔。骶前、后孔均与骶管相通，分别有骶神经前、后支通过。骶管上连椎管，下端的裂孔称骶管裂孔（sacral hiatus），裂孔两侧有向下凸起的骶角（sacral horn），是骶管麻醉的体表标志。骶骨外侧部上宽下窄，上份有耳状面与髂骨的耳状面构成骶髂关节；耳状面后方的骨面凹凸不平，称骶粗隆。

⑤尾骨（coccyx）：由 3 ~ 4 块退化的尾椎融合而成。上接骶骨，下端游离为尾骨尖（图 1-9）。

2. 肋（rib） 由肋骨和肋软骨组成，共 12 对。上 7 对肋前端借助软骨直接与胸骨连接，称真肋；第 8 ~ 10 对肋前端借肋软骨与上位肋软骨连接，形成肋弓（costal arch），称假肋；第 11 ~ 12 对肋前端无肋软骨，肋骨前端游离于腹壁肌层中，称浮肋。

（1）肋骨（costal bone）：属扁骨，分为体和前、后两端。肋体（shaft of rib）长而扁，分内、外两面和上、下两缘。内面近下缘处有肋沟（costal groove），有肋间神经和血管经过。肋体的后部急转处称为肋角（costal angle）。肋骨的前端稍宽，与肋软骨相接；后端膨大，称为肋头（costal head），有关节面与胸椎肋凹相关节。外侧稍细称肋颈（costal neck），肋颈外侧的粗糙突起称肋结节（costal tubercle），有关节面与相应胸椎的横突肋凹相关节（图 1-10）。

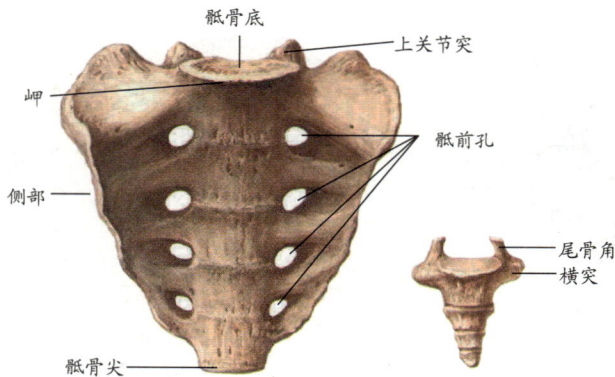

图 1-9　骶骨和尾骨

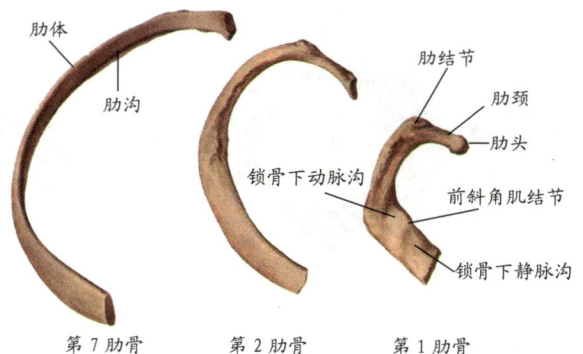

图 1-10　肋骨

第 1 肋骨扁宽而短，分上、下面和内、外缘，无肋角和肋沟。内缘前方有前斜角肌结节，为前斜角肌肌腱附着处；其前、后方分别有锁骨下静脉和锁骨下动脉经过的压迹。第 2 肋骨为过渡型。第 11、12 肋骨无肋结节、肋颈和肋角。

（2）肋软骨（costal cartilage）：位于各肋骨的前端，由透明软骨构成，呈扁圆形，终生不骨化。上 7 对肋软骨与胸骨相连；第 8 ~ 10 对肋软骨依次连接于上位肋软骨；第 11、12 对肋软骨末端游离于腹壁肌中。

3. 胸骨（sternum） 为长方形扁骨，位于胸前壁正中，前凸后凹，分为胸骨柄（manubrium sterni）、胸骨体（body of sternum）和剑突（xiphoid process）三部分。胸骨柄上宽下窄，上缘中份凹陷为颈静脉切迹（jugular notch），两侧有锁切迹与锁骨相连结；外侧缘上方接第 1 肋软骨。胸骨柄与胸骨体连接处微向前突，称胸骨角（sternal angle），可在体表扪到，两侧平对第 2 肋，是计数肋的重要标志。胸骨角向后平对第 4 胸椎椎体下缘。胸骨体呈长方形，外侧缘有与第 2 ~ 7 肋软骨连接的肋切迹。剑突扁而薄，多为软骨，形状变化较大，下端游离，可在体表扪到（图 1-11）。

二、躯干骨的连结

由 24 块椎骨、1 块骶骨和 1 块尾骨借骨连结形成脊柱（vertebral column），构成人体的中轴。上承载颅，下连结肢带骨。12 块胸椎、12 对肋和 1 块胸骨借骨连结共同形成胸廓（thoracic cage）。

1. 脊柱

（1）椎骨间的连结：各椎骨之间借韧带、软骨和滑膜关节相连，可分为椎体间连结和椎弓间连结。

①椎体间连结：相邻各椎体之间借椎间盘、前纵韧带和后纵韧带相连结（图 1-12）。

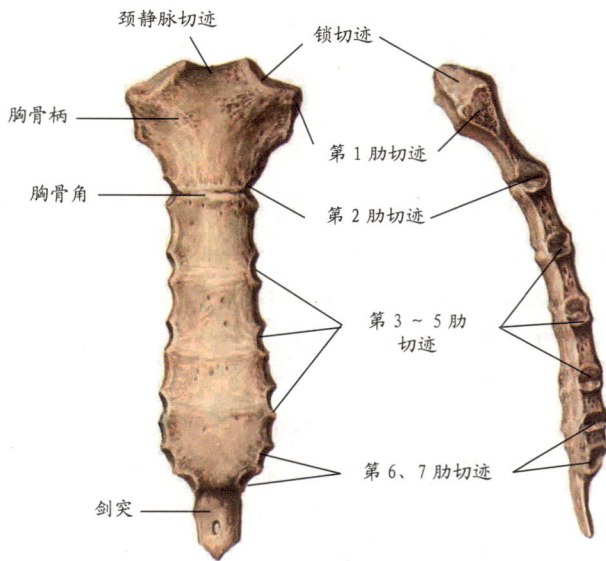

图 1-11 胸骨

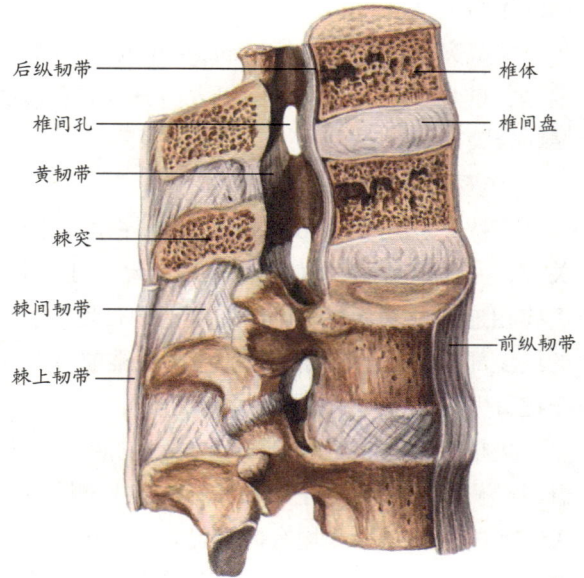

图 1-12 椎骨间的连结

椎间盘（intervertebral disc）：亦称椎间纤维软骨，是连结相邻两个椎体之间的纤维软骨盘（第 1 与第 2 颈椎之间除外）。椎间盘由两部分构成：中央部称髓核（nucleus pulposus），是柔软而富有弹性的胶状物质，为胚胎时脊索的残余物；周围部称纤维环（annulus fibrosus），由多层纤维软骨按同心圆排列组成，富于韧性，牢固连结相邻两个椎体上、下面，保护髓核并限制髓核向周围膨出。椎间盘坚韧且富有弹性，承受压力时被压缩，除去压力后复原，具有弹簧垫样缓冲震荡的作用，也可以增加脊柱的运动幅度。成人有 23 个椎间盘，其总长度约为除寰、枢椎之外脊柱长度的 1/5。各椎间盘厚薄各不相同，其中胸部最薄，颈部较厚，腰部最厚，所以颈、腰部的活动度较大。颈、腰部的椎间盘前厚后薄，胸部的则与此相反，其厚薄和大小可随年龄而有差异。当纤维环破坏时，髓核容易向后外突出，突入椎管或椎间孔，压迫脊髓或脊神经引起放射性疼痛，临床上称为椎间盘突出症。

前纵韧带（anterior longitudinal ligament）：是位于椎体前面延伸的一束坚固的纤维束，宽而坚韧。上至枕骨大孔前缘，下至第 1 或第 2 骶椎椎体。其纵行的纤维与椎体和椎间盘牢固连结，有防止脊柱过度后伸和椎间盘向前突出的作用。

后纵韧带（posterior longitudinal ligament）：位于椎管内椎体的后面，细而坚韧，起自枢椎并与覆盖枢椎椎体的覆膜相续，下至骶管，与椎体上、下缘和椎间盘纤维环紧密连结，而与椎体连结较为疏松，有限制脊柱过度前屈的作用。

②椎弓间连结：包括椎弓板、棘突、横突间的韧带连结和上、下关节突间的滑膜关节连结。

黄韧带（ligamenta flava）：位于椎管内，为连结相邻两椎弓板间的韧带。由黄色的弹性纤维构成，坚韧而富有弹性。黄韧带协助围成椎管，有限制脊柱过度前屈并维持脊柱于直立姿势的作用。

棘间韧带（interspinous ligament）：位于相邻各棘突之间，为连结相邻棘突的薄层纤维，附着于棘突根部到棘突尖，前接黄韧带，后方与棘上韧带和项韧带相移行。

棘上韧带（supraspinous ligament）和项韧带（ligamentum nuchae）：是连结胸、腰、骶椎各棘突之间的纵行韧带，前方与棘间韧带相融合，与棘间韧带一样有限制脊柱过度前屈的作用。在颈部，从颈椎棘突尖向后扩散成三角形板状的弹性纤维膜，称为项韧带。项韧带常被认为是棘上韧带和颈椎棘突间韧带的延续，上缘附于枕外隆突于枕外嵴，向下至第 7 颈椎棘突并续于棘上韧带，是颈部肌肉附着的双层致密弹性纤维隔。

横突间韧带（intertransverse ligament）：位于相邻椎骨横突间，部分与横突间肌混合，有限制脊柱侧屈的作用。

关节突关节（zygapophysial joint）：由相邻椎骨的上、下关节突构成，属平面关节，只能做轻微滑动，但是各椎骨之间的运动总和很大。关节面有透明软骨覆盖，关节囊附于关节面周缘。两侧的关节突关节属联合关节。

③寰椎与枕骨和枢椎的关节。

寰枕关节（atlantooccipital joint）：由寰椎两侧块的上关节凹与相应枕骨的枕髁构成，属双轴形椭圆关节，为联合关节。两侧关节同时活动，可使头做俯仰和屈侧运动。关节囊附着于关节面周缘，和寰枕前、后膜相连结。关节囊松弛，周围有韧带增强。寰枕前膜（anterior altantooccipital membrane）是前纵韧带的最上部分，连结枕骨大孔前缘与寰椎前弓上缘之间。寰枕后膜（posterior altantooccipital membrane）位于枕骨大孔后缘与寰椎后弓上缘之间。

寰枢关节（atlantoaxial joint）：包括3个滑膜关节，2个在寰椎侧块，1个在正中复合体，分别称为寰枢外侧关节和寰枢正中关节。寰枢外侧关节左右各一，由寰椎侧块的下关节面与枢椎上关节面构成，关节囊的后部及内侧均有韧带增强。寰枢正中关节由齿突与寰椎前弓后面的关节面和寰椎横韧带中部前面构成，属于车轴关节。寰枢关节沿齿突垂直轴转动，使头连同寰椎进行旋转运动。寰枕、寰枢关节的联合运动能使头做俯仰、侧屈和旋转运动。

寰枢关节周围还由下列韧带增强。齿突尖韧带：由齿突尖延到枕骨大孔前缘。翼状韧带：由齿突尖向外上方延到枕髁内侧，有固定齿突的作用。寰椎横韧带：连结寰椎左、右侧块，横过齿突后方，构成寰枢正中关节的一部分，防止齿突向后脱位。任何原因使该韧带断裂均可能导致齿突向后脱位压迫脊髓，造成严重后果。韧带中部向上有一束纤维附着于枕骨大孔前缘，向下有一束纤维连结枢椎椎体后面，它们与寰椎横韧带共同形成寰椎十字韧带。覆膜：为坚韧的薄膜，从枕骨斜坡下降，覆于寰椎十字韧带后面，向下与后纵韧带相续。

（2）脊柱的整体观及其运动。

①脊柱的整体观：脊柱的功能是支持躯干和保护脊髓。成年男性脊柱长约70 cm，女性略短，约60 cm。其长度可因姿势不同而略有差异，静卧时比站立时可长2～3 cm，这主要是由于站立时椎间盘被挤压所导致。所有椎间盘的总厚度约为脊柱全长的1/5。老年人因椎间盘胶原成分改变而变薄，因骨质疏松而致椎体加宽而高度减小，以及脊柱肌肉动力学下降致胸曲和颈曲的凸度增加，这些都可以导致老年人脊柱变短（图1-13）。

脊柱前面观：从前面观察脊柱，自第2颈椎到第3腰椎的椎体宽度，自上而下依次加宽，到第2骶椎为最宽，这与负载不断增加有关。自骶骨耳状面以下，由于重力经髋关节传至下肢骨，椎体已无负重，体积也逐渐减小。从前面观察脊柱，正常人的脊柱有轻度侧屈。惯用右手的人，脊柱上部略凸向右侧，下部则代偿性地略凸向左侧。

脊柱后面观：从后面观察脊柱，所有椎骨棘突连贯形成纵嵴，位于背部正中线上，其两侧各有一纵行的脊椎沟。颈椎棘突短而末端分叉，近水平位。胸椎棘突细长，斜向后下方，呈叠瓦状。腰椎棘突呈板状，水平伸向后方。

脊柱侧面观：从侧面观察脊柱，可见有颈、胸、腰、骶4个生理性弯曲。其中，颈曲和腰曲凸向前，胸曲和骶曲凸向后。脊柱的这些弯曲增大了脊柱的弹性，对维持人体重心的稳定和减轻振荡有重要意义。胸曲和骶曲在胚胎时已形成，也称原发性弯曲，胚胎是在全身屈曲状态下发育；婴儿出生后开始抬头，出现颈曲；婴儿开始坐和站立，出现腰曲。也有认为凸向前方的颈曲在胚胎时也已显现，这是胚胎伸头动作肌肉发育的结果。脊柱的每一个弯曲，都有它的功能意义：颈曲支持头的抬起；腰曲使身体重心线后移，以维持身体的前后平衡，保持稳固的直立姿势；胸曲和骶曲在一定意义上扩大了胸腔和盆腔的容积。

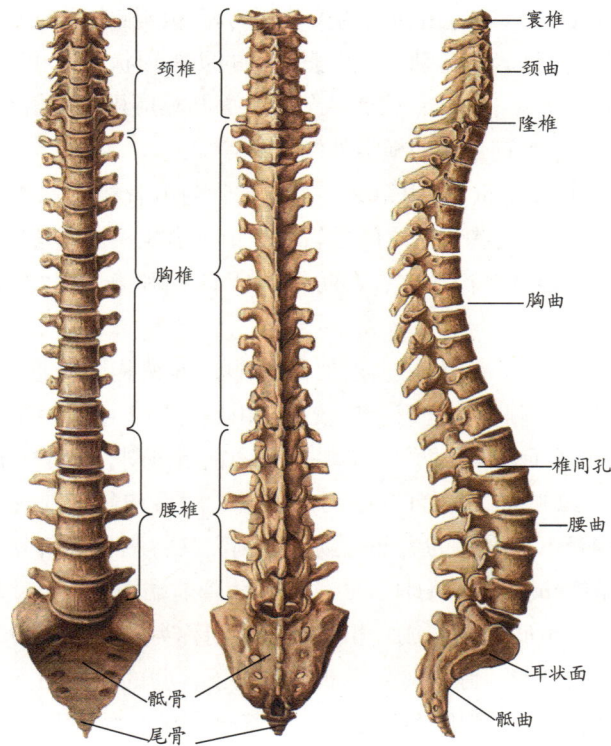

图 1-13　脊柱的整体观

②脊柱的运动：相邻椎骨间的连结稳固，活动范围很小，但是整个脊柱的活动范围很大，可做屈、伸、侧屈、旋转和环转运动。脊柱各部的运动性质和范围不同，主要取决于椎间盘的厚度、关节突关节的方向和形状、韧带的位置和厚薄等，同时也与年龄、性别和锻炼程度有关。在颈部，颈椎关节突的关节面略呈水平位，关节囊松弛，椎间盘较厚，故屈伸和旋转运动幅度较大。在胸部，胸椎与肋骨相连，椎间盘较薄，关节突的关节面呈冠位状，棘突呈叠瓦状，这些因素限制了胸椎的运动，故活动范围较小。在腰部，椎间盘最厚，屈伸运动灵活，关节突关节几乎呈矢状位，限制了旋转运动。由于颈、腰部运动灵活，因此损伤多出现于颈、腰部。

2. 胸廓（thoracic cage）　由 12 块胸椎、12 对肋、1 块胸骨和它们之间的连结共同构成。上窄下宽，前后扁平。由于胸椎椎体前凸，水平切面上呈肾形。主要关节包括肋椎关节和胸肋关节。

（1）肋椎关节（costovertebral joint）：为肋后端与胸椎之间构成的关节，包括肋头和椎体的连结（称为肋头关节）、肋结节和横突的连结（称为肋横突关节）。这两个关节在功能上是联合关节，运动时肋骨沿肋头至肋结节的轴线旋转，使肋上升或下降，以增加或缩小胸廓的前后径和横径，从而改变胸腔的容积，有助于呼吸（图 1-14）。

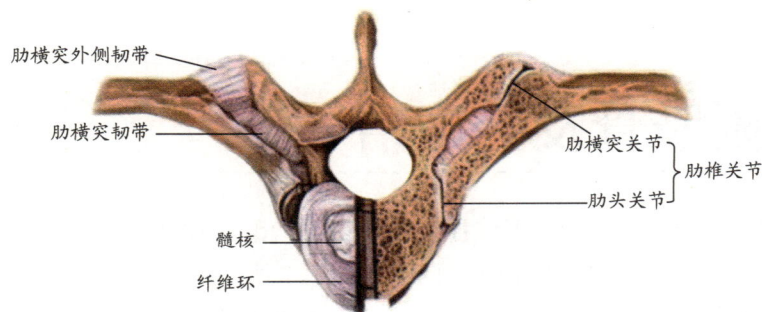

图 1-14　肋椎关节

①肋头关节（joint of costal head）：由肋头的关节面与相邻胸椎椎体的上、下肋凹构成。关节囊附于关节面周围，属于平面关节，能做轻微运动，并由囊前方的肋头辐状韧带和关节内韧带加强。

②肋横突关节（costotransverse joint）：由肋结节关节面与相应椎骨的横突肋凹构成，属于微动关节。有肋横突韧带、囊韧带、肋横突上韧带和肋横突外侧韧带等加强。

（2）胸肋关节（sternocostal joint）：由第2～7肋软骨与胸骨相应的肋切迹构成，关节的前、后有韧带加强，属于微动关节。第1肋与胸骨柄之间是软骨连结，第8～10肋软骨的前端不直接与胸骨相连，而依次与上位肋软骨形成软骨连结，构成左、右肋弓。第11肋和第12肋的前端游离于腹壁肌层中，不与胸骨相连结（图1-15）。

（3）胸廓的整体观及其运动。成人胸廓近似圆锥形，容纳胸腔脏器。前后径小于横径，上窄下宽。有上、下两口和前、后、外侧壁。胸廓上口较小，由胸骨柄上缘、第1肋和第1胸椎体构成，是胸腔与颈部的通道。胸廓上口的平面与第1肋的方向一致，向前下倾斜，胸骨柄上缘约平对第2胸椎体下缘。胸廓下口宽而不规则，由第12胸椎，第11、12对肋前端、肋弓和剑突围成，膈肌封闭胸腔底，两侧肋弓在中线构成向下开放的胸骨下角。角的尖部有剑突，剑突又将胸骨下角分成左、右剑肋角。剑突尖约平对第10胸椎下缘。胸廓前壁最短，由胸骨、肋软骨和肋骨前端构成。后壁较长，由胸椎和肋角内侧的部分肋骨构成。外侧壁最长，由肋骨体构成。相邻两肋之间称为肋间隙。胸廓具有保护、支持和运动的功能，胸廓的运动主要是参与呼吸。呼气时，在肌的作用下，肋的前部抬高，肋体向外扩展，伴有胸骨上升，使胸廓的前后径和横径增大，胸腔容积增加；呼气时，在重力和肌的作用下，胸廓做相反的运动，使胸腔容积减少。胸腔容积的改变，促成了肺呼吸（图1-16）。

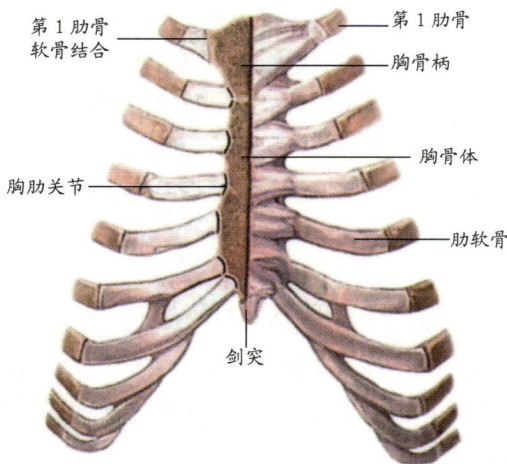

图1-15 胸肋关节

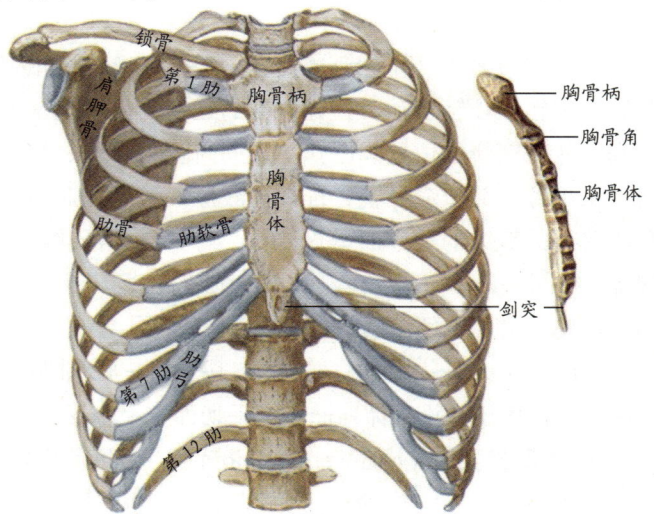

图1-16 胸廓

第三节　附肢骨及其连结

附肢骨包括上肢骨和下肢骨。上、下肢骨分别由与躯干相连接的肢带骨和能自由活动的自由肢骨组成。上、下肢骨的数目和排列方式基本相同：上肢骨每侧32块，共64块；下肢骨每侧31块，共62块。由于人体直立，上肢从支持承重中解放出来，成为灵活的劳动器官；下肢起支持和移动身体的作用。因此，上肢骨形体纤细轻巧，下肢强壮粗大且坚固。

附肢骨的主要功能是支持和运动，故附肢骨的连结以滑膜关节为主。由于人体直立，上肢获得了适于抓握等操作的很大活动度，因此上肢关节以灵活运动为主；下肢起支撑身体的重要作用，因此下肢关节以运动的稳定为主。

一、上肢骨

1. 上肢带骨　包括锁骨和肩胛骨。

（1）锁骨（clavicle）：呈"～"形弯曲，横位于颈根部，横架于胸廓前上方。全长位于皮下，可在体表扪到。内侧端粗大，为胸骨端，由关节面与胸骨柄的锁骨切迹构成关节。外侧段扁平，为肩峰端，有小关节面与肩胛骨肩峰相关节。锁骨内侧 2/3 凸向前，呈三棱形；外侧 1/3 凸向后，呈扁平形，上面光滑，下面粗糙，是肌肉的附着部位。锁骨像一根杠杆，使上肢远离胸壁，保证上肢的灵活运动，同时把作用力从上肢传给躯干。锁骨骨折多发生于中、外 1/3 交界处（图 1-17）。

（2）肩胛骨（scapula）：为三角形扁骨，紧贴于胸廓后外侧上份，介于第 2～7 肋骨之间，分 2 面、3 缘和 3 角。腹侧面（肋面）与胸廓相对，为前面的一大而浅的窝，称肩胛下窝（subscapular fossa）。背侧面有一横行骨隆起，称肩胛冈（spine of scapula）。肩胛冈上、下方的浅窝，分别称为冈上窝（supraspinous fossa）和冈下窝（infraspinous fossa），其内容纳肌肉。肩胛冈的前外侧端向前外延伸的扁平突起，称肩峰（acromion），与锁骨外侧端相接。上缘短而薄，外侧份有凹陷，称肩胛切迹或肩胛上孔，内有肩胛上神经通过。肩胛切迹的外侧有一向前弯曲的指状突起，称喙突（coracoid process）。外侧缘肥厚，邻近腋窝，又称腋缘；内侧缘薄而锐利，邻近脊柱，又称脊柱缘。上角为上缘与脊柱缘会合处，平对第 2 肋上缘。下角为脊柱缘与腋缘会合处，平对第 7 肋或第 7 肋间隙，是计数肋的标志。外侧角为腋缘与上缘会合处，最肥厚，有朝向外侧方的梨形浅窝，称关节盂（glenoid cavity），与肱骨头相关节。关节盂的上、下方各有一粗糙隆起，分别称盂上结节和盂下结节。肩胛冈、肩峰、肩胛骨下角、内侧缘和喙突都可在体表扪到，均为重要的体表标志。肩胛骨和锁骨作为上肢带骨位于胸廓之外，可以保证上肢的灵活运动（图 1-18）。

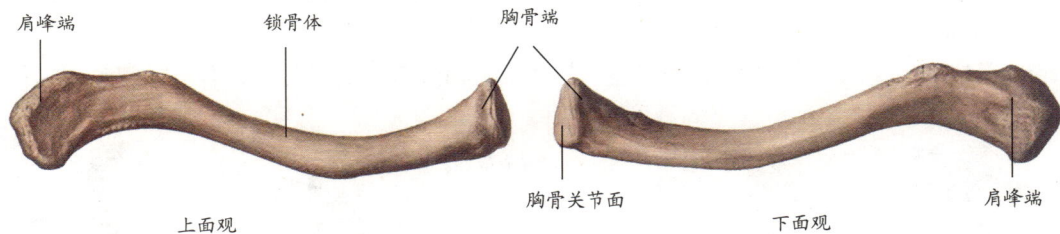

图 1-17　锁骨

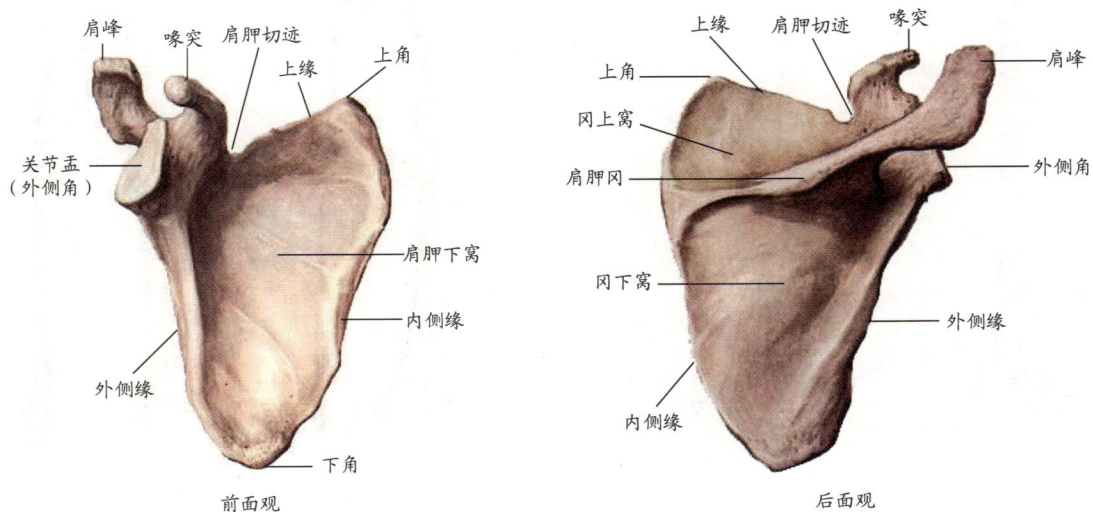

图 1-18　肩胛骨

2. 自由上肢骨　包括肱骨、桡骨、尺骨和手骨。

（1）肱骨（humerus）：是上肢中最长的长骨，分一体两端（图1-19）。上端膨大，有朝向上后内的半球形肱骨头（head of humerus），与肩胛骨的关节盂相关节。头周围有环形颈沟，称解剖颈（anatomical neck）。肱骨头的外侧和前方有隆起的肱骨大结节（greater tubercle）和肱骨小结节（lesser tubercle），两者各向下延伸形成大结节嵴和小结节嵴，两结节间有一纵沟，称结节间沟，内有肱二头肌长头腱通过。上端与肱骨体交界处稍细，称外科颈（surgical neck），易发生骨折。

肱骨体上段呈圆柱形，下段呈三棱柱形。中部外侧有粗糙的三角肌粗隆（deltoid tuberosity），三角肌附着于此。中段后面有一自内上斜向外下的浅沟，称桡神经沟（sulcus for radial nerve），桡神经和肱深动脉经过此沟，肱骨中部骨折易伤及桡神经，引起感觉和运动障碍。内侧缘近中点处常有开孔向上的滋养孔。下端较扁，外侧部前面有半球状的肱骨小头（capitulum of humerus），与桡骨相关节；其前面上方有一浅窝，称桡窝。内侧部有滑车状的肱骨滑车（trochlea of humerus），与尺骨形成关节。滑车前上方有一浅窝，称冠突窝；后面上方有一较大的鹰嘴窝，伸肘关节时容纳尺骨鹰嘴。肱骨小头外侧和肱骨滑车内侧各有一骨突起，分别称外上髁（lateral epicondyle）和内上髁（medial epicondyle）。内上髁后方有一浅沟，称尺神经沟（sulcus for ulnar nerve），尺神经由此通过。下端与体交界处，即肱骨内、外上髁稍上方，骨质较薄弱，易发生肱骨髁上骨折。肱骨大结节、内外上髁和尺神经沟均可以在体表扪到。

（2）桡骨（radius）：位于前臂外侧部，分一体两端（图1-20）。上端较细小，稍膨大处称桡骨头（head of radius），头上面的关节凹与肱骨小头相关节；头周围的环状关节面与尺骨相关节；头下方略细，称桡骨颈（neck of radius），颈的内下侧有凸起的桡骨粗隆（radial tuberosity）。桡骨体呈三棱柱形，内侧缘为薄锐的骨间缘。下缘前凹后凸，有外侧向下的突起，称桡骨茎突（styloid process of radius）。下端较粗大，内侧的关节面与尺骨头相关节，称尺切迹；下面有腕关节面，与腕骨相关节。桡骨茎突和桡骨头都可在体表扪到，是重要的体表标志。

（3）尺骨（ulna）：居前臂内侧，分一体两端（图1-20）。上端较粗大，前面有一半圆形深凹，称滑车切迹（trochlear notch），与肱骨滑车相关节。切迹后上方和前下方各有一突起，分别称鹰嘴（olecranon）和冠突（coronoid process）。冠突外侧有桡切迹，与桡骨头相关节；冠突前下方有粗糙的隆起，称尺骨粗

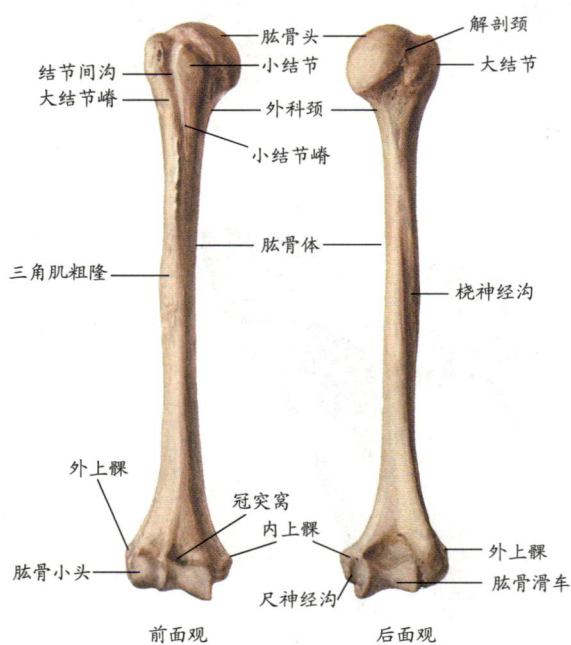

图1-19　肱骨

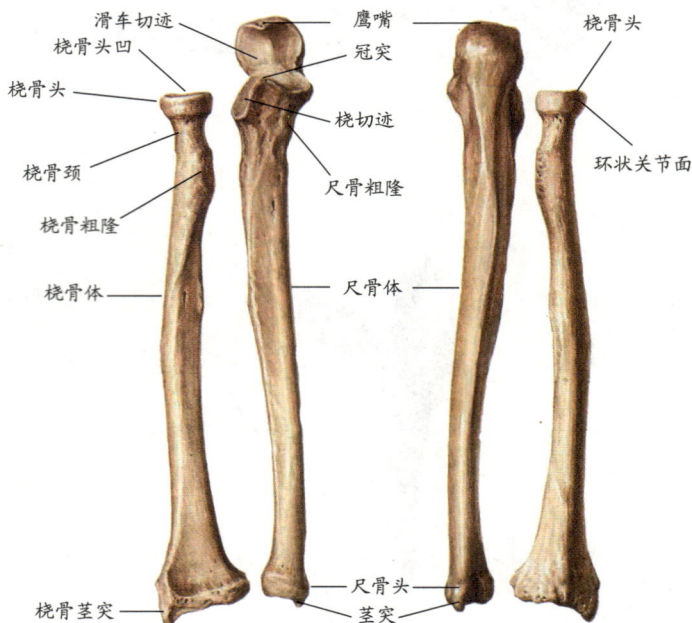

图1-20　桡骨和尺骨

隆（ulnar tuberosity）。尺骨体上段较粗，下段较细，外侧锐利为骨间缘，与桡骨骨间缘相对。下端为尺骨头（head of ulna），其前、后、外有环状关节面与桡骨的尺切迹相关节；下面光滑，借三角形的关节盘与腕骨形成关节。尺骨头后内侧的锥状突起称尺骨茎突（styloid process of ulna）。尺骨茎突比桡骨茎突约高 1 cm。尺骨鹰嘴、后缘全长、尺骨头和茎突都可在体表扪到。

（4）手骨：包括腕骨、掌骨和指骨（图 1-21）。

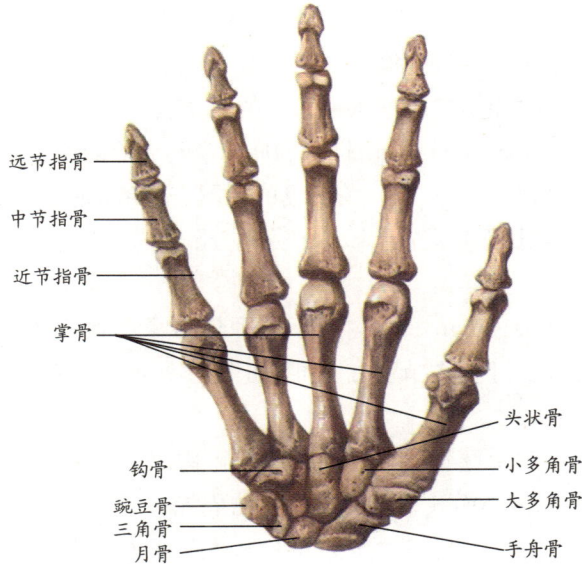

图 1-21　手骨

①腕骨（carpal bone）：共 8 块，属短骨，排成近、远两列。近侧列由桡侧向尺侧为手舟骨（scaphoid bone）、月骨（lunate bone）、三角骨（triquetral bone）和豌豆骨（pisiform bone），远侧列为大多角骨（trapezium bone）、小多角骨（trapezoid bone）、头状骨（capitate bone）和钩骨（hamate bone）。在冠状面上，8 块腕骨构成一掌面凹陷的腕骨沟。各骨相邻的关节面，参与构成腕骨间关节。手舟骨、月骨和三角骨近端形成的椭圆形关节面，与桡骨腕关节面和尺骨下端的关节盘构成桡腕关节。

②掌骨（metacarpal bone）：共 5 块，属长骨。由桡侧向尺侧，分别为 1 ~ 5 掌骨。近端为底，与腕骨形成关节；远端为头，与指骨形成关节；中间为体。第 1 掌骨短而粗，其底有鞍状关节面，与大多角骨的鞍状关节面相关节。

③指骨（phalanx）：共 14 块，属长骨。拇指有 2 块，其余各指为 3 块，分别为近节指骨、中节指骨和远节指骨。每节指骨的近侧端为底，中间部为体，远侧端为滑车。远节指骨远侧端掌面粗糙，称远节指骨粗隆。

3. 上肢骨常见的变异和畸形

（1）锁骨：先天性锁骨阙如。

（2）肱骨：冠突窝与鹰嘴窝穿孔，称滑车上孔。内上髁上方有时出现向下的突起，称髁上突，借韧带连于内上髁，韧带若骨化则出现上髁孔。

（3）桡骨：部分或全部阙如。

（4）尺骨：鹰嘴和尺骨干不融合。

（5）腕骨：手舟骨分裂成两块。

（6）掌骨、指骨：多指或并指。

二、上肢骨的连结

上肢骨的连结包括上肢带骨连结和自由上肢骨连结。

1. 上肢带骨连结

（1）胸锁关节（sternoclavicular joint）：是上肢骨与躯干骨之间连结的唯一关节（图 1-22）。由锁骨的胸骨端与胸骨的锁切迹和第 1 肋软骨和上缘构成，属多轴关节。关节囊坚韧，并有前方的胸锁前韧带，后方的胸锁后韧带，上方的锁间韧带和锁骨与第 1 肋之间的肋锁韧带加强。关节囊内有纤维软骨构成的关节盘，将关节腔分为外上和内下两部分。关节盘使关节头和关节窝相适应，由于关节盘下缘附着于第 1 肋软骨，所以能阻止锁骨向内上方脱位。胸锁关节绕垂直轴允许锁骨外侧端做向前、向后角度约 20°～30° 的运动；绕矢状轴做向上、向下角度约 60° 的运动，并可以绕冠状轴做微小的旋转和环转运动。胸锁关节的活动度虽小，但以此为支点扩大了上肢的活动范围。

（2）肩锁关节（acromioclavicular joint）：由锁骨的肩峰端与肩峰的关节面构成，属平面关节，是肩胛骨活动的支点。关节的上方有肩锁韧带加强，关节囊的周围有韧带加强，囊和锁骨的下方有强韧的喙锁韧带连于喙突。囊内的关节盘常出现于关节上部，部分地分隔关节（完全分隔关节的情况罕见）。关节活动度小。

（3）喙肩韧带（coracoacromial ligament）：连于肩胛骨的喙突和肩峰之间，为三角形的扁韧带。它与喙突、肩峰共同构成喙肩弓，架于肩关节上方，可防止肱骨头向上脱位。

2. 自由上肢骨连结

（1）肩关节（shoulder joint）：由肱骨头和肩胛骨关节盂构成，也称盂肱关节，是典型的多轴球窝关节（图 1-23）。关节头大，关节盂小而浅，虽然关节盂的周缘有纤维软骨构成盂唇加深关节窝，但是仍仅能容纳关节头的 1/4～1/3。因此，肩关节的运动幅度较大，而关节的稳固性降低。关节囊薄而松弛，其肩胛骨端附着于关节盂的周缘，肱骨端附着于肱骨解剖颈，在外侧可达肱骨外科颈。在某些部位，关节囊的滑膜层可膨出形成滑液鞘或滑膜囊，以利于肌腱活动。关节囊内有起自盂上结节的肱二头肌长头腱通过，腱的表面包绕滑膜，形成结节间滑液鞘，经结节间沟穿出后滑膜附着于囊外。关节囊周围的韧带少而薄弱，上壁有喙肱韧带，从喙突根部至肱骨大结节前面，与冈上肌腱交织在一起编入关节囊的纤维层；囊的前壁和后壁也有数条肌腱纤维编入囊的纤维层以增加关节的稳固性；囊的下壁相对最为薄弱，故肩关节脱位时，肱骨头常从下方滑出，发生前下方脱位。

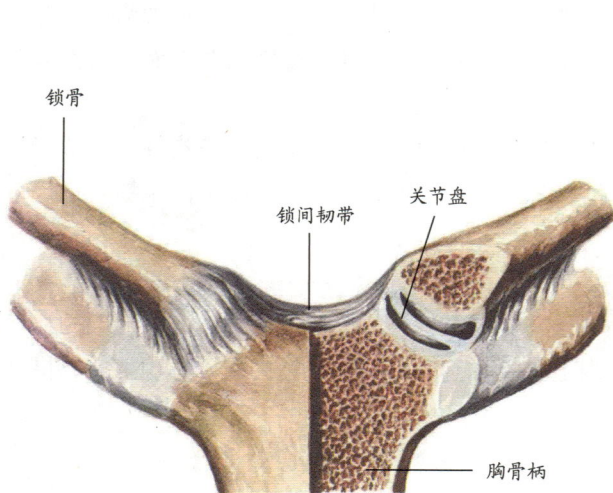

图 1-22　胸锁关节

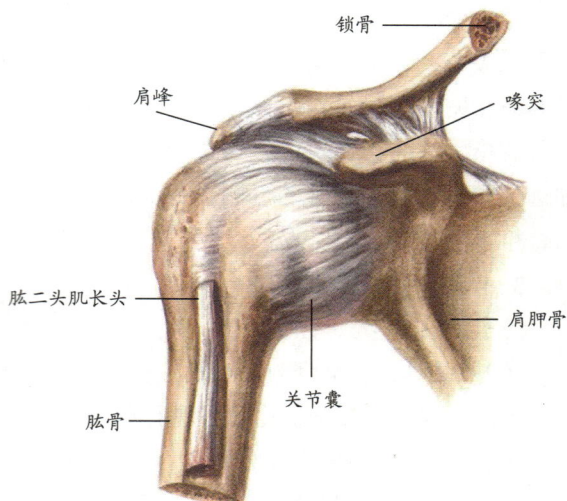

图 1-23　肩关节

肩关节是全身最灵活的关节，可做 3 轴运动，即绕冠状轴做屈、伸，屈伸总和为 110°～140°，屈大于伸；绕矢状轴做伸、展，臂外展超过 40°～60°，继续抬高至 180° 时常伴随胸锁和肩锁关节运动及肩胛骨的旋转运动；绕垂直轴做旋内、旋外和环转运动，旋内和旋外总和为 90°～120°，旋内大于旋外。

（2）肘关节（elbow joint）：由肱骨下端与尺、桡骨上端构成的复关节，包括 3 个关节（图 1-24）。

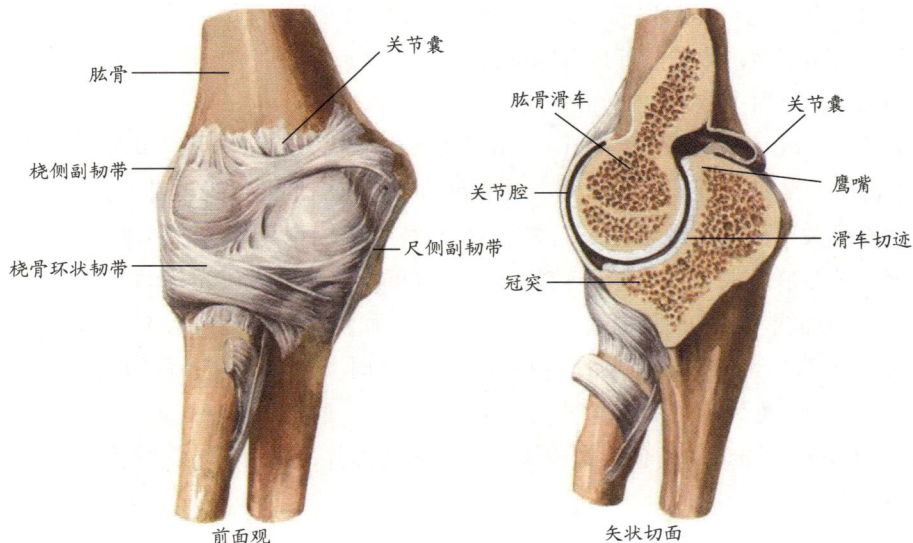

图 1-24　肘关节

前面观　　　　　　　　　　矢状切面

①肱尺关节（humeroulnar joint）：由肱骨滑车和尺骨滑车切迹构成，属滑车关节。

②肱桡关节（humeroradial joint）：由肱骨小头和桡骨头关节凹构成，属球窝关节。

③桡尺近侧关节（proximal radioulnar joint）：由桡骨环状关节面和尺骨桡切迹构成，属车肘关节。

上述 3 个关节包在一个关节囊内，肘关节囊的前、后壁薄而松弛，两侧壁厚而紧张，并有韧带加强。囊的后壁最为薄弱，故肘关节常见桡、尺两骨向后脱位，移向肱骨的后上方。

肘关节的韧带有尺侧副韧带、桡侧副韧带和桡骨环状韧带。尺侧副韧带（ulnar collateral ligament）：位于关节囊的尺侧，呈扇形，由肱骨内上髁向下扩展，止于尺骨滑车切迹内侧缘。桡侧副韧带（radial collateral ligament）：位于关节囊的桡侧，由肱骨外上髁向下扩展，止于桡骨环状韧带。桡骨环状韧带（annular ligament of radius）：位于桡骨环状关节面的周围，附着于尺骨桡切迹的前、后缘，与尺骨桡切迹共同构成一个上口大、下口小的漏斗形骨纤维环来容纳桡骨头，使桡骨头在环内旋转，不易脱出。幼儿 4 岁以前，桡骨头尚在发育之中，环状韧带松弛，在肘关节伸直位猛力牵拉前臂时，桡骨头易被环状韧带卡住，或环状韧带部分夹在肱、桡骨之间，从而发生桡骨小头半脱位。

肘关节的运动以肱尺关节为主，主要在冠状轴上做屈、伸运动，屈、伸可达 140°，尺骨在肱骨滑车上运动，桡骨头在肱骨小头上运动。由于肱骨滑车的内侧缘较外侧缘更向前下方突出，超过外侧缘约 6 mm，使滑车的轴斜向内下，前臂沿此斜向的冠状轴屈曲时，手可至胸前而非与前臂叠折。伸前臂时，前臂展向外侧，与上臂形成约 10°～15° 的"提携角"。肘关节的提携角使关节处于伸位时，前臂远离正中线，增大了运动幅度；关节处于屈位时，前臂贴近正中线，有利于劳动和生活操作。肱桡关节能做屈、伸和旋前、旋后运动，桡尺近侧关节和桡尺远侧关节联合，共同使前臂做旋前和旋后运动。

肱骨内、外上髁和尺骨鹰嘴都可在体表扪及。当肘关节伸直时，此三点位于一条直线上；当肘关节屈至 90° 时，此三点的连线构成一个顶角向下的等腰三角形。肘关节发生脱位时，鹰嘴移位，三点的位置关系发生改变；而肱骨髁上骨折时，三点的位置关系不变。在临床，肘关节后脱位最为常见，鹰嘴向后上移位，关节后脱位常合并尺骨冠突骨折；在外侧脱位时，由于关节侧副韧带的附着和力量，常常合并肱骨内上髁撕裂。肘关节的前方和内侧有血管和神经经过，临床上肘关节的穿刺和手术入路多在后方和后内侧进行。

（3）前臂骨连结：包括前臂骨间膜、桡尺近侧关节和桡尺远侧关节的连结。

①前臂骨间膜（interosseous membrane of forearm）：连结在尺骨和桡骨的骨间缘之间的一层坚韧的纤

维膜。纤维方向主要从桡骨斜向下内达尺骨。当前臂处于旋前或旋后位时，骨间膜松弛。前臂处于半旋前位时，骨间膜最紧张，这也是骨间膜的最大宽度。因此，处理前臂骨折时，应将前臂固定于半旋前或半旋后位，以防骨间膜挛缩，影响前臂预后的旋转功能。

②桡尺近侧关节：见肘关节。

③桡尺远侧关节（distal radioulnar joint）：由尺骨头的环状关节面构成关节头，桡骨的尺切迹及其下缘至尺骨茎突根部的关节盘共同构成关节窝。关节盘为一个三角形的纤维软骨板，将尺骨头与腕骨隔开。关节囊松弛，附着于关节面和关节盘周缘。关节活动时，尺骨不动，而是关节窝围绕尺骨头转动。桡尺近侧关节和远侧关节是联合关节，属于车轴关节。前臂可沿旋转轴做旋转运动，其旋转轴为通过桡骨头中心至尺骨头中心的连线。运动时，桡骨头在原位自转，而桡骨下端连同关节盘围绕尺骨头旋转，实际上只是桡骨做旋转运动。当桡骨转至尺骨前并与之相交叉时，手背向前，称为旋前；与此相反的运动，即桡骨转回至尺骨外侧，称为旋后。

（4）手关节（joint of hand）：包括桡腕关节、腕骨间关节、掌腕关节、掌骨间关节、掌指关节和指骨间关节（图 1-25）。

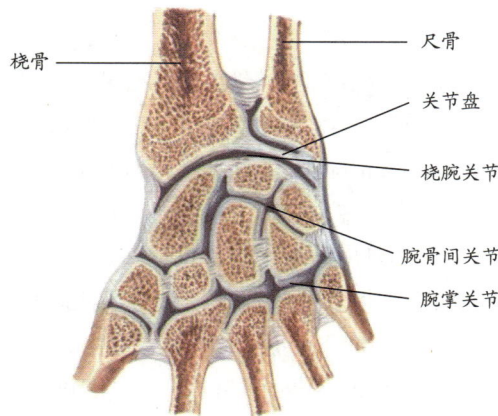

图 1-25　手关节

①桡腕关节（radiocarpal joint）：又称腕关节（wrist joint），是典型的椭圆关节。由手舟骨、月骨和三角骨的近侧关节面构成关节头，桡骨下端的腕关节面和尺骨头下方的关节盘构成关节窝。关节囊松弛，关节腔宽广，关节的前、后和两侧均有韧带加强，其中掌侧韧带最坚韧，因此腕的后伸运动受到限制。桡腕关节可做屈、伸运动，分别为 80° 和 70°；内收、外展运动，总和为 60°～70°，收大于展；也能做环转运动。

②腕骨间关节（intercarpal joint）：为相邻各腕骨之间构成的关节，可分为近侧列腕骨间关节、远侧列腕骨间关节和两列腕骨之间的腕中关节。同列的腕骨间关节借腕骨间韧带相连结，各关节腔彼此相通，只能做轻微的滑动和转动，属微动关节。腕骨间关节常与桡腕关节联合运动，并受到相同肌肉的作用。

③腕掌关节（carpometacarpal joint）：由远侧列腕骨与 5 个掌骨底构成，除拇指和小指的腕掌关节外，其余各指的腕掌关节运动范围极小。

拇指腕掌关节（carpometacarpal joint of thumb）：由大多角骨与第 1 掌骨底构成，为人类及灵长类动物所特有，是典型的鞍状关节。关节囊厚而松弛，可做屈、伸、收、展、环转和对掌运动。由于第 1 掌骨的位置向内侧旋转了近 90°，与其余掌骨并不处在同一平面，而是位于它们的前方，因此拇指后面（指甲）朝向外侧，故拇指的屈、伸运动发生在冠状面上，即拇指在手掌平面上向掌心靠拢为屈，离开掌心为伸；拇指的收、展运动发生在矢状面上，即拇指在与手掌垂直的平面上离开示指为展，靠拢示指为收。对掌运动是拇指向掌心、拇指间与其余四指的掌侧面指尖相接触的运动。这一运动加深了手掌的凹陷，是人类进行握持和精细运动时所必需的主要动作。

④掌骨间关节（intermetacarpal joint）：是 2 ~ 5 掌骨底之间相互构成的关节，属平面关节。其关节腔与腕掌关节腔相通，只能做轻微地滑动。

⑤掌指关节（metacarpophalangeal joint）：由掌骨头与近节指骨底构成，共 5 个。掌骨头远侧面呈球形，其形态近似球窝关节，但掌骨头掌侧较平。关节囊薄而松弛，其前、后有韧带加强，前面的掌侧韧带较坚韧，并含有纤维软骨板。囊的两侧有侧副韧带，从掌骨头两侧向下附着于指骨底两侧，此韧带在屈指时紧张，伸指时松弛。当指处于伸位时，掌指关节可做屈、伸、收、展和环转运动，环转运动因受韧带限制，幅度微小。当指掌关节处于屈位时，仅允许做屈、伸运动。手指的伸、展是以通过中指的正中线为准，向中线靠拢为收，远离中线为展。当握拳时，指掌关节显露于手背的凸出处是掌骨头。

⑥指骨间关节（interphalangeal joint of hand）：由各指相邻两节指骨的底与滑车构成，有 9 个，是典型的滑车关节。除拇指外，各指均有近侧和远侧两个指骨间关节。关节囊松弛薄弱，两侧有韧带加强，只能做屈、伸运动。指屈曲时，指背凸出的部分是指骨滑车。

三、下肢骨

1. 下肢带骨　即髋骨（hip bone），属不规则骨，上部扁阔，中间窄厚，有朝向下外的髋臼；下部有一大的闭孔。左、右髋骨与骶骨、尾骨组成骨盆。髋骨由位于上方的髂骨、前下方的耻骨和后下方的坐骨组成，3 骨会合于髋臼，在 16 岁左右完全融合（图 1-26）。

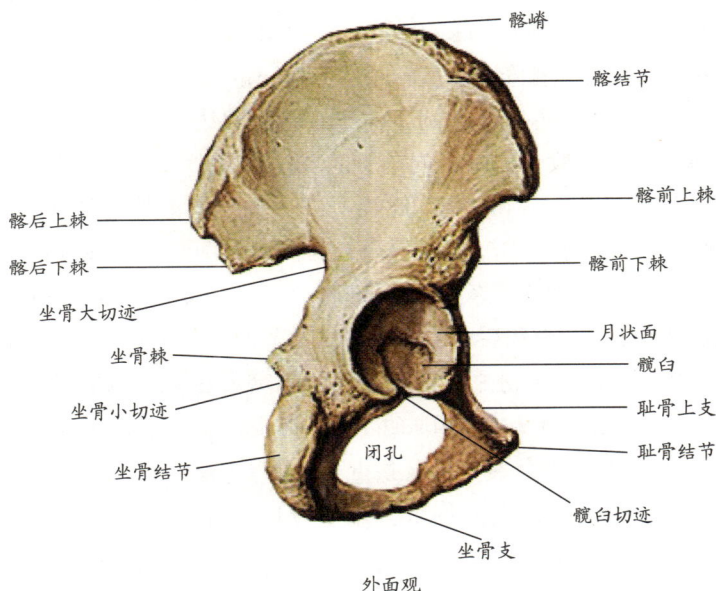

图 1-26　髋骨

（1）髂骨（ilium）：构成髋骨的上部，由肥厚的髂骨体和扁阔的髂骨翼构成。髂骨体构成髋臼的上 2/5，髂骨翼上缘肥厚，形成弓形的髂嵴（iliac crest）。髂嵴的前端为髂前上棘（anterior superior iliac spine），后端为髂后上棘（posterior superior iliac spine）。在髂前上棘后方 5 ~ 7 cm 处，髂嵴外唇向外突起，称髂结节（tubercle of iliac crest），它们都是重要的体表标志。在髂前、髂后上棘的下方各有一薄锐突起，分别称髂前下棘和髂后下棘。髂后下棘下方有深陷的坐骨大切迹（greater sciatic notch）。髂骨翼内面有浅阔的窝，称髂窝（iliac fossa）。髂窝下界有圆钝的骨嵴，称弓状线（arcuate line）。髂骨翼后下方粗糙的耳状面与骶骨相关节。耳状面后上方有髂粗隆借韧带与骶骨相连结。髂骨翼的外面称臀面，有臀肌附着。

（2）坐骨（ischium）：构成髋骨的下部，分为坐骨体和坐骨支。坐骨体组成髋臼的后下 2/5，后缘有三角形的坐骨棘（ischial spine），棘下方的骨凹陷称坐骨小切迹（lesser sciatic notch）。坐骨棘与髂后下棘之间为坐骨大切迹。坐骨体下后部向前、上、内延伸为较细的坐骨支，其末端与耻骨下支融合。坐骨体与坐骨支移行处的后部是粗糙的隆起，称坐骨结节（ischial tuberosity），是坐骨最底部，可在体表扪到，是重要的体表标志。

（3）耻骨（pubis）：构成髋骨的前、下部，分为一体和上、下两支。耻骨体组成髋臼的前下 1/5，其与髂骨体的结合处骨面粗糙隆起，称髂耻隆起，隆起向前内伸出耻骨上支，上面有一条锐利的骨嵴，称耻骨梳（pecten pubis），耻骨梳向后与弓状线相移行，向前终于耻骨结节（pubic tubercle），可在体表扪到，是重要的体表标志，其末端急转向下成为耻骨下支，耻骨下支延伸向后外与坐骨支结合。耻骨结节到中线的粗钝上缘为耻骨嵴，也可以在体表扪到。耻骨上、下支相互移行处内侧的椭圆形粗糙骨面，称耻骨联合面（symphysial surface）。两侧耻骨联合面借软骨相连接，构成耻骨联合。耻骨下支伸向后下外，与坐骨支结合。耻骨与坐骨共同围成闭孔（obturator foramen），出生时闭孔被肌肉组织所封闭，内有闭孔神经、血管穿过。

（4）髋臼（acetabulum）：由髂骨、坐骨和耻骨的体共同连结构成。窝内半月形的关节面称月状面（lunate surface）。窝中央未形成关节面的部分称髋臼窝，髋臼边缘下部的缺口称髋臼切迹。髋臼与股骨头形成髋关节。

2. 自由下肢骨　包括股骨、髌骨、胫骨、腓骨和足骨。

（1）股骨（femur）：是人体最长最结实的长骨，长度约为身高的 1/4，分一体两端（图 1-27）。上端有朝向前内上的球形的股骨头（femoral head），与髋臼相关节；近关节面中心处有一小的凹陷，称股骨头凹。头下外侧的缩细部分称股骨颈（neck of femur），与体相交形成的角为颈干角，约 130°。颈与体的连接处有两个隆起，外上方较大的骨隆起称大转子（greater trochanter），内下方的小隆起称小转子（lesser trochanter），有肌肉附着。在大、小转子之间，前方有转子间线，后方有隆起的转子间嵴。大转子可在体表扪到，是重要的体表标志。股骨体略弓向前，上段呈圆柱形，中段呈三棱柱形，下段前后略扁。体后面有纵行的骨嵴，称粗线（linea aspera），此线上端分叉，向上外侧延伸于粗糙的臀肌粗隆（gluteal tuberosity），向上内侧延伸于耻骨肌线。粗线下端分为内、外两线，两线间的骨面为腘面。粗线中点附近有口朝下的滋养孔。股骨下端有两个突向下后的膨大，称内侧髁（medial condyle）和外侧髁（lateral condyle）。内、外侧髁的前面、下面和后面都有光滑的关节面，与胫骨相关节。两髁前方的关节面彼此相连，形成髌面，与髌骨相接。两髁后份之间的深窝称髁间窝（intercondylar fossa）。两髁外侧面最突起处分别为内上髁（medial epicondyle）和外上髁（lateral epicondyle）。内上髁后上方的小突起，称收肌结节（adductor tubercle）。它们都可在体表扪到，是重要的体表标志。

（2）髌骨（patella）：是人体最大的籽骨，位于股骨下端前面和股四头肌肌腱内，上宽下窄，前面粗糙，后面为关节面，与股骨髌面相关节（图 1-28）。髌骨可在体表扪到。

（3）胫骨（tibia）：位于小腿内侧，粗大，属长骨，分为一体两端（图 1-29）。上端膨大，稍向后倾，向两侧突出，形成内侧髁和外侧髁。两髁上面各有一关节面，与股骨髁相关节。两关节面之间的粗糙小隆起，称髁间隆起（intercondylar eminence）。外侧髁后下方有腓关节面与腓骨头相关节。上端前面的"V"形隆起称胫骨粗隆（tibial tuberosity）。内、外侧髁和胫骨粗隆均可在体表扪到。胫骨体呈三棱柱形，较锐的前缘和内侧面位于皮下，外侧缘有小腿骨间膜附着，称骨间缘。后面上方有斜向内下的比目鱼肌线。体上、中 1/3 交界处附近，有向上开口的滋养孔。下端稍膨大，其内下有一突起，称内踝（medial malleolus）。下端下面和内踝外侧面有关节面与距骨滑车相关节。下端的外侧面有腓切迹与腓骨相接。内、外侧髁，胫骨粗隆和内踝均可在体表扪到。

（4）腓骨（fibula）：位于小腿外侧，胫骨外后方，细长，分一体两端（图 1-29）。上端稍膨大，称腓骨头（fibular head），有腓骨头关节面与胫骨相关节。头下方缩窄，称腓骨颈（neck of fibula）。体内侧缘锐利，称骨间缘，有小腿骨间膜附着，体内侧中部有开口向上的滋养孔。下端膨大，形成外踝（lateral malleolus），其内侧有外踝关节面，与距骨相关节。腓骨头和外踝都可在体表扪到。

（5）足骨：包括跗骨、跖骨和趾骨（图 1-30）。

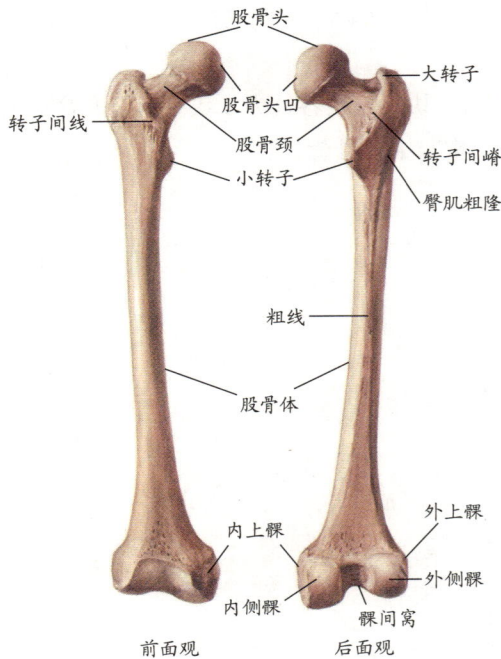

图 1-27 股骨

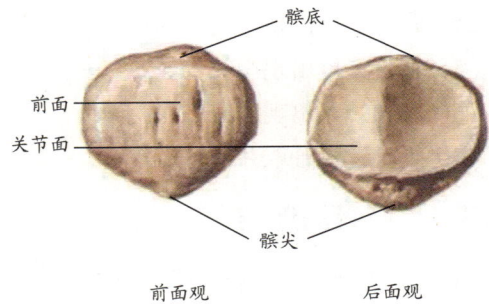

图 1-28 髌骨

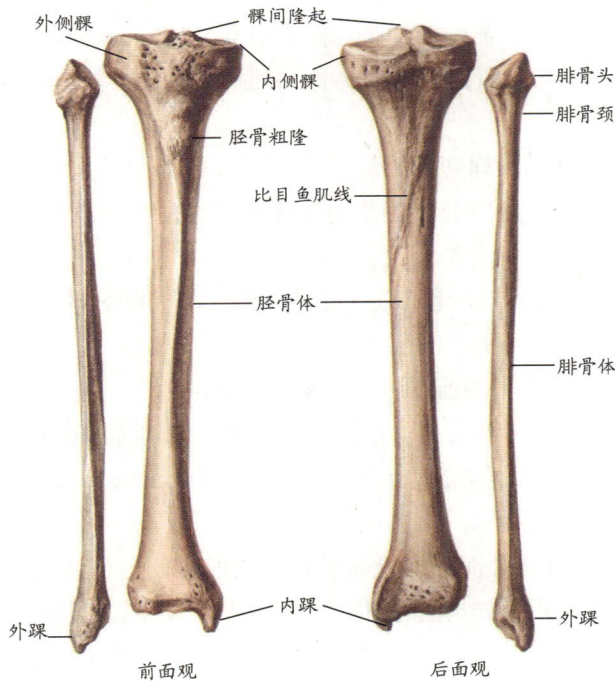

图 1-29 胫骨和腓骨

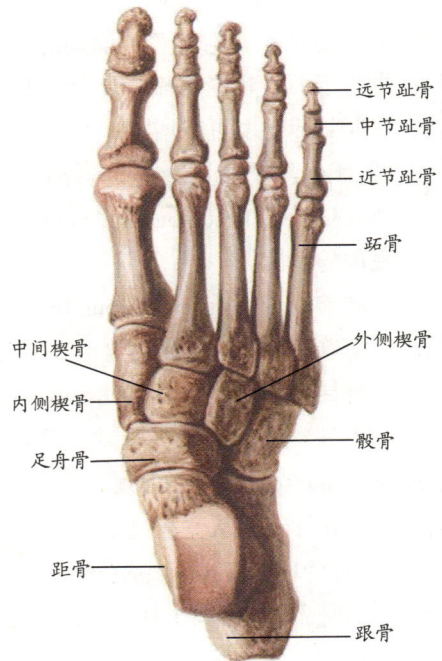

图 1-30 足骨

①跗骨（tarsal bone）：7 块，属短骨。分前、中、后 3 列。前列从内向外为内侧楔骨（medial cuneiform bone）、中间楔骨（intermediate cuneiform bone）、外侧楔骨（lateral cuneiform bone）和跟骨前方的骰骨（cuboid bone），中列为距骨前方的足舟骨（navicular bone），后列上方为距骨（talus），下方为跟骨（calcaneus）。由于下肢具有支持和负重的功能，跗骨几乎占据全足的一半。距骨上面有前宽后窄的关节面，称距骨滑车，与内、外踝和胫骨的下关节面相关节。距骨下方与跟骨相关节。跟骨后端的粗大突隆称跟骨结节，可在体表扪到。距骨前接足舟骨，其内下方的骨隆起称舟骨粗隆，是临床截肢手术重

要的体表标志。足舟骨前方与3块楔骨相关节，外侧的骰骨与跟骨相接。

②跖骨（metatarsal bone）：5块，属长骨，由内向外分别为第1～5跖骨，形状和排列大致与掌骨一致，但比掌骨粗大。每一跖骨近侧端为底，与跗骨相接，中间为体，远侧端称头，与近节趾骨相接。第5跖骨底向后突出，称第5跖骨粗隆，可在体表扪到。

③趾骨（phalange of toe）：14块，属长骨。拇趾为2块，其余各趾为3块。形态和命名与指骨相同。拇趾骨粗壮，其余趾骨细小。第5趾的远节趾骨甚小，常与中节趾骨长合。

3. 下肢骨常见的变异和畸形

（1）髋骨：髋窝穿孔；坐骨支和耻骨支不长合。

（2）股骨：臀肌粗隆异常增大。

（3）髌骨：阙如或增加。

（4）距骨：可出现三角骨和距上骨。

（5）楔骨：可出现楔间骨。

（6）跖骨：可出现跖间骨。

（7）趾骨：多趾或并趾。

四、下肢骨的连结

下肢骨的连结包括下肢带骨连结和自由下肢骨连结。

1. 下肢带骨连结

（1）骶髂关节（sacroiliac joint）：由骶骨和髂骨的耳状面构成，关节面凹凸不平，但彼此结合十分紧密。关节囊紧张，附于关节面周缘，其前、后方分别有骶髂前韧带和骶髂后韧带加强，后上方有骶髂骨间韧带连于骶骨粗隆与髂骨粗隆之间。骶髂关节结构牢固，活动性极小，以适应下肢支持体重的功能。在妊娠后期其活动度可略增大，以适应分娩过程。

（2）髋骨与脊柱间的韧带连结：髋骨与脊柱之间借下列韧带加固。

①髂腰韧带（iliolumbar ligament）：坚韧肥厚，由第5腰椎横突横向分散到髂嵴的后上部，有防止腰椎向下脱位的作用。

②骶结节韧带（sacrotuberous ligament）：位于骨盆后方，起自骶、尾骨的侧缘纤维束斜向下外集中，呈扇形，附着于坐骨结节内侧缘。

③骶棘韧带（sacrospinous ligament）：位于骶结节韧带的前方，起自骶、尾骨的侧缘，呈三角形，纤维束斜向下外集中，止于坐骨棘，其起始部被骶结节韧带所遮掩。骶棘韧带与坐骨大切迹围成坐骨大孔（greater sciatic foramen），骶棘韧带、骶结节韧带和坐骨小切迹围成坐骨小孔（lesser sciatic foramen），有肌肉、血管和神经等从盆腔经坐骨大、小孔达臀部和会阴部。

（3）耻骨联合（pubic symphysis）：由两侧耻骨联合面借纤维软骨构成的耻骨间盘连结构成，属软骨结合。耻骨间盘在10岁以后，其内部正中往往出现一矢状位的裂隙，女性较男性的厚，裂隙也较大，孕妇和经产妇尤为明显。在耻骨联合的上方有耻骨上韧带，下方有耻骨弓状韧带，连结两侧耻骨。耻骨联合的活动甚微，但在分娩时，耻骨间盘的裂隙可增宽，以增加骨盆的径线。

（4）髋骨的固有韧带：即闭孔膜（obturator membrane），封闭闭孔并为盆内、外肌肉提供附着。膜的上部与闭孔沟围成闭膜管（obturator canal），有闭孔神经、血管通过。

（5）骨盆（pelvis）：由左、右髋骨和骶、尾骨以及其间的骨连结构成的完整骨环（图1-31）。人体直立时，骨盆向前倾斜，两侧髂前上棘与两耻骨结节位于同一冠状面内，此时尾骨尖与耻骨联合上缘位于同一水平面上。骨盆以界线为界，分为上方的大骨盆和下方的小骨盆。界线（terminal line）是指由骶骨岬向两侧经骶骨侧部上缘、弓状线、耻骨梳、耻骨结节至耻骨联合上缘构成的环形线。大骨盆（greater pelvis）又称假骨盆，由界线上方的髂骨翼和骶骨构成，由于骨盆向前呈倾斜状，故大骨盆几乎没有前壁。小骨盆（lesser pelvis）又称真骨盆，是大骨盆向下延伸的骨性狭窄部，可分为骨盆上口、骨盆下口和骨盆腔。骨盆上口由上述界线围成，呈圆形或卵圆形。骨盆下口由尾骨尖、骶结节韧带、坐骨结节、坐骨支、耻骨支和耻骨下缘围成，呈菱形，两侧坐骨支与耻骨下支连成耻骨弓（public arch），它们之间的夹角称耻骨下角（subpubic angle），男性为 70° ～ 75°，女性为 90° ～ 100°。骨盆上、下口之间的腔称骨盆腔（pelvic cavity）。小骨盆腔也称固有盆腔，是一前壁短，侧壁和后壁较长的弯曲通道，其中轴为骨盆轴，是胎儿娩出的通道；该腔内有直肠、膀胱和部分生殖器官。

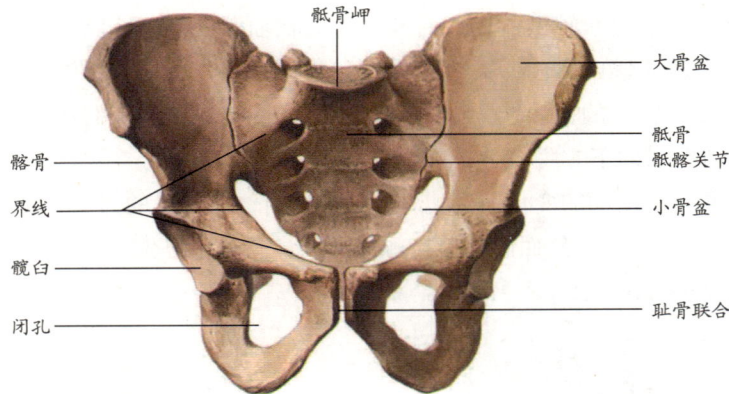

图 1-31 骨盆

骨盆是躯干与自由下肢骨之间的骨性成分，起着传导重力和支持、保护盆腔脏器的作用。当人体直立时，体重自第 5 腰椎、骶骨经两侧的骶髂关节、髋臼传导至两侧股骨头，再由股骨头向下传导至下肢，这种弓形力传递线称股骶弓；当人体坐位时，重力由骶髂关节传导至两侧坐骨结节，这种弓形力传递线称坐骶弓。骨盆前部有两条约束弓，以防止上述两弓向两侧分开。一条在耻骨联合处连结两侧耻骨上支，可防止股骶弓被压挤；另一条为两侧耻骨、坐骨下支连成的耻骨弓，可约束坐骶弓不致散开。约束弓不如重力弓坚强有力，外伤时，约束弓的耻骨上支较下支更易骨折。

骨盆的位置可因人体姿势不同而变动。当人体直立时，骨盆向前倾斜，骨盆上口的平面与水平面构成 50° ～ 55° 的角（女性可为 60°），称骨盆倾斜度。骨盆倾斜度的增减会影响脊柱的弯曲，如倾斜度增大，则重心前移，导致腰曲前凸增大，反之则腰曲减小。由骨盆上口的中心点开始，向下引一条与骶骨弯曲度略为一致的假想线到骨盆下口的中心点，此线称骨盆轴。

在人类全身的骨骼中，骨盆的性别差异最显著，甚至在胎儿时期的耻骨弓就有明显性差异，约在 10 岁以后男性、女性的骨盆出现差异。骨盆的性差异与其功能有关，虽然骨盆的主要功能是运动，但女性骨盆还要适合分娩的需要。因此，女性的骨盆主要具有以下特征：骨盆外形短而宽，骨盆上口近似圆形，较宽大，骨盆下口和耻骨下角较大。

2. 自由下肢骨连结

（1）髋关节（hip joint）：由髋臼与股骨头构成，属多轴的球窝关节（图 1-32）。髋臼的周缘附有由纤维软骨构成的髋臼唇（acetabular labrum），以增加髋臼的深度。髋臼切迹被髋臼横韧带封闭，使半月形的髋臼关节面扩大为环形关节面，增大了髋臼与股骨头的接触面，以紧抱股骨头。股骨头的关节面约为圆球面积的 2/3，几乎全部纳入髋臼内。髋臼窝内充填有股骨头韧带和脂肪组织。

髋关节的关节囊坚韧而致密，向上附着于髋臼周缘及横韧带，向下附着于股骨颈，前面至转子间线，后面包罩股骨颈的内侧 2/3（转子间嵴略上方处），使股骨颈骨折有囊内、囊外之分。关节囊周围的韧带多而强韧，分囊外韧带和囊内韧带。

①髂骨韧带（iliofemoral ligament）：最坚韧，覆盖于关节囊前方，起自髂前下棘，向下经人字形止于转子间线，可限制大腿过伸，对维持人体直立姿势有很大作用。

②股骨头韧带（ligament of head of femur）：为囊内韧带，位于关节内。连结股骨头凹与髋臼横韧带之间，为滑膜所包被，内含营养股骨头的血管。当大腿半屈并内收时，韧带紧张，外展时韧带松弛。

③耻股韧带（pubofemoral ligament）：位于髋关节前下方，起自耻骨结节，向外下方延伸，附着于髋关节囊的前下壁，并与髂股韧带的深部融合。可限制髋关节的外展与旋外运动。

④坐股韧带（ischiofemoral ligament）：位于关节囊后方，加强关节囊的后部。起自坐骨体，斜向外上与关节囊融合，附于股骨大转子根部，可限制大腿的旋内运动。

⑤轮匝带：使关节囊深层纤维环绕股骨颈的环形增厚，可限制股骨头向外脱出。

髋关节可做三轴运动，沿冠状轴做前屈、后伸，沿矢状轴做内收、外展，沿垂直轴做旋内、旋外及环转运动。由于股骨头深藏于髋臼窝内，关节囊紧张和坚韧，又受囊内、囊外多条韧带限制，故其运动幅度远不及肩关节，而具有较大的稳固性，以适应其支持体重和下肢行走的功能。髋关节囊的后下部相对较薄弱，脱位时，股骨头易向下方脱出。

髋关节承载人体的重量随活动的变化而变化。单脚站立时，所承受的力为体重的 2.1 倍；行走时，髋关节的负重为体重的 2.6 ~ 2.8 倍。然而髋关节接触压力的最高点始终位于髋臼的上后区，这与临床观察到髋关节发生退行性变化的部位一致。

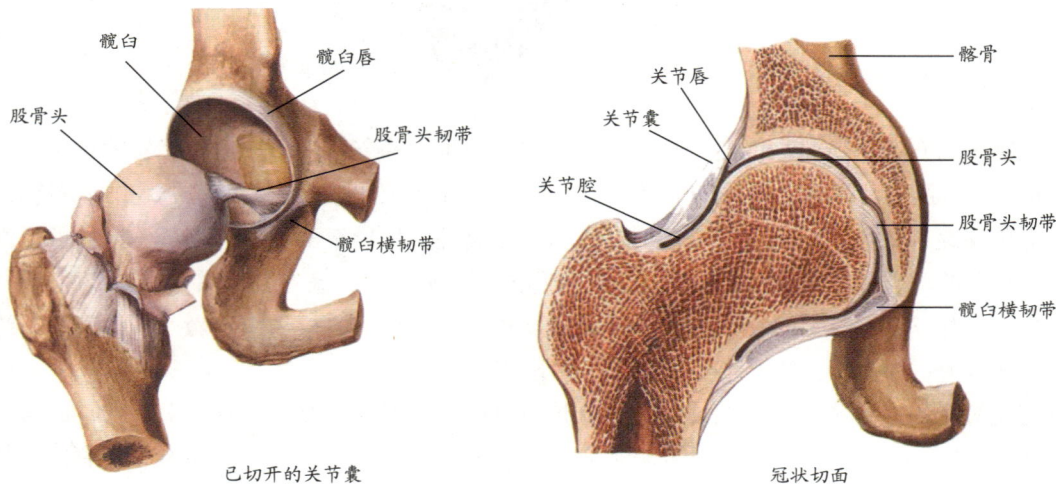

已切开的关节囊　　　　　　冠状切面

图 1-32　髋关节

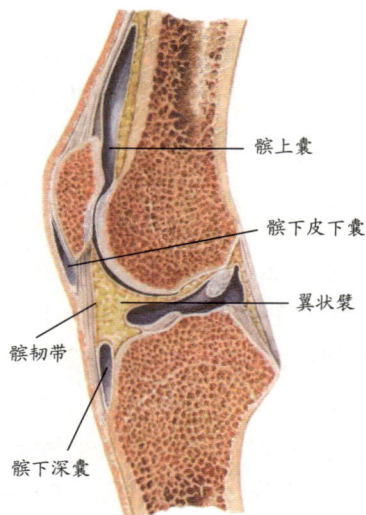

图 1-33　膝关节

（2）膝关节（knee joint）：由股骨下端、胫骨上端和髌骨构成，是人体最大最复杂的关节。股骨的内、外侧髁分别与胫骨的内、外侧髁相对，髌骨与股骨的髌面相接（图 1-33）。

膝关节的关节囊薄而松弛，附着于各关节面的周缘，各部位厚薄不一，囊的前壁不完整，由附于股四头肌腱的髌骨填补，有囊内、囊外韧带加固，限制关节的活动，增加关节的稳固性。主要韧带有：

①髌韧带（patellar ligament）：位于囊的前壁，是股四头肌腱的中央部纤维索，自髌骨向下，止于胫骨粗隆。扁平而强韧，其浅层纤维越过髌骨连于股四头肌腱。

②腓侧副韧带（fibular collateral ligament）：位于囊的外侧，为条索状坚韧的纤维索。起自股骨外上髁，向下延伸至腓骨头，与关节囊之间留有间隙。韧带表面大部分被股二头肌腱所遮盖，与外侧半月板不直接相连。

③胫侧副韧带（tibial collateral ligament）：位于囊的内侧，膝关节内侧后份，呈宽扁束状。起自股骨内上髁，向下止于胫骨内侧髁的内侧面，与关节囊和内侧半月板紧密结合。胫侧副韧带和腓侧副韧

带在伸膝时紧张，屈膝时松弛，半屈膝时最松弛，故半屈膝时允许膝关节做少许旋内和旋外运动。

④腘斜韧带（oblique popliteal ligament）：由半膜肌腱延伸而来，起自胫骨内侧髁，斜向外上方，止于股骨外上髁，部分纤维与关节囊融合，可防止膝关节过度前伸。

⑤膝交叉韧带（cruciate ligament of knee）：位于膝关节中央稍后方，被滑膜衬覆，非常强韧，可分为前、后两条。

⑥前交叉韧带（anterior cruciate ligament）：起自胫骨髁间隆起的前方内侧部分，纤维呈扇形附着并止于股骨外侧髁的内侧面。其近端与外侧半月板的前角有纤维连接。

⑦后交叉韧带（posterior cruciate ligament）：较前交叉韧带短而强韧，并较垂直，起自胫骨髁间隆起的后方，斜向前上内方，附着并止于股骨内侧髁的外侧面。

膝交叉韧带牢固地连结股骨和胫骨，可防止胫骨沿股骨向前、向后移位。前交叉韧带在伸膝时最紧张，能防止胫骨前移；后交叉韧带在屈膝时最紧张，可防止胫骨后移。

在股骨内、外侧髁与胫骨内、外侧髁的关节面之间，垫有两块半月形的纤维软骨板，称半月板（meniscus）。半月板下面平坦，上面凹陷，外缘厚，内缘薄，两端借韧带附着于胫骨髁间隆起。周围区域有来自关节囊的毛细血管祥分布，内侧区域相对无血管。分为内侧半月板和外侧半月板。内侧半月板（medial meniscus）较大，呈"C"形，前端窄后端宽，外缘与关节囊和胫侧副韧带紧密相连。外侧半月板（lateral meniscus）较小，近似呈"O"形，外缘与关节囊相连，但关节囊和腓侧副韧带之间隔有腘肌腱。

半月板的存在使关节面更为相适，可以缓冲压力，吸收震荡起到弹性垫的作用；同时还增加了关节窝的深度，使膝关节稳固，又可以使股骨髁一起对胫骨做旋转运动。半月板的形态和位置会随着膝关节的运动而改变，屈膝时，半月板滑向后方，伸膝时滑向前方；半屈膝时旋转小腿时，一个半月板滑向前，另一个滑向后。例如，伸膝时，胫骨两髁连同半月板，沿股骨两髁的关节面由后向前滑动。由于股骨两髁关节面后部的曲度较下部大，所以在伸的过程中，股骨两髁与胫骨两髁的接触面积逐渐增大，与此相应，两个半月板逐渐向前方滑动。在膝关节急剧发生强烈运动时，易造成半月板损伤或撕裂。

膝关节囊的滑膜层是全身关节中最宽阔、最复杂的，附着于各关节面周缘，覆盖关节内除关节面和半月板外的所有结构。滑膜层或突至纤维层外形成滑膜囊，或折叠成皱襞。滑膜在髌骨上缘的上方，沿股骨下端的前面，向上突出于股四头肌腱的深面达5 cm左右，形成髌上囊，是膝关节最大的滑膜囊，与关节腔相通。在髌骨下方的中线两侧，滑膜层部分突向关节腔内，形成一对翼状襞（alar fold），襞内含有脂肪组织，充填关节腔内的空隙。另外还有不与关节腔相通的滑膜囊，如位于髌韧带与胫骨上端之间的髌下深囊。

膝关节位于人体最长的两块长骨（股骨和胫骨）之间，关节面彼此不相贴合，运动幅度较大，但是膝关节周围有力的韧带和强健的肌肉使其成为最牢固的大关节。膝关节属屈戌关节，主要做屈、伸运动，屈可达130°，伸不超过10°。膝在半屈位时，小腿尚可做旋转运动，即胫骨髁沿垂直轴对半月板的股骨髁的运动，总共可达40°。在伸膝关节的末期，伴有胫骨之上的股骨旋内运动，这是膝关节"锁闭"的组成部分，它使伸直位的膝关节呈紧密衔接位置，周围韧带处于最大限度的螺旋绷紧状态，维持人体直立姿势。

（3）胫腓骨连结：胫、腓两骨之间连结紧密，上端由胫骨外侧髁后下方的腓关节面与腓骨头关节面构成微动的胫腓关节，胫、腓两骨干之间有坚韧的小腿骨间膜相连，下端借胫腓前韧带和胫腓后韧带构成坚强的韧带连结。所以小腿两骨间的活动甚小。

（4）足关节（joint of foot）：包括距小腿（踝）关节、跗骨间关节、跗跖关节、跖骨间关节、跖趾关节和趾骨间关节。

①距小腿关节（talocrural joint）：也称踝关节（ankle joint），由胫、腓骨的下端与距骨滑车构成，关节囊附于各关节面的周围，囊的前、后壁薄而松弛，两侧有韧带增厚加强。内侧有内侧韧带（medial ligament），或称三角韧带，为坚韧的三角形纤维索，起自内踝尖，向下呈扇形展开，止于足舟骨、距骨内侧和跟骨载距突。外侧韧带（lateral ligament）由 3 条不连续的独立韧带组成：前方为距腓前韧带（anterior talofibular ligament），长于外踝与距骨颈之间；中间为跟腓韧带（calcaneofibular ligament），从外踝向下至跟骨的外侧面；后方为距腓后韧带（posterior talofibular ligament），从外踝内侧至距骨后突。3 条韧带均起自外踝，分别向前、向后和向下内止于距骨及跟骨，均较薄弱（图 1-34）。

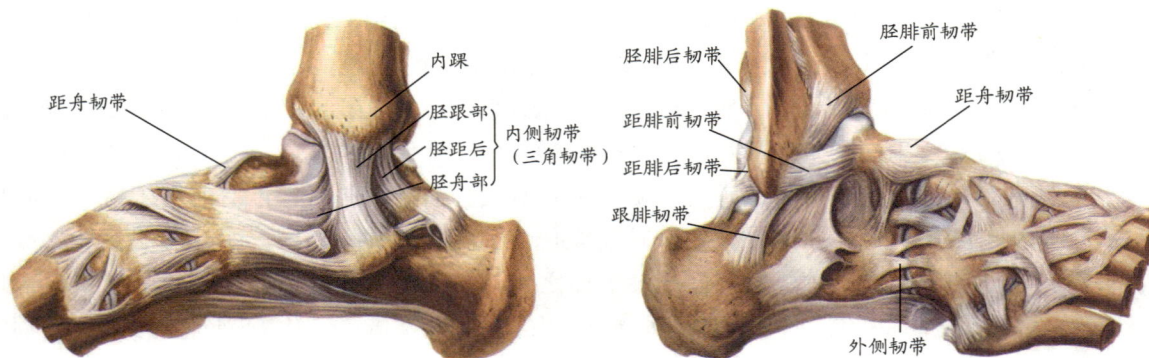

图 1-34　踝关节

踝关节属近似单轴的屈戌关节，能做背屈（伸）和跖屈（屈）运动，在足背屈或跖屈时，其旋转轴是可变的。由于胫、腓骨下端的关节窝和距骨滑车都是前部较宽，后部较窄，背屈时，较宽的滑车前部嵌入关节窝内，关节较稳定；而跖屈时，由于较窄的滑车后部进入关节窝内，此时踝关节可稍有展、收运动，但此时关节不够稳定，故踝关节扭伤多发生在跖屈（如下山、下坡、下楼梯）的情况下。

②跗骨间关节（tarsotarsal joint）：是跗骨诸骨之间的关节，数目多，活动度小。以距跟关节（talocalcaneal joint）[又称距下关节（subtalar joint）]、距跟舟关节（talocalcaneonavicular joint）和跟骰关节（calcaneocuboid joint）较为重要。

距跟关节由距骨和跟骨的后关节面组成，其内侧和外侧分别有距跟内侧韧带和距跟外侧韧带，并由位于跗骨窦内的距跟骨间韧带增强。距跟舟关节是由距骨头的舟骨关节面和足舟骨的距骨关节面、跟骨的前、中关节面以及跟舟足底韧带的上面共同构成的关节。跟骨和足舟骨之间的间隙由跟周足底韧带和跟周背侧韧带填充。跟舟足底韧带（plantar ligament）又称跳跃（弹性）韧带（spring ligament），是一纤维软骨韧带，宽而肥厚，弹性较大。它位于足底，连于跟骨与足舟骨之间，参与足内侧纵弓的形成，对维持足的内侧纵弓起到了重要作用。跟骰关节由跟、骰两骨的关节面构成，关节背侧的韧带薄弱。分歧韧带（bifurcated ligament）是强韧的"Y"形韧带，起自跟骨前部背面，向前分为两股，分别止于足舟骨和骰骨。足底的韧带较强韧，主要有足底长韧带和跟骰足底韧带。足底长韧带是足底最长的韧带，从跟骨下面向前，分为浅、深两束纤维，浅束止于第 2 ~ 4 跖骨底，深束止于骰骨足底侧；跟骰足底韧带，是一宽短的纤维带，连于跟、骰骨的底面。在足底还有一些其他韧带，连结跟骨、骰骨和跖骨底，对维持足弓都有重要意义。

距跟关节和距跟舟关节在功能上是联合关节，在运动时，跟骨与足舟骨连同其余的足骨一起对距骨做内翻或外翻运动。足的内侧缘提起，足底转向内侧称内翻；足的外侧缘提起，足底转向外侧称外翻。内、外翻常与踝关节协同运动，即内翻常伴有足的跖屈，外翻常伴有足的背屈。距跟舟关节和跟骰关节联合构成跗横关节（transverse tarsal joint），又称肖帕尔关节（Chopart's joint），其关节线横过跗骨中份，呈横"S"形，内侧部凸向前，外侧部凸向后，但实际上这两个关节的关节腔互不相通，在解剖学上是两个独立的关节，临床上可沿此线进行足的离断。

③跗趾关节（tarsometatarsal joint）：又称 Lisfrance 关节，由 3 块楔骨和骰骨的前端与 5 块跖骨的底构成，属平面关节，可做轻微滑动。内侧楔骨和第 1 跖骨之间可做轻微的屈、伸运动。

④跖骨间关节（intermetatarsal joint）：由第 2 ~ 5 跖骨底相邻面借韧带连结构成，属平面关节，活动甚微。第 1、2 跖骨底之间并未相连，在这一点上趾与拇指相似。

⑤跖趾关节（metatarsophalangeal joint）：由跖骨头与近节趾骨底构成，可做轻微的屈、伸和收、展运动。

⑥趾骨间关节（interphalangeal joints of foot）：由各趾相邻的两节趾骨底和滑车构成，属滑车关节，可做屈、伸运动。

（5）足弓（arches of foot）：跗骨和跖骨借骨连结形成的凸向上的弓，称足弓（图 1-35）。足弓可分为前后方向的内、外侧纵弓和内外侧方向的横弓。

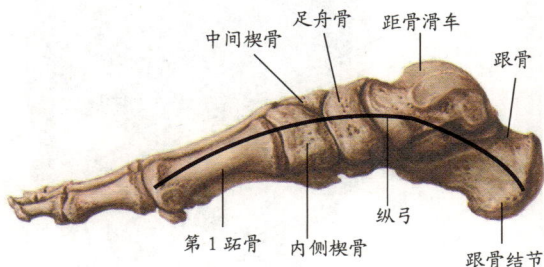

图 1-35　足弓

①内侧纵弓由跟骨、距骨、足舟骨、3 块楔骨和内侧 3 块跖骨连结构成，弓的最高点为距骨头。内侧纵弓前端的承重点是第 1 跖骨头，后端的承重点是跟骨的跟结节。内侧纵弓比外侧纵弓高，活动性大，更具弹性。

②外侧纵弓由跟骨、骰骨和外侧的 2 块跖骨连结构成，弓的最高点在骰骨。外侧纵弓前端的承重点是第 5 跖骨头。外侧纵弓的运动幅度有限，活动度较小，适于传递重力和推力，而不是吸收这些力。

③横弓由骰骨、3 块楔骨和跖骨连结构成，弓的最高点在中间楔骨，呈半穹窿形。其足底的凹陷朝内，当两足紧紧并拢时，形成一条完整的穹窿。横弓通常由跖骨头传递力，腓骨长肌腱是维持横弓的强大力量。

足弓增加了足的弹性，使足成为具有弹性的三脚架。人的体重从踝关节经距骨向前、向后传递到跖骨头和跟骨结节，从而保证直立时足底着地支撑的稳固性，在行走和跳跃时发挥弹性和缓冲振荡的作用，还可以保护足底的血管和神经免受压迫，减少地面对身体的冲击，以保护体内的器官，特别是大脑免受震荡。

足弓的维持，除了依靠各骨的连结，足底的韧带以及长、短肌腱的牵引也起到了重要作用。这些韧带虽然坚韧，但是缺乏主动收缩能力，一旦被拉长或受损，足底便有可能塌陷，形成扁平足。

（宁波大学附属李惠利医院　李瑾　戴浩强）

第四节　颅骨及其连结

一、颅骨

颅（skull）位于脊柱的上方，由 23 块扁骨和不规则骨构成（中耳的 3 对听小骨未计入），彼此借骨连结构成头部的骨性基础。除下颌骨和舌骨外，其余各骨均借缝或软骨牢固连结成为一体，彼此间不能产生运动，保护与支持脑、感觉器以及消化系统和呼吸系统的起始部分。

颅骨分为脑颅骨和面颅骨，通常以眶上缘、外耳门上缘和枕外隆凸的连线为界。脑颅骨互相连结成容纳脑的颅腔（cranial cavity）；面颅骨则构成面部的支架（图 1-36）。

（一）脑颅骨

脑颅骨总共有 8 块，包括不成对的额骨、蝶骨、筛骨和枕骨以及成对的颞骨和顶骨。它们共同围成颅腔，容纳脑。颅腔的顶呈穹窿形，称为颅盖（calvaria），由额骨、顶骨、枕骨、蝶骨和颞骨构成。颅腔的底呈现出凹凸不平的形态，由额骨、蝶骨、筛骨、颞骨和枕骨构成。

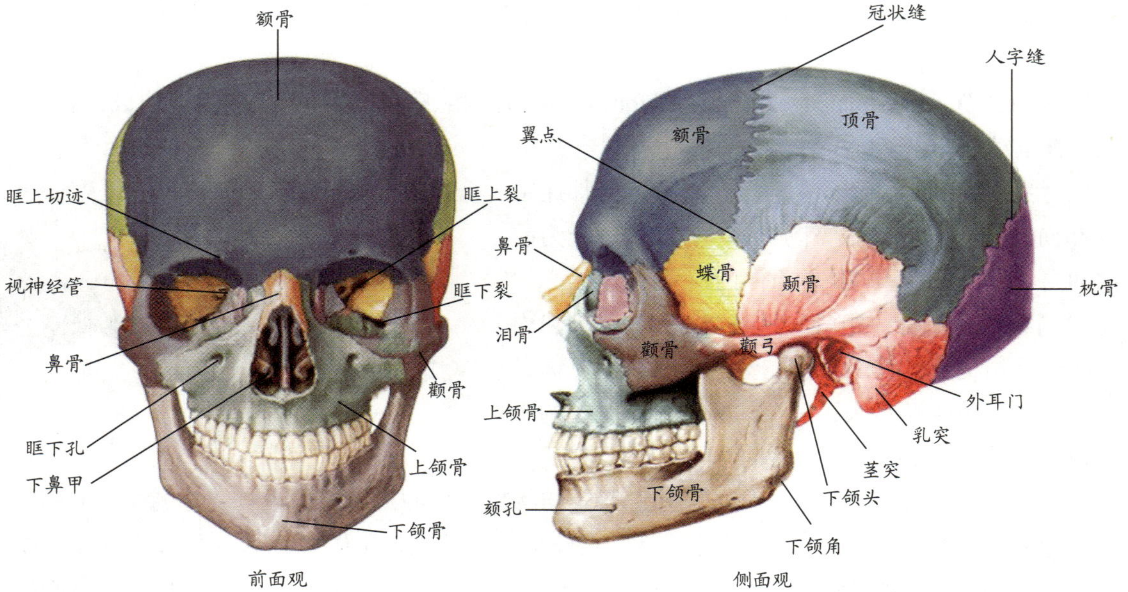

图 1-36 颅骨

1. 额骨（frontal bone） 位于颅的前上方，分为额鳞、眶部和鼻部。额鳞内有含气腔称额窦，开口于鼻腔。眶部构成眶上壁。鼻部位于两侧眶部之间，下方缺口称筛切迹，容纳筛骨筛板。

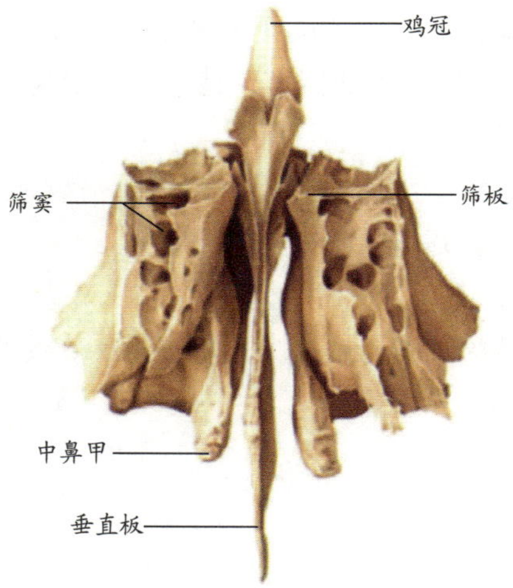

图 1-37 筛骨

2. 枕骨（occipital bone） 位于颅的后下方，属扁骨，如瓢状，其前下部有枕骨大孔（foramen magnum），是颅腔与椎管相连的通道。侧部的下方有椭圆形的关节面，称枕髁，与寰椎的上关节面构成关节。枕骨大孔后方有枕外嵴延伸至枕外隆凸，隆凸向两侧延伸为上项线，其下方有与之平行的下项线。

3. 筛骨（ethmoid bone） 位于颅腔和左右眼眶之间，为脆弱的含气骨，冠状切面呈"巾"字形，其两侧为由菲薄骨片围成的含气骨，称筛骨迷路或筛小房，即筛窦；迷路内侧壁附有上、下两个卷曲的骨片，分别为上鼻甲和中鼻甲；迷路外侧壁薄弱，构成眼眶内侧壁，称眶板。中间的水平薄骨板称筛板，其上有许多小孔，为筛孔，是嗅神经通过的部位；筛板前份向上突出形成鸡冠；由筛板正中向下延伸的骨板，为垂直板，参与构成鼻中隔的前上份（图 1-37）。

4. 蝶骨（sphenoid bone） 位于颅底中央，形似展翅的蝴蝶，分为中部的蝶骨体（sphenoid body）、伸向两侧的小翼（lesser wing）和大翼（greater wing）以及垂向下方的翼突（pterygoid process）。蝶骨体为中间部的立方形骨块，内含蝶窦，窦内被骨片分隔为左右不对称的两半，向前开口于鼻腔。蝶骨体的上面呈马鞍状，称蝶鞍，中央部位凹陷为垂体窝。体部两侧有由后向前穿行的浅沟，称颈动脉沟，有颈内动脉通过。在蝶骨大翼的根部由前向后外排列有圆孔（foramen rotundum）、卵圆孔（foramen ovale）和棘孔（foramen spinosum），有重要的神经或血管通过。小翼与体的交界处有视神经管（optic canal），连通颅内与眼眶。大翼与小翼之间的裂隙为眶上裂（superior orbital fissure）。翼突自体与大翼连接处下垂，向后敞开形成内侧板和外侧板。翼突根部有呈矢状贯通的细管，称翼管，向前通入翼腭窝（图 1-38）。

5. 顶骨（parietal bone） 位于颅盖的中部，左右各一，呈四边形，为外凸内凹的典型的扁骨。顶骨外侧面中部有 2 条弓形线，分别称为上、下颞线。

6. 颞骨（temporal bone）　介于顶骨、蝶骨和枕骨之间，形状不规则，参与构成颅底与颅腔的侧壁。以外耳门为中心分为位于外耳门前上方的鳞部（squamous part）、后下方的乳突部（mastoid part）、内侧的岩部（petrous part）和围绕外耳门周围及其前下部的鼓部（tympanic part）（图 1-39）。

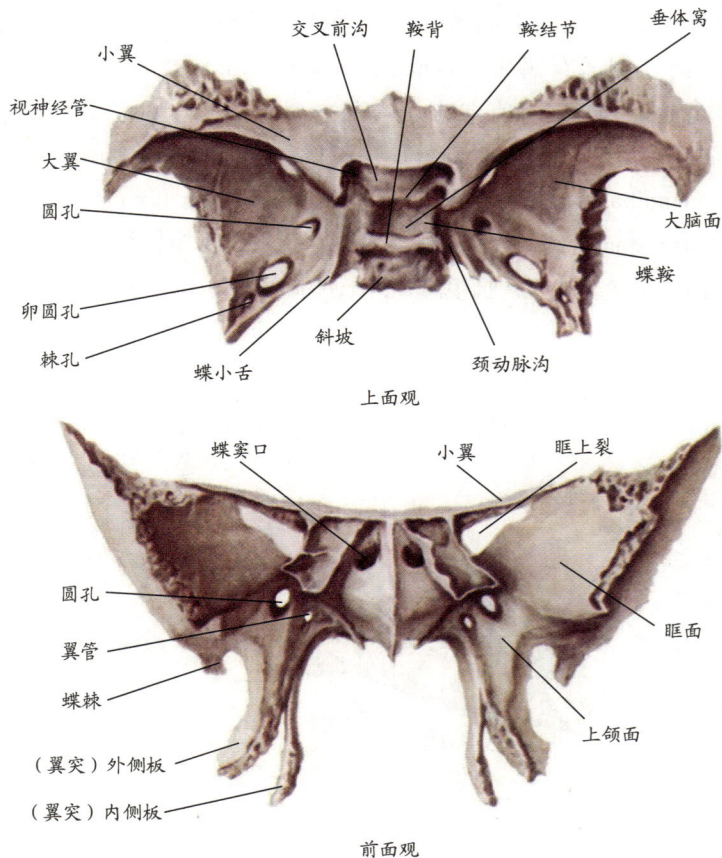

图 1-38　蝶骨

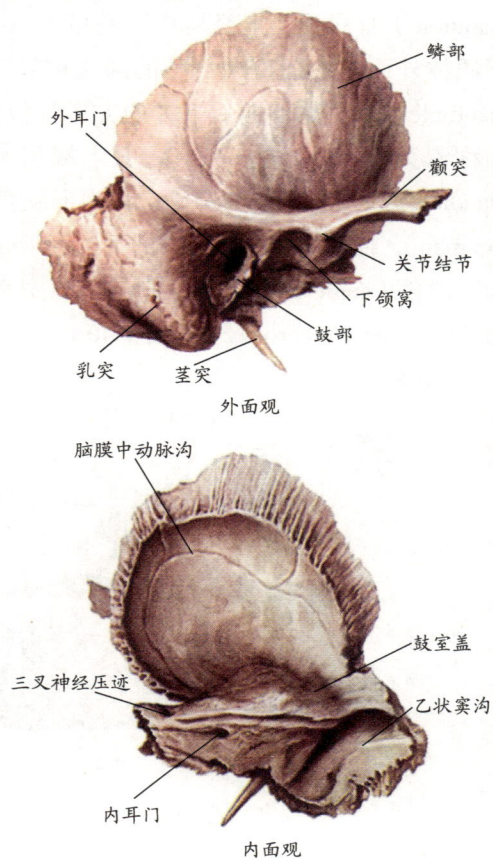

图 1-39　颞骨

（二）面颅骨

面颅骨共 15 块。其中成对的有上颌骨、腭骨、颧骨、鼻骨、泪骨和下鼻甲；不成对的有犁骨、下颌骨和舌骨。面颅骨中只有下颌骨和舌骨借关节或韧带连于颅，其他各骨都互相直接结合在一起。各骨的位置关系是：颧骨居外上方、上端内侧正中为鼻骨，鼻骨的外侧为泪骨；腭骨位于上颌骨的后方，参与鼻腔外侧壁和腭的构成；下鼻甲附于上颌骨和腭骨的内面；犁骨居鼻腔正中；上颌骨的下方为下颌骨，其后下方为舌骨。

1. 上颌骨（maxilla）　位于面颅的中央，成对，与下颌骨共同构成颜面的大部分，并参与构成鼻腔外侧壁、口腔顶及眶下壁的大部分。上颌骨的中部称体，内有较大的含气腔，称为上颌窦。体的上面后份有眶下沟，向前经眶下管通眶下孔；内面的前部与下鼻甲共同构成鼻泪管。体的下方向下突出称牙槽突，与对侧者合称牙槽弓，其下缘有容纳上颌牙的牙槽。体向上方伸出额突，插入鼻骨与泪骨之间。

2. 腭骨（palatine bone）　位于上颌骨的后方，从前后方向观察，略呈"L"形，分为水平部与垂直部。腭骨构成骨性鼻腔外侧壁和骨腭的后份。

3. 鼻骨（nasal bone）　位于鼻背，呈长方形，上窄下宽，构成鼻背的基础。

4. 泪骨（lacrimal bone）　位于眶内侧壁的前部，为菲薄的小骨片。与上颌骨的眶突共同构成泪囊窝。

5. 下鼻甲（inferior nasal concha）　骨质菲薄而卷曲，呈矢状位，附着于骨性鼻腔下部的外侧壁上，即上颌骨与腭骨的内面。

6. 颧骨（zygomatic bone） 位于眶的外下方，呈菱形，形成面颊部的骨性突起。

7. 犁骨（vomer） 为斜方形的骨板，位于鼻腔正中，组成鼻中隔的后下份。

8. 下颌骨（mandible） 位于面部的前下份，略呈蹄铁形，分为一体两支。下颌体（body of mandible）呈弓形，上缘构成牙槽弓（alveolar arch），有容纳下颌各牙的牙槽；下缘坚厚，为下颌底。下颌体外面正中下份向前凸的隆起称颏隆凸。前外侧面有颏孔（mental foramen）。下颌支（ramus of mandible）是由体伸向后上方的方形骨板，末端有 2 个突起；前方的称冠突（coronoid process），后方的称髁突（condylar process），其上端膨大为下颌头（head of mandible），头的下方为下颌颈（neck of mandible）；两突之间的凹陷，称为下颌切迹（mandibular notch）。下颌支内侧面有下颌孔（mandibular foramen），通入位于下颌骨内的下颌管（mandibular canal），开口于颏孔。下颌支后缘与下颌体相交处称为下颌角（angle of mandible）。其内、外侧面均粗糙，分别称翼肌粗隆（pterygoid tuberosity）和咬肌粗隆（masseteric tuberosity）（图 1-40）。

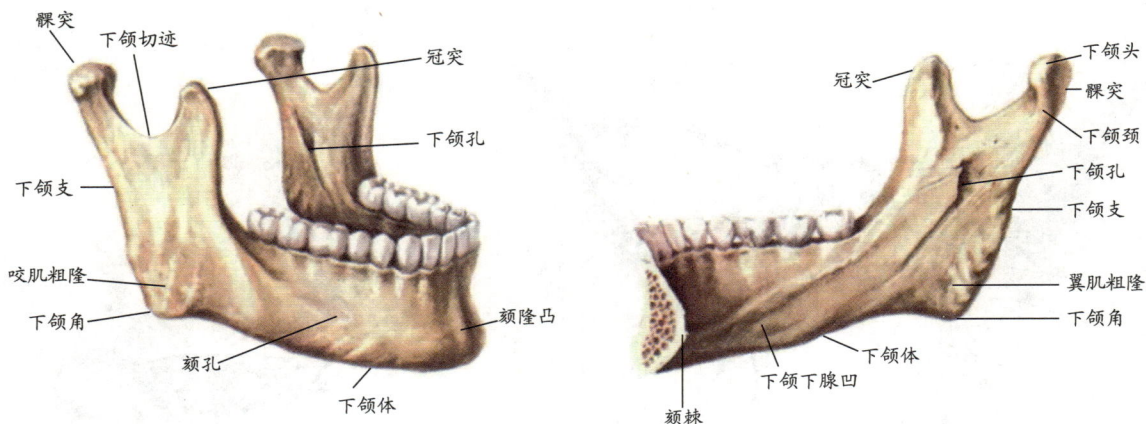

图 1-40 下颌骨

9. 舌骨（hyoid bone） 位于喉上方，呈蹄铁形，可分为体及成对的大角和小角。舌骨体位居中央。大角由体的两端向后外方突出。小角呈棘状，自体与大角结合处向上突出（图 1-41）。

（三）颅的整体观

1. 顶面观 呈前窄后宽的卵圆形。各骨之间有缝相连，额骨与两顶骨之间的称冠状缝（coronal suture），左右两顶骨之间的称矢状缝（sagittal suture），两顶骨与枕骨之间的为人字缝（lambdoid suture）。成人顶骨最隆凸处称为顶结节（parietal tuber）。矢状缝后份的两侧常各有一个小孔，称为顶孔。

2. 后面观 可见人字缝、两侧顶骨的后份、枕鳞以及两侧颞骨的乳突（mastoid process）。枕骨中央最突出的部分称枕外隆凸（external occipital protuberance），由此向两侧延伸至乳突的骨嵴称上项线（superior nuchal line）。乳突和枕外隆凸是重要的骨性标志。

3. 内面观 可分颅盖内面和颅底内面。颅盖内面沿正中线有一浅沟，称为上矢状窦沟（sulcus for superior sagittal sinus）。在沟的两侧有许多颗粒状小凹。颅腔侧壁上有较细且分支的沟，称脑膜中动脉沟。此沟在翼点处较深，甚至形成骨管，是脑膜中动脉及其分支的压迹。

颅底内面与脑底面的结构凹凸对应。由于脑底面的额叶最高，颞叶次之，小脑最低，致使颅底内面也相应形成了呈阶梯状的 3 个窝，分别称颅前窝、颅中窝、颅后窝（图 1-42）。

（1）颅前窝（anterior cranial fossa）：位置最高，由额骨、筛骨和位于其后方的蝶骨小翼构成。颅前窝与颅中窝以蝶骨小翼的后缘为界。颅前窝所见到的筛骨是位于正中矢状位的鸡冠（crista galli）及有许多筛孔的筛板（cribriform plate）。筛孔（cribriform foramina）通过嗅神经。颅前窝的外侧份，略呈三角形，借额骨部的薄骨板与眶相隔。构成颅前窝的额骨与筛骨的骨板均较薄，故易发生骨折。

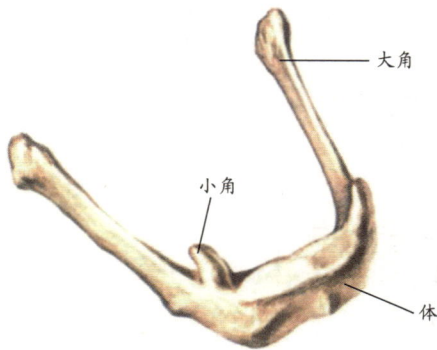

图 1-41 舌骨

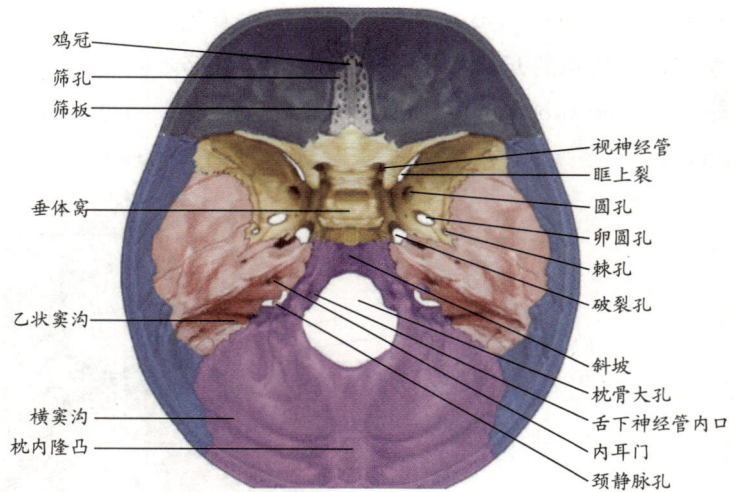

图 1-42 颅底内面观

（2）颅中窝（middle cranial fossa）：较颅前窝低，主要由蝶骨体、蝶骨大翼、颞骨岩部和颞骨鳞部构成。窝的中间狭窄，两侧宽广。颅中窝以两侧颞骨岩部的上缘和鞍背与颅后窝为界。

在颅中窝中央，位于蝶骨体上面的浅窝为垂体窝（hypophysial fossa），窝内容纳垂体。窝的前外侧有视神经管（optic canal），通入眶，管内有视神经和眼动脉通过。垂体窝两侧的浅沟为颈动脉沟（carotid sulcus）。沟与颞骨岩部尖端围成破裂孔（foramen lacerum）。在活体，破裂孔的下面为软骨片或结缔组织膜所封闭。颈动脉沟于破裂孔处续于颈动脉管内口（internal opening of carotid canal），颈内动脉经此处通过。

在颅中窝的两侧部，有位于蝶骨大、小翼之间的眶上裂（superior orbital fissure），向前通眶，有多条神经和血管通过。在蝶骨大翼的内侧份，由前内向后外，依次可见圆孔、卵圆孔和棘孔。圆孔（foramen rotundum）在眶上裂内侧端的后方，接近蝶骨体，有上颌神经由此向前通行；卵圆孔（foramen ovale）位于圆孔的后外侧，有下颌神经由此向下通行；棘孔（foramen spinosum）在卵圆孔的后外侧，有营养脑膜的脑膜中动脉由此进入颅腔，走行于脑膜中动脉沟内，在翼点处颅骨骨折时，易伤及此动脉。在颞骨岩部前面近尖端处，有稍凹的三叉神经压迹（trigeminal impression），三叉神经节位于此处。

（3）颅后窝（posterior cranial fossa）：为 3 个颅窝中最深最大的一个，主要由枕骨和颞骨岩部后面构成。窝的中央最低处有枕骨大孔（foramen magnum）。枕骨大孔的前上方，有斜向上方的斜坡（clivus）。在孔的前外缘上方，有一个舌下神经管内口（internal opening of hypoglossal canal），该口通入舌下神经管，舌下神经由此出颅腔。颅后窝的后壁上有呈十字形的隆起，其交会处称为枕内隆凸（internal occipital protuberance）。由此向上延伸的沟为上矢状窦沟，向两侧延伸的沟为横窦沟（sulcus for transverse sinus）。横窦沟在枕骨及颞骨内面向外侧横行，继而转向前下内方改称为乙状窦沟（sulcus for sigmoid sinus）。乙状窦沟的末端续于颈静脉孔（jugular foramen），有颈内静脉和多条神经通过。颅后窝的前外侧壁为颞骨岩部的后面，其中央有一较大的孔，称内耳门（internal acoustic pore），为内耳道的开口，有神经及血管穿过。

4. 颅底外面观 此面高低不平，神经、血管通过的孔裂甚多。前部由面颅骨组成，中央为骨腭（bony palate），由上颌骨和腭骨的水平板构成。其后方有由蝶骨及腭骨围成的鼻后孔（posterior nasal aperture）和分隔鼻后孔的犁骨。鼻后孔后部的颅底，其中央是枕骨大孔。孔的两侧是枕骨侧部和颞骨的乳突。

骨腭的前方为牙槽弓，正中有切牙孔（incisive foramina）；骨腭的后外侧有腭大孔（greater palatine foramen）。邻近蝶骨大翼后缘处有较大的卵圆孔和较小的棘孔。位于颧弓后方的深窝是下颌窝（mandibular fossa），与下颌头相关节；窝前缘的隆起称关节结节（articular tubercle）。在蝶骨、枕骨和颞骨岩部尖端之间，围成不规则的破裂孔。枕骨大孔两侧各有一向下突出的具有椭圆形关节面的突起，称为枕髁（occipital condyle）。枕髁的前外上方有舌下神经管外口（external opening of hypoglossal canal），后方有时有髁管的开口。枕骨侧部和颞骨岩部之间有不规则的颈静脉孔。此孔前方有圆形的颈动脉管外口（external opening of carotid canal）。此口的后外侧有伸向下方的细长突起，为颞骨的茎突（styloid process）。茎突根部与乳突之间有茎乳孔（stylomastoid foramen），面神经由此孔出颅腔（图1-43）。

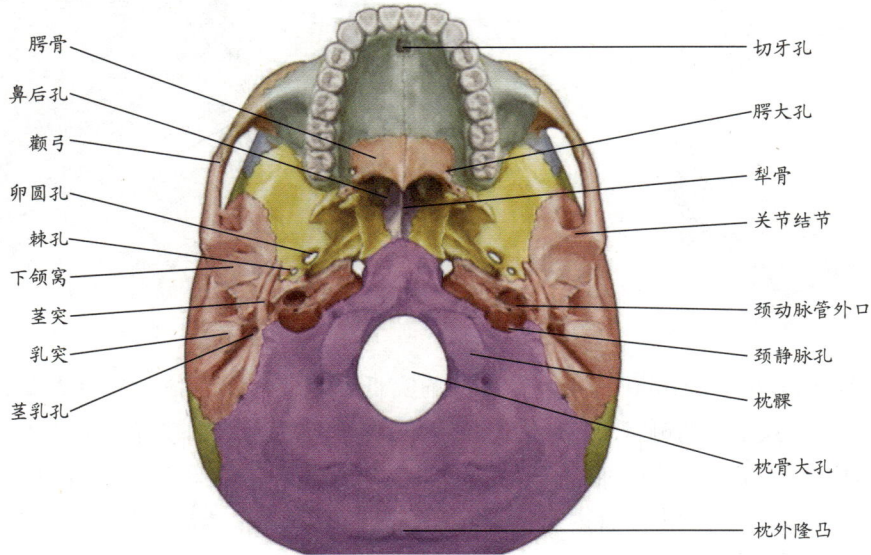

图1-43　颅底外面观

5. 侧面观　可见属于脑颅的额骨、顶骨、枕骨、颞骨和蝶骨，以及属于面颅的颧骨和上、下颌骨。颞骨乳突前方有一孔，称为外耳门（external acoustic pore）。在外耳门的前上方，有从颞骨向前伸出的突起，与颧骨向后伸出的突起连接共同形成颧弓（zygomatic arch），此弓在体表可触知。以颧弓平面为界将颅外侧面分为上、下两个窝，分别称为颞窝和颞下窝。

（1）颞窝（temporal fossa）：位于颞线和颧弓之间，其底（内侧壁）由额骨、顶骨、颞骨鳞部和蝶骨大翼组成，在四骨的会合处，常形成"H"形的缝，称为翼区（pterion area）（翼点）。此处骨质最为薄弱，其内面紧邻脑膜中动脉前支。翼区处于4骨会合的缝区，骨质又薄弱，一旦颅侧部受到外力冲击，极易发生骨折，又恰逢脑膜中动脉在此处通过，故常常造成脑膜中动脉破裂，从而导致硬膜外血肿，有重要的临床意义。颞窝向下与颞下窝相通，颞窝内均容纳颞肌和血管、神经等。

（2）颞下窝（infratemporal fossa）：位于上颌骨的后方，为颧弓下方向深侧的开放而不规则的间隙。窝的前壁为上颌骨，内侧壁为蝶骨的翼突，两者间形成一裂隙，称翼上颌裂（pterygomaxillary fissure）。颞下窝向上通颞窝，向内（深方）通翼腭窝，窝内容纳咀嚼肌、血管和神经等。翼腭窝（pterygopalatine fossa）是自翼上颌裂向内伸入的狭窄间隙，位于上颌骨体、蝶骨翼突和腭骨之间。翼腭窝向下三骨逐渐靠拢，移行为翼腭管。翼腭窝位于口腔、鼻腔、眶腔以及颅腔的交通要道上，其位置对口腔颌面外科、神经外科有非常重要的临床意义。此窝向前经眶下裂通眶，向后经圆孔通颅中窝，经翼管通颅底外面，向外经翼上颌裂通颞下窝，向内经腭骨垂直部与蝶骨翼突围成的蝶腭孔通鼻腔，向下借翼腭管、腭大孔通口腔。翼腭窝内有血管、神经通过。

6. 前面观　可见额骨和面颅诸骨。位于面部中央的大孔，称梨状孔（piriform aperture），为骨性鼻腔在面部的开口。孔的外上方为眶，下方为由上颌骨和下颌骨围成的骨性口腔。眶上缘内侧半上方的弓形隆起，称为眉弓（superciliary arch），其深面有额窦。眉弓外上方的隆起为额结节（frontal tuber）。两侧眉弓之间的平坦区称为眉间（glabella）。眉弓和眉间都是可以触知的体表标志。上颌骨向下突出的弓状突起为牙槽突，突的下缘有容纳上颌各牙的牙槽。

（1）眶（orbit）：是尖向后内、底（口）朝前外的锥形腔隙，容纳眼球及其附属结构。眶口的上缘称眶上缘（supraorbital margin），由额骨构成，其内、中 1/3 交界处有眶上孔（supraorbital foramen）或眶上切迹（supraorbital notch）。眶口的下缘由上颌骨和颧骨构成，其中份下方有眶下孔（infraorbital foramen）。眶尖处有视神经管，与颅中窝相通。眶上壁和外侧壁交界处的后份有眶上裂，向后通入颅中窝。眶外侧壁与下壁交界处的后份有眶下裂（inferior orbital fissure），向后通颞下窝和翼腭窝。在下壁上，有由眶下裂走向前方的眶下沟（inferior orbital sulcus）；沟的前端贯穿骨质，形成眶下管（infraorbital canal），管开口于上颌骨前面的眶下孔（infraorbital foramen）。泪囊窝（fossa for lacrimal sac）为眶内侧壁前下方的一个长圆形的窝，容纳泪囊。此窝向下经鼻泪管（nasolacrimal canal），与鼻腔相通。泪腺窝（fossa for lacrimal gland）为位于眶上壁前外侧的浅窝，容纳泪腺（图 1-44）。

（2）骨性鼻腔（bony nasal cavity）：为一不规则的空腔，位于面颅的中央。上邻颅腔，下邻口腔，两侧邻筛窦、上颌窦和眶，后方开口于鼻后孔，前方开口于梨状孔。骨性鼻腔被骨鼻中隔分为左右两半。骨鼻中隔呈矢状位，由犁骨和筛骨垂直板共同构成。骨性鼻腔的顶主要由筛骨的筛板构成，借筛孔通颅前窝。底为骨腭，在骨腭正中缝前端有切牙孔。外侧壁表面高低不平，有上、中、下 3 个向下卷曲的骨片，分别称为上鼻甲（superior nasal concha）、中鼻甲（middle nasal concha）和下鼻甲（inferior nasal concha）；上鼻甲和中鼻甲都是筛骨的一部分，下鼻甲则是独立的骨块。各鼻甲下方都形成相应的鼻道，分别称为上鼻道（superior nasal meatus）、中鼻道（middle nasal meatus）和下鼻道（inferior nasal meatus）。上鼻甲后上方与蝶骨体之间的窄小间隙，称为蝶筛隐窝（sphenoethmoidal recess），蝶窦开口于此。下鼻道有鼻泪管的开口（图 1-45）。

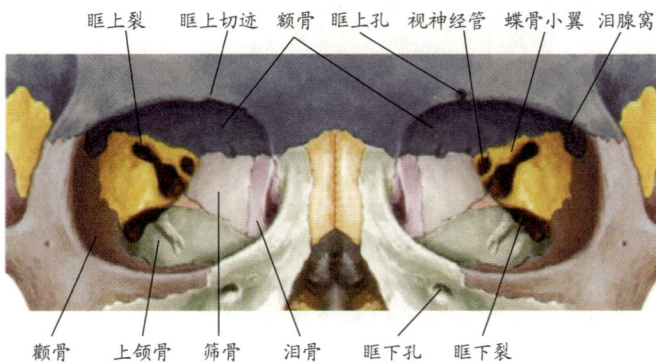

图 1-44　眶

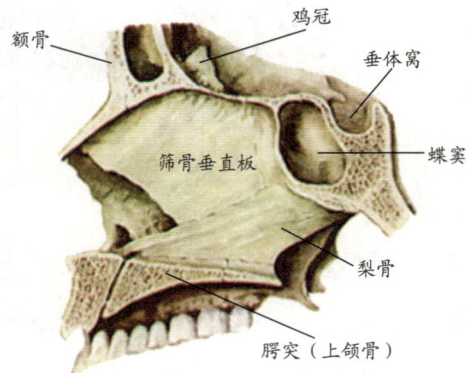

图 1-45　骨性鼻中隔

（3）鼻旁窦（paranasal sinus）：位于鼻腔的周围，对发音能起共鸣作用，分额窦、筛窦、蝶窦和上颌窦，均为位于同名骨内的含气腔隙（图 1-46）。

①额窦（frontal sinus）位于额骨内，眉弓的深方，以中隔分为左、右两部分。窦口朝向后下，多开口于中鼻道的前部。由于窦的出口低于窦底部，故患炎症时较易于引流。

②筛窦（ethmoidal sinus）（筛小房）是筛骨迷路内蜂窝状小房的总称，分为前、中、后筛窦。前、中筛窦开口于中鼻道，后筛窦开口于上鼻道。由于筛窦的解剖学特点，炎症时引流不畅，易于迁延成慢性炎症。

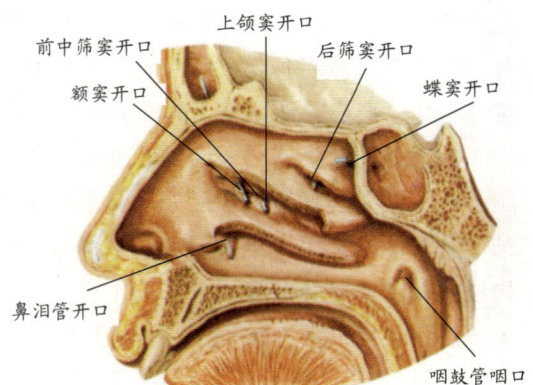

图 1-46　鼻旁窦

③蝶窦（sphenoidal sinus）位于蝶骨体内，中间以薄骨板分隔成左、右两腔，分别向前开口于蝶筛隐窝。蝶窦上壁与垂体和视交叉等相邻。由于蝶窦的位置深在，受炎症侵袭的可能性较小。

④上颌窦（maxillary sinus）最大，位于上颌骨体内，向内侧借上颌窦裂孔开口于中鼻道。由于窦的开口在窦底的上方，当有炎症时，炎性分泌物不易自然引流，尤其是身体经常处于直立位时，引流更

加困难。故若不及时治疗，常成为慢性上颌窦炎。上颌窦下壁为牙槽突，仅以薄骨片与牙槽相隔。

（四）新生儿颅的特征

由于胎儿咀嚼装置的发育迟于脑和感觉器的发育，故新生儿的脑颅远大于面颅，其比例约为 8：1（成人约为 4：1）。婴儿颅的额结节、顶结节和枕鳞中央都是骨化的中心部位，发育较明显，故颅顶呈"五角形"。新生儿颅内有许多颅骨尚未发育完全，骨与骨之间的间隙很大，在某些部位这些间隙被结缔组织膜所封闭，称为颅囟（cranial fontanelle）。主要的囟都与顶骨有关。最大的囟位于两侧顶骨前上角、矢状缝与冠状缝相接处，呈菱形，称为前囟（anterior fontanelle），又称额囟。两侧顶骨的后上角、矢状缝与人字缝相接处有呈三角形的后囟（posterior fontanelle），又称枕囟。此外，还有位于顶骨前下角处的蝶囟（sphenoidal fontanelle）和后下角处的乳突囟（mastoid fontanelle）。前囟在出生后 1 ~ 2 岁期间闭合，后囟在出生后不久闭合。蝶囟、乳突囟生后很快闭合。颅囟延迟闭合表明婴儿缺钙。新生儿颅的上、下颌骨不发达，下颌角呈钝角；鼻旁窦尚未发育，口、鼻显得很小，乳突不明显（图 1-47）。

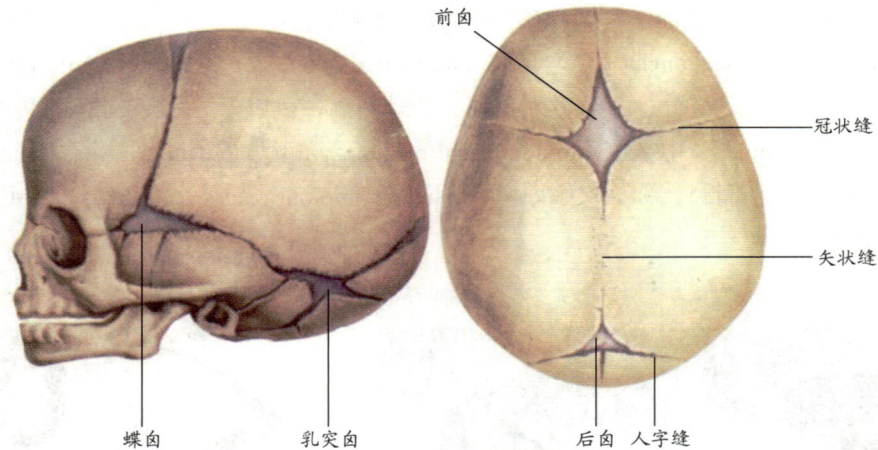

图 1-47　新生儿颅骨

二、颅骨的连结

按连结形式，颅骨的连结可分为直接连结和间接连结 2 种，多数以直接连结相连。

1. 颅骨的直接连结　各颅骨之间多借缝、软骨或骨性结合相连结，连结十分牢固。颅盖骨是膜化骨成骨，在发育阶段，骨与骨之间遗留有薄层结缔组织膜，称为缝，具体包括冠状缝、矢状缝、人字缝以及蝶顶缝等，随着个体的年龄增长，有的缝会逐渐经历骨化过程，形成骨性结合。颅底诸骨是软骨化骨，骨与骨之间是软骨连结，如蝶枕软骨结合、蝶岩、岩枕软骨结合等，这些软骨连结同样会随着时间推移逐渐骨化，形成骨性结合，但破裂孔处软骨终生不骨化。舌骨与颞骨茎突之间则以茎突舌骨韧带相连。

2. 颅骨的间接连结　颅骨的滑膜关节为颞下颌关节（temporomandibular joint），又称下颌关节，由下颌骨的下颌头与颞骨的下颌窝和关节结节构成，关节面覆盖有纤维软骨，关节囊松弛，上方附着于关节结节和下颌窝周缘，下方附着于下颌颈，囊外有由颧弓根部至下颌颈的外侧韧带加强。囊内有纤维软骨构成的关节盘，关节盘前部凹向上，后部凹向下，与关节结节和下颌窝的形状相对应。关节盘的周缘与关节囊相融合，将关节腔分为上、下两部分。关节囊的前份较薄弱，因此下颌关节易向前脱位。

颞下颌关节属于联合关节，两侧必须同时运动。下颌骨可做上提、下降、前进、后退和侧方运动。其中，下颌骨的上提和下降运动发生在下关节腔，前进和后退运动发生在上关节腔，侧方运动是一侧的下颌头对关节盘做旋转运动，而对侧的下颌头和关节盘一起对关节窝做前进运动。张口是下颌骨下降并伴有向前的运动，故大张口时，下颌骨体降向下后方，而下颌头随同关节盘滑至关节结节下方。如果张口过大且关节囊过分松弛时，下颌头可滑至关节结节前方而不能退回关节窝，造成下颌关节脱位。手法复位时，必须先将下颌骨拉向下，超过关节结节，再将下颌骨向后推，才能将下颌头纳回下颌窝内。闭口则是下颌骨上提并伴下颌头和关节盘一起滑回关节窝的运动（图1-48）。

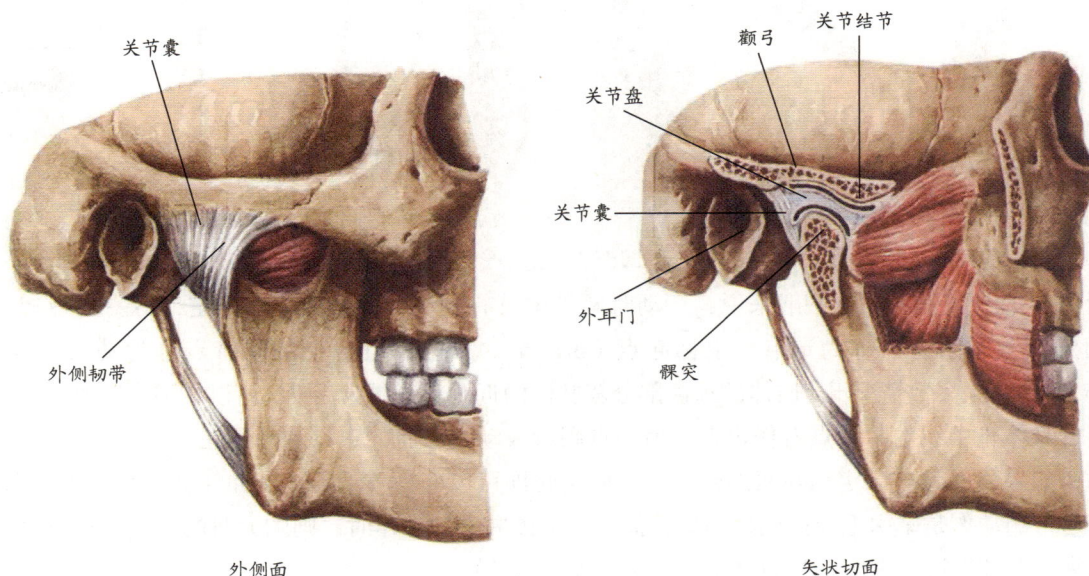

外侧面　　　　　　　　　　　　　　矢状切面

图1-48　颞下颌关节

第五节　肌学

一、概述

肌（muscle）依其构造不同可分为骨骼肌、平滑肌和心肌。运动系统中叙述的肌一般都附着于骨，收缩时可带动骨骼完成人体的各种运动，是运动系统的动力部分，因此属骨骼肌（skeletal muscle）。在显微镜下骨骼肌纤维有横纹，故也称横纹肌。骨骼肌在神经系统的支配和调节下，可随人的意志而收缩，所以又称为随意肌。

人体的骨骼肌分布于身体各部，约占体重的40%。每块肌都具有一定的形态、结构、位置和辅助装置，并有丰富的血管、淋巴管和神经分布。所以，每块肌都可视为一个器官。全身的肌依其分布部位，可分为头颈肌、躯干肌和四肢肌。

（一）肌的形态和结构

骨骼肌一般都由中间的肌腹（muscle belly）和两端的腱（tendon）两部分构成。肌腹主要由横纹肌纤维束组成，色红，柔软，有收缩能力。肌腱主要由平行的胶原纤维束构成，色白，较坚韧而无收缩能力。

肌的外形多种多样，大致可分为长肌、短肌、扁（阔）肌和轮匝肌4种。长肌的肌腹呈梭形，两端的腱较细小，全肌呈索条状，多分布于四肢。有些长肌的起端有两个以上的头，合成一个肌腹，这些肌称为二头肌、三头肌或四头肌。还有一些长肌，其肌腹被中间腱分为两个或两个以上的肌腹，如二腹肌和腹直肌。羽肌和半羽肌也属于长肌。短肌短小，多分布于躯干深层。扁（阔）肌呈板状，多分布于胸、腹壁，其腱呈膜状，称腱膜（aponeurosis）。轮匝肌呈环形，分布于口和眼的周围，收缩时能关闭口裂和睑裂（图1-49）。

（二）肌的起止、配布和作用

肌的两端通常附着于两块或两块以上的骨面上，中间跨过一个或多个关节。肌收缩时，使两块骨彼

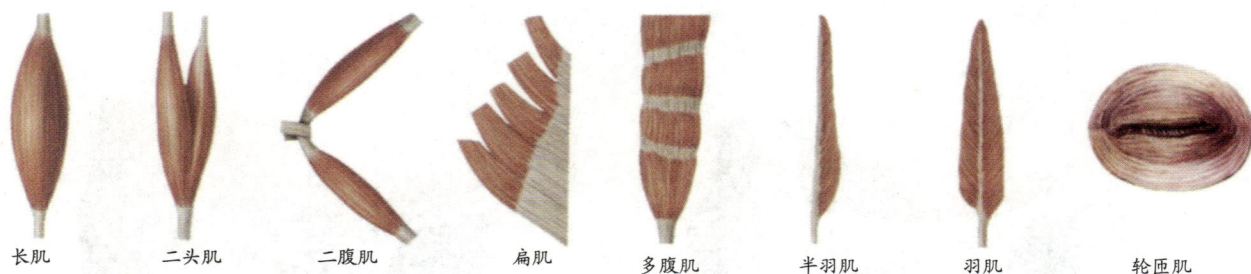

| 长肌 | 二头肌 | 二腹肌 | 扁肌 | 多腹肌 | 半羽肌 | 羽肌 | 轮匝肌 |

图 1-49　肌肉形态

此接近而使关节产生运动。一般来说，运动时两骨中总有一块骨的位置相对固定，另一块骨相对移动。肌在固定骨上的附着点称为定点，也称起点（origin），而在移动骨上的附着点称为动点，也称止点（insertion）。在大多数情况下，肢体的远侧部分较肢体的近侧部分更为活动，所以在描写各肌的起止点时，常把接近身体正中线的附着点看作定点，另一点则看成动点。肌的定点和动点在一定条件下是可以相互转换的，如果移动骨被固定，在肌的牵引下，固定骨即可以变为移动骨。例如，胸大肌起于胸廓，止于肱骨，通常的动作是牵引上肢向胸廓靠近，而当作引体向上的动作时，则胸大肌的定点、动点自然易位，牵引胸廓向上肢靠近。因此，肌的定点、动点一般是相对的。

肌在骨骼周围的配布方式与关节运动轴有关，即在一个运动轴的相对侧配布有两组作用相反的肌，这两组作用相反的肌互称为拮抗肌（antagonist）。而在一个运动轴同侧配布并具有相同功能的两组或多组肌，其功能互相协同，则称为协同肌（synergist）。由于各关节运动轴的数目不同，使各关节周围配布的肌组数量也不相同。单轴关节通常配备两组肌，如肘关节和膝关节，前、后各有一组屈肌或伸肌。双轴关节周围常有四组肌配布，如桡腕关节和拇指腕掌关节，除有屈、伸肌组外，还有外展和内收肌组。而三轴关节则有六组肌配布其周围，如肩关节和髋关节，除有屈、伸、收、展的肌组外，还有旋内和旋外的肌组。这些肌肉在神经系统的支配调节下，彼此协调，相辅相成完成各种动作。

肌收缩时，肌腹缩短变粗，牵引骨骼，从而产生运动。在此过程中，骨作为运动的杠杆，关节作为运动的枢纽，而肌则为运动的动力。肌的运动范围与肌纤维的长度密切相关。长期的固定姿势训练可使相关部位的肌纤维变长。相反，长期的不充分运动，肌纤维可变短。因此，在身体某一部分受伤后，应尽可能早地使该部肌做全幅度的运动，以免发生运动障碍。

（三）肌的命名

肌可根据其形态、大小、位置、起止点、作用和肌束走行方向等来命名。如斜方肌、菱形肌和三角肌等是按其形态命名的；肋间内肌、肋间外肌、骨间肌和闭孔内、外肌等是按其位置命名的；肱三头肌、股二头肌等是按其形态和位置综合命名的；臀大肌、臀中肌和臀小肌等是按其大小和位置综合命名的；胸锁乳突肌、喙肱肌和肱桡肌等是按其起止点命名的；前臂的旋后肌是按其作用命名的；桡侧腕长、短伸肌等是按其位置、形态和作用综合命名的；腹内斜肌和腹横肌是按其位置和肌束走行方向命名的。了解肌的命名原则有助于学习和记忆肌的特点。

（四）肌的辅助装置

肌的辅助装置位于肌的周围，有协助肌活动和保护肌等作用，包括筋膜、滑膜囊、腱鞘和籽骨等。

1. 筋膜（fascia）　可分浅筋膜和深筋膜两种，遍布全身各处。

（1）浅筋膜（superficial fascia）：又称皮下筋膜（subcutaneous fascia），由疏松结缔组织构成，位于真皮之下，包被整个身体。浅筋膜内大多含有脂肪，但所含脂肪的多少因人而异。浅筋膜内还有浅动脉、皮下静脉、皮神经、淋巴管，有些部位还有乳腺和皮肌等。浅筋膜对位于其深部的肌、血管和神经有一定的保护作用，如手掌和足底的浅筋膜均较发达，能对压力起缓冲作用。有些部位（如腹前外侧壁下部和会阴部）的浅筋膜又可分为浅、深两层，深层为膜性层，一般不含脂肪。

（2）深筋膜（deep fascia）：又称固有筋膜（proper fascia），由致密结缔组织构成，包裹肌、血管和神经等，遍布全身。深筋膜与肌的关系密切，随肌的分层而分层；在四肢，深筋膜还插入肌群之间，并附着于骨，构成肌间隔。肌间隔（intermuscular septum）与深筋膜、骨膜共同构成鞘状结构，称骨筋膜鞘（osseofascial compartment），包绕肌群或单个肌以及血管、神经等。深筋膜在某些部位供肌附着；在腕部和踝部又增厚形成支持带（retinaculum），对经其深方的肌腱起支持和约束作用；还能分隔肌群和各个肌，保护肌免受摩擦，并保证各肌或肌群能单独进行活动。深筋膜也能改变肌的牵引方向，以调整肌的作用。所以了解和掌握深筋膜的层次和配布有助于寻找血管和神经，在临床上还能推测炎症和积液蔓延的方向（图1-50）。

2. 滑膜囊（synovial bursa）　为结缔组织形成的封闭的囊，壁薄，略扁，囊内有滑液。多位于肌腱与骨面相接触处，以减少两者之间的摩擦。在关节附近的滑膜囊可与关节腔相通。滑膜囊炎症可影响肢体局部的运动功能。

3. 腱鞘（tendinous sheath）　是套在长肌腱表面的鞘管，存在于活动性较大的部位，如腕、踝、手指和足趾等处。腱鞘由纤维层和滑膜层构成。纤维层又称腱纤维鞘（fibrous sheath of tendon），位于外层，是深筋膜增厚形成的半环状的纤维性管。此管与骨共同构成完整的管道，肌腱包被于其中，对肌腱起滑车和约束作用。滑膜层又称腱滑膜鞘（synovial sheath of tendon），位于纤维层的深方，呈双层圆筒形，其内层包在肌腱的表面，称为脏层；外层贴在腱纤维鞘和骨的内面，称为壁层。脏、壁两层相互移行，形成腔隙，腔内含有少量滑液，因而在肌收缩时肌腱能在腱鞘内滑动。由此可见，腱鞘的作用是使肌腱固定于一定的位置，并在肌活动中减少肌腱与骨面的摩擦。腱滑膜鞘脏、壁两层相互移行的部分，称为腱系膜（mesotendon）。腱系膜的大部分因肌腱经常运动而消失，仅保留供应肌腱的血管、神经通过的部分，称为腱纽（vincula tendinum）（图1-51）。当手指长期不恰当地过度用力活动时，肌腱或腱鞘易受到强烈摩擦而导致腱与腱鞘的损伤，产生疼痛等症状，临床上称为腱鞘炎，为常见的多发病之一。

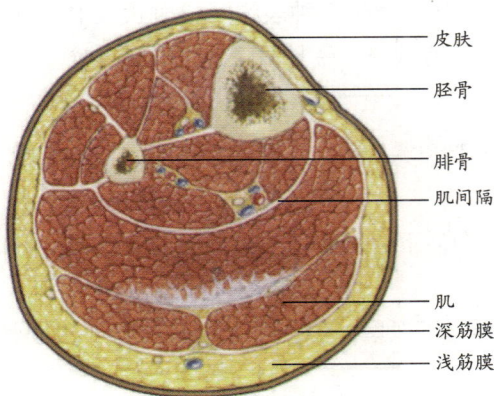

图1-50　小腿筋膜分布

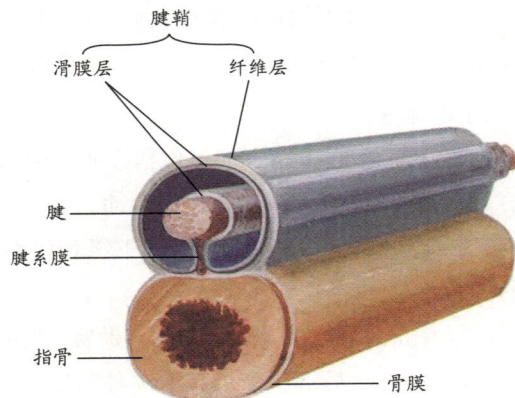

图1-51　腱鞘

4. 籽骨（sesamoid bone）　是由肌腱骨化而成的位于某些关节周围的小骨，在运动中起减少肌腱与骨面的摩擦、改变肌牵引方向和加大肌力的作用。

二、头颈肌

头肌（muscle of head）分为面肌和咀嚼肌两部分（图1-52）。

（一）面肌

面肌（facial muscle）也称表情肌，为扁而薄的皮肌。大多起自颅骨的不同部位，止于面部皮肤。主要分布在口裂、睑裂和鼻孔周围，可分为环形肌和辐射状肌两种。面肌的作用是开大或闭合上述孔裂，并能牵拉面部皮肤，形成各种表情。

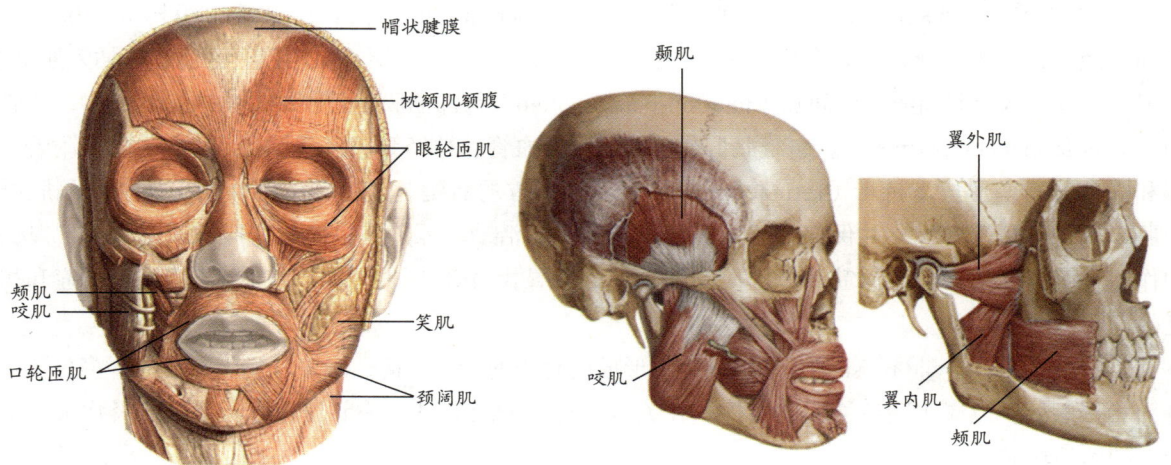

图 1-52 头肌

1. 颅顶肌（epicranius） 阔而薄，几乎覆盖颅盖的全部，主要由左、右枕额肌构成。枕额肌（occipitofrontalis）有两个肌腹，后方的肌腹位于枕部皮下，起自枕骨，称枕腹（occipital belly）；前方的肌腹位于额部皮下，止于眉部皮肤，称额腹（frontal belly）。两腹之间以帽状腱膜（galea aponeurotica）相连。此腱膜坚韧，与头皮紧密结合，而与其深部颅骨的骨外膜则隔以疏松结缔组织。其作用是枕腹可向后牵拉帽状腱膜，额腹收缩时可提眉，并使额部皮肤出现皱纹。

2. 眼轮匝肌（orbicularis oculi） 居皮下，在睑裂周围，呈扁椭圆形。其作用是使睑裂闭合。少量肌束可牵拉泪囊后壁，以扩张泪囊，促进泪液沿泪道流入鼻腔。

3. 口周围肌 人类口周围肌在结构上高度分化，使口部的表情动作丰富而精细。围绕口裂周围的环形肌称口轮匝肌（orbicularis oris），收缩时可闭口，并使上、下唇与上、下牙弓紧贴。此外还有较多辐射状肌，能提上唇、降下唇或牵拉口角向上、向下、向外，从而产生各种表情。辐射状肌中较重要的是颊肌（buccinator），位于面颊深部，收缩时牵拉口角向外，并使颊与牙弓紧贴以助咀嚼和吸吮。

（二）咀嚼肌

咀嚼肌（masticatory muscle）包括咬肌、颞肌、翼内肌和翼外肌，配布于颞下颌关节的周围，起于颅的不同部位，止于下颌骨，参与咀嚼运动。

1. 咬肌（masseter） 起自颧弓的下缘和内面，肌束向后下，止于下颌支外面的咬肌粗隆。作用是上提下颌骨。

2. 颞肌（temporalis） 呈扇形，起自颞窝，肌束如扇形向下汇聚，通过颧弓的深方，止于下颌骨的冠突。作用是上提下颌骨，后部肌束可拉下颌骨向后。

3. 翼内肌（medial pterygoid） 起自翼突后面，肌束向下外方，止于下颌支内面的翼肌粗隆。作用是两侧同时收缩，可上提下颌骨，并可牵拉下颌骨向前；一侧收缩则使下颌骨向对侧运动。

4. 翼外肌（lateral pterygoid） 位于颞下窝内，起自蝶骨大翼的下面和翼突的外侧面，向后外方止于下颌颈的前面。作用是两侧同时收缩，可牵拉下颌骨向前；一侧收缩则使下颌骨向对侧运动。

（三）颈肌

颈肌（muscles of neck）依其所在位置可分为颈浅肌群、颈前肌群和颈深肌群。颈浅肌群包括颈阔肌和胸锁乳突肌，颈前肌群包括舌骨上、下肌群，颈深肌群指位于脊柱颈部两侧和前方的肌群（图 1-53）。

1. 颈浅肌与颈外侧肌

（1）颈阔肌（platysma）：位于颈部浅筋膜中，薄而宽阔，也属于表情肌。起自胸大肌和三角肌表面的深筋膜，向上止于口角等处。作用是紧张颈部皮肤，拉口角向下。

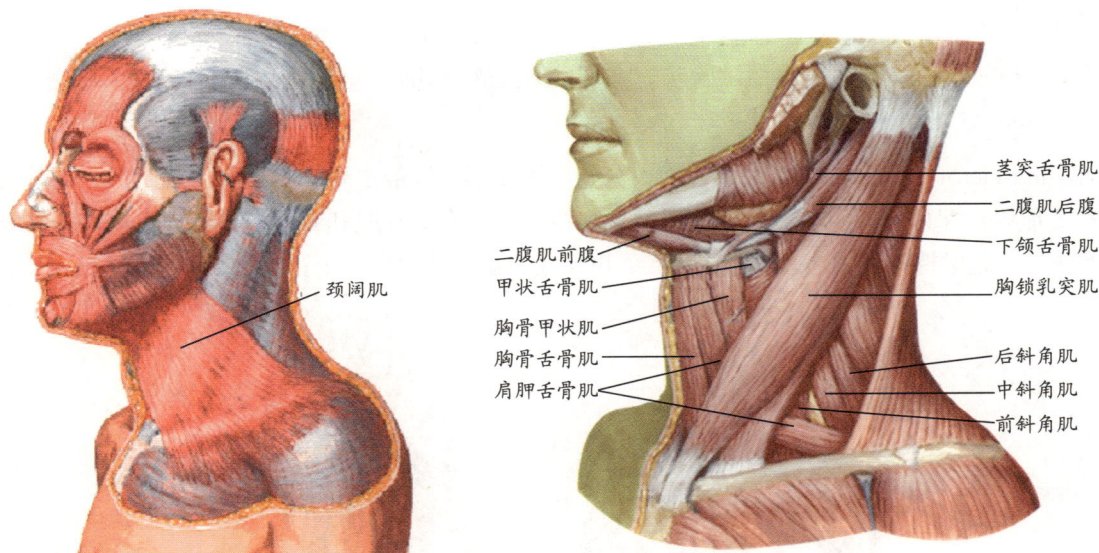

图 1-53 颈肌

（2）胸锁乳突肌（sternocleidomastoid）：斜位于颈部两侧，大部被颈阔肌覆盖，于体表可见其轮廓，起自胸骨柄前面和锁骨的胸骨端，斜向后上方，止于颞骨的乳突。作用是一侧收缩使头向同侧倾斜，面转向对侧并向上仰；两侧收缩可使头后仰。

2. 颈前肌

（1）舌骨上肌群：位于舌骨与下颌骨和颞骨之间，每侧由4块肌构成，包括二腹肌、下颌舌骨肌、茎突舌骨肌和颏舌骨肌。

①二腹肌（digastric）在下颌骨的下方，有前、后二腹。前腹起自下颌骨底内侧部，斜向后下方；后腹起自乳突后内方，斜向前下；两个肌腹以中间腱相连，中间腱借筋膜形成的滑车系于舌骨。二腹肌前、后腹与下颌骨之间，共同围成三角形的窝，称下颌下三角，窝底为下颌舌骨肌，内有下颌下腺等。

②下颌舌骨肌（mylohyoid）位于二腹肌前腹的深部，宽而薄，起自下颌体，止于舌骨，并与对侧同名肌在正中线会合，参与组成口腔底。其作用主要是上提舌骨，协助吞咽。舌骨固定时，还能拉下颌骨向下。

（2）舌骨下肌群：位于颈前部，在舌骨下方的正中线两侧，每侧有4块，分浅、深2层。浅层有胸骨舌骨肌（sternohyoid）和肩胛舌骨肌（omohyoid）；深层有胸骨甲状肌（sternothyroid）和甲状舌骨肌（thyrohyoid）。各肌的起止点与其名称相一致，其中肩胛舌骨肌分为上、下二腹。其作用是下降舌骨和喉。

3. 颈深肌　包括内侧群和外侧群。

（1）内侧群：位于脊柱颈部的前方，有头长肌和颈长肌等，合称椎前肌，能屈头、屈颈。

（2）外侧群：位于脊柱颈部的两侧，主要有前斜角肌（scalenus anterior）、中斜角肌（scalenus medius）和后斜角肌（scalenus posterior），各肌均起自颈椎横突，前、中斜角肌分别止于第1肋上面的前斜角肌结节和锁骨下动脉沟的后方，后斜角肌止于第2肋。前、中斜角肌与第1肋之间形成一三角形的间隙，称为斜角肌间隙（scalene space），内有锁骨下动脉和臂丛通过（图1-54）。外侧群的作用是在颈椎固定时，可上提第1、2肋，以助吸气；胸廓固定时可使颈前屈，一侧收缩可使颈向同侧侧屈。

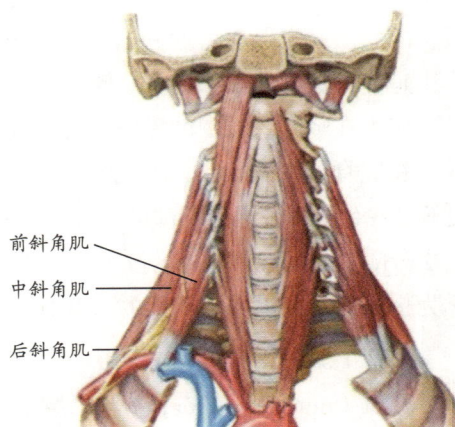

图 1-54 颈深肌群

三、躯干肌

躯干肌（trunk muscle）包括背肌、胸肌、膈肌、腹肌及会阴肌。会阴肌将在生殖系统中叙述。

（一）背肌

背肌（muscle of back）位于躯干的背面，分浅、深2群。浅群主要有斜方肌、背阔肌，此外还有肩胛提肌和菱形肌。深群有长肌和短肌。长肌位置表浅，主要有竖脊肌和夹肌，其深面有许多短肌。短肌与脊柱的韧带一起保持各椎骨之间的稳固连接，以保证长肌有效地作用于脊柱（图1-55）。

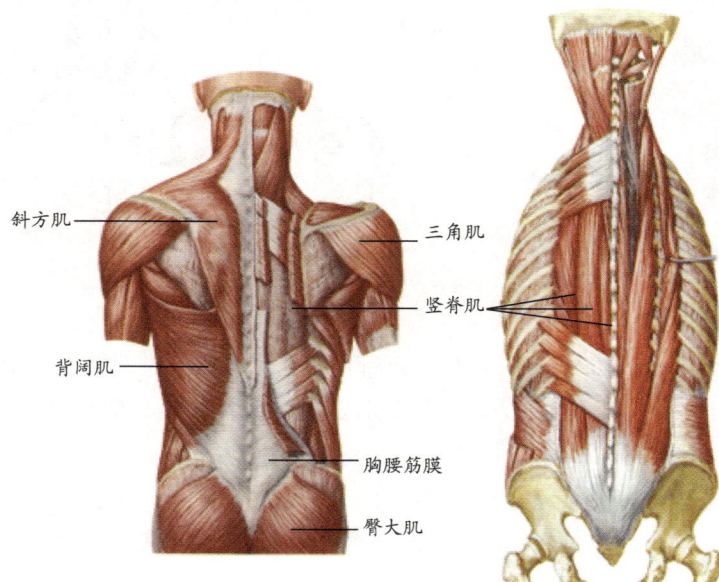

图 1-55 背肌

1. 斜方肌（trapezius）　　位于项部和背上部的浅层，为呈三角形的扁肌，左、右侧合在一起则呈斜方形。起自上项线、枕外隆凸、项韧带、第7颈椎和全部胸椎的棘突。上部肌束行向外下方，中部肌束水平向外，下部肌束斜向外上方。全肌止于锁骨的外侧1/3部分、肩峰及肩胛冈。作用是使肩胛骨向脊柱靠拢，上部肌束可上提肩胛骨，下部肌束使肩胛骨下降。如肩胛骨固定，两侧同时收缩可使头后仰。

2. 背阔肌（latissimus dorsi）　　位于背下部及胸的后外侧，为全身最大的扁肌，呈三角形，以腱膜起于下部胸椎的棘突、全部腰椎棘突、骶正中嵴和髂嵴后份等处，肌束走向外上方，以扁腱止于肱骨的小结节嵴。作用是使肩关节内收、旋内和伸。当上肢上举被固定时，可上提躯干。由于背阔肌面积大，临床上常取其做肌皮瓣或肌瓣，不会对正常功能产生严重影响。

3. 竖脊肌（erector spinae）　　也称骶棘肌，纵列于棘突两侧的深沟内，在背浅肌的深方，为背肌中最长的肌。起自骶骨背面和髂嵴的后部，向上分出3大肌束，沿途止于椎骨和肋骨，向上可达颞骨乳突。作用是使脊柱后伸和仰头，一侧收缩时则使脊柱侧屈。

包裹在竖脊肌周围的深筋膜特别发达，称为胸腰筋膜（thoracolumbar fascia），可分为浅、中、深3层。浅层在竖脊肌的表面，内侧附于棘突，较薄的上部向外与肋角结合，腰部显著增厚，并与背阔肌的起始腱膜紧密结合。浅层于腰部沿竖脊肌的外缘与中层汇合构成竖脊肌鞘，并成为腹内斜肌和腹横肌的起始处。中层分隔竖脊肌与腰方肌，位于第12肋和髂嵴之间，向内侧附于腰椎横突。深层较薄，位于腰方肌的前面，称为腰方筋膜，是腹内筋膜的一部分。

（二）胸肌

胸肌（muscle of thorax）包括胸上肢肌和胸固有肌。胸上肢肌包括胸大肌、胸小肌、前锯肌等。它们都属于阔肌，位于胸壁的前面及侧面的浅层，起于胸廓，止于上肢带骨或肱骨。胸固有肌起止均在胸廓，参与胸壁的构成，仍保持着节段性特点，主要有肋间外肌和肋间内肌（图1-56）。

1. 胸大肌（pectoralis major）　位置表浅，宽而厚，呈扇形覆盖于胸廓前壁的大部。该肌起自锁骨的内侧半、胸骨和上位6个肋软骨以及腹直肌鞘前层。各部肌束向外聚合，以扁腱止于肱骨大结节嵴。作用是使肩关节内收、旋内和屈；如上肢固定，则可上提躯干，也可上提肋以助吸气。

2. 胸小肌（pectoralis minor）　在胸大肌的深面，呈三角形，起自第3～5肋骨的外面，向外上方止于肩胛骨的喙突。作用是拉肩胛骨向前下方；当肩胛骨固定时，可上提肋以助吸气。

图1-56　胸上肢肌

3. 前锯肌（serratus anterior）　为贴附于胸廓侧壁的宽大扁肌，以数个肌齿起自上位8或9个肋骨的外面，肌束斜向后上内方，绕胸廓侧壁和后壁，经肩胛骨的前面止于肩胛骨内侧缘和下角的前面。作用是拉肩胛骨向前并使其紧贴胸廓；下部肌束使肩胛骨下角旋外，助臂上举；当肩胛骨固定时，可上提肋以助深吸气。

4. 肋间外肌（intercostales externi）　位于各肋间隙内，居浅层。起自上位肋骨下缘，肌束斜向下前，止于下位肋骨的上缘，其前部肌束仅达肋骨与肋软骨结合处。在肋软骨间隙处，肌组织退化，代以一层结缔组织膜，称肋间外膜（external intercostal membrane）。作用是提肋以助吸气。

5. 肋间内肌（intercostales interni）　位于各肋间隙内，居肋间外肌的深面，肌束方向斜向上前。前部肌束达胸骨外侧缘，后部肌束仅达肋角，自此向后代之以结缔组织膜，称肋间内膜（internal intercostal membrane）。作用是降肋以助呼气。

（三）膈

膈（diaphragm）为向上膨隆呈穹窿状的扁薄阔肌，位于胸、腹腔之间，构成胸腔的底和腹腔的顶。膈的周边是肌性部，中央为腱膜，称中心腱（central tendon）。膈以3部分肌束起自胸廓下口的周缘和腰椎前面。胸骨部起自剑突后面，肋部起自下6对肋骨和肋软骨的内面，腰部以左、右2个膈脚起自上2～3个腰椎以及腰大肌和腰方肌表面的内、外侧弓状韧带。3部分肌束均止于中心腱（图1-57）。

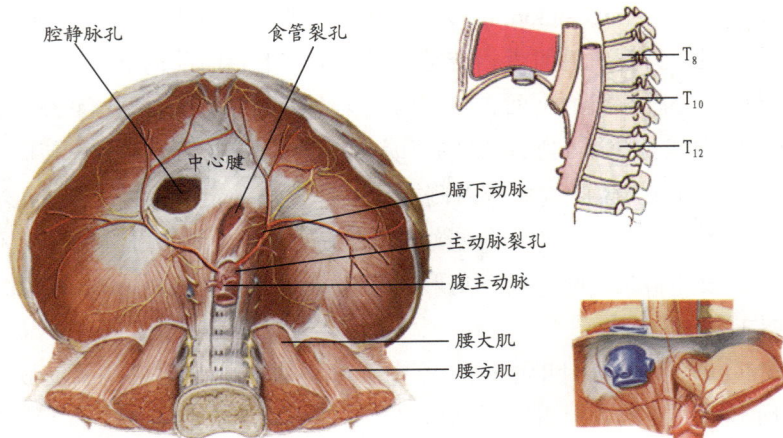

图1-57　膈

膈上有3个孔。在第12胸椎前方，由左、右两个膈脚与脊柱共同围成主动脉裂孔（aortic hiatus），有降主动脉和胸导管通过；在主动脉裂孔的左前上方有一肌性裂孔，称食管裂孔（esophageal hiatus），约在第 10 胸椎水平，食管和迷走神经的前、后干经此孔通过；在食管裂孔右前方的中心腱上有腔静脉孔（vena caval foramen），约在第 8 胸椎水平，有下腔静脉通过。

于膈的 3 个起始部分之间，即在胸骨部与肋部之间以及肋部与腰部之间，常各有一三角形无肌束的小间隙，分别称胸肋三角和腰肋三角，为膈的薄弱区。腹部压力增高时，腹腔器官有时可经此突入胸腔，形成膈疝。

膈为主要的呼吸肌。膈肌收缩时拉中心腱下降，以扩大胸腔容积，引起吸气；舒张时，膈的中心腱上升恢复原位，胸腔容积减小，引起呼气。膈与腹肌同时收缩，则能增加腹压，有协助排便、分娩及呕吐等功能。

（四）腹肌

腹肌（muscle of abdomen）位于胸廓下部与骨盆之间，参与构成腹壁，按其部位分为前外侧群和后群。腹肌前外侧群构成腹腔的前外侧壁，包括腹直肌、腹外斜肌、腹内斜肌和腹横肌等。后群有腰大肌和腰方肌（图 1-58）。腰大肌将在下肢肌中叙述。

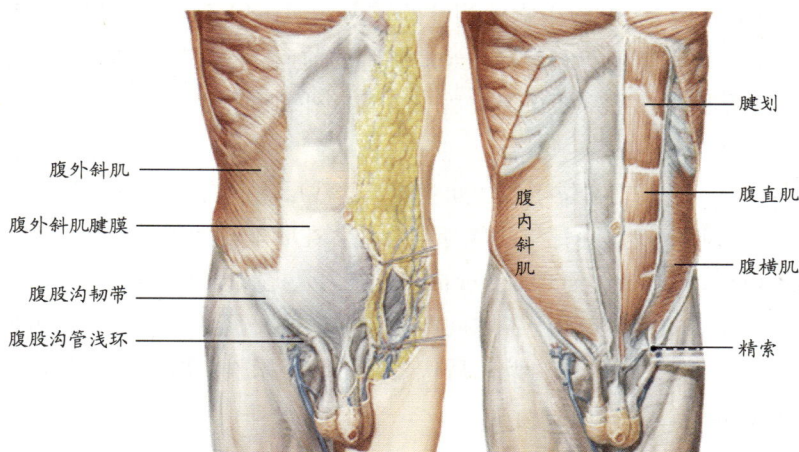

图 1-58 腹肌

1. 腹直肌（rectus abdominis） 位于腹前外侧壁正中线的两侧，被腹直肌鞘包裹，为上宽下窄的带状肌。起自耻骨联合和耻骨嵴，肌束向上止于胸骨剑突和第 5 ～ 7 肋软骨的前面。肌的全长被 3 ～ 4 条横行的腱划（tendinous intersection）分成多个肌腹，腱划与腹直肌鞘前层紧密结合，为肌节愈合的痕迹。在腹直肌的后面腱划不明显，不与腹直肌鞘后层愈合，因而腹直肌的后面是游离的。

2. 腹外斜肌（obliquus externus abdominis） 为宽阔扁肌，位于最浅层。该肌以 8 个肌齿起自下位 8 个肋骨的外面，与前锯肌、背阔肌的肌齿相交错。肌束由外上斜向前内下方，后下部肌束止于髂嵴，其余肌束向内移行为腱膜，经腹直肌的前面，参与构成腹直肌鞘的前层；至腹正中线处与对侧腹外斜肌腱膜相互交织，参与形成白线。腹外斜肌腱膜的下缘增厚卷曲，连于髂前上棘与耻骨结节之间，称为腹股沟韧带（inguinal ligament）。腹股沟韧带内侧端的一部分纤维走向后外下方，形成腔隙韧带（lacunar ligament），又称陷窝韧带。腔隙韧带向外侧延续至耻骨梳的部分，称为耻骨梳韧带（pectineal ligament）。在耻骨结节的外上方，腹外斜肌腱膜形成三角形裂孔，为腹股沟管浅环（superficial inguinal ring），也称腹股沟管皮下环（图 1-59）。

3. 腹内斜肌（obliquus internus abdominis） 在腹外斜肌深面。起自胸腰筋膜、髂嵴和腹股沟韧带的外侧半，肌束呈扇形放散走向前上方。后部肌束几乎垂直上升，止于下位 3 个肋骨。中部肌束向前至腹直肌外侧移行为腱膜，在腹直肌外缘处分为前、后 2 层，分别与腹外斜肌和腹横肌的腱膜构成腹直肌鞘的前、后层；至腹正中线处参与构成白线。腹内斜肌的下部肌束行向前下方，呈弓形跨过精索后延续为腱膜，再向内侧与腹横肌腱膜的下部会合，形成腹股沟镰（inguinal falx），或称联合腱（conjoint

tendon），经精索后方止于耻骨梳的内侧份。自腹内斜肌下缘分出一些肌束，与腹横肌最下部的肌束一起包绕精索和睾丸，称为提睾肌（cremaster），收缩时可上提睾丸。

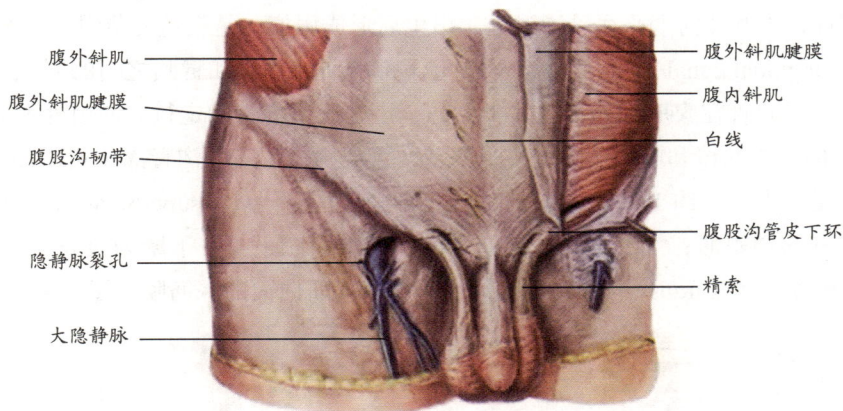

图 1-59 腹外斜肌腱膜以及其形成物

4. 腹横肌（transversus abdominis） 在腹内斜肌的深面，起自下位 6 个肋软骨的内面、胸腰筋膜、髂嵴和腹股沟韧带的外侧 1/3。肌束横行向前，延续为腱膜。腱膜的上部与腹内斜肌腱膜后层愈合，形成腹直肌鞘后层，并经腹直肌后方至正中线；其最下部的肌束和腱膜的下部则分别参与构成提睾肌和腹股沟镰。

腹肌前外侧群的作用是保护腹腔脏器，维持腹压；收缩时可以缩小腹腔，以增加腹压，参与排便、分娩、呕吐；并能降肋以助呼气；也能使脊柱前屈、侧屈和旋转。

5. 腰方肌（quadratus lumborum） 位于腹后壁脊柱两侧，其后方有竖脊肌。该肌起自髂嵴后部，向上止于第 12 肋和第 1 ~ 4 腰椎横突。作用是能下降和固定第 12 肋，一侧收缩能使脊柱侧屈。

6. 腹肌的相关结构

（1）腹直肌鞘（sheath of rectus abdominis）：包裹腹直肌，前层由腹外斜肌腱膜与腹内斜肌腱膜的前层愈合而成，后层由腹内斜肌腱膜的后层与腹横肌腱膜愈合而成。在脐下 4 ~ 5 cm 以下，由于构成腹直肌鞘后层的腱膜，完全转至腹直肌前面，参与构成鞘的前层，所以此处缺乏后层。从后方观察腹直肌鞘时，可见后层的游离下缘形成凸向上方的弧形线，称为弓状线（arcuate line）。此线以下的腹直肌后面直接与腹横筋膜相贴（图 1-60）。

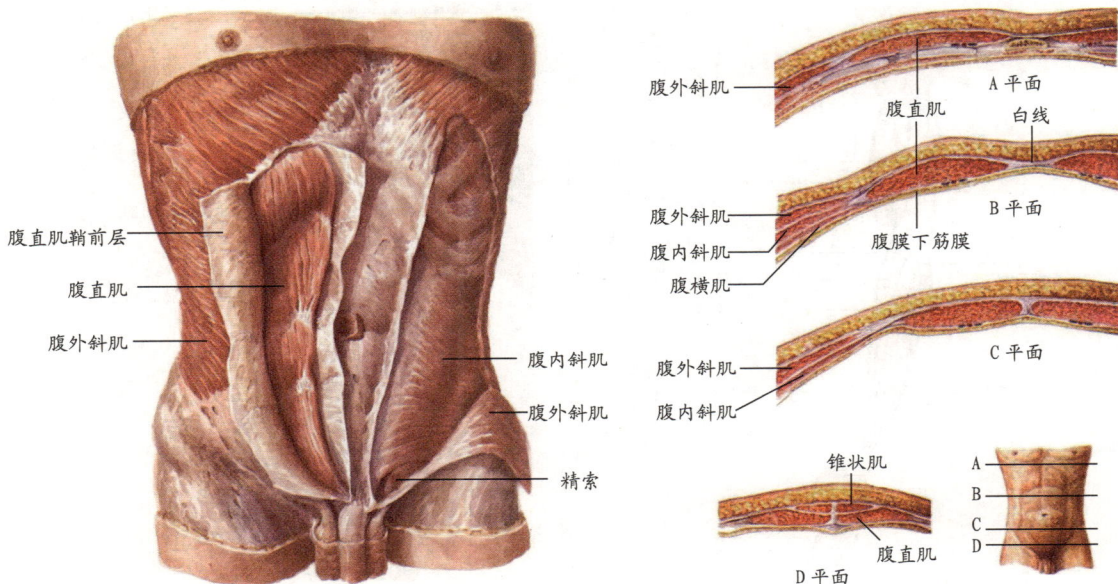

图 1-60 腹直肌鞘

（2）白线（linea alba）：位于腹前壁正中线上，介于左、右腹直肌鞘之间，由两侧三层腹肌的腱膜纤维交织而成。上方起自剑突，下方止于耻骨联合。白线坚韧而缺少血管，上部较宽，自脐以下变窄。在白线的中点处有脐环，为胎儿时期脐血管通过处，出生后形成瘢痕，是腹壁的薄弱处，可发生脐疝。

（3）腹股沟管（inguinal canal）：位于腹前外侧壁下部的肌、筋膜和腱膜之间的裂隙，男性有精索、女性有子宫圆韧带通过。此管在腹股沟韧带内侧半上方，沿腹股沟韧带的走行方向由外上方斜向内下方，长 4 ~ 5 cm。此管有内、外两口和前、后、上、下四壁。管的内口称腹股沟管深（腹）环（deep inguinal ring），位于腹股沟韧带中点上方约 1.5 cm 处。管的外口即腹股沟管浅环（superficial inguinal ring）。管的前壁是腹外斜肌腱膜和腹内斜肌；上壁为腹内斜肌和腹横肌的弓状下缘；下壁为腹股沟韧带；后壁是腹横筋膜和腹股沟镰。腹横筋膜（transverse fascia）是贴附在腹横肌内面的深筋膜（图 1-61）。

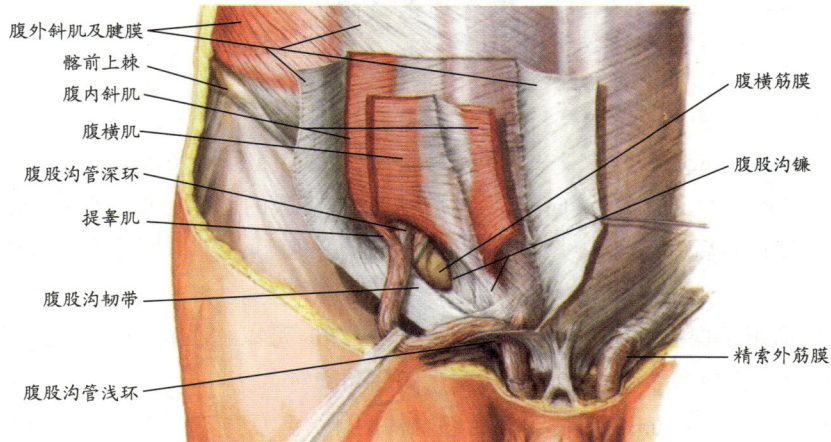

图 1-61　腹股沟管

四、上肢肌

上肢肌（muscle of upper limb）按其所在部位可分为肩带肌、臂肌、前臂肌和手肌（图 1-62）。

（一）肩带肌

肩带肌（shoulder girdle muscle）配布于肩关节周围，均起自上肢带骨，止于肱骨，共有 6 块。它们不仅能运动肩关节，还能增强肩关节的稳固性（图 1-63）。

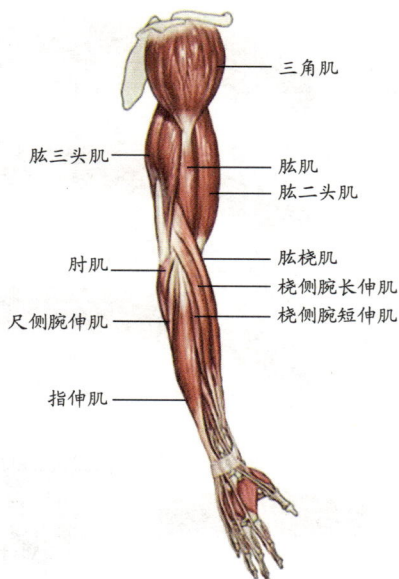

图 1-62　上肢肌（浅层）

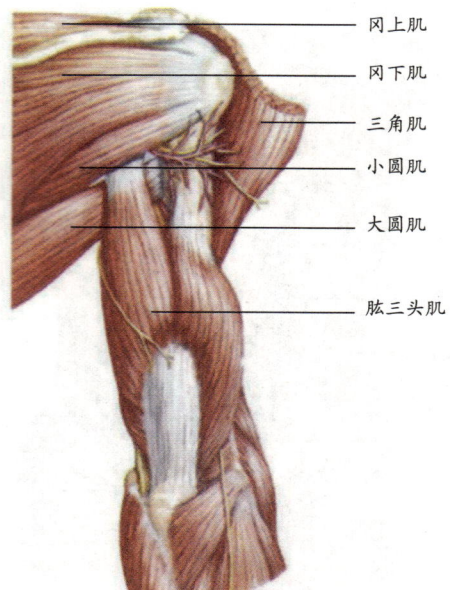

图 1-63　肩带肌

1. 三角肌（deltoid）　位于肩部外侧，呈三角形覆盖肱骨上端，形成肩部的圆隆外观。该肌起自锁骨的外侧段、肩峰和肩胛冈，在此处与斜方肌的止点相对应。肌束覆盖肩关节，并向外下方集中，止于肱骨的三角肌粗隆。作用是使肩关节外展；前部肌束收缩可使肩关节屈曲和旋内，而后部肌束收缩则可使肩关节伸和旋外。

2. 冈上肌（supraspinatus）　位于冈上窝，居斜方肌的深面。起自肩胛骨的冈上窝，肌束向外经喙肩韧带的下方，越过肩关节的上方，止于肱骨大结节的上部。作用是使肩关节外展。

3. 冈下肌（infraspinatus）　位于冈下窝，肌的一部分被三角肌和斜方肌遮盖。起自冈下窝，肌束向外经肩关节后面，止于肱骨大结节中部。作用是使肩关节旋外。

4. 小圆肌（teres minor）　位于冈下肌的下方。起自肩胛骨外侧缘上 2/3 的背侧面，止于肱骨大结节的下部。作用是使肩关节旋外。

5. 大圆肌（teres major）　位于小圆肌的下方，较粗大，其下缘被背阔肌包绕。起自肩胛骨下角的背面，肌束向上外方移行为扁腱，与背阔肌肌腱一同止于肱骨的小结节嵴。其作用与背阔肌相似，使肩关节内收、旋内和伸。

6. 肩胛下肌（subscapularis）　扁而宽阔，位于肩胛骨前面。起自肩胛下窝，肌束向上外，经肩关节的前方，止于肱骨小结节。作用是使肩关节内收和旋内。

肩带肌中的肩胛下肌、冈上肌、冈下肌和小圆肌的肌腱，在经过肩关节的前方、上方和后方时，与关节囊愈着形成肌腱袖（musculotendinous cuff），对肩关节起稳固作用。

（二）臂肌

臂肌（muscles of arm）分前、后两群。前群为屈肌，包括浅层的肱二头肌和深层的肱肌和喙肱肌。后群为伸肌，只有 1 块肱三头肌。两群肌借内、外侧肌间隔分隔。

1. 肱二头肌（biceps brachii）　呈梭形，起端有 2 个头。长头以长腱起自肩胛骨的盂上结节，通过肩关节囊，经结节间沟下降；短头在内侧，起自肩胛骨的喙突。两头在臂中部合成一个肌腹，下端以腱经肘关节前面止于桡骨粗隆。另有腱膜斜行向内下方，融于前臂深筋膜。作用是屈肘关节；当前臂屈曲并处于旋前位时，为前臂有力的旋后肌；协助屈肩关节。

2. 喙肱肌（coracobrachialis）　较细小，位于肱二头肌短头的后内方。起自肩胛骨的喙突，止于肱骨体中部的内侧面。作用是使肩关节屈曲和内收。

3. 肱肌（brachialis）　在肱二头肌下半部的深面。起自肱骨下半的前面，下端以短腱经肘关节的前面，止于尺骨粗隆。作用是屈肘关节。

4. 肱三头肌（triceps brachii）　起端有 3 个头，长头起自肩胛骨的盂下结节，经大、小圆肌之间向下；外侧头起自肱骨后面桡神经沟外上方的骨面；内侧头起自桡神经沟内下方的骨面。3 个头合成肌腹后，以一共同腱止于尺骨鹰嘴。作用是伸肘关节，长头还能使肩关节伸和内收。

（三）前臂肌

前臂肌（muscles of forearm）位于尺、桡骨的周围，共有 19 块。它们分为前、后两群，除了屈、伸肌，还配布有旋转肌，这对于前臂与手的灵活运动有重要意义。前臂肌大多数是长肌，肌腹位于近侧，细长的腱位于远侧，故前臂的上半部膨隆，下半部逐渐变细。

1. 前臂肌前群　位于前臂的前面和内侧，共 9 块，分 4 层。配布于前臂骨的前方。第 1 层有 5 块，除肱桡肌起自肱骨外上髁的上方以外，其余各肌都以屈肌总腱起自肱骨内上髁的前面和前臂深筋膜。它们自桡侧向尺侧排列为肱桡肌、旋前圆肌、桡侧腕屈肌、掌长肌、尺侧腕屈肌。第 2 层只 1 块，为指浅屈肌，起自肱骨内上髁、尺骨和桡骨前面，止于第 2 ~ 4 中节指骨体的两侧。第 3 层有 2 块肌，都起自桡、尺骨及前臂骨间膜掌侧面，止于手骨，桡侧者为拇长屈肌，尺侧者为指深屈肌。第 4 层是旋前方肌（图 1-64）。

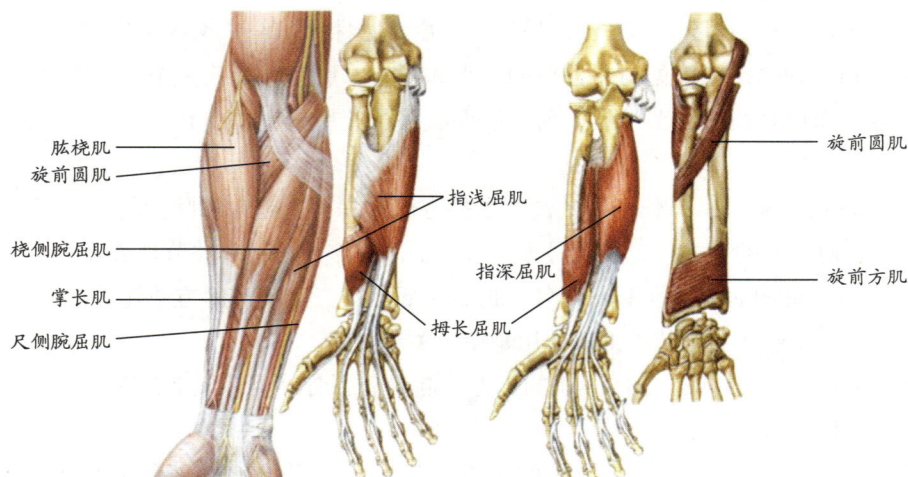

图 1-64　前臂前群肌

（1）肱桡肌（brachioradialis）：为长而扁的梭形肌，向下以长腱止于桡骨茎突。作用为屈肘关节。

（2）旋前圆肌（pronator teres）：位于前臂上部，肌束斜向外下方，止于桡骨中部外侧面。作用为使前臂旋前，并能屈肘关节。

（3）桡侧腕屈肌（flexor carpi radialis）：位于旋前圆肌尺侧，以长腱止于第 2 掌骨底掌侧。作用为屈肘关节和桡腕关节，并使后者外展。

（4）掌长肌（palmaris longus）：其肌腹小而腱细长，腱向下连于掌腱膜。掌腱膜（palmar aponeurosis）是手掌深筋膜浅层在掌心中间的坚韧部分。掌长肌的作用为屈桡腕关节和紧张掌腱膜。

（5）尺侧腕屈肌（flexor carpi ulnaris）：位于前臂尺侧，肌束向下借短腱止于豌豆骨。作用为屈桡腕关节，并使其内收。

（6）指浅屈肌（flexor digitorum superficialis）：肌腹被上述诸肌所遮盖。在前臂下部，其肌腱浅在，位于掌长肌腱与尺侧腕屈肌腱之间。肌束向下移行为 4 条肌腱，通过腕管和手掌，分别进入第 2 ～ 5 指的指腱鞘。每 1 条腱在近节指骨中部又分为 2 脚，止于中节指骨体的两侧。指浅屈肌的作用为屈第 2 ～ 5 指的近侧指骨间关节，也能屈掌指关节和桡腕关节。

（7）拇长屈肌（flexor pollicis longus）：肌腱经腕管入手掌，止于拇指远节指骨底掌侧。作用为屈拇指指骨间关节和掌指关节，亦能屈桡腕关节。

（8）指深屈肌（flexor digitorum profundus）：在前臂远端分成 4 条肌腱，共同经腕管入手掌，在指浅屈肌腱的深面分别进入第 2 ～ 5 指的指腱鞘。在指浅屈肌腱 2 脚之间穿过，止于远节指骨底掌侧。作用为屈第 2 ～ 5 指的远侧与近侧指骨间关节、掌指关节和桡腕关节。

（9）旋前方肌（pronator quadratus）：是呈扁平四方形的小肌，贴在桡、尺骨远侧段的前面。起自尺骨，止于桡骨。作用为使前臂旋前。

2. 前臂肌后群　位于前臂的后面，共有 10 块，分为浅、深 2 层。浅层有 5 块，以一个伸肌总腱起自肱骨外上髁及其邻近的深筋膜，止于手骨。自桡侧向尺侧排列为桡侧腕长伸肌、桡侧腕短伸肌、指伸肌、小指伸肌、尺侧腕伸肌。深层有 5 块，为旋后肌、拇长展肌、拇短伸肌、拇长伸肌和示指伸肌。除旋后肌外，均起自尺、桡骨及前臂骨间膜背面，止于手骨（图 1-65）。

（1）桡侧腕长、短伸肌（extensor carpi radialis longus and brevis）：桡侧腕长伸肌位于肱桡肌的后外侧，桡侧腕短伸肌位于桡侧腕长伸肌的内侧。两肌的肌束并行向下移行为长腱，分别止于第 2、3 掌骨底背侧。主要作用为伸桡腕关节，并使其外展，亦能伸肘关节。

（2）指伸肌（extensor digitorum）：肌束向下移行为 4 条肌腱，经手背分别到第 2 ～ 5 指。在手背远侧部掌骨头的附近，4 条肌腱之间彼此借腱间结合相连。各腱到达指背后移行为指背腱膜。每条指背腱膜又分为3束,分别止于中节和远节指骨底背侧。指伸肌的作用为伸桡腕关节和指骨间关节,尚可协助伸肘关节。

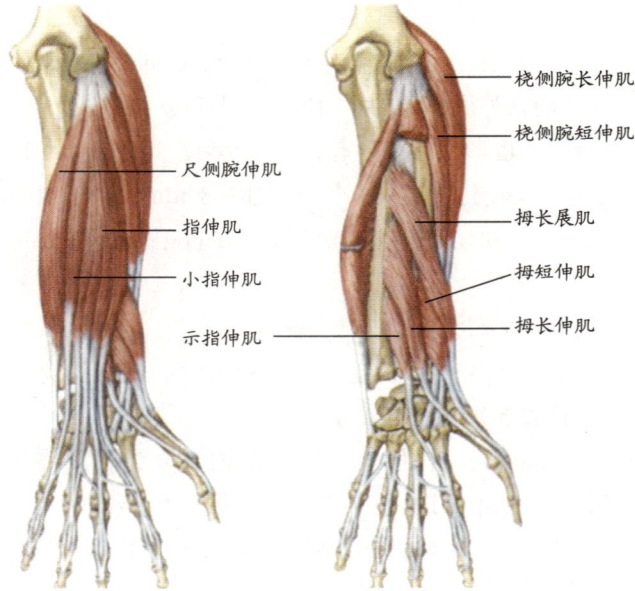

图 1-65　前臂后群肌

（3）小指伸肌（extensor digiti minimi）：以细腱经手背到小指,止于指背腱膜。作用为伸小指。

（4）尺侧腕伸肌（extensor carpi ulnaris）：位于前臂背面尺侧,下行止于第5掌骨底背侧。作用为伸桡腕关节并使其内收。

（5）旋后肌（supinator）：起自肱骨外上髁和尺骨外侧缘的上部,肌束向外下,其腱止于桡骨前面上部。作用为使前臂旋后。

（6）拇长展肌（abductor pollicis longus）：位于指伸肌和尺侧腕伸肌深面。肌束斜向外下方,其腱越过桡侧腕长、短伸肌腱的浅面,止于第1掌骨底的外侧。作用为使拇指和桡腕关节外展。

（7）拇短伸肌（extensor pollicis brevis）：紧贴拇长展肌尺侧,其腱止于拇指近节指骨底背侧。作用为伸拇指。

（8）拇长伸肌（extensor pollicis longus）：在拇短伸肌的尺侧,肌束向外下行,其腱止于拇指远节指骨底背侧。作用为伸拇指。

（9）示指伸肌（extensor indicis）：在拇长伸肌的尺侧,其腱止于示指的指背腱膜。作用为伸示指。

（四）手肌

手肌（muscles of hand）主要集中在手的掌侧面,可分为外侧、中间和内侧群（图1-66）。

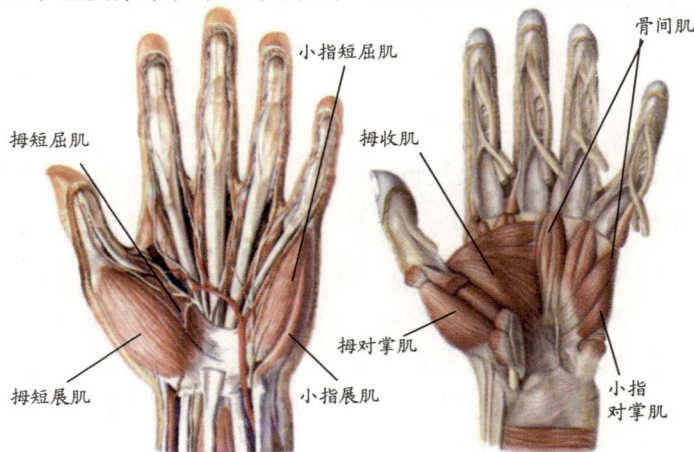

图 1-66　手肌

1. 外侧群　手肌的外侧群较为发达，在手掌拇指侧形成一隆起，称为鱼际（thenar），故外侧群肌又称鱼际肌。共有 4 块，分浅、深 2 层。浅层外侧的是拇短展肌（abductor pollicis brevis），内侧的是拇短屈肌（flexor pollicis brevis）。深层外侧的是拇对掌肌（opponens pollicis），内侧的是拇收肌（adductor pollicis）。它们的作用分别为使拇指外展、屈曲、对掌和内收等。

2. 内侧群　位于手掌小指侧，也形成一个隆起，称小鱼际（hypothenar），故内侧群肌又称小鱼际肌。主要有 3 块，也分浅、深 2 层。浅层内侧的是小指展肌（abductor digiti minimi），外侧的是小指短屈肌（flexor digiti minimi brevis）；深层的是小指对掌肌（opponens digiti minimi）。它们的作用是分别使小指外展、屈曲和对掌等。

3. 中间群　位于掌心，包括 4 块蚓状肌和 7 块骨间肌。

（1）蚓状肌（lumbricales）：肌束细小，起自指深屈肌腱的桡侧，绕至第 2～5 指的背面，止于指背腱膜。作用为屈第 2～5 指的掌指关节和伸指骨间关节。

（2）骨间肌（interosseous muscles）：位于掌骨间隙内，分为骨间掌侧肌和骨间背侧肌。骨间掌侧肌（palmar interossei）有 3 块，其作用是使第 2、4、5 指向中指靠拢（内收）。骨间背侧肌（dorsal interossei）有 4 块，其作用是以中指的中轴为准外展 2、4、5 指。由于骨间肌也绕至第 2～5 指的背面，止于指背腱膜，故能协同蚓状肌屈掌指关节和伸指骨间关节。

（五）上肢的局部记载

1. 腋窝（axillary fossa）　腋窝为位于臂上部内侧和胸外侧壁之间的锥体形腔隙，分为顶、底以及前、后、内侧和外侧 4 个壁。前壁为胸大、小肌等结构；后壁为肩胛下肌、大圆肌、背阔肌和肩胛骨；内侧壁为上胸部和前锯肌；外侧壁为喙肱肌、肱二头肌短头和肱骨。顶即上口，由锁骨、肩胛骨的上缘和第一肋外缘围成的三角形间隙，由颈部通向上肢的腋动、静脉和臂丛等即经过此口进入腋窝。底由腋筋膜和皮肤构成。此外，窝内还有大量的脂肪及淋巴结、淋巴管等。

2. 三角胸肌间沟（deltopectoral groove）　在三角肌和胸大肌的锁骨起端之间，为一个狭窄的裂隙，有头静脉穿过。

3. 三边孔和四边孔　三边孔（三边间隙）（trilateral foramen）是由上方的肩胛下肌（或小圆肌）、下方的大圆肌和外侧的肱三头肌长头围成，有旋肩胛动脉通过；四边孔（四边间隙）（quadrilateral foramen）是由上方的肩胛下肌（或小圆肌）、下方的大圆肌和外侧的肱骨上端和内侧的肱三头肌长头围成，有旋肱后血管及腋神经通过。

4. 肘窝（cubital fossa）　位于肘关节的前面，呈三角形。内侧界为旋前圆肌，外侧界为肱桡肌，上界为肱骨内、外上髁之间的连线。窝内主要有肱二头肌腱、肱动脉及其分支和正中神经。

5. 腕管（carpal canal）　位于腕掌侧，由前臂深筋膜在腕部增厚形成的屈肌支持带（腕横韧带）和腕骨沟围成。管内有指浅、深屈肌腱，拇长屈肌腱和正中神经通过。

五、下肢肌

下肢肌（muscle of lower limb）较上肢肌粗大，这与维持直立姿势、支持体重和行走相适应。下肢肌按部位可分为髋肌、大腿肌、小腿肌和足肌（图 1-67）。

（一）髋肌

髋肌（muscles of hip）又称盆带肌（muscles of pelvic girdle），主要起自骨盆的内面和外面，跨越髋关节止于股骨上部。按其所在部位和作用，可分为前、后两群。前群经过髋关节前方，包括髂腰肌和阔筋膜张肌等。后群主要位于臀部，故又称臀肌，主要有臀大肌、臀中肌、臀小肌和梨状肌。此外还有闭孔内、外肌等经过髋关节的后方（图 1-68）。

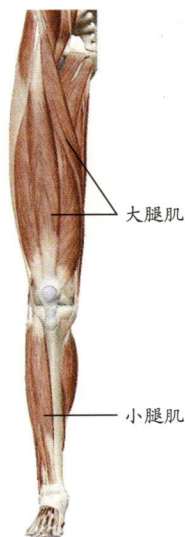

图 1-67　下肢肌

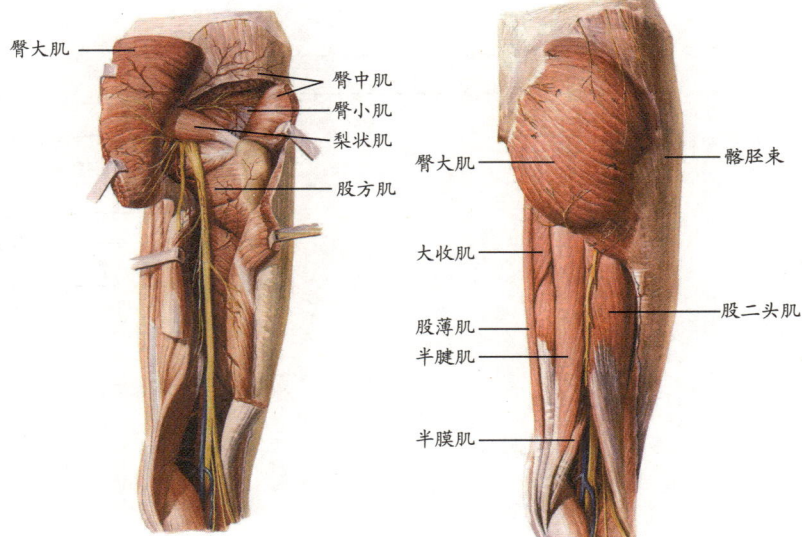

图 1-68　髋肌后群

1. 髂腰肌（iliopsoas）　由腰大肌和髂肌组成。腰大肌（psoas major）位于脊柱腰部两侧，起自腰椎体侧面和横突，肌束走向外下；髂肌（iliacus）呈扇形，位于腰大肌的外侧，起自髂窝。两肌腹会合，经腹股沟韧带深面，以腱止于股骨小转子。腰大肌被一筋膜鞘包裹，当腰椎结核有积脓时，脓液可沿此鞘流入髂窝或大腿根部。作用是使髋关节屈和旋外；当下肢固定时，可使躯干前屈，如仰卧起坐。

2. 阔筋膜张肌（tensor fasciae latae）　位于大腿上部的前外侧，起自髂前上棘，肌腹在阔筋膜 2 层之间，向下移行于髂胫束（iliotibial tract），止于胫骨外侧髁。作用是紧张阔筋膜并使髋关节屈曲。

3. 臀大肌（gluteus maximus）　位于臀部皮下，大而肥厚，形成臀部的膨隆。该肌起自髂骨翼外面和骶骨背面，肌束斜向外下，以腱止于股骨的臀肌粗隆和髂胫束。作用是使髋关节伸和旋外。下肢固定时，能伸直躯干，防止躯干前倾，是维持人体直立的重要肌肉。

4. 臀中肌（gluteus medius）　前上部位于皮下，后下部在臀大肌深面。

5. 臀小肌（gluteus minimus）　在臀中肌的深面。两肌都呈扇形，起自髂骨翼外面，肌束向下集中形成短腱，以腱止于股骨大转子。臀中肌和臀小肌共同使髋关节外展；臀中肌的前部肌束和臀小肌还可使髋关节旋内，臀中肌的后部肌束则可使髋关节旋外。

6. 梨状肌（piriformis）　位于臀中肌下方。起自骶骨前面外侧部，肌束向外经坐骨大孔出骨盆腔，以腱止于股骨大转子。梨状肌将坐骨大孔分成两部分，其上方的孔称为梨状肌上孔（suprapiriform foramen），下方的孔则称为梨状肌下孔（infrapiriform foramen）。作用是使髋关节外展、旋外。

7. 闭孔内肌（obturator internus）　起自闭孔膜内面及其周围骨面，肌束向后方集中移行为肌腱，由坐骨小孔出骨盆腔转折向外，止于转子窝。作用是使髋关节旋外。

8. 闭孔外肌（obturator externus）　起自闭孔膜外面及其周围骨面，经股骨颈后面，止于转子窝。作用是使髋关节旋外。

9. 股方肌（quadratus femoris）　起自坐骨结节，向外止于转子间嵴。作用是使髋关节旋外。

（二）大腿肌

大腿肌（muscles of thigh）位于股骨周围，共 10 块，可分为前群、后群和内侧群。三群肌借内侧、外侧和后肌间隔分隔。前群有 2 块，为缝匠肌和股四头肌。内侧群有 5 块，位于大腿的内侧，包括股薄肌、耻骨肌、长收肌、短收肌、大收肌。后群有 3 块，位于大腿的后面，包括股二头肌、半腱肌和半膜肌（图 1-69）。

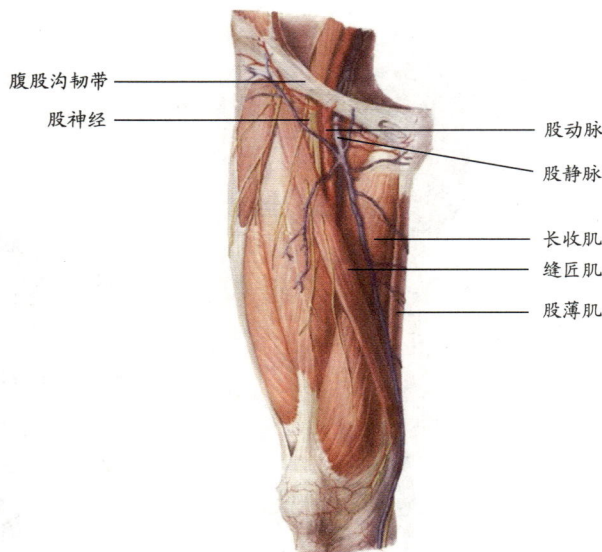

图 1-69 · 大腿内侧前群肌

腹股沟韧带
股神经
股动脉
股静脉
长收肌
缝匠肌
股薄肌

1. 缝匠肌（sartorius） 是全身最长的肌，呈窄长的带状，起自髂前上棘，经大腿的前面，转向内侧，止于胫骨上端的内侧面。作用是屈髋关节和膝关节，并使屈曲的膝关节旋内。

2. 股四头肌（quadriceps femoris） 是全身中体积最大、力量最强的肌。以 4 个头起始：股直肌位于大腿前面，起自髂前下棘；股内侧肌位于大腿的前内侧面，起自股骨的粗线；股外侧肌位于大腿的外侧面，也起自股骨的粗线；股中间肌在股直肌的深面，起自股骨体的前面。4 个头向下形成一个腱，包绕髌骨的前面和两侧，继而下延为髌韧带，止于胫骨粗隆。作用是伸膝关节，屈髋关节。

3. 内收肌群 内侧群诸肌均起自闭孔周围的耻骨支、坐骨支和坐骨结节等骨面。除股薄肌止于胫骨上端的内侧面外，其他各肌都止于股骨的粗线。大收肌尚有一个腱止于股骨内上髁上方的收肌结节，此腱与股骨之间形成一裂隙，称为收肌腱裂孔，有股血管和神经通过。作用是使髋关节内收、旋外。

（1）股薄肌（gracilis）：呈扁带状，位于大腿最内侧。

（2）耻骨肌（pectineus）：为长方形的短肌，位于大腿上部，髂腰肌的内侧。

（3）长收肌（adductor longus）：为三角形扁肌，位于耻骨肌的下方。

（4）短收肌（adductor brevis）：呈三角形的扁肌，位于耻骨肌和长收肌的深面。

（5）大收肌（adductor magnus）：为内侧群肌中最大的，呈三角形，位置较深，被上述诸肌所覆盖。

4. 股二头肌（biceps femoris） 位于股后部外侧，有长、短 2 个头。长头起自坐骨结节，短头起自股骨的粗线，2 个头合并后，以长腱止于腓骨头。

5. 半腱肌（semitendinosus） 位于股后部的内侧，肌腱细长，约占肌的下半。起自坐骨结节，止于胫骨上端的内侧面。

6. 半膜肌（semimembranosus） 在半腱肌的深面。以扁而薄的腱膜起自坐骨结节，向下以腱止于胫骨内侧髁的后面。作用是后群的 3 块肌可屈膝关节、伸髋关节；当膝关节屈曲时，股二头肌还可使小腿旋外，而半膜肌和半腱肌则可使小腿旋内。

（三）小腿肌

小腿肌（muscles of leg）比前臂肌数目少，但比较粗壮，参与维持人体的直立姿势和行走。小腿肌主要的有 10 块，可分为 3 群。前群位于小腿骨间膜和胫骨的前面，有胫骨前肌、趾长伸肌和长伸肌。外侧群位于腓骨的外侧，有腓骨长肌和腓骨短肌。后群主要有 5 块，分浅、深两层，包括小腿三头肌、腘肌、趾长屈肌、胫骨后肌和长屈肌（图 1-70）。

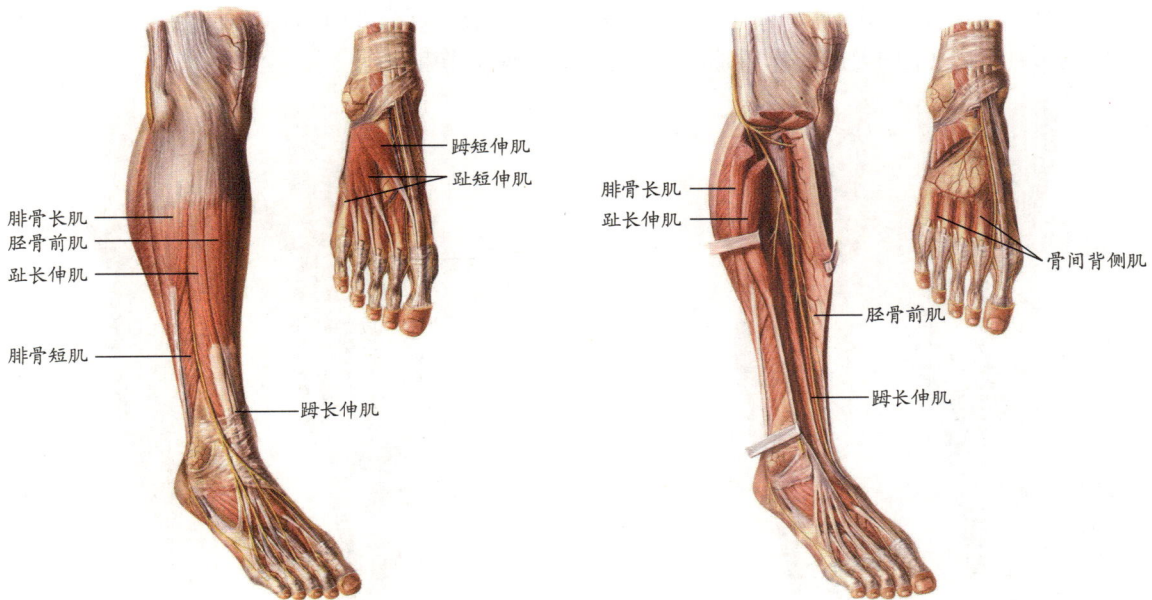

图 1-70　小腿外侧群肌

1. **胫骨前肌（tibialis anterior）**　起自胫骨外侧面，肌腱向下经距小腿关节前方至足的内侧缘，止于内侧楔骨和第 1 跖骨底的足底侧。

2. **踇长伸肌（extensor hallucis longus）**　位于胫骨前外侧，起自腓骨内侧面及小腿骨间膜，肌腱经距小腿关节前方至足背，止于踇趾远节趾骨底背侧。

3. **趾长伸肌（extensor digitorum longus）**　起自腓骨前面，在小腿下部移行为肌腱，经距小腿关节前方，至足背分为 4 条肌腱到第 2 ~ 5 趾的趾背，形成趾背腱膜，止于中节和远节趾骨底背侧。另外趾长伸肌还分出一根腱，经足背外侧止于第 5 趾骨底，称为第 3 腓骨肌。

前群各肌都可伸（背屈）距小腿关节；此外，胫骨前肌还可使足内翻，长伸肌可伸指，趾长伸肌可伸第 2 ~ 5 趾。第 3 腓骨肌可使足外翻。

4. **腓骨长肌和腓骨短肌**　两肌皆起自腓骨的外侧面，腓骨长肌（peroneus longus）起点较高，腓骨短肌（peroneus brevis）在腓骨长肌的深面。两肌的腱经外踝的后面转向前方，在跟骨外侧面分开。腓骨短肌腱向前止于第 5 跖骨粗隆；腓骨长肌腱绕至足底，斜行达足的内侧缘，止于内侧楔骨和第 1 跖骨底的足底侧。腓骨长肌和腓骨短肌可使足外翻和屈（跖屈）距小腿关节；此外，腓骨长肌腱和胫骨前肌腱在足底共同形成腱环，有维持足弓的作用。

5. **小腿三头肌（triceps surae）**　分浅面的腓肠肌和深面的比目鱼肌。腓肠肌（gastrocnemius）有内、外侧 2 个头，分别起自股骨内、外侧髁的后面，2 个头于小腿中部互相融合成一肌腹，向下移行于强厚的肌腱。比目鱼肌（soleus）起自胫、腓骨后面上部，肌束向下移行为肌腱。腓肠肌和比目鱼肌的腱合成粗大的跟腱（tendo calcaneus），止于跟骨结节。作用是屈（跖屈）距小腿关节和膝关节；对于行走、跑、跳和维持站立姿势都有十分重要的作用。

6. **腘肌（popliteus）**　斜位于窝底，起自股骨外侧髁，止于胫骨后面、比目鱼肌线以上的骨面。作用是屈膝关节，当膝关节屈曲时可使小腿旋内。

7. **趾长屈肌（flexor digitorum longus）**　位于胫侧。起于胫骨后面，肌腱经内踝后方至足底，在足底分为 4 条肌腱，分别止于第 2 ~ 5 趾的远节趾骨底。作用是屈（跖屈）距小腿关节和第 2 ~ 5 趾。

8. **胫骨后肌（tibialis posterior）**　位于趾长屈肌腓侧。起自胫骨、腓骨和小腿骨间膜的后面，肌腱经内踝后方至足底内侧，止于足舟骨、中间楔骨和外侧楔骨足底侧。作用是屈（跖屈）距小腿关节和使足内翻。

9.蹈长屈肌（flexor hallucis longus） 位于胫骨后肌腓侧。起自腓骨后面，肌腱经内踝后方至足底，止于蹈趾远节趾骨底（图 1-71）。作用是屈（跖屈）距小腿关节和蹈趾。

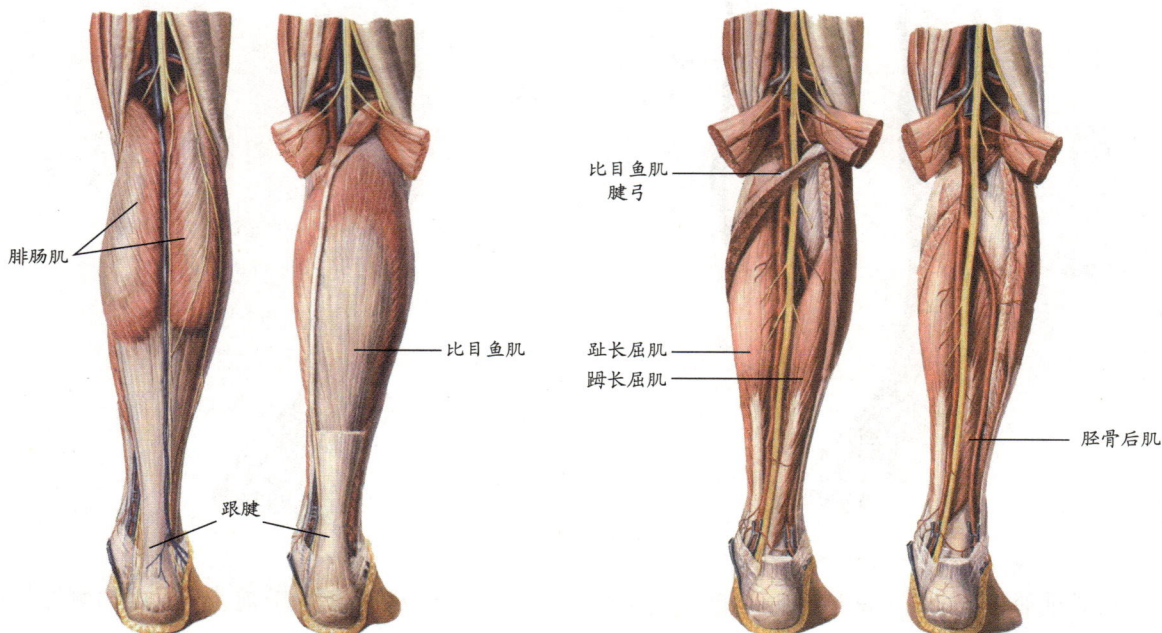

图 1-71　小腿后群肌

（四）足肌

足肌（muscles of foot）可分为足背肌和足底肌。足背肌较弱小，为伸蹈趾和伸第 2 ~ 4 趾的小肌。足底肌的配布情况和作用与手肌相似，也分为内侧群、外侧群和中间群，但无与蹈对掌肌相当的肌群。内侧群有展肌、短屈肌和收肌；外侧群有小趾展肌和小趾短屈肌；中间群有趾短屈肌、足底方肌、蚓状肌和骨间肌。足肌的主要作用是维持足弓。

（五）下肢的局部记载

1.梨状肌上孔和梨状肌下孔　梨状肌上孔（suprapiriform foramen）和梨状肌下孔（infrapiriform foramen）位于臀大肌的深面，在梨状肌上、下缘和坐骨大孔之间。梨状肌上孔有臀上血管和神经出入盆腔，而梨状肌下孔有坐骨神经、臀下血管和神经、阴部血管和神经出入盆腔。

2.股三角（femoral triangle）　在大腿前面的上部，上界为腹股沟韧带，内侧界为长收肌的内侧缘，外侧界为缝匠肌的内侧缘。股三角内有股神经、股血管和淋巴结等。

3.收肌管（adductor canal）　位于大腿中部、缝匠肌的深面，在大收肌和股内侧肌之间。前壁有大收肌腱板架于股内侧肌与大收肌之间。管的上口通向股三角尖，下口为收肌腱裂孔，通腘窝。管内有股血管和隐神经等通过。

4.腘窝（popliteal fossa）　在膝关节的后方，呈菱形。腘窝的上外侧界为股二头肌，上内侧界为半腱肌和半膜肌，下外侧界和下内侧界分别为腓肠肌的外侧头和内侧头。腘窝内有腘血管、胫神经、腓总神经、脂肪和淋巴结等。

（宁波大学医学部　王庚）

第二章 内脏学总论及消化系统

第一节 内脏学总论

内脏（viscera）是大部分位于体腔内但直接或间接与体外相通的器官总称，包括消化、呼吸、泌尿和生殖四大系统。旨在研究内脏各个器官形态和位置的科学，称为内脏学（splanchnology）。内脏各个系统在形态结构、位置和功能上有密切联系及相似之处。与内脏密切相关的结构，如胸膜、腹膜、会阴等也属于内脏学范畴。

从形态结构上看，内脏各个系统均有一套连续的管道及一个或者几个实质性器官组成。内脏器官不断向外界摄取物质并将某些物质排出体外，因此各系统都直接或者间接与外界相连通。

就位置上论，内脏各系统大部分位于胸、腹、盆腔内，呼吸和消化系统的部分器官位于头颈部，泌尿、生殖和消化系统的一部分器官位于会阴部。

内脏器官的主要功能是进行物质代谢和繁衍后代。呼吸系统主要功能是自空气中摄取氧气，并将体内产生的二氧化碳排出体外；消化系统的主要功能是消化摄入体内的食物，从中吸收营养物质，最终将食物的残渣以粪便的形式排出体外；泌尿系统则将机体代谢过程产生的含氮的代谢产物和多余的水分等以尿液的形式排出体外；生殖系统产生生殖细胞和分泌性激素，并继续生殖活动，从而繁殖后代。此外，内脏各系统的器官还具备内分泌的功能，可以产生多种类固醇或者含氮类激素，进而参与对机体多种功能的调节活动。例如，胃肠道可以分泌大量的胃肠激素，包括生长抑素、促胃液素、缩胆素、胃动素、抑胃多肽等；睾丸可以分泌雄性激素；卵巢可以分泌雌性激素；胰腺可以分泌胰岛素和胰腺高血糖素。

一、内脏的一般结构

内脏系统各器官机能各异，形态也不尽相同，按其基本结构特点可以分为中空性器官和实质性器官两大类。

（一）中空性器官

中空性器官呈现为管状或者囊状，内部有空腔，如呼吸道、消化道、泌尿道和生殖道。中空性器官的壁由数层组织结构构成，消化道各器官的壁由 4 层组织构成，自内向外依次为黏膜、黏膜下层、肌层和外膜（图 2-1），呼吸道、泌尿道、生殖道各器官的壁由 3 层组织构成，自内向外依次为黏膜、肌层和外膜（图 2-2）。

1. 黏膜层（mucosa） 由上皮细胞和深部的固有膜组成。上皮细胞覆盖于管壁的最内层，有保护、分泌和吸收的功能。各个器官由于功能不同，上皮细胞的类型亦不尽相同。上皮细胞深面的结缔组织被称为固有膜。黏膜可皱褶成襞，抑或形成绒毛，以扩大吸收面积。

2. 黏膜下层（submucosa） 为连接黏膜层与肌层的疏松结缔组织，此层内有丰富的血管、淋巴管、神经、腺体、脂肪等，起缓冲与防御作用。

3. 肌层（muscular layer） 由平滑肌纤维组成，肌纤维常呈内环、外纵方向排列。不同方向的平滑肌纤维交替舒张收缩，推动管内物质移动。

4. 外膜（adventitia）　管壁最外层的疏松结缔组织。若外面还被覆一层光滑的间皮组织，则称这一层为浆膜。

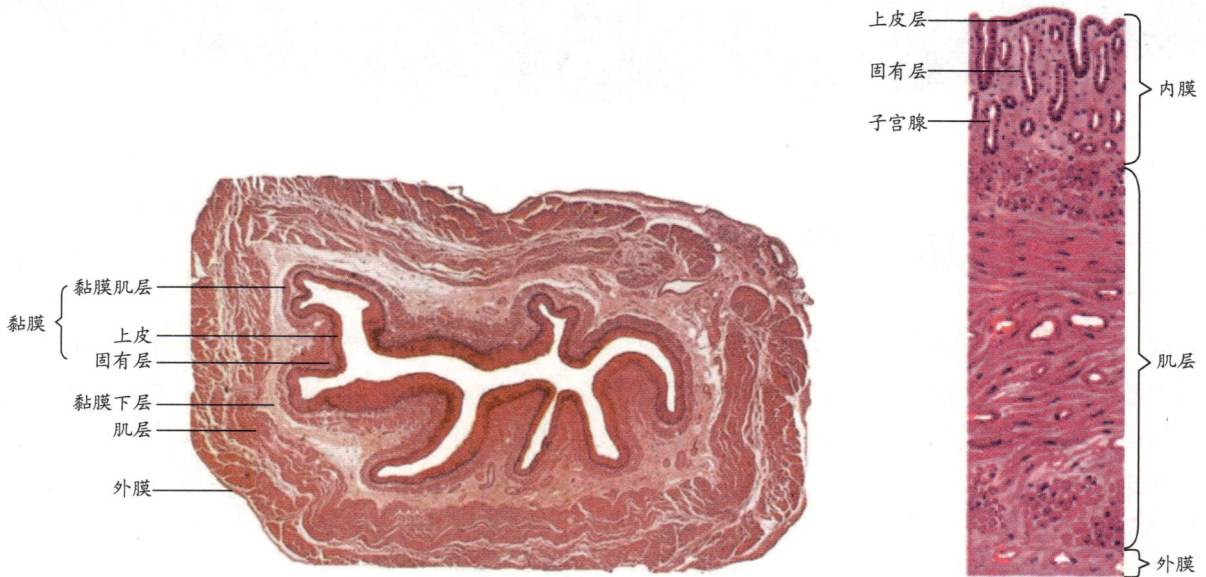

图 2-1　肠壁的一般构造示意图

图 2-2　膀胱壁的构造示意图

（二）实质性器官

实质性器官多属于腺组织，如肝、胰、肾、生殖腺等。实质性器官表面被覆结缔组织形成的被膜或者浆膜，并伸入器官内，将器官的实质分隔成若干小单位，称为小叶，如肝小叶。实质性器官的血管、淋巴管、神经及分泌管道出入处称为门，常为一凹陷，如脾门和肝门等。

二、胸部的标志线与腹部分区

内脏器官的位置可因体位、体型、性别、年龄、功能、活动等不同情况有一定变化，但它们在胸、腹、盆腔的位置是相对固定的。掌握内脏器官的正常位置，对于临床诊断有重要意义。为了描述胸腹腔内各器官的位置及其投影，通常在胸、腹部体表确定一些标志线和分区（图 2-3）。

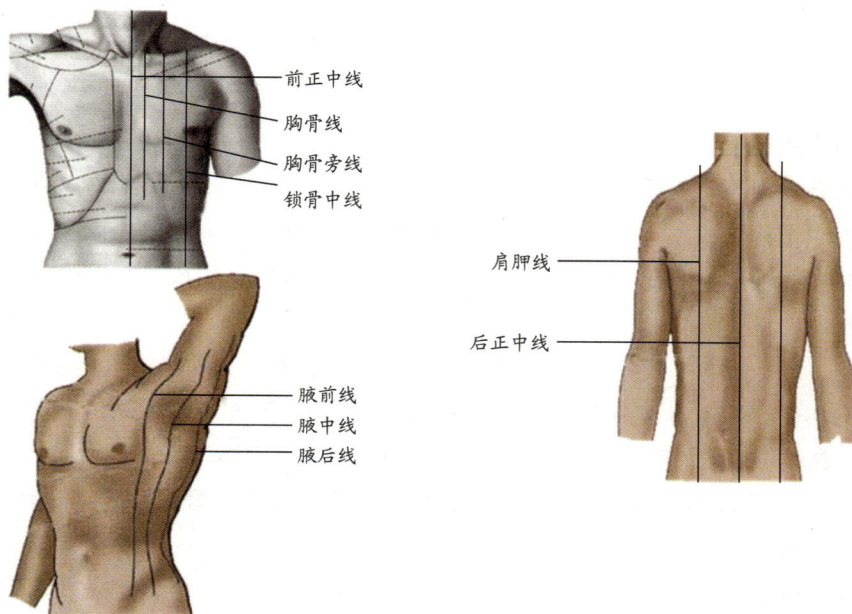

图 2-3　标志线

（一）胸部体表标志线

1. 前正中线（anterior median line）　沿身体前面正中所作的垂直线。

2. 胸骨线（sternal line）　沿胸骨最宽处的外侧缘所作的垂直线。

3. 锁骨中线（midclavicular line）　沿着锁骨中点所作的垂直线。

4. 胸骨旁线（parasternal line）　经胸骨线与锁骨中线之间连线的中点所作的垂直线。

5. 腋前线（front axillary line）　沿着腋前襞与胸壁交界所作的垂直线。

6. 腋中线（midaxillary line）　经腋前线和腋后线之间的中点所作的垂直线。

7. 腋后线（posterior axillary line）　沿着腋后襞与胸壁交界所作的垂直线。

8. 肩胛线（scapular line）　上肢自然下垂时，经肩胛下角所作的垂直线。

9. 脊柱旁线（paraspinal line）　沿各胸椎横突外侧端所作的连线，常为一稍凸向内侧的弧形线。

10. 后正中线（posterior median line）　经人体后面正中所作的垂线。

（二）腹部分区

描述腹腔脏器的体表位置，以大致确定和叙述腹腔内病灶或发生症状的部位，临床上常用九分法或四分法对腹部进行分区。

九分法：通过上、下两条水平线，将腹部分为 3 部。上水平线为左、右两侧肋弓最低点的连线，下水平线为左、右两侧髂结节连线。再用两条通过腹股沟韧带中点的垂直线将 3 部分为 9 区。即上腹部分为左、右季肋区和腹上区，中腹部分左、右腰区和脐区，下腹部分左、右腹股沟区（髂区）和腹下区（耻区）。

四分法：临床上通过脐部作一水平线和垂直线，将腹部分为右上腹、左上腹、右下腹、左下腹 4 区。

第二节　消化系统

消化系统（alimentary system）由消化管和消化腺两部分组成（图 2-4）。消化管又称消化道（alimentary canal），包括口腔、咽、食管、胃、小肠（包含十二指肠、空肠及回肠）、大肠（包含盲肠、阑尾、结肠、直肠及肛管）。临床上通常把从口腔到十二指肠的这部分称为上消化道，从空肠到肛门的这部分称为下消化道。

消化腺（digestive gland）是分泌消化液的腺体，分小消化腺和大消化腺两大类。小消化腺存在于消化管壁内，大消化腺为独立存在的器官，如唾液腺、肝、胰等，其分泌物通过导管排入消化道管腔。

消化系统的主要功能是自外界摄入食物，并对其进行物理和化学性消化，经由消化道黏膜上皮细胞吸收，最终将食物残渣以粪便的形式排出体外。

一、消化管

（一）口腔

1. 口腔的各壁和分部　口腔（oral cavity）是消化道的起始部，向前借口裂与外界相通，向后经咽峡与咽相通。其前壁是口唇，侧壁是颊，上壁是腭，下壁是口腔底。口腔以上、下颌牙弓分为前外侧的口腔（oral vestibule）和后内侧的固有口腔（oral cavity proper）两部分，当上、下颌咬合时，二者经磨牙后间隙相通。临床上对牙关紧闭的患者，可经过此间隙插入导管实施检查或治疗。

（1）唇（oral lips）：分上、下唇，二者围成口裂，其两侧上、下唇结合处称口角。从两侧口角两旁至鼻翼间有弧形浅沟，是上唇与颊的分界，称鼻唇沟，面瘫患者鼻唇沟变浅或消失。在上唇外面正中有一纵行浅沟，称人中（philtrum），为人类特有。临床上抢救昏迷患者时，可以在此沟的上、中 1/3 交界处按压或针刺人中穴。

（2）颊（cheek）：由皮肤、颊肌和黏膜等构成。皮肤与颊肌之间有脂肪聚集为颊脂体。在平对上颌第 2 磨牙牙冠的颊黏膜上，有腮腺管乳头，为腮腺管的开口。

（3）腭（palate）：分隔口腔与鼻腔。分为前 2/3 的硬腭和后 1/3 的软腭（图 2-5）。硬腭由上颌骨的腭突与腭骨的水平板组成骨腭，表面被覆黏膜。软腭由腭肌、腱膜等被覆黏膜构成，其后部斜向后下称腭帆。腭帆的后缘正中向下的突起称腭垂（uvula）或悬雍垂。自腭垂向两侧形成两对黏膜皱襞，其前方的一对连于舌根，称为腭舌弓；其后方的一对连于咽侧壁，称腭咽弓。

（4）咽峡（isthmus of fauces）：由腭垂、两侧腭舌弓和舌根共同围成（图 2-5），是口腔通向咽的门户。

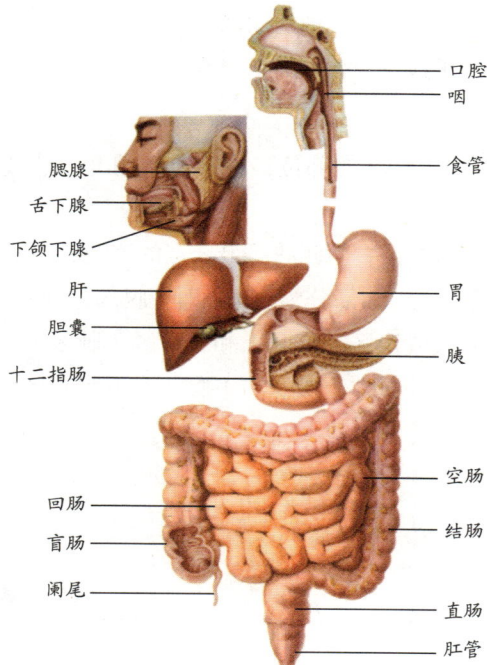

图 2-4 消化系统模式图

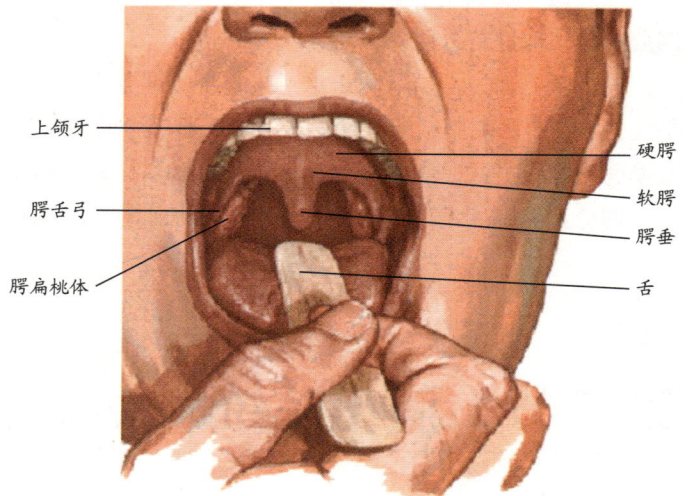

图 2-5 口腔及咽峡

2. 牙（teeth） 是人体最坚硬的器官，镶嵌于上、下颌骨的牙槽内，其主要功能是咀嚼食物和辅助发音。

（1）牙的形态。从外形上看每颗牙包含牙冠、牙颈、牙根 3 部分（图 2-6）。牙冠（crown of tooth）暴露于口腔内，表面呈瓷白色。牙根（root of tooth）固定于牙槽内，牙根的尖端称为牙根尖，其顶端有一小孔称为根尖孔。牙冠与牙根的交界处变细为牙颈（neck of tooth），周围包裹有牙龈。

（2）牙的构造和牙周组织。牙主要是由牙质（dentine of tooth）构成。在牙冠的牙质表面包裹有牙釉质（enamel），是人体内最坚硬的组织，在牙颈和牙根的牙质表面附有一层牙骨质（cement）。牙的内腔称为牙腔，分为牙冠、牙颈内部的牙冠腔和牙根内部的牙根管，其内充填有牙髓（dental pulp）。牙髓是富含血管、神经的结缔组织，这些神经、血管由牙的根尖孔出入，当牙髓感染时，会刺激神经引起剧烈疼痛。

牙周组织包括牙周膜（periodontal membrane）、牙槽骨（alveolarbone）和牙龈（gingiva），对牙起到保护、固定和支持的作用。牙周膜将牙根连于牙槽骨的骨膜上，固定牙并缓冲咀嚼的压力。包被于牙颈的口腔黏膜称为牙龈，与牙槽骨的骨膜紧密相连。

（3）牙的分类与牙式。根据牙的形态和功能，牙可分为切牙（incisor）、尖牙（canine tooth）、前磨牙（premolars）和磨牙（molars）。

人一生要出两组牙，第一组牙称乳牙（deciduous tooth），约在出生后 6 个月萌出，到 3 岁左右出齐，

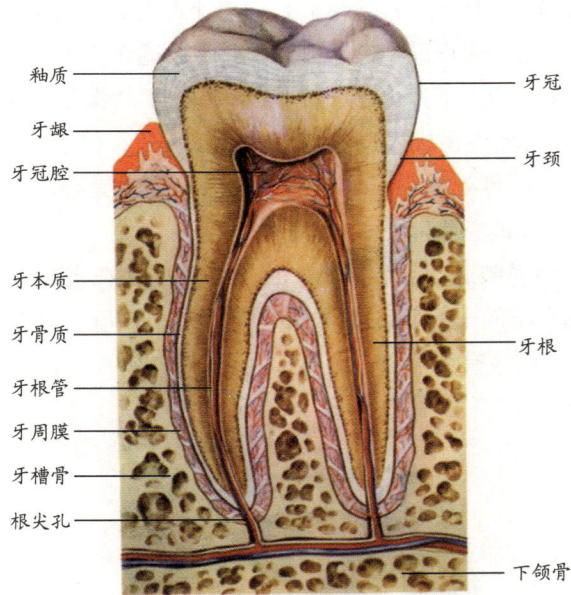

图 2-6　牙的切面

共 20 颗。第二组牙称恒牙（permanent tooth），乳牙于 6 岁左右开始脱落，由恒牙替代。第 3 磨牙常在 18 岁以后才萌出，故称之为迟牙或智牙（wisdom tooth）。有些智牙终生不萌出，所以恒牙共 28 ～ 32 颗。

　　牙冠的形状和牙根的数目因牙的种类而异。切牙的牙冠扁平呈凿形，主要咬切食物；尖牙的牙冠尖细，主要咬紧食物；前磨牙和磨牙的牙冠呈方形，主要是磨研食物。切牙和尖牙均只有 1 个牙根，前磨牙一般也是 1 个牙根；下颌磨牙有 2 个牙根，上颌磨牙有 3 个牙根。临床上为了记录牙的位置，常以被检者的解剖学方位为标准，以 "+" 为记号，划分上、下颌牙的左、右两半。以罗马数字计数乳牙，以阿拉伯数字计数恒牙，这种记录方式称牙式。如 "Ⅳ┐" 表示右下颌第 1 乳磨牙；"└6" 表示左上颌第 1 磨牙。

　　3. 舌（tongue）　是口腔中的肌性器官，位于口腔底。以骨骼肌为基础，表面覆以黏膜构成。有搅拌食物，协助咀嚼、吞咽，感受味觉和辅助发音的功能。

　　（1）舌的形态。舌的上面被 "人" 字形的界沟分为前 2/3 的舌体（body of tongue）和后 1/3 的舌根（root of tongue）（图 2-7）。在舌根的表面，可以见到隆起的舌扁桃体。舌体的前端称舌尖（apes of tongue）。在界沟的尖端处有一小凹，称舌盲孔，是胚胎时期甲状舌管的遗迹。

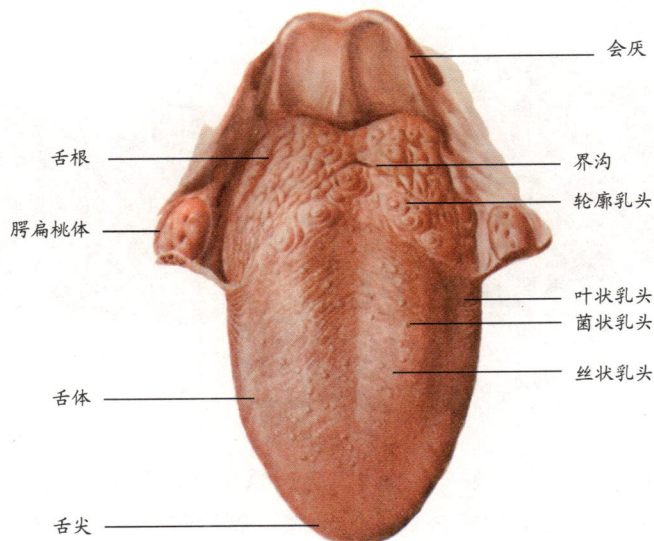

图 2-7　舌的背面

（2）舌黏膜呈淡红色，被覆于舌上面的黏膜上有许多小凸起，称舌乳头（papilla of tongue）。舌乳头可分为4种：丝状乳头数量最多，体积最小，呈白色菌丝状，遍布舌上面的前2/3，仅有一般感觉功能。菌状乳头数量较少，散在于丝状乳头之间，呈红色钝圆形，以舌尖最为丰富。轮廓乳头体积最大，排列于界沟前方，有7～11个。叶状乳头在成人退化，小儿比较清楚，位于舌体侧缘的后部。在菌状乳头、轮廓乳头、叶状乳头、软腭和会厌等处的黏膜含有味蕾，为味觉感受器，可以感受酸、甜、苦、咸等味觉刺激，而丝状乳头没有味蕾，不能感受味觉。

在舌下面的正中线处有一黏膜皱襞，称舌系带，连于口腔底。在舌系带根部的两侧各有一小的圆形黏膜隆起，称舌下阜，其顶端有下颌下腺管和舌下腺大管的共同开口。由舌下阜向两侧延伸的一对长椭圆状黏膜隆起，称舌下襞，其深面藏有舌下腺（图2-8）。

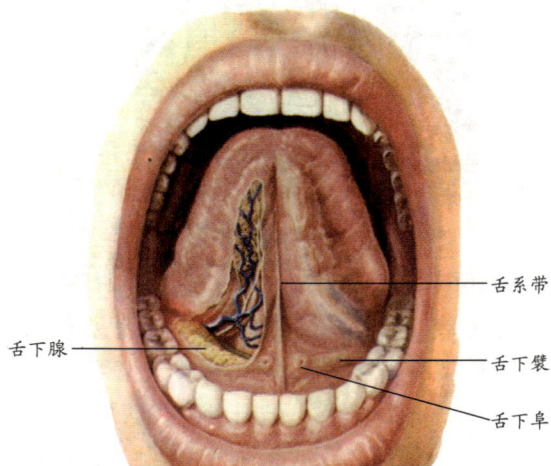

图2-8　舌的下面（右侧黏膜剥离，显示舌下腺等结构）

（3）舌肌为骨骼肌，可分为舌内肌和舌外肌。舌内肌有上下纵肌、舌横肌和垂直肌，收缩时分别改变舌的长短、宽窄和薄厚（图2-9）。舌外肌起自舌周围的骨，止于舌内。主要有：①颏舌肌（genioglossus）起自下颌骨体内面中线两旁的颏棘，呈扇形止于舌中隔的两侧。两侧颏舌肌同时收缩，使舌伸向前下方（吐舌）；单侧收缩时，可使舌尖伸向对侧。如一侧颏舌肌瘫痪，患者伸舌时，舌尖歪向患侧。②舌骨舌肌起自舌骨大角，在颏舌肌外侧止于舌侧缘后部，收缩时可使舌缩回后下。③茎突舌肌起自茎突，斜向前下方，止于舌骨舌肌外面的舌腱膜，收缩时使舌向后上。

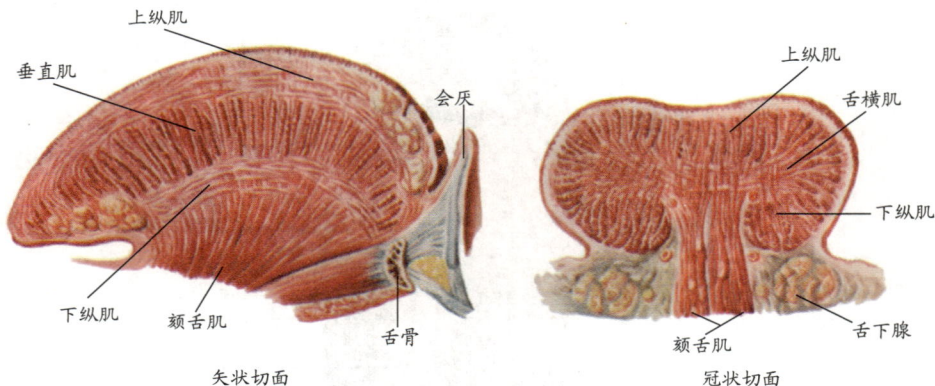

图2-9　舌内肌

4. 唾液腺（salivary gland）　分泌唾液，有湿润口腔、杀菌和初步消化淀粉的功能。在口腔周围的唾液腺，有大、小两种。小唾液腺有唇腺、颊腺、舌腺、腭腺等，大唾液腺有3对，即腮腺、下颌下腺和舌下腺（图2-10）。

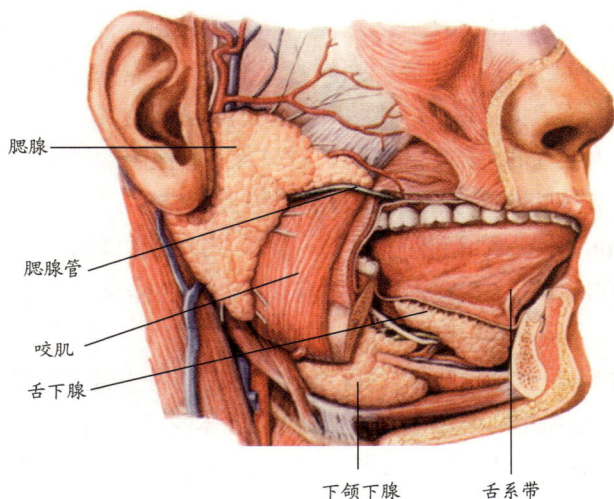

图 2-10 大唾液腺

（1）腮腺（parotid gland）最大，位于耳郭的前下方和下颌后窝内，浅部呈三角形。腮腺管由腮腺的前缘发出，在颧弓下一横指处沿咬肌表面前行，至咬肌前缘处呈直角转向内侧，穿过颊肌，开口于平对上颌第 2 磨牙牙冠的腮腺管乳头。小儿麻疹的早期，可在腮腺管开口处出现灰白色的斑。

（2）下颌下腺（submandibular gland）呈卵圆形，位于下颌骨体与二腹肌前、后腹围成的下颌下三角内，其导管自腺的内侧面发出，开口于舌下阜。

（3）舌下腺（sublingual gland）最小，呈长杏核状，位于舌下襞的深面。舌下腺大管有 1 条，与下颌下腺管共同开口于舌下阜，舌下腺小管有 5 ～ 15 条，直接开口于舌下襞。

（二）咽

咽（pharynx）是消化道和呼吸道的共用管道，为一漏斗形肌性管道。其上端附着于颅底，下端在第 6 颈椎体下缘与食管相续。咽后壁位于第 1 ～ 6 颈椎前方，两侧与颈部大血管毗邻。咽后壁和咽侧壁完整；其前壁不完整，自上而下经鼻后孔、咽峡和喉口分别与鼻腔、口腔和喉腔相通。咽以软腭下缘和会厌上缘分为 3 部（图 2-11、图 2-12）。

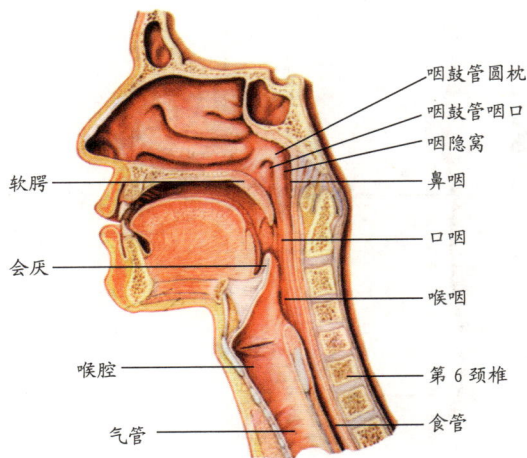

图 2-11 头和颈部正中矢状面

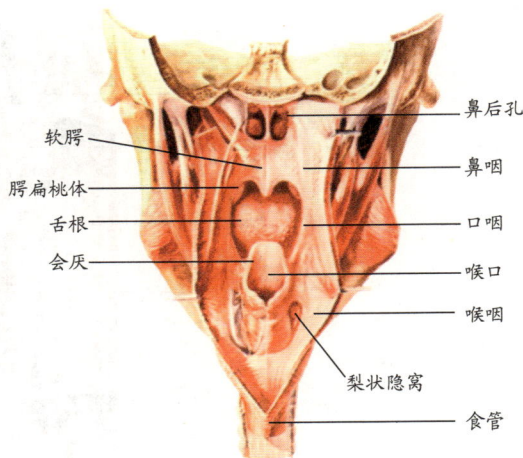

图 2-12 咽腔（后壁切开）

1.鼻咽（nasopharynx） 是咽腔最宽大的部分，其上壁即咽顶，附着于蝶骨体下方的咽结节。鼻咽后壁内有咽扁桃体，也称腺样体，为淋巴组织，儿童时期较发达，如经常受到感染可引起腺样体肥大而影响呼吸，熟睡时出现张口呼吸。腺样体从 6 ～ 7 岁后开始逐渐萎缩，10 岁后几乎完全退化。鼻咽侧壁上有一弓形隆起，称咽鼓管圆枕，其后方的纵行凹陷称咽隐窝，恰位于颅底破裂孔下方，是鼻咽癌的好发部位，故鼻咽癌可经破裂孔向上转移至颅腔。咽鼓管圆枕的前下是中耳咽鼓管在鼻咽侧壁上的开口，称咽鼓管咽口。咽鼓管咽口周围的黏膜内有称为咽鼓管扁桃体的淋巴组织。

2. 口咽（oropharynx）　为咽腔的中部，位于腭帆游离缘与会厌上缘平面之间，向前经咽峡与口腔相通。其前壁主要为舌根后部，有一呈矢状位的黏膜皱襞连于舌根后部正中与会厌之间，称舌会厌正中襞，该襞两侧的浅凹称会厌谷（epiglottic vallecula），异物易停留于此。在口咽外侧壁的腭舌弓与腭咽弓之间有一凹窝，称扁桃体窝（tonsillar fossa），窝内容纳腭扁桃体。扁桃体窝的上部未被扁桃体充满的间隙称扁桃体上窝，也易滞留异物。

腭扁桃体（palatine tonsil）是一对扁卵圆形的淋巴上皮器官，内侧面由黏膜覆盖，并有 10 ~ 20 个深陷的小凹，称扁桃体小窝，细菌可在小窝内滞留繁殖，导致扁桃体的炎症。扁桃体炎时，常有脓液滞留于此。扁桃体的外侧面贴附于口咽的侧壁，其外侧面及前后两侧面均被结缔组织构成的扁桃体囊包绕，该囊与咽壁肌之间仅以疏松结缔组织相连，故手术时易于剥离。

咽淋巴环或称 Waldeyer 环，是由咽后上方的咽扁桃体、两侧的咽鼓管扁桃体、腭扁桃体及前下方的舌扁桃体共同围成的淋巴组织环，对呼吸道和消化道具有防御功能。

3. 喉咽（laryngopharynx）　为咽下部最狭窄的部分，位于会厌上缘与第 6 颈椎下缘平面之间，向前借喉口与喉腔相通。在喉口的两侧各有一个深凹，称梨状隐窝（piriform recess），是异物易于滞留的部位。

咽肌是构成咽壁的主要结构，为骨骼肌。由咽缩肌和咽提肌组成。咽缩肌主要由斜行的咽上缩肌、咽中缩肌和咽下缩肌 3 部分构成，各咽缩肌自上而下依次呈叠瓦状，肌纤维环包绕咽侧壁和后壁，止于后壁中线处的咽缝；咽提肌插入咽上、中缩肌之间。

当吞咽时，各咽缩肌由上而下依次收缩，将食团推入食管。咽提肌收缩，上提咽、喉，迫使舌根后压，会厌下盖，封闭喉口，保护性地防止食物等误入喉和气管，食团经会厌后方，通过喉咽进入食管。

（三）食管

食管（esophagus）为一前后扁平的肌性管道，其管腔在横断面上呈横裂状，仅在食物通过时前、后壁暂时分开。食管上端平第 6 颈椎体下缘处接咽，下端与贲门相接，成人全长约为 25 cm。依其行程可分为颈、胸、腹 3 部分（图 2-13）。

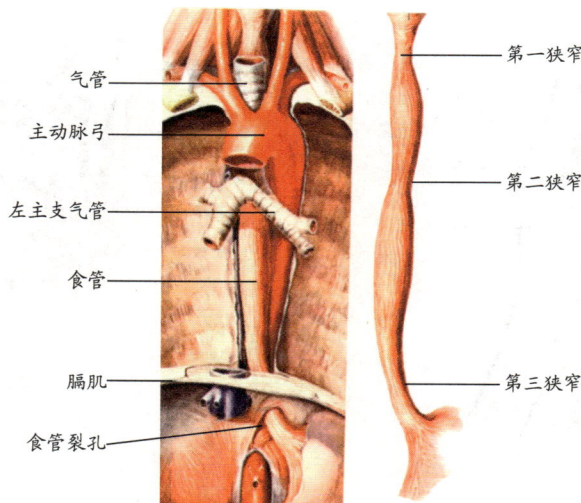

图 2-13　食管的位置及其 3 个狭窄

1. 颈部　是食管在第 6 颈椎体下缘至胸骨颈静脉切迹平面之间的部分，前邻气管，后邻第 7 颈椎及第 1、2 胸椎体。

2.**胸部**　最长，自胸骨颈静脉切迹平面至膈的食管裂孔，长约 18 ～ 20 cm。食管胸部上段位于气管与脊柱之间，偏左，下段在左心房后方向左下斜越胸主动脉前方，至第 10 胸椎水平穿膈的食管裂孔入腹腔。

3.**腹部**　最短，仅长 1 ～ 2 cm，自膈的食管裂孔至胃的贲门。

食管全长并不垂直，在矢状面上有一与脊柱胸曲一致的较大弯曲，冠状面上在领根部和食管下段分别偏向左侧。食管全长粗细不等，有 3 处生理性狭窄：第一狭窄位于与咽相接处，距上颌中切牙约 15 cm；第二狭窄位于与左主支气管交叉处，约在第 4、5 胸椎椎间盘水平，距上颌中切牙约 25 cm；第三狭窄位于食管穿膈肌处，距上颌中切牙约 40 cm。这些狭窄处是食物易滞留的部位。

食管壁具有消化管壁典型的四层结构，即黏膜、黏膜下层、肌层和外膜。食管壁的肌层主要分为内环与外纵两层。上 1/3 段为骨骼肌，下 1/3 段为平滑肌，中 1/3 段则两者兼有。

（四）胃

胃（stomach）是消化管中最膨大的部分，呈囊袋状，是一前后略扁的囊状器官。胃在中等充盈状态下，大部分位于左季肋区，小部分位于腹上区。胃的贲门上连食管，胃的幽门下接十二指肠，具有分泌胃液、容纳和消化食物的作用，还具有内分泌功能。成年人胃的容量约为 1500 mL。

胃分为贲门部、胃底、胃体和幽门部 4 部分。贲门位于第 11 胸椎锥体左侧，近贲门的部分称贲门部；高于贲门切迹平面的部分称胃底；胃的大部分称为胃体；幽门位于第一腰椎椎体右侧附近，靠近幽门的部分称幽门部，又称胃窦。幽门部的左侧部称幽门窦，右侧部呈管状称幽门管。在胃小弯侧，胃体和幽门部以角切迹分界，胃其余各部在胃表面无明显分界线。

胃有前、后两壁，大、小两弯和上、下两口。胃小弯为胃较短的右缘，凹向右上方，其最低处称角切迹。胃大弯是胃较长的左缘，大部分凸向左下方，胃大弯与食管相接处的凹陷称贲门切迹。胃的上口即入口，与食管相接，称贲门；胃的下口即出口，与十二指肠相接，称幽门。在胃幽门处，胃壁环形平滑肌局部增厚形成幽门括约肌，有控制胃内容物向十二指肠排放的作用。表面的环形浅沟即为胃与十二指肠的分界标志，活体上幽门前静脉是确认幽门位置的重要标志（图 2-14）。

胃前壁的右侧与肝左叶毗邻，左侧被膈和肋弓遮掩，仅小部分在剑突下与腹前壁相贴；胃后壁与左肾、左肾上腺、胰、脾等毗邻。

胃壁由黏膜层、黏膜下层、肌层和外膜组成。胃的黏膜层和黏膜下层在胃的腔面形成许多黏膜皱襞。胃的肌层为平滑肌，外层纵行，中层环形，内层斜行。胃的外膜为浆膜（图 2-15）。

需要注意的是，胃的位置和形态与胃的充盈度、胃壁的张力和体型密切相关，例如，胃壁张力低下或瘦长体型者，胃的位置较低。

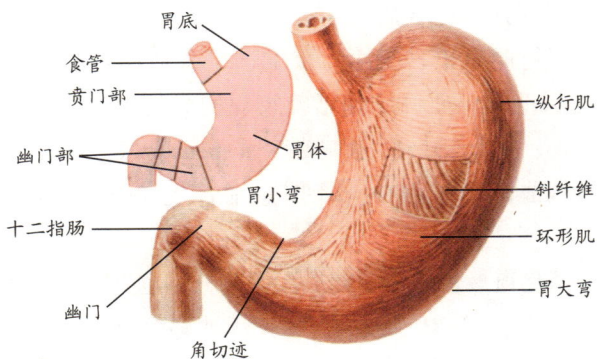

图 2-14　胃的形态、分部、肌层

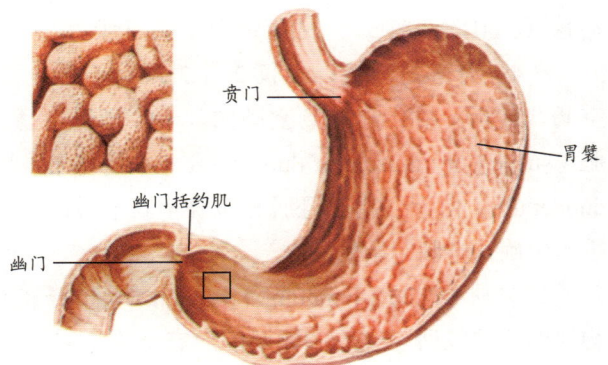

图 2-15　胃的黏膜

（五）小肠

小肠（small intestine）是消化管最长的一段，在成人活体拉直后为 5 ～ 7 m，是食物消化、吸收的主要部位，并具有某些内分泌功能，上端起于胃幽门，下端连续于盲肠，分为十二指肠、空肠和回肠 3 部分。

1. **十二指肠（duodenum）**　是小肠 3 部分中长度最短、管径最大、位置最深且最为固定的部分，成人全长约 25 cm，其长度因与十二根手指并列的宽度相当而得名。十二指肠除始、末两端被腹膜包裹，并且较为活动之外，其余大部分均被腹膜覆盖而固定于腹后壁，为腹膜外位器官。十二指肠既接受胃液，又接受胰液和胆汁，所以十二指肠的消化功能十分重要。十二指肠呈"C"形环绕胰头，通常可分为 4 部（图 2-16）。

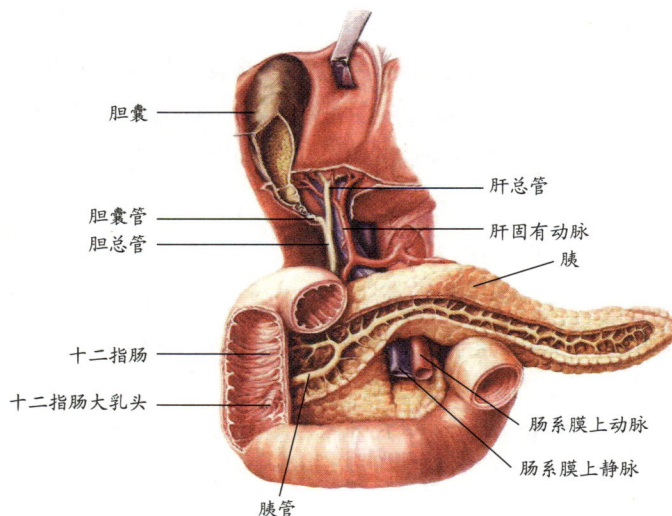

图 2-16　胆总管、十二指肠分部、胰腺

（1）上部：长约 5 cm，起自胃的幽门，自幽门向右、后、上至胆囊颈附近急转向下续为降部。上部和降部交界处称为十二指肠上曲。十二指肠上部与幽门相接的起始段腔大、壁薄，黏膜光滑无皱襞，外形近似球形，长约 2.5 cm，称为十二指肠球，为十二指肠溃疡的好发部位。

（2）降部：在第 1～3 腰椎右侧贴近右肾内侧缘前面下降，约在第 3 腰椎平面转向左侧续为水平部，转折处称为十二指肠下曲。其后内侧壁上有一纵行皱襞，称十二指肠纵襞，其深面为肝胰壶腹。十二指肠纵襞下端的乳头状隆起称十二指肠大乳头，距离中切牙约 75 cm，是肝胰壶腹的开口处。部分人在十二指肠大乳头上方约 2 cm 处还可见一小乳头，为副胰管的开口。

（3）水平部：长约 10 cm，起自十二指肠下曲，自右向左横行跨过下腔静脉及第 3 腰椎，在第 3 腰椎左侧转向左上移行为升部。临床上将上部、降部、水平部呈"C"字形部位称为十二指肠窗。肠系膜上动静脉在此部前方下行，在某些情况下，如过度消瘦，肠系膜上动脉与腹主动脉的夹角过小，肠系膜上动脉可压迫此部造成十二指肠梗阻，临床上称为肠系膜上动脉压迫综合征。

（4）升部：较短，长仅 2～3 cm，自第 3 腰椎左侧行向左上，至第 2 腰椎水平急转向前下续为空肠，转折处称十二指肠空肠曲。十二指肠空肠曲的上后壁被由肌纤维和结缔组织构成的十二指肠悬肌（suspensory muscle of duodenum）固定于右侧膈肌脚上。十二指肠悬韧带（suspensory ligament of duodenum）由十二指肠悬肌和包绕于其下段的腹膜皱襞构成，又称为 Treitz 韧带。临床上 Treitz 韧带是手术中确认空肠起始的标志。

2. **空肠和回肠（jejunum and ileum）**　空肠和回肠是消化道最长、活动度最大的部分，也是吸收营养物质的主要场所。空肠和回肠的形态结构不完全一致，且变化是逐渐过渡的，因此无明显分界。一般将小肠的前 2/5 称为空肠，后 3/5 称为回肠。空肠主要位于左上腹，回肠位于右下腹。空、回肠在腹腔内反复迂曲，形成大量的肠袢。由于空、回肠仅在左、右侧和上方被大肠包绕，故部分回肠袢可向下降入盆腔。

空、回肠壁具有消化道典型的 4 层结构，即黏膜层、黏膜下层、肌层和外膜。空、回肠黏膜层和黏膜下层在肠腔面形成大量环形皱襞。环形皱襞的形成大大扩大了黏膜的面积，有利于营养物质的消化吸收。

空肠管径较回肠粗，管壁较回肠厚，黏膜的环形皱襞也较回肠的高而密。空肠的血供较回肠丰富，因此，在活体上颜色较红。在空、回肠黏膜内散在分布有由淋巴细胞集团构成的孤立淋巴滤泡。在回肠还分布有由多个孤立淋巴滤泡集聚而成的集合淋巴滤泡。集合淋巴滤泡呈卵圆形，位于回肠的小肠系膜附着缘的对侧（对系膜缘），其长轴与肠管长轴一致，又称Peyer斑。伤寒时，Peyer斑处容易出现肠穿孔（图2-17）。

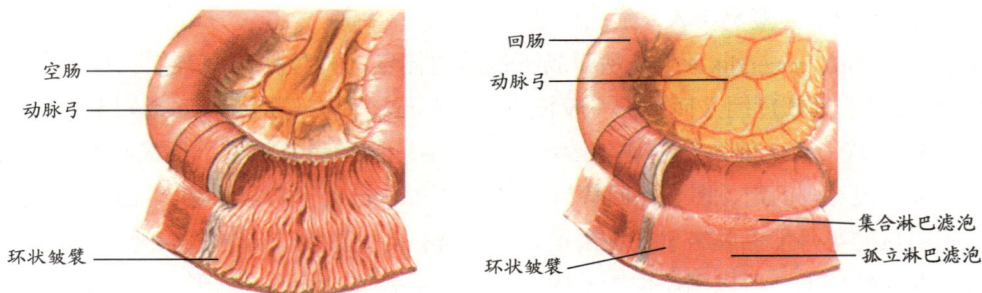

图 2-17 空肠和回肠

大约有2%的成人，在距回肠末端0.3～1.0 m的范围内，可见到回肠壁对系膜侧形成一2～5 cm的囊状凸起，自肠腔壁向外突出，称之为Meckel憩室，为胚胎时期的卵黄管未完全退化所形成的残留，此处容易发生炎症甚至穿孔，该憩室发生炎症时易与阑尾炎混淆，应注意鉴别诊断。

（六）大肠

大肠（large intestine）是消化管的下段，在成人全长约1.5 m，全程围绕于空、回肠的周围，可分为盲肠、阑尾、结肠、直肠和肛管5部分（图2-18、图2-19）。大肠的主要功能为吸收水分、维生素和无机盐，并将食物残渣形成粪便，排到体外。

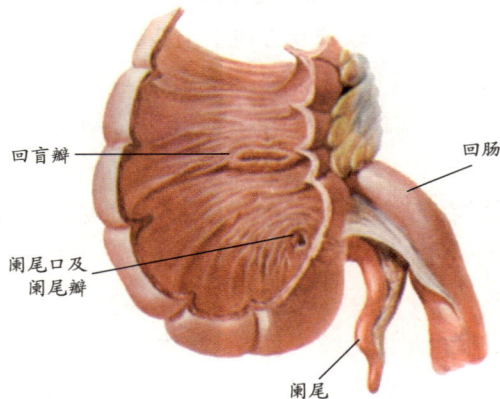

图 2-18 盲肠和阑尾

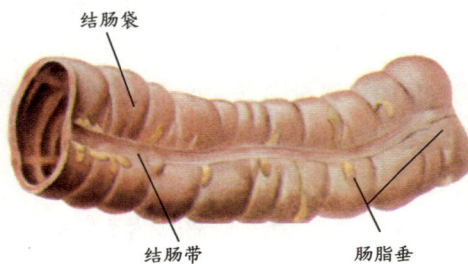

图 2-19 结肠的外部结构

除直肠、肛管和阑尾外，从外形上，结肠和盲肠具有三种特征性结构，即结肠带、结肠袋和肠脂垂。结肠带（colic band）由肠壁的纵行肌增厚所形成，沿大肠的纵轴平行排列，分为独立带、网膜带和系膜带3条，均会聚于阑尾根部。阑尾手术中，常沿着这3条带追寻阑尾。结肠袋（haustrum of colon）是肠壁由横沟隔开并向外膨出的囊状凸起，这是由于结肠带短于肠管的长度使肠管皱缩所形成。肠脂垂（epiploic appendice）是沿结肠带两侧分布的许多小凸起，由浆膜和其所包含的脂肪组织形成。在正常情况下，大肠管径较大，肠壁较薄，但在疾病情况下可有较大变化。因此在腹部手术中，鉴别大、小肠主要依据大肠的上述三个特征。

1. 盲肠（cecum） 是大肠的起始部，长约6～8 cm，其下端为盲端，上续升结肠，左侧与回肠相连接。回肠末端向盲肠的开口，称回盲口（ileocecal orifice）。此处肠壁内的环形肌增厚，并覆以黏膜而形成上、下两片半月形的皱襞称回盲瓣（ileocecal valve），此瓣的作用为阻止小肠内容物过快地流入大肠，以便食物在小肠内充分消化吸收，并可防止盲肠内容物逆流回小肠。在回盲口下方约2 cm处，有阑尾的开口。

盲肠位于右髂窝内，其体表投影在腹股沟韧带外侧半的上方。但在胚胎发育过程中，由于肠管旋转异常，可出现异位盲肠，既可高达髂嵴以上，也可低至骨盆腔内，甚至出现于腹腔左侧。

一般情况下，盲肠属于腹膜内位器官，其各面均有腹膜被覆，因无系膜或仅有短小系膜，故其位置相对较固定。少数人在胚胎发育过程中，由于升结肠系膜不同程度保留，使升结肠、盲肠具有较大的活动范围，称移动性盲肠。这种情况可导致肠扭转的发生。另外，由于结肠系膜过长，在盲肠和升结肠后面，形成较深的盲肠后隐窝，小肠易突入，形成盲肠后疝。

2. 阑尾（vermiform appendix） 是从盲肠下端后内侧壁向外延伸的一条蠕虫样器官（vermiform 即"蠕虫样"的意思）。其长度因人而异，一般长约 6 ~ 8 cm，偶有长达 20 cm 或短至 1 cm 者。成人阑尾的管径多在 0.5 ~ 1.0 cm 之间，并随着年龄增长而缩小，易为粪石阻塞，形成阻塞性阑尾炎。阑尾阙如极为罕见。阑尾根部较固定，多数在回盲口的后下方约 2 cm 处开口于盲肠，此口为阑尾口。阑尾口的下缘有一条不明显的半月形黏膜皱襞，称阑尾瓣，该瓣有防止粪块或异物坠入阑尾腔的作用。阑尾尖端为游离盲端，游动性较大，所以阑尾位置不固定。阑尾系膜呈三角形或扇形，内含血管、神经、淋巴管及淋巴结等，由于阑尾系膜游离缘短于阑尾本身，致使阑尾呈钩形、"§"形或卷曲状等不同程度的弯曲，这些都是易使阑尾发炎的形态基础。

阑尾的位置，主要取定于盲肠的位置，因此，通常阑尾与盲肠一起位于右髂窝内，少数情况可随盲肠位置变化而出现异位阑尾。尽管阑尾根部与盲肠的位置关系比较固定，但由于阑尾体和尖游动性较大，因此阑尾在右髂窝内，与回盲部的位置关系有多种，即可在回肠下、盲肠后、盲肠下、回肠前及回肠后位等。根据国内体质调查资料，阑尾以回肠下位和盲肠后位较多见。盲肠后位阑尾，多数位于盲肠后壁与腹后壁腹膜之间，少数位于腹后壁腹膜之外。由于阑尾位置差异较大，毗邻关系各异，故阑尾发炎时可能出现不同的症状和体征，这给阑尾炎的诊断和治疗增加了复杂性。阑尾位置变化较多，由于 3 条结肠带会聚于阑尾根部，其中独立带更明显，临床工作中常沿该结肠带向下追踪，直至找到阑尾根部，这是寻找阑尾的一种可靠方法。

此外，人不同的生理状态也会影响阑尾的位置，例如女性妊娠后期，盲肠后位阑尾可被推移至肝脏下方，此时称高位阑尾。

阑尾根部的体表投影点，通常在右髂前上棘与脐连线的中、外 1/3 交点处，该点称麦氏点（McBurney 点）。麦氏点压痛、反跳痛是确诊阑尾炎最重要的指征。但由于阑尾的位置常有变化，对右下腹部的局限性压痛点更有诊断意义。

3. 结肠（colon） 在右侧髂窝续于盲肠，并在第 3 骶椎平面延续为直肠，整体呈"M"形，包绕于空、回肠周围。结肠分为升结肠、横结肠、降结肠和乙状结肠 4 部分。结肠的直径自起端 6 cm，逐渐递减为乙状结肠末端的 2.5 cm，这是结肠腔最狭窄的部位（图 2-20）。

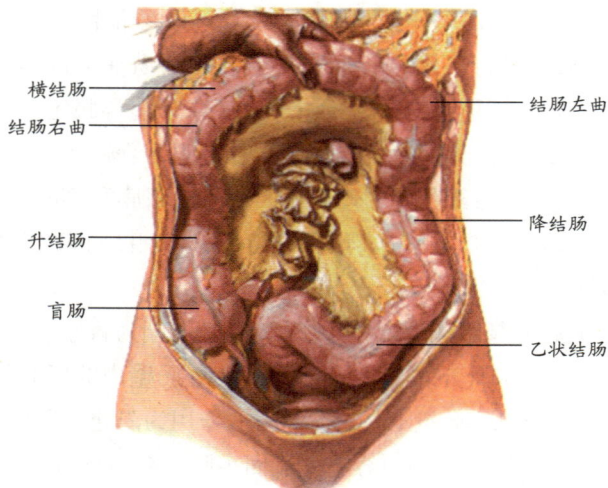

图 2-20 结肠

（1）升结肠（ascending colon）：长约 15 cm，右侧髂窝处起自盲肠，沿腰方肌、右侧肾脏前面上升，至肝右叶下面转向左前下方延续为横结肠，转折处为结肠右曲（right colic flexure）（或称肝曲）。升结肠借结缔组织贴附于腹后壁，活动性甚小，属于间位器官。

（2）横结肠（transverse colon）：长约 50 cm，起自结肠右曲，先行向左前下方，后略转向左后上方，形成一个略向下垂的弓形弯曲。左至脾的下端折向下形成结肠左曲（left colic flexure）（或称脾曲），并移行为降结肠。结肠脾曲较肝曲位置高。横结肠属于腹膜内位器官，横结肠由横结肠系膜连于腹后壁，活动度较大，其两端较固定，中间部下垂因生理状态和个体差异而不同，可垂至脐或低于脐水平。

（3）降结肠（descending colon）：长约 20 cm，起自结肠左曲，沿左肾外侧缘和腰方肌前面下降，至左髂嵴处移行为乙状结肠。降结肠一般不储留内容物，管径较细而管壁较厚。降结肠属于腹膜间位器官，借结缔组织贴附于腹后壁，活动性很小。

（4）乙状结肠（sigmoid colon）：长约 45 cm，平左髂嵴处起自降结肠，呈"乙"字形弯曲，向下进入盆腔，至第 3 骶椎体平面延续为直肠。乙状结肠由乙状结肠系膜连于腹、盆腔左后壁，全程呈"乙"字状弯曲，属于腹膜内位器官，活动度较大，是肠扭转的好发部位。同时乙状结肠也是憩室、肿瘤的好发部位。空虚时其前面常被小肠袢遮盖，充盈时在左髂窝处可触及。

4. 直肠（rectum） 是消化管的位于盆腔下部的一段，长 10 ~ 14 cm，位于盆腔的后部，骶、尾骨的前方。其上端在第 3 骶椎平面与乙状结肠相接，沿骶骨和尾骨前面下行，穿过盆膈移行为肛管。直肠并不直，在矢状面上有两个弯曲，即直肠骶曲和直肠会阴曲（图 2-21）。直肠骶曲（sacral flexure of rectum）是直肠在骶、尾骨前面下降，形成凸向后方的弯曲；直肠会阴曲（perineal flexure of rectum）是直肠绕过尾骨尖形成凸向前方的弯曲。在冠状面上也有三个凸向侧方的弯曲，但不恒定，一般中间较大的一个凸向左侧，上、下两个凸向右侧。当临床进行直肠镜或乙状结肠镜检查，或者外科手术中进行直肠结肠吻合置入管型吻合器时，应顺应这些弯曲，以免损伤患者的肠壁。

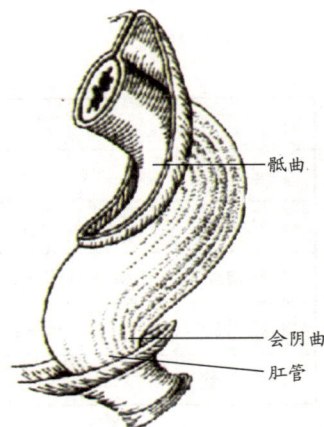

图 2-21 直肠和肛管

直肠上端与乙状结肠交接处管径较细，向下肠腔显著扩大称直肠壶腹（ampulla of rectum）。直肠壁内面有三条直肠横襞（transverse fold of rectum），由黏膜及环形肌构成，具有阻挡粪便下移的作用。最上方的直肠横襞接近直肠与乙状结肠交界处，位于直肠左壁，距肛门约 11 cm，偶见部分人群该襞环绕肠腔一周，可造成不同程度的肠腔狭窄；中间的直肠横襞最大且明显，位置最恒定，位于直肠右前壁，距肛门约 7 cm，相当于直肠前壁腹膜反折的位置，因其位置恒定，在直肠检查中常以此襞为参照物；最下方的直肠横襞距离肛门约 5 cm，位置不恒定，多位于直肠左侧襞上，当直肠充盈时该襞常消失。

5. 肛管（anal canal） 为盆膈以下的消化管，分外科学肛管和解剖学肛管。上界为直肠，穿过盆膈的平面（肛管直肠环平面），下界为肛缘，长约 4 cm，称为外科学肛管。解剖学肛管上界为齿状线，下界为肛缘。肛缘是指肛管和会阴部皮肤交界的位置，是肛管上皮和正常皮肤上皮形成的区域，色素较多且颜色较深，直立位时肛管最低平面。

肛管被肛门内、外括约肌所包绕，平时处于收缩状态，起控制排便的作用。

肛管内面有 6 ~ 10 条纵行的黏膜皱襞，称肛柱（anal column），儿童时期更清楚，成年时期则不明显，内有血管和纵行肌。相邻肛柱下端彼此借半月形黏膜皱襞相连，皱襞称肛瓣（anal valve）。相邻的两个肛柱下端连同它们中间的肛瓣形成开口向上的隐窝，称肛窦（anal sinus），窦深 3 ~ 5 mm，其底部有肛窦腺的开口。粪屑可积存于肛窦内，诱发局部感染后可导致肛窦炎，严重者可导致肛门周围胀肿或肛瘘等。

通常将各肛柱上端的连线称为肛直肠线（anorectal line），即直肠与肛管的分界线；将连接各肛柱下端与各肛瓣边缘的锯齿状环形线称为齿状线（dentate line）。

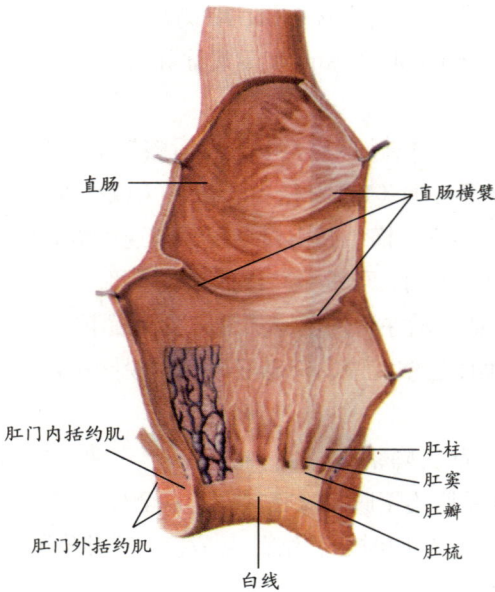

图 2-22　直肠和肛管腔面的形态

齿状线下方至肛缘有一宽约 1 cm 的环状区域，称肛梳（anal pecten），或称痔环（hemorrhoidal ring），表面光滑，因其深层有静脉丛，故呈浅蓝色。肛梳下缘有一不甚明显的环形线，称白线（white line），或称 Hilton 线，肛诊时可触知此处为一环形浅沟即括约肌间沟，即肛门内括约肌下缘和肛门外括约肌皮下部之间的沟（图 2-22）。肛门（anus）是肛管的下口，为一前后纵行的裂孔。肛门周围皮肤富有色素，呈暗褐色，成年男子肛门周围长有阴毛，并有汗腺（肛周腺）和丰富的皮脂腺。

齿状线以上肛管由内胚层的泄殖腔演化而来，其内表面为黏膜，黏膜上皮为单层柱状上皮，癌变时为腺癌；齿状线以下肛管由外胚层的原肛演化而来，其内表面为皮肤，被覆上皮为复层扁平上皮，癌变时为鳞状细胞癌。此外，齿状线上、下部分的肠管在动脉来源、静脉回流、淋巴引流以及神经分布等方面都不相同（表 2-1）。

表 2-1　肛管齿状线上下部的比较

	齿状线以上	齿状线以下
覆盖上皮	单层柱状上皮	复层扁平上皮
动脉来源	直肠上、下动脉	肛门动脉
静脉回流	直肠上静脉→肠系膜下静脉→脾静脉→肝门静脉	肛门静脉→阴部内静脉→髂内静脉→髂总静脉→下腔静脉
淋巴引流	肠系膜下淋巴结和髂内淋巴结	腹股沟浅淋巴结
神经分布	内脏神经	躯体神经

肛梳部的皮下组织和肛柱部的黏膜下层内含有丰富的静脉丛，有时可因某种病理原因而形成静脉曲张，向肛管腔内突起形成痔。根据痔和齿状线的位置关系分成内痔、外痔、混合痔，齿状线以上的痔称内痔，齿状线以下的痔称外痔，骑跨于齿状线的痔称混合痔。

肛管周围有肛门内、外括约肌和肛提肌等。肛门外括约肌（external anal sphincter）为骨骼肌管，位于肛管平滑肌层之外，围绕整个肛管。肛门外括约肌受意识支配，有较强的控制排便功能。肛门内括约肌（internal anal sphincter）是由肠壁环行肌增厚形成的平滑肌管，环绕肛管上 3/4 段，从肛管直肠交界向下延伸到白线，故白线是肛门内括约肌下界的标志。肛门内括约肌有协助排便，维持肛管静息压的作用，但无括约肛门的作用。直肠壁的纵行肌与肛提肌一起形成纤维性隔，分隔肛门内、外括约肌，向下分散止于肛缘皮肤。

肛门外括约肌可分为皮下部、浅部和深部。皮下部（subcutaneous part）位于内括约肌下缘和外括约肌浅部的下方，为围绕肛管下端的环形肌束，在肛门口附近和白线下方位于皮肤深层，如此部纤维被切断，不会产生大便失禁。浅部（superficial part）位于皮下部颅侧，为环绕内括约肌下部的椭圆形肌束，前后分别附着于会阴中心腱和尾骨尖。这是外括约肌附着于骨的唯一部分。深部（deep part）位于浅部颅侧，为环绕内括约肌上部的较厚环形肌束。浅部和深部是控制排便的重要肌束。

肛门外括约肌的浅部和深部，直肠下份的纵行肌、肛门内括约肌以及部分肛提肌等，共同构成一围绕肛管的强大肌环称肛管直肠环，此环对肛管起着极重要的括约作用，肛周疾病的外科手术应保护好肛直环的完整性，以免排便失禁。

二、消化腺

消化腺（digestive gland）属于外分泌腺，可分为小消化腺和大消化腺两大类。分泌的消化液经导管排入消化管腔，参与食物的消化和营养物质的吸收。小消化腺广泛分布于消化管壁的黏膜层和黏膜下层，数量极多，仅镜下可见，如唇腺、颊腺、胃腺和肠腺等；大消化腺是位置固定、形态独特的腺体，包括唾液腺、肝和胰腺。

小消化腺请参见"组织胚胎学"，唾液腺已在本章第一节叙述，本节仅介绍肝脏和胰腺。

（一）肝脏

肝（liver）是人体内最大的消化腺，也是人体最大的实质性器官，肝脏血液供应十分丰富，因此活体呈棕红色，质地柔软而脆，极易受外力冲击而破裂，出现腹腔大出血。国人成年男性的肝重1154～1447 g，女性为1028～1379 g，约占体重的1/50～1/40。胎儿和新生儿的肝相对较大，体积可占腹腔容积的一半，重量可达体重的1/20。肝的长（左右径）× 宽（上下径）× 厚（前后径）约为258 mm×152 mm×58 mm。

肝具有分泌胆汁、参与机体新陈代谢、储存糖原、解毒、吞噬、防御等功能，在胚胎时期尚有造血功能。

1. 肝的形态　肝大致呈楔形，分上、下两面，前、后、左、右四缘。本书按隔面、脏面（图2-23），第一肝门、第二肝门、第三肝门分别叙述。

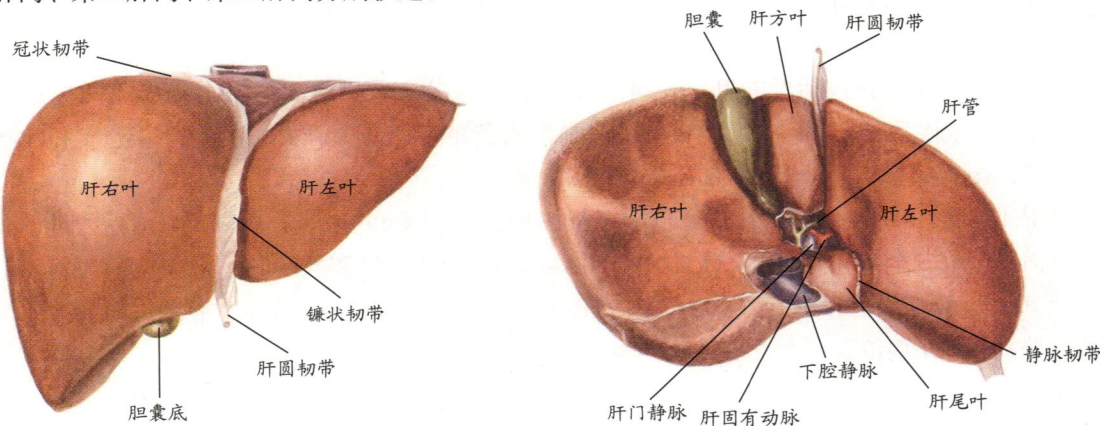

图2-23　肝的隔面、脏面

（1）隔面（diaphragmatic surface）：肝的上面隆凸，与膈接触。肝膈面上有镰状韧带和冠状韧带附着，镰状韧带（falciform ligament）呈矢状位，肝脏被镰状韧带分为大而厚的肝右叶（right lobe of liver）和小而薄的肝左叶（left lobe of liver）。冠状韧带（coronary ligament）呈冠状位，分前、后两层。膈面后部冠状韧带两层之间没有腹膜被覆的部分称裸区（bare area），裸区的左侧部分有一较宽的沟，称为腔静脉沟，内有下腔静脉通过。

（2）脏面（visceral surface）：肝下面凹凸不平，邻接一些腹腔器官如胃、十二指肠、结肠、肾脏等。

（3）第一肝门（the first porta hepatis）：脏面中部有略呈"H"形的三条沟，其中间的横沟称肝门（porta hepatis），位于脏面正中，有肝左、右管，肝固有动脉左、右支，肝门静脉左、右支和神经、淋巴管出入。出入肝门的这些结构被结缔组织包绕，构成肝蒂。左侧的纵沟较窄而深，沟的前部称肝圆韧带裂（fissure for ligamentum teres hepatis），有肝圆韧带通过。肝圆韧带（ligamentum teres hepatis）由胎儿时期的脐静脉闭锁而成，经肝镰状韧带的游离缘内行至脐。沟的后部称静脉韧带裂（fissure for ligamentum venosum），容纳静脉韧带。静脉韧带（ligamentum venosum）由胎儿时期的静脉导管闭锁而成。

（4）第二肝门（the second porta hepatis）：右侧的纵沟比左侧的宽而浅，沟的前部为一浅窝，容纳胆囊，故称胆囊窝（fossa for gallbladder）；后部为腔静脉沟（sulcus for vena cava），容纳下腔静脉。腔静沟向后上伸入膈面，此沟与胆囊窝虽不相连，但可视为肝门右侧的纵沟。在腔静脉沟的上端处有肝左、中、右静脉，出肝后立即注入下腔静脉。

（5）第三肝门（the third porta hepatis）：在腔静脉沟下部，有若干条静脉系统的小静脉注入下腔静脉，如来自右半肝脏面的肝右静脉和肝尾状叶静脉。

2. 肝的位置和毗邻　肝的大部分位于右季肋区和腹上区，小部分位于左季肋区。成人的肝大部分被胸壁遮挡。仅有小部分在左、右肋弓之间露出于剑突下方，可经腹前壁触及。腹上区和右季肋区遭受暴力打击或肋骨骨折时，均可能导致肝破裂，而出现腹腔大出血。

（1）肝的位置。肝上界与膈穹窿一致。在右腋中线平第7肋，到右锁骨中线处与第5肋相交，至前正中线平剑胸结合，在左锁骨中线稍内侧平第5肋间隙。

肝下界右侧与右肋弓大体一致，在前正中线上超出剑突下方约3 cm，左侧被左肋骨弓遮挡。通常，在成人右肋弓下方如能触及肝的下线，可考虑肝肿大。但在新生儿和婴幼儿中，肝的体积相对较大，其下缘比右肋弓低约2 cm，属于正常情况。由于肝借镰状韧带和冠状韧带连于膈下面和腹前壁，因此，呼吸时，肝可随呼吸运动上下移动。

（2）肝的毗邻器官。肝上面借膈与右肋膈隐窝、右肺和心相邻。肝右叶脓肿时，可侵蚀肝的膈面和膈，波及右胸膜腔和右肺。肝右叶下面，除胆囊窝内有胆囊以外，前面与结肠右曲相接，中部近肝门处邻十二指肠上曲，后部邻右肾和右肾上腺。肝左叶下面与胃前壁相邻，后上部邻食管的腹部。

3. 肝的分叶、分段

（1）肝叶与肝段。肝包括肝右叶、左叶、方叶和尾状叶。肝内有4套管道，形成两个系统，即Glisson系统和肝静脉系统。肝门静脉、肝固有动脉和肝管的各级分支在肝内的走行、分支和配布基本一致，并有Glisson囊包绕，共同组成Glisson系统。

肝段是依据Glisson系统在肝内的分布情况提出的。按照Couinaud肝段划分法，可将肝分为左、右半肝，进而再分成5个叶和8个段（表2-2）。Glisson系统位于肝叶和肝段内，肝静脉系统的各级属支，行于肝段之间，而其主干即肝左、中、右静脉，相应地行于各肝裂中，最后在腔静脉沟的上端即第二肝门处出肝，分别注入下腔静脉。

表2-2　Couinaud肝段

肝							
左半肝				右半肝			
尾状叶（段Ⅰ）	左外叶		左内叶（段Ⅳ）	右前叶		右后叶	
	左外叶上段（段Ⅱ）	左外叶下段（段Ⅲ）		右前叶下段（段Ⅴ）	右前叶上段（段Ⅵ）	右后叶下段（段Ⅶ）	右后叶上段（段Ⅷ）

（2）肝裂和肝段的划分方法。通过对肝内各管道铸型标本的研究，发现肝内有些部位缺少Glisson系统的分布，这些部位称为肝裂（hepatic fissure）。肝裂不但是肝内分叶、分段的标志，而且是肝部分切除的适宜部位。肝内有三个叶间裂，三个段间裂，分述如下。

①正中裂（middle hepatic fissure）：自胆囊切迹中点至腔静脉沟左缘的连线，裂内有肝中静脉走行。正中裂将肝分为左半肝和右半肝。

②左叶间裂（left interlobar fissure）：位于正中裂左侧，从肝圆韧带切迹左侧约1 cm处，至下腔静脉左侧，该裂把肝左叶分为左内叶和左外叶，裂中有肝左静脉走行。

③右叶间裂（right interlobar fissure）：位于正中裂右侧，从肝前缘胆囊切迹中点右侧的肝前缘外、中1/3交界处，斜行至下腔静脉右缘的肝裂，此裂将右半肝分为右前叶和右后叶，裂内有肝右静脉行走。

④左段间裂（left intersegmental fissure）：自肝左静脉汇入下腔静脉处与肝左缘的中上 1/3 交界处连线的平面，此裂将左外叶又分为上段和下段，裂内有肝左静脉走行。

⑤右段间裂（right intersegmental fissure）：又称横裂，从脏面肝门右端至肝右缘中点的连线，将右前、后叶各自划分为上下两段。

⑥背裂（dorsal fissure）：位于尾状叶前方，将尾状叶与左内叶和右前叶分开。它上起自肝左、中、右静脉出肝处（第二肝门），下至第一肝门，在肝上极形成一弧形线。

4. 肝外胆道（extrahepatic biliary passage）　是指肝门外的胆道系统，包括输胆管道（肝左、右管，肝总管和胆总管）和胆囊。肝分泌的胆汁经肝内各级胆管收集，随胆管出肝门，并继续经肝外胆道输送到十二指肠（图 2-24）。胆囊能浓缩和储存胆汁。

（1）胆囊。胆囊分底、体、颈、管 4 部分，胆囊底（fundus of gallbladder）是胆囊凸向前下方的盲端，常在肝前缘的胆囊切迹处露出。当胆汁充满时，胆囊底可贴近腹前壁。胆囊底的体表投影位于右腹直肌外缘或右锁骨中线与右肋弓交点附近。胆囊发炎时，该处可有压痛。胆囊体（body of gallbladder）是胆囊的主体部分，与胆囊底之间无明显界限。胆囊体向后逐渐变细，约在肝门右端附近移行为胆囊颈。胆囊颈（neck of gallbladder）狭细，在肝门右端常以直角起于胆囊体，略作"S"状扭转，即开始向前上方弯曲，继而转向后下方续为胆囊管。胆囊颈与胆囊管相延续处较狭窄。胆囊颈借疏松结缔组织连于肝，胆囊动脉通过该疏松结缔组织分布于胆囊。在胆囊颈的右侧壁常有一突向后下方的小囊，朝向十二指肠，称为 Hartmann 囊，胆囊结石常在此处存留。较大的 Hartmann 囊可与胆囊管产生粘连，手术中分离、结扎切断胆囊管时易将此囊包入而使其受损伤。胆囊管（cystic duct）比胆囊颈稍细，长 3 ~ 4 cm，直径为 0.2 ~ 0.3 cm，在肝十二指肠韧带内与其左侧的肝总管汇合，形成胆总管。

胆囊内面衬以黏膜，其中底和体部的黏膜呈蜂窝状，而衬于颈和管部的黏膜呈螺旋状突入腔内，形成螺旋襞（spiral fold），或称 Heister 瓣，可控制胆汁的流入和流出。有时较大的结石，也常由于螺旋襞的阻碍而嵌顿于此。

胆囊管、肝总管和肝的脏面围成的三角形区域称胆囊三角（或称 Calot 三角），三角内常有胆囊动脉通过，因此该三角是胆囊手术中寻找胆囊动脉的标志。

（2）肝管与肝总管。肝左、右管分别由左、右半肝内的毛细胆管逐渐汇合而成，走出肝门之后即合成肝总管。肝总管（common hepatic duct）长约 3 cm，下行于肝十二指肠韧带内，并在韧带内与胆囊管以锐角结合成胆总管（图 2-25）。

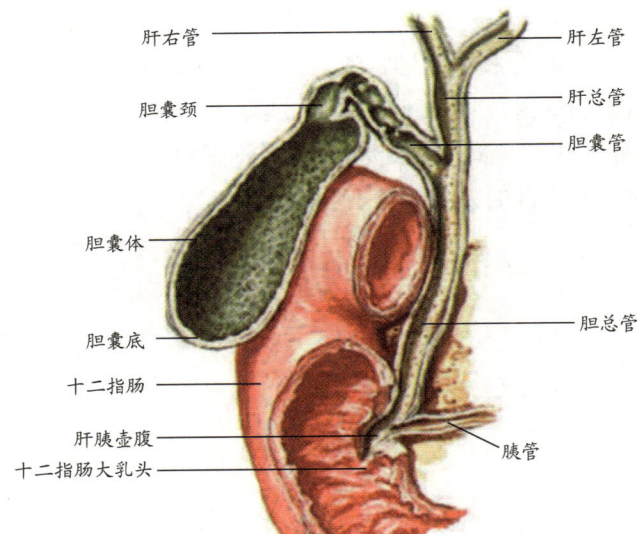

图 2-24　胆囊和肝外胆道

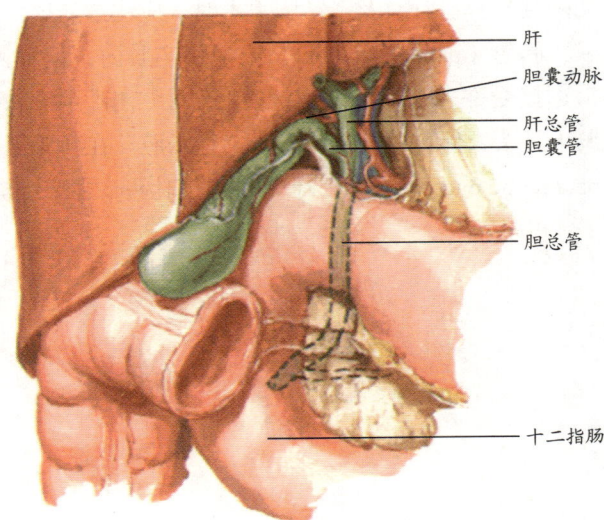

图 2-25　胆道、十二指肠和胰腺

（3）胆总管。胆总管（common bile duct）由肝总管与胆囊管汇合而成，胆总管的长度取决于两者汇合部位的高低，一般长 4～8 cm，直径为 0.6～0.8 cm。若超过 1.0 cm，可视为病理状态。胆总管壁内含有大量的弹性纤维，有一定的舒缩能力，当胆总管下端梗阻时（如胆总管结石或胆道蛔虫症等），管腔可随之扩张到相当粗的程度，甚至达肠管粗细，而不致破裂。胆总管在肝十二指肠韧带内下行于肝固有动脉的右侧、肝门静脉的前方，向下经十二指肠上部的后方，降至胰头后方，再转向十二指肠降部中份，在此处的十二指肠后内侧壁内与胰管汇合，形成一略膨大的共同管道，称肝胰壶腹（hepatopancreatic ampulla）（或称 Vater 壶腹），开口于十二指肠大乳头，少数情况，胆总管未与胰管汇合而单独开口于十二指肠腔。在肝胰壶腹周围有肝胰壶腹括约肌（sphincter of hepatopancreatic ampulla）包绕，在胆总管末段及胰管末段周围亦有少量平滑肌包绕，以上三部分括约肌统称为 Oddi 括约肌。Oddi 括约肌平时保持收缩状态，由肝分泌的胆汁，经肝左管、肝右管、肝总管、胆囊管进入胆囊内贮存。进食后，尤其是高脂肪食物，在神经体液因素调节下，胆囊收缩，Oddi 括约肌舒张，使胆汁自胆囊内经胆囊管、胆总管、肝胰壶腹、十二指肠大乳头，排入十二指肠腔内。

根据胆总管的行程，可将其分为 4 段，即十二指肠上段、十二指肠后段、胰腺段和十二指肠壁段。

（二）胰腺

胰腺是人体第二大消化腺，狭长，呈棱柱状，活体呈灰红色，长约 17～20 cm，可分头、颈、体、尾 4 部分，各部之间无明显界限。头、颈部在腹中线右侧，体、尾部在腹中线左侧。

胰头（head of pancreas）为胰右端膨大的部分，位于第 2 腰椎体的右前方，其上、下方和右侧被十二指肠呈大"C"形包绕。在胰头右后方与十二指肠降部之间常有胆总管经过，当胰腺发生一些病理性改变导致胰头肿大压迫胆总管时，可影响胆汁排出，发生阻塞性黄疸。在胰头的下部有一向左后上方的钩突（uncinate process）。由于钩突与胰头和胰颈之间夹有肝门静脉起始部和肠系膜上动、静脉，故胰头肿大时，可压迫肝门静脉起始部，影响其血液回流，出现脾肿大和腹水及小肠肠管水肿等症状。

胰颈（neck of pancreas）是位于胰头与胰体之间的狭窄扁薄部分，长 2～2.5 cm。胰颈的前上方邻接胃幽门，其后面有肠系膜上静脉和肝门静脉起始部通过。

胰体（body of pancreas）位于胰颈与胰尾之间，占胰的大部分，略呈三棱柱形。胰体横位于第 1 腰椎体前方，故向前凸起。胰体的前面隔网膜囊与胃后壁相邻，故胃后壁癌肿或溃疡穿孔常与胰体粘连。

胰尾（tail of pancreas）较细，行向左上方至左季肋区，在脾门下方与脾的脏面相接触。因胰尾各面均包有腹膜，此点可作为与胰体分界的标志。由于胰尾与脾血管一起，位于脾肾韧带两层之间，故在脾切除结扎脾血管时及降结肠手术时，应注意勿损伤胰尾。

胰管（pancreatic duct）位于胰实质内，偏背侧，其走行与胰的长轴一致，从胰尾经胰体走向胰头，沿途接受许多小叶间导管，最后于十二指肠降部的后内侧壁内与胆总管汇合成肝胰壶腹，开口于十二指肠大乳头，偶尔单独开口于十二指肠腔。在胰头上部常可见一小管，行于胰管上方，称副胰管（accessory pancreatic duct），开口于十二指肠小乳头，主要引流胰头前上部的胰液。

（宁波大学第一附属医院　卿艳平）

第三章　呼吸系统

呼吸系统（respiratory system）由呼吸道和肺组成。呼吸道包括鼻、咽、喉、气管和支气管等，分为上呼吸道和下呼吸道，上呼吸道包括鼻、咽、喉，下呼吸道包括气管和各级支气管。肺由肺实质和肺间质组成，前者包括支气管树和肺泡；后者包括结缔组织、血管、淋巴管、淋巴结和神经等（图 3-1）。呼吸系统的主要功能是人体对外进行气体交换，即吸入氧，呼出二氧化碳。此外，呼吸系统还有发音、嗅觉、神经内分泌、协助静脉血回流入心脏和参与体内某些物质代谢等功能。

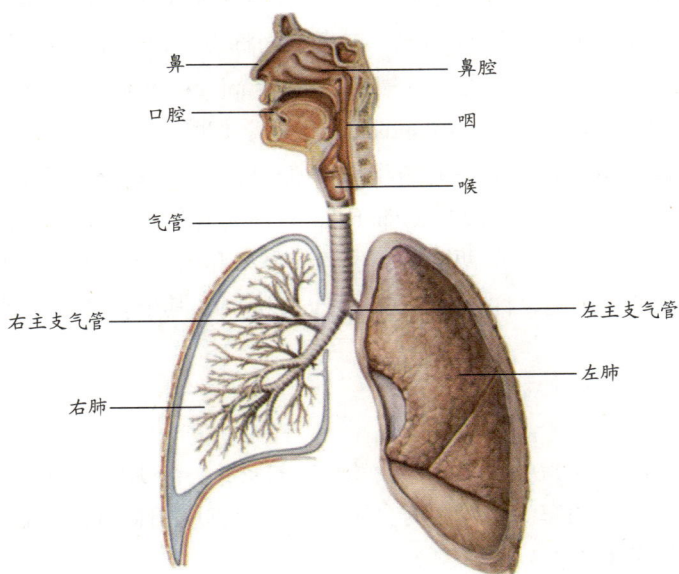

鼻
鼻腔
口腔
咽
喉
气管
右主支气管
左主支气管
左肺
右肺

图 3-1　呼吸系统全貌

第一节　鼻

鼻（nose）是呼吸道的起始部，既是呼吸器官也是嗅觉器官，可以分为外鼻、鼻腔和鼻旁窦 3 部分。

一、外鼻

外鼻（external nose）位于面部中央，以鼻骨和鼻软骨为支架，因此分为骨部和软骨部，外表面被覆皮肤，内表面被覆黏膜。软骨部的皮肤富含皮脂腺和汗腺，因此，好发皮脂腺、汗腺相关疾病，如痤疮、酒渣鼻和疖肿等。外鼻与额相连的狭窄部分称鼻根，外鼻前下端的隆突部位称鼻尖，鼻根与鼻尖之间称鼻背，鼻尖两侧的半圆形隆起称鼻翼（nasal ala）。当用力呼吸时可出现鼻翼扇动。

二、鼻腔

（一）鼻腔

鼻腔（nasal cavity）是一个顶部窄、底部宽、前后狭长的腔隙，位于呼吸道起始部，由骨和软骨及其表面被覆的黏膜和皮肤构成。鼻中隔将鼻腔分为左、右两腔，向前借鼻孔（nostril）与外界相通，向后经鼻后孔（choanae）通鼻咽部。鼻阈（nasal limen）位于皮肤和黏膜的交界处，是鼻前庭上方的一个弧形隆起，鼻腔以此为界分为鼻前庭（nasal vestibule）和固有鼻腔（nasal cavity proper）。鼻前庭内面由皮肤覆盖，富含皮脂腺和汗腺，生有鼻毛，有滤过和净化空气的功能。鼻前庭是疖肿的好发部位，因此处缺少皮下组织，故发生疖肿时疼痛较为剧烈。固有鼻腔是鼻腔的主要部分，常简称为鼻腔，每侧鼻腔有顶、底和内、外侧壁。鼻腔顶自前向后由鼻骨、额骨、筛骨、筛板和蝶骨构成。因此临床上对蝶鞍区肿瘤可以经鼻腔使用鼻内镜手术。腔底即口腔顶，由硬腭构成。

（二）鼻中隔

1. 鼻腔内侧壁　鼻中隔（nasal septum）由筛骨垂直板、犁骨和鼻中隔软骨组成支架，表面被覆黏膜而成，构成鼻腔的内侧壁。鼻中隔位置居中者较少，通常偏向一侧。鼻中隔前下部的血管丰富，位置浅表，外伤或干燥刺激均易引起出血，约 90% 的鼻出血发生于此区，故称易出血区（又称 Little 区或 Kiesselbach 区）。

2. 鼻腔外侧壁　鼻腔外侧壁自上而下可见上、中、下 3 个鼻甲（nasal concha），上鼻甲和中鼻甲由筛骨迷路内侧壁向下卷曲的薄骨片覆以黏膜构成，二者之间称上鼻道，中鼻甲与下鼻甲之间称中鼻道，下鼻甲下方称下鼻道。多数人上鼻甲的后上方有最上鼻甲（supreme nasal concha）。最上鼻甲或上鼻甲后上方与蝶骨体之间的凹陷称蝶筛隐窝（sphenoethmoidal recess）。切除中鼻甲，在中鼻道中部凹向上方的弧形裂隙称半月裂孔（semilunar hiatus），其前端的漏斗状管道称筛漏斗（ethmoidal infundibulum），通额窦和前筛窦。半月裂孔上方的圆形隆起称筛泡（ethmoidal bulla），筛泡内有中筛窦。鼻泪管开口于下鼻道的前上方。

3. 鼻黏膜嗅区、呼吸区　鼻黏膜分两部分，位于上鼻甲和与其相对的鼻中隔以及二者上方鼻腔顶部的区域富含接受嗅觉刺激的嗅细胞，称嗅区（olfactory region），其余黏膜部分则富含鼻腺（nasal gland），称呼吸区（图 3-2）。

三、鼻旁窦

鼻旁窦（paranasal sinus）是指鼻腔周围含气颅骨内的空腔，分别位于额骨、筛骨、蝶骨和上颌骨内，分别为额窦、筛窦、蝶窦、上颌窦。窦壁内衬黏膜并与鼻腔黏膜相移行，有温暖、湿润空气及对发音产生共鸣的作用，又称副鼻窦（图 3-3、图 3-4）。

（一）额窦

额窦（frontal sinus）位于额骨额鳞的下部内，底向下，尖向上呈三棱锥体形。左、右各一个，中隔常偏向一侧，大小不一。国人额窦高 3.2 cm，宽 2.6 cm，前后深 1.8 cm。额窦口在窦底部通筛漏斗，开口于中鼻道。

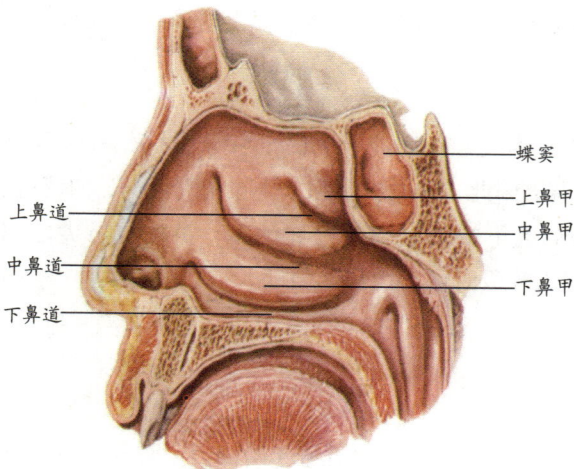

图 3-2　鼻腔外侧壁

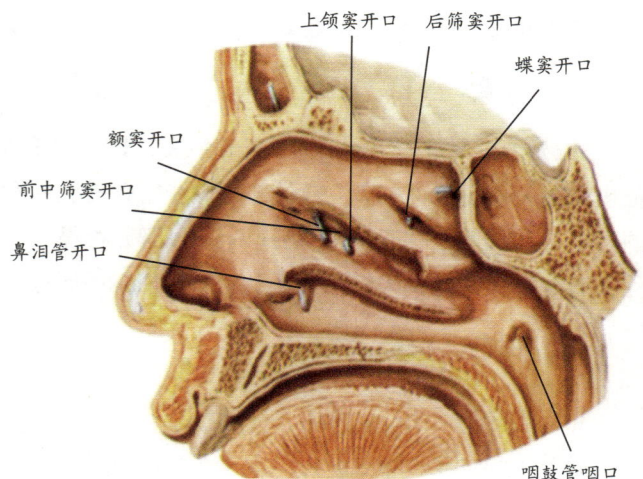

图 3-3　鼻旁窦开口

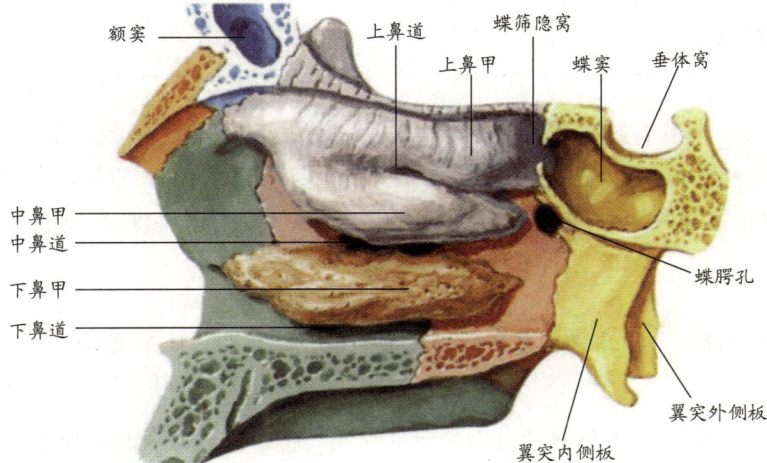

图 3-4　鼻外侧壁

（二）筛窦

筛窦（ethmoidal sinus）是位于筛骨迷路内的海绵状小气房，筛窦按部位分为前筛窦、中筛窦和后筛窦。每侧 3 ~ 18 个气房，其中前筛窦气房数有 1 ~ 6 个，中筛窦的气房有 1 ~ 7 个，二者均开口于中鼻道，后筛窦位于筛骨迷路的后部，开口于上鼻道。

（三）蝶窦

蝶窦（sphenoidal sinus）是蝶骨体内的含气空腔，位于鼻腔上部的后方，被中隔分为左、右两个腔，与后筛窦毗邻，容积平均 7.5 mL，窦口直径 2 ~ 3 mm，分别开口于左、右蝶筛隐窝。

（四）上颌窦

上颌窦（maxillary sinus）是上颌骨体内呈三角锥体形的空腔。成人上颌窦平均高 3.3 cm、宽 2.3 cm、长 3.4 cm，平均容积是 14.67 mL，有 5 个壁，窦壁为骨质，大部分为薄的密质骨板，内稍有松质骨，最薄的地方只有密质骨。

（1）前壁是上颌骨体前面的尖牙窝，骨质较薄，在尖牙窝之上、眶下缘之下 12 mm 处有眶下孔、眶下神经及血管通过。

（2）后外壁较厚，与翼腭窝和颞下窝毗邻，可经此凿开结扎上颌动脉；又近翼内肌，故上颌窦恶性肿瘤侵及此肌可致张口困难。

（3）内侧壁即鼻腔的外侧壁，由中鼻道和大部分下鼻道构成，在相当于中鼻道后部，有一裂口，名"上颌窦裂孔"，其界限是：下界为下鼻甲附着处，后界为腭骨垂直板，前界为下鼻甲的泪突和泪骨下端，上界是与筛窦连接的上颌窦顶壁。

（4）上壁即眶下壁，为一层薄骨，故上颌窦内的恶性肿瘤性病变可破坏此壁，侵入眶内可出现眼部症状，手术时应谨慎，避免损伤此壁而导致损伤眼眶内组织。

（5）底壁即上颌骨的牙槽突，常低于鼻腔下壁。因上颌第 2 前磨牙、第 1 和第 2 磨牙根部与窦底壁邻近，只有一层薄的骨质相隔，有时牙根可突入窦内，此处牙根仅以黏膜与窦腔相隔，故患牙病和上颌窦的炎症或肿瘤时可相互累及。上颌窦开口于中鼻道的半月裂孔。上颌窦的开口位置较高，分泌物不易排出，当窦腔积液时，应采取体位引流。

第二节　喉

喉（larynx）主要由喉软骨和喉肌构成，既是呼吸的管道，又是发音的器官，成年人喉位于第 3～6 颈椎前方。上界是会厌上缘，下界是环状软骨下缘。借喉口通喉咽部，以环状软骨气管韧带连接气管。喉的前方被皮肤、颈筋膜及舌骨下肌群所覆盖，喉的后方紧邻喉咽部，两侧有颈血管、神经和甲状腺侧叶。

一、喉软骨

喉的支架由甲状软骨、环状软骨、会厌软骨和成对的杓状软骨等喉软骨构成。

（一）甲状软骨

甲状软骨（thyroid cartilage）是喉软骨中最大的一块，位于环状软骨与会厌软骨之间，由左右两个四边形软骨板构成喉的前壁和侧壁，板后缘游离。左、右软骨板的后缘游离并向上、下发出凸起，分别称为上角和下角。上角较长，借韧带与舌骨大角相连；下角较短，与环状软骨构成关节。左、右软骨板的前缘以直角（女性呈钝角）相连，融合处称前角（anterior horn），前角上端向前突出，称为喉结（laryngeal prominence），在成年男子中明显。喉结上方有呈"V"形的切迹，称为上切迹（superior notch）。

（二）环状软骨

环状软骨（cricoid cartilage）是喉软骨中唯一完整的软骨环。环状软骨由前部低窄的环状软骨弓（cricoid arch）和后部高阔的环状软骨板（cricoid lamina）构成，位于甲状软骨的下方，构成喉的底座。环状软骨弓平对第 6 颈椎高度，是颈部的重要标志之一。环状软骨板上缘两侧各有一杓关节面（arytenoid articular surface）。在环状软骨弓与板的交界处，两侧各有一圆形的甲关节面（thyroid articular surface）。环状软骨的作用是支撑呼吸道，保持其畅通，若损伤会造成喉狭窄。环甲膜位置表浅，无重要的血管、神经及特殊的组织结构，且终生不钙化，因此是穿刺或切开最方便、最安全的部位。环甲膜穿刺或切开术是临床各科常用的一种急救技术。

（三）会厌软骨

会厌软骨（epiglottic cartilage）位于舌骨体后方，形似树叶，上宽下窄，上端游离，下端借甲状会厌韧带连于甲状软骨前角内面的上部。前面略凸，对向舌，后面凹陷，对向喉腔。会厌软骨被覆黏膜构成会厌（epiglottis）。会厌是喉口的活瓣，呼吸、言语时，会厌开启；饮食吞咽运动时，喉随咽上提并向前移动，会厌封闭喉口，阻止食团入喉并引导食团入咽。

（四）杓状软骨

杓状软骨（arytenoid cartilage）是成对的喉软骨，位于环状软骨板上方中线两侧，形似三棱锥体形。杓状软骨分为一尖、一底、两突和三个面。杓状软骨底与环状软骨杓关节面形成环杓关节，底面有向前伸出的突起，有声韧带附着，称声带突（vocal process），由底向外侧伸出的突起，大部分喉肌附着于此，称肌突（muscular process）。

二、喉的连结

喉的连结包括喉软骨间的连结及舌骨、气管与喉之间的连结（图 3-5）。

（一）甲状舌骨膜

甲状舌骨膜（thyrohyoid membrane）是位于甲状软骨上缘与舌骨之间的结缔组织膜，其中部增厚称甲状舌骨正中韧带（median thyrohyoid ligament）。连接甲状软骨上角和舌骨大角的韧带是甲状舌骨外侧韧带，其内常含有麦粒软骨（triticeal cartilage）。

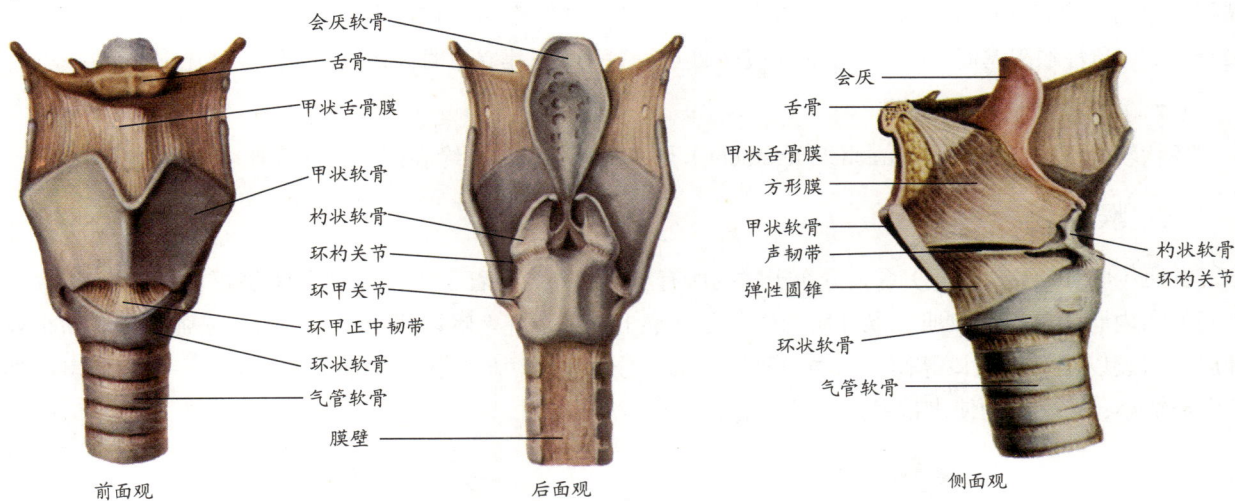

前面观　　　　　　　　后面观　　　　　　　　侧面观

图 3-5　喉软骨连结

（二）环甲关节

环甲关节（cricothyroid joint）由环状软骨的甲关节面和甲状软骨下角构成，属于联合关节。两侧环甲关节构成一联合关节，关节囊薄而松弛，囊外有环甲关节韧带加固。在环甲肌的牵引下，甲状软骨在冠状轴上做前倾运动和复位运动。甲状软骨前倾使甲状软骨前角与杓状软骨间距加大，使声带紧张；甲状软骨复位时，两者间距缩小，使声带松弛。

（三）环杓关节

环杓关节（cricoarytenoid joint）由环状软骨板上缘的关节面和杓状软骨底的关节面构成。杓状软骨可沿该关节垂直轴做旋内，使声带突互相靠近，缩小声门裂；旋外使声带突互相分离，扩大声门裂。环杓关节还可做向前、后、内侧、外侧等方向上的滑动运动。

（四）方形膜

方形膜（quadrangular membrane）起于甲状软骨前角后面和会厌软骨两侧缘，向后附着于杓状软骨前内侧缘，是构成喉前庭外侧壁的基础。上缘位于杓状会厌襞内，下缘游离称前庭韧带（vestibular ligament），即室韧带。

（五）弹性圆锥

弹性圆锥（conus elasticus）又名环声膜或环甲膜，是喉腔内呈圆锥形的弹性结缔组织膜（图 3-6）。弹性圆锥起于甲状软骨前角内面，呈扇形向后、向下止于杓状软骨声带突和环状软骨上缘，左右环甲膜大致合成上窄下宽略似圆锥的形状。弹性圆锥上缘游离增厚，紧张于甲状软骨至声带突之间，称为声韧带（vocal ligament），是发音的主要结构，较前庭韧带厚而短。声韧带连同声带肌及覆盖于其表面的喉

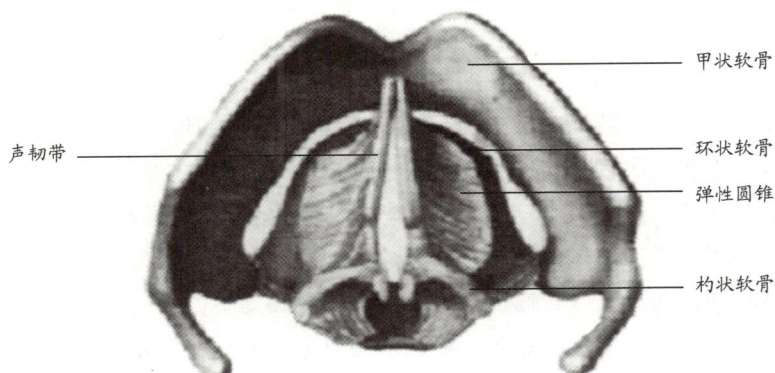

图 3-6　弹性圆锥

黏膜一起构成声带（vocal cord）。弹性圆锥前面中部弹性纤维增厚称环甲正中韧带（median cricothyroid ligament）。急性喉阻塞时，可在环甲正中韧带处进行穿刺，以建立暂时性通气道，注意避免损伤环甲动脉。

（六）环状软骨气管韧带

环状软骨气管韧带（cricotracheal ligament）是连接环状软骨下缘和第 1 气管软骨环的结缔组织膜。

三、喉肌

喉肌（laryngeal muscle）系指分布于喉的所有肌肉，分为附着于喉和邻近结构的喉外肌和附着于喉软骨间的喉内肌，属于横纹肌。喉外肌的作用是使喉上升或下降。喉内肌，具有紧张或松弛声带、缩小或开放声门裂以及缩小喉口等作用。喉内肌按其部位分内、外两群，按其功能分为两群：一群为使声门裂开大或缩小；另一群为使声带紧张或肌肉松弛（图 3-7）。

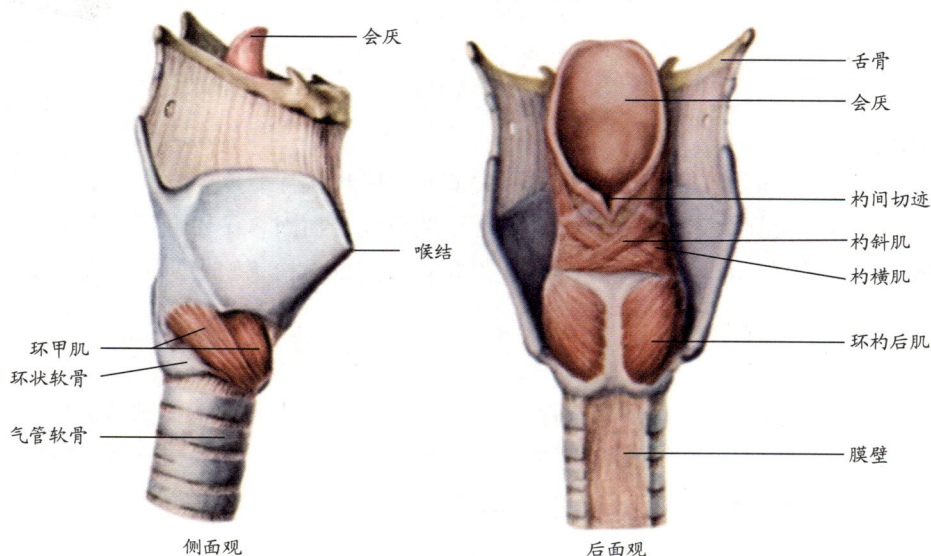

图 3-7　喉内肌

（一）环甲肌

环甲肌（cricothyroid muscle）是唯一的一对喉外肌群，是喉部唯一帮助发声的张肌。环甲肌起于环状软骨弓前外侧面，肌束斜向后上方，止于甲状软骨下角和下缘。环甲肌收缩将增加甲状软骨前角与杓状软骨间距，紧张并拉长声带。

（二）环杓后肌

环杓后肌（posterior cricoarytenoid muscle）起于环状软骨板后面，斜向外上方，止于同侧杓状软骨的肌突。环杓后肌收缩能使环杓关节在垂直轴上旋转，拉肌突转向后内下，使声带突转向外上，开大声门裂，紧张声带。环杓后肌的麻痹可能导致窒息，因为其是喉部唯一能打开真正的声带，允许吸气和呼气的肌肉。

四、喉腔

喉腔（laryngeal cavity）是由喉壁围成的管腔，由后壁喉软骨、韧带、纤维膜、喉肌和喉黏膜等共同组成。前壁由会厌软骨、甲状会厌韧带、甲状软骨板前部、环甲（正中）韧带及环状软骨弓前部等构成；两侧壁由喉方形膜、弹性圆锥、小角软骨、杓状软骨及环状软骨弓外侧部等构成；后壁由环状软骨板与杓肌构成。上述各壁内面均覆盖以喉黏膜，喉黏膜极为敏感，受异物刺激，可引起咳嗽，将异物咳出。喉腔上起自喉口，与咽相通；向下经气管通支气管和肺。喉黏膜向上方，由会厌黏膜向前移行于舌黏膜，向后外移行于咽黏膜，向下方移行于气管黏膜，喉腔侧壁有上、下两对黏膜皱襞，上方的一对称前庭襞，下方的一对称声襞。上述两对皱襞将喉腔分为 3 部分，即前庭襞上方的喉前庭，声襞下方的声门下腔，前庭襞和声襞之间的喉中间腔（图 3-8）。

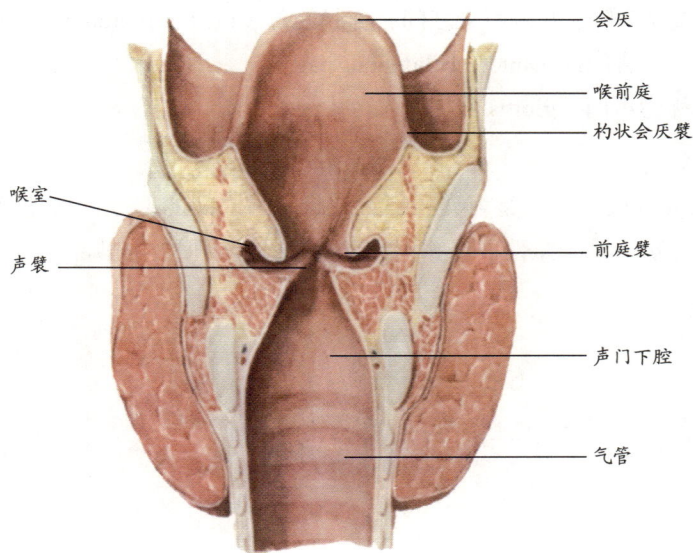

图 3-8　喉腔冠状切面

（一）喉口

喉口（aditus laryngis）是喉腔的上口，由会厌上缘、杓状会厌襞和杓间切迹共同围成。连接杓状软骨尖与会厌软骨侧缘的黏膜皱襞称杓状会厌襞（aryepiglottic fold）。

1. 前庭襞（vestibular fold）　前庭襞连于甲状软骨前角后面与杓状软骨声带突上方的前内侧缘之间，是喉腔侧壁上呈矢状位、粉红色的黏膜皱襞。两侧前庭襞之间的裂隙称前庭裂（rima vestibuli），较声门裂宽。

2. 声襞（vocal fold）　声襞是连于甲状软骨前角后面和杓状软骨声带突之间的黏膜皱襞，位于前庭襞的下方，其较前庭襞更突向喉腔（图 3-9）。

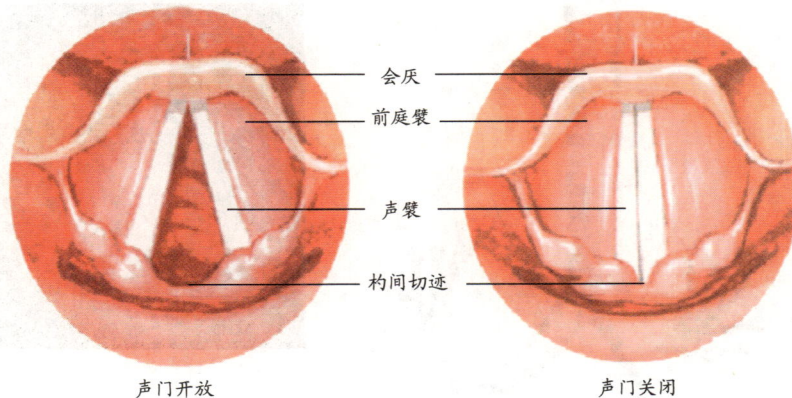

图 3-9　平静呼吸、发声时声带的变化

（二）喉前庭

喉前庭（laryngeal vestibule），上宽下窄、呈漏斗形的喉腔上部。其上界为喉口、下界为两侧的前庭襞及其间的前庭裂。前壁中下份有会厌软骨茎附着，附着处的上方有呈结节状隆起称会厌结节。

（三）喉中间腔

喉中间腔（intermediate cavity of larynx）是喉腔中声襞与前庭襞之间的部分，向两侧经前庭襞与声襞间的裂隙至喉室（ventricle of larynx）。

声带位于喉腔假声带下方，左右各一，由声韧带、肌肉和黏膜组成，前起甲状软骨板交角内面，后端止于杓状软骨底部前端的声带突。

声门裂（fissure of glottis）是两侧声襞与杓状软骨底和声带突之间的裂隙，较前庭襞长而窄，是喉腔最狭窄之处。声门裂前 2/3 位于两侧声带之间，称膜间部（intermembranous part），后 1/3 位于两侧杓状软骨底和声带突之间，称软骨间部（intercartilaginous part）。

声带和声门裂合称为声门（glottis）。

（四）声门下腔

声门下腔（infraglottic cavity）是声襞与环状软骨下缘之间的部分，其黏膜下组织疏松，炎症时易发生喉水肿，尤以婴幼儿更易发生急性喉水肿而致喉阻塞，造成呼吸困难。

第三节　气管与支气管

一、气管

气管（trachea）为后壁略扁平的圆筒形管道，上端在平第 7 颈椎体上缘高度与喉相连，向下至胸骨角平面，成年男、女性气管平均长分别是 10.31 cm 和 9.71 cm。分叉形成左、右主支气管，分叉处称气管杈（bifurcation of trachea）。气管全长以胸廓上口为界，分为气管颈部和气管胸部。在气管杈的内面，有一矢状位向上凸出的半月状嵴称气管隆嵴（carina of trachea），略偏向左侧，是支气管镜检查时判断气管分叉的重要标志（图 3-10）。

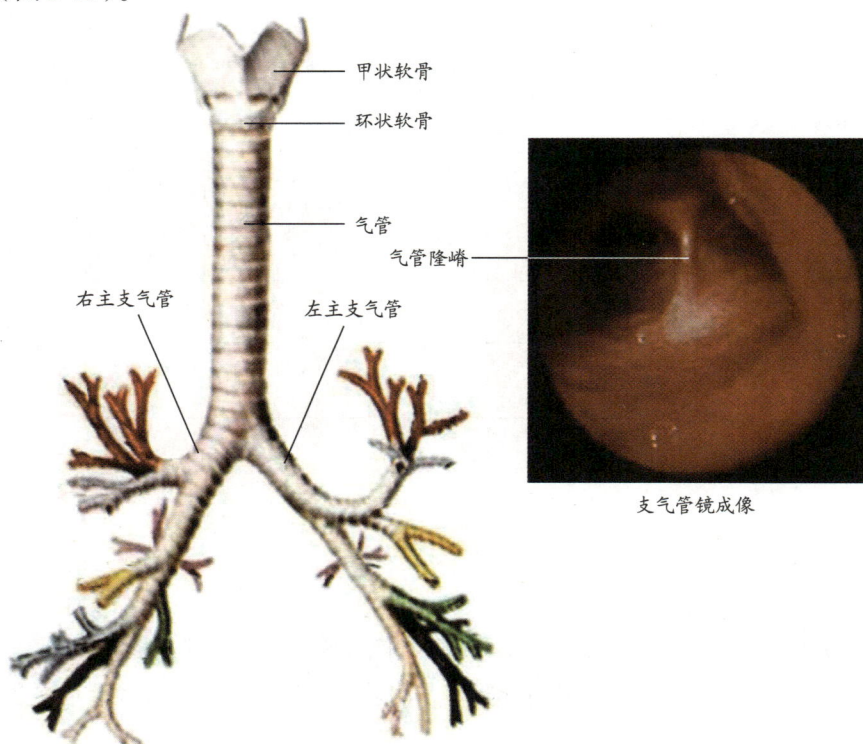

图 3-10　气管与支气管、气管隆嵴

气管由黏膜、气管软骨、平滑肌和结缔组织构成。气管软骨（tracheal cartilage）由 14 ~ 17 个呈"C"形缺口向后的透明软骨环构成。由于气管软骨具有支架作用，可保持气管管腔呈开放状态，以维持呼吸运动的顺利进行。气管软骨后壁缺口由气管的膜壁（membranous wall）封闭，该膜壁由弹性纤维和平滑肌构成，这些平滑肌纤维又称气管肌（tracheal muscle）。甲状腺峡多位于第 2 ～ 4 气管软骨环前方，气管切开术常在第 3 ～ 5 气管软骨环处施行。

二、支气管

支气管（bronchi）是气管分出的各级分支，其中一级分支是左、右主支气管（图 3-10）。支气管由三层组成：黏膜层为支气管最里面的一层，上面覆有黏膜，为假复层柱状纤毛上皮细胞。上皮细胞之间夹杂有杯状细胞；黏膜下层为疏松结缔组织，其中含有较多的气管腺；外膜由透明软骨和纤维组织构成。气管软骨呈马蹄形，缺口位向背侧，由平滑肌束和结缔组织构成的膜壁封闭。膜壁内的平滑肌束多呈横行排列，当平滑肌收缩时，可使气管变细，气管软骨之间由韧带相连，外面包裹有结缔组织，其中含有血管、淋巴管、神经和脂肪组织。支气管黏膜的杯状细胞可分泌黏液，将吸入气中的灰尘和细菌黏附起来。黏膜的纤毛上皮细胞上有纤毛。纤毛不停地向喉口方向摆动，将黏液、灰尘和细菌一起推向喉腔。喉腔黏膜十分敏感，受到痰液的刺激便反射性地引起咳嗽，将痰液排到体外，即咳痰。

（一）右主支气管

右主支气管（right principal bronchus）是气管杈与右肺门之间的通气管道。右主支气管在男性中平均长 2.1 cm，在女性中平均长 1.9 cm。其外径在男性中平均是 1.5 cm，在女性中平均是 1.4 cm。气管中线与主支气管下缘间的夹角称嵴下角（subcarinal angle），男性右嵴下角平均为 21.96°，女性平均为 24.7°。右主支气管短而粗，嵴下角小，走行较陡直，通常有 3 ～ 4 个软骨环，因此，经气管坠入的异物多进入右主支气管。

（二）左主支气管

左主支气管（left principal bronchus）是气管杈与左肺门之间的通气管道。左主支气管在男性中平均长 4.8 cm，在女性中平均长 4.5 cm。其外径在男性中平均是 1.4 cm，在女性中平均是 1.3 cm。男性左嵴下角平均为 36.4°，女性平均为 39.3°。左主支气管细而长，嵴下角大，斜行，通常有 7 ～ 8 个软骨环。

第四节　肺

肺（lung）位于胸腔内，纵隔的两侧，膈肌上方，分为左肺和右肺。肺组织软而轻，呈海绵状，内含空气并富有弹性。一般成人肺的重量约等于本人体重的 1/50。男性平均为 1000 ～ 1300 g，女性平均为 800 ～ 1000 g。健康成年男性两肺的空气容量约为 5000 ～ 6500 mL，女性一般小于男性。

肺的表面覆盖脏胸膜，婴幼儿肺呈淡红色，随着年龄增长吸入空气中的尘埃沉积增多，尤其是长期吸烟者，肺的颜色逐渐变为深灰色，并出现蓝黑色斑。透过胸膜可见许多呈多角形的小区，称为肺小叶（pulmonary lobule），如感染则称小叶性肺炎。

一、肺的形态

（一）肺的外形

两肺外形不同，右肺宽而短，左肺狭而长。肺的外形近似圆锥形，包括一尖、一底、三面、三缘（图 3-11、图 3-12）。

1. 肺尖（apex of lung）　肺尖即肺的上端，钝圆，经胸廓上口突入颈根部，高出锁骨内侧 1/3 段达 2 ～ 3 cm。

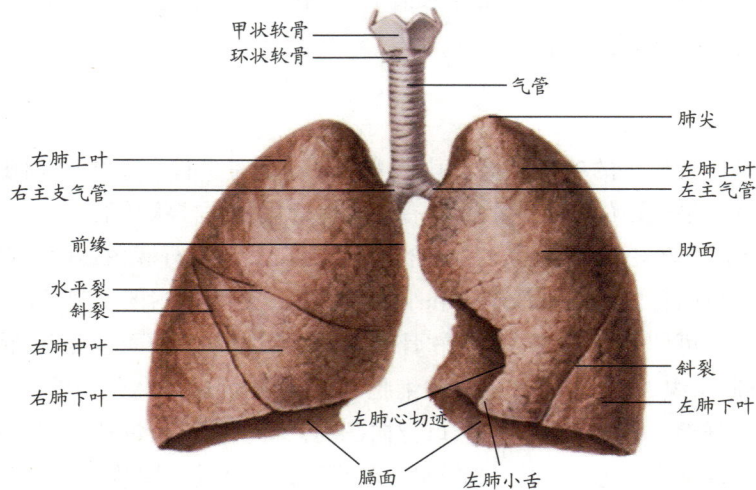

图 3-11　肺的形态

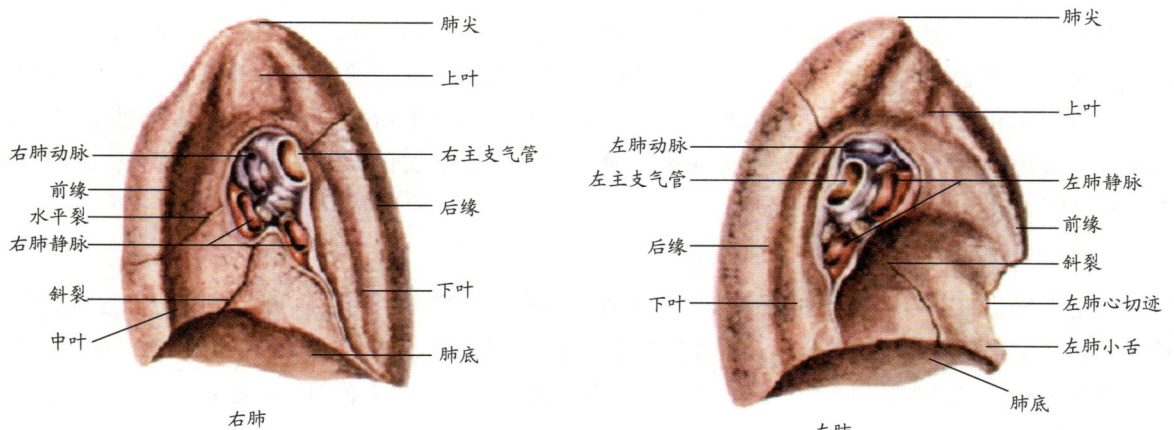

右肺　　　　　　　　　　　　　　　左肺

图 3-12　肺根的结构

2. 肺底（base of lung）　肺底即肺的下面，与膈相贴，又称膈面（diaphragmatic surface）。受膈压迫，肺底呈半月形凹陷。

3. 肋面（costal surface）　肋面即肺的外侧面，面积较大，呈圆突形，与胸廓的侧壁和前、后壁相邻。毗邻肋和肋间肌。

4. 纵隔面（mediastinal surface）　纵隔面即内侧面，与纵隔相邻，其中央有一个椭圆形凹陷，是主支气管、血管、神经和淋巴管等出入的门户，称肺门（hilum of lung）或第一肺门。这些出入肺门的结构被结缔组织包裹，称肺根（root of lung）。两肺根内的结构排列自前向后依次为：肺上静脉、肺动脉、主支气管。两肺根内的结构自上而下排列不同，左肺根内的结构自上而下是左肺动脉、左主支气管、左肺下静脉；右肺根内的结构自上而下是右肺上叶支气管、右肺动脉、右肺下静脉。

5. 前缘　前缘是肋面与纵隔面在前方的移行处，较锐利；左肺前缘下部有心切（cardiac notch），切迹下方有一突起称左肺小舌（lingula of left lung）。

6. 后缘　后缘是肋面与纵隔面在后方的移行处，位于脊柱两侧的肺沟内。

7. 下缘　下缘是肋面与膈面和膈面与纵隔面的移行处，其位置随呼吸运动而变化。

（二）肺的叶间裂

左肺的叶间裂称斜裂（oblique fissure），由肺门的后上斜向前下，将左肺分为上叶和下叶。

右肺的叶间裂除了斜裂还有右肺水平裂（horizontal fissure of right lung），将右肺分为上叶、中叶和下叶。

肺的表面有被毗邻器官压迫形成的压迹或沟。两肺门前下方均有心压迹。右肺门后方有食管压迹，上方有奇静脉沟。左肺门后方和上方分别有胸主动脉和主动脉弓的压迹。

二、胎儿肺与成人肺的区别

因为呼吸而使得肺内含空气，肺的比重较小（0.345 ~ 0.746），能浮出水面，胎儿和未曾呼吸过的新生儿肺不含空气，比重较大（1.045 ~ 1.056），入水则沉，法医常以此来判断新生儿是出生前死亡或者是出生后死亡。

三、支气管树

在肺门处，左、右主支气管分出2级支气管，进入肺叶，称为肺叶支气管（lobar bronchi）。左肺有上叶和下叶支气管；右肺有上叶、中叶和下叶支气管。肺叶支气管进入肺叶后，继续再分出3级支气管，称为肺段支气管（segmental bronchi）。全部各级支气管在肺叶内反复分支直达肺泡管，共分23 ~ 25级，形状如树，称为支气管树（bronchial tree）（图3-13）。

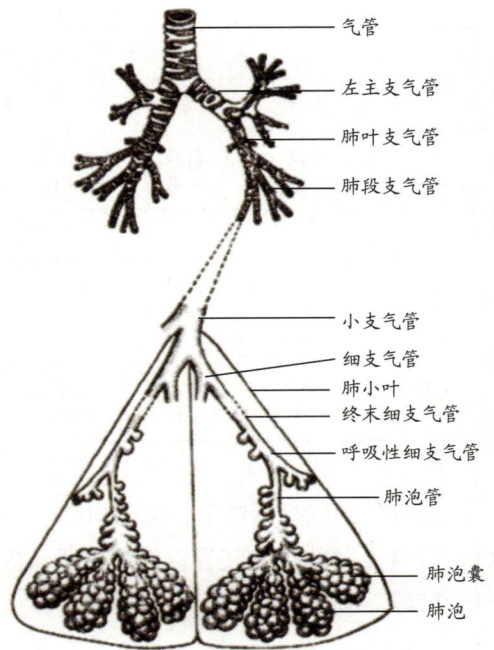

图 3-13　支气管树整体观

四、支气管肺段

每一肺段支气管及其分布区域的肺组织在结构和功能上均为一个独立的单位，称为支气管肺段（bronchopulmonary segment），简称肺段。每个支气管肺段由一个肺段支气管分布，相邻支气管肺段间隔以肺静脉属支及疏松结缔组织，临床上可以支气管肺段为单位进行定位诊断和肺段手术切除（图3-14、表3-1）。

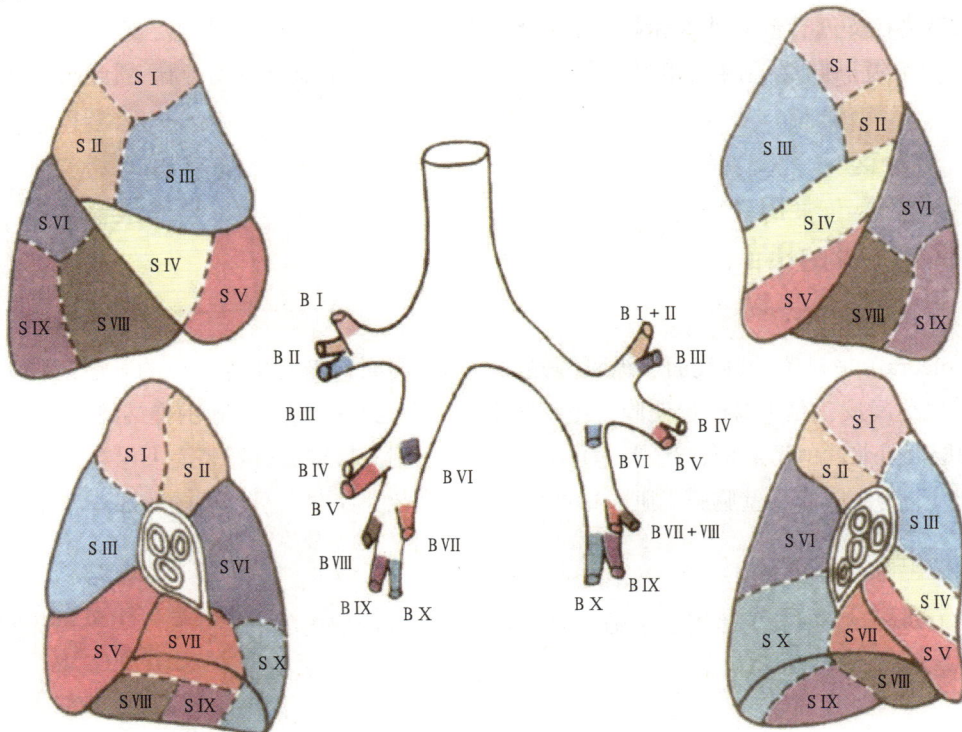

图 3-14　肺段支气管以及支气管肺段

表 3-1　支气管肺段

右肺支气管肺段									
上叶			中叶		下叶				
尖段（SⅠ）	后段（SⅡ）	前段（SⅢ）	外侧段（SⅣ）	内侧段（SⅤ）	上段（SⅥ）	内侧底段（SⅦ）	前底段（SⅧ）	外侧底段（SⅨ）	后底段（SⅩ）
左肺支气管肺段									
上叶					下叶				
尖后段						内前底段			
尖段（SⅠ）	后段（SⅡ）	前段（SⅢ）	上舌段（SⅣ）	下舌段（SⅤ）	上段（SⅥ）	内侧底段（SⅦ）	前底段（SⅧ）	外侧底段（SⅨ）	后底段（SⅩ）

　　支气管肺段呈圆锥形，尖朝向肺门，底朝向肺的表面。通常左、右肺各有 10 个支气管肺段。有时左肺出现共干肺的段支气管，例如后段与尖段、前底段与内侧底段支气管形成共干，此时左肺只有 8 个支气管肺段。

五、肺和支气管的血管

　　肺有两套功能不同的血管，其中肺动静脉是功能血管，支气管动静脉是营养血管。

　　肺动脉（pulmonary artery）由右心室动脉圆锥发出后在主动脉弓下方分为左、右肺动脉，分别进入左、右肺。在肺内，肺动脉反复分支直至在肺泡壁表面形成毛细血管网，从而与肺泡内的气体进行气体交换，将含氧量低的静脉血经过气体交换后转化成含氧量高的动脉血，最后经肺静脉运送至左心房。

　　支气管动脉（bronchial artery）是肺的营养血管，通常有 1～4 支。左侧支气管动脉主要起自胸主动脉和主动脉弓，右侧支气管动脉主要来自第 3～5 肋间后动脉。在肺门处支气管动脉互相吻合，交通成网，并伴随肺叶支气管走行进入肺叶内，随肺段支气管进入支气管肺段内，形成 1～3 支肺段支气管动脉。支气管动脉最终在支气管壁的外膜和黏膜下层形成供应支气管的毛细血管网。支气管静脉也很细小，仅能回流小部分肺的静脉血至副半奇静脉（左）和奇静脉（右），故支气管动静脉是肺的营养血管。

第五节　胸膜

　　胸膜（pleura）是衬覆于肺表面、纵隔两侧面、胸壁内面、膈上面等部位的一层浆膜。浆膜（serous membrane）也称间皮，是极薄的透明膜，组织学上由一单层扁平细胞层和少许结缔组织构成。浆膜的单层扁平细胞层面是浆膜的游离面，光滑；其结缔组织层贴附于体壁或脏器表面。

　　胸膜可以分为脏胸膜和壁胸膜。脏、壁两层胸膜间密闭、狭窄、呈负压的腔隙称胸膜腔。

一、脏胸膜

　　脏胸膜（visceral pleura）是覆盖于肺表面，并深入至叶间裂内的一层浆膜。因其与肺实质连接紧密，故又被认为是肺的外膜。

二、壁胸膜

壁胸膜（parietal pleura）是指覆盖胸壁内面、纵隔两侧面、膈上面及突至颈根部胸廓上口平面以上的胸膜，按其衬覆部位不同分为 4 部分。

1. 肋胸膜（costal pleura） 前缘位于胸骨后方，后缘达脊柱两侧，下缘以锐角移行为膈胸膜，上部移行为胸膜顶。衬覆于肋骨、胸骨、肋间肌、胸横肌及胸内筋膜等诸结构的内面。

2. 膈胸膜（diaphragmatic pleura） 覆盖于膈的上面，与膈紧密相贴，不易剥离。

3. 纵隔胸膜（mediastinal pleura） 纵隔胸膜向上移行为胸膜顶，下缘与膈胸膜相移行，前、后缘连接肋胸膜。衬覆于纵隔的两侧面，其中部包裹肺根并移行为脏胸膜。在肺根表面及其下方互相移行的脏胸膜、壁胸膜，在两肺根下方融合形成一个三角形的皱襞，称为肺韧带（pulmonary ligament）。

4. 胸膜顶（cupula of pleura） 是肋胸膜和纵隔胸膜向上的延续，突至胸廓上口平面以上，在胸锁关节与锁骨中、内 1/3 交界处之间，胸膜顶高出锁骨上方约 2.5 cm，与肺尖表面的脏胸膜相邻。

三、胸膜腔

胸膜腔（pleural cavity）是指脏、壁胸膜之间围成的一个封闭的、潜在的腔隙，左、右互不相通各独立一腔，呈负压。胸膜腔内浆膜可分泌少许无色清亮的浆液，在胸膜腔内形成浆液膜，可减少呼吸时的摩擦。

四、胸膜隐窝

胸膜隐窝（pleural recess）是不同部分的壁胸膜返折并相互移行处的胸膜腔。此处的胸膜腔即使在深吸气时，肺缘也达不到其内，故称胸膜隐窝。胸膜隐窝包括肋膈隐窝、肋纵隔隐窝和膈纵隔隐窝等。

1. 肋膈隐窝（costodiaphragmatic recess） 是肋胸膜与膈胸膜返折处的一个半环形胸膜腔间隙，左、右胸膜腔各包含一个，是胸膜隐窝中位置最低、容量最大的部位，其深度可达两个肋间隙。任何肺及胸膜腔的病理改变都将导致胸膜腔积液，胸部 X 线片上就表现为肋膈角变钝。

2. 肋纵隔隐窝（costomediastinal recess） 是覆盖心包表面的纵隔胸膜与肋胸膜相互移行处，因左肺前缘有心切迹，故左侧肋纵隔隐窝较大。

3. 膈纵隔隐窝（phrenicomediastinal recess） 位于膈胸膜与纵隔胸膜之间，因该隐窝是心尖向左侧突出形成的，故膈纵隔隐窝仅存在于左侧胸膜腔。

五、胸膜和肺的体表投影

（一）胸膜界

胸膜界即壁胸膜各部之间的返折线（图 3-15）。

1. 胸膜前界 为肋胸膜前缘与纵隔胸膜前缘的返折线。两侧均起自胸膜顶，即锁骨内侧 1/3 段上方约 2.5 cm 处，向内下行经胸锁关节后方至第 2 胸肋关节的高度，两侧靠拢，于正中线附近垂直向下。右侧几乎垂直下行达第 6 胸肋关节后方移行为下界，左侧至第 4 胸肋关节处转向外下方，在胸骨侧缘外侧约 2.0 ~ 2.5 cm 处斜跨第 5 肋软骨、第 5 肋间隙，达第 6 肋软骨中点移行为下界。

2. 胸膜下界 为肋胸膜下缘与膈胸膜的返折线，其在体表的投影两侧大致相同。右侧者起自第 6 胸肋关节后方，左侧者起自第 6 肋软骨中点处，两侧均向外下行，在锁骨中线上与第 8 肋相交；在腋中线上与第 10 肋相交；在肩胛线上与第 11 肋相交，在近后正中线处平第 12 胸椎棘突。右侧胸膜下界往往略低于左侧胸膜下界。

3. 胸腺三角、心包三角 两侧胸膜前界在第 2 ~ 4 胸肋关节高度互相靠拢，而上、下又各自分开，形成两个三角形无胸膜区。上方的为上胸膜间区，又称胸腺三角，儿童较宽，内有胸腺，成人较窄，有胸腺遗迹和结缔组织。下方者称为下胸膜间区，内有心包和心，故又称心包三角，此处心包未被胸膜遮盖，直接与胸前壁相贴。

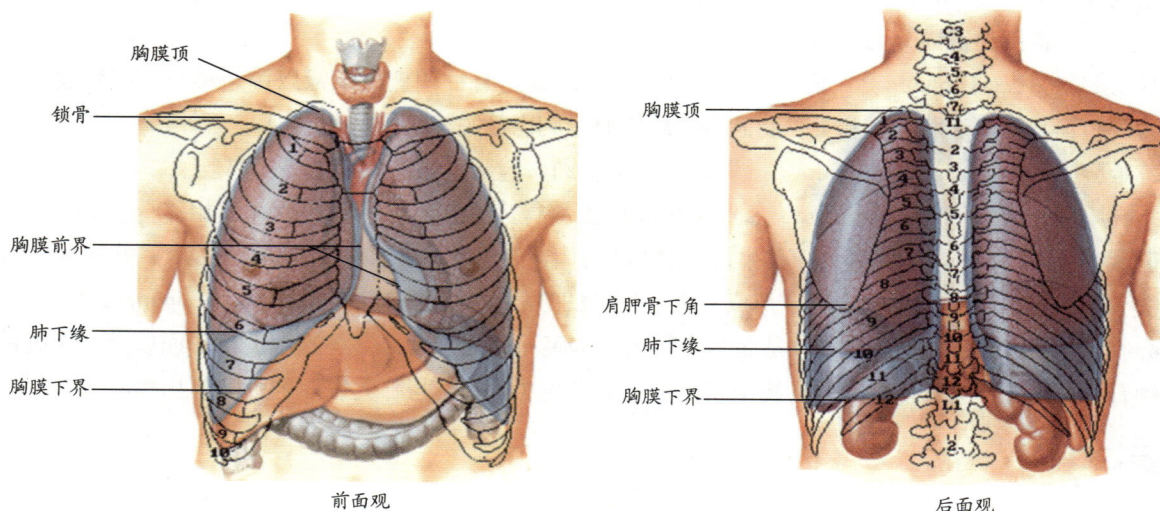

图 3-15　胸膜与肺的体表投影

（二）肺界

1. 肺前界　肺的前界大部分几乎与胸膜前界一致，但左侧前界在第 4 胸肋关节处转向左并沿第 4 肋软骨下缘延至胸骨旁线，呈略凸向外的弧形线下行，至第 6 肋软骨中点移行为肺下界。

2. 肺下界　肺的下界在左、右侧大致相同，均比胸膜下界稍高。在平静呼吸时，肺的下界在锁骨中线与第 6 肋相交，在腋中线上越过第 8 肋，在肩胛线与第 10 肋相交，近后正中线处平第 10 胸椎棘突平面。肺尖及胸膜顶的体表投影是由胸锁关节向外上，至锁骨内、中 1/3 的交界点作一弧线，该线的最高点在锁骨内 1/3 段上方约 2.5 cm 处。

第六节　纵隔

纵隔（mediastinum）是左右纵隔胸膜之间的器官、结构和结缔组织的总称。纵隔呈矢状位，位于胸腔正中偏左，上窄下宽，前短后长。纵隔的前界为胸骨，后界为脊柱胸段，两侧为纵隔胸膜，上界是胸廓上口，下界是膈。正常情况下，纵隔位置较固定。一侧发生气胸时，纵隔向对侧移位；当一侧肺被全切时，纵隔向本侧移位，开放性气胸时胸壁破损使胸膜腔与外界相通，导致纵隔会出现随呼吸改变而在胸腔内左右摆动的现象，也就是纵隔扑动。

纵隔分区方法较多，解剖学常用四分法。该方法是在胸骨角水平面将纵隔分为上纵隔和下纵隔。下纵隔以心包为界，分为前、中、后纵隔（图 3-16）。

一、上纵隔

上纵隔（superior mediastinum）上界为胸廓上口，下界为胸骨角至第 4 胸椎体下缘的平面，前界为胸骨柄，后界为第 1 ~ 4 胸椎体。上纵隔内的器官和结构由前向后大致可分为 3 层：前层有胸腺、头臂静脉和上腔静脉，为胸腺静脉层；中层有主动脉弓及其分支、膈神经和迷走神经，为动脉层；后层有气管、食管、胸导管和左喉返神经。

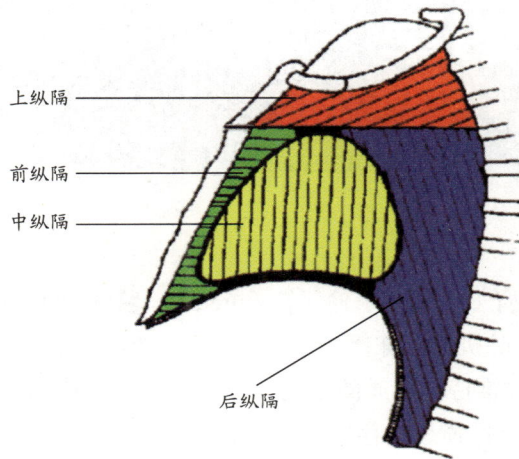

上纵隔
前纵隔
中纵隔
后纵隔

图 3-16　纵隔的分部

二、下纵隔

下纵隔（inferior mediastinum）为胸骨角平面以下的纵隔部分。上界为上纵隔的下界，下界是膈，左、右侧为纵隔胸膜。下纵隔以心包为界分 3 部，心包前方与胸骨体之间为前纵隔，心包连同其包裹的心脏所在部位为中纵隔，心包后方与脊椎胸段之间为后纵隔。

1. 前纵隔　位于胸骨体与心包之间，非常狭窄，只容纳胸腺或胸腺遗迹、纵隔前淋巴结、胸廓内动脉纵隔支、疏松结缔组织及胸骨心包韧带等，是胸腺瘤、皮样囊肿和淋巴瘤的好发部位。

2. 中纵隔　是以心包前、后壁为界的区域，主要被心包和心所占据。此外还有出入心的大血管、膈神经、心包膈血管、心丛和淋巴结等。如升主动脉、肺动脉干、上腔静脉根部、肺动脉及其分支、左右肺静脉、奇静脉末端及心包、心包膈动脉、膈神经和淋巴结等。中纵隔是心包囊肿的多发部位。

3. 后纵隔　位于心包与脊柱胸部之间，容纳气管杈及左右主支气管、食管、胸主动脉及奇静脉、半奇静脉、胸导管、交感干胸段和淋巴结等。纵隔内结缔组织及其间隙向上经胸廓上口、向下经主动脉裂孔及食管裂孔，分别与颈部和腹部的结缔组织及其间隙相互延伸，因此纵隔气肿可向上蔓延达颈部，向下蔓延至腹膜后间隙。后纵隔为支气管囊肿、神经瘤、主动脉瘤与膈疝等的多发部位。

（宁波大学第一附属医院　蔡张愉）

第四章　泌尿系统

泌尿系统（urinary system）由肾（kidney）、输尿管（ureter）、膀胱（bladder）和尿道（urethra）组成。肾的主要功能是通过产生尿液，排除机体新陈代谢过程中产生的废物（如尿素、尿酸等）和多余的水分，从而调节体液中某些物质的浓度，维持电解质的平衡，保持机体内环境的稳定。肾还有内分泌的功能。输尿管是输送尿液至膀胱的管道。膀胱是储存尿液的器官。产生尿意时，尿道将膀胱内的尿液排出体外（图 4-1）。

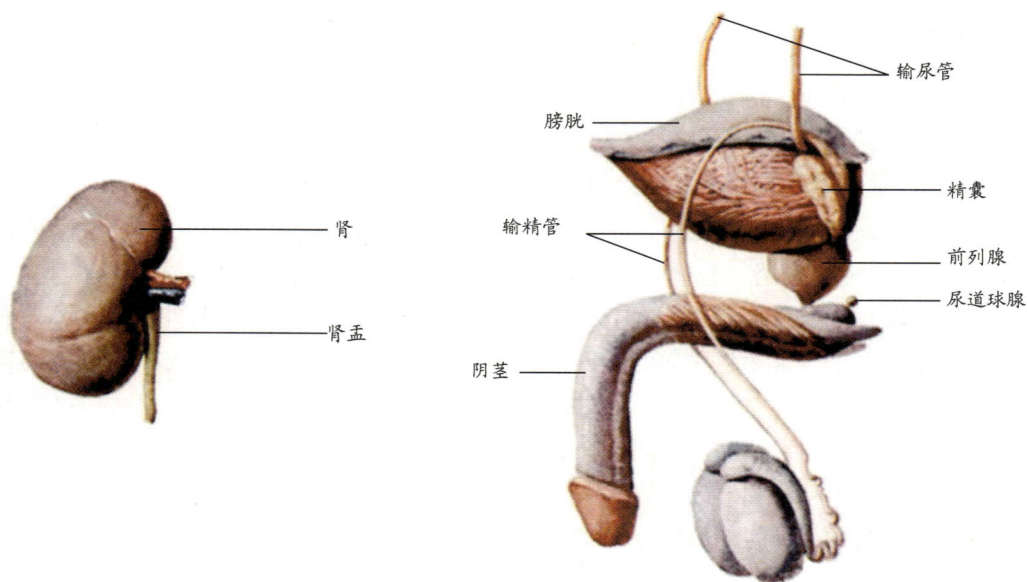

图 4-1　泌尿系统

第一节　肾

一、肾的形态

肾为实质性器官，左右各一，形似蚕豆。新鲜的肾呈红褐色，质地柔软，表面光滑。肾的长度约 10 cm，宽约 5 cm，厚约 4 cm，重量为 134 ～ 150 g，女性肾略小于男性。肾分为内侧缘、外侧缘，上端、下端及前面、后面。肾内侧缘中部凹陷处称为肾门（renal hilum），有肾血管、淋巴管、神经和肾盂通过（图 4-2）。通过肾门的结构被结缔组织包裹，形成肾蒂（renal pedicle）。由于下腔静脉靠近右肾，右肾蒂较短。肾蒂内结构的排列关系从前向后依次为肾静脉、肾动脉和肾盂；从上向下依次为肾动脉、肾静脉和肾盂。肾门边缘称为肾唇。由肾门延伸入肾实质的腔隙称为肾窦（renal sinus），主要容纳肾动脉分支、肾静脉属支、肾大盏（major renal calice）、肾小盏（minor renal calice）、肾盂及脂肪组织等。肾外侧缘隆起。肾前面稍微凸起，后面较平坦，紧贴腹后壁。肾上端较宽且薄，下端较窄且厚。

二、肾的位置和毗邻

肾位于脊柱两侧，腹膜后间隙内，为腹膜外位器官。肾的位置随呼吸运动可有轻度的上下移动。左肾位于第 12 胸椎体上缘至第 3 腰椎体上缘之间，右肾位于第 12 胸椎体下缘至第 3 腰椎体下缘之间（图 4-3）。右肾位置较左肾低 1 ~ 2 cm。女性肾的位置比男性低，儿童的肾则低于成人。肾上端距正中线的距离左侧为 4.2 cm，右侧为 4.0 cm。下端距正中线的距离左侧为 5.4 cm，右侧为 5.6 cm。第 12 肋骨斜穿越左肾后面中部，右肾后面上部。肾门大约位于第 1 腰椎平面，距离正中线约 5 cm。竖脊肌外侧缘与第 12 肋骨交汇区域称为肾区（costovertebral angle），某些肾疾病时，叩击此区可引起疼痛（图 4-4）。

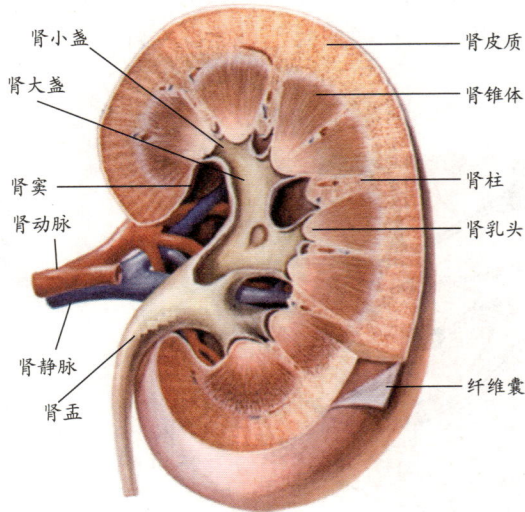

图 4-2　肾脏的形态

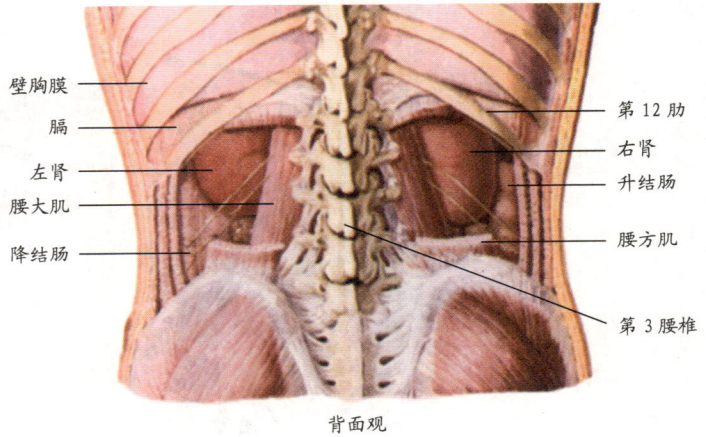

背面观

图 4-3　肾脏的位置

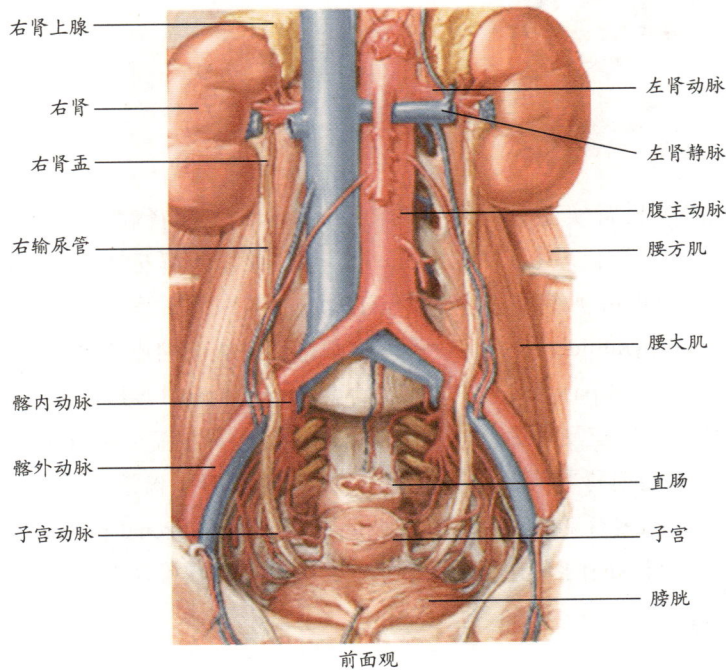

前面观

图 4-4　肾脏的位置

三、肾的被膜

肾表面从内到外依次包裹有纤维囊、脂肪囊和肾筋膜（图 4-5）。

1. 纤维囊（fibrous capsule） 纤维囊包裹于肾实质表面，由致密结缔组织和少量弹性纤维构成。纤维囊与肾实质连接疏松，易于剥离。在肾破裂或部分肾切除时，缝合该膜是必要的。在肾门处，纤维囊分为两层，一层贴于肾实质表面，另一层包裹肾窦内结构，并延续为肾血管鞘。

2. 脂肪囊（fatty renal capsule）　脂肪囊位于纤维囊外周，为一层脂肪组织，肾的边缘部和下端脂肪较为丰富。脂肪组织经肾门进入肾窦内，填充于管道结构和神经之间。临床上，肾囊封闭注射法即是将药液注入此脂肪囊内。

3. 肾筋膜（renal fascia）　肾筋膜位于脂肪囊外，包裹肾和肾上腺，是肾的主要固定结构。肾筋膜分为肾前筋膜和肾后筋膜，二者在肾上腺的上方和肾外侧缘处融合，在肾下方分开，形成通道，输尿管通过其中。在肾内侧，肾前筋膜与腹主动脉和下腔静脉前面的结缔组织相连，肾后筋膜附着于腰大肌、椎体和椎间盘筋膜。由于肾筋膜下端开放，当肾周脂肪减少或肾固定结构薄弱时，可能发生肾下垂或游走肾。肾周积脓时，脓液可沿筋膜向下蔓延至髂窝。

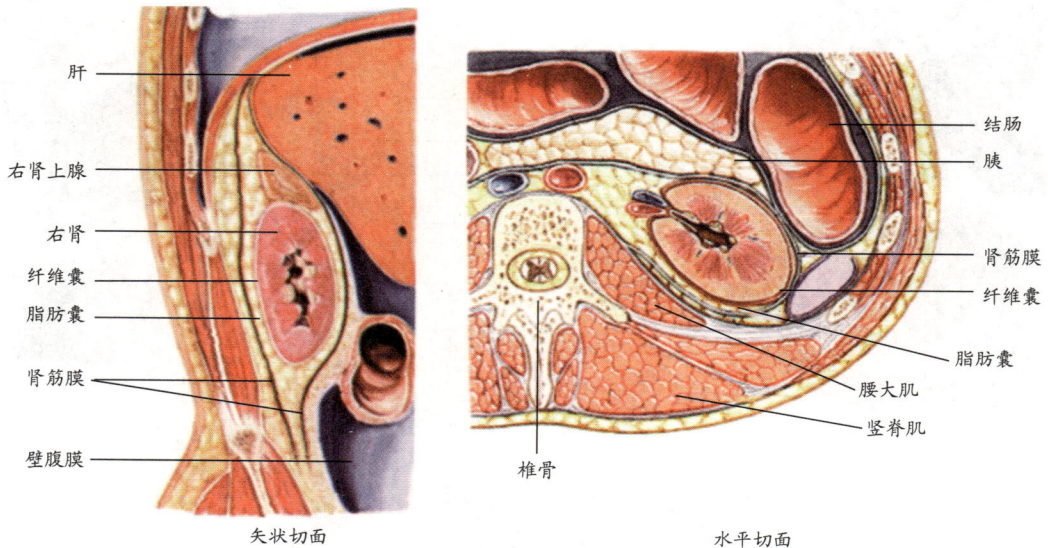

图 4-5　肾脏的背膜

四、肾的结构

在肾的任一切面上，可见肾实质分为肾皮质（renal cortex）和肾髓质（renal medulla）（图 4-6）。肾皮质主要位于肾实质的浅层，厚 0.5 ~ 1.5 cm，富有血管，新鲜标本呈红褐色，由肾小体（renal corpuscle）和肾小管（renal tubule）组成。肾髓质位于肾皮质的深部，呈淡红色，占肾实质厚度的约 2/3，由 15 ~ 20 个肾锥体（renal pyramid）组成。肾锥体呈圆锥形，底朝向皮质，尖朝向肾窦。2 ~ 3 个肾锥体的尖端合成一个肾乳头（renal papilla），并突入肾小盏（minor renal calice）。肾乳头顶端有许多小孔，称为乳头孔。深入肾锥体之间的皮质称为肾柱（renal column）。肾小盏位于肾窦内，为漏斗形膜状结构，有 7 ~ 8 个。肾小盏的边缘包绕肾乳头，以排出尿液。2 ~ 3 个肾小盏汇合成一个膜管状结构，即肾大盏（major renal calice）。肾大盏有 2 ~ 3 个，它们彼此汇合成肾盂（renal pelvis）。肾盂呈前后扁平的漏斗样囊状结构。肾盂离开肾门后向内下走行，逐渐变细，约在第 2 腰椎体上缘移行为输尿管。

五、肾的血管与肾段

肾动脉在肾门处通常分为前支和后支。前支较粗，分出 4 个分支，与后支一起进入肾实质内。这些分支在肾内分布于相应的肾段（renal segment）内，故称肾段动脉（segmental artery）。肾段动脉分支之间缺乏吻合，不存在侧支循环，故称乏血管带。一个肾段动脉如出现血液循环障碍，其所供应的肾段可能会出现坏死。肾段切除时应沿乏血管带切开。肾静脉及其属支与同名动脉伴行（图 4-7）。

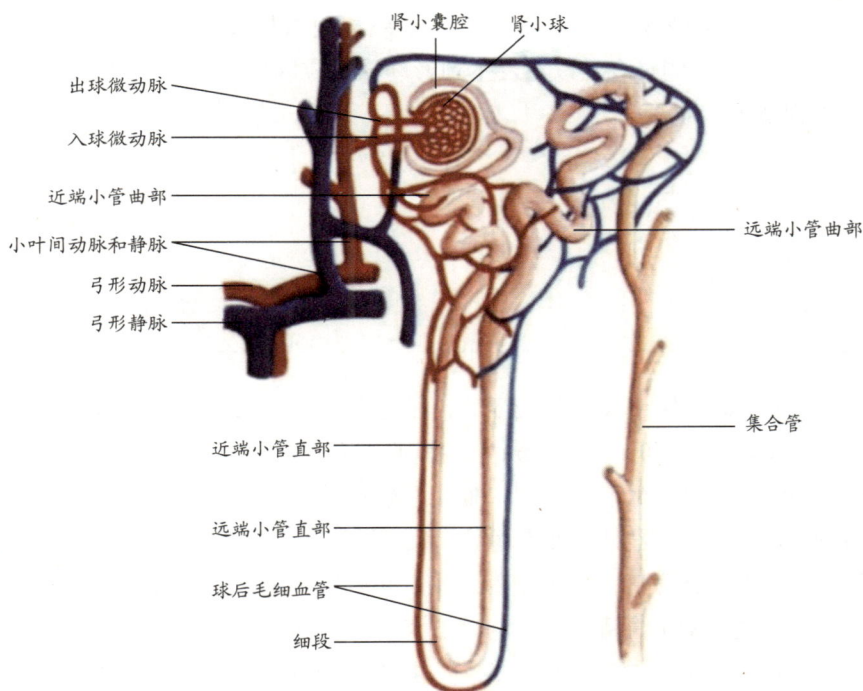

图 4-6 肾单位

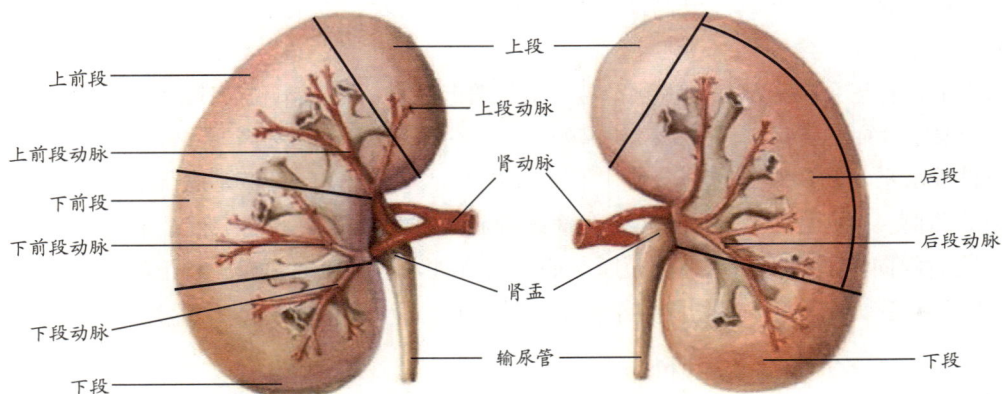

图 4-7 肾的血管与肾段

六、肾的畸形与变异

在发育过程中，肾可发生形态、位置、数量的变异或畸形。

（1）马蹄肾：两肾的下端互相连接成马蹄铁形，发生率为 1% ~ 3%，易引起肾盂积水、感染或结石。

（2）多囊肾：遗传性疾病，为胚胎期部分肾小管与集合管不交通，导致肾小管分泌物无法排出，引起肾小管膨胀而形成囊状，随着囊肿增大，肾组织逐渐萎缩、坏死，最终导致肾功能衰竭。

（3）单肾：一侧肾发育不全或阙如，发生率为 0.5%。

（4）低位肾：一侧者多见，多因胚胎期肾上升受阻所致，多位于髂窝或小骨盆内。

目前，肾功能衰竭晚期最理想的治疗方法是肾移植。肾移植的 10 年生存率已达 60% 左右。肾移植技术的成功必须具备以下条件：①供肾的生理功能正常，热缺血时间不超过 10 分钟。供肾者健康，年龄最好在 50 岁以下。②供肾的动脉、静脉和输尿管能吻合到受体特定部位的血管和膀胱上；保护好输尿管的动脉，以免术后输尿管坏死；供肾取出后立即用 2 ~ 4 ℃ 的 Collins 灌注液持续灌注，直到肾颜色变苍白为止，然后，将其保存于含有高渗透压和高浓度的钾、钙、镁的低温营养液中，以降低其新陈代谢，减少组织损伤到最低程度。受体的右髂窝是肾移植的首选部位。其方法是修整肾周组织、肾血管和输尿管，将供体肾静脉与受体髂外静脉端侧吻合，供体肾动脉与受体髂内动脉端侧吻合或与髂外动脉端侧吻合。如有副肾动脉，必须与肾动脉端侧吻合，以免发生副肾动脉供应区局部坏死或供血不良。切开膀胱，将供体输尿管断端与膀胱黏膜开口吻合。

第二节　输尿管

输尿管为成对的肌性管道，属于腹膜外位器官。输尿管约平第 2 腰椎体上缘与肾盂相连，下端通入膀胱，全长约 20 ～ 30 cm，管径 0.3 ～ 1.0 cm。根据其走行部位，输尿管可分为腹部、盆部和壁内部。腹部起始后，经腰大肌前面下行，至小骨盆入口处。左输尿管越过左髂总动脉末端前方，而右输尿管则经过右髂外动脉起始部的前方。盆部自小骨盆入口处下行，沿盆腔侧壁经过髂内血管、腰骶干和骶髂关节的前方，跨过闭孔神经血管束，至坐骨棘水平。男性输尿管向前、下、内方行走，经过直肠的前外侧壁，与膀胱后壁之间，并在输精管后方与之交叉，最终进入膀胱壁。女性输尿管在子宫颈外侧约 2.5 cm 处，从子宫动脉的后下方绕过，向下、内方行至膀胱底。壁内部约长 1.5 cm，在膀胱底处斜行穿过膀胱壁，经输尿管口（ureteric orifice）开口于膀胱内。当膀胱空虚时，两输尿管口间距约为 2.5 cm；膀胱充盈时，膀胱内压升高使得壁内部的管腔闭合，以阻止尿液由膀胱向输尿管逆流。输尿管在形态和数目上常有变异。

输尿管全长有三个狭窄部位：上狭窄位于输尿管起始处；中狭窄位于小骨盆上口处，跨越髂血管处；下狭窄位于输尿管穿经膀胱壁处，为最狭窄处，管径约 0.3 cm。这些狭窄是结石易于嵌留的部位。

在坐骨棘水平，输尿管的盆部向前、下、内方走行，经子宫阔韧带基底部的结缔组织内，至子宫和阴道穹隆的两侧。在距子宫颈约 2 cm 处，输尿管从子宫动脉的后下方绕行至子宫颈与阴道上部外侧约 2 cm 处，随后斜向内侧，沿阴道前面至膀胱底，斜行进入膀胱。通常以"桥下流水"来形容子宫动脉与输尿管的位置关系。在进行子宫切除并结扎子宫动脉时，应特别注意这种位置关系，以避免误扎输尿管。

第三节　膀胱

膀胱是储存尿液的肌性囊状器官，其形态、大小、壁的厚度、位置和毗邻关系均可随尿液的充盈程度和年龄而变化。成年人的膀胱容量为 350 ～ 500 mL，最大容量可达 800 mL。新生儿的膀胱容量约为成人的 1/10，女性的膀胱容量通常小于男性，而老年人由于膀胱肌张力降低而容量增大。

一、膀胱的形态

空虚的膀胱呈锥体形，分为膀胱尖、膀胱体、膀胱底和膀胱颈 4 部分，各部分间无明显分界线。膀胱尖（apex of bladder）朝向前上方，从膀胱尖到脐之间有一纤维索紧贴腹前壁后面，为脐正中韧带（median umbilical ligament），又称脐尿管索，为胚胎期脐尿管的遗迹。膀胱的后下方称为膀胱底（fundus of bladder）。膀胱尖与膀胱底之间的部分为膀胱体（body of bladder）。膀胱的最下部为膀胱颈（neck of bladder）。男性膀胱颈与前列腺底相邻，女性膀胱颈与盆膈相邻（图 4-8）。

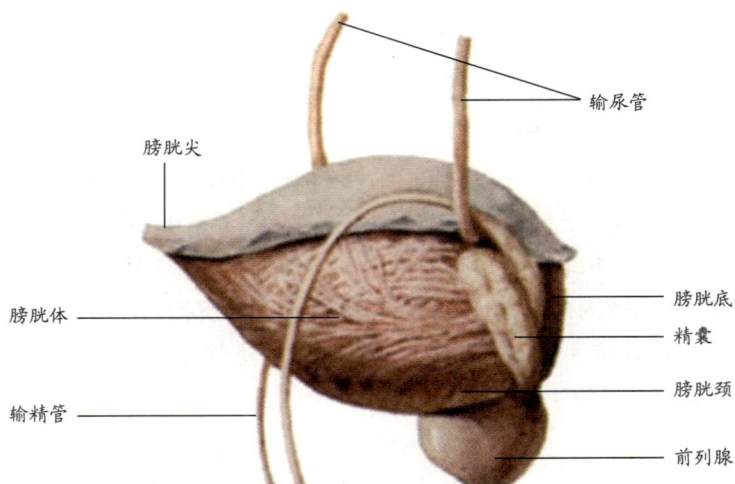

图 4-8 膀胱的结构

二、膀胱内面的结构

膀胱的内面被覆黏膜，大部分黏膜与肌层连结疏松，当膀胱收缩时，黏膜形成许多皱襞，而在膀胱充盈时，皱襞消失。然而，在输尿管口与尿道内口形成的三角区内，缺少黏膜下层，黏膜与肌层紧密结合，无论膀胱收缩或充盈，均保持平滑，此区称为膀胱三角（trigone of bladder）（图 4-9），是肿瘤、结核和炎症的好发部位。在膀胱三角的底部，两输尿管口之间的横行皱襞称为输尿管间襞，是临床上寻找输尿管口的标志。在男性中年以后，尿道内口的后方因前列腺中叶的存在而形成一嵴状隆起，称为膀胱垂（vesical uvula）。

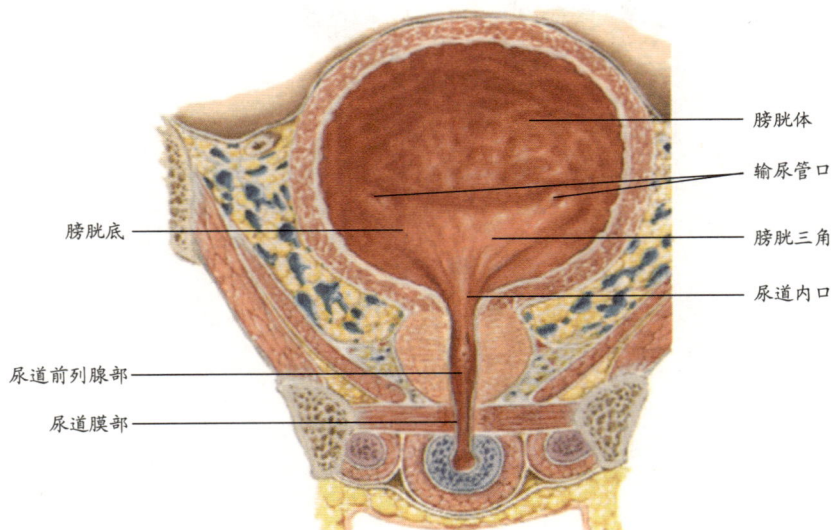

图 4-9 膀胱三角

三、膀胱的位置和毗邻

膀胱位于耻骨联合的后方，二者之间为膀胱前隙。在男性，膀胱的上方有腹膜覆盖，后方有精囊、输精管壶腹和直肠，膀胱颈下方邻接前列腺。在女性，膀胱的上方有子宫伏在其上，后方通过膀胱子宫陷窝与子宫相邻，下方邻接尿生殖膈。膀胱空虚时位于盆腔内，而充盈时膀胱腹膜返折线可上移至耻骨联合上方，因此在膀胱充盈时，可在耻骨联合上方进行膀胱穿刺术，避免穿过腹膜腔，从而避免损伤腹膜。新生儿的膀胱位置较成人为高，而老年人的膀胱位置相对较低。

第四节　尿道

男性尿道见第五章第一节男性生殖系统。

女性尿道（female urethra）长约 4 cm，直径约 0.6 cm，相较于男性尿道更短而直，且易于扩张。女性尿道大致平行于耻骨联合的下缘，起自膀胱的尿道内口（internal urethral orifice），向前下方延伸，穿过尿生殖膈，最终开口于尿道外口（external orifice of urethra）。尿道外口位于阴道前方，阴蒂头后方约 2 ～ 2.5 cm 处（图 4-10）。尿道内口周围环绕有平滑肌构成的膀胱括约肌，尿道穿过尿生殖膈的部分由横纹肌形成的尿道阴道括约肌环绕。尿道与阴道之间由尿道阴道隔（vaginal septum）隔开。在尿道下端的两侧存在尿道旁腺，其导管开口位于尿道外口的后部。

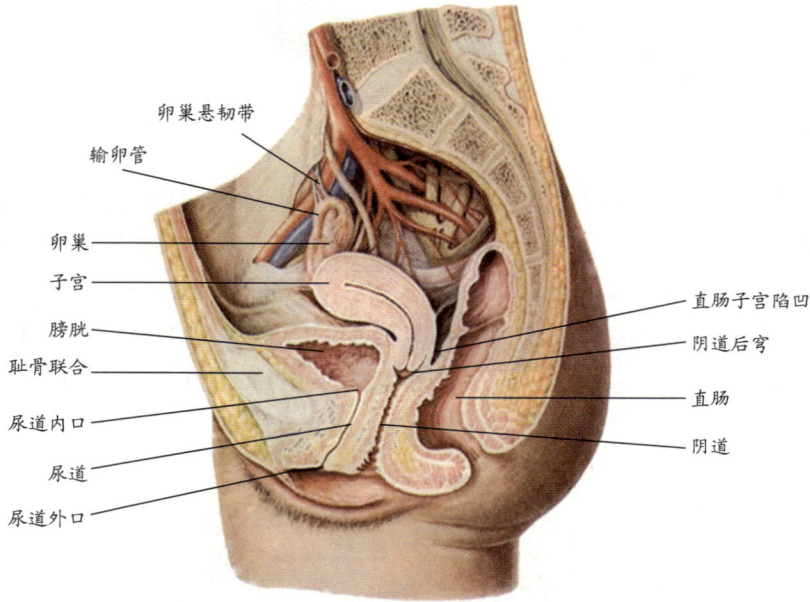

图 4-10　女性尿道

第五章 男女性生殖系统

第一节 男性生殖系统

男性生殖系统（male reproductive system）包括内生殖器和外生殖器。内生殖器由睾丸、输精管道（包括附睾、输精管、射精管和男性尿道）以及附属腺（精囊、前列腺和尿道球腺）组成（图5-1）。睾丸又称为男性生殖腺，是产生精子和男性激素的器官。睾丸产生的精子首先储存在附睾内，当射精时，精子通过输精管、射精管和尿道排出体外。附属腺分泌的液体成分参与精液的组成，为精子的生存和运动提供营养和保护。外生殖器包括阴囊和阴茎，阴囊负责维持睾丸的适宜温度，而阴茎是性交和精液排出的器官。

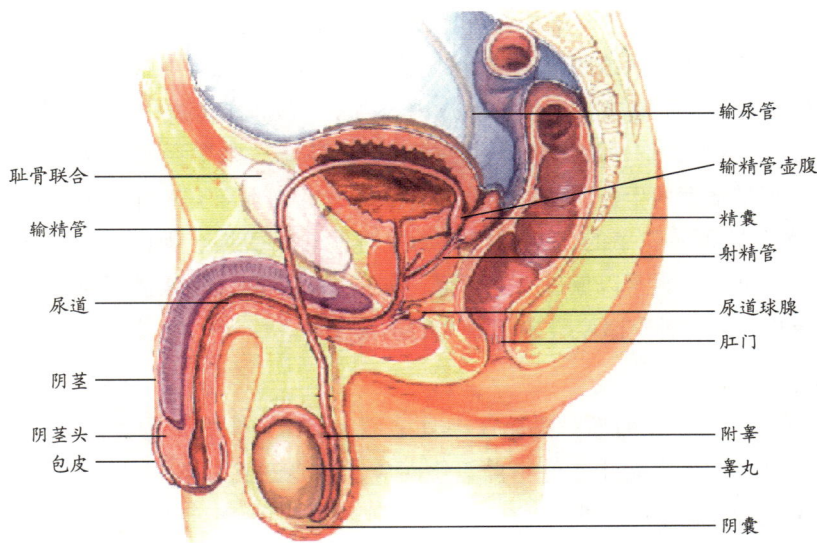

耻骨联合
输精管
尿道
阴茎
阴茎头
包皮

输尿管
输精管壶腹
精囊
射精管
尿道球腺
肛门
附睾
睾丸
阴囊

图 5-1 男性生殖系统

一、内生殖器

（一）睾丸

睾丸（testis）位于阴囊内，左右各一，左侧较右侧稍低。成人睾丸重约 10 g，体积为 4 cm×3 cm×2.5 cm。睾丸呈椭圆形，表面光滑，分为前、后缘，上、下端和内、外侧面。睾丸的后缘有血管、神经和淋巴管的出入口，并与附睾和输精管的睾丸部相接触。睾丸的上端被附睾头所遮盖。前缘、下端及外侧面游离内侧面则贴近阴囊隔。在睾丸下降过程中，如滞留在腹部或腹股沟管等处，则称为隐睾。

睾丸表面覆盖有一层坚韧的胶原纤维膜，称为白膜（tunica albuginea）。白膜在睾丸的后缘增厚并突入睾丸，形成睾丸纵隔。从睾丸纵隔发出睾丸小隔，呈扇形伸入睾丸实质，将睾丸分为 100 ~ 200 个锥状的睾丸小叶。每个小叶内含有 2 ~ 4 条精曲小管，其上皮细胞能够产生精子。在精曲小管之间的结缔组织内，存在产生男性激素的间质细胞，这些激素具有促进生殖器官发育，形成并保持男性第二性征的功能。精曲小管汇合成精直小管，进入睾丸纵隔后交织形成睾丸网，从睾丸网发出 12 ~ 15 条睾丸输出小管，这些小管在睾丸的后上部进入附睾，并汇合形成附睾管（图5-2）。

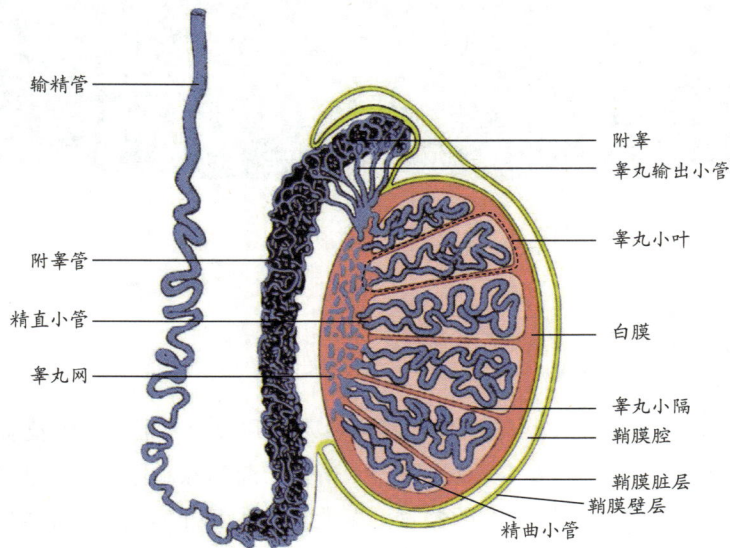

图 5-2　睾丸的结构

在胚胎发育的第 3 个月，睾丸开始下降至髂窝；第 7 个月，睾丸下降至腹股沟管的腹环处；第 8 至 9 个月时，睾丸通过腹股沟管皮下环，并在出生前后进入阴囊。如果出生后 3 至 5 个月内睾丸仍未降至阴囊内（可能位于腹腔、腹股沟管内或阴囊上部），则称为隐睾症。因此，新生男婴在出生后应检查是否存在隐睾。隐睾多发生于右侧，大多数停留在腹股沟内。由于 1 岁以前睾丸仍有下降的可能，1 岁时隐睾症的发生率仅为 0.8 % ～ 1.8 %，但 1 岁后睾丸一般不再自行下降。隐睾症的原因之一是引带连接的缺陷。隐睾因温度较高，不利于精子的生长，可能影响生育能力，并增加睾丸恶性变的风险。隐睾的位置越高，生殖细胞越少。电镜下显示，隐睾的生殖细胞在 2 岁时就开始受损。因此，应在发生不可逆损伤前进行治疗。在 2 岁前可尝试使用激素以促进睾丸下降，如果不成功则应尽快进行手术，将睾丸置入阴囊内，以逆转睾丸组织的退化，同时补充激素，确保睾丸的正常发育。

（二）输精管道

1. 附睾（epididymis）　呈新月状，贴附于睾丸上端和后缘。附睾可分为附睾头、附睾体和附睾尾。附睾头膨大，位于上部，由睾丸输出小管弯曲盘绕而成，最终汇成一条附睾管。中部为附睾体，下部变细为附睾尾，两者由迁曲盘回的附睾管形成。附睾尾向上移行为输精管，附睾暂时储存精子，并分泌附睾液营养精子，促进其进一步成熟。附睾为结核的好发部位。

2. 输精管和射精管　输精管（ductus deferens）是附睾管的直接延续，长约 31 cm，管径约 3 cm，管壁较厚，肌层发达，活体触摸呈条索状。输精管按行程可分为睾丸部、精索部、腹股沟部和盆部。睾丸部始于附睾尾，沿睾丸后缘上行至上端；精索部介于睾丸上端与腹股沟管皮下环之间，位于精索内其他结构的后内侧，为输精管结扎的理想部位；腹股沟部位于腹股沟管内的精索内，疝修补术时，勿将其损伤；盆部在腹环处离开精索，弯向内下，沿盆壁行向后下，经输尿管末端前方转至膀胱底的后面，在此膨大形成输精管壶腹，末端变细，与精囊的排泄管汇合成射精管（ejaculatory duct）。射精管长约 2 cm，向前下穿前列腺实质，开口于尿道的前列腺部。

3. 精索（spermatic cord）　为柔软的圆索状结构，从腹环开始经皮下环至睾丸上端。精索内主要有输精管、睾丸血管、神经丛、淋巴管和腹膜鞘突的残余。皮下环至睾丸上段，精索外包有 3 层被膜，由外向内分别为精索外筋膜、提睾肌和精索内筋膜。

（三）附属腺体

1. 精囊（seminal vesicle）　左右各一，为椭圆形囊状管道，表面凹凸不平，位于膀胱底后方，输精管壶腹的外侧，其排泄管与输精管末端汇合成射精管。精囊的分泌物参与精液的组成。

2. 前列腺（prostate） 为单一的实质性器官，形如栗子，重 8 ~ 12 g，底横径 4.1 cm，垂直径 2.5 cm，前后径 2.6 cm。前列腺位于膀胱与尿生殖膈之间，其前方为耻骨联合，后方为直肠壶腹。前列腺上端宽大，称前列腺底，邻接膀胱颈。下端尖细，称前列腺尖，位于尿生殖膈上。底与尖之间为前列腺体，体后面有一纵沟，称前列腺沟，前列腺肥大时该沟消失。男性尿道在前列腺底近前缘处穿经前列腺。近前列腺底的后缘处有射精管穿入，开口于尿道前列腺部的精阜上。前列腺的排泄管开口于尿道前列腺部的精阜两侧，其分泌物参与精液的组成（图 5-3）。

前列腺表面包有坚韧的纤维性被膜，称前列腺囊，囊与腺实质间有前列腺静脉丛。腺实质由腺组织和平滑肌构成，一般分为前叶、中叶、后叶和两侧叶（图 5-4）。老年人前列腺肥大常发生在中叶，使膀胱垂明显隆起，压迫尿道，引起排尿困难。后叶是前列腺肿瘤的好发部位。

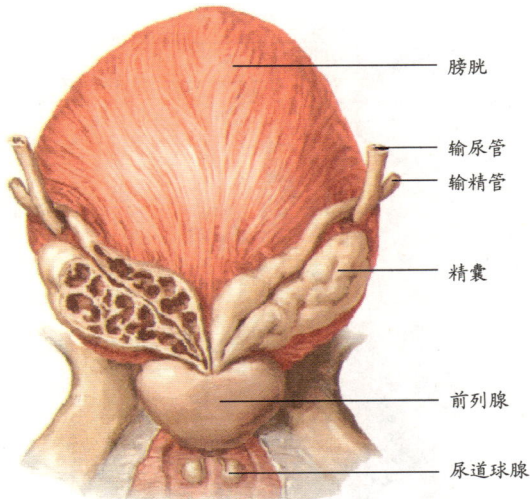

图 5-3　男性生殖系统附属腺体

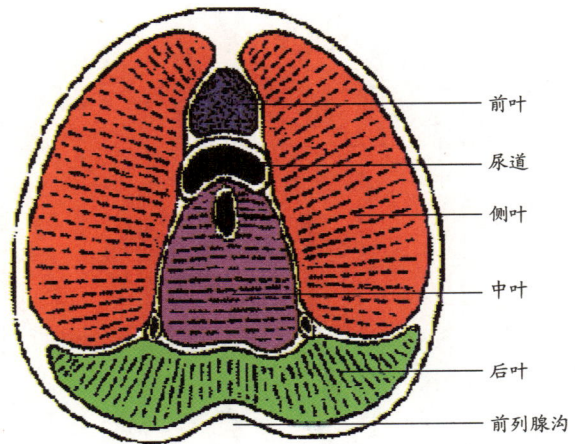

图 5-4　前列腺的分叶

3. 尿道球腺（bulbourethral gland） 为一对豌豆大的球形腺，位于会阴深横肌内，排泄管开口于尿道球部，其分泌物参与精液的组成。

二、外生殖器

（一）阴囊

阴囊（scrotum）是一个囊袋状结构，由皮肤、肉膜、精索外筋膜、提睾肌和精索内筋膜组成（图 5-5）。阴囊皮肤薄而柔软，色素沉着明显。皮肤中线处有纵行的阴囊缝。肉膜是阴囊的浅筋膜，含有平滑肌纤维，能够随外界温度的变化而舒缩，调节阴囊内的温度，以利于精子的发育。肉膜向内形成阴囊中隔，将阴囊分为左右两腔，分别容纳左右睾丸、附睾及部分精索；上方与腹壁浅筋膜的深层相连，下方与会阴浅筋膜相延续。

肉膜深面是精索外筋膜，由腹外斜肌腱膜延续而来；提睾肌来自腹内斜肌和腹横肌的肌纤维束；精索内筋膜由腹横筋膜延续而来。睾丸的鞘膜来源于腹膜，分为壁层和脏层，二者在睾丸后缘互相移行，形成鞘膜腔。鞘膜腔内有少量浆液，若因炎症等原因导致液体增多，则形成鞘膜积液。阴囊通常被认为仅包括皮肤和肉膜。

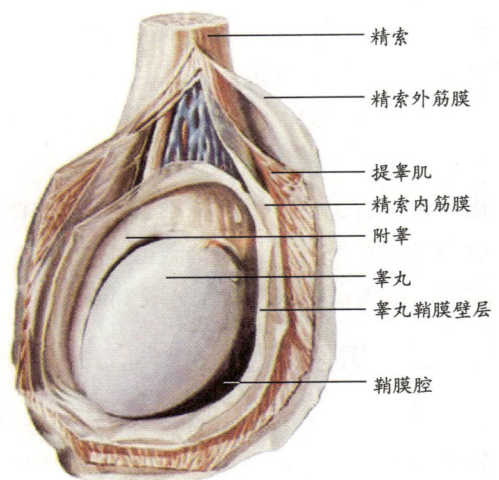

图 5-5　阴囊

（二）阴茎

阴茎（penis）可分为阴茎头、阴茎体和阴茎根三个部分。阴茎头是阴茎前部的膨大部分，尖端有尿道外口，呈矢状位。阴茎根位于阴茎后端，固定于耻骨下支和坐骨支。阴茎头与根之间的部分为阴茎体，呈圆柱状。

阴茎内部有两条阴茎海绵体和一条尿道海绵体（图 5-6）。阴茎海绵体（cavernous body of penis）是两端细的圆柱体，左右各一，位于阴茎的背侧，两者之间有结缔组织间隔，称为阴茎中隔。阴茎海绵体向前变细并嵌入阴茎头近侧的凹陷内，后端称为阴茎脚，附着于耻骨下支和坐骨支。尿道海绵体（cavernous body of urethra）位于阴茎海绵体的腹侧，全长贯穿尿道。尿道海绵体的前部膨大形成阴茎头，后部膨大为尿道球。每个海绵体外部均包裹有致密的纤维膜，分别称为阴茎海绵体白膜和尿道海绵体白膜。海绵体由许多小梁和腔隙构成，腔隙与血管相通，当腔隙充血时，阴茎变粗变硬而勃起。

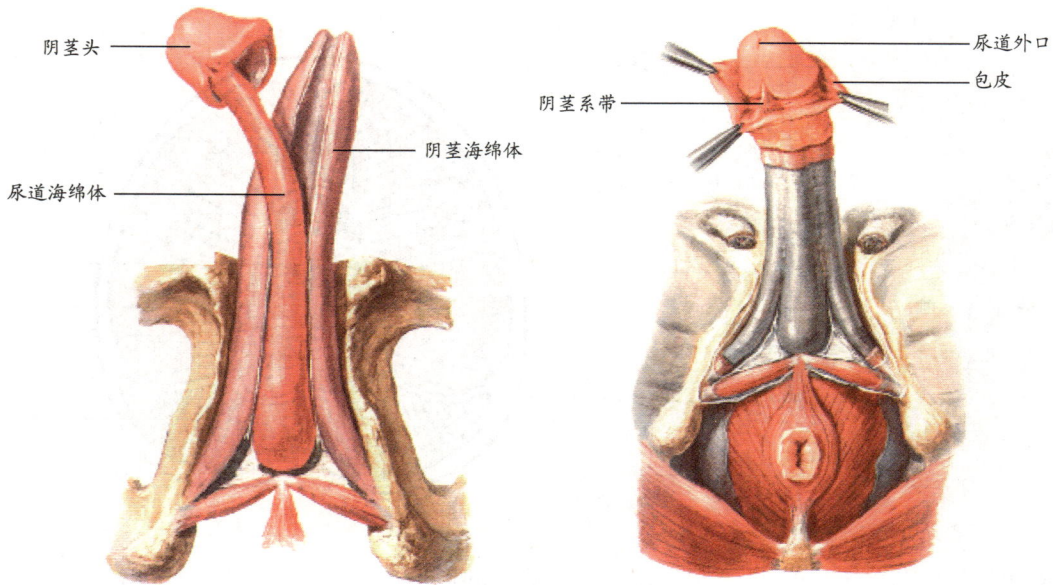

阴茎头 —— 阴茎海绵体
尿道海绵体 ——
尿道外口
包皮
阴茎系带

图 5-6　阴茎的结构

三条海绵体外层被皮肤和浅、深筋膜包裹。阴茎的皮肤薄而柔软，富有伸展性。在阴茎后面的皮肤中线处，有一道富于色素的缝，称为阴茎缝。在阴茎头近侧，皮肤形成双层皱襞包绕阴茎头，称为阴茎包皮（prepuce of penis），包皮的前端围成包皮口。在阴茎头的腹侧中线处，有一皮肤皱襞，称为包皮系带（frenulum of prepuce）。阴茎的浅筋膜与阴囊的内膜相延续。阴茎的深筋膜在阴茎根处形成阴茎悬韧带，将阴茎悬吊于耻骨联合的前下方。

在儿童时期，包皮较长，包绕整个阴茎头。随着年龄增长，阴茎头逐渐发育增大，包皮也随之后缩，包皮口扩大，阴茎头露出。如果在成年时阴茎头仍被包皮包绕，但能够翻转露出阴茎头的情况称为包皮过长；若包皮口过小，难以翻转露出阴茎头，则称为包茎。包皮过长或包茎可能影响排尿，并且包皮腔内易积存污物，长期刺激可能是阴茎癌的诱因之一，因此应进行包皮环切术，使阴茎头显露出来。包皮切除范围宜达到冠状沟处，并确保保留阴茎系带，以免阴茎勃起时阴茎头向下弯曲并产生疼痛。

三、男性尿道

男性尿道（male urethra）具有排尿和排精功能，起自尿道内口，止于尿道外口，全长 16～22 cm，管径约 5～7 mm。根据解剖位置，尿道可分为前列腺部、膜部和海绵体部（图 5-7）。

1. 前列腺部（prostatic part）　是尿道穿过前列腺的部分，长约 3 cm。其后壁有一纵行的隆起称为尿道嵴，尿道嵴的中部高起部分称为精阜，精阜上有射精管的开口。精阜的两侧有前列腺排汇管的开口。

2. 膜部（membranous part） 是尿道穿过尿生殖膈的部分，长约 1.5 cm，管腔狭小，其周围由尿道外括约肌环绕。膜部比较固定，当发生骨盆骨折或会阴部骑跨伤时，膜部容易受损伤。膜部距尿道外口约 15 cm，因此在进行膀胱镜检查或插导尿管时需特别注意。临床上将前列腺部和膜部合称为后尿道。

3. 海绵体部（cavernous part） 是尿道穿过尿道海绵体的部分，长 12～17 cm，临床上称为前尿道。尿道球内的尿道最宽，称为尿道球部，有尿道球腺开口。位于阴茎头内的尿道扩大形成尿道舟状窝。位于膀胱颈与前列腺底之间的尿道称为前列腺前部，该部长度约 1 cm。

男性尿道的全长存在三个狭窄、三个膨大和两个弯曲。

三个狭窄：分别位于尿道内口、尿道膜部和尿道外口，其中尿道外口最狭窄，膜部次之。

三个膨大：分别位于尿道前列腺部、尿道球部和尿道舟状窝。

两个弯曲：分别是耻骨下弯和耻骨前弯。耻骨下弯是恒定的，位于耻骨联合下方，由尿道前列腺部、膜部和海绵体部的起始段构成。耻骨前弯位于耻骨联合前下方，由尿道海绵体部构成。在向尿道内插入导管或器械时，应将阴茎提起，使其与腹壁呈 60°，这样可以使耻骨前弯消失，从而使尿道呈现一个凹侧向上的大弯曲。导管自尿道外口插入约 20 cm 后见有尿液流出，再插入 2 cm 即可。膜部与海绵体部交界处的管壁最薄，尤其是前壁最容易受损。距尿道外口 7～8 cm 处，尿道黏膜上有许多尿道腺的开口及形成的凹陷，如导管顶端抵至凹陷处，可出现阻力，稍后退并转动导管便可顺利通过。导管达到膜部时，由于刺激可能引起尿道外括约肌收缩，应稍待片刻，使患者放松会阴部，再缓慢插入导管。老年患者前列腺增生可能导致尿道前列腺部狭窄，从而使插管变得困难，应特别注意。

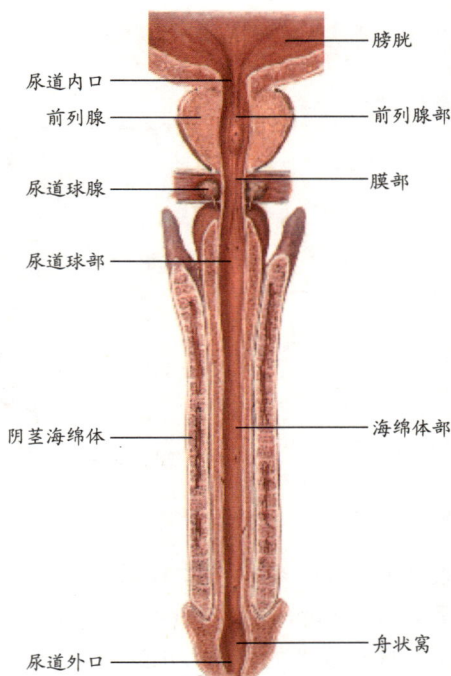

图 5-7 男性尿道结构

第二节 女性生殖系统

女性生殖系统（female genital system）包括内生殖器和外生殖器。内生殖器由生殖腺（卵巢）和生殖管道（输卵管、子宫和阴道）组成（图 5-8）。卵巢的功能是产生卵子和分泌女性激素。成熟的卵子会从卵巢表面释放至腹膜腔，并通过输卵管的腹腔口进入输卵管。卵子在输卵管内受精后，移动至子宫，并在子宫内膜植入，最终发育成胎儿。成熟的胎儿在分娩时通过子宫颈外口经阴道娩出。外生殖器称为女阴。

一、内生殖器

（一）卵巢

卵巢（ovary）是成对的扁卵圆形的实质性器官，位于小骨盆的侧壁，夹在髂内、外动脉之间的卵巢窝内。卵巢可分为内、外侧面，前、后缘，以及上、下端。内侧面对向盆腔，与小肠相邻。外侧面贴靠卵巢窝。前缘（系膜缘）通过卵巢系膜与子宫阔韧带的后面相连，此处为卵巢门（hilum of ovary），有血管、神经和淋巴管出入。后缘是游离的。上端（输卵管端）与输卵管接触，并通过卵巢悬韧带（suspensory

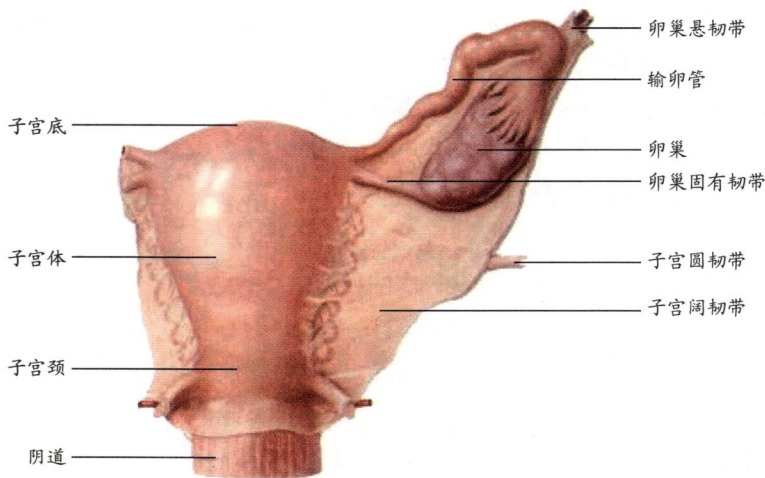

图 5-8　女性生殖系统

ligament of ovary）附于骨盆上口，韧带内含有卵巢的血管、神经和淋巴管。下端（子宫端）通过卵巢固有韧带（proper ligament of ovary）连于子宫底的两侧，卵巢的正常位置主要靠这些韧带维持。

成年女性的卵巢大小约为 4 cm×3 cm×1 cm。卵巢的大小和形态会随年龄变化。幼儿时期卵巢较小且表面光滑；在性成熟期，卵巢体积达到最大，并由于多次排卵，表面出现瘢痕并变得凹凸不平。卵巢在 35 ～ 40 岁开始缩小，50 岁左右逐渐萎缩，同时月经停止。卵巢分泌的激素包括雌激素、孕酮以及少量雄激素。

（二）输卵管

输卵管（uterine tube）是一对弯曲的管道，长 10 ～ 12 cm，管径平均为 0.5 cm，位于子宫阔韧带的上缘。输卵管的外侧端游离，以输卵管腹腔口（abdominal orifice of uterine tube）开口于腹膜腔；内侧端连于子宫底的外侧端，以输卵管子宫口开口于子宫腔。卵巢和输卵管常被称为子宫附件。输卵管可分为以下四部分。

1. 输卵管漏斗（infundibulum of uterine tube）　位于输卵管的外侧端，呈漏斗状，是输卵管最宽部分。漏斗的边缘有许多指状突起，称为输卵管伞，覆盖在卵巢表面，其中一个较长的突起与卵巢相连，称为卵巢伞，负责引导卵子进入输卵管。

2. 输卵管壶腹（ampulla of uterine tube）　位于输卵管漏斗的内侧，为管道的膨大部分，约占输卵管全长的2/3，是卵子受精的主要部位。

3. 输卵管峡（isthmus of uterine tube）　位于接近子宫外侧角的一段，较细而直，输卵管结扎术常在此进行。

4. 子宫部（uterine part）　该部分穿过子宫壁，以输卵管子宫口与子宫腔相通。

（三）子宫

子宫（uterus）是肌性中空器官，是孕育胎儿的场所。

成年未产妇的子宫呈倒置梨形，前后稍扁，长约 8 cm，最宽处约 4 cm，厚 2 ～ 3 cm。子宫与输卵管相接的部位称为子宫角（horn of uterus）。子宫自上而下可分为三部分。子宫底（fundus of uterus）：位于输卵管子宫口连线以上的圆凸部分；子宫体（body of uterus）：子宫底向下移行部分；子宫颈（neck of uterus）：子宫体下续部分，呈圆柱状，长约 2.5 ～ 3.0 cm。颈与体移行的狭细部分称子宫峡（isthmus of uterus），长约 1 cm。在妊娠期，子宫峡逐渐伸展变长，可达 7 ～ 11 cm。峡壁逐渐变薄，是剖腹取胎术的常见切口部位。

子宫颈的下端突入阴道内的部分称子宫颈阴道部（vaginal part of cervix）；位于阴道以上的部分称子

宫颈阴道上部（supravaginal part of cervix）。子宫的内腔分为上、下两部。子宫腔（cavity of uterus）：位于子宫体内，是前后略扁的倒置三角形腔隙；子宫颈管（canal of cervix of uterus）：位于子宫颈内，上口通向子宫腔，下口以子宫口（orifice of uterus）通向阴道。未产妇的子宫口呈圆形，边缘光滑整齐，而分娩后呈横裂状。

子宫位于盆腔中央，在膀胱与直肠之间，下端接阴道，两侧连输卵管和子宫阔韧带。子宫底位于小骨盆入口平面以下，子宫颈下端在坐骨棘平面稍上方。空膀胱时，子宫正常姿势为前倾前屈位，但位置可随膀胱和直肠的充盈程度而变化。

子宫的正常位置主要由盆底肌和以下韧带固定。子宫阔韧带（broad ligament of uterus）：双层腹膜皱襞，延伸至盆侧壁和盆底，限制子宫向侧方移动。子宫圆韧带（round ligament of uterus）：平滑肌和结缔组织构成的圆索，维持子宫的前倾。子宫主韧带（cardinal ligament of uterus）：连接子宫颈阴道上部两侧至骨盆侧壁，是维持子宫颈正常位置的主要结构。骶子宫韧带（sacro-uterine ligament）：可向后上牵引子宫颈，与子宫圆韧带协同维持子宫前倾前屈（图 5-9）。

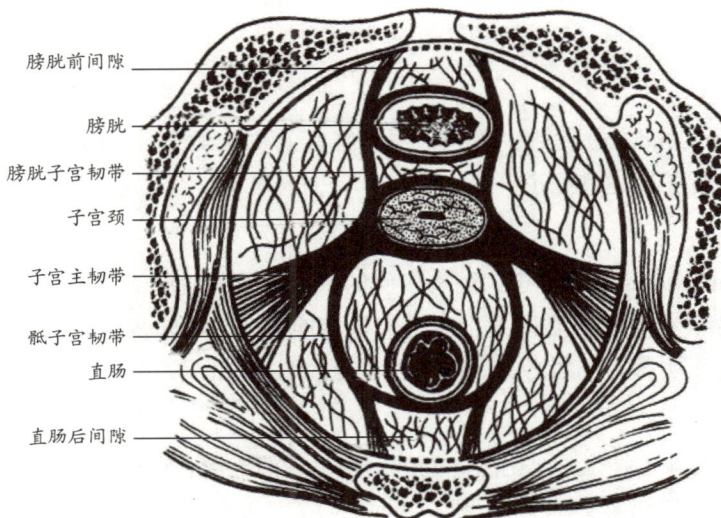

图 5-9　子宫韧带示意图

上述韧带、盆底肌、尿生殖膈和阴道的托持及周围结缔组织有助于保持子宫正常位置。如果这些固定装置受损，可导致子宫位置异常或脱垂，严重时可脱出阴道。

（四）阴道

阴道（vagina）为前后壁相贴的肌性管道，是女性的交接器官，也是排出月经和娩出胎儿的通道。阴道下端开口于阴道前庭，上部较宽，包绕子宫颈阴道部，形成环形凹陷，称为阴道穹（fornix of vagina），分为前部、后部和左右侧部。阴道后部与直肠子宫陷凹之间仅隔阴道后壁和腹膜，当直肠子宫陷凹积液时，可经阴道穹后部进行穿刺或引流。

阴道前方邻膀胱和尿道，后方邻直肠。临床上可通过肛门指检触摸和了解子宫颈和子宫口情况。阴道下部通过尿生殖膈，其括约肌和肛提肌对阴道下部有括约作用。

二、外生殖器

女性外生殖器又称女阴（female pudendum），包括以下结构（图 5-10）。

（一）阴阜

阴阜（mons pubis）是耻骨联合前方的皮肤隆起部分，皮下富含脂肪组织。性成熟期时，阴阜皮肤上长有阴毛。

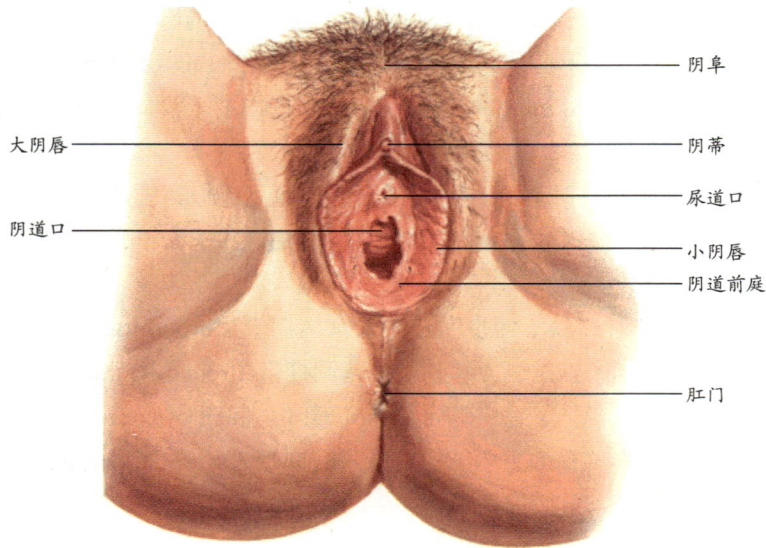

图 5-10　女性外生殖器

（二）大阴唇

大阴唇（greater lip of pudendum）是左、右两侧纵行隆起的皮肤皱襞。它们的前端和后端互相连合，形成唇前连合和唇后连合，保护阴道和尿道开口。

（三）小阴唇

小阴唇（lesser lip of pudendum）是位于大阴唇内侧的一对较薄的皮肤皱襞，表面光滑无毛。小阴唇的前端各自形成两个小皱襞，外侧皱襞在阴蒂上方与对侧相连形成阴蒂包皮；内侧皱襞在阴蒂后下方左右结合成阴蒂系带，向上连于阴蒂。小阴唇的后端左右相连，形成阴唇系带。

（四）阴道前庭

阴道前庭（vaginal vestibule）是位于小阴唇之间的裂隙，其前上部有尿道外口，后下部为较大的阴道口。在处女的阴道口周围有黏膜皱襞，称为处女膜（hymen）。处女膜破裂后可能留下处女膜痕迹。在小阴唇与处女膜之间的沟内，位于小阴唇中 1/3 与后 1/3 交界处的左右各有一个前庭大腺导管开口，分泌物用于润滑阴道口。

（五）阴蒂

阴蒂（clitoris）位于唇前连合的后方，由一对阴蒂海绵体（相当于男性的阴茎海绵体）构成。阴蒂的后端以阴蒂脚附着于耻骨下支和坐骨支。阴蒂的前部由双侧海绵体合成阴蒂体，表面覆盖阴蒂包皮；前端露出包皮的部分为阴蒂头，富含神经末梢，感觉敏锐。

（六）前庭球

前庭球（bulb of vestibule）相当于男性的尿道海绵体，可分为中间部和两侧部。两侧部较大，位于大阴唇的皮下；中间部较小，位于尿道外口与阴蒂体之间的皮下。

（七）前庭大腺

前庭大腺（greater vestibular gland），又称 Bartholin 腺，位于阴道口两侧，与前庭球的后内侧端相接或部分位于其深面，形如豌豆。前庭大腺的导管开口于阴道前庭，其分泌物有润滑作用，但导管可能因炎症而阻塞，导致前庭大腺囊肿的形成。

三、乳房

乳房是女性的重要生殖辅助器官，在青春期后受雌性激素的影响开始发育，具有分泌乳汁的功能，主要在妊娠和哺乳期发挥作用（图 5-11）。男性的乳房则为退化器官，无实际功能。

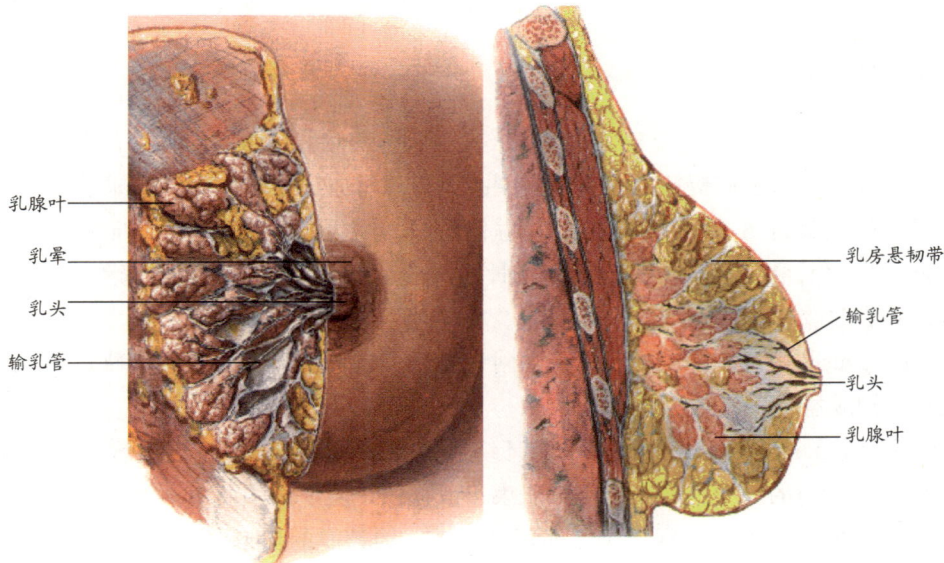

图 5-11　女性乳房

成年未产妇的乳房呈半球形，具有紧张和弹性的特征。乳房的表面中央有乳头（mammary papilla），其表面分布着输乳管的开口，称为输乳孔。乳头周围是颜色较深的皮肤环形区，称为乳晕（areola of breast）。乳晕区有许多小圆形突起，称为乳晕腺。它们能够分泌脂状物质，用于润滑乳头。

乳房的位置在胸前部，覆盖在胸肌筋膜表面，位于第 3 ～ 6 肋之间。乳房的内侧边界到达胸骨旁线，外侧可延伸到腋中线。未产妇的乳头大约平于第 4 肋间隙或第 5 肋水平。乳房后方的包膜与胸大肌前面的深筋膜之间存在乳房后间隙，内含疏松结缔组织和淋巴管。

乳房由皮肤、纤维组织、乳腺和脂肪组织构成。乳腺（mammary gland）被脂肪组织分隔成 15 ～ 20 个乳腺小叶（lobule of mammary gland），以乳头为中心呈放射状排列。每个乳腺小叶有一个排泄管，称为输乳管（lactiferous duct）。输乳管在靠近乳头处扩大，形成输乳管窦（lactiferous sinus），其末端变细并开口于乳头的输乳孔。乳房中的纤维组织通过乳房悬韧带（suspensory ligament of breast）连接乳腺与皮肤和胸肌筋膜，起到支撑乳腺的作用，也称 Cooper 韧带。

由于乳腺小叶和输乳管以乳头为中心呈放射状排列，因此乳房手术应尽量采用放射状切口，以减少对输乳管和乳腺的损伤。乳腺癌时，乳腺真皮内的淋巴管阻塞，会导致皮肤水肿，Cooper 韧带受浸润而皱缩，从而使乳房表面出现多个小凹陷，形成"橘皮样"皮肤改变，这是乳腺癌的诊断特征之一。

第三节　会阴

会阴（perineum）广义上是指封闭骨盆下口的全部软组织。此区呈菱形，其境界：前界为耻骨联合下缘，后方为尾骨尖，两侧界为耻骨下支、坐骨支、坐骨结节和骶结节韧带。会阴以左、右坐骨结节前缘的连线，分为前、后两个三角形区。前区在男性有尿道穿过，女性有尿道和阴道穿过，称尿生殖区（urogenital region）又称尿生殖三角（urogenital triangle）。后区有肛管穿过，称肛门区（anal region），又称肛门三角（anal triangle）。会阴的结构，除男性或女性外生殖器外，其深部主要是会阴肌（包括肛门三角和尿生殖三角的肌群）和筋膜。临床上所说的会阴，是指狭义的会阴，即：对于男性，通常是指阴茎根与肛门之间的区域；对于女性，是指阴道口的后端与肛门之间的区域，分娩时要注意保护此区，以免造成会阴撕裂。

一、肛门三角肌群

肛提肌（levator ani muscle）是位于骨盆底的成对扁肌。两侧肛提肌向内下汇合成漏斗状，封闭骨盆下口的大部分。其前部，双侧肛提肌之间有盆膈裂孔，男性有尿道通过，女性有尿道和阴道通过。盆膈裂孔被其下方的尿生殖膈封闭。肛提肌起于小骨盆侧壁及其筋膜，肌纤维向下、向后、向内侧，止于会阴中心腱、直肠壁、尾骨和肛尾韧带（肛门和尾骨之间的结缔组织束）以及阴道壁。肛提肌构成盆底，承托盆腔器官，并协助括约肛管和阴道。

尾骨肌（coccygeus）位于肛提肌的后方，贴附于骶棘韧带的上面，起自坐骨棘，呈扇形止于骶、尾骨的两侧。它参与构成盆底和承托盆腔器官。

肛门外括约肌（external anal sphincter）为环绕肛门周围的骨骼肌，按其位置可分为皮下部、浅部和深部。皮下部位于肛门的皮下，为表浅环形肌束；浅部位于皮下部的深面，为椭圆形肌束，其前后方分别附着于会阴中心腱和尾骨尖；深部位于浅部的上方，为较厚的环形肌束。深、浅两部与直肠纵肌、肛门内括约肌和部分肛提肌共同围绕肛管增厚形成肌环，称肛门直肠环，对肛管起着重要的括约作用。该肌环通常处于收缩状态，在排便时松弛。当重度损伤（如撕裂等）时，可导致大便失禁。

二、尿生殖三角肌群

尿生殖三角的骨骼肌分浅、深两层。在每侧，浅层包括会阴浅横肌、球海绵体肌和坐骨海绵体肌。深层包括会阴深横肌和尿道括约肌（图 5-12）。

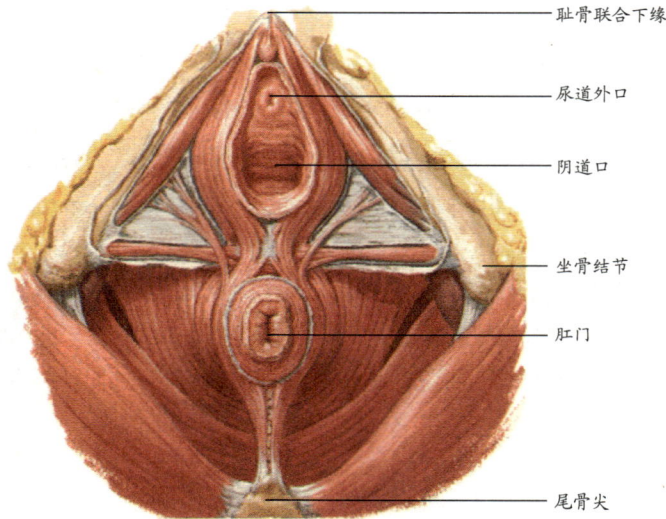

耻骨联合下缘
尿道外口
阴道口
坐骨结节
肛门
尾骨尖

图 5-12　尿生殖三角肌群

会阴浅横肌（superficial transverse muscle of perineum）起于坐骨结节，止于会阴中心腱，有固定会阴中心腱的作用。

球海绵体肌（bulbocavernosus muscle）：在男性，包绕尿道球和尿道海绵体的后部，起自会阴中心腱和尿道球下面的中缝，止于阴茎背面的筋膜，收缩时可协助排尿和射精，并参与阴茎勃起。在女性，此肌分为左、右两部，覆盖在前庭球的表面，收缩时可缩小阴道口，故又称阴道括约肌。

坐骨海绵体肌（ischiocavernosus）：在男性，覆盖于阴茎脚的表面，起自坐骨结节，止于阴茎脚下面，收缩时压迫阴茎海绵体根部，阻止静脉血回流，参与阴茎勃起，故又名阴茎勃起肌。在女性，此肌薄弱，称阴蒂勃起肌。

会阴深横肌（deep transverse muscle of perineum）位于尿生殖膈上、下筋膜之间，肌束横行于两侧坐骨支之间，肌纤维在会阴中线上互相交织，部分肌纤维止于会阴中心腱。收缩时可加强会阴中心腱的稳固性。

尿道括约肌（sphincter of urethra）在会阴深横肌的前方，肌束围绕尿道膜部，为随意肌。在女性，则环绕尿道和阴道，故又称尿道阴道括约肌（urethrovaginal sphincter），收缩时可紧缩尿道和阴道。

会阴中心腱（perineal central tendon），又称会阴体，为狭义会阴的皮肤深面一个腱性结构，有会阴浅横肌、会阴深横肌、球海绵体肌、肛门外括约肌和肛提肌等附着于此腱。此腱有加固盆底的作用。

三、会阴筋膜

会阴筋膜分为浅筋膜和深筋膜。在肛门三角，浅筋膜为富有脂肪的大量疏松结缔组织，充填在坐骨直肠（肛门）窝内。在尿生殖三角，浅筋膜分为两层：浅层为脂肪层，与腹下部和股部的浅筋膜相续；深层呈膜状，称会阴浅筋膜（superficial fascia of perineum），又称 Colles 筋膜，向前上与腹壁浅筋膜深层（Scarpa 筋膜）相续，向后附于尿生殖膈后缘，向两侧附于耻骨下支和坐骨支，并与阴囊肉膜和阴茎浅筋膜相连续。

深筋膜在肛门三角，覆盖于坐骨肛门窝的各壁，并覆盖于肛提肌和尾骨肌的上、下面，分别称盆膈上筋膜和盆膈下筋膜。在尿生殖三角，深筋膜分为两层，覆盖于会阴深横肌和尿道括约肌的上面和下面，分别称为尿生殖膈上筋膜和尿生殖膈下筋膜，两侧附着于骨面，其前、后缘相互融合。会阴浅筋膜与尿生殖膈下筋膜之间围成的间隙称会阴浅隙。男性此间隙内有阴茎脚、尿道球和尿生殖三角浅层肌等。女性此间隙内有阴蒂脚、前庭球、前庭大腺和尿生殖三角浅层肌等。尿生殖膈上、下筋膜之间的间隙称会阴深隙，男性此间隙内有会阴深横肌、尿道括约肌、尿道膜部和尿道球腺等，女性此间隙内有会阴深横肌、尿道阴道括约肌以及穿行的尿道和阴道等。

四、会阴区的重要结构

盆膈（pelvic diaphragm）由肛提肌、尾骨肌，以及覆盖于它们上面和下面的盆上、下筋膜共同构成，作为盆腔的底，有直肠穿过，对托持盆腔器官起重要作用。

尿生殖膈（urogenital diaphragm）由会阴深横肌和尿道括约肌及覆盖于它们上面和下面的尿生殖膈上、下筋膜共同构成。封闭尿生殖三角，加固盆底。男性有尿道通过，女性有尿道和阴道通过。

坐骨肛门窝（ischioanal fossa）位于坐骨结节与肛门之间，左、右各一。它呈底向下、尖向上的楔形间隙。内侧壁为肛提肌及盆膈下筋膜；外侧壁为闭孔内肌及其筋膜（闭孔筋膜）；前界为尿生殖膈后缘；后界为臀大肌下缘。窝内充填有大量的脂肪组织。此窝的外侧壁内面有分布会阴部的阴部内血管和阴部神经通过。坐骨肛门窝为脓肿好发部位，当脓肿穿通肛门和皮肤时，则形成肛瘘。

第四节　腹膜

腹膜（peritoneum）是覆盖于腹部和盆腔壁内面，以及腹、盆腔内各脏器表面的浆膜。它由间皮细胞及少量结缔组织构成，呈现薄而光滑、半透明的特性。腹膜衬在腹壁和盆壁内面的部分称为壁腹膜（parietal peritoneum，腹膜壁层），而覆盖在腹腔和盆腔脏器表面的部分称为脏腹膜（visceral peritoneum，腹膜脏层）。壁腹膜和脏腹膜相互移行，共同围成了一个不规则的潜在腔隙，称为腹膜腔（peritoneal cavity）（图 5-13）。

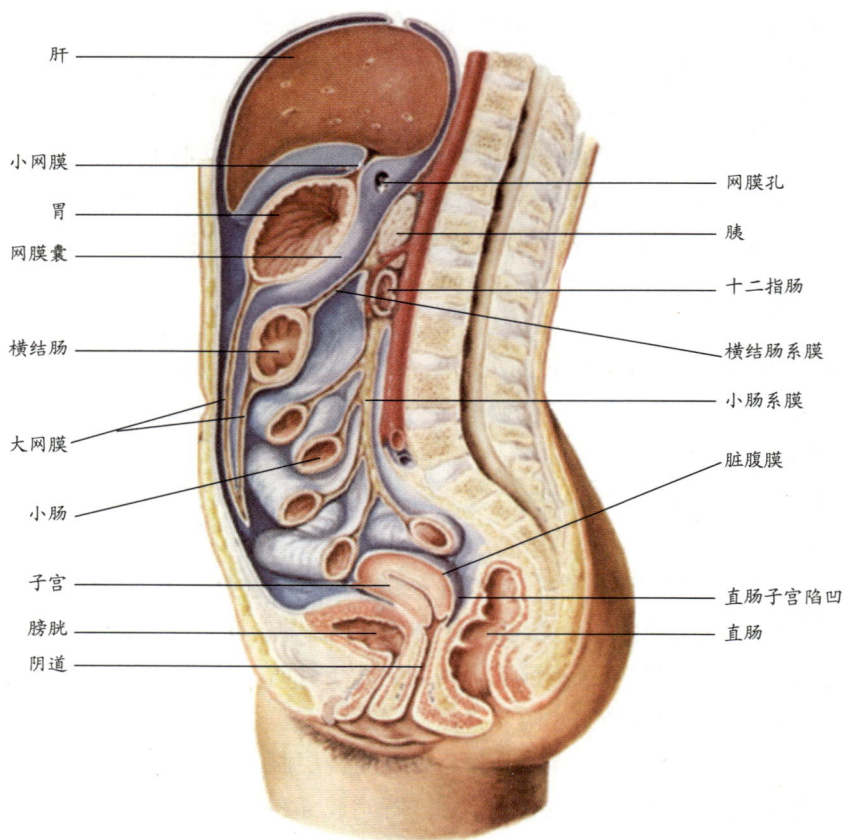

图 5-13　腹膜腔

　　男性的腹膜腔是完全密闭的，而女性则通过输卵管腹腔口、输卵管腔、子宫腔和阴道与外界间接相通。脏腹膜较薄，与脏器表面紧密贴合，是该脏器的一部分。壁腹膜则较厚，与腹壁和盆壁之间存在一层疏松的结缔组织，称为腹膜外组织。壁腹膜在一些特定区域如膈下、脐环、腹白线处与腹壁黏合紧密，而在其他大部分区域较为疏松，特别是在腹后壁及腹前壁下部的腹膜外组织中含有较多脂肪。

　　正常情况下，腹膜会分泌少量浆液，能够湿润脏器表面，以保护脏器和减少摩擦。除了润滑功能，腹膜还具有吸收、防御、修复和再生等功能。腹膜形成的韧带、系膜等结构还起到固定和支持脏器的作用。在病理情况下，如果腹膜的分泌和渗出液体过多，积聚于腹膜腔内，则会形成腹水。

　　在临床医学中，腹腔和腹膜腔是两个相关但不同的解剖概念。了解这两者的区别对于某些手术和诊疗操作具有重要的意义。腹腔指的是从小骨盆上口以上，由腹壁和膈所围成的空间，它是一个包含了腹部所有内脏器官（如胃、肝、肠、胰腺等）的腔体。腹膜腔是由壁腹膜（覆盖腹壁内侧）和脏腹膜（覆盖内脏器官表面）所形成的潜在腔隙。通常来说，腹膜腔是一个含有少量浆液的空间，用于润滑脏器之间的运动，确保器官能够顺畅地滑动和移动。腹膜腔本身不包含任何实质性的器官，所有腹腔内的器官实际上位于腹膜腔之外。

　　临床上，腹腔和腹膜腔经常不被严格区分，因为它们的解剖位置紧密相关。然而，在需要进行肾脏或膀胱的腹膜外手术时，理解这两者的差异是至关重要的。

一、腹膜与脏器的关系

　　腹、盆腔内器官依其被腹膜覆盖程度的不同，可分为 3 类（图 5-14）。

　　1.腹膜内位器官　此类器官的各面均被腹膜所包裹，故其移动性大，如胃、十二指肠上部、空肠、回肠、盲肠、阑尾、横结肠、乙状结肠、脾、卵巢和输卵管等。

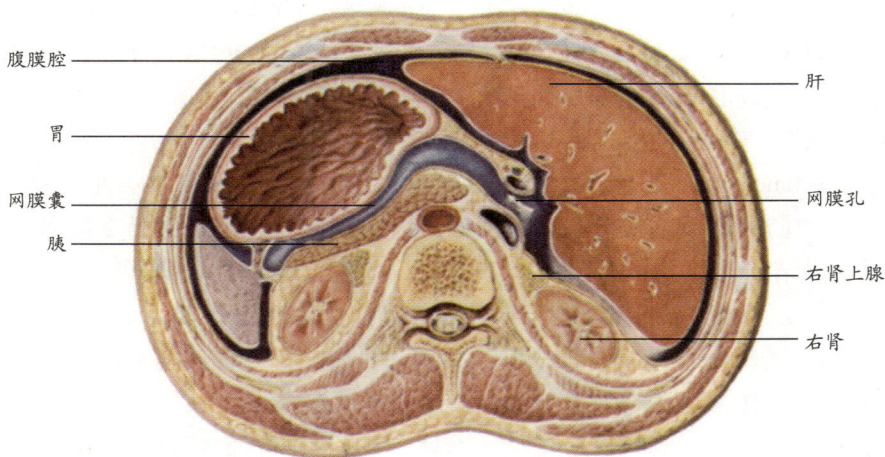

图 5-14　腹膜与腹部脏器的关系

2. 腹膜间位器官　此类器官的三面或大部分由腹膜包被，故其位置较固定，如肝、胆囊、升结肠、降结肠、直肠上段、子宫和充盈的膀胱等。

3. 腹膜外位器官　此类器官仅一面被腹膜覆盖，其位置固定，如十二指肠降部和水平部、直肠中下部、胰、肾、肾上腺、输尿管和空虚的膀胱等。

了解腹膜与器官的关系，有重要的临床意义。如某些腹膜外位器官（肾、膀胱）的手术，可以不打开腹膜腔而在腹膜外进行，以避免手术可能出现的腹膜感染或术后脏器间的粘连。

二、腹膜形成的结构

腹膜从腹、盆腔内面移行于脏器表面，或从一个脏器移行到另一个脏器，其移行部分常形成一些腹膜结构，如网膜、系膜和韧带等（图 5-15）。

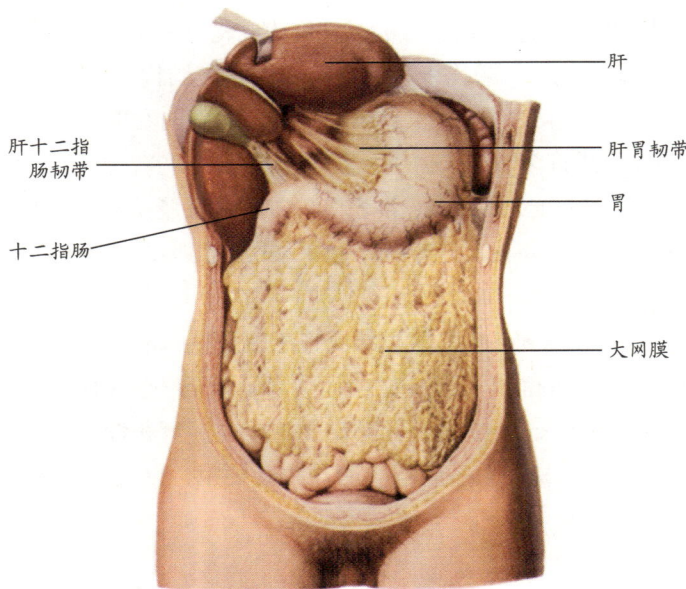

图 5-15　腹膜

（一）网膜

网膜是指与胃相连的腹膜结构，包括小网膜和大网膜。

小网膜（lesser omentum）是由肝门向下移行至胃小弯和十二指肠上部的双层腹膜结构。其左侧大部分连接肝门与胃小弯，称肝胃韧带（hepatogastric ligament），内有胃左血管、胃右血管、淋巴结、神经等。右侧小部分连接肝门与十二指肠上部，称肝十二指肠韧带（hepatoduodenal ligament）。其内主要有右前方的胆总管（common bile duct）、左前方的肝固有动脉（proper hepatic artery）以及两者后方的门静脉（portal vein）。肝胃韧带和肝十二指肠韧带间无明显分界。小网膜右缘游离，其后方为网膜孔（omental foramen），经此孔可进入胃后方的网膜囊（omental bursa）。

大网膜（greater omentum）是连于胃大弯与横结肠之间的双层腹膜结构，呈围裙状下垂并覆盖于横结肠和大部分空、回肠的前面。胃前、后壁的脏腹膜自胃大弯和十二指肠上部向下延续构成了大网膜的前叶，下垂至横结肠时，不完全地贴附于横结肠的前面，这一段大网膜的前叶又可称为胃结肠韧带（gastrocolic ligament）。大网膜前叶继续垂至腹下部，即向上返折形成了大网膜的后叶，向后上包裹横结肠并续于横结肠系膜（transverse mesocolon）。大网膜前、后叶间的腔隙是网膜囊的下部。在儿童，大网膜前、后两叶的4层腹膜往往已粘连愈合，致使其间的网膜囊下部消失。大网膜较薄，呈筛状，含有大网膜血管（omental vessels）和脂肪组织。在胃大弯处，大网膜前叶的两层间有胃网膜左、右血管等。

大网膜的长度因人而异，活体上大网膜下垂部分可向炎症病变部位移动，如阑尾炎和胃、肠穿孔时，常可见大网膜将病变部位包裹，以防止炎症或内容物扩散蔓延，故大网膜有"腹腔卫士"之称。大网膜血供丰富，是带血供大网膜移植术的常用供体。

网膜囊（omental bursa）是位于小网膜和胃后方的前后扁窄间隙，属腹膜腔的一部分，又称小腹膜腔，而网膜囊以外的腹膜腔大部分则称为大腹膜腔，二者以网膜孔相通。网膜囊为一盲囊：其上壁是肝尾状叶及膈下面的腹膜；前壁由上而下依次为小网膜、胃后壁的腹膜和大网膜前叶；下壁为大网膜的前、后叶间的愈合部；后壁由下而上依次为大网膜后叶、横结肠及其系膜和覆盖胰、左肾、左肾上腺等处的腹膜；左侧壁为脾、胃脾韧带和脾肾韧带；右侧有网膜孔（omental foramen），又称 Winslow 孔。网膜孔可容纳1～2手指通过，其上界为肝尾状叶，下界为十二指肠上部，前界为肝十二指肠韧带右缘，后界为覆盖下腔静脉的腹膜。网膜囊位置较深，胃后壁穿孔时，胃内容物常局限于囊内，也可经网膜孔流至大腹膜腔。

（二）系膜

系膜是将一些肠管或其他器官连至腹后壁的双层腹膜结构，其间含有血管、淋巴管、淋巴结及神经等。

肠系膜（mesentery）是将空、回肠连于腹后壁的双层腹膜结构，面积较大，整体呈扇形。向后集中附于腹后壁的部分称肠系膜根，长约15 cm，自第2腰椎左侧斜向右下方至右骶髂关节前方。此系膜的肠缘长达6～7 m，故肠系膜形成许多皱褶。由于此系膜较长，因而空、回肠活动性大，较易发生系膜扭转。肠系膜内除有肠系膜上血管及其分支和属支、淋巴管、神经丛及脂肪外，尚有许多散在的肠系膜淋巴结。

阑尾系膜（mesoappendix）是将阑尾连于肠系膜下端呈三角形的腹膜皱襞，其游离缘内有阑尾血管等通过。

横结肠系膜（transverse mesocolon）是将横结肠连于腹后壁的横位腹膜结构，其根部自结肠右曲向左经右肾中部、十二指肠降部和胰的前方，至左肾前面中部，直至结肠左曲止。此系膜内有中结肠血管等。

乙状结肠系膜（sigmoid mesocolon）是将乙状结肠连于左髂窝和骨盆左后壁的双层腹膜结构。此系膜较长，故乙状结肠活动度较大。易发生系膜扭转而导致肠梗阻，以儿童较常见。此系膜内有乙状结肠血管和直肠上血管等。

（三）韧带

韧带是连于腹壁与脏器之间或相邻脏器之间的双层或单层腹膜结构，对脏器有固定和悬吊作用，故此韧带不同于骨连结中的韧带。

1. 肝的韧带　除前述在肝下方的肝胃韧带和肝十二指肠韧带外，在肝上面有镰状韧带、冠状韧带和三角韧带（图5-16）。

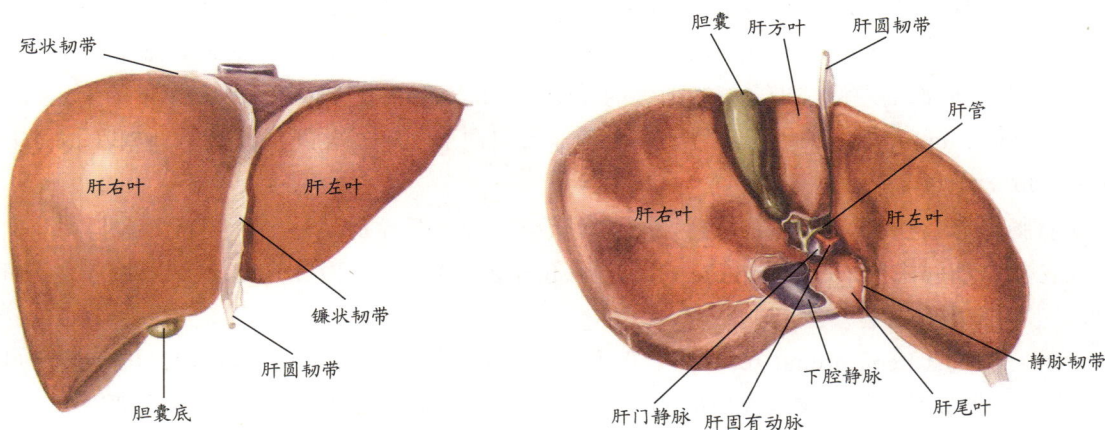

图 5-16 肝的韧带

（1）镰状韧带（falciform ligament of liver）是位于膈与肝之间呈矢状位的双层腹膜结构，位于前正中线稍右侧。其前部沿腹前壁上份向下连于脐，游离缘肥厚，内含自脐连至肝门的肝圆韧带（ligamentum teres hepatis），由胚胎时期脐静脉闭锁后形成。由于脐静脉生后常未完全闭锁，临床上可利用器械使其复通，从而注射药物进行门静脉造影（portal venography）或对肝癌（liver cancer）进行化疗。

（2）冠状韧带（coronary ligament）呈冠状位，分为前、后（或上、下）两层。由于这两层之间相隔较远，其间的肝表面无腹膜覆盖的区域称为肝裸区（bare area of liver）。

（3）左、右三角韧带（left and right triangular ligaments）由冠状韧带的前、后层在肝上面的左、右端处彼此连合而成。左三角韧带较大。

2. 脾的韧带　包括胃脾韧带、脾肾韧带和膈脾韧带。

（1）胃脾韧带（gastrosplenic ligament）是连接胃底和脾门之间的双层腹膜结构，内含胃短血管（short gastric vessels）和胃网膜左血管（left gastroepiploic vessels）的起始段等。

（2）脾肾韧带（splenorenal ligament）是从脾门连接至左肾前面的双层腹膜结构，内含脾血管（splenic vessels）和胰尾（tail of pancreas）等。

（3）膈脾韧带（phrenicosplenic ligament）是脾肾韧带向上连接于膈下面的结构，由膈与脾之间的腹膜构成。

3. 胃的韧带　包括肝胃韧带（hepatogastric ligament）、胃脾韧带、胃结肠韧带（gastrocolic ligament）和胃膈韧带（gastrophrenic ligament）等。

前三者如前述，胃膈韧带是由胃贲门右侧及食管腹段连于膈下面的腹膜移行部分。此外，还有膈结肠韧带，为膈与结肠左曲之间的腹膜结构，能够固定结肠左曲并从下方承托脾。

这些腹膜韧带不仅在解剖结构上起到连接和支撑脏器的作用，还具有重要的临床意义，例如在手术中作为标志性结构来指导手术路径，或者在疾病传播时限制感染的扩散范围。

三、腹膜的皱襞和隐窝与陷凹

腹膜皱襞位于脏器之间或脏器与腹壁之间，多由血管等结构被腹膜遮盖而形成。在腹膜皱襞之间或皱襞与腹、盆壁之间的小凹陷称为隐窝，较大且恒定的隐窝则称为陷凹。

（一）腹后壁的皱襞和隐窝

在十二指肠空肠曲（duodenojejunal flexure）、盲肠（cecum）和乙状结肠系膜（sigmoid mesocolon）附近，常有若干皱襞和隐窝。其大小和深浅个体差异较大，有时小肠等可突入隐窝内而形成内疝。常见的隐窝有：

（1）十二指肠空肠隐窝（duodenojejunal recesses）：十二指肠空肠曲附近的隐窝变异较多，常见的有十二指肠上隐窝（superior duodenal recess）和十二指肠下隐窝（inferior duodenal recess）。十二指肠上隐窝位于十二指肠升部的左侧，十二指肠上襞的深侧，开口向下。此隐窝下方有三角形的十二指肠下襞（inferior duodenal fold），其深侧为十二指肠下隐窝，开口向上。十二指肠上、下隐窝在我国人群的出现率分别约为 50% 和 75%。

（2）盲肠后隐窝（retrocecal recess）：位于盲肠后方，盲肠后位的阑尾常位于此隐窝内。

（3）乙状结肠间隐窝（intersigmoid recess）：位于乙状结肠左后方，在乙状结肠系膜左下面与腹后壁之间，其后壁内有左输尿管经过。

（4）肝肾隐窝（hepatorenal recess）：又称 Morison 囊（Morison's pouch），位于肝右叶下方与右肾之间，为网膜孔通至大腹膜腔的部位，即右肝下间隙。仰卧时此隐窝为腹膜腔最低处，是液体易于存积的部位。

（二）盆腔的陷凹

直肠膀胱陷凹（rectovesical pouch）为男性盆腔内膀胱与直肠之间的腹膜凹陷，凹底距肛门约 7.5 cm，为站立位时腹膜腔的最低处。

直肠子宫陷凹（rectouterine pouch）和膀胱子宫陷凹（vesicouterine pouch）为女性盆腔内子宫与直肠和膀胱之间的腹膜凹陷。前者也称 Douglas 腔（pouch of Douglas），较深，与阴道后穹间仅隔薄层的阴道壁，凹底距肛门约 3.5 cm，为站立或半卧位时腹膜腔的最低处。如该陷凹有积液，可从阴道穹后部穿刺抽吸检查，以便诊断。

（三）腹前壁的皱襞和隐窝

腹前壁内面位于脐以下有 5 条腹膜皱襞。

（1）脐正中襞（median umbilical fold）：为 1 条，位于脐与膀胱尖之间，内有脐尿管闭锁后形成的脐正中韧带。

（2）脐内侧襞（medial umbilical fold）：为 1 对，位于脐正中襞两侧，自脐连至膀胱两侧，内有脐动脉闭锁后形成的脐内侧韧带。

（3）脐外侧襞（lateral umbilical fold）：又称腹壁下动脉襞（inferior epigastric fold），为 1 对，分别位于左、右脐内侧襞的外侧，内有腹壁下动脉。在腹股沟韧带（inguinal ligament）上方，上述各襞附近，由内侧至外侧依次形成膀胱上窝（supravesical fossa）、腹股沟内侧窝（medial inguinal fossa）和腹股沟外侧窝（lateral inguinal fossa）这 3 对浅凹。

膀胱上窝在脐正中襞的两侧；腹股沟内侧窝在脐内、外侧襞之间，恰与腹股沟管浅环相对，此窝下方隔着腹股沟韧带有一浅窝，称股凹（femoral ring），恰对股环处；腹股沟外侧窝在脐外侧襞的外侧，与腹股沟管深环相对。

上述凹窝为腹前壁的薄弱处，有时小肠等内容物可从这些薄弱处向外突出形成疝，如腹股沟直疝（direct inguinal hernia）、斜疝（indirect inguinal hernia）和股疝（femoral hernia）。

四、腹膜腔的分区和间隙

腹膜腔通常以一些器官和腹膜结构划分成几个区域和间隙，临床应用中有一定意义。以横结肠及其系膜为界将腹膜腔分为结肠上区和结肠下区。

1. 结肠上区　位于横结肠及其系膜与膈之间，又以肝为界，分为肝上间隙和肝下间隙。

（1）肝上间隙因位于膈下又称膈下间隙。此间隙借矢状位的镰状韧带分为左肝上间隙和右肝上间隙。左肝上间隙又以冠状韧带分为左肝上前间隙和左肝上后间隙。右肝上间隙借冠状韧带的前（上）

后（下）两层分3个间隙，即较大的右肝上前间隙和较小的右肝上后间隙以及它们之间的腹膜外间隙（肝裸区）。

（2）肝下间隙位于肝下方，借肝圆韧带分为左肝下间隙和右肝下间隙。左肝下间隙又以小网膜和胃为界分为左肝下前间隙和左肝下后间隙（为网膜囊上部）。右肝下间隙又称肝肾隐窝。

2. 结肠下区　以升结肠、降结肠和肠系膜根为界划分为4个间隙。

（1）升结肠旁沟位于升结肠外侧，向上可通连肝肾隐窝，向下可通至右髂窝及盆腔。阑尾炎穿孔时，如患者平卧，脓液可沿此沟流至肝肾隐窝，甚至形成膈下脓肿。

（2）降结肠旁沟位于降结肠外侧。由于膈结肠韧带位于此沟上端，故一般不向上连通，只向下通至左髂窝和盆腔。

（3）右肠系膜窦位于肠系膜根右上方与升结肠之间，呈三角形。由于下方有回肠末端相隔，故间隙内的炎性渗出液常局限于窦内。

（4）左肠系膜窦位于肠系膜根左下方与降结肠之间，呈斜方形，间隙向下开放与盆腔连通，故窦内有渗出液时，容易流入盆腔。

（西南医科大学　先德海）

第六章 脉管系统

第一节 心血管系统

一、概述

（一）心血管系统的组成

心血管系统包括心、动脉、毛细血管和静脉（图 6-1）。

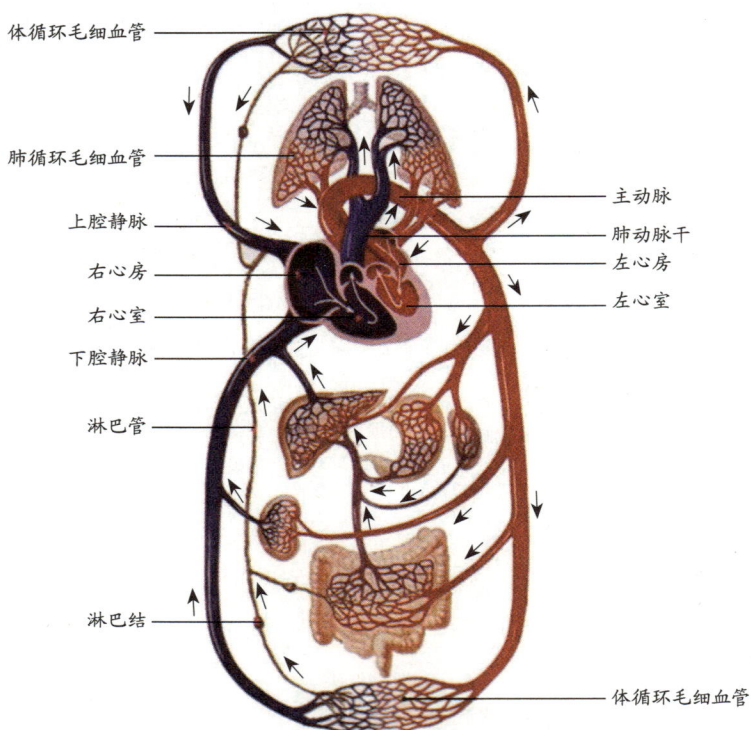

图 6-1 脉管系统示意图

1. 心（heart） 是血液循环的动力器官。心间隔将心分为左、右互不相通的左半心和右半心。每半心又分为心房和心室。故心有四个心腔，即左心房、左心室、右心房和右心室。同侧心房和心室间借房室口相通。心房肌和心室肌交替有序收缩和舒张，使血液定向流动，形成血液循环。

2. 动脉（artery） 是输送血液离心的管道。从心室发出后，反复分支变细，最后移行为毛细血管。大动脉含有大量的弹性纤维，弹性较大。心室射血时管壁扩张，心室舒张时管壁回缩。中、小动脉的平滑肌较为发达，其收缩和舒张会影响局部血流量和血流阻力。

3. 毛细血管（capillary） 是连结动脉和静脉末梢的细小血管，相互吻合成网。管壁薄，主要由一层内皮细胞和基膜构成，通透性较大且管内血流缓慢，是血液与组织液进行物质交换的场所。

4. 静脉（vein） 是输送血液回心的管道。起自毛细血管，在向心汇集过程中不断接受属支，形成小静脉、中静脉和大静脉，注入心房。与动脉相比，静脉管壁薄，管腔大，弹性小，容血量较大。

（二）血液循环的途径

血液循环包括体循环和肺循环。

1.**体循环** 又称大循环。左心室收缩时，含有较多氧及营养物质的鲜红色血液（动脉血）经主动脉和各级分支到达全身毛细血管，血液与周围的组织、细胞进行物质和气体交换，成为富含二氧化碳的暗红色的血液（静脉血），再经各级静脉，最后汇入上、下腔静脉及心冠状窦流回右心房。

2.**肺循环** 又称小循环。右心房的静脉血通过房室口流入右心室。右心室收缩，静脉血经肺动脉及各级分支到达肺部的毛细血管。血液与肺泡内的气体进行交换，静脉血中的二氧化碳被释放到肺泡中，同时从肺泡中吸入氧气，使血液由静脉血转变为富含氧气的动脉血。再经各级静脉，汇入左、右肺静脉，回流至左心房。血液从左心房进入左心室后，又开始了体循环。

（三）血管吻合及其功能意义

人体的血管除经动脉—毛细血管—静脉相通外，在动脉与动脉之间、静脉与静脉之间以及动脉与静脉之间，也有吻合支或交通支彼此连结，形成血管吻合（图6-2）。

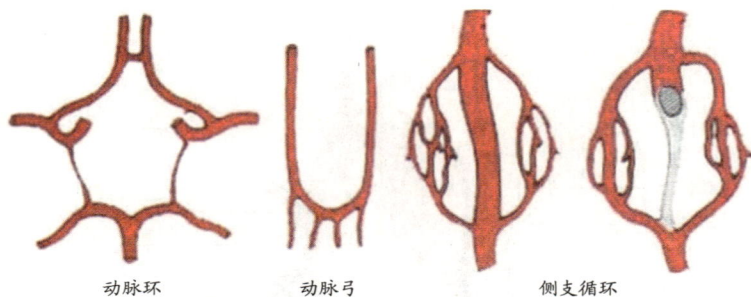

动脉环　　　　　　动脉弓　　　　　　　侧支循环

图6-2　血管吻合与侧支循环

1.**动脉间吻合** 人体内许多部位或器官的两动脉之间借交通支相连，如脑底动脉的前、后交通动脉。常活动或易受压的部位，其邻近的多条动脉分支互相吻合成动脉网，如肘关节网。时常改变形态的器官，两动脉末端或其分支直接吻合成动脉弓，如掌浅弓和掌深弓。

2.**静脉间吻合** 静脉间吻合比动脉丰富，除与动脉相似的吻合形式之外，在浅静脉之间常吻合成静脉网，深静脉之间吻合成静脉丛，以保证器官局部受压时血流通畅。

3.**动静脉间吻合** 小动脉和小静脉可借吻合支直接相连，如指尖、趾端、唇、鼻和外耳皮肤等处。这种吻合因不经过毛细血管，缩短了循环途径，可起到调节局部血流量和体温的作用。

4.**侧支循环** 有的动脉主干在行程中发出与其平行的侧副管。侧副管发自动脉主干的不同高度并彼此吻合，形成侧支吻合。通过侧支建立的循环途径称侧支循环。当某一动脉主干阻塞时，通过侧支，流向远侧的受阻区，以免发生坏死。

二、心

（一）心的位置和外形

心位于胸腔的中纵隔内，约2/3位于正中线的左侧，1/3位于正中线的右侧。心的前方紧贴胸骨体和第2～6肋软骨，后方平对第5～8胸椎，两侧与纵隔胸膜和肺相邻，上方连接出入心的大血管，下方邻膈（图6-3）。

心是一个中空的肌性器官，形似倒置的、前后稍扁的圆锥体。具有一尖、一底、两面、三缘和四条沟（图6-4、图6-5）。

心尖（cardiac apex）由左心室构成，朝向左前下方。在左侧第5肋间隙锁骨中线内侧1～2 cm处，可扣及心尖搏动。

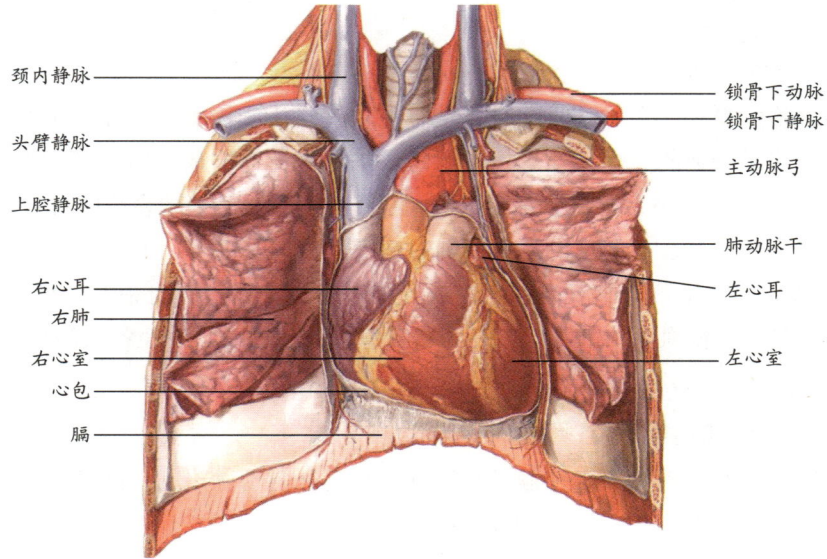

颈内静脉
头臂静脉
上腔静脉
右心耳
右肺
右心室
心包
膈

锁骨下动脉
锁骨下静脉
主动脉弓
肺动脉干
左心耳
左心室

图6-3　心的位置

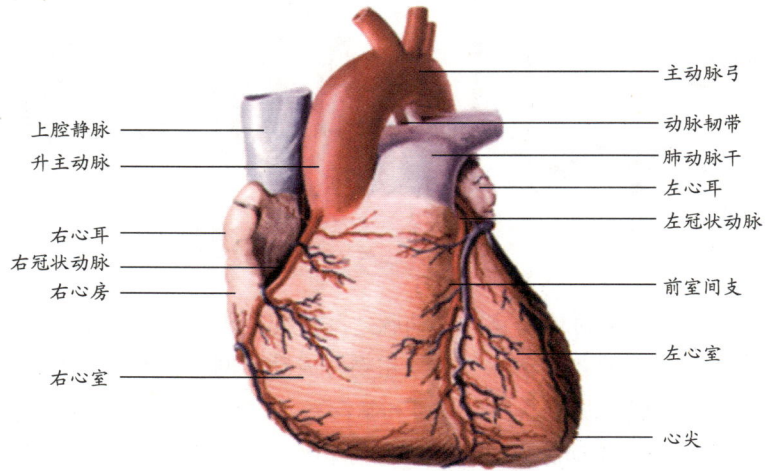

上腔静脉
升主动脉
右心耳
右冠状动脉
右心房
右心室

主动脉弓
动脉韧带
肺动脉干
左心耳
左冠状动脉
前室间支
左心室
心尖

图6-4　心的外形和血管（前面）

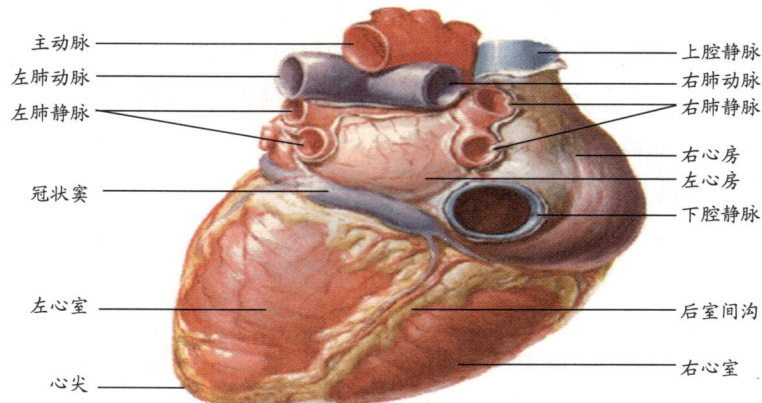

主动脉
左肺动脉
左肺静脉
冠状窦
左心室
心尖

上腔静脉
右肺动脉
右肺静脉
右心房
左心房
下腔静脉
后室间沟
右心室

图6-5　心的外形和血管（后面）

　　心底（cardiac base）朝向右后上方，大部分由左心房构成，小部分由右心房构成。上、下腔静脉分别从上、下方注入右心房，左、右肺静脉分别从两侧注入左心房。心底后面隔心包壁与食管、迷走神经和胸主动脉等相邻。

心的胸肋面（前面）朝向前上方，大部分由右心房和右心室构成，小部分由左心耳和左心室构成。膈面（下面）大部分由左心室构成，小部分由右心室构成。心的左缘大部分由左心室构成，小部分由左心耳构成；右缘由右心房构成；下缘介于胸肋面与膈面之间，由右心室和心尖构成。

心表面有 4 条沟，是 4 个心腔的表面分界标志。冠状沟（房室沟）位于心底的下界，几乎绕心一周，前方被肺动脉干所隔断，是心房与心室在心表面的分界标志。前室间沟和后室间沟分别在心室的胸肋面和膈面，从冠状沟走向心尖的右侧，是左、右心室在心表面的分界。前室间沟和后室间沟在心尖右侧的汇合处形成凹陷，称为心尖切迹。冠状沟、前室间沟和后室间沟内有冠状血管和脂肪组织等填充。在心底，右心房与右上、下肺静脉交界处的浅沟，称房间沟，是左、右心房在心表面的分界标志。房间沟、后室间沟和冠状沟的交汇区域，称房室交点。

（二）心腔

心有右心房、左心房、右心室和左心室 4 个腔。左、右心房借房间隔分离，左、右心室借室间隔分离。心房和心室借房室口相通。

1. 右心房（right atrium）　位于心的右上部，壁薄腔大，分为前部的固有心房和后部的腔静脉窦两部分。在心表面，两部分以靠近心右缘的浅沟即界沟为界。在腔面，以界沟相对应的界嵴为界（图 6-6）。

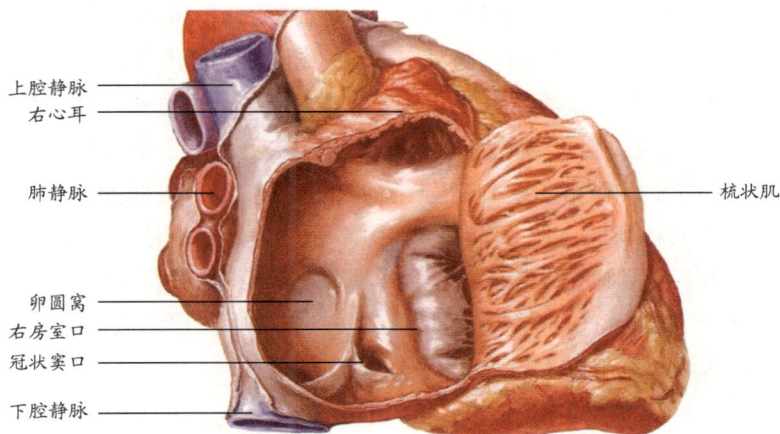

图 6-6　右心房

固有心房构成右心房的前部，其向前凸出的部分称右心耳。固有心房内面有许多平行排列的肌束，称梳状肌。右心耳内面肌束交织成网状，血流易淤积形成血栓。

腔静脉窦构成右心房的后部，内壁光滑，无肌性隆起。其上、下方分别有上腔静脉口和下腔静脉口。右心房的前下部有右房室口。下腔静脉口和右房室口之间有冠状窦口，心的静脉血绝大部分由此口流入右心房。右心房接受上、下腔静脉和冠状窦回流的静脉血，再经由右房室口流入右心室。

房间隔右侧面中下部有一卵圆形凹陷，称卵圆窝，是胚胎时期卵圆孔闭合后遗迹。卵圆窝是房间隔最薄弱部位，因此是房间隔缺损的好发部位，也是从右心房进入左心房心导管穿刺的理想部位。

2. 右心室（right ventricle）　位于右心房的前下方，腔面被一弓形的肌性隆起（即室上嵴）分为流入道和流出道两部分（图 6-7）。

右心室流入道又称窦部，从右房室口延伸至心尖。室壁有多条纵横交错的肌性隆起，称肉柱。基部附着于室壁，尖端突入心室腔的锥体形肌隆起，称乳头肌。乳头肌分前、后和隔侧三群。前乳头肌起自前壁，有 1 ~ 5 个，较大。后乳头肌起自后壁，有 2 ~ 3 个，较小。隔侧乳头肌起自室间隔右侧面，小且数量较多。连于前乳头肌根部和室间隔下部的肌束称隔缘肉柱（节制索），内有右束支通过。右房室口的周缘有致密结缔组织构成的三尖瓣环，三尖瓣的基底部附着于该环上。三尖瓣按位置可分为前尖、后尖和隔侧尖。三尖瓣的游离缘借腱索连于乳头肌。三尖瓣环、三尖瓣、腱索和乳头肌在结构和功能上是一个整体，合称为三尖瓣复合体（tricuspid valve complex）。当心室收缩时，三尖瓣环缩小，血液推动三尖瓣使其闭合。由于乳头肌收缩和腱索牵拉，瓣膜恰好关闭而不致翻向心房，防止血液逆流入右心房。

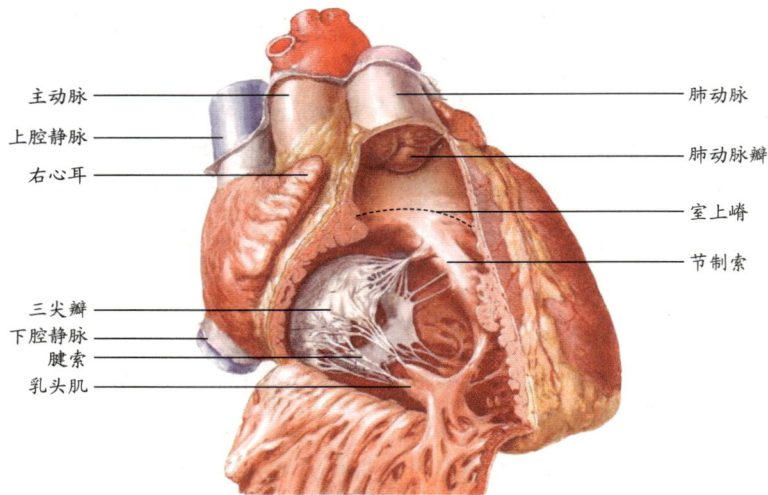

图 6-7 右心室

右心室流出道又称动脉圆锥，内壁光滑无肉柱。上端借肺动脉口通肺动脉干。肺动脉口周缘有肺动脉瓣环，环上附有三个袋口朝上的肺动脉瓣。肺动脉瓣与之相对的肺动脉壁之间的袋状间隙称肺动脉窦。当心室舒张时，肺动脉窦内因倒流的血液而充盈，肺动脉瓣关闭，防止血液逆流入右心室。

3. 左心房（left atrium） 构成心底的大部，位于右心房的左后方，是最靠后的一个心腔。前方有升主动脉和肺动脉，后方与食管相毗邻。左心房分为前部的左心耳和后部的左心房窦。左心耳较右心耳狭长，突向左前方，腔面有梳状肌。左心耳因与二尖瓣邻近，是心外科常用的手术入路之一。左心房窦腔面光滑，其后壁两侧各有一对肺静脉开口。左心房窦前下部借左房室口通左心室。

4. 左心室（left atrium） 位于右心室的左后下方，呈圆锥形，壁厚约为右心室的 3 倍。左心室以二尖瓣的前尖为界，分为流入道和流出道（图 6-8）。

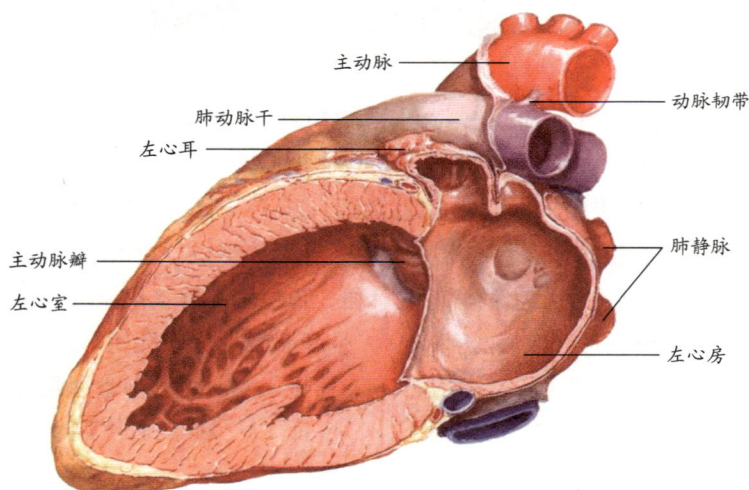

图 6-8 左心房和左心室

左心室流入道又称窦部，从左房室口延伸至心尖。左房室口周围的致密结缔组织为二尖瓣环。二尖瓣的基底部附着于该环上。二尖瓣按位置可分为前尖和后尖。前尖呈半卵圆形，位于前内侧，介于左房室口和主动脉口之间，后尖略似长条形，位于后外侧。二尖瓣的游离缘借腱索连于乳头肌。二尖瓣环、二尖瓣、腱索和乳头肌在结构和功能上是一个整体，合称为二尖瓣复合体（mitral valve complex）。

左心室流出道又称主动脉前庭，为左心室的前内侧部分。上端借主动脉口通升主动脉。主动脉口周围的纤维环上有 3 个主动脉瓣。瓣膜与主动脉壁之间的袋状间隙称主动脉窦，分为左、右和后 3 个窦。主动脉左、右窦分别有左、右冠状动脉的开口。

（三）心的构造

1. **心脏纤维支架**　又称心纤维骨骼，是心肌纤维及瓣膜附着的结构，对心肌的收缩运动起支持和稳定作用。心脏纤维支架包括肺动脉口纤维环、主动脉口纤维环、左房室口纤维环、右房室口纤维环以及左、右纤维三角。左纤维三角位于左房室口纤维环与主动脉口纤维环之间的三角区。右纤维三角又称中心纤维体，位于左、右室口纤维环与主动脉口纤维环之间的三角区，有心传导系的房室束通过（图 6-9）。

2. **心壁**　心壁可分为 3 层，由内向外为心内膜、心肌层和心外膜（图 6-10）。心内膜（endocardium）覆盖在心腔的内面并参与形成瓣膜和腱索。心肌层（myocardium）构成心壁的主体，包括心房肌和心室肌两部分（图 6-11）。心房肌和心室肌彼此不直接相连，故心房和心室不会同时收缩。左心室的心室肌较厚，分为浅、中、深三层。浅层肌斜行，在心尖捻转形成心涡，并转入深层移行为纵行的深层肌，上行续于肉柱和乳头肌，并附着于纤维环。中层肌纤维呈环形，起自纤维环，分别环绕左、右心室。心外膜（epicardium）即浆膜心包的脏层，包裹在心肌表面。

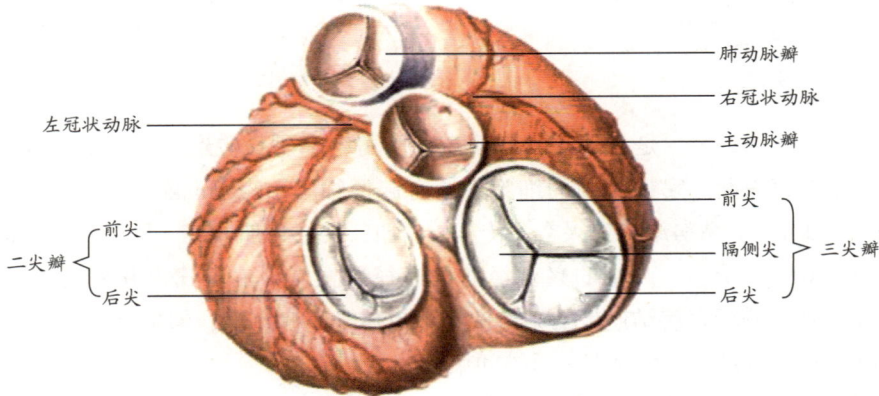

图 6-9　心纤维环上面观

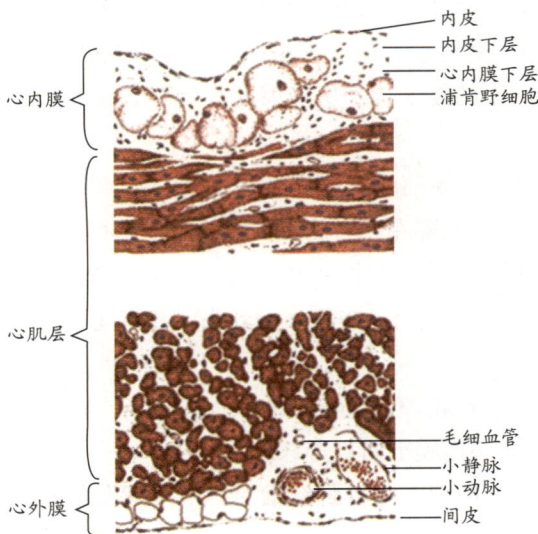

图 6-10　心壁的结构

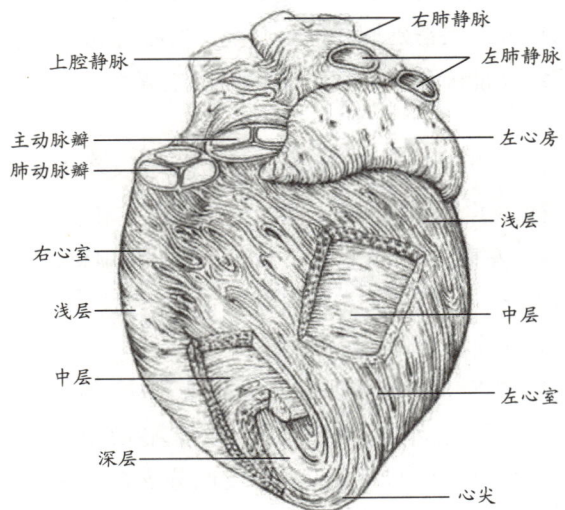

图 6-11　心肌层

3. **心间隔**　心间隔把心分隔为容纳动脉血的左半心和容纳静脉血的右半心（图 6-12）。房间隔（interatrial septum）位于左、右心房之间，由两层心内膜和其间的结缔组织和少量的心房肌纤维组成。房间隔右侧面中下部有卵圆窝。室间隔（interventricular septum）由心肌和心内膜构成，分为室间隔肌部和室间隔膜部。室间隔肌部占室间隔的大部分，由心肌构成，位于左、右心室之间。室间隔膜部为不规则的膜性结构，位于心房和心室交界部。膜部是室间隔缺损的好发部位。

（四）心传导系

心传导系由特殊的心肌细胞组成，具有产生和传导兴奋的功能，是心自动节律性的解剖学基础，包括窦房结、结间束、房室结、房室束及其左、右束支和浦肯野纤维网（图6-13）。

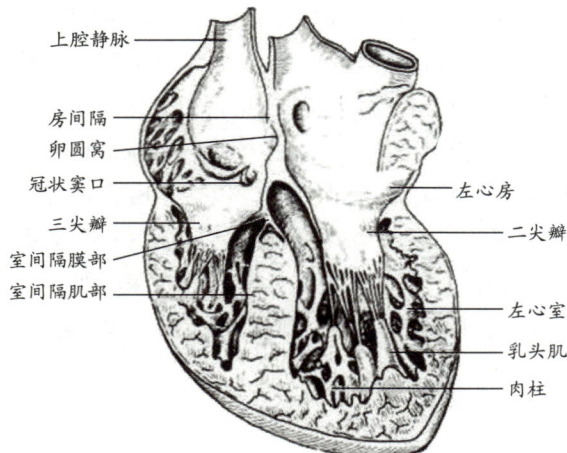

图6-12　房间隔与室间隔

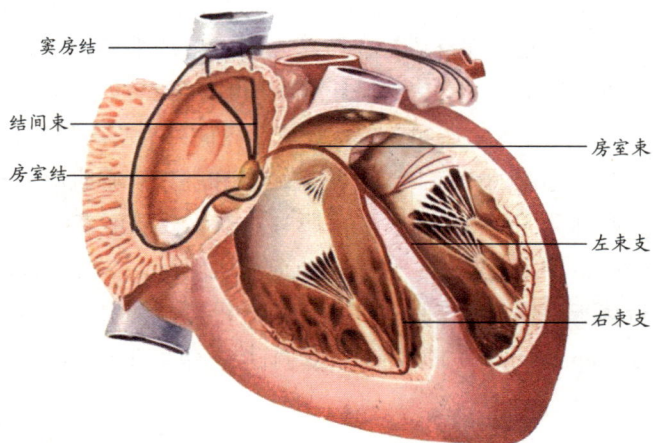

图6-13　心传导系模式图

1. 窦房结（sinuatrial node）　是心的正常起搏点。窦房结多呈长梭形，位于上腔静脉与右心房交界处的界沟上1/3的心外膜深面。窦房结内的细胞主要有起搏细胞（pacemaker cell，P细胞）和过渡细胞（transitional cell，T细胞）。窦房结产生兴奋，传至心房肌，使心房肌收缩，同时将兴奋向下传导。

2. 结间束（internodal tract）　产生的兴奋经何种途径传至左、右心房和房室结，长期以来一直未有定论。从功能性的角度分析窦房结产生的兴奋由结间束传导至房室结，但迄今仍无充分的形态学证据。结间束有三条，包括前结间束、中结间束和后结间束。

3. 房室结（atrioventricular node）　位于房间隔下部，冠状窦口上方的心内膜下，略呈扁椭圆形。房室结主要细胞成分为过渡细胞和起搏细胞，细胞突起交织成迷路状，兴奋传导速度在此减慢。房室结将窦房结传来的兴奋延搁并传至心室，使心房和心室肌依次分开收缩。同时，房室结是重要的次级起搏点，当窦房结功能障碍时，房室结也可产生兴奋。房室结、结间束的终末部和房室束的起始部一起称为房室交界区。

4. 房室束（atrioventricular bundle）　又称His束，起自窦房结前端，穿右纤维三角，沿室间隔膜部下缘前行，于室间隔肌部上缘处分为左束支和右束支，分别沿室间隔左、右侧心内膜下向下走行。

（1）左束支（left bundle branch）为一扁束，在室间隔的左心室面呈瀑布状向前后散开，散开分支形成左前上支、左后下支和室间隔支3组分支。3组分支分别下行到达前乳头肌、后乳头肌和室间隔，再分支连于心内膜下浦肯野纤维网。

（2）右束支（right bundle branch）为一圆束，从室间隔下缘沿室间隔的右心室面向前下走行，大部分纤维由室间隔经隔缘肉柱至右心室前乳头肌根部，分支连于心内膜下浦肯野纤维网。

5. 浦肯野纤维网　左、右束支的分支在心内膜下交织成心内膜下浦肯野纤维网。由该网发出的纤维垂直或成钝角进入室壁心肌，形成心肌内浦肯野纤维网。房室束、左束支、右束支和浦肯野纤维网将心房传来的兴奋迅速传播到整个心室的心肌。

（五）心的血管

心的血液供应来自左、右冠状动脉。回流的静脉血，大部分经冠状窦汇入右心房，一小部分直接流入右心房。心本身的循环称为冠脉循环。

1. 冠状动脉

（1）左冠状动脉（left coronary artery）：起于升主动脉左窦，主干很短，向左行于左心耳与肺动脉干之间，然后分为前室间支和旋支。

前室间支（anterior interventricular branch）也称前降支，是左冠状动脉主干的直接延续，沿前室间沟下行，其末梢多数绕过心尖切迹止于后室间沟下 1/3，部分止于中 1/3 或心尖切迹，与后室间支末梢吻合。前室间支的主要分支包括：①左室前支，主要分布于左室前壁、左室前乳头肌和心尖部。②右室前支，短小，分布于右心室前壁靠近前室间沟区域。右室前支的第 1 支往往在肺动脉瓣水平处发出，分布于肺动脉圆锥，称为左圆锥支。③室间隔前支，起自前室间支的深面，穿入室间隔内，分布于室间隔的前 2/3。

旋支（circumflex branch）也称左旋支，由左冠状动脉主干发出后沿冠状沟绕至左心室后面。旋支的主要分支包括：①左缘支，较粗大，分布于心左缘及附近的左心室侧壁。②左室后支，主要分布于左心室后壁。③窦房结支，约 40% 起于旋支的起始段。④心房支，一些细小分支，供应左房前壁、外侧壁和后壁。⑤左房旋支，分布于左房后壁。

（2）右冠状动脉（right coronary artery）：起于主动脉的冠状动脉右窦，行于右心耳与肺动脉干之间，再沿冠状沟右行至心膈面房室交点附近，分为后室间支和右旋支两个终支。

后室间支（posterior interventricular branch）沿后室间沟下行，多数止于后室间沟下 1/3，可与前室间支的末梢吻合。后室间支发出分支分布于后室间沟附近的左、右心室壁，以及发出室间隔后支分布于室间隔后 1/3。

右旋支（right circumfllex branch）也称左室后支，在房室交点处，分支分布于左心室后壁。

此外，右冠状动脉还发出如下分支。①窦房结支：约 60% 起自右冠状动脉，沿右心房内侧至上腔静脉口，分布于窦房结。②房室结支：约 90% 起自右冠状动脉，在房室交点处，分布于房室结。③右缘支：较粗大，分布于心右缘及附近的右心室侧壁。④右室前支：分布于右心室前壁。⑤右室后支：细小，分布于右心室后壁。⑥右房支：分布于右心房。⑦右圆锥支：分布于动脉圆锥的上部，并与左圆锥支吻合形成动脉环，称 Vieussens 环，是常见的侧支循环。

（3）冠状动脉的分布类型。左、右冠状动脉在心的胸肋面分布变异不大，而在心的膈面分布范围有较大的变异。依据左、右冠状动脉在膈面分布区的大小分为 3 型（图 6-14）。①右优势型：右冠状动脉除发出后室间支外，还有分支越过房室交点和后室间沟，分布于左心室膈面，此型约占 65.7%。②均衡型：左、右冠状动脉的分布区域互不超过房室交点和后室间沟，此型约占 28.7%。③左优势型：左冠状动脉除发出分支分布于左心室膈面外，还越过房室交点和后室间沟分布于右心室膈面的一部分，此型约占 5.6%。

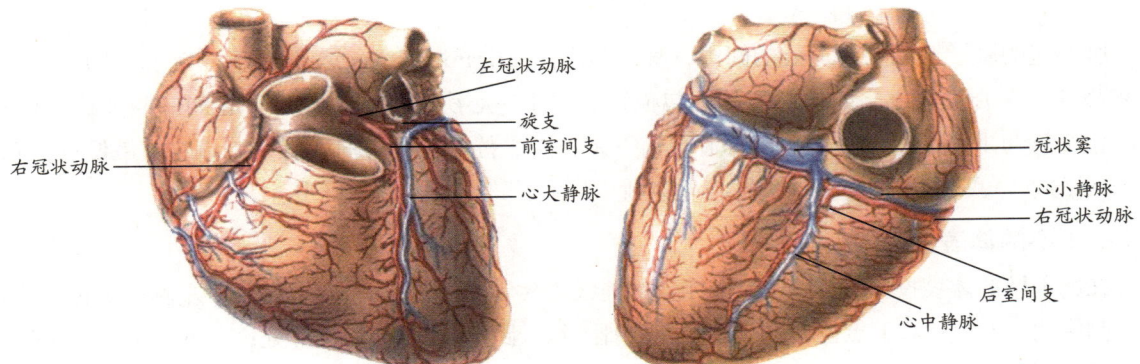

图 6-14　心的血管

2. 心的静脉

心的静脉由 3 种途径回流至心。

（1）冠状窦（coronary sinus）：位于心膈面，左心房和左心室之间的冠状沟内，起于左房斜静脉与心大静脉汇合处，止于右心房的冠状窦口。心的静脉约有 90% 由冠状窦流入右心房。冠状窦的属支有：①心大静脉（great cardiac vein）在前室间沟内与左冠状动脉的前室间支伴行，向后上至冠状沟后与左冠状动脉旋支伴行，再注入冠状窦左端。②心中静脉（middle cardiac vein）与右冠状动脉的后室间支伴行，注入冠状窦右端。③心小静脉（small cardiac vein）在冠状沟内与右冠状动脉伴行，向左注入冠状窦右端。

（2）心前静脉（anterior cardiac vein）：起于右心室前壁的 1～4 支小静脉，向上越过冠状沟直接开口于右心房。

（3）心最小静脉（smallest cardiac vein）：位于心壁内的小静脉，起自心肌毛细血管，直接开口于各心腔。心最小静脉没有瓣膜，心肌局部缺血时，心腔内的血液可由心最小静脉逆流入心肌，进而保护心肌。

（六）心包

心包（pericardium）为包裹心和出入心的大血管根部的纤维浆膜囊，包括外层的纤维心包以及内层的浆膜心包（图 6-15）。纤维心包为坚韧的结缔组织囊，上方与升主动脉、肺动脉干、上腔静脉和肺静脉外膜相连续，下方与膈的中心腱融合。浆膜心包由浆膜构成，又分为壁层和脏层。壁层贴附于纤维心包内表面，脏层包裹心肌的表面，也称心外膜。浆膜心包的脏、壁两层在出入心的大血管根部互相移行，两层之间形成的潜在腔隙称为心包腔（pericardial cavity）。心包腔内有少量起润滑作用的浆液。

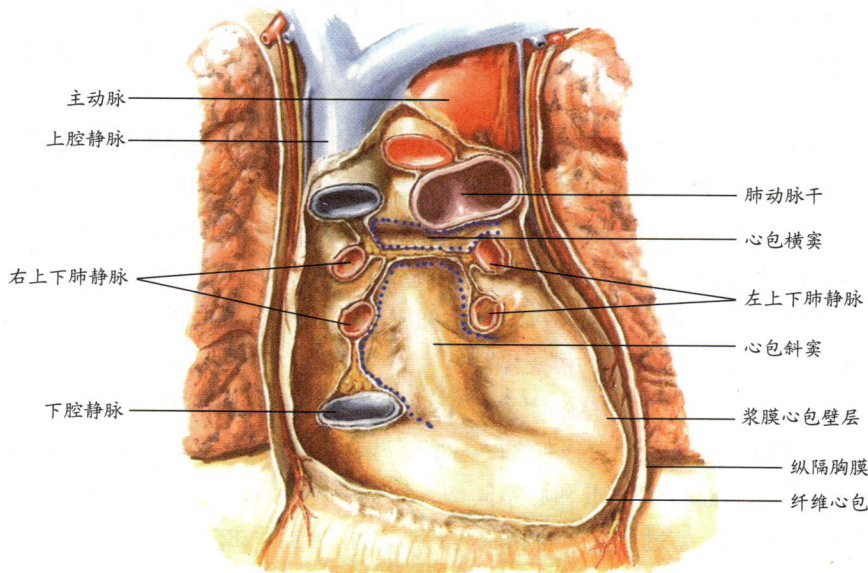

图 6-15　心包

浆膜心包的脏、壁两层折返处的间隙，称心包窦（pericardial sinus）。位于升主动脉、肺动脉干后方与上腔静脉、左心房前方之间的腔隙称心包横窦。位于左心房后壁与心包后壁之间的腔隙称心包斜窦。位于心包前壁与下壁的返折处的腔隙称心包前下窦。直立位时，心包前下窦是心包腔的最低点，心包积液常积聚于此，可从左侧剑肋角处进行心包穿刺。

（七）心的体表投影

心在胸前壁的体表投影，可以用以下四点的连线来表示（图 6-16）。左上点位于左侧第 2 肋软骨下缘、距胸骨侧缘约 1.2 cm；右上点位于右侧第 3 肋软骨上缘、距胸骨侧缘约 1 cm 处；左下点位于第 5 肋间隙、锁骨中线内侧 1～2 cm 处，即心尖体表投影；右下点位于右侧第 7 胸肋关节处。

心瓣膜的体表投影：二尖瓣位于左侧第 4 胸肋关节处；三尖瓣位于前正中线与第 4 肋间隙交点处；主动脉瓣位于胸骨左侧缘第 3 肋间隙处；肺动脉瓣位于左侧第 3 胸肋关节处。

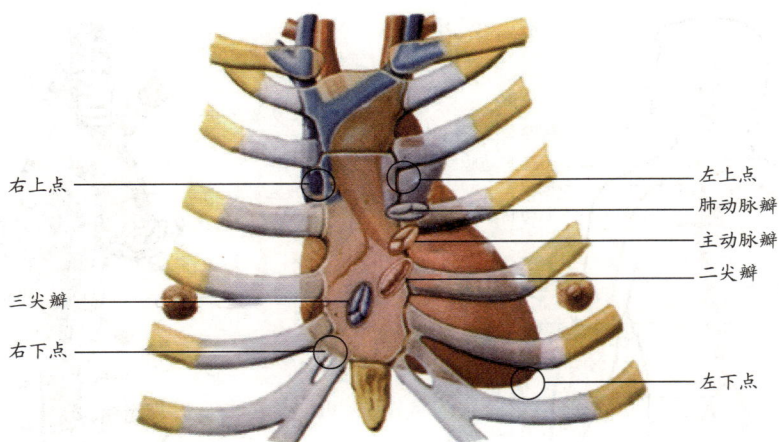

图 6-16 心的体表投影

三、动脉

动脉是由心室发出的血管。动脉离开主干进入器官前的一段，称器官外动脉；进入器官后，称器官内动脉。

器官外动脉的分布规律：①动脉大多左、右对称性地分布于身体的头颈、躯干和四肢。②全身各大局部都有 1 ~ 2 支动脉干，如头颈部的颈总动脉，上肢的锁骨下动脉。③人体躯干部在结构上有体壁和内脏之分，支配相应部位的动脉分为壁支和脏支。④动脉常有静脉和神经伴行，构成血管神经束，行于身体的屈侧、深部或者不易损伤的部位。⑤动脉常以最短距离到达所分布的器官。⑥动脉的分布与器官的形态和功能相适应；形态经常发生变化的器官如胃、肠等，其附近的动脉分支常吻合为血管网；动脉管径粗细不完全取决于所供血器官的大小，如肾动脉的管径明显大于营养大部分小肠和结肠的肠系膜上动脉。

器官内动脉的分布规律：①骨内部的动脉由长骨的骨干和两端进入骨分支分布。②实质性器官如肾、肝、肺等的动脉，由"门"进入器官后，分支呈放射状分布。由于各分支的分布区与脏器的分叶一致，因此常将其作为器官分叶或分段的基础。

（一）肺循环的动脉

肺动脉干（pulmonary trunk）起自右心室，在主动脉的前方向左后方斜行，在主动脉弓的下方分为左肺动脉（left pulmonary artery）和右肺动脉（right pulmonary artery）。左肺动脉较短，其起始部与主动脉弓下缘连有一致密结缔组织索，称动脉韧带（arterial ligament），是胚胎时期动脉导管闭锁后的痕迹。动脉导管出生后 6 个月未闭，称为动脉导管未闭，是常见的先天性心脏病。

（二）体循环的动脉

主动脉（aorta）是体循环的动脉主干。按行程分为升主动脉、主动脉弓和降主动脉。降主动脉以膈肌的主动脉裂孔为界又分为胸主动脉和腹主动脉，向下至第 4 腰椎椎体下缘处形成左、右髂总动脉两个终支（图 6-17、图 6-18）。

1. 升主动脉（ascending aorta）　平对第 3 肋间隙起于左心室，向右前上方斜行，达右侧第 2 胸肋关节处移行为主动脉弓。升主动脉发出左、右冠状动脉。

2. 主动脉弓（aortic arch）　呈弓形弯向左后方，至第 4 胸椎椎体的下缘续为胸主动脉。主动脉弓壁内有丰富的游离神经末梢，称为压力感受器，具有调节血压的作用。主动脉弓下方有 2 ~ 3 个粟粒样小体，称主动脉小球（aortic glomera），为化学感受器。主动脉弓的下方发出营养气管和支气管的动脉。主动脉弓凸侧由右向左发出了头臂干，左颈总动脉和左锁骨下动脉。头臂干（brachiocephalic trunk）短而粗，自主动脉弓向右上方斜行，至右胸锁关节的后方分为右颈总动脉和右锁骨下动脉。

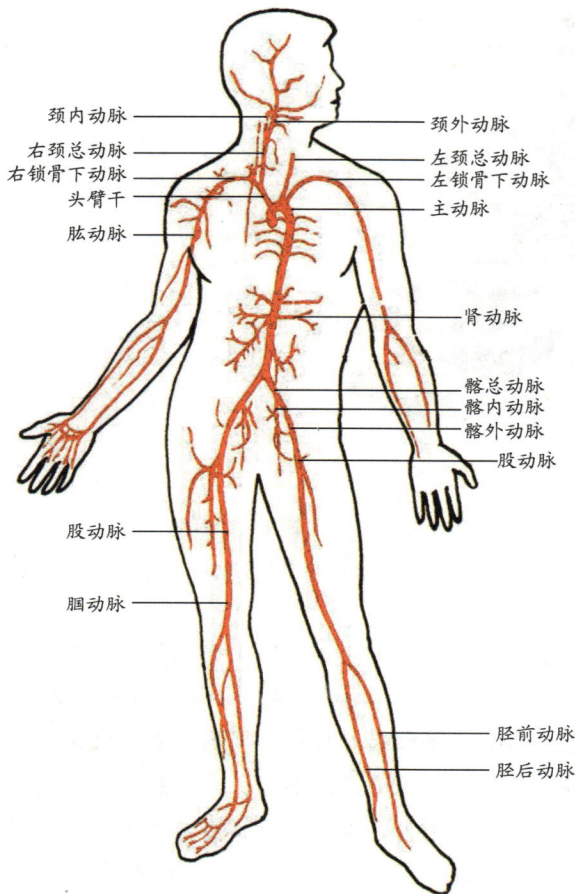

图 6-17　全身动脉

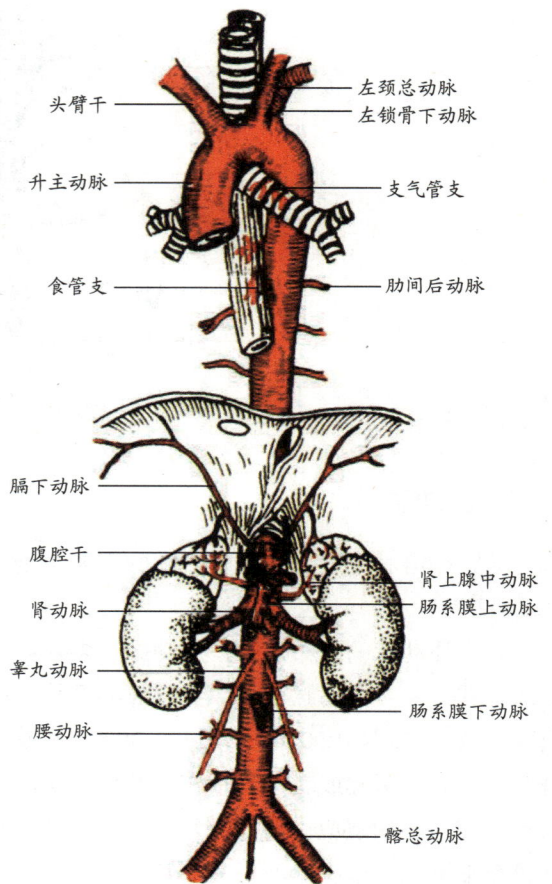

图 6-18　主动脉的走行及分布概况

（1）颈总动脉（common carotid artery）是头颈部的主要动脉干，左颈总动脉起自主动脉弓，右颈总动脉起自头臂干。两侧颈总动脉均经过胸锁关节的后方，在胸锁乳突肌的深面向上，平甲状软骨上缘处，分为颈内动脉和颈外动脉。颈总动脉上段位置表浅，活体上可摸到其搏动。当头面部大出血时，可在胸锁乳突肌前缘，平环状软骨弓的侧方，向后内将该动脉压向第6颈椎横突的颈动脉结节，进行急救止血。颈总动脉分叉处及其附近有颈动脉窦和颈动脉小球两个重要结构。颈动脉窦（carotid sinus）是颈总动脉末端及颈内动脉起始处的膨大，壁内有压力感受器，可感受血压的变化。颈动脉小球（carotid glomus）是扁椭圆形小体，位于颈总动脉分叉处的后方，是化学感受器，可感受血液中二氧化碳分压的变化（图6-19）。

颈内动脉（internal carotid artery）自颈总动脉分出后，初始位于颈外动脉的后外侧，后转向后内侧上行至颅底，分支分布于脑和视器（图6-20）。

颈外动脉（external carotid artery）自颈总动脉发出后，初始位于颈内动脉的前内侧，后由前方绕至其前外侧上行，穿腮腺达下颌颈高度分为颞浅动脉和上颌动脉两终末支。颈外动脉的主要分支如下。①甲状腺上动脉（superior thyroid artery）：自颈外动脉的起始处发出，行向前下至甲状腺侧叶的上端，分布于甲状腺上部和喉。②舌动脉（lingual artery）：甲状腺上动脉上方，平舌骨大角处起自颈外动脉，行向前内，经舌骨舌肌的深面至舌，分布于舌、舌下腺和腭扁桃体。③面动脉（facial artery）：舌动脉上方起自颈外动脉，向前经下颌下腺深面，在咬肌止点的前缘越过下颌骨下缘至面部，经口角与鼻翼的外侧至内眦，更名为内眦动脉。面动脉分支分布于面部软组织、下颌下腺、咽和腭扁桃体等处。面动脉在下颌骨下缘咬肌止点前缘处位置表浅。当面部出血时，按压此部位进行止血。④颞浅动脉（superficial temporal artery）：经耳郭前上方行至颞浅部，分支分布于额、颞、顶部的软组织和腮腺。在外耳门前上方颧弓根部可摸到颞浅动脉搏动。当头前外侧部出血时，按压此部位进行止血。⑤上颌动脉（maxillary

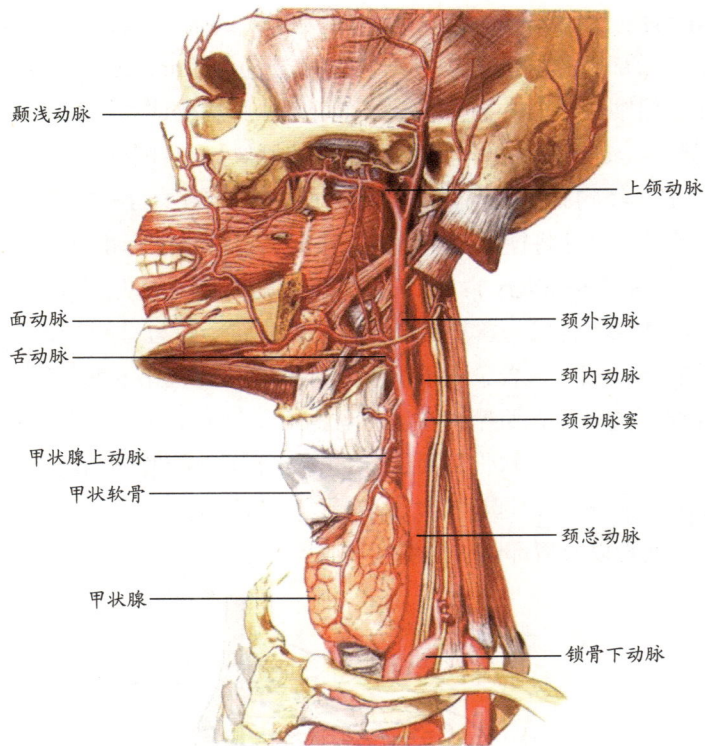

图 6-19　头颈部的动脉

颞浅动脉

上颌动脉

面动脉

舌动脉

颈外动脉

颈内动脉

颈动脉窦

甲状腺上动脉

甲状软骨

颈总动脉

甲状腺

锁骨下动脉

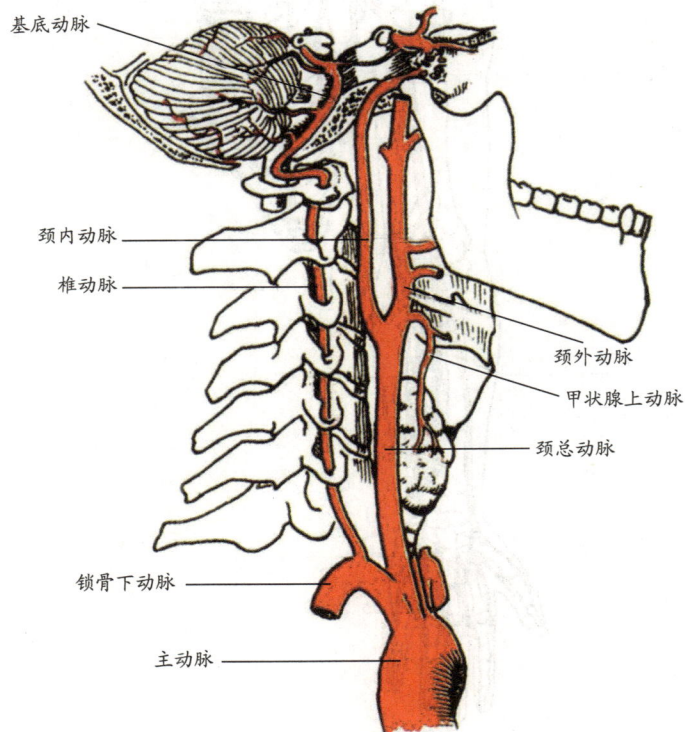

图 6-20　颈内动脉及椎动脉的走行

基底动脉

颈内动脉

椎动脉

颈外动脉

甲状腺上动脉

颈总动脉

锁骨下动脉

主动脉

artery）：在下颌颈后方的腮腺内，与颞浅动脉呈直角分出后，经下颌颈的深面入颞下窝，继续向前内至翼腭窝。分支分布于硬脑膜、外耳道、鼓室、鼻腔、牙、腭和咀嚼肌等处。分布于硬脑膜的动脉称为脑膜中动脉（middle meningeal artery），由下颌颈深面发出，向上穿棘孔至颅中窝，分前、后两支分布于硬脑膜。硬脑膜中动脉的前支穿经翼点内面，当翼点处骨折时，易损伤而导致硬膜外血肿。⑥枕动脉（occipital artery）：起自颈外动脉后壁，分布于枕项部。⑦耳后动脉（posterior auricular artery）：于枕动脉上方发出，行向后上方，分布于耳后部、腮腺和乳突小房。⑧咽升动脉（ascending pharyngeal artery）：于颈外动脉起点处内侧壁发出，沿咽侧壁上升至颅底，分布于咽、腭扁桃体和颅底等处。

（2）锁骨下动脉（subclavian artery）左侧起自主动脉弓，右侧起自头臂干。锁骨下动脉经胸锁关节后方斜向外行至颈根部，经胸膜顶的前面，穿斜角肌间隙至第1肋外侧缘续为腋动脉。当上肢出血时，可在锁骨中点上方的锁骨上窝处将锁骨下动脉向后压向第1肋骨进行止血（图6-21）。锁骨下动脉的主要分支如下。①椎动脉（vertebral artery）：起于前斜角肌的内侧，向上穿第6至第1颈椎横突孔，经枕骨大孔入颅腔，两侧的椎动脉汇合成一条基底动脉，分支分布于脑与脊髓。②胸廓内动脉（internal thoracic artery）：起自椎动脉起始处相对位置，向下沿胸骨外侧缘下行至第6肋间隙发出肌膈动脉和腹壁上动脉两终支。腹壁上动脉穿膈进入腹直肌鞘，在腹直肌深面下行到脐附近，与腹壁下动脉相吻合，分支营养腹直肌。肌膈动脉行于第7～9肋软骨后面，分支分布于下5个肋间隙前部，腹壁肌和膈。③甲状颈干（thyrocervical trunk）：为一短干，起于椎动脉外侧，分为甲状腺下动脉、肩胛上动脉等分支，分布于甲状腺、咽、食管、喉、气管以及肩部肌、脊髓和被膜等处。

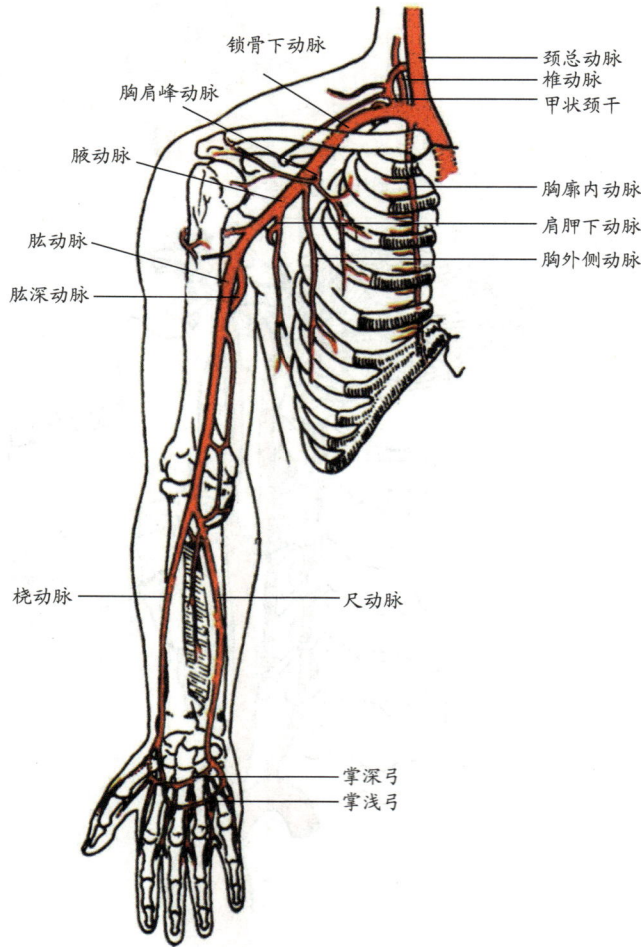

图6-21 锁骨下动脉及上肢的动脉

（3）上肢的动脉。

腋动脉（axillary artery）：在第1肋的外侧缘续于锁骨下动脉（图6-22），经腋窝的深部至背阔肌下缘移行为肱动脉。其分支有：①胸上动脉，分布至1、2肋间隙；②胸肩峰动脉，分布于肩峰、三角肌、胸大肌和胸小肌；③胸外侧动脉，分布于前锯肌、胸大肌、胸小肌和乳房；④肩胛下动脉，分为胸背动脉和旋肩胛动脉，胸背动脉分布于背阔肌，旋肩胛动脉穿三边孔分布于冈下窝附近诸肌，并与肩胛上动脉吻合；⑤旋肱后动脉，伴腋神经穿四边孔，绕肱骨外科颈，分布于三角肌及肩关节；⑥旋肱前动脉，分布肩关节及邻近肌。

肱动脉（brachial artery）：在背阔肌下缘续于腋动脉，沿肱二头肌内侧沟向下至肘窝，平桡骨颈高度分为桡动脉和尺动脉。在前臂和手部出血时，可于臂中段将肱动脉压向肱骨进行止血（图6-23）。在肘窝处肱二头肌腱的内侧可扪及其搏动，是临床上测量血压时的听诊部位。肱深动脉是肱动脉的最主要分支，自大圆肌下缘发出后伴桡神经行于桡神经沟内，分布于臂后部。

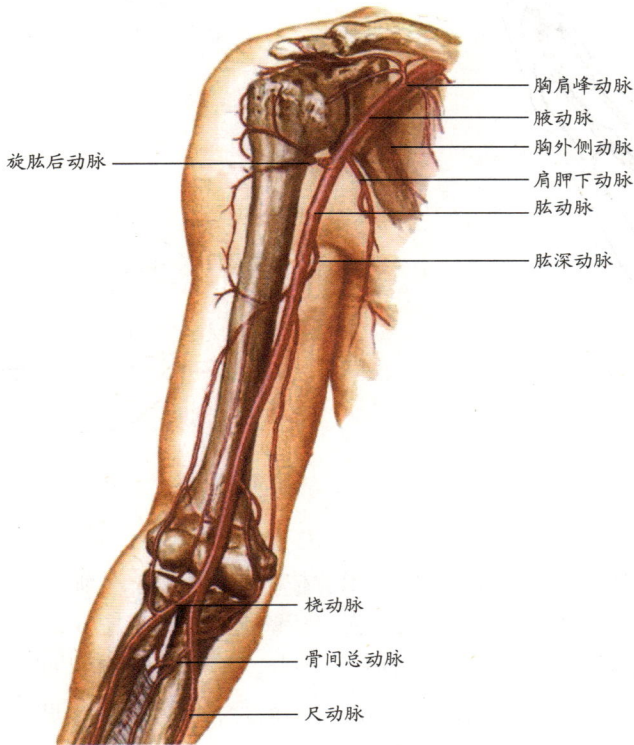

图6-22 腋动脉及其分支

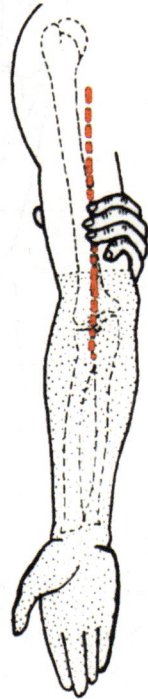

图6-23 肱动脉压迫止血部位

桡动脉（radial artery）：经肱桡肌和旋前圆肌之间，继而在肱桡肌腱和桡侧腕屈肌腱之间下行，绕桡骨茎突至手背，继而穿第1掌骨间隙至手掌，末端与尺动脉掌深支相吻合形成掌深弓。桡动脉的分支有：①掌浅支，在鱼际肌表面或穿拇短展肌向下至手掌，与尺动脉末端吻合形成掌浅弓。②拇主要动脉，分3支分布于拇指掌面两侧和示指的桡侧缘。桡动脉下段在桡骨下端前面位置表浅，是临床触摸脉搏的部位。

尺动脉（ulnar artery）：在指浅屈肌和尺侧腕屈肌之间下行，经豌豆骨外侧进入手掌。其末端与桡动脉的掌浅支吻合形成掌浅弓。尺动脉的分支有：①掌深支，在豌豆骨远侧发出，穿小鱼肌至掌深部，与桡动脉的末端吻合形成掌深弓。②骨间总动脉，在前臂骨间膜的上缘分为骨间前动脉和骨间后动脉，分别沿前臂骨间膜的前、后面下降，沿途分支至前臂肌前、后群的深层肌。

掌浅弓和掌深弓（图6-24）：①掌浅弓（superficial palmar arch）由尺动脉的末端与桡动脉的掌浅支吻合而成，位于掌腱膜的深面。掌浅弓的凸缘发出3条指掌侧总动脉和1条小指尺掌侧动脉。指掌侧总动脉在掌指关节附近，再分为2条指掌侧固有动脉，供应第2~5指的相对缘。小指尺掌侧动脉分布到小指掌面的尺侧缘。②掌深弓（deep palmar arch）由桡动脉的末端和尺动脉的掌深支吻合而成，位于指深屈肌腱的深面。弓的凸侧在掌浅弓的近侧，发出3条掌心动脉，行至掌指关节附近，分别注入相应的指掌侧总动脉。

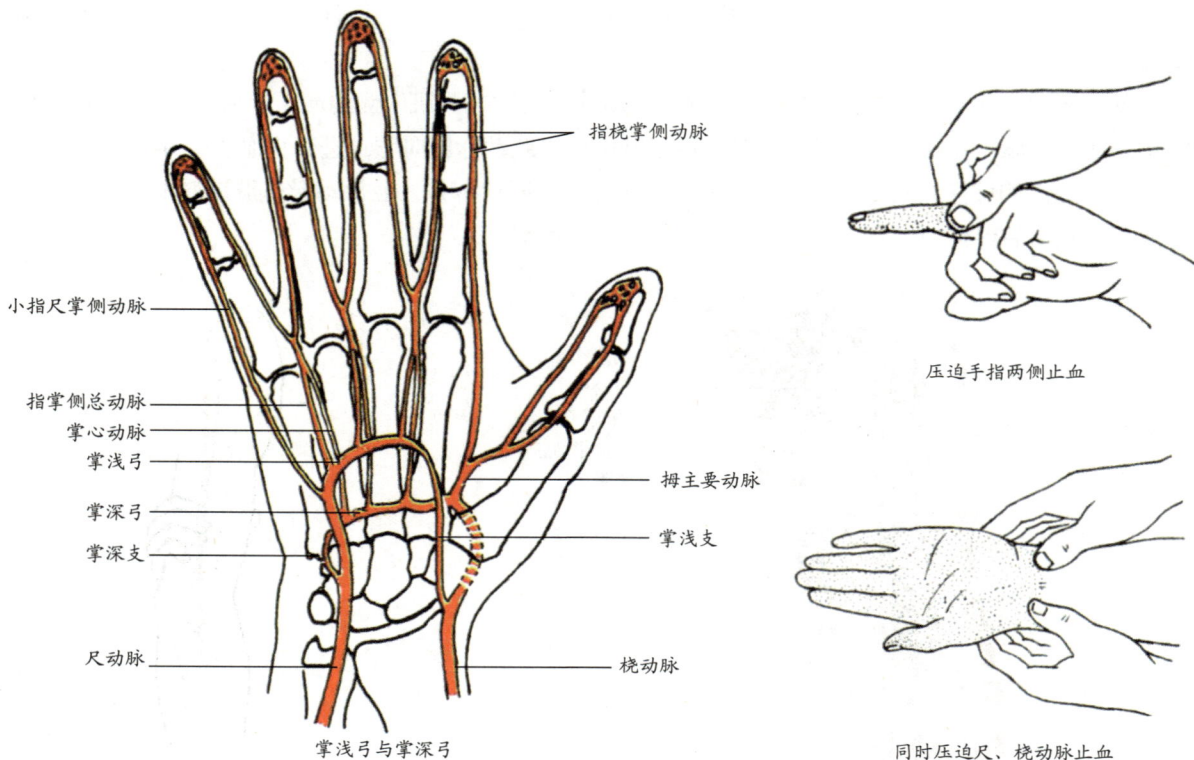

指桡掌侧动脉

小指尺掌侧动脉

指掌侧总动脉
掌心动脉
掌浅弓
掌深弓
掌深支

尺动脉

拇主要动脉

掌浅支

桡动脉

掌浅弓与掌深弓

压迫手指两侧止血

同时压迫尺、桡动脉止血

图 6-24　掌浅弓和掌深弓

3. 胸主动脉（thoracic aorta）　平第 4 胸椎体下缘续于主动脉弓，沿脊柱的左侧下行，逐渐转向其前方，到第 12 胸椎高度，穿膈的主动脉裂孔续于腹主动脉。胸主动脉的分支包括壁支和脏支（图 6-25）。

（1）壁支包括：①肋间后动脉，第 1、2 对肋间后动脉来自锁骨下动脉。第 3 ~ 11 对肋间后动脉来自胸主动脉。肋间后动脉在脊柱两侧分为前、后两支，前支沿肋沟的内侧前行，分布于第 3 肋以下的胸壁和腹壁的上部，与胸廓内动脉的分支吻合；后支主要分布在脊髓及其被膜、背部的肌肉及皮肤。②肋下动脉，1 对，位于第 12 肋的下方，分布于腹壁和背部肌肉及皮肤。③膈上动脉，2 ~ 3 支，分布于膈上面的后部。

（2）脏支包括支气管动脉、食管动脉和心包支，分布于同名器官。

4. 腹主动脉（abdominal aorta）　在膈的主动脉裂孔处续于胸主动脉，沿腰椎的前方下降，至第 4 腰椎椎体下缘，分为左、右髂总动脉两终支。腹主动脉的分支亦分为壁支和脏支（图 6-26）。

（1）壁支包括：①膈下动脉（inferior phrenic artery），1 对，起自腹主动脉上端，分布于膈肌下面，发出 2 ~ 3 支肾上腺上动脉分布于肾上腺。②腰动脉（lumbar artery），4 对，起自腹主动脉后壁，分布于腹后壁、脊髓及其被膜。③骶正中动脉（median sacral artery），起自腹主动脉分叉部的后面，分布于直肠后壁、骶骨和尾骨。

（2）脏支分为成对和不成对两种。成对的脏支有肾上腺中动脉、肾动脉和睾丸（卵巢）动脉；不成对的脏支有腹腔干、肠系膜上动脉和肠系膜下动脉。

1）成对的脏支：①肾上腺中动脉（middle suprarenal artery），平第 1 腰椎高度起自腹主动脉侧壁，分布于肾上腺。②肾动脉（renal artery），第 1 ~ 2 腰椎椎间盘高度起自腹主动脉侧壁，经肾静脉后方入肾门。在入肾门之前发出肾上腺下动脉，分布于肾上腺。③睾丸动脉（testicular artery）在肾动脉起始处稍下方，起自腹主动脉前壁，沿腰大肌前面斜向外下行，穿腹股沟管入阴囊，参与精索的组成，分布于睾丸和附睾；在女性，对应的动脉为卵巢动脉（ovarian artery），经卵巢悬韧带下行入盆腔，分布于卵巢和输卵管壶腹。

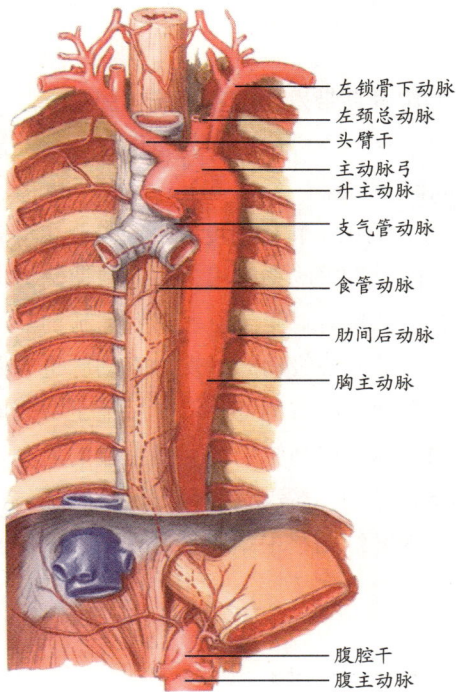

图 6-25　胸部的动脉

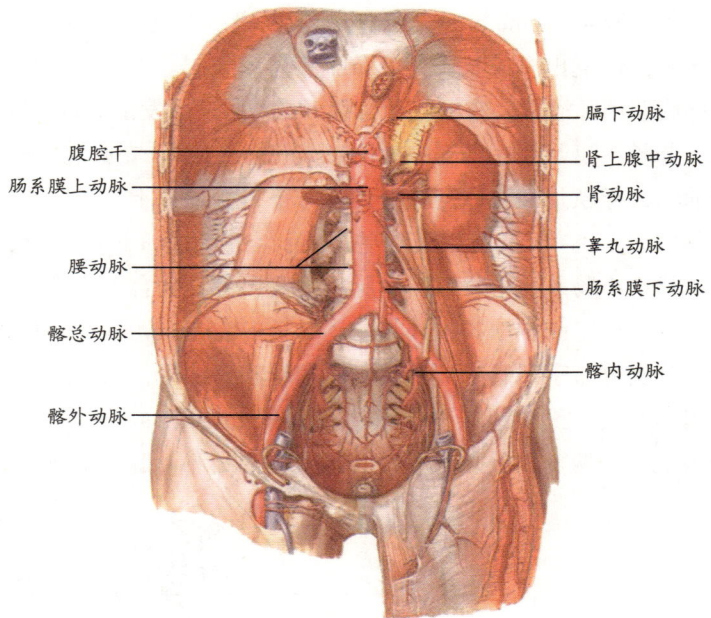

图 6-26　腹部的动脉

2）不成对的脏支：

①腹腔干（celiac trunk）为粗而短的动脉干，在膈的主动脉裂孔的稍下方，起于腹主动脉的前壁，分为胃左动脉、肝总动脉和脾动脉三大分支（图 6-27）。

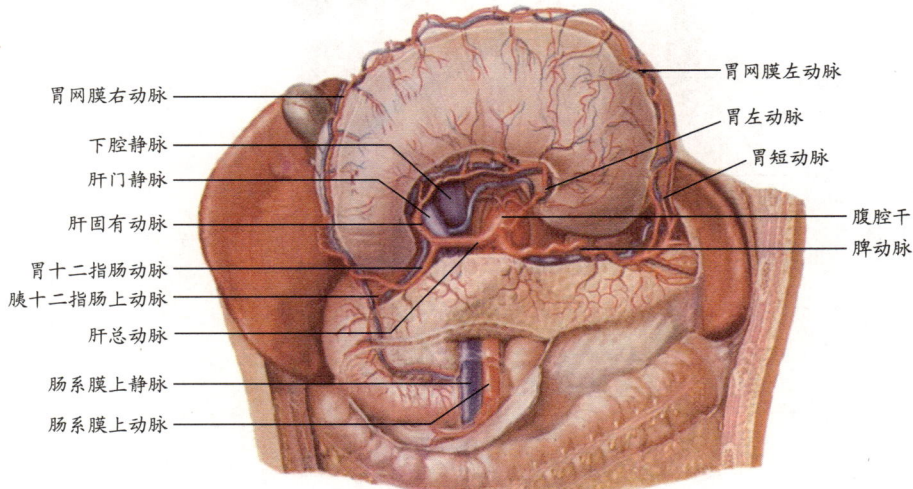

图 6-27　腹腔干及其分支（胃后面）

胃左动脉（left gastric artery）自腹腔干发出后向左上方至胃贲门后，沿胃小弯右行与胃右动脉吻合，沿途发出分支营养食管腹段、贲门和胃小弯附近的胃壁。

肝总动脉（common hepatic artery）自腹腔干发出后向右行，在十二指肠上部的上缘入肝十二指肠韧带，分为肝固有动脉和胃十二指肠动脉。肝固有动脉（proper hepatic artery）在肝十二指肠韧带内，位于肝门静脉的前面和胆总管的左侧，行向右上方，发出胃右动脉沿胃小弯向左行，与来自腹腔干的胃左动脉吻合。肝固有动脉入肝门前分为肝左动脉和肝右动脉。肝右支进入肝门前发出胆囊动脉分布于胆囊。胃十二指肠动脉经十二指肠上部的后方下降，在十二指肠上部的下缘分为胃网膜右动脉和胰十二指肠上动脉。胃网膜右动脉在大网膜前两层之间沿胃大弯行向左，分支分布于胃大弯附近胃壁和大网膜。胰十二指肠上动脉分前、后两支，在胰头与十二指肠降部之间下行，与来自肠系膜上动脉发出的胰十二指肠下动脉吻合，分布于胰头和十二指肠。

脾动脉（splenic artery）自腹腔干发出后沿胰的上缘向左行，经脾肾韧带发出数条脾支入脾门。脾动脉入脾门前发出多条胰支，分布于胰体和胰尾。在近脾门处，发出 3 ~ 5 条胃短动脉分布于胃底。发出胃网膜左动脉沿胃大弯右行，与胃十二指肠动脉发出的胃网膜右动脉相吻合。

②肠系膜上动脉（superior mesenteric artery）在腹腔干的稍下方，约第 1 腰椎高度水平起自腹主动脉的前壁，经胰颈和胰体交界处的后方下行，越过十二指肠水平部的前面进入肠系膜根，后向右髂窝方向走行（图 6-28）。其有以下一些分支：空肠动脉（jejunal artery）13 ~ 18 支，发自肠系膜上动脉的左侧壁，行于小肠系膜内，各支动脉反复发出分支吻合形成多级动脉弓，最后一级动脉弓发出直动脉进入肠壁，分布于空肠和回肠；回结肠动脉（ileocolic artery）发自肠系膜下动脉的右侧壁，斜向后下至盲肠附近，分支分布于回肠末端、盲肠、阑尾和升结肠，其中至阑尾的动脉称阑尾动脉，经回肠末端的后方进入阑尾系膜（图 6-29）；右结肠动脉（right colic artery）在回结肠动脉的上方发出，向右至升结肠附近，分为上、下两支，分别与回结肠动脉和中结肠动脉的分支吻合，营养升结肠；中结肠动脉（middle colic

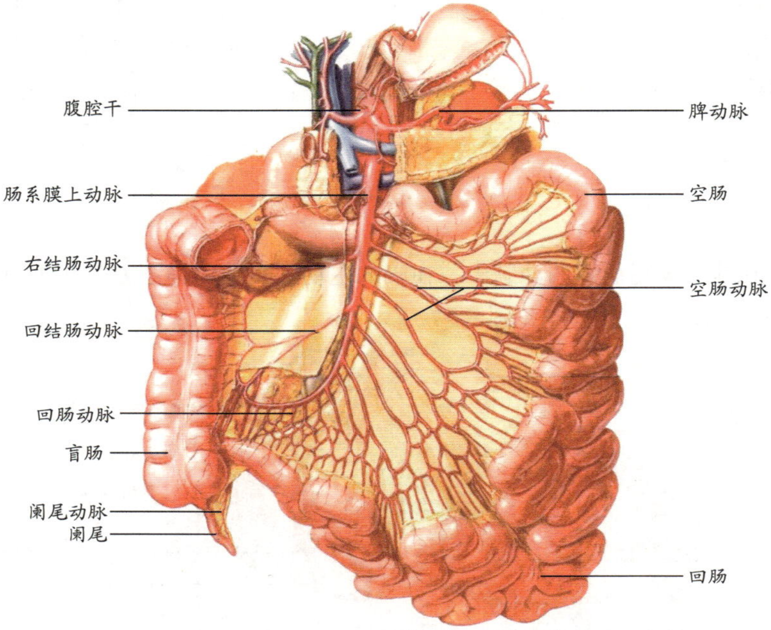

图 6-28　肠系膜上动脉及其分支

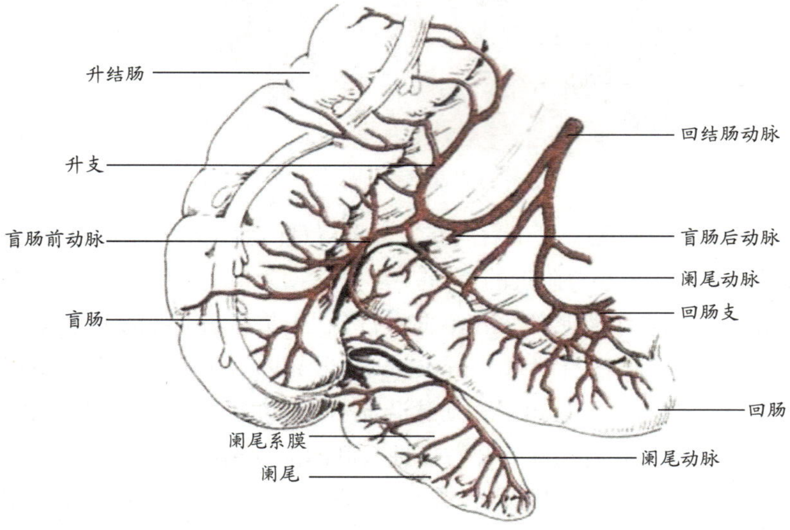

图 6-29　阑尾动脉

artery）在右结肠动脉的上方发出，行于横结肠系膜内分左、右支，分别与左、右结肠动脉的分支吻合，营养横结肠；胰十二指肠下动脉（inferior pancreaticoduodenal artery）从胰的下缘发出，在胰头和十二指肠之间与胃十二指肠动脉发出的胰十二指肠上动脉相吻合。

③肠系膜下动脉（inferior mesenteric artery）约平第3腰椎高度起自腹主动脉前壁，行向左下方，有以下分支（图6-30）：左结肠动脉（left colic artery）横行向左，至降结肠的附近分为升、降支，分别与中结肠动脉和乙状结肠动脉吻合，分布于降结肠；乙状结肠动脉（sigmoid artery）2～3支，斜向左下方走行于乙状结肠系膜内，各支之间相互吻合成动脉弓，分布于乙状结肠；直肠上动脉（superior rectal artery）是肠系膜下动脉的直接延续，在第3骶椎水平高度分为2支，沿直肠的两侧下行，分布于直肠的上部，与直肠下动脉相吻合。

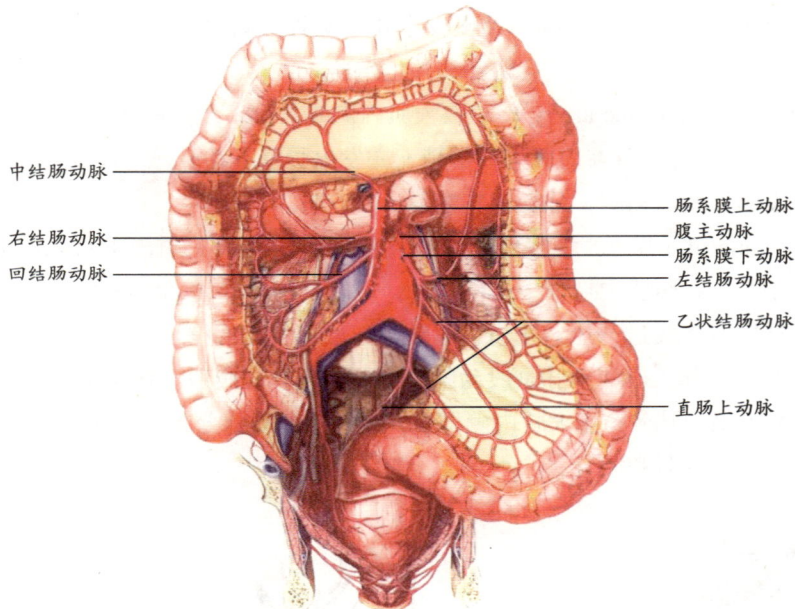

图 6-30　肠系膜下动脉及其分支

5. **髂总动脉**（common iliac artery）　约平第4腰椎高度水平分为左、右两支，向下外行至骶髂关节处，分为髂内动脉和髂外动脉。

（1）髂内动脉（internal iliac artery）是盆部动脉的主干，沿盆腔侧壁下行，分为壁支和脏支，分别分布于盆壁和盆腔脏器（图6-31）。

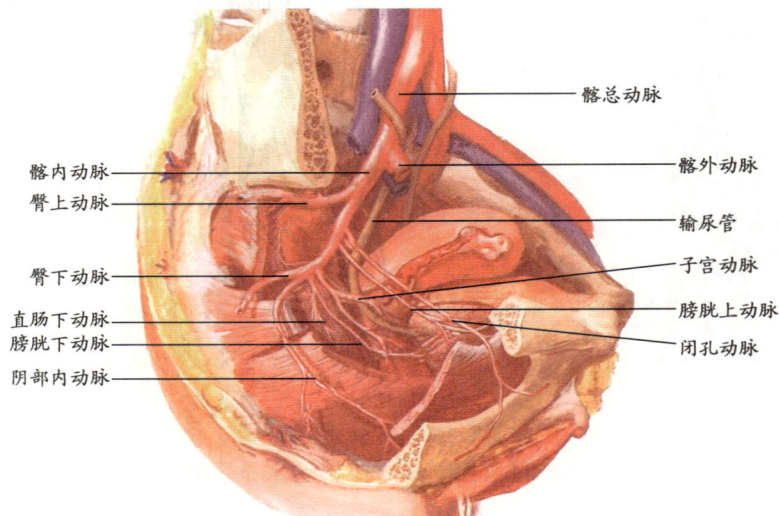

图 6-31　髂内动脉及其分支（女性）

1）壁支包括：①闭孔动脉（obturator artery），沿骨盆侧壁行向前下，穿闭孔膜至大腿内侧，分布于大腿内侧群和髋关节。②臀上、下动脉，分别经梨状肌上、下口出骨盆，分布于臀肌和髋关节。③髂腰动脉，由髂内动脉的近端发出，向上沿髂嵴上缘的后端行向外，分布于髂肌和腰大肌。④骶外侧动脉，自髂腰动脉下方发出，沿骶骨盆面经骶前孔的内侧下降，分布于盆腔后壁及骶管内结构。

2）脏支包括：①脐动脉（umbilical artery），是胎儿时期的动脉干，出生后远侧段闭锁形成脐内侧韧带，未闭锁部分发出膀胱上动脉，分布于膀胱尖和膀胱体。②膀胱下动脉，男性分布于膀胱底、精囊和前列腺，女性分布于膀胱底和阴道。③直肠下动脉，分布于直肠下部，并与直肠上动脉和肛动脉相吻合。④子宫动脉（uterine artery），沿盆腔侧壁下行入子宫阔韧带底部的两层腹膜之间，在子宫颈外侧2 cm处越过输尿管的前方，分布于子宫、输卵管、卵巢和阴道。⑤阴部内动脉（internal pudendal artery），在臀下动脉的前方下行，穿梨状肌下孔出骨盆，继而经坐骨小孔至坐骨直肠窝，发出肛动脉、会阴动脉、阴茎背动脉或阴蒂背动脉等分支，分布于肛门、会阴部和外生殖器。

（2）髂外动脉（external iliac artery）沿腰大肌内侧缘下行，经腹股沟韧带中点的深面至股前部，移行为股动脉（图6-32）。髂外动脉在腹股沟韧带稍上方发出腹壁下动脉，进入腹直肌，与腹壁上动脉吻合。此外，髂外动脉还发出旋髂深动脉，分支营养髂嵴及邻近肌。

（3）股动脉（femoral artery）是髂外动脉的直接延续，在股三角内下行入收肌管，出收肌腱裂孔至腘窝，移行为腘动脉。在腹股沟韧带中点稍下方，可触及股动脉搏动（图6-33）。当下肢出血时，可在此部位将股动脉压向耻骨上支进行压迫止血。股动脉起始部发出腹壁浅动脉、旋髂浅动脉和阴部外动脉，分布于腹前壁下部和会阴部。股深动脉是股动脉的主要分支，在腹股沟韧带下方2～5 cm处发出，行向后内下方，发出旋股内侧动脉分布于大腿内侧群肌，旋股外侧动脉分布于大腿前群肌，穿动脉（3～4支）分布于大腿后群肌、内侧群肌和股骨。

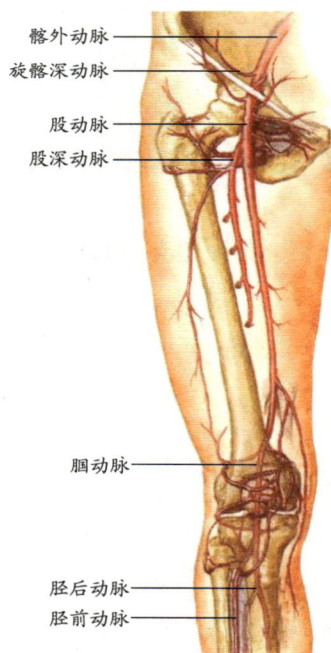

图6-32 盆部及大腿的动脉

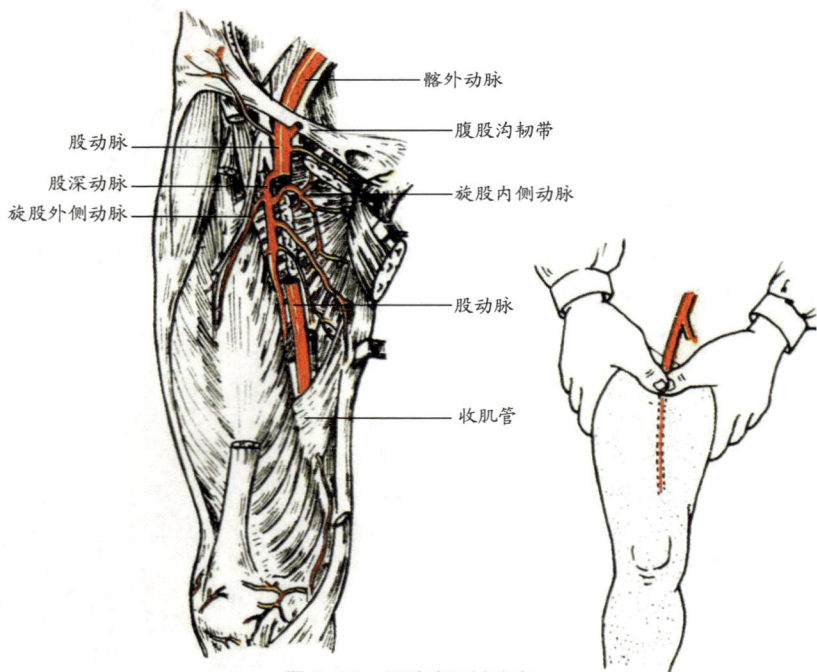

图6-33 股动脉及其分支

（4）腘动脉（popliteal artery）在腘窝的深部下行，至腘肌下缘分为胫前动脉和胫后动脉（图6-34、图6-35）。腘动脉在腘窝处发出膝上内侧动脉、膝上外侧动脉、膝中动脉、膝下内侧动脉和膝下外侧动脉参与膝关节网的构成。

（5）胫后动脉（posterior tibial artery）在小腿后面浅、深肌群之间下行，经内踝后方至足底，分为足底内侧动脉和足底外侧动脉两终支（图6-36）。胫后动脉的上部发出腓动脉分布于胫、腓骨和邻近肌。足底内侧动脉沿足底内侧前行，分布于足底内侧。足底外侧动脉沿足底外侧斜行至第5跖骨底，然后转向内侧至第1跖骨间隙，与足背动脉的足底深支吻合，形成足底弓。足底弓发出4支跖足底总动脉，每支跖足底总动脉发出2支趾足底固有动脉，分布于足趾的相对缘。

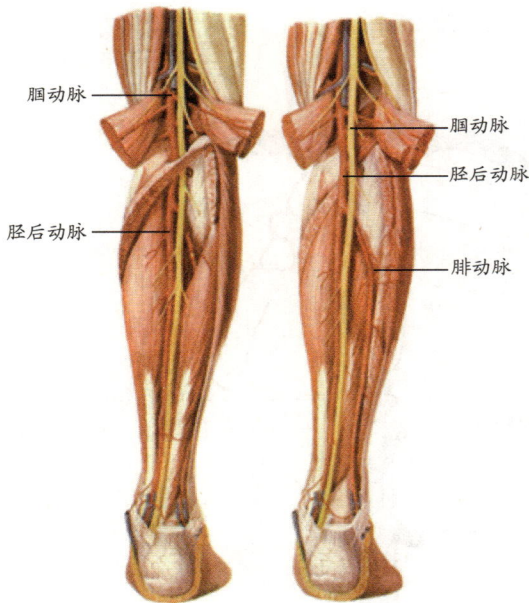

图6-34　小腿后面的动脉　　　　图6-35　小腿及足部的动脉　　　　图6-36　足底的动脉

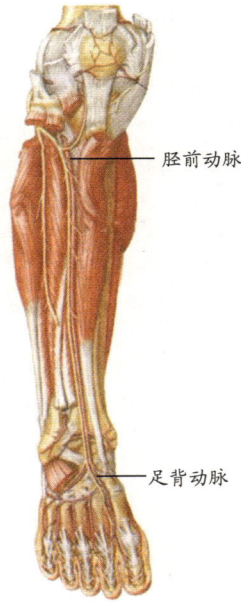

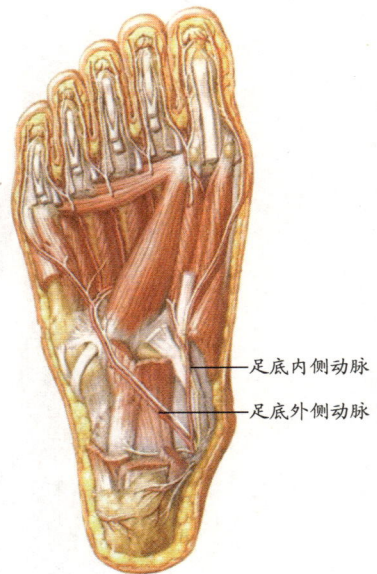

（6）胫前动脉（anterior tibial artery）由腘动脉发出后，穿小腿骨间膜至小腿前面，在小腿前群肌间下行至踝关节的前方，续为足背动脉。胫前动脉上端发出胫前、后返动脉，参与构成膝关节网。下端发出内、外踝支，参与构成内、外踝网。沿途发出肌支，分布于小腿前群肌。

（7）足背动脉（dorsal artery of foot）是胫前动脉的直接延续，经𧿹长伸肌腱和趾长伸肌腱之间前行，至第1跖骨间隙近侧，发出第1跖背动脉和足底深支两终支。足背动脉在踝关节的前方，𧿹长伸肌腱的外侧，内、外踝前方连线的中点可触及其搏动，足背出血时，可按压此部位进行止血。第1跖背动脉沿第1跖骨间隙前行，分布于𧿹趾背面的侧缘和第2趾背的内侧缘。足底深支穿第1跖骨间隙至足底，与足底外侧动脉末端吻合成足底弓。足背动脉沿跖骨底弓形向外形成弓状动脉，凸侧缘发出3支跖背动脉。每支跖背动脉又分出2支趾背动脉，分布于第2—5趾的相对缘。

四、静脉

静脉是输送血液回心的血管，起于毛细血管，止于心房。静脉向心汇聚的过程中，不断接受属支，管径越来越大。与伴行的动脉相比，静脉具有数量多、管壁薄、管径大、弹性小的特点。在配布和结构方面，静脉有以下特点：①体循环静脉可分为浅、深两组。浅静脉位于皮下，又称皮下静脉，不与动脉伴行，注入深静脉。浅静脉在临床上常作为输液、采血和置入导管的部位。深静脉位于深筋膜内或者体腔内，常与同名动脉伴行。引流范围与伴行动脉分布范围大体一致。②静脉吻合较丰富，浅静脉在手、足等部位吻合成静脉网，深静脉在某些脏器周围吻合成静脉丛，例如食管静脉丛和直肠静脉丛。③静脉管壁内有静脉瓣（图6-37），成对出现，呈半月形，游离缘朝向心。静脉瓣有利于血液向心流动和防止血液逆流。受重力影响，四肢静脉瓣较多，下肢的静脉瓣多于上肢。头颈部和胸部的静脉瓣较少。④结构特殊的静脉，如硬脑膜窦和板障静脉。硬脑膜窦位于颅内硬脑膜两层之间的腔隙，无平滑肌，无瓣膜，外伤时出血不易止住。板障静脉位于颅盖骨板障内，无瓣膜，借导血管连接头皮静脉和硬脑膜窦。

（一）肺循环的静脉

肺静脉（pulmonary vein）分别为左上、左下肺静脉和右上、右下肺静脉。肺静脉起于肺门，将含氧丰富的动脉血注入左心房后部。

（二）体循环的静脉

体循环的静脉系统包括上腔静脉系、下腔静脉系和心静脉系（图 6-38）。

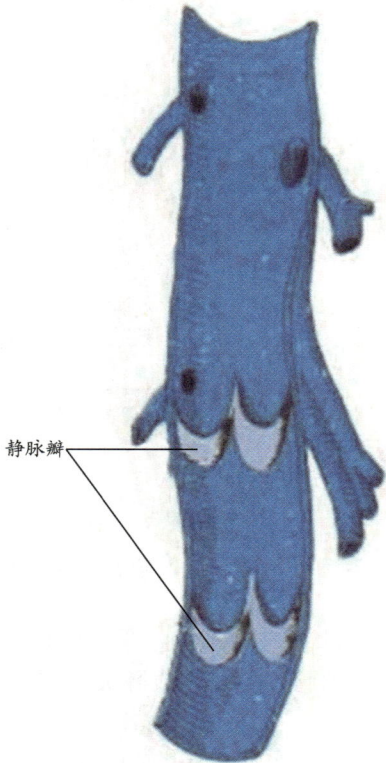

图 6-37　静脉瓣

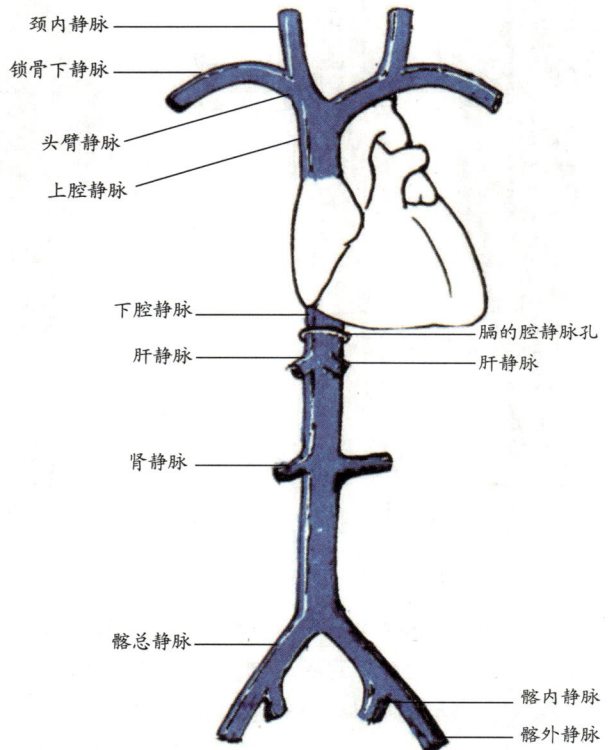

图 6-38　体循环的大静脉

1. 上腔静脉系　由上腔静脉及其属支组成。

上腔静脉（superior vena cava）由左、右头臂静脉在右侧第 1 胸肋结合处的后方汇合而成，沿升主动脉右侧垂直下行，至右侧第 3 胸肋关节处穿纤维心包注入右心房。在注入右心房前，有奇静脉注入。上腔静脉主要收集头颈部、上肢、胸壁和部分胸腔脏器的静脉血。

头臂静脉（brachiocephalic vein）由颈内静脉和锁骨下静脉在胸锁关节的后方汇合而成。汇合处的夹角称静脉角（venous angle），是淋巴导管注入静脉的部位。头臂静脉除收集颈内静脉及锁骨下静脉的血液外，还收集椎静脉、胸廓内静脉和甲状腺下静脉的血液。

（1）头颈部的静脉：浅静脉包括面静脉、颞浅静脉、颈前静脉和颈外静脉。深静脉包括颅内静脉、颈内静脉和锁骨下静脉（图 6-39）。

1）颈内静脉（internal jugular vein）是头颈部静脉回流的主干，在颅底颈静脉孔处与乙状窦相续，在颈动脉鞘内沿颈内动脉与颈总动脉的外侧下行，至胸锁关节的后方与锁骨下静脉汇合成头臂静脉。颈内静脉主要收集颅内、面部和颈部的静脉血。其属支可分为颅内属支和颅外属支。颅内属支包括来自脑膜、脑、颅骨和视器等处的静脉，经乙状窦注入颈内静脉。颅外属支主要有：①面静脉（facial vein），在眼内眦处起于内眦静脉，在面动脉后方下行，于下颌角下方与下颌后静脉前支汇合成面总静脉，越过颈外动脉的前面至舌骨大角高度注入颈内静脉。面静脉收集面前部软组织的静脉血。面静脉通过内眦静脉，

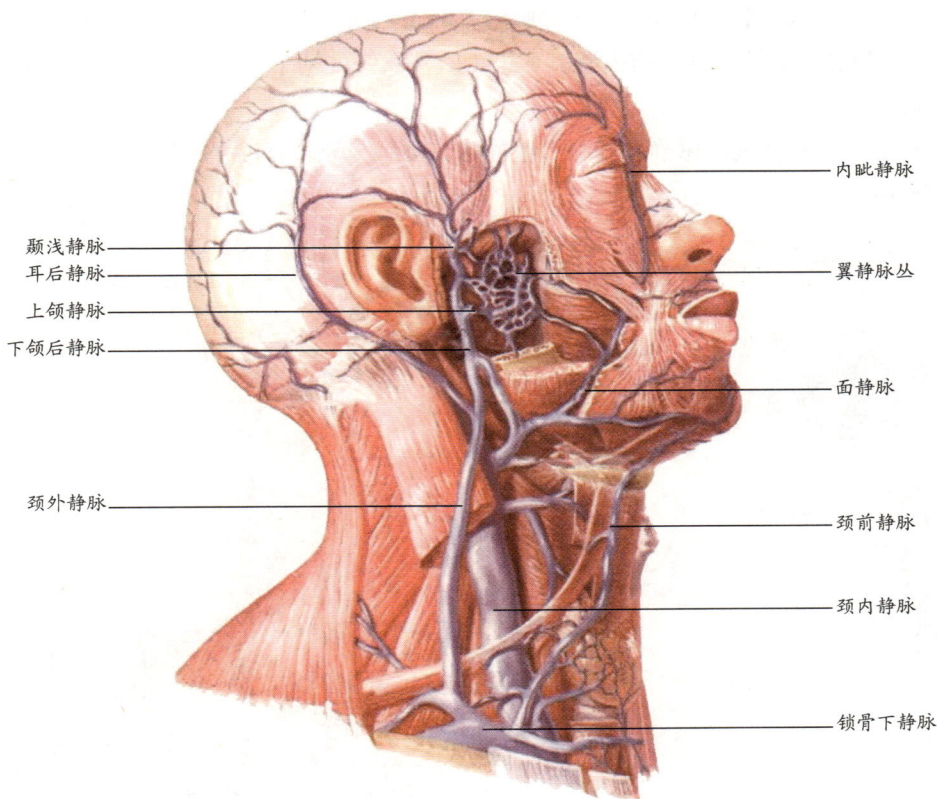

颞浅静脉
耳后静脉
上颌静脉
下颌后静脉

颈外静脉

内眦静脉

翼静脉丛

面静脉

颈前静脉

颈内静脉

锁骨下静脉

图 6-39 头颈部的静脉（面静脉亦通过面深静脉与翼静脉丛交通，继而与海绵窦交通）

眼上、下静脉与颅内海绵窦相交通。在口角平面以上的面静脉缺少静脉瓣。因此，当上唇、鼻部周围发生急性炎症时，若处理不当，炎症可沿上述途径向颅内蔓延，导致颅内感染。故将两侧口角至鼻根间的三角区称"危险三角"。②下颌后静脉（retromandibular vein），由颞浅静脉和上颌静脉在下颌颈的深面汇合而成。下颌后静脉在腮腺下端分为前、后两支，前支收集面侧区的静脉血，与面静脉汇合。后支收集颞区的静脉系，与耳后静脉、枕静脉汇合为颈外静脉。

2）颈外静脉（external jugular vein）是颈部最大的浅静脉，由下颌后静脉的后支、耳后静脉和枕静脉汇合而成，沿胸锁乳突肌表面斜行向下，在锁骨上方穿深筋膜注入锁骨下静脉或静脉角。颈外静脉收集耳郭、颞部、枕部以及颈前区浅层的静脉血。

3）锁骨下静脉（subclavian vein）于第 1 肋外缘续于腋静脉，伴随同名动脉走行，在胸锁关节的后方与颈内静脉汇合为头臂静脉。

（2）上肢的静脉：浅静脉包括头静脉、贵要静脉、肘正中静脉及其属支，深静脉包括腋静脉、肱静脉、桡静脉和尺静脉等，与同名动脉相伴行。

1）上肢浅静脉（图 6-40）。①头静脉（cephalic vein）起自手背静脉网的桡侧，沿前臂桡侧上行至肘窝，继续沿肱二头肌外侧沟上行，经三角肌胸大肌间沟行至锁骨下窝，穿深筋膜注入腋静脉或锁骨下静脉。头静脉在肘窝处通过肘正中静脉与贵要静脉交通。头静脉收集手和前臂桡侧浅层的静脉血。②贵要静脉（basilic vein）起自手背静脉网的尺侧，沿前臂尺侧上行，在肘窝处接受肘正中静脉，继续沿肱二头肌的内侧上行，至臂中点附近穿深筋膜注入肱静脉，或与肱静脉伴行注入腋静脉。贵要静脉收集手和前臂尺侧浅层的静脉血。③肘正中静脉（median cubital vein）变异较多，大多数在肘窝处连接头静脉和贵要静脉。肘正中静脉是临床上进行采血、输液的常用部位。④前臂正中静脉（median antebrachial vein）起自手掌静脉丛，沿前臂前面上行，注入肘正中静脉。当肘正中静脉缺如时，前臂正中静脉可分两支分别注入头静脉和贵要静脉。前臂正中静脉收集手掌侧和前臂前部浅层的静脉血。

2）上肢的深静脉。肱静脉、尺静脉和桡静脉均有两条与同名动脉伴行。两条肱静脉在大圆肌下缘处汇合成腋静脉。腋静脉位于腋动脉的前内侧，在第 1 肋外侧缘处续于锁骨下静脉。腋静脉收集上肢及部分胸腹壁的静脉血。

（3）胸部的静脉：包括胸前壁静脉和胸后壁静脉。胸后壁静脉有奇静脉、半奇静脉、副半奇静脉和脊柱静脉等（图 6-41）。

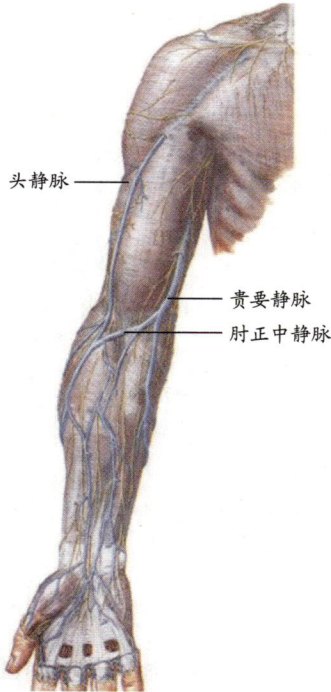

图 6-40　上肢的浅静脉

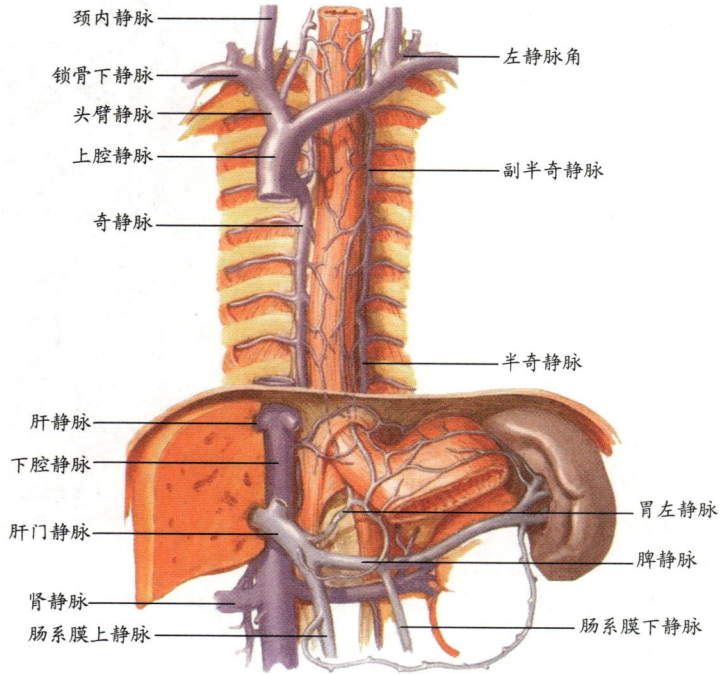

图 6-41　胸部的静脉

1）奇静脉（azygos vein）在右膈脚处起自右腰升动脉，沿食管后方和胸主动脉右侧上行，至第 4 胸椎椎体高度向前勾绕右肺根上方，注入上腔静脉。奇静脉主要收集右肋间后静脉、食管静脉、右主支气管静脉及半奇静脉的血液。奇静脉上连上腔静脉、下接右腰升静脉连于下腔静脉，故奇静脉是沟通上腔静脉系和下腔静脉系的重要通道之一。当上腔静脉或下腔静脉阻塞时，该通道可成为重要的侧支循环途径。

2）半奇静脉（hemiazygos vein）在左膈脚处起自左腰升动脉，沿胸椎椎体左侧上行，在第 8 胸椎椎体高度越过脊柱前方，注入奇静脉。半奇静脉收集左侧下部肋间后静脉、食管静脉和副半奇静脉的血液。

3）副半奇静脉（accessory hemiazygos vein）沿胸椎椎体左侧下行，注入半奇静脉，或向右越过脊柱注入奇静脉。副半奇静脉收集左侧上部的肋间后静脉和左主支气管静脉的血液。

4）脊柱静脉。椎管内、外有丰富的静脉丛，按部位分为椎内静脉丛和椎外静脉丛。椎内静脉丛位于椎骨骨膜和硬脊膜之间的硬膜外隙内，收集椎骨、脊膜和脊髓的静脉血。椎外静脉丛位于椎体前方、椎弓及其突起的后方，收集椎体和附近肌肉的静脉血。椎内、外静脉丛无瓣膜，之间互相吻合，注入附近的椎静脉、肋间后静脉、腰静脉和骶外侧静脉等。脊柱的静脉丛向上经枕骨大孔与硬脑膜窦交通，向下与盆腔的静脉丛交通。因此，椎静脉丛是沟通上、下腔静脉系和颅内、外静脉的重要通道。

2. 下腔静脉系　下腔静脉系由下腔静脉及其属支组成（图 6-42）。

（1）腹部静脉包括下腔静脉和肝门静脉系。

1）下腔静脉（inferior vena cava）由左、右髂总静脉在第 5 腰椎体的右前方汇合而成，在脊柱的右前方沿腹主动脉的右侧上行，经肝的腔静脉沟，穿膈的腔静脉孔入胸腔，注入右心房。下腔静脉收集膈以下，腹部、盆部和下肢的静脉血。属支包括壁支和脏支。

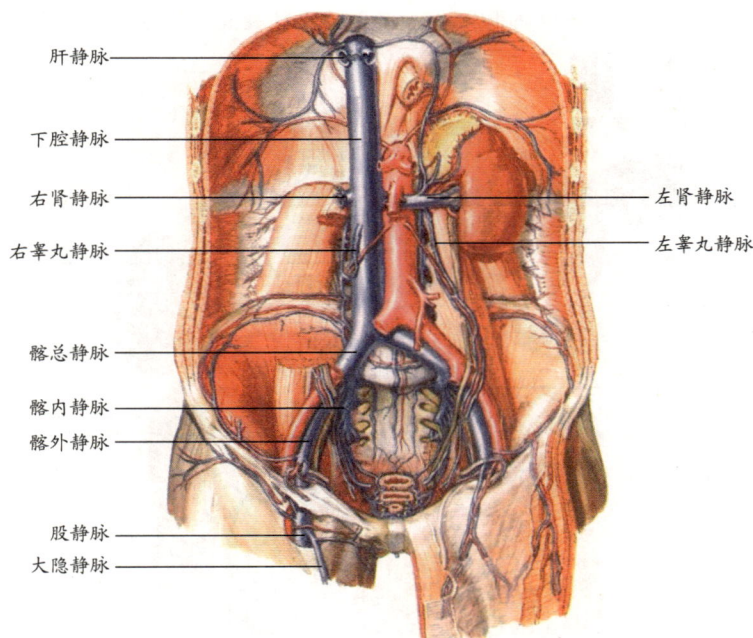

图 6-42　下腔静脉及其属支

①壁支包括一对膈下动脉和 4 对腰动脉。上、下腰动脉之间借纵行的腰升静脉相连。左、右腰升静脉向上分别续于半奇静脉和奇静脉，向下注入左、右髂总静脉。

②脏支包括肾静脉、肾上腺静脉、睾丸（卵巢）静脉和肝静脉：肾静脉（renal vein），在肾门处由 3 ~ 5 支静脉汇合而成，位于肾动脉前方，注入下腔静脉；左肾静脉较长，接收左睾丸静脉和左肾上腺静脉。肾上腺静脉（suprarenal vein），左侧注入左肾静脉，右侧注入下腔静脉。睾丸静脉（testicular vein），睾丸和附睾的小静脉，在精索内彼此吻合形成蔓状静脉丛，经腹股沟管入盆腔，汇合成睾丸静脉。右睾丸静脉以锐角注入下腔静脉，左睾丸静脉以直角注入左肾静脉，故睾丸静脉曲张以左侧较为多见。卵巢静脉起自卵巢静脉丛，在卵巢悬韧带内上行，注入部位同睾丸静脉。肝静脉（hepatic vein），起自肝血窦，合成肝左静脉、肝中静脉和肝右静脉，在腔静脉沟的上端处，出第二肝门注入下腔静脉。

2）肝门静脉系由肝门静脉及其属支组成，主要收集腹腔不成对脏器（肝、直肠下部除外）的静脉血。肝门静脉起、止端均为毛细血管。即起于腹部不成对脏器毛细血管，止于肝血窦。肝门静脉及其属支无瓣膜，故肝门静脉压力过高时易发生血液逆流。

①肝门静脉（hepatic portal vein），由肠系膜上静脉和脾静脉在胰颈的后方汇合而成，行向右上，进入肝十二指肠韧带内，在胆总管和肝固有动脉的后方上行至肝门，分为左、右支入肝。

②肝门静脉的主要属支（图 6-43）：肠系膜上静脉（superior mesenteric vein），于同名动脉右侧上行，收集十二指肠至结肠左曲之间肠管及部分胃和胰腺的静脉血；肠系膜下静脉（inferior mesenteric vein），与同名动脉伴行，收集降结肠、乙状结肠和直肠上部的静脉血，在胰颈后方注入脾静脉或肠系膜上静脉；脾静脉（splenic vein），沿胰的后方，脾动脉的下方向右行，与肠系膜上静脉汇合成肝门静脉；胃左静脉（left gastric vein），与同名动脉伴行，在贲门处接受食管静脉丛的食管支；胃右静脉（right gastric vein），与同名动脉伴行，并与胃左静脉吻合；胆囊静脉（cystic vein）注入肝门静脉或其右支；附脐静脉（paraumbilical vein）起自脐周静脉网，沿肝圆韧带至肝，注入肝门静脉左支。

③肝门静脉与上、下腔静脉系间的交通途径：肝门静脉系的胃左静脉与上腔静脉系的奇静脉的食管静脉在食管下段相吻合，形成食管静脉丛（esophageal venous plexus）；肝门静脉系的肠系膜下静脉的直肠上静脉与下腔静脉系的直肠下静脉和肛静脉在直肠下段相吻合，形成直肠静脉丛（rectal venous plexus）；肝门静脉系的附脐静脉与上腔静脉系的腹壁上静脉、胸腹壁静脉及下腔静脉系的腹壁下静脉、

腹壁浅静脉在脐周围相吻合，形成脐周静脉网（periumbilical venous rete）（图6-44）。

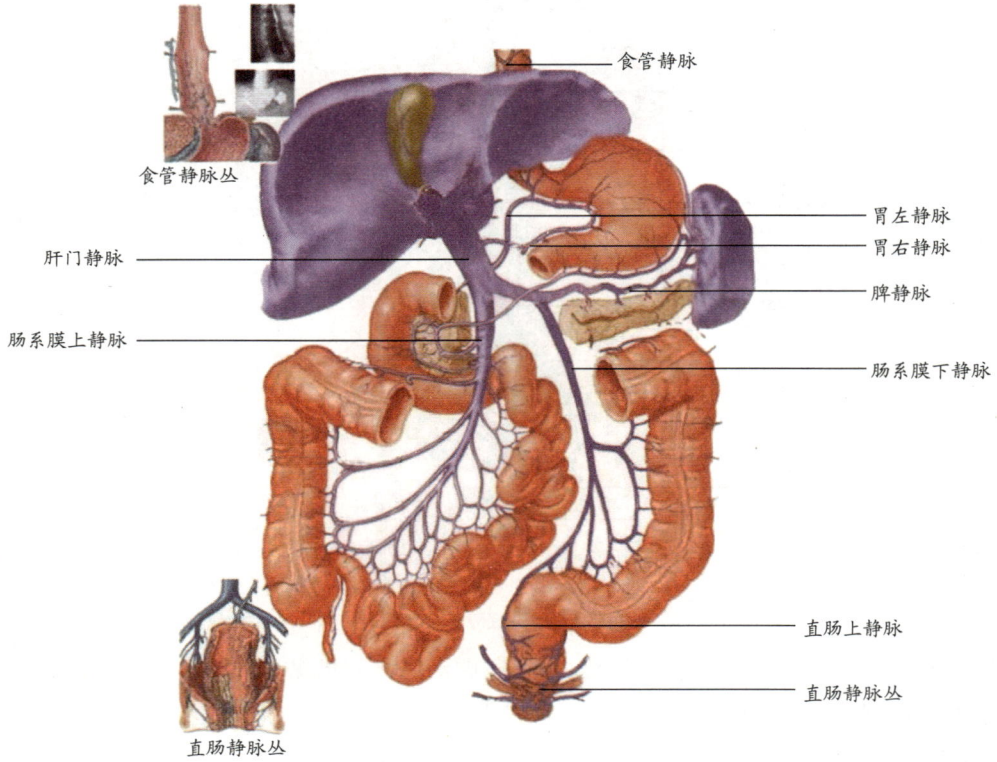

食管静脉

食管静脉丛

肝门静脉

肠系膜上静脉

胃左静脉
胃右静脉
脾静脉

肠系膜下静脉

直肠上静脉

直肠静脉丛

直肠静脉丛

图6-43　肝门静脉及其属支

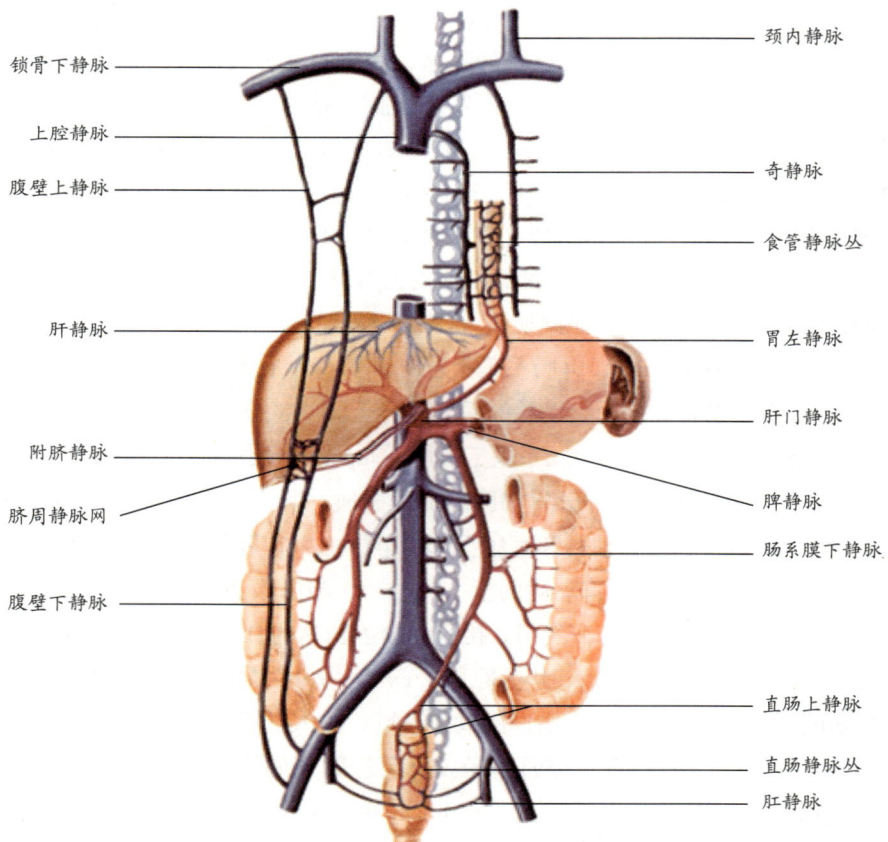

锁骨下静脉

上腔静脉

腹壁上静脉

肝静脉

附脐静脉

脐周静脉网

腹壁下静脉

颈内静脉

奇静脉

食管静脉丛

胃左静脉

肝门静脉

脾静脉

肠系膜下静脉

直肠上静脉

直肠静脉丛

肛静脉

图6-44　肝门静脉与上、下腔静脉间的吻合

正常情况下，上述吻合处的吻合支细小，血流量小。当门脉高压导致肝门静脉回流受阻时，肝门静脉的血液可通过上述吻合部位形成侧支循环，经上、下腔静脉系回流入心。由于血流量增多，吻合部位变得粗大而弯曲，出现静脉曲张。食管静脉丛呈串珠样改变，直肠静脉丛容易形成痔，脐周静脉网在脐周围呈放射状分布，称为"海蛇头"。当肝门静脉系的侧支循环失代偿时，可引起收集静脉血范围的器官淤血，继而出现脾肿大和腹水等。

（2）髂总静脉（common iliac vein）由髂内静脉与髂外静脉在骶髂关节的前方汇合而成。两侧的髂总静脉在第5腰椎的右前方汇合形成下腔静脉。

1）髂内静脉（internal iliac vein）在坐骨大孔稍上方由盆部静脉汇合而成，沿髂内动脉后内侧上行，至骶髂关节的前方与髂外静脉汇合成髂总静脉。髂内静脉的属支分壁支和脏支。这些属支在器官壁内或周围吻合成静脉丛。这些静脉在盆腔脏器扩张或受压迫时有助于血液回流。髂内静脉收集盆腔脏器和盆壁的静脉血。

2）髂外静脉（external iliac vein）是股静脉的直接延续，髂外静脉的主要属支包括腹壁下静脉和旋髂深静脉，收集下肢和腹前壁的静脉血。

（3）下肢的静脉：浅静脉包括大隐静脉和小隐静脉。深静脉包括股静脉、腘静脉、胫前静脉和胫后静脉（图6-45）。浅静脉和深静脉之间交通较为丰富。

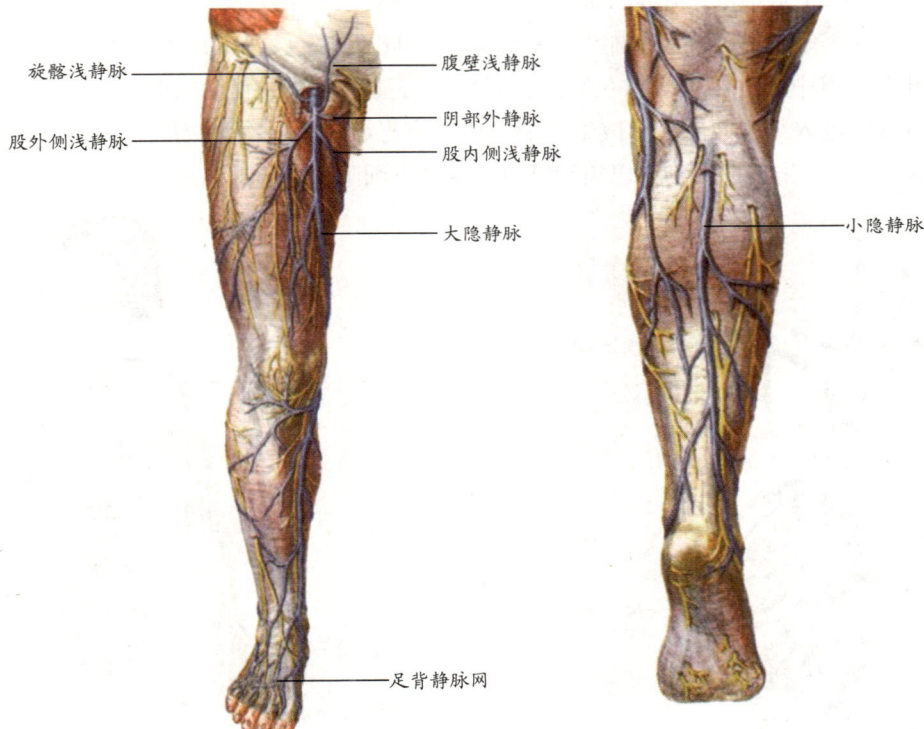

图6-45　下肢的浅静脉

1）下肢浅静脉：起自趾背静脉，在跖骨远端皮下形成足背静脉弓，弓的内侧续于大隐静脉，外侧续于小隐静脉。

①大隐静脉（great saphenous vein）是全身最长的浅静脉。在足内侧缘起自足背静脉弓，经内踝前方，沿小腿内侧伴隐神经上行，经膝关节内后方，沿大腿内侧上行，最后转向股前区，在耻骨结节下外方3～4 cm穿隐静脉裂孔注入股静脉。大隐静脉在注入股静脉之前接受5条属支：股内侧浅静脉、股外侧浅静脉、阴部外静脉、腹壁浅静脉和旋髂浅静脉。大隐静脉收集足、小腿和大腿内侧部以及大腿前部浅层的静脉血。大隐静脉在内踝前方位置表浅且恒定，是静脉输液的常用部位。

②小隐静脉（small saphenous vein）在足背外侧缘起自足背静脉弓，经外踝后方，沿小腿后面上行至腘窝，穿深筋膜注入腘静脉。小隐静脉收集足外侧部和小腿后群浅层的静脉血。

大隐静脉和小隐静脉之间有交通支相连接，并借穿静脉与深静脉相通。穿静脉内也有瓣膜，开向深静脉。小腿部的穿静脉和瓣膜数目比大腿多。当瓣膜关闭不全时，小腿部易发生静脉曲张。

2）下肢深静脉：从足到小腿的深静脉均与同名动脉伴行，每条动脉有两条伴行静脉。胫前静脉与胫后静脉在腘窝处合成一条腘静脉，腘静脉位于腘动脉的后方，穿收肌腱裂孔移行为股静脉。股静脉伴股动脉上行，经腹股沟韧带深面移行为髂外静脉。股静脉收集下肢、腹前壁下部和外阴部的静脉血。

第二节　淋巴系统

一、概述

淋巴系统（lymphatic system）由淋巴管道、淋巴组织和淋巴器官组成（图6-46、图6-47）。淋巴管道和淋巴结的淋巴窦内含有淋巴液，简称淋巴。多数部位的淋巴是无色透明的，仅自小肠绒毛中的中央乳糜管至胸导管的淋巴管道中的淋巴为乳白色。淋巴系统是心血管系统的辅助系统，协助静脉引流组织液。血液流经毛细血管壁进入组织间隙，形成组织液。组织液与细胞进行物质交换后，大部分经毛细血管静脉端回流入静脉。此外，淋巴器官和淋巴组织具有产生淋巴细胞、过滤淋巴液和进行免疫应答的功能。

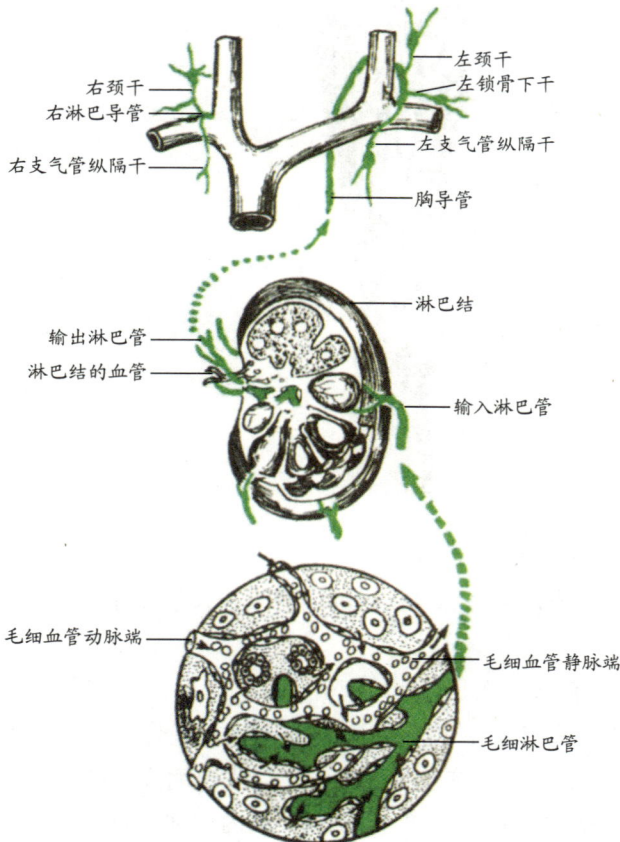

图6-46　淋巴系统模式图

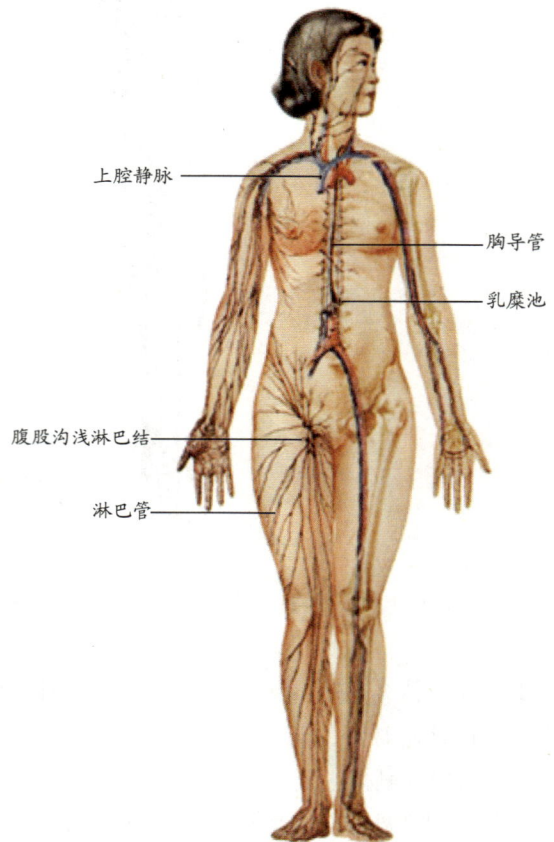

图6-47　全身淋巴系统分布模式图

二、淋巴管道

（一）毛细淋巴管

毛细淋巴管（lymphatic capillary）是淋巴管的起始部分，起始端为膨大的盲端，彼此吻合成网。与毛细血管比较，毛细淋巴管粗而不均匀，通透性大，蛋白质、细菌和癌细胞等较易进入毛细淋巴管。毛细淋巴管分布广泛，但脊髓、上皮、角膜、晶状体和软骨等处无毛细淋巴管。

（二）淋巴管

淋巴管（lymphatic vessel）由毛细淋巴管汇合而成，淋巴结串联其中。淋巴管的结构与静脉相似，内有很多单向开放的瓣膜，可防止淋巴液逆流。淋巴管在瓣膜附着处较狭窄，而相邻瓣膜之间的淋巴管段扩张明显，故淋巴管外观呈串珠状或藕节状。淋巴管包括浅淋巴管和深淋巴管两类。浅淋巴管位于浅筋膜内，多与浅静脉伴行，深淋巴管位于深筋膜深面，多与血管神经伴行。浅、深淋巴管之间有丰富的交通。

（三）淋巴干

淋巴干（lymphatic trunk）是由淋巴管汇合而成的结构（图 6-48），共有 9 条：左、右颈干收集头颈部的淋巴；左、右锁骨下干收集上肢的淋巴；左、右支气管纵隔干收集胸部的淋巴；左、右腰干收集下肢、盆部及腹部成对脏器的淋巴；肠干不成对，收集腹部不成对脏器的淋巴。

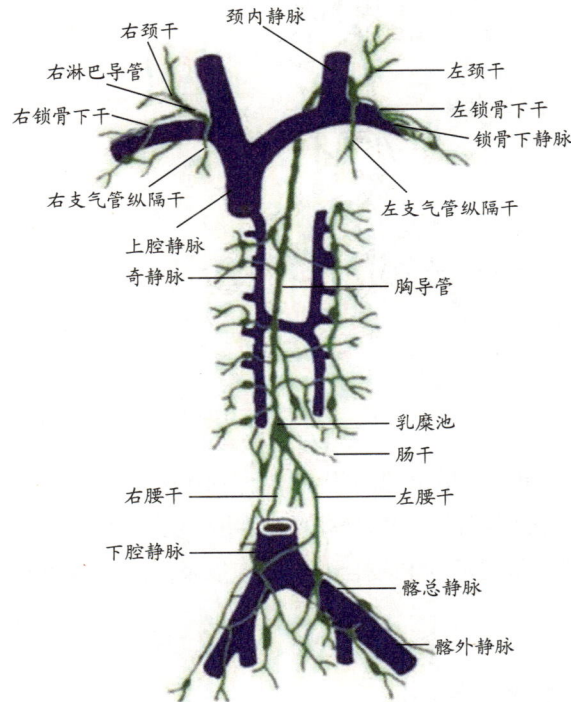

图 6-48　淋巴干及淋巴导管

（四）淋巴导管

淋巴干汇合成两条淋巴导管，即胸导管和右淋巴导管，分别注入左、右静脉角。

1. 胸导管（thoracic duct）　是全身最大的淋巴管，平第 12 胸椎下缘，起自乳糜池，经膈的主动脉裂孔进入胸腔，沿脊柱右前方上行，于胸主动脉与奇静脉之间，至第 5 胸椎高度，经食管与脊柱之间向左斜行，再沿脊柱左前方上行，经胸廓上口至颈部。在左颈总动脉和左颈内静脉的后方转向前内下方，注入左静脉角。胸导管末端有一对瓣膜，可阻止静脉血逆流到胸导管。

乳糜池（cisterna）位于第一腰椎前方，呈囊状膨大，接受左、右腰干和肠干。肠干内有肠壁吸收来的脂肪成分，呈乳白色。胸导管在注入左静脉角处接受左颈干、左锁骨下干和左支气管纵隔干。胸导管引流下肢、盆部、腹部、左上肢、左胸部和左头颈部的淋巴，即全身 3/4 部位的淋巴。胸导管与肋间淋巴结、纵隔淋巴结、气管支气管淋巴结和左锁骨上淋巴结之间存在广泛的淋巴侧支循环。胸导管常发出较细的侧支注入奇静脉和肋间后静脉。

2. 右淋巴导管（right lymphatic duct）　为一短干，长约 1.0 ~ 1.5 cm，由右颈干、右锁骨下干和右支气管纵隔干汇合而成，注入右静脉角。右淋巴导管引流右上肢、右胸部和右头颈部的淋巴，即全身 1/4 部位的淋巴（图 6-49）。

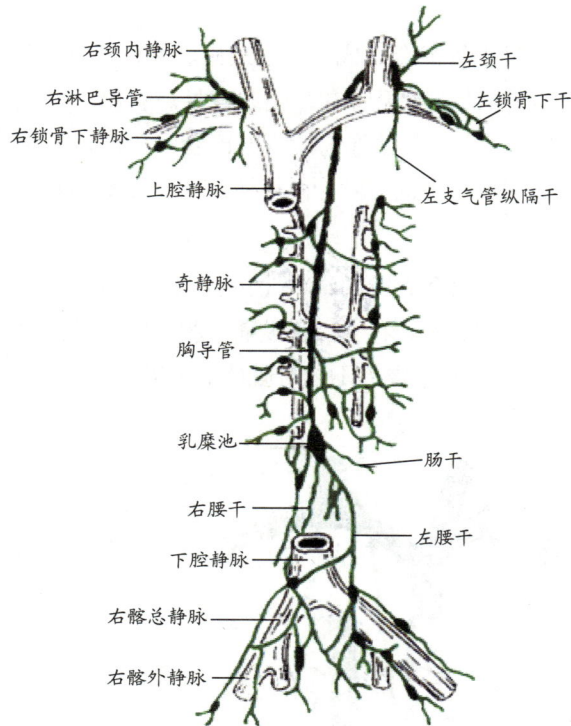

图 6-49　淋巴导管收纳范围

三、淋巴组织

淋巴组织（lymphoid tissue）包括弥散淋巴组织和淋巴小结两类。除淋巴器官外，消化、呼吸、泌尿和生殖管道以及皮肤等处均含有淋巴组织。弥散淋巴组织主要位于消化道和呼吸道的黏膜固有层。淋巴小结包括小肠黏膜固有层内的孤立淋巴滤泡和集合淋巴滤泡以及阑尾壁内的淋巴小结。

四、淋巴器官

淋巴器官包括淋巴结、脾、胸腺和扁桃体。

（一）淋巴结

淋巴结（lymph node）为大小不一的圆形或椭圆形灰红色小体，一侧隆凸，有数条输入淋巴管；另一侧凹陷，凹陷侧中央处为淋巴结门，有输出淋巴管、神经和血管出入。因此，一个淋巴结的输出淋巴管可成为另一个淋巴结的输入淋巴管。淋巴结数目较多，多成群聚集在一定部位，引流某个器官或某个区域的淋巴。淋巴结分为浅淋巴结和深淋巴结两类。浅淋巴结位于浅筋膜内。深淋巴结多沿血管周围分布，常成群集聚于身体的凹窝或较为隐蔽之处，如腋窝、腘窝、腹股沟部以及胸、腹、盆腔内的器官周围（图 6-50）。

引流某一器官或部位淋巴的第一级淋巴结称局部淋巴结（regionallymph node），临床上称前哨淋巴结（sentinel lymph node）。当某器官或部位发生病变时，细菌、毒素和肿瘤细胞等可沿淋巴管进入相应的局部淋巴结。该淋巴结进行阻截和清除，从而阻止病变扩散。因此，局部淋巴结肿大可反映其引流范围存在病变。

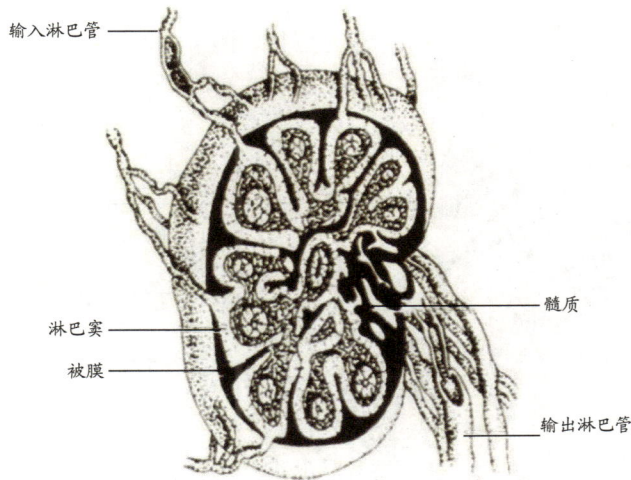

图 6-50　淋巴结

（二）脾

脾（spleen）是人体最大的淋巴器官，具有储血、造血、清除衰老红细胞和进行免疫应答的功能。

脾位于左季肋区，胃底与膈之间、第 9—11 肋的深面。正常时，在左肋弓下触摸不到脾。脾呈暗红色，质软，分为膈、脏两面，前、后两端和上、下两缘。膈面光滑隆凸，对向膈。脏面与胃底、左肾、左肾上腺、胰尾和结肠左曲相毗邻。脏面凹陷中央处有脾门（splenic hilum），是血管、神经和淋巴管的出入之处。脾的上缘较锐，有 2 ～ 3 个脾切迹，当脾肿大时，脾切迹是触诊脾的标志。脾的下缘较钝，朝向后下方。

（三）胸腺

胸腺（thymus）是淋巴器官也兼具内分泌功能，培育、选择和向周围淋巴器官和淋巴组织输送 T 淋巴细胞。胸腺位于胸骨柄后方、上纵隔的前部，向上达胸廓上口甚至颈根部，向下深入前纵隔，贴于心包的前面。新生儿和幼儿的胸腺相对较大，性成熟时发育至最高峰，随后逐渐萎缩，逐渐被结缔组织所代替。

五、人体各部的淋巴结及淋巴引流

（一）头颈部淋巴结和淋巴引流

1.头部淋巴结　主要分布于头颈部的交界处，主要引流头面部淋巴，输出淋巴管直接或者间接注入颈外侧上深淋巴结，包括枕淋巴结、乳突淋巴结、腮腺淋巴结、下颌下淋巴结和颏下淋巴结（图 6-51、图 6-52）。

（1）枕淋巴结（occipital lymph node）分为浅、深两群，分别位于斜方肌起点的表面和头夹肌的深面，引流枕部和项部的淋巴。

（2）乳突淋巴结（mastoid lymph node）又称耳后淋巴结，位于胸锁乳突肌止点的表面，引流颅顶部、颞区和耳郭后面的淋巴。

（3）腮腺淋巴结（parotid lymph node）分为浅、深两群，分别位于腮腺表面和腮腺实质内，引流额、颅顶、颞区、耳郭、外耳道、峡部和腮腺等处的淋巴。

（4）下颌下淋巴结（submandibular lymph node）位于下颌下腺的附近和下颌下腺实质内，引流面部和口腔器官的淋巴。

（5）颏下淋巴结（submental lymph node）位于颏下部，引流舌尖、下唇中部和颏部的淋巴。

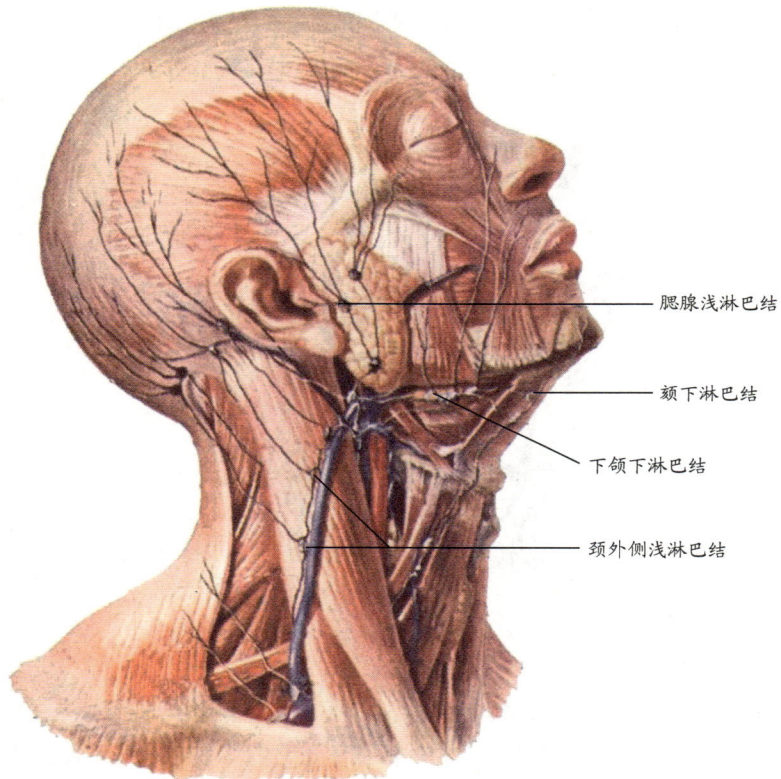

图 6-51　头颈部浅层的淋巴结

腮腺浅淋巴结

颏下淋巴结

下颌下淋巴结

颈外侧浅淋巴结

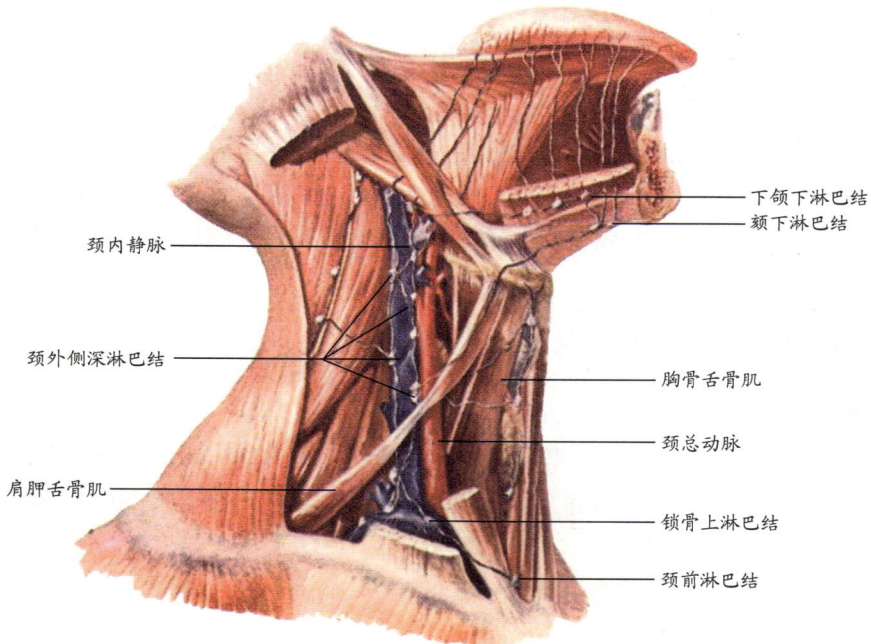

颈内静脉

颈外侧深淋巴结

肩胛舌骨肌

下颌下淋巴结
颏下淋巴结

胸骨舌骨肌

颈总动脉

锁骨上淋巴结

颈前淋巴结

图 6-52　头颈部深层的淋巴结

2. 颈部淋巴结　包括颈前淋巴结和颈外侧淋巴结。

（1）颈前淋巴结（anterior cervical lymph node）分为颈前浅淋巴结和颈前深淋巴结。①颈前浅淋巴结，沿颈前静脉排列，引流颈前部浅层结构的淋巴，输出淋巴管注入颈外侧下深淋巴结。②颈前深淋巴结包括：喉前淋巴结，位于喉前面，引流喉和甲状腺的淋巴、输出淋巴管注入气管前淋巴结、气管旁淋巴结和颈外侧下深淋巴结；甲状腺淋巴结，位于甲状腺峡部的前面，引流甲状腺的淋巴，输出淋巴管注入气管前淋巴结、气管旁淋巴结和颈外侧上深淋巴结；气管前淋巴结，位于气管颈部的前面，引流喉、甲状腺、气管颈部的淋巴，输出淋巴管注入气管旁淋巴结和颈外侧下深淋巴结；气管旁淋巴结，位于气管和食管之间的侧沟内，沿喉返神经排列，引流喉、甲状腺、气管和食管的淋巴，输出淋巴管合成支气管纵隔干和注入颈外侧下深淋巴结。

（2）颈外侧淋巴结（lateral cervical lymph node）分为颈外侧浅淋巴结、颈外侧深淋巴结和咽后淋巴结。①颈外侧浅淋巴结，沿颈外静脉排列，引流颈外侧浅层结构的淋巴，并收纳枕淋巴结、乳突淋巴结和腮腺淋巴结的输出淋巴管，颈外侧浅淋巴结的输出淋巴管注入颈外侧深淋巴结。②颈外侧深淋巴结，沿颈内静脉排列，部分淋巴结沿副神经和颈横血管排列。以肩胛舌骨肌为界，分为颈外侧上深淋巴结和颈外侧下深淋巴结两群。颈外侧上深淋巴结主要沿颈内静脉上段排列。位于面总静脉、二腹肌后腹和颈内静脉之间的淋巴结称颈内静脉二腹肌淋巴结，引流鼻咽部、腭扁桃体和舌根的淋巴。鼻咽癌和舌根癌常首先转移至该淋巴结。颈外侧上深淋巴结引流鼻、舌、咽、喉、甲状腺、气管、食管、枕部、项部和肩部等处的淋巴，并收纳枕淋巴结、乳突淋巴结、腮腺淋巴结、下颌下腺淋巴结和颈外侧浅淋巴结等的输出淋巴管，其输出淋巴管注入颈外侧下深淋巴结或颈干。颈外侧下深淋巴结主要沿颈内静脉下段排列。位于锁骨上大窝，沿颈横血管分布的淋巴结称锁骨上淋巴结（supraclavicular lymph node），其中位于左斜角肌前方的淋巴结称Virchow淋巴结。患食管腹段癌和胃癌时，癌细胞可经胸导管转移至Virchow淋巴结，可在胸锁乳突肌后缘与锁骨上缘形成的夹角处触摸到肿大的淋巴结。颈外侧下深淋巴结引流颈根部、胸壁上部和乳房上部的淋巴，并收纳颈前淋巴结，颈外侧浅淋巴结和颈外侧上深淋巴结的输出淋巴管，其输出淋巴管合成颈干，注入胸导管或者右淋巴导管。③咽后淋巴结（retropharyngeal lymph node），位于咽后壁和椎前筋膜之间，引流鼻腔后部、鼻旁窦、鼻咽和喉咽的淋巴，输出淋巴管注入颈外侧深淋巴结。

（二）上肢的淋巴管和淋巴结

上肢的浅、深淋巴管分别与浅静脉和深血管伴行，直接或间接注入腋淋巴结。

1. 肘淋巴结（cubital lymph node）　位于肘窝和肱骨内上髁附近，收纳伴贵要静脉和尺血管上行的手部和前臂尺侧淋巴管，输出淋巴管伴肱静脉上行注入腋淋巴结。

2. 锁骨下淋巴结（infraclavicular node）　又称三角胸肌淋巴结，位于锁骨下，三角肌与胸大肌间沟内，沿头静脉上行的桡侧浅淋巴管，其输出淋巴管注入腋淋巴结，少数注入锁骨上淋巴结。

3. 腋淋巴结（axillary lymph node）　位于腋窝的疏松结缔组织内，沿血管排列，按位置分为5组（图6-53）。

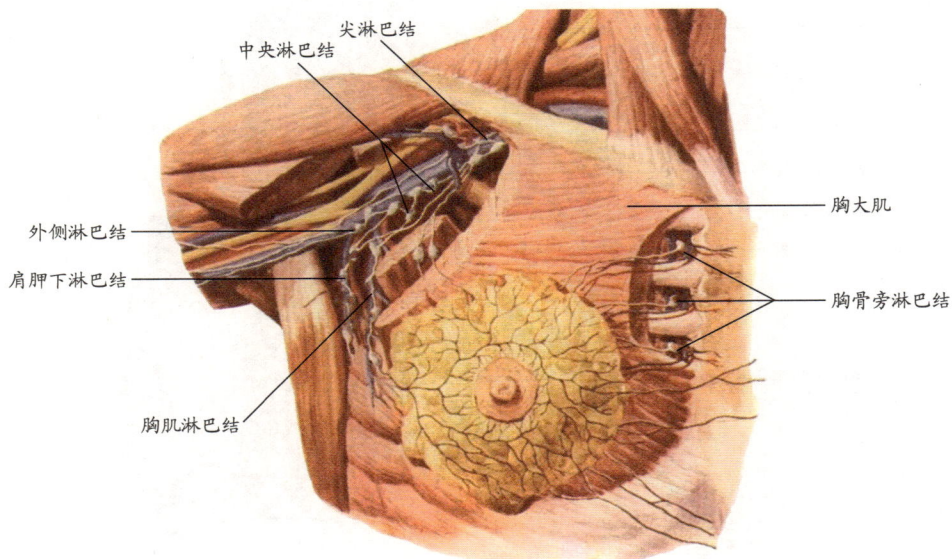

图6-53　腋淋巴结及乳房的淋巴管

（1）胸肌淋巴结（pectoral lymph node）：位于胸小肌下缘处，沿胸外侧血管排列，引流腹前外侧壁、胸外侧壁以及乳房外侧部和中央部的淋巴，其输出淋巴管注入中央淋巴结和尖淋巴结。

（2）外侧淋巴结（lateral lymph node）：沿腋静脉远侧段排列，收纳除注入锁骨下淋巴结以外的上肢浅、深淋巴管，其输出淋巴管注入中央淋巴结、尖淋巴结和锁骨上淋巴结。

（3）肩胛下淋巴结（subscapular lymph node）：沿肩胛下血管排列，引流颈后部和背部的淋巴，其输出淋巴管注入中央淋巴结和尖淋巴结。

（4）中央淋巴结（central lymph node）：位于腋窝中央的疏松结缔组织中，收纳上述3群淋巴结的输出淋巴管，其输出淋巴管注入尖淋巴结。

（5）尖淋巴结（apical lymph node）：沿腋静脉近侧段排列，引流乳腺上部的淋巴，并收纳上述4群淋巴结和锁骨下淋巴结的输出淋巴管，其输出淋巴管合成锁骨下干，注入胸导管或右淋巴导管。少数输出淋巴管注入锁骨上淋巴结。

（三）胸部的淋巴管和淋巴结

胸部淋巴结位于胸壁内和胸腔器官周围。

1. 胸壁淋巴结 胸后壁和胸前壁大部分浅淋巴结注入腋淋巴结，胸前壁上部的浅淋巴管注入颈外侧深淋巴结，胸壁深淋巴管注入胸骨旁淋巴结和肋间淋巴结。

（1）胸骨旁淋巴结（parasternal lymph node）：沿胸廓内血管排列，引流胸、腹前壁和乳房内侧部的淋巴，并收纳膈上淋巴结的输出淋巴管，其输出淋巴管参与合成支气管纵隔干。

（2）肋间淋巴结（intercostal lymph node）：多位于肋头附近，沿肋间后血管排列，引流胸后壁的淋巴，其输出淋巴管注入胸导管。

（3）膈上淋巴结（superior phrenic lymph node）：位于膈的胸腔面，分为前、外侧、后三群，引流膈、壁胸膜、心包和肝上面的淋巴，其输出淋巴管注入胸骨旁淋巴结、纵隔前淋巴结和纵隔后淋巴结。

2. 胸腔器官淋巴结（图6-54）

（1）纵隔前淋巴结（anterior mediastinal lymph node）：位于上纵隔前部和前纵隔内，在大血管和心包的前面，引流胸腺、心、心包、纵隔胸膜的淋巴，并收纳膈上淋巴结前群的输出淋巴管，其输出淋巴管参与合成支气管纵隔干。

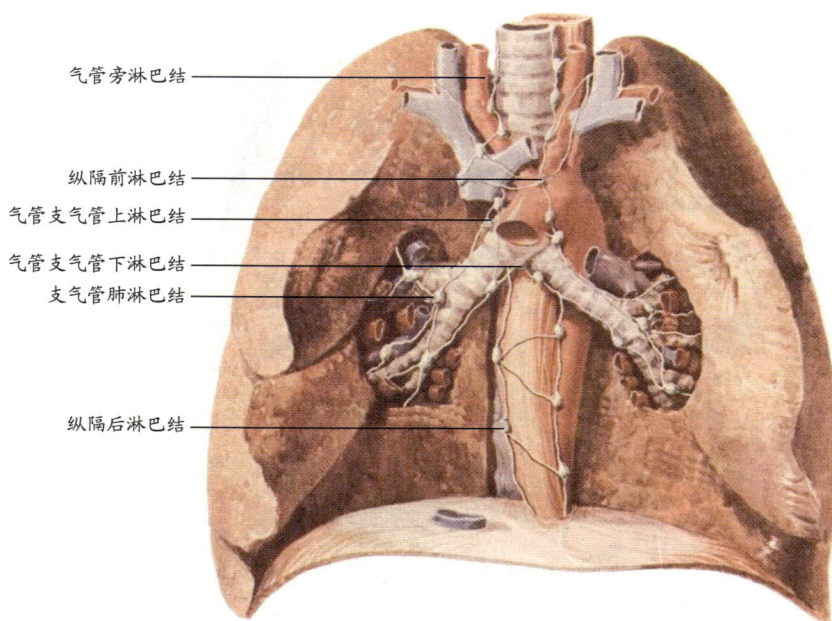

图6-54 胸腔脏器的淋巴结

（2）纵隔后淋巴结（posterior mediastinal lymph node）：位于上纵隔后部和后纵隔内，沿胸主动脉和食管排列，引流心包、食管和膈的淋巴，并收纳膈上淋巴结外侧群和后群的输出淋巴管，其输出淋巴管注入胸导管。

（3）气管、支气管和肺的淋巴结：引流肺、脏胸膜、支气管、气管和食管的淋巴，并收纳纵隔后淋巴结的输出淋巴管。①肺淋巴结（pulmonary lymph node）位于肺叶支气管和肺段支气管分支夹角处，其输出淋巴管注入支气管肺淋巴结。②支气管肺淋巴结（bronchopulmonary lymph node）位于肺门处，又称肺门淋巴结，其输出淋巴管注入气管支气管淋巴结。③气管支气管淋巴结（tracheobronchial lymph node）分为上、下两群，分别位于气管杈的上、下方，输出淋巴管注入气管旁淋巴结。④气管旁淋巴结（paratracheal lymph node）沿气管排列，其同纵隔前淋巴结和胸骨旁淋巴结的输出淋巴管汇合为左、右纵隔干，分别注入胸导管和右淋巴导管。

（四）腹部的淋巴管和淋巴结

腹部的淋巴结位于腹后壁和腹腔脏器周围，沿腹腔血管排列。

1.腹壁淋巴结　脐平面以上的腹前外侧壁的浅、深淋巴管分别注入腋淋巴结和胸骨旁淋巴结，脐平面以下的腹壁浅淋巴管注入腹股沟浅淋巴结，深淋巴管注入腹股沟深淋巴结、髂外淋巴结和腰淋巴结。腰淋巴结沿腹主动脉和下腔静脉分布，引流腹后壁深层结构和腹腔成对脏器的淋巴，其输出淋巴管汇合成左、右腰干。

2.腹腔器官的淋巴结　腹腔成对器官的淋巴管注入腰淋巴结，不成对器官的淋巴管注入沿腹腔干、肠系膜上动脉和肠系膜下动脉及其分支排列的淋巴结。腹腔淋巴结、肠系膜上淋巴结和肠系膜下淋巴结的输出淋巴管汇合成肠干（图6-55）。

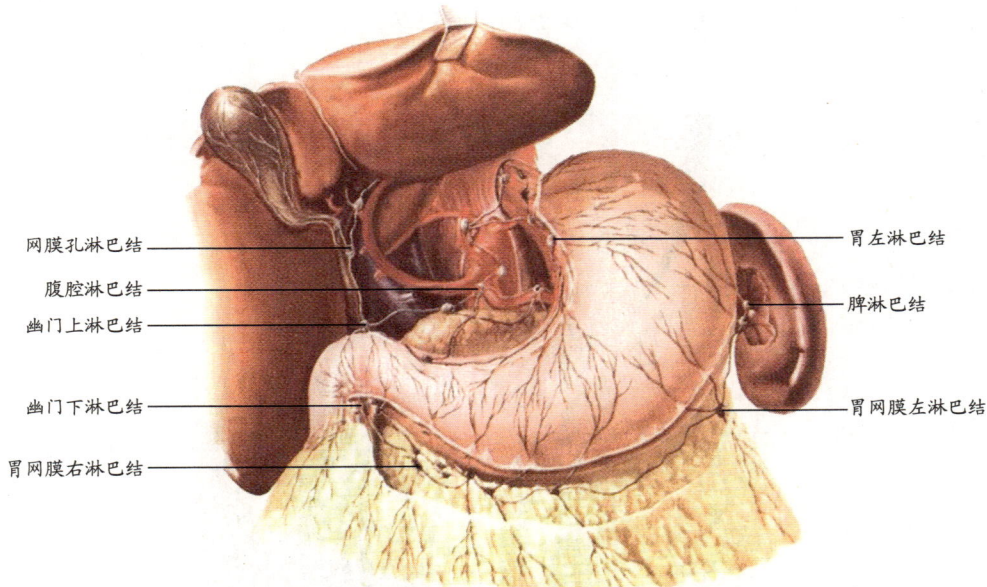

图6-55　腹腔脏器的淋巴结

（1）沿腹腔干及其分支排列的淋巴结：胃左淋巴结、胃右淋巴结、胃网膜左淋巴结、胃网膜右淋巴结、幽门上淋巴结、幽门下淋巴结、肝淋巴结、胰淋巴结引流相应动脉分布范围脏器的淋巴，其输出淋巴管注入位于腹腔干周围的腹腔淋巴结。

（2）沿肠系膜上动脉及其分支排列的淋巴结：肠系膜淋巴结沿空、回肠动脉排列，回结肠淋巴结、右结肠淋巴结和中结肠淋巴结沿同名动脉排列，这些淋巴结引流相应动脉分布范围脏器的淋巴，其输出淋巴管注入位于肠系膜上动脉根部周围的肠系膜上淋巴结。

（3）沿肠系膜下动脉及其分支排列的淋巴结：左结肠淋巴结、乙状结肠淋巴结和直肠上淋巴结引流相应动脉分布范围内脏器的淋巴，其输出淋巴管注入肠系膜下动脉根部周围的肠系膜下淋巴结。

（五）盆部的淋巴管和淋巴结

盆部的淋巴结沿盆腔血管排列。

1. 髂内淋巴结（internal iliac lymph node） 沿髂内动脉及其分支和髂内静脉及其属支排列，引流大部分盆壁、盆腔脏器、会阴深部、臀部和大腿后部深层结构的淋巴，其输出淋巴管注入髂总淋巴结。

2. 髂外淋巴结（external iliac lymph node） 沿髂外血管排列，引流腹前壁下部、膀胱、前列腺、子宫颈和阴道上部的淋巴，并收纳腹股沟浅、深淋巴结的输出淋巴管，其输出淋巴管注入髂总淋巴结。

3. 髂总淋巴结（common iliac lymph node） 沿髂总血管排列，收纳上述 3 群淋巴结的输出淋巴管，其输入淋巴管注入腰淋巴结。

（六）下肢的淋巴管和淋巴结

下肢的浅、深淋巴管分别与浅静脉和深血管伴行，直接或间接注入腹股沟淋巴结。此外，臀部的深淋巴管沿深血管注入髂内淋巴结。

1. 腘淋巴结（popliteal lymph node） 分为浅、深两群，分别沿小隐静脉末端和腘血管排列，引流足外侧缘和小腿后外侧部的浅淋巴管以及小腿的深淋巴管，其输出淋巴管伴股静脉上行注入腹股沟深淋巴结。

2. 腹股沟淋巴结

（1）腹股沟浅淋巴结（superficial inguinal lymph node）：位于腹股沟韧带下方，分为上、下两群。上群与腹股沟韧带平行排列，引流腹前外侧壁下部、臀部、会阴和子宫底的淋巴；下群沿大隐静脉末端分布，收纳足外侧缘和小腿后外侧部的浅淋巴管。腹股沟浅淋巴结的输出淋巴管注入腹股沟深淋巴结或髂外淋巴结（图 6-56）。

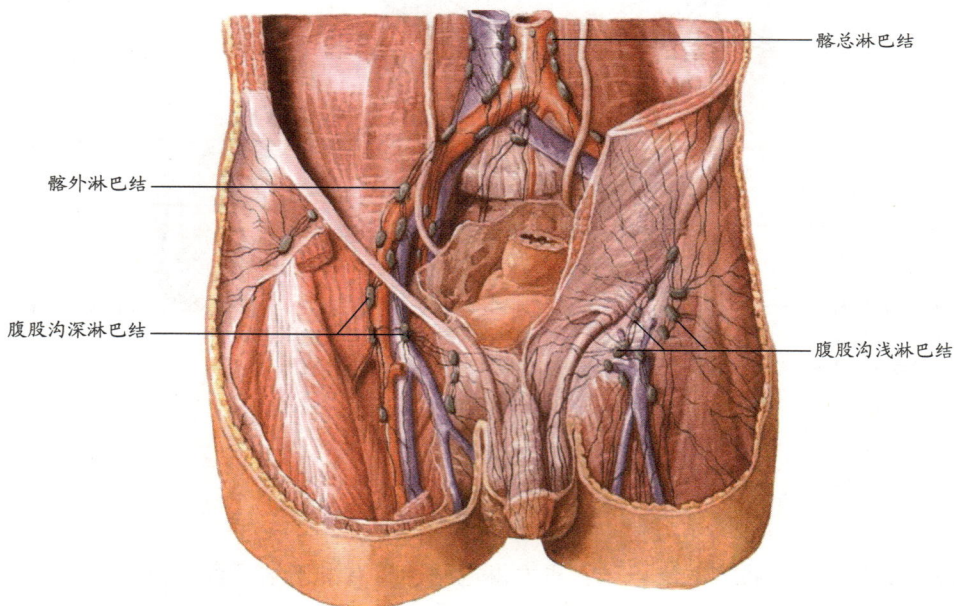

图 6-56　腹股沟淋巴结

（2）腹股沟深淋巴结（deep inguinal lymph node）：位于股静脉周围和股管内，引流大腿深部结构和会阴的淋巴，并收纳腘淋巴结深群和腹股沟浅淋巴结的输出淋巴管，其输出淋巴管注入髂外淋巴结。

六、人体部分器官的淋巴结及淋巴引流

1. **食管的淋巴引流**　食管颈部的淋巴注入气管旁淋巴结和颈外侧下深淋巴结。食管胸部的淋巴除注入纵隔后淋巴结外，胸上部的淋巴注入气管旁淋巴结和气管支气管淋巴结，胸下部的淋巴注入胃左淋巴结。食管腹部的淋巴管注入胃左淋巴结。食管的部分淋巴管注入胸导管。

2. **胃的淋巴引流**　胃的淋巴引流方向有4个：①胃底右侧部、贲门部和胃体小弯侧的淋巴注入胃左淋巴结。②幽门部小弯侧的淋巴注入幽门上淋巴结。③胃底左侧部、胃体大弯侧左侧部的淋巴注入胃网膜左淋巴结、胰淋巴结和脾淋巴结。④胃体大弯侧右侧部和幽门部大弯侧的淋巴注入胃网膜右淋巴结和幽门下淋巴结。

3. **直肠的淋巴引流**　直肠齿状线以上的淋巴管引流有4个方向：①沿直肠上血管上行，注入直肠上淋巴结。②沿直肠下血管行向两侧，注入髂内淋巴结。③沿肛血管和阴部内血管进入盆腔，注入髂内淋巴结。④少数淋巴管沿髂外血管走行，注入骶淋巴结。直肠齿状线以下的淋巴管注入腹股沟浅淋巴结。

4. **肝的淋巴引流**　肝浅淋巴管位于肝被膜的结缔组织内。肝膈面的浅淋巴管多经镰状韧带和冠状韧带注入膈上淋巴结和肝淋巴结，部分淋巴管注入腹腔淋巴结和胃左淋巴结。冠状韧带内的部分淋巴管注入胸导管。肝脏面浅淋巴管注入肝淋巴结。深淋巴管位于门管区和肝静脉及其属支的周围，沿肝静脉出肝，注入肝淋巴结、腹腔淋巴结和膈上淋巴结。

5. **肺的淋巴引流**　肺浅淋巴管位于胸膜脏层深面，肺深淋巴管位于肺小叶间结缔组织内，肺血管和支气管的周围。浅、深淋巴管之间存在交通，注入肺淋巴结和支气管肺淋巴结。通过淋巴管，肺的淋巴依次由肺淋巴结、支气管肺淋巴结、气管支气管淋巴结和气管旁淋巴结引流。肺下叶下部的淋巴注入肺韧带处的淋巴结，其输出淋巴管注入胸导管或腰淋巴结。左肺上叶下部和下叶的部分淋巴注入右气管支气管淋巴结上群和右气管旁淋巴结。

6. **子宫的淋巴引流**　子宫的淋巴引流方向较广：①子宫底和子宫体上部的淋巴管沿卵巢血管上行，注入腰淋巴结；沿子宫圆韧带穿腹股沟管，注入腹股沟淋巴结。②子宫体下部和子宫颈的淋巴管沿子宫血管行向两侧，注入髂内、髂外淋巴结；经子宫主韧带注入沿闭孔血管排列的闭孔淋巴结；沿骶子宫韧带向后注入骶淋巴结。

7. **乳房的淋巴引流**　乳房的淋巴主要注入腋淋巴结，引流方向有3个：①乳房外侧部和中央部的淋巴管注入胸肌淋巴结；②上部的淋巴管注入尖淋巴结和锁骨上淋巴结；③内侧部的淋巴管注入胸骨旁淋巴结。乳房内侧部的浅淋巴管与对侧乳房淋巴管交通，内下部的淋巴管通过腹壁和膈下淋巴管与肝的淋巴管交通。

（哈尔滨医科大学　许凤燕）

第七章　感觉器官

第一节　概述

感受器（receptor）广泛分布于身体的各个部位，种类繁多，结构各不相同。有的结构简单，仅为感觉神经的游离末梢，如痛觉感受器；有的结构较复杂，由一些组织形成被囊包裹神经末梢所构成，如环层小体、触觉小体等。有的感受器更为复杂，在结构和功能上除了具有高度分化的特殊感受器外，还有复杂的附属结构。这些由特殊感受器及其辅助装置共同组成的结构称为感觉器官（sensory organs），也称感觉器，或简称感官，如视器（眼）、前庭蜗器（耳）等。

感受器的功能是感受机体内、外环境的相应刺激并将之转换为神经冲动。该神经冲动经过感觉神经和中枢神经系统的传导通路传到大脑皮质，从而产生相应的感觉。在正常状况下，感受器只对某一种适宜的刺激特别敏感，如视网膜的适宜刺激是一定波长的光，耳蜗的适宜刺激是一定波长的声波等。高等动物感受器的高度特化，是在长期进化过程中逐渐演化而来的，使得机体能对外界不同的影响作出更精确的分析和反应，能更完善地适应其生存的环境。

感受器的分类方法较多，根据其特化的程度可分为两类：①一般感受器，分布全身各部，如触、压、痛、温度、肌、腱、关节、内脏和心血管的感受器。②特殊感受器，只分布在头部，包括嗅、味、视、听和平衡的感受器。

根据感受器所在部位和所接受刺激的来源，可分三类：①外感受器（exteroceptor），分布在皮肤、黏膜、视器和听器等处，接受来自外界环境的刺激，如触、压、痛、温度、光、声等物理刺激和化学刺激。②内感受器（interoceptor），分布在内脏和血管等处，接受来自内环境的物理或化学刺激，如压力、渗透压、温度、离子及化合物浓度等。③本体感受器（proprioceptor），分布在肌、肌腱、关节和内耳位觉器等处，接受机体运动和平衡时产生的刺激。

第二节　视器

视器（visual organ）即眼，接受外来光的刺激，借视觉传导至大脑的视觉中枢而引起视觉，是人体感受光波刺激的器官。视器由眼球及眼的附属结构组成，后者包括眼睑、结膜、泪器、眼外肌、眶筋膜和眶脂体，以及眼的血管、神经等（图 7-1）。

一、眼球

眼球（eyeball）是视器的主要部分，外形近似球状，位于眼眶内，借眶筋膜与眶壁相连，并有眶脂体垫衬。眼球前面由眼睑保护，后面由视神经连于间脑的视交叉。眼球前面的角膜中央称前极（anterior pole），后面巩膜的中央称后极（posterior pole）。前后极的连线称眼轴。由瞳孔的中点至视网膜中央凹的连线，与视线方向一致，称视轴（optic axis）。眼轴与视轴相交呈锐角。在前后极之间的中点，沿眼球表面所作的环行线称赤道，即中纬线，通过中纬线可将眼球切成前、后两半；环绕前后极的连线称为经线。眼球由眼球壁及其内容物组成（图 7-2）。

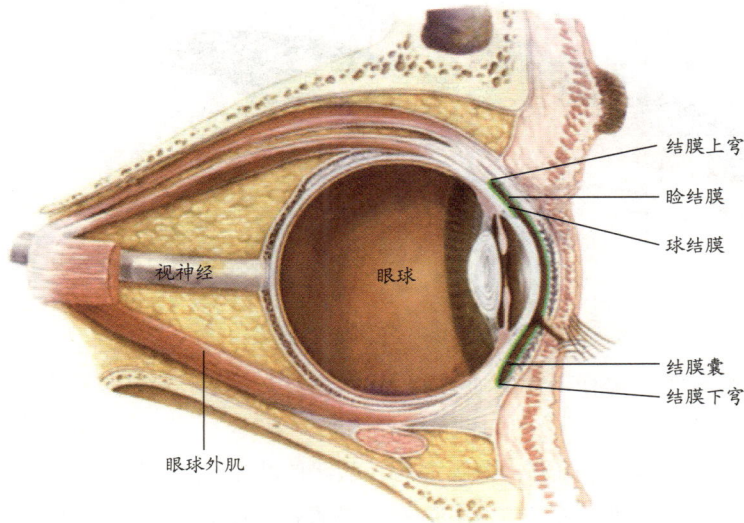

图 7-1　眼的矢状切面

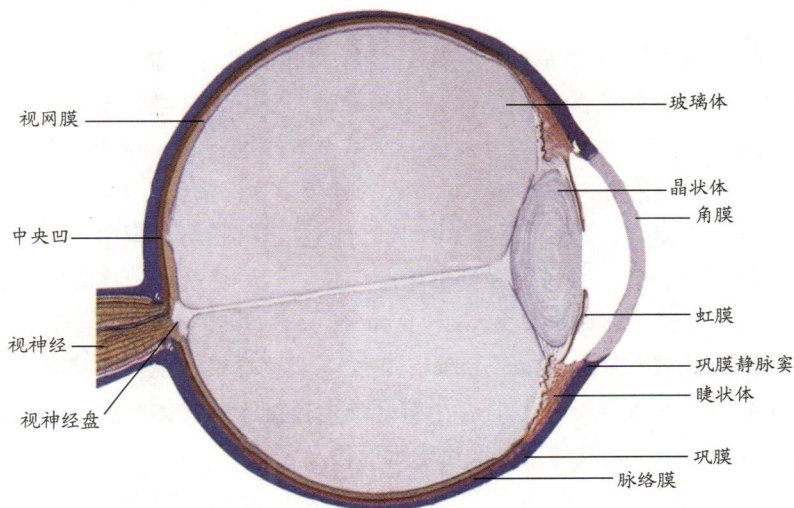

图 7-2　眼球

（一）眼球壁

眼球壁由外向内可分为外膜、中膜和内膜 3 层。

1. 外膜　外膜由强韧的纤维结缔组织构成，又称纤维膜，具有支持和保护眼球壁及其内容物的作用，分为角膜和巩膜两部分。

（1）角膜（cornea）：位于眼球正前方，约占纤维膜的前 1/6，致密，透明，曲度较大，具有屈光作用。角膜内无血管，但有大量的感觉神经末梢分布，感觉极为灵敏，当角膜发生病变时，疼痛比较明显。如遇刺激即引起闭眼反应，称角膜反射。

（2）巩膜（sclera）：位于角膜后方，占纤维膜的后 5/6，呈乳白色，质地坚韧，不透明（图 7-3）。对维持眼球的外形具有良好的作用。巩膜的厚度不一致，在后部视神经穿出部位附近最厚，巩膜愈向前愈薄，在眼球外肌附着处再次增厚。

巩膜前端与角膜交界处称角膜缘，其深面有一环形不规则的小管间隙，称为巩膜静脉窦（sinus

venosus sclerae）或 Schlemm 管，为房水回流的主要通道。后端在视神经穿出部位，巩膜包于视神经周围，形成视神经鞘。

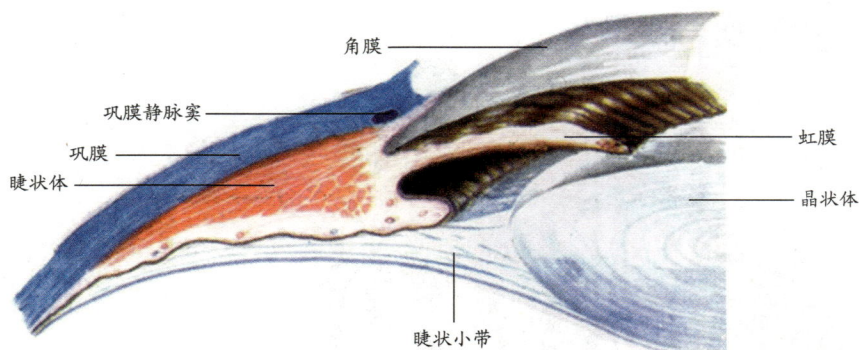

图 7-3 眼球水平切面局部放大

2. **中膜** 中膜位于外膜内面，含有丰富的血管和色素，呈黑棕色，又称血管膜。中膜由前向后分为虹膜、睫状体和脉络膜 3 部分。

（1）虹膜（iris）：位于血管膜的最前部，角膜之后，晶状体前方，呈圆盘状的薄膜，中央有一圆形的瞳孔（pupil）。在活体中，透过角膜能见到虹膜和瞳孔。虹膜把角膜和玻璃体之间的腔隙分为较大的眼前房和较小的眼后房，两房之间借瞳孔相通。在眼前房内，虹膜和角膜交界处构成虹膜角膜角，又称前房角。

虹膜内有两种不同方向排列的平滑肌，一种环绕在瞳孔周围，称瞳孔括约肌，受副交感纤维支配；另一种呈放射状排列于瞳孔括约肌的外周，称瞳孔开大肌，受交感纤维支配。在强光下或视近物时，瞳孔括约肌收缩，瞳孔缩小，以减少光线的进入量；在弱光下或远望时，瞳孔开大肌收缩，瞳孔开大，使光线的进入量增多。虹膜的颜色有人种差异，黄种人的虹膜多为棕褐色。

（2）睫状体（ciliary body）：是血管膜的中间部分，衬于巩膜与角膜移行部的内面。它的前缘与虹膜根部相连，后缘与脉络膜相接，是血管膜环形增厚部位。其后部平坦，称睫状环（ciliary ring）；前部有许多向内凸起的辐射状皱襞，称睫状突（ciliary process）。

睫状体内的平滑肌，称睫状肌（ciliary muscle），受副交感纤维支配。在睫状体表面有无数纤细的均质透明胶样纤维，称睫状小带或悬韧带，所有小带纤维均连接于晶状体被膜。当睫状肌舒缩时，可调节晶状体的曲度，参与调节视力。睫状体还有产生房水的作用。

（3）脉络膜（choroid）：位于血管膜的后 2/3，脉络膜富含血管和色素细胞，其内面与视网膜的色素细胞层紧密相贴，外面与巩膜疏松相连。有营养眼球内组织和吸收眼内散射光线的作用。

3. **内膜** 内膜即视网膜（retina），衬于血管膜的内面，是一种高度分化的神经组织，也称神经性膜。视网膜可分为内、外两层，外层为色素细胞层，由大量的单层色素细胞构成；内层为神经细胞层，结构较为复杂，含有感光细胞等多种神经元。可依其附衬的部位不同分为虹膜部、睫状体部和视部。虹膜部、睫状体部无感光作用，故称视网膜盲部。视网膜视部衬于脉络膜的内面，内含感光细胞，为视器接受光波刺激并将其转变为神经冲动的部分。

视网膜的后部称眼底，借助眼底镜能清晰见到两个重要结构，位于眼球后极鼻侧约 3 mm 处有一直径 1.5 mm 的圆形白色隆起，称视神经盘（optic disc），又称视神经乳头，是视神经的起始处和视网膜中央动、静脉出入部位。因此处无感光细胞，故称生理性盲点。位于眼球后极在视神经盘的颞侧约 3.5 mm 稍偏下方的黄色区域称黄斑（macula lutea），其中央凹陷为中央凹（fovea centralis），是感光最敏锐处。在活体中，视神经盘、视网膜中央血管和黄斑等都是眼底镜检查时的重要内容（图 7-4）。

视网膜的神经细胞层由 3 层细胞组成。外层为感光细胞层，由感受强光和色彩的视锥细胞和感受弱光的视杆细胞构成；中层是传导神经冲动的双极细胞；内层为神经节细胞。节细胞的轴突汇集于视神经盘，穿过脉络膜和巩膜，构成视神经。视网膜内、外两层之间连接疏松，病理情况下可两层分离，临床称视网膜剥离症（图7-5）。

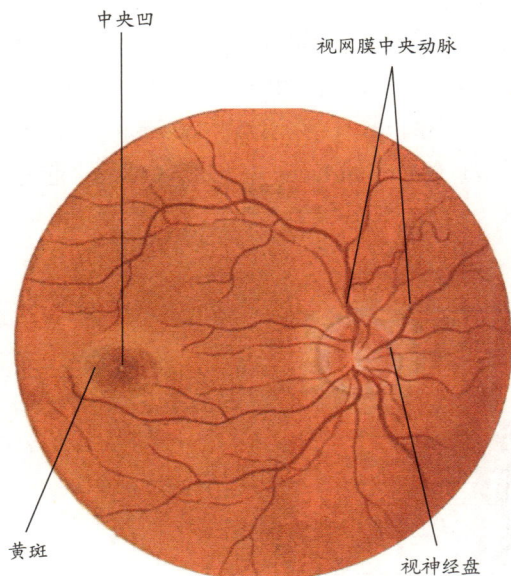

图7-4 眼底示意图

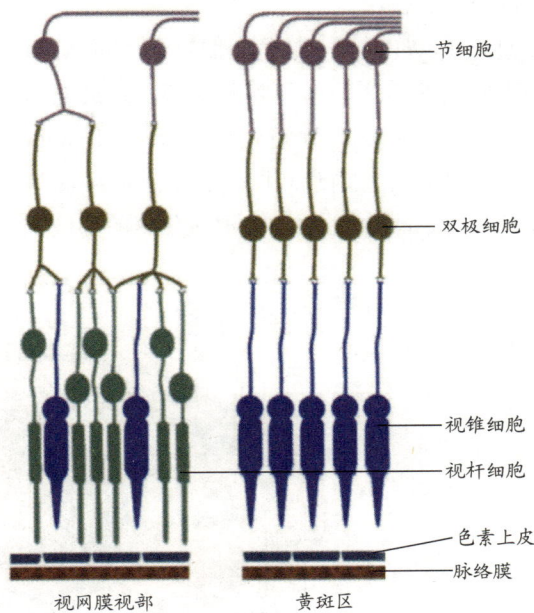

图7-5 视网膜神经细胞示意图

（二）眼球内容物

眼球的内容物包括房水、晶状体和玻璃体。它们都是无血管分布的透明结构，具有屈光作用，与角膜共同组成眼的屈光装置或屈光系统，使物像精确投射到视网膜上。眼球内容物对维持正常视力有重要作用。

1. 眼房和房水

（1）眼房：位于角膜与玻璃体之间的间隙，被虹膜分隔为眼前房和眼后房两部分。位于虹膜之前者称为眼前房，位于虹膜之后者称眼后房。前、后眼房借瞳孔相互交通。眼前房的周缘，虹膜与角膜的交界处称虹膜角膜角隙（亦称前房角）。

（2）房水（aqueous humor）：为无色透明的液体，充满于眼房内，由睫状体产生，产生后先进入眼后房，经瞳孔流入眼前房，经虹膜角膜角隙渗入巩膜静脉窦，最后汇入眼静脉。房水除具有屈光作用外，还有营养角膜和晶状体以及维持眼内压的作用。正常情况下，房水的产生与排出始终保持恒定的动态平衡，若房水循环受阻，则引起眼内压增高，视力受损，临床上称为青光眼。

2. 晶状体（lens）
位于虹膜和玻璃体之间，借睫状小带与睫状体相连，无色透明，富有弹性，呈双凸透镜状。晶状体不含血管和神经，外面包以厚度不均匀且具有高度弹性的薄膜，称晶状体囊。晶状体实质由平行排列的晶状体纤维所组成，周围部称晶状体皮质，质软具有弹性，中央部称为晶状体核。

晶状体的曲度可随所视物体的远近不同而改变。当视近物时，睫状体内主要由环形排列的肌收缩，向前内牵引睫状突使之变厚，睫状小带松弛，晶状体则由于本身的弹性变凸，屈光能力增强，使物像清晰投射到视网膜上；当视远物时，与此相反。随年龄增长，晶状体逐渐硬化而失去弹性，调节能力减退，俗称老花眼。晶状体因疾病、创伤、老年化而变混浊时，称为白内障。

3. 玻璃体（vitreous body）
位于晶状体与视网膜之间，约占眼球内容积的4/5，为无色透明的胶状物质，表面覆盖玻璃体膜。玻璃体除具有屈光作用外，还有支撑视网膜的作用。若其支撑力减弱，可发生视网膜剥脱。若玻璃体混浊，则造成不同程度的视力障碍。

二、眼的辅助装置

眼的辅助装置又称眼副器，包括眼睑、结膜、泪器、眼球外肌、眶筋膜和眶脂体等，具有保护、运动和支持眼球的作用。

1. 眼睑（eyelids）　是位于眼球前方的屏障，起着保护眼球的作用，俗称眼皮（图7-6）。眼睑分为上睑和下睑，两睑之间的裂隙称睑裂，睑裂的内、外侧端成锐角，分别称内眦和外眦。上、下睑缘的内侧端处各有一个隆起，称泪乳头（lacrimal papilla），其顶部有一小的开口，称泪点（lacrimal punctum），是泪小管的开始处。内眦较圆钝，附近有微凹陷的空隙，称泪湖（lacrimal lacus），泪湖底部的隆起称泪阜（lacrimal caruncle），泪湖是泪液集聚的部位。

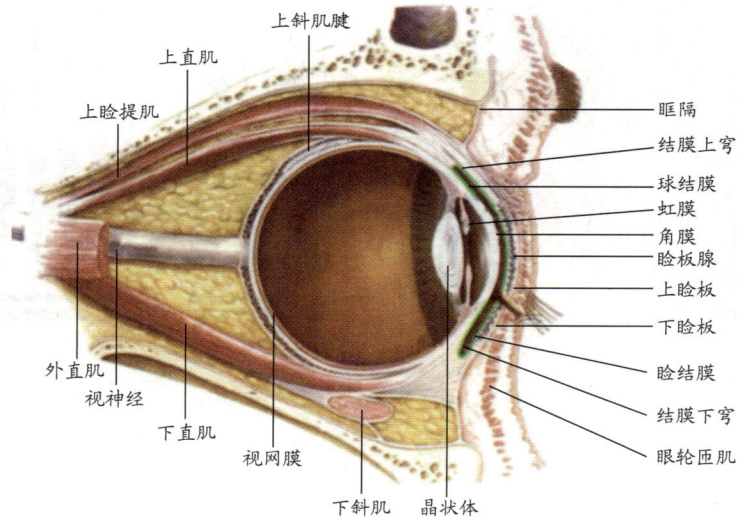

图7-6　眼睑的结构

眼睑有前后两面，由浅入深由皮肤、皮下组织、肌层、睑板和睑结膜构成。眼睑的皮肤细薄，皮下组织疏松，缺乏脂肪组织，易发生水肿。肌层主要是眼轮匝肌和上睑提肌。睑板由致密结缔组织构成，呈半月形，为睑的支架，分上睑板和下睑板。上睑板上缘有上睑提肌附着。睑板的游离缘称睑缘，其前缘生有2～3排向前弯曲的睫毛，睫毛的根部有睫毛腺。睫毛腺的急性炎症称为麦粒肿。睑板内有呈垂直排列并开口于睑缘的睑板腺（tarsal gland），其分泌物有润滑睑缘和防止泪液外溢的作用。若睑板腺导管阻塞，可形成睑板腺囊肿，亦称霰粒肿。

2. 结膜（conjunctiva）　是一层薄而光滑透明富含血管的黏膜，覆盖在眼睑内面和眼球前面，止于角膜缘。按其所在部位可分为3部：①睑结膜（palpebral conjunctiva）紧贴于上、下睑内面，透明而光滑，其深面的血管和睑板腺清晰可见。②球结膜（bulbar conjunctiva）覆盖于眼球的前面，在近角膜缘处，移行为角膜上皮。球结膜在角膜缘处与巩膜结合紧密，而其余部分连接疏松易移动。③结膜穹隆（fornix conjunctiva）位于睑结膜与球结膜互相移行处，其返折处分别构成结膜上穹和结膜下穹（图7-7）。

当上、下睑闭合时，整个结膜形成囊状腔隙，称结膜囊（conjunctival sac），此囊通过睑裂与外界相通。沙眼和结膜炎是临床常见的结膜疾病。

3. 泪器（lacrimal apparatus）　按其结构和功能可分为两部分，即分泌泪液的泪腺和导流泪液的泪道（图7-8）。

（1）泪腺（lacrimal gland）：位于眼眶外上方的泪腺窝内，有10～20条排泄管开口于结膜上穹的外侧部。所分泌的泪液具有冲洗结膜内异物、保持角膜湿润、抑制细菌生长等作用。多余的泪液则流向泪湖，经泪点、泪小管进入泪囊，通过鼻泪管排送至鼻腔。

（2）泪道系统（lacrimal duct）：由泪点、泪小管、泪囊和鼻泪管4部分组成。

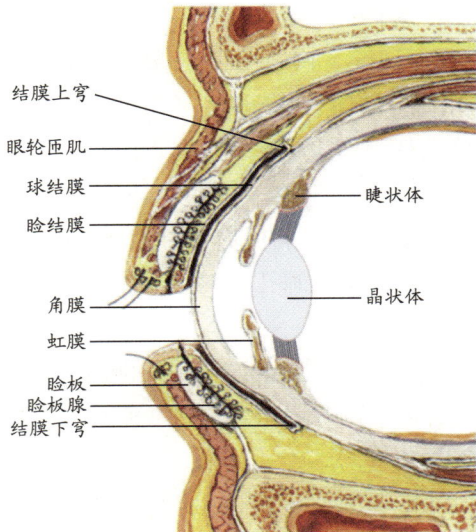

图 7-7 结膜

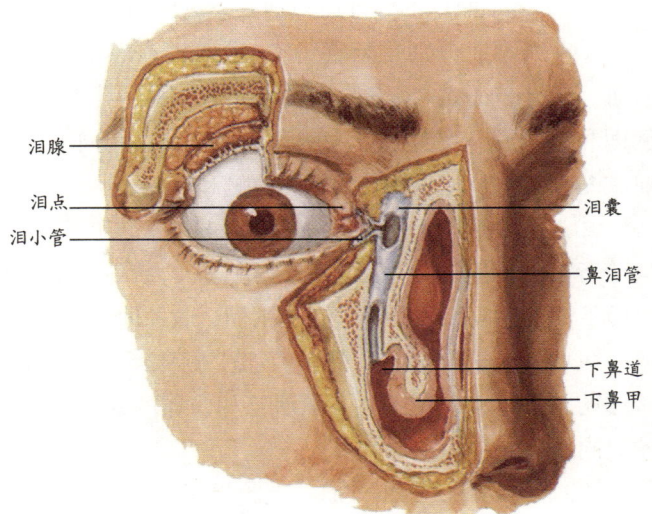

图 7-8 泪器

①泪点（lacrimal punctum）是泪道系统的起始部，泪小管的入口。位于内眦睑后缘内侧，泪乳头的尖端，为一针眼大小的小孔，上、下睑各一。正常的上、下泪点借泪乳头紧贴眼球表面，即使眼球向上、下转动时泪点也不外露，始终使泪点浸于泪湖中，以便吸取泪液。

②泪小管（lacrimal ductule）是连接泪点与泪囊的细小管道，分上泪小管和下泪小管。它们分别垂直向上、下行，继而转折向内汇合一起开口于泪囊上部。

③泪囊（lacrimal sac）位于眶内侧壁前部的泪囊窝中，为一膜性的盲囊。上端为盲端，下端移行为鼻泪管。泪囊的前面有睑内侧韧带和眼轮匝肌睑部的纤维横过，眼轮匝肌还有少量的肌束跨过泪囊的深面。该肌收缩时，牵引睑内侧韧带可扩大泪囊，使泪囊产生负压，促使泪液流入泪囊。

④鼻泪管（nasolacrimal duct）为一膜性管道，续于泪囊。其上部包埋于骨性鼻泪管中，与骨膜紧密结合；下部在鼻腔外侧壁黏膜的深面，末端开口于下鼻道外侧壁的前部。由于开口处的黏膜内有丰富的静脉丛，当感冒时，黏膜充血肿胀，使得鼻泪管口闭塞，使泪液向鼻腔引流不通畅，故感冒时常有流泪的现象。

4. 眼球外肌（extraocular muscles） 共有 7 条，均属骨骼肌。其中的 6 条与眼球运动有关，包括 4 条直肌和 2 条斜肌；还有 1 条是上睑提肌（图 7-9）。

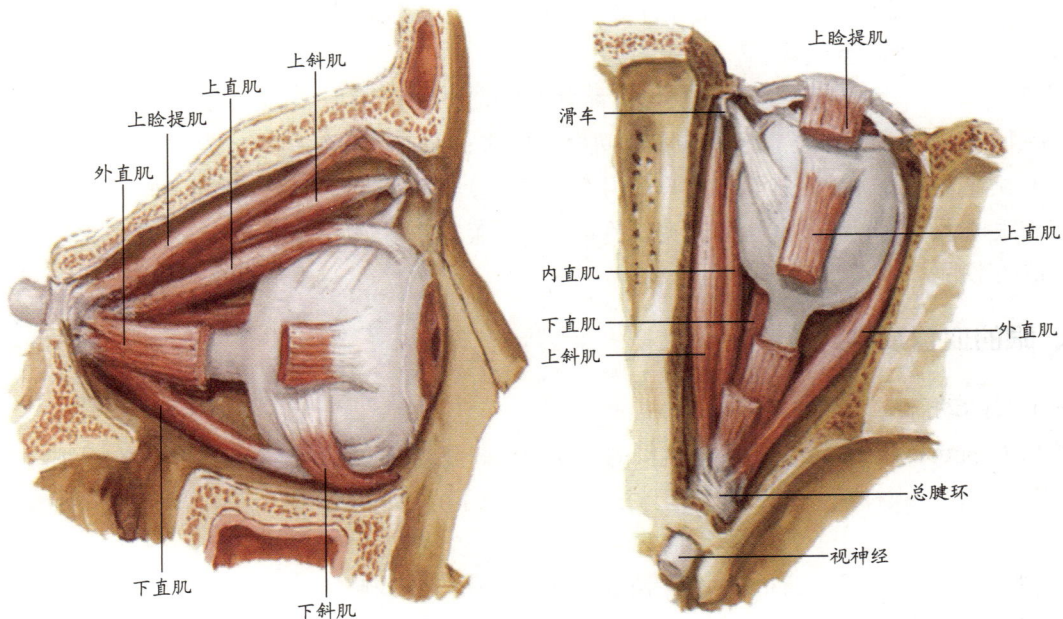

图 7-9 眼球外肌

（1）运动眼球的眼外肌包括4条直肌和2条斜肌

①4条直肌分别是上直肌（superior rectus）、下直肌（inferior rectus）、内直肌（medial rectus）和外直肌（lateral rectus）。各直肌共同起自视神经孔周围的总腱环，沿眼球壁前行，分别止于巩膜上、下、内侧面和外侧面。上直肌收缩使眼球（瞳孔）转向上内；下直肌收缩使眼球（瞳孔）转向下内；内、外直肌收缩分别使眼球（瞳孔）转向内侧和外侧。

②2条斜肌即上斜肌（superior oblique）和下斜肌（inferior oblique）。上斜肌起自总腱环的内上方，向前行至眶的前内上角以细腱穿滑车转向后外，止于巩膜，收缩时使眼球（瞳孔）转向下外。下斜肌起自眶下壁，斜向后外，止于巩膜下面，收缩时使眼球（瞳孔）转向上外。

眼球外肌的神经支配除外直肌受展神经支配和上斜肌受滑车神经支配外，其余均由动眼神经支配。眼球的正常运动，是上述6条肌互相协作的结果。此外，注视物体时，两眼需协调一致，涉及两侧眼肌的协同作用。

（2）运动眼睑的眼外肌：上睑提肌（levator palpebrae superioris）起自视神经孔上方眶壁，在上直肌上方前行，止于上睑皮肤，有提上睑、开大眼裂的作用，受动眼神经支配。

5. 眶筋膜和眶脂体　眼球并非完全充满眼眶，其余空间由眶筋膜和眶脂体等所填充。这些组织对眼球在眶内的固定和活动具有重要意义。

（1）眶筋膜：包括眶骨膜、眼球筋膜鞘、肌筋膜鞘和眶隔。

①眶骨膜，衬于眶腔内面的漏斗形膜，一般疏松地附于眶壁上。眶骨膜在眼眶、骨缝、眶裂、孔、泪囊等处与眶骨壁牢固愈合，不易分离。向前与面前部骨的骨膜相续连。在眶上裂、视神经管和筛孔处则连于颅腔内骨膜，即硬脑膜外层。

②眼球筋膜鞘，位于眶脂体与眼球之间的薄而致密的纤维组织，又称 Tenon 囊，此鞘包绕眼球大部分，向前在角膜缘稍后方与巩膜融合在一起，向后与视神经硬膜鞘结合。鞘后部坚厚，被出入眼球的血管、神经穿过；前部较薄，在眼外肌的附着处，延续为肌的筋膜鞘。眼球筋膜鞘内面光滑，与眼球之间称巩膜外隙，隙内有一些松软而纤细的结缔组织，故眼球在鞘内较灵活地活动。手术时，将麻醉剂注入巩膜外隙。眼球摘除术，是在眼球筋膜鞘内进行。人工眼球术，是将眼球安置在鞘内。

③眼肌筋膜鞘，作鞘状包绕眶内各肌，包绕眼球外肌的筋膜鞘在前部与眼球鞘相延续。眼肌筋膜前部较厚，向后逐渐变薄弱。

④眶隔，在上睑板的上缘和下睑板的下缘各有一薄层结缔组织连于眶上缘和眶下缘，这层结缔组织称为眶隔。它与眶骨膜相互续连。

（2）眶脂体：是填充于眼球、眼肌与眶骨膜之间的脂肪组织块。一般被分为周围性和中央性脂肪两部分。在眼球后方，视神经与眼球各肌之间含量较多；而在前方则相对较少。眶脂体的功能是固定眶内各种软组织，对眼球、视神经、血管和泪器起弹性软垫样的保护作用，促进眼球运动。眼球后方的脂肪组织与眼球之间类似关节窝与关节头的关系，允许眼球作多轴的运动。此外，眶脂体还可减少外来震动对眼球的影响。

三、眼的血管及神经

（一）眼的动脉

眼动脉（ophthalmic artery）是眼球血供的主要动脉。眼动脉自颈内动脉发出后，在视神经下方经视神经管入眶，先位于视神经外侧，再经其上方，沿上斜肌下方前行，终支出眶达鼻背（图7-10）。其主要的分支如下。

（1）视网膜中央动脉（central artery of retina），是供应视网膜内层的唯一动脉。它自眼动脉发出后，行于视神经下方，在距眼球约10～15 mm处，在视神经的下方穿入视神经鞘内（走行长度为

0.9 ~ 2.5 mm），继而行于神经内直至巩膜筛板后，从视神经盘穿出，先分为上、下二支，再分成视网膜鼻侧上、下和视网膜颞侧上、下小动脉，分布至视网膜周边部分，分别营养视网膜鼻侧上、下，颞侧上、下扇形区。临床上，用眼底镜可直接观察这些结构，它对某些疾病的诊断和预后的判断有重要意义。

（2）脉络膜动脉，又称睫后短动脉，有很多支，在视神经周围穿入眼球，分布于脉络膜。

（3）虹膜动脉，又称睫后长动脉，有两支，在视神经内、外侧穿入巩膜，在巩膜与脉络膜间前行至虹膜后缘，各分上、下二支，与睫前动脉的小支吻合，形成虹膜动脉大环，由此环再分支，呈辐射状走向瞳孔游离缘，在该处吻合成虹膜动脉小环。

（4）泪腺动脉，较大，沿外直肌上缘前行到泪腺，营养泪腺。

（5）睫前动脉，由眼动脉的各肌支发出，在巩膜前部穿入，与虹膜动脉吻合。未入巩膜前分出小支至球结膜。

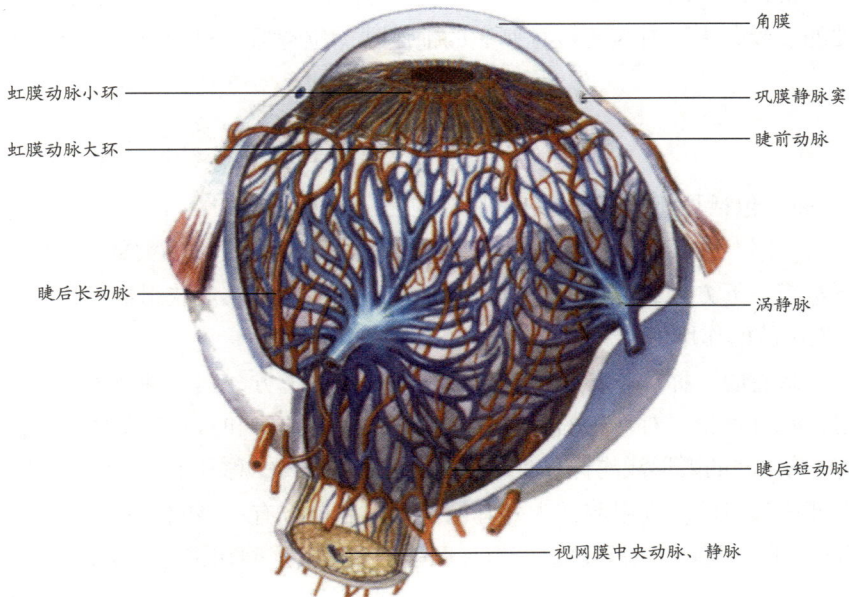

图 7-10　眼的血管

（二）眼的静脉

（1）眼静脉（ophthalamic vein），眶内结构的血液主要通过眼静脉回流。眼静脉通常有眼上静脉和眼下静脉两支。眼上静脉起自眶内上角，向后经眶上裂注入海绵窦。因该静脉与面静脉有吻合，且无瓣膜，面部感染可经此侵袭颅内。眼下静脉较为细小，位于视神经下方，起自眶下壁及内侧壁的静脉网，负责收集附近眼肌、泪囊和睑的静脉血。向后行进时分为两支，一支注入眼上静脉，另一支经眶下裂汇入翼丛。由于眼静脉无静脉窦，且与面静脉、海绵窦、翼静脉丛吻合，因此，面部感染处理不当时，可经此路径侵入颅内，导致海绵窦血栓形成。

（2）视网膜中央静脉（central vein of retina），与同名动脉伴行，收集视网膜回流的血液，穿出视神经后，注入眼上静脉。

（3）涡静脉（vorticose），由脉络膜、巩膜的小静脉呈旋涡状汇集形成 4 ~ 6 条，在眼球中纬线附近穿出巩膜，注入眼上、下静脉。此静脉不与动脉伴行。

（4）睫前静脉，收集眼球前份的虹膜等处的血液回流。这些静脉以及眶内其他静脉，最后汇入眼上、下静脉。

（三）眼的神经

视器的神经支配来源较多，主要有：

（1）感觉神经。除视神经为特殊感觉神经外，眼的一般感觉由三叉神经的眼支及其分支支配。

（2）运动神经。眼球外肌的神经支配，动眼神经支配上睑提肌、上直肌、内直肌、下直肌和下斜肌，滑车神经支配上斜肌，展神经支配外直肌。眼球内肌的瞳孔括约肌和睫状体肌由动眼神经内的副交感纤维支配，瞳孔开大肌由交感神经支配，泪腺的分泌由面神经支配。

第三节　前庭蜗器

前庭蜗器（vestibulocochlear organ）又称耳，包括外耳、中耳和内耳3部分。其中，外耳和中耳是收集和传导声波的装置，内耳有接受位觉刺激的前庭器（位觉器）和接受声波刺激的蜗器（听觉器）（图7-11）。

一、外耳

外耳（external ear）包括耳郭、外耳道和鼓膜。

1. 耳郭（auricle）　位于头部的两侧，前外面凹陷，后内面隆凸。耳郭大部分以弹性软骨为支架，外覆皮肤及少量皮下组织，下方的小部分无软骨，由结缔组织、脂肪及皮肤组成，称耳垂，是临床常用采血部位。耳廓有收集声波的作用。

耳郭前外面的周缘卷曲，称耳轮，以耳轮脚起于外耳门的上方，其下端连于耳垂。耳轮前方有一与其平行的弓状隆起，称对耳轮。对耳轮的上端分叉形成对耳轮上脚和对耳轮下脚，两脚之间的浅窝称三角窝。在耳轮与对耳轮之间的弧形浅沟称耳舟。对耳轮前方的深凹，称耳甲，它被耳轮脚分为上、下两部，上部称耳甲艇，下部称耳甲腔。耳甲腔通入外耳门。耳甲腔前方有一突起，称耳屏。耳屏对侧，在对耳轮下端的突起，称对耳屏。耳屏与对耳屏之间有一凹陷，成为耳屏间切迹（图7-12）。

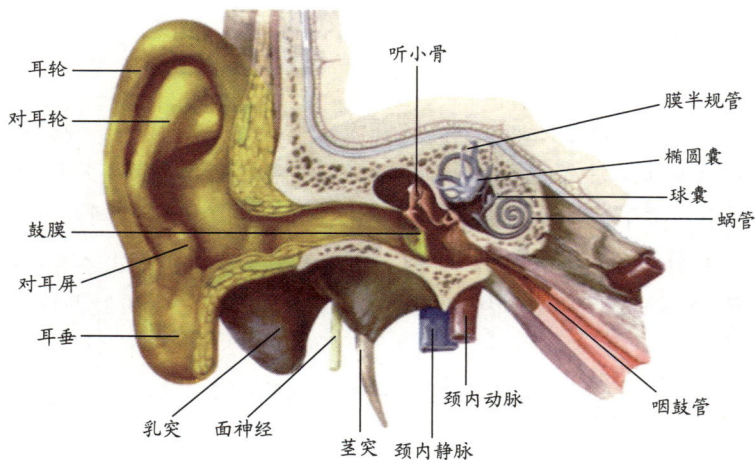

图7-11　耳的模式图

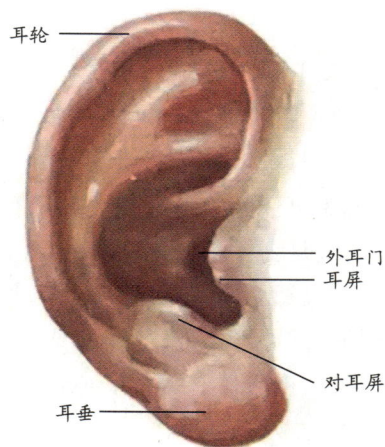

图7-12　耳郭

2. 外耳道（external acoustic meatus）　是从外耳门至鼓膜之间的弯曲管道，成人长约2.5 cm，可分为外侧1/3的软骨部和内侧2/3的骨部。由于外耳道软骨部指向后内上方，骨部弯向前内下，且外耳道软骨部可以牵动，故做外耳道和鼓膜检查时，可将耳廓拉向后上方，使外耳道变直，观察鼓膜。婴儿的外耳道短而直，检查时应将耳廓拉向后下方。

外耳道的皮肤较薄，在软骨部含有毛囊、皮脂腺及耵聍腺，耵聍腺分泌的黏稠液体称为耵聍，干燥后形成痂块。外耳道皮下组织少，故皮肤与软骨膜及骨膜相贴甚紧，同时富含感觉神经末梢，因此外耳道疖肿时疼痛剧烈。

二、中耳

中耳（middle ear）包括鼓室、咽鼓管、乳突窦和乳突小房，位于外耳与内耳之间，是声波传导的主要部分。

1. 鼓室（tympanic cavity） 是颞骨岩部内含气的不规则小腔，为中耳最主要的部分，位于鼓膜与内耳外侧壁之间，借鼓膜与外耳道分隔，通过前庭窗和蜗窗与内耳相连，并经咽鼓管通鼻咽部，经乳突窦与乳突小房相通。鼓室有 6 个壁，内有听小骨。

鼓室的壁：①上壁，即鼓室盖壁，以一薄骨板与颅中窝相隔，故中耳疾病可能经此侵入颅腔。②下壁，为颈静脉壁，借一薄骨板与颈内静脉起始部分隔。此壁有时可出现先天性缺损，故蓝色的颈内静脉球透过鼓膜隐约可见。③前壁，为颈动脉壁，即颈动脉管后壁，借薄骨板分隔鼓室与颈内动脉。此壁上部有两管及其开口，上为鼓膜张肌半管的开口，内有鼓膜张肌；下为咽鼓管半管，其向鼓室的开口称为咽鼓管鼓室口。两个半管合称为肌咽鼓管，由肌咽鼓管隔分隔，但此骨板隔时有不完整，为感染时向外传播的途径之一。④后壁，为乳突壁，上部有乳突窦的入口，鼓室借乳突窦向后与乳突内的乳突小房相通，故中耳炎可蔓延至乳突窦和乳突小房。乳突窦入口的内侧有外半规管凸，其后端即为面神经管，是确认面神经管的重要标志之一。后壁下方内有一骨性突起称为锥隆起，内有镫骨肌；该隆起为面神经水平段与垂直段交界处的标志。⑤外侧壁，为鼓膜壁，大部分由鼓膜构成，借鼓膜与外耳道相隔。鼓膜（tympanic membrane）为椭圆形半透明的薄膜，位于外耳道底与鼓室之间，其位置向前外下倾斜，与外耳道底约呈 45°。婴儿鼓膜更为倾斜，几乎呈水平位。鼓膜上 1/4 薄而松弛，呈淡红色，称松弛部；下 3/4 坚实紧张，呈灰白色，称紧张部。鼓膜形似浅漏斗，凹面向外，其中心向内凹陷，称鼓膜脐，其前下方有一三角形反光区，称光锥，为外来光线被鼓膜凹面集中反射所形成。中耳的一些疾患可引起光锥变形或消失（图 7-13）。⑥内侧壁，又称为迷路壁，是内耳的外侧壁。此壁表面凹凸不平，内侧壁中部隆凸，称鼓岬（promonlory of tympanum）。岬的后上方有卵圆形的孔，称前庭窗（fenestra vestibuli）（或卵圆窗），被镫骨底封闭。岬的后下方有一圆形孔，称蜗窗（fenestra cochleae），活体上有第二鼓膜封闭。在前庭窗的后上方有一弓形隆起，称面神经管凸（prominence of facial canal），内有面神经的水平段通过。面神经管的管壁甚薄，中耳的炎症或手术易伤及面神经而发生面瘫。

2. 鼓室内的结构 鼓室内含有 3 块听小骨、2 条小肌和 1 根神经（图 7-14）。

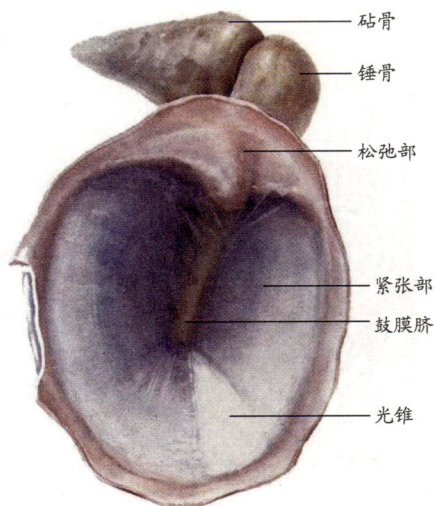

图 7-13 鼓膜

砧骨
锤骨
松弛部
紧张部
鼓膜脐
光锥

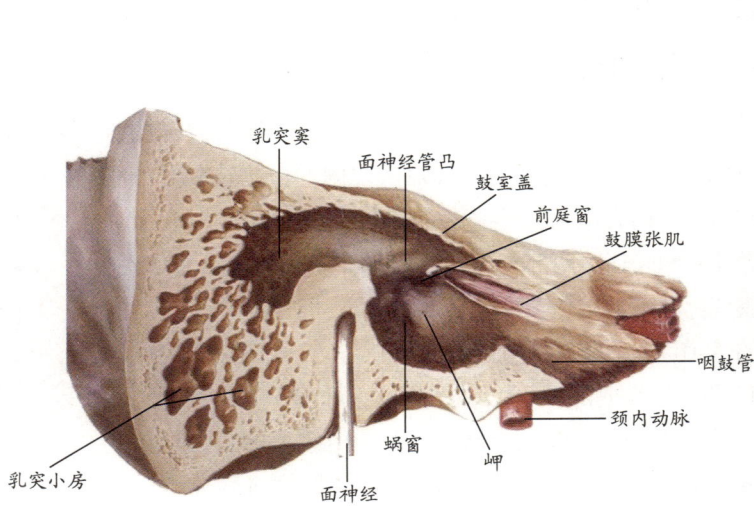

图 7-14 鼓室

乳突窦
面神经管凸
鼓室盖
前庭窗
鼓膜张肌
咽鼓管
颈内动脉
乳突小房
面神经
蜗窗
岬

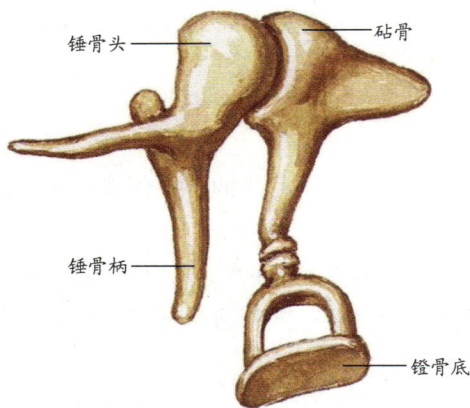

图 7-15　听小骨

（1）听小骨，每侧有 3 块，由外侧至内侧为锤骨、砧骨和镫骨，三骨借关节相连形成听骨链（图 7-15）。

①锤骨（malleus）形似小锤，有锤骨头、外侧突、前突、柄。头上有砧骨关节面与砧骨的锤骨关节面形成砧锤关节。头下方稍细称为颈，颈向下方延伸为锤骨柄，末端稍向前外方弯曲接鼓膜脐。在颈与柄之间发出前突和外侧突，使鼓膜形成锤前后皱襞，是鼓膜松弛部和紧张部的分界标志。

②砧骨（incus）形似"铁砧"，有体和长、短两脚。体与锤骨头形成砧锤关节，长脚与镫骨头相接构成砧镫关节，短脚以韧带连于鼓室后壁。

③镫骨（stapes）形似"马镫"，分为头、颈、前、后脚及底。镫骨头与砧骨的长脚相连，其底部借韧带与前庭窗相连接，封闭前庭窗。

（2）听骨链。3 块听小骨借砧锤关节和砧镫关节以及韧带形成听骨链。锤骨柄与鼓膜相连，镫骨底借韧带固定于前庭窗与内耳的外淋巴发生联系。以锤骨柄为长臂，砧骨长脚为短臂，在两臂之间形成固定角度的杠杆系统，当声波振动鼓膜时，通过听小骨的杠杆系统，使镫骨底在前庭窗上来回摆动，将声波的振动传入内耳。

（3）运动听小骨的肌。鼓膜张肌位于咽鼓管上方的鼓膜张肌半管内，起于蝶骨大翼及咽鼓管软骨部，肌腱至鼓室内呈直角转向外下，止于锤骨柄。该肌受三叉神经的下颌神经分支鼓膜张肌支配，其作用为牵引锤骨柄向内鼓室，使鼓膜紧张。镫骨肌起于锥隆起的内腔，以细腱经隆起尖端小孔进入鼓室附于镫骨的内侧，收缩时牵拉镫骨肌向后，减低内耳迷路内压，是鼓膜张肌的拮抗肌，该肌受面神经的分支镫骨肌支配。

2. 咽鼓管（auditory tube）　是中耳鼓室连通鼻咽部的管道，成人长 3.5 ~ 4.0 cm。可分为前内侧 2/3 的软骨部和后外侧 1/3 的骨部。咽鼓管以咽鼓管咽口开口于鼻咽部侧壁，以咽鼓管鼓室口开口于鼓室前壁。平时咽鼓管咽口处于关闭状态，仅在用力张口或吞咽时暂时开放，维持鼓膜内、外的压力平衡。小儿咽鼓管短而宽，近似水平位，故咽部感染可经咽鼓管侵入鼓室，引起中耳炎。

3. 乳突窦和乳突小房　乳突窦（mastoid antrum）和乳突小房（mastoid cells）是鼓室向后的延伸部。乳突窦是鼓室后上方的较大腔隙，向前开口于鼓室，向后与乳突小房交通。乳突小房为颞骨乳突部内的许多含气小腔隙，相互连通，腔内衬以黏膜，且与乳突窦和鼓室的黏膜相延续，故中耳炎症可经乳突窦侵入乳突小房而引起乳突炎。

三、内耳

内耳（internal ear）又称迷路，位于颞骨岩部的骨质内，在鼓室内侧壁与内耳道底之间，由构造复杂的管腔组成，内有位觉、听觉感受器。迷路按解剖结构可分为骨迷路和膜迷路两部分，骨迷路为颞骨岩部内的骨性隧道，膜迷路是套在骨迷路内的膜性囊管。膜迷路内为一封闭的管道系统，管内含有内淋巴，骨迷路与膜迷路之间的间隙内充满外淋巴。内、外淋巴互不相通（图 7-16）。

1. 骨迷路（bony labyrinth）　由致密的骨质构成的腔式管，沿颞骨岩部长轴排列，自前内向后外可分为耳蜗、前庭和骨半规管 3 部分，它们彼此相通（图 7-17）。

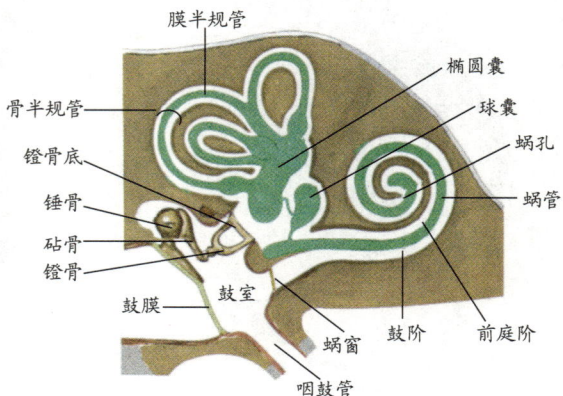

图 7-16　内耳在颞骨内的投影

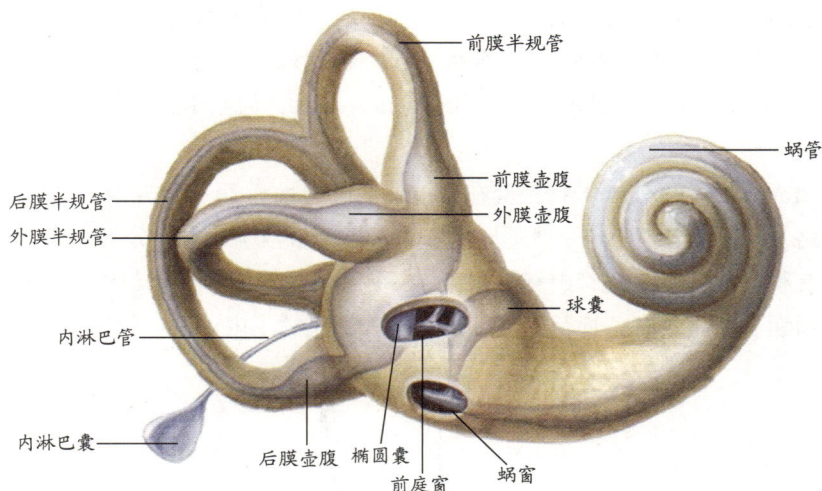

图 7-17 骨迷路模式图

（1）前庭（vestibule）为一不规则的椭圆形的腔隙，位于骨迷路中部，正对中耳的鼓室。其后上方有 5 个小孔与 3 个骨半规管相通，前下方有一大孔通耳蜗。按其位置可分为内侧壁和外侧壁。前庭的外侧壁即鼓室的内侧壁，上有前庭窗和蜗窗。前庭窗被镫骨底及环状韧带所封闭，其后下方的蜗窗为第二鼓膜所封闭。前庭窗的后壁有多个小孔与半规管相通，前壁较窄有一长圆形的孔道与耳蜗的前庭阶相通。前庭的内侧壁即内耳道底，其上有一前庭嵴，以此嵴把内侧壁分为上下两窝，位于后上的窝称椭圆囊隐窝，位于后下的窝为球囊隐窝，各自容纳同名囊。窝底有小孔，前庭神经由此通过。有神经穿过的许多小孔。

（2）骨半规管（bony semicircular canals）位于前庭的后部，为 3 个呈 "C" 形互相垂直的骨管，分别称前骨半规管、后骨半规管和外骨半规管。前骨半规管凸向上方，与颞骨岩部的长轴垂直。外骨半规管凸向外方，呈水平位，是 3 个半规管中最短的一个。后骨半规管凸向后外方，与颞骨岩部的长轴平行，是 3 个半规管中最长的一个。

每个半规管都有两个骨脚连于前庭，其中一个骨脚膨大，称骨壶腹，另一个骨脚细小，称单骨脚。前、后骨半规管的单骨脚合成一个总骨脚，因此 3 个骨半规管只有 5 个开口通于前庭。

（3）耳蜗（cochlea）位于前庭的前下方，形似蜗牛壳。由蜗轴和环绕蜗轴两圈半的蜗螺旋管（骨螺旋管）构成，高约 5 mm。耳蜗的顶端称蜗顶，朝向前外方。底端称蜗底，朝向后内方，对着内耳道底（图 7-18）。

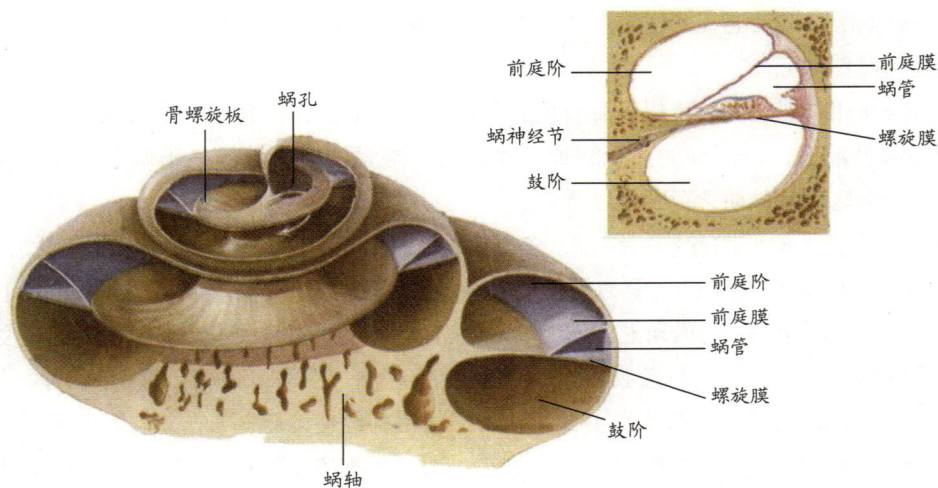

图 7-18 耳蜗模式图

蜗轴位于耳蜗的中央，为蜗底至蜗顶的椎体形骨松质，内有蜗神经和血管穿行其间。自蜗轴发出骨螺旋板突入蜗螺旋管，与连于其外侧的膜迷路一起，将蜗螺旋管分隔为上、下两半。上半称前庭阶（vestibular scale），通向前庭窗；下半称鼓阶（tympanic scale），通至蜗窗。前庭阶和鼓阶的外淋巴在蜗顶处借蜗孔彼此相通。

2. 膜迷路（membranous labyrinth）　是套在骨迷路内的膜性囊管（图 7-19），形似骨迷路的铸形，但又不完全充满骨迷路，借纤维组织固定于骨迷路的壁上。膜迷路相应地也可分为 3 部分，前庭内有椭圆囊、球囊，骨半规管内有膜半规管，骨蜗管内有膜蜗管。3 个膜半规管借 5 个孔与椭圆囊相通，球囊借连和管与膜蜗管相通。椭圆囊与球囊各有一管互相连接相通，其内充满了内淋巴。故膜迷路为一盲管系统。

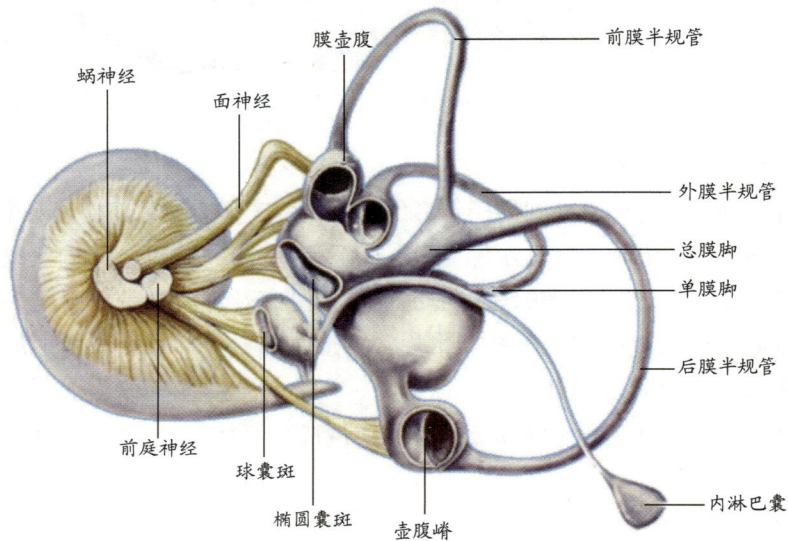

图 7-19　膜迷路模式图

（1）椭圆囊（utricle）和球囊（saccule）位于前庭内，椭圆囊在后上方，球囊在前下方。椭圆囊后壁有 5 个开口与膜半规管相通，前壁有椭圆球囊管连通球囊和内淋巴管。椭圆囊底部及前壁有感觉上皮，称椭圆囊斑，为长圆形的增厚区。球囊较椭圆囊小，下端以连合管连通蜗管，球囊的前壁也有感觉上皮，称球囊斑，为一卵圆形的增厚区。椭圆囊斑、球囊斑都是位觉感受器，感受头部静止的位置及直线变速运动引起的刺激，神经冲动由前庭神经传入脑。

（2）膜半规管（semicircular ducts）套于同名骨半规管内，形状类似骨半规管。各膜半规管也有相应的球形膨大部分，称为膜壶腹，在每个膜壶腹壁上各有一隆起称壶腹嵴（ampullary crest），是位置觉感受器。3 个膜半规管壶腹嵴相互垂直能感受人体三维空间的运动变化，感受旋转变速运动的刺激，并转换为神经冲动由前庭神经传入脑。

（3）蜗管（cochlear duct）位于蜗螺旋管内，其内充满内淋巴，为介于骨螺旋板与蜗螺旋管外侧壁之间的盲管。一端起自前庭，借一细的连合管通球囊；另一端是细的盲管，终于蜗顶为顶盲端。蜗管横切面呈三角形，介于前庭阶和鼓阶之间，有 3 个壁。

外侧壁与蜗螺旋管外侧壁的骨膜相结合，含丰富的血管，一般认为与内淋巴产生有关，参与调节内淋巴的组成和向内淋巴输送氧气；上壁为蜗管前庭壁（前庭膜），将前庭阶和蜗管隔开；下壁为蜗管鼓壁（又称基底膜或膜螺旋板），与鼓阶相隔，基底膜上有螺旋器，又称 Corti 器，为听觉感受器。螺旋器由支持细胞和毛细胞组成，其上面有盖膜（覆膜）。毛细胞为感受声波刺激的细胞。当蜗管内淋巴流动引起盖膜震动时，可以引起毛细胞兴奋并产生神经冲动，经蜗神经传入脑。

（4）内耳淋巴是一种特殊的组织间液，对维持内耳正常的生理功能有重要作用包括外淋巴和内淋巴。①外淋巴位于骨迷路和膜迷路之间，外淋巴的来源、循环和吸收尚不清楚，一般认为外淋巴的产生由外淋巴腔中毛细血管血液超滤液所产生，并经过蜗小管和听神经周围隙、蜗轴中的血管周围隙从脑脊液中得到补充。外淋巴的吸收通过两种途径，一是进入淋巴腔邻近的组织间隙，经毛细血管吸收，最后汇入螺旋静脉；二是通过圆窗膜处的疏松结缔组织进入中耳淋巴管。②蜗管、球囊、椭圆囊、膜半规管、内淋巴囊及连合管内充满着内淋巴，它是较特殊的淋巴液。内淋巴液的生成是一个极其复杂的生理过程，现在认为主要是由外淋巴液的滤过液生成。膜迷路内的内淋巴经内淋巴管引流至内淋巴囊，再经内淋巴囊进入周围的静脉丛内。

（5）声音的传导。声波传导至内耳有空气传导和骨传导两种途径，通常情况下以空气传导为主。

①空气传导有两种情况。一种是：声波→外耳道→鼓膜→听骨链→前庭窗→前庭阶外淋巴→前庭膜→蜗管内淋巴→螺旋器→蜗神经→大脑皮质听觉中枢。这条通路是正常情况下最主要的听觉传导途径。如果鼓膜穿孔或中耳炎导致听小骨粘连，使鼓膜和听骨链不能振动，可以引起听力下降，但不会导致听觉完全丧失。另一途径是：声波→外耳道→鼓室→蜗窗（第二鼓膜）→鼓阶外淋巴→蜗管内淋巴→螺旋器→蜗神经→大脑皮质听觉中枢。

②骨传导。声波经颅骨（骨迷路）传入内耳，引起耳蜗内淋巴的流动，从而刺激螺旋器产生听觉。在正常情况下，此种传导意义不大，但在听力检查中，对于鉴别传导性耳聋与神经性耳聋则极为重要。

外耳和中耳的疾患引起的耳聋称传导性耳聋。此时空气传导途径阻断，但骨传导还可以部分代偿，故不会产生完全性耳聋。内耳、蜗神经、听觉传导通路及听觉中枢的疾患引起的耳聋，称为神经性耳聋。此时空气传导的途径虽属正常，但不能引起听觉，故称为完全性耳聋。

3. 内耳道（internal acoustic meatus）　位于颞骨岩部后面中部，自内耳门到内耳道底，长约 10 mm，内有前庭蜗神经、面神经和迷路血管穿行。内耳道底邻接骨迷路的内侧壁，有一横位的骨嵴，称为横嵴，将内耳道底分隔为上、下两部分。上部较小，有一明显的垂直嵴，再分成前后部分。上部的前份有一圆形的孔，有面神经迷路段通过；上部的后份为前庭上区，有椭圆囊壶腹神经通过。下部的前份有螺旋孔列，排列成螺旋状，有蜗神经通过；下部的后份为前庭下区，有球囊神经通过，此区的后方有一单孔，容壶腹神经通过。故内耳道底的横嵴和垂直嵴是内耳道手术的重要标志，借此可辨认面神经、前庭神经、蜗神经的位置关系。

4. 内耳的血管和神经

（1）内耳的动脉。内耳的动脉主要是由迷路动脉供应，来源于枕动脉或耳后动脉的茎突乳突支也供应半规管。迷路动脉（labyrinthine artery）（内听动脉）主要由基底动脉发出，有时也来源于小脑下前动脉。它在内耳道底部分为蜗支、前庭支和前庭蜗支，供应耳蜗、前庭和半规管。茎乳动脉发自耳后动脉，属终末支，主要供应中耳，也有小分支供应内耳半规管。

（2）内耳的静脉。内耳的静脉与动脉伴行，耳蜗的静脉回流到蜗轴的基底，然后汇成迷路静脉、前庭水管静脉及蜗水管静脉，再流入横窦或岩上窦及颈内静脉。

（3）内耳的神经。前庭蜗神经（vestibulocochlear nerve）属特殊躯体感觉神经，从脑桥小脑角发出，与面神经、中间神经和迷路血管一起经颅后窝、内耳道进入颞骨岩部，分出前干即蜗神经（cochlear nerve）和后干即前庭神经（vestibular nerve）。

第四节 其他感受器

一、嗅器

嗅器位于鼻腔嗅区的嗅黏膜上，相当于上鼻甲以及相对的鼻中隔部分。嗅区黏膜呈棕黄色，内含双极的嗅细胞。胞体呈梭形，细胞的轴突末端呈小球状膨大，称为嗅小泡，自嗅小泡发出嗅毛。细胞的中枢突汇集成约 20 条嗅丝，穿过筛板的筛孔进入嗅球。

二、味器

味器即味蕾，人类的味蕾主要分布在舌黏膜上的菌状乳头、轮廓乳头和叶状乳头上，以轮廓乳头数量最多。此外，软腭上皮、会厌后面上皮等处也有少量味蕾存在。舌前 2/3 的味蕾由面神经分布，舌后 1/3 的味蕾由舌咽神经分布，软腭、会厌等处的味蕾由迷走神经分布。

三、皮肤

皮肤是人体痛、温、触、压等外部刺激各种感受器所在部位，因此也是一个感觉器官。皮肤的附属器官包括皮脂腺、汗腺、毛发和指（趾）甲等。

每一种感觉都是由皮肤内相应的感受器所引起的，存在于皮肤的感受器具有各种不同的形态结构。触觉包括压觉和振动觉的感受装置可能是游离神经末梢、毛囊感受器以及有各种特殊结构的环层小体、触觉小体等。温度觉包括冷觉和热觉，起源于两种不同范围的温度感受器。痛觉感受器无论在皮肤或其他组织内均属于游离神经末梢。

皮肤的厚薄在身体各部不等，眼睑部皮肤最薄，背部、手掌、足底处最厚，四肢的伸侧皮肤比屈侧厚。皮肤的颜色亦有种族差异和个体差异。

（宁波大学医学部　林荣）

第二部分
组织胚胎学

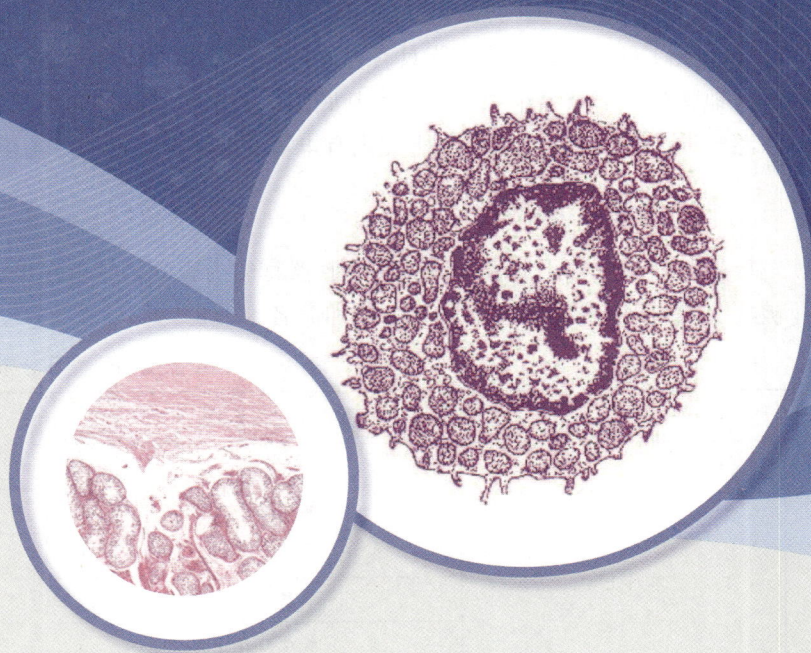

第八章　组织学概述、上皮组织

第一节　组织学概述

组织学（histology）是研究正常人体微细结构及其相关功能的科学，以显微镜为主要研究、学习手段，属于微视解剖学。

细胞是机体结构与功能的基本单位。细胞产生一些非细胞形态的物质，称为细胞外基质（extracellular matrix），填充于细胞之间，构成细胞生存的微环境。形态相似、功能相关的细胞与细胞外基质构成的细胞群称为组织（tissue）。人体有四类基本组织，即上皮组织、结缔组织、肌组织和神经组织。多种组织有机结合在一起构成的能行使一定功能的结构单位称为器官（organ）。许多功能相关的器官构成系统（system）。人体有九大系统，包括运动系统、消化系统、呼吸系统、泌尿系统、生殖系统、内分泌系统、免疫系统、神经系统和循环系统。每个系统既相对独立又相互协调，在神经内分泌系统的调控下，共同完成人体的各种生理活动。

第二节　上皮组织

上皮组织（epithelial tissue）简称上皮（epithelium），由大量密集排列的上皮细胞和极少量的细胞外基质构成。根据功能和形态，上皮主要分为被覆上皮（covering epithelium）和腺上皮（glandular epithelium）两大类。上皮细胞具有以下特征：①呈明显的极性，其朝向体表或器官腔面的一面称游离面，相对地朝向深部结缔组织的一面称基底面，上皮细胞间的连接面称为侧面。②上皮内无血管，所需营养来源于结缔组织内的血管。③上皮内有丰富的感觉神经末梢。④相邻上皮细胞间常形成特化的连接结构。

一、被覆上皮

被覆上皮分布于体表、体腔和有腔器官的内表面，具有保护、吸收、分泌和排泄等功能。根据构成被覆上皮的细胞层数和形状进行分类和命名（表8-1）。

表 8-1　被覆上皮的分类及分布

	上皮类型	主要分布
单层上皮	单层扁平上皮	内皮：心、血管和淋巴管的腔面
		间皮：胸膜、心包膜和腹膜的表面
		其他：肺泡和肾小囊壁层
	单层立方上皮	肾小管、甲状腺滤泡等
	单层柱状上皮	胃、肠、胆囊和子宫等腔面
	假复层纤毛柱状上皮	呼吸管道等腔面

续表

	上皮类型	主要分布
复层上皮	复层扁平上皮	未角化的：口腔、食管和阴道等腔面
		角化的：皮肤表皮
	复层柱状上皮	睑结膜、男性尿道腔面等
	变移上皮	肾盏、肾盂、输尿管和膀胱等腔面

1. **单层扁平上皮**（simple squamous epithelium）　又称单层鳞状上皮，由一层扁平细胞相互嵌合排列组成。细胞表面呈不规则形，边缘呈锯齿状，细胞核位于中央，椭圆形，略厚。内贴在心、血管和淋巴管腔面的单层扁平上皮称内皮（endothelium）。覆盖于胸膜、腹膜和心包膜表面的单层扁平上皮称间皮（mesothelium）。其功能是保持组织器官表面光滑，有利于液体流动及细胞进行物质交换等（图 8-1）。

2. **单层立方上皮**（simple cuboidal epithelium）　由一层近似立方体的细胞组成。细胞表面呈六角形或多角形，垂直切面呈立方体，核圆、居中。分布于肾小管、甲状腺等，具有分泌、吸收功能（图 8-2）。

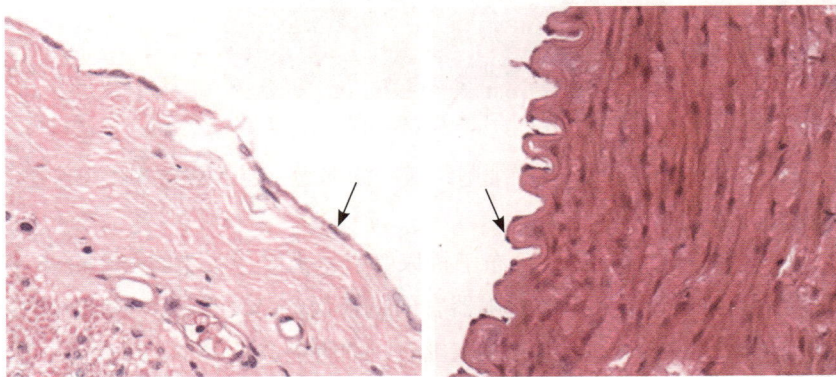

阑尾间皮（箭头所示）　　　　中动脉内皮（箭头所示）

图 8-1　单层扁平上皮

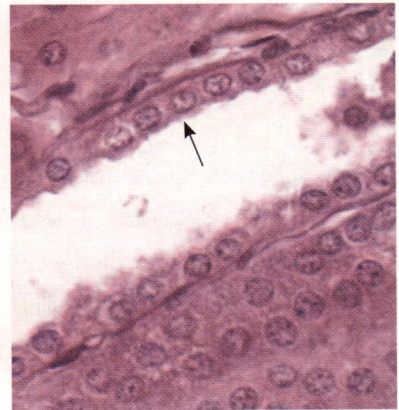

图 8-2　肾小管单层立方上皮（箭头所示）

3. **单层柱状上皮**（simple columnar epithelium）　由一层柱状细胞组成。细胞表面呈六角形或多角形，垂直切面呈柱状，核椭圆形，核长轴与细胞长轴一致。分布在胃肠、子宫腔面等，有吸收、分泌功能。其中小肠上皮细胞间有散在的杯状细胞（goblet cell），形似高脚酒杯，核位于狭窄的细胞底部，膨大的细胞顶部充满黏原颗粒，可分泌黏液，润滑和保护上皮（图 8-3）。

4. **假复层纤毛柱状上皮**（pseudostratified ciliated columnar epithelium）　由柱状细胞、梭形细胞、锥形细胞和杯状细胞组成，这些细胞高低不等且均附着于同一基底膜，其中数量最多的柱状细胞游离面有大量纤毛，主要分布在呼吸道管腔面（图 8-4）。

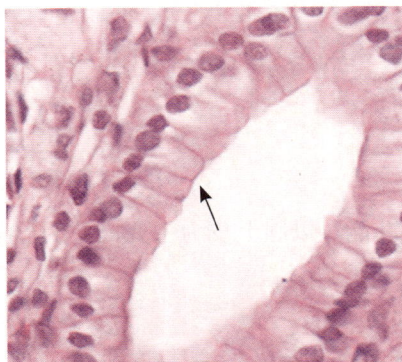

图 8-3　小肠上皮单层柱状上皮（箭头所示）　　图 8-4　小支气管假复层纤毛柱状上皮（箭头所示）

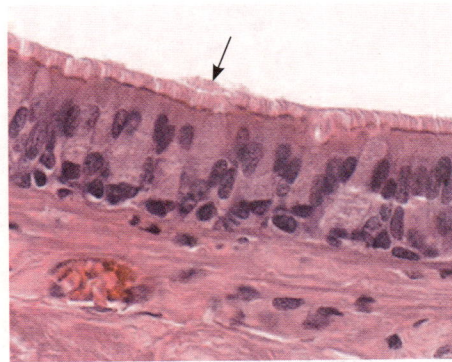

5. 复层扁平上皮（stratified squamous epithelium）　又称复层鳞状上皮，由多层细胞组成，表层细胞呈扁平鳞片状。在上皮垂直切面上，靠基膜的一层矮柱状基底细胞为干细胞，可分裂增殖产生子细胞并向浅层移动；中间数层为多边形细胞、梭形或扁平细胞，最表层为退化的扁平细胞。上皮基底部借凹凸不平的基膜与深部结缔组织相连，以加固连接并获得营养供应。

位于皮肤表皮的复层扁平上皮，浅层细胞的胞质充满角蛋白，核消失，并不断脱落，称为角化的复层扁平上皮（图 8-5）。位于口腔、食管和阴道等腔面的复层扁平上皮，浅层细胞含角蛋白少，有核，称为未角化的复层扁平上皮。复层扁平上皮具有耐摩擦和阻止异物侵入等功能，受损伤后有很强的再生修复能力（图 8-6）。

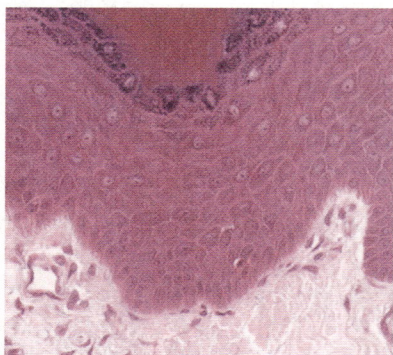

图 8-5　皮肤分层光镜图　　　　　　　　　图 8-6　食管黏膜复层扁平上皮

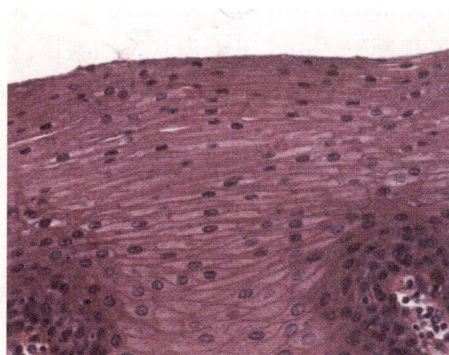

6. 复层柱状上皮（stratified columnar epithelium）　由数层细胞组成，深部为一层或数层多边形细胞，浅部为一层矮柱状细胞。主要分布于结膜、男性尿道等处。

7. 变移上皮（transitional epithelium）　又称移行上皮，分布于排尿管道，由多层细胞组成，分为表层细胞、中间层细胞和基底细胞。其特点是细胞形状和层数可随器官的缩张状态而改变。一个表层细胞可覆盖几个中间层细胞，故称为盖细胞（umbrella cell）。如膀胱空虚时，细胞层数增多，上皮变厚，盖细胞呈大的立方体；膀胱充盈时，细胞层数减少，上皮变薄，盖细胞呈扁平状（图 8-7）。

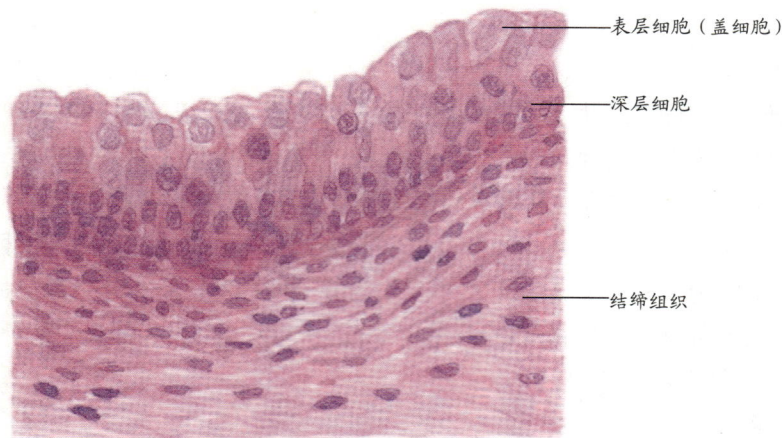

表层细胞（盖细胞）

深层细胞

结缔组织

图 8-7　变移上皮

二、腺上皮和腺

腺上皮是由腺细胞组成的上皮组织，主要发挥分泌功能。以腺上皮为主要成分的器官或组织称为腺（gland）。

（一）腺的分类

腺细胞可以分泌酶类、黏液和激素等。根据分泌物排出方式的不同，腺分为两类：分泌物经导管排至体表或器官腔内，称外分泌腺（exocrine gland），如汗腺、乳腺、唾液腺等。分泌物（如激素）直接释放入血液，称内分泌腺（endocrine gland），如甲状腺、肾上腺等，这些腺没有导管。

（二）外分泌腺的一般结构

只有少数外分泌腺为独立的器官，如胰腺和三对大唾液腺。大多数外分泌腺为器官中的微细结构，如皮肤中的汗腺、皮脂腺等。

绝大多数外分泌腺为多细胞腺，腺体外包被有结缔组织被膜，极少数为单细胞腺（杯状细胞）。多细胞外分泌腺一般由分泌部和导管组成。根据导管有无分支，可分为单腺（导管不分支）和复腺（导管呈多级分支）；根据外分泌部形态，可分为管状、泡状和管泡状（图8-8）。

分泌部又称腺泡（acinus），由单层腺细胞构成。中央有腺泡腔，与导管相连。根据分泌物性质，腺细胞一般分为浆液细胞和黏液细胞两种。

浆液细胞（serous cell）属于蛋白质分泌细胞，核圆形，位于细胞偏基底部。基底部胞质呈强嗜碱性染色，有密集的粗面内质网，在核上区有较发达的高尔基复合体和数量不等的分泌颗粒；顶部胞质含较多嗜酸性的酶原颗粒（zymogen granule），可分泌不同的酶类。

黏液细胞（mucous cell）属于糖蛋白分泌细胞，核扁圆形，位于细胞基底部。基底部胞质中有一定量的粗面内质网，核上区有发达的高尔基复合体和丰富的黏原颗粒。光镜下大部分胞质几乎不着色，呈泡沫或空泡状，仅核周少量胞质呈弱嗜碱性染色。前述杯状细胞属于黏液细胞。黏液细胞分泌的糖蛋白与水结合形成黏液。

浆液细胞和黏液细胞可以分别构成浆液性腺泡和黏液性腺泡。由这两种腺细胞共同组成的腺泡，称混合性腺泡。混合性腺泡以黏液细胞为主，少量浆液细胞位于腺泡底部，在切片中呈半月形结构，称浆半月（serous demilune）（图8-9）。

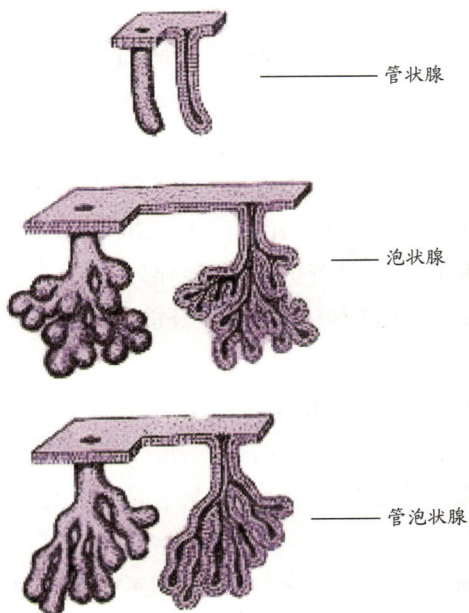

图8-8 外分泌腺形态分类模式图

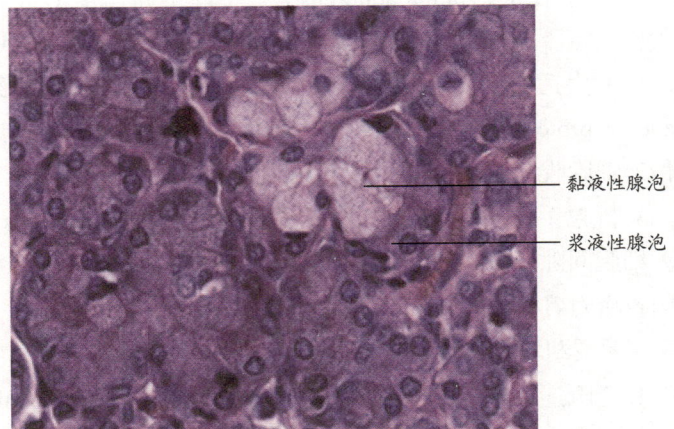

图8-9 下颌下腺光景图

（三）内分泌腺的结构特征

腺细胞排列呈团状、索状、网状或滤泡状，无导管，有丰富的毛细血管。根据分泌激素的化学性质不同，内分泌细胞分为含氮激素分泌细胞和类固醇激素分泌细胞两类。前者胞质中有丰富的粗面内质网、高尔基复合体和分泌颗粒，后者胞质中有丰富的滑面内质网，线粒体多且嵴呈管状，含较多脂滴，无分泌颗粒。

三、上皮细胞的特化结构

上皮组织与其结构和功能相适应，在上皮细胞的各个面常形成不同的特化结构。这些结构也可见于其他组织的细胞，有的由细胞质和细胞膜构成，有的由细胞膜、细胞质和细胞间质构成。除纤毛和少数部位较厚的基膜外，都只能通过电镜观察。

（一）上皮细胞的游离面

1. 微绒毛（microvillus）　是上皮细胞的细胞质和细胞膜向游离面伸出的微细指状突起，直径约 0.1 μm，电镜下清晰可见。光镜下小肠柱状上皮细胞的纹状缘（striated border）即是由密集的微绒毛整齐排列而成。不同种类细胞或细胞生理状态下微绒毛长度差别很大。微绒毛轴心的胞质中有许多纵行的微丝。微丝上端附着于微绒毛顶部，下端伸入细胞顶部，附着于终末网（terminal web）。终末网在吸收功能旺盛的上皮细胞中明显，边缘部附着于细胞侧面的黏着小带。微丝为肌动蛋白丝，终末网中有肌球蛋白，微绒毛以肌丝滑动的方式伸长或缩短。微绒毛显著增大细胞的表面积，参与细胞的物质吸收。

2. 纤毛（cilium）　是上皮细胞的细胞质和细胞膜向游离面伸出的粗长突起，光镜下可见，长 5～10 μm，直径 0.3～0.5 μm。电镜下，纤毛中央有两条单独的微管，周围有 9 组成对的二联微管，二联微管伸出一种具有 ATP 酶活性的动力蛋白（dynein），分解 ATP 后使微管之间产生滑动，使纤毛具有节律性定向摆动能力，可以像风吹麦浪一样把上皮表面的黏液和黏附的颗粒物质向一定方向推送。如呼吸道的假复层纤毛柱状上皮可把被吸入的灰尘和细菌等推向咽部随痰咳出。

（二）上皮细胞的侧面

相邻上皮细胞侧面间的间隙很窄，有些细胞的相邻面凹凸不平，互相嵌合，在细胞膜接触区特化形成了多种细胞连接（cell junction）。细胞间隙中充满相邻细胞的细胞衣，并有少量糖胺多糖和钙离子。钙离子对细胞连接的形成和维持都至关重要。

1. 紧密连接（tight junction）　又称封闭连接（occluding junction）。在细胞顶端侧面，相邻细胞膜呈点状、斑状或带状融合。融合处细胞间隙消失，非融合处有极窄的细胞间隙。紧密连接具有屏障作用，可阻挡细胞外的大分子物质经细胞间隙进入组织内。

2. 黏着小带（zonula adherens）　又称中间连接（intermediate junction），多为长短不等的带状，位于紧密连接下方。此处细胞膜内有跨膜的钙黏着蛋白（cadherin）。相邻细胞之间有 15～20 nm 的间隙，间隙中有由钙黏着蛋白的胞外部分构成的丝状物连接相邻细胞的膜。钙黏着蛋白的胞内部分与锚定蛋白（anchor protein）相结合，平行微丝附着其上，形成终末网。黏着小带既有黏着作用，还能保持细胞形状和传递细胞收缩力。

3. 桥粒（desmosome）　又称黏着斑（macula adherens），呈大小不等的斑块状，位于黏着小带的深部。细胞间隙较宽，约 20～30 nm，中央有一条与细胞膜平行的致密线，对应的胞质面有由锚定蛋白构成的致密附着板，张力丝附于其上，并常折成袢状返回胞质，起固定和连接作用。桥粒是牢固的细胞连接，多见于易受机械性刺激和摩擦的复层扁平上皮。

4. 缝隙连接（gap junction）　又称通讯连接（communication junction），分布广泛，几乎存在于所有的动物细胞中。呈斑状，细胞间隙很窄，仅 2～3 nm。缝隙连接处的胞膜中有许多贯穿细胞膜双层脂质的连接小体，每个连接小体由 6 个杆状连接蛋白（connexin）围成直径约 2 nm 的相互通连的小管。相邻两细胞膜中的连接小体对接，管腔也相通，成为细胞间直接交通的管道。管道在钙离子和其他因素作用下可开放或闭合。缝隙连接可供细胞相互交换某些小分子物质和离子，以传递化学信息，调节细胞的分化和增殖（图 8-10、图 8-11）。

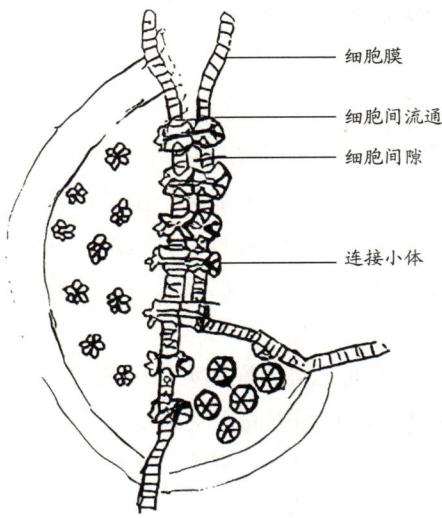

图 8-10　缝隙连接模式图

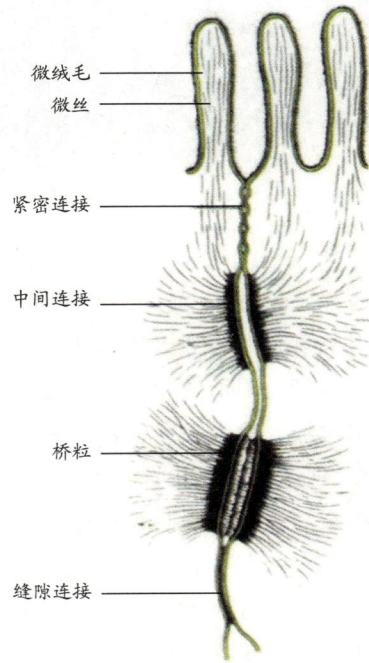

图 8-11　单层柱状上皮之间的连接

（三）上皮细胞的基底面

1. 基膜（basement membrane）　是上皮细胞基底面与深部结缔组织之间共同形成的薄膜，主要由糖蛋白构成。基膜厚薄不一，光镜下一般不能分辨，但假复层纤毛柱状上皮和复层扁平上皮的基膜较厚，呈粉红色。镀银染色时基膜呈黑色。电镜下，基膜分为两层，紧贴上皮细胞基底面为基板（basal lamina），与结缔组织相接的部分为网板（reticular lamina）。基板由上皮细胞分泌产生，分为紧贴上皮细胞基底面的透明层（lamina lucida）和下方的致密层（lamina densa）。网板由结缔组织的成纤维细胞分泌的网状纤维和基质构成。基膜有支持和连接作用，并能引导上皮细胞移动，影响细胞的增殖和分化。同时是半透膜，有利于上皮细胞与深部结缔组织进行物质交换。

2. 质膜内褶（plasma membrane infolding）　是上皮细胞基底面的细胞膜折向胞质所形成的与基底面垂直的许多内褶，含有大量纵行排列的长杆状线粒体。主要见于肾小管，扩大了上皮细胞基底部的表面积，增强水和电解质的迅速转运。

3. 半桥粒（hemidesmosome）　位于上皮细胞基底面的内面，与基膜相连接，只存在于细胞的胞质面，仅有完整桥粒结构的一半，其作用是将上皮细胞与基膜牢固相连（图 8-12）。

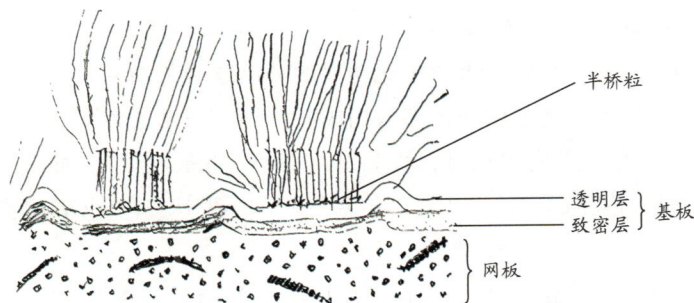

图 8-12　基膜和半桥粒结构模式图

（宁波大学医学部　邢景军）

第九章　结缔组织

结缔组织（connective tissue）由细胞和大量的细胞外基质构成。细胞外基质包括结缔组织细胞分泌产生的无定形基质和丝状纤维及不断更新的组织液。细胞无极性，散在分布于细胞外基质内。结缔组织形态多样、分布广泛，具有连接、支持、营养、保护及物质运输等功能。广义的结缔组织包括固有结缔组织和血液、淋巴液、骨组织和软骨组织等。一般所说的结缔组织仅指固有结缔组织，包括疏松结缔组织、致密结缔组织、脂肪组织和网状组织。

结缔组织来源于胚胎时期的间充质（mesenchyme），间充质由间充质细胞和大量稀薄的无定形基质构成。间充质细胞呈星状，核大，卵圆形，核仁明显，胞质弱嗜碱性，细胞间以突起相互连接成网。间充质细胞分化程度低，在胚胎时期能分化成各种结缔组织细胞、内皮细胞、血细胞及平滑肌细胞等。成体结缔组织内仍有少量未分化的间充质细胞。

第一节　固有结缔组织

一、疏松结缔组织

疏松结缔组织（loose connective tissue），结构疏松，柔软而富有弹性，类似蜂窝，又称蜂窝组织（areolar tissue），广泛分布于器官或组织及细胞之间。其特点是基质含量多，细胞种类多但数量少，纤维数量少，排列稀疏呈网状。具有支持、连接、防御及修复等功能。

1. 细胞　疏松结缔组织内有成纤维细胞、巨噬细胞、脂肪细胞、浆细胞、肥大细胞及未分化的间充质细胞等。来源于血液或淋巴组织的白细胞，如中性粒细胞、嗜酸性粒细胞及淋巴细胞等在炎症时也可游走进入结缔组织。各类细胞的分布和数量随其所在部位和功能状态而不同。

（1）成纤维细胞（fibroblast）是疏松结缔组织中最主要、数量最多的细胞。功能活跃时，细胞大、突起多，胞质较丰富、弱嗜碱性，核大、卵圆形，着色浅，核仁明显。电镜下，胞质含丰富的粗面内质网、游离核糖体和发达的高尔基复合体，胞质中无明显的分泌颗粒（图9-1）。成纤维细胞合成分泌胶原蛋白、弹性蛋白及蛋白多糖和纤维粘连蛋白等，参与构成各种纤维和无定形基质。

成纤维细胞的功能处于静止状态时，称为纤维细胞（fibrocyte）。细胞较小，呈长梭形，细胞核小、细胞器少。电镜下，胞质内粗面内质网少，高尔基复合体不发达。在创伤等情况下，可转化为成纤维细胞，参与组织修复。

（2）巨噬细胞（macrophage）来源于血液中的单核细胞，是体内广泛存在的一种免疫细胞，在疏松结缔组织内功能静止时称组织细胞（histocyte）。巨噬细胞形态多样，随功能状态而改变。功能活跃时伸出较长的伪足而形态不规则。核较小，圆形或肾形，着色深。胞质丰富，嗜酸性，可有异物颗粒和空泡（图9-2）。电镜下，细胞表面有许多皱褶和微绒毛，胞质内有大量溶酶体、吞噬体、吞饮泡、残余体及微丝、微管等。巨噬细胞参与多种功能和免疫应答（图 9-3）。

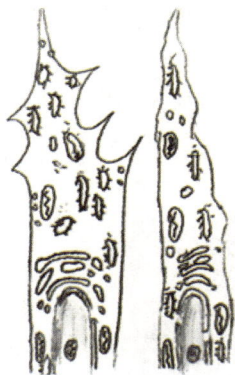

图 9-1　成纤维细胞（左）与
纤维细胞（右）超微结构模式图

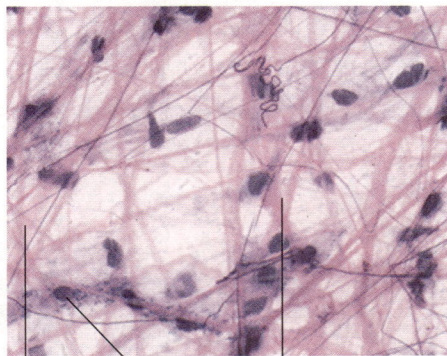

弹性纤维　巨噬细胞　　　胶原纤维

图 9-2　疏松结缔组织

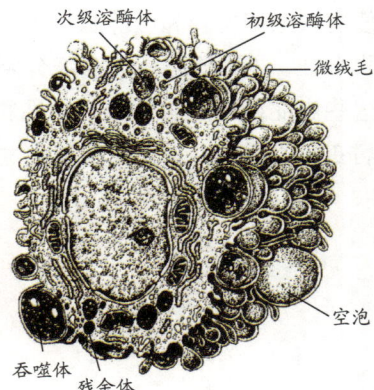

次级溶酶体　　初级溶酶体

微绒毛

空泡

吞噬体　　　残余体

图 9-3　巨噬细胞超微结构立体模式图

①变形运动和趋化性：组织内出现细菌产物、炎症变性蛋白等化学物质（趋化因子）时，巨噬细胞受到刺激而胞体伸出伪足，以变形运动的方式沿这些化学物质的浓度梯度向浓度高的部位定向移动，聚集到产生和释放这些化学物质的部位，该现象称巨噬细胞的趋化性，是巨噬细胞发挥功能的前提。

②吞噬作用（phagocytosis）：包括特异性吞噬和非特异性吞噬。特异性吞噬由抗体等识别因子介导，巨噬细胞通过其表面的抗体受体识别和黏附被吞物（细菌、病毒和异体细胞等）表面的抗体而启动吞噬过程。非特异性吞噬无须识别因子介导，巨噬细胞直接黏附吞噬某些细菌、粉尘、碳粒及衰老死亡的自体细胞等。多个巨噬细胞常融合形成多核巨细胞（multinuclear giant cell）以吞噬较大的异物。巨噬细胞伸出伪足将被吞噬物包围而摄入细胞质内形成吞噬体或吞饮泡，再与溶酶体融合而被分解。可降解产物被再利用，不可分解物形成残余体。

③抗原呈递作用：巨噬细胞为机体主要的抗原呈递细胞（antigen presenting cell）。抗原物质（蛋白质、多肽、多糖等）被巨噬细胞吞噬并在溶酶体内分解时能保留最具特征性的分子基团（抗原决定基，为短肽），与巨噬细胞自身的主要组织相容性复合物（major histocompatibility complex，MHC）- Ⅱ类分子结合，形成抗原肽 -MHC 分子复合物，并呈递到细胞表面。当 T 淋巴细胞接触到抗原肽后被激活，引起免疫应答。

④合成和分泌功能：巨噬细胞能合成和分泌干扰素、溶菌酶、补体、多种细胞因子等上百种生物活性物质。

（3）浆细胞（plasma cell）来源于 B 淋巴细胞，故又称效应 B 淋巴细胞，在一般结缔组织内分布很少，主要分布于淋巴器官和消化管、呼吸道等黏膜及慢性炎症部位。浆细胞呈圆形或卵圆形，核小而圆，偏于一侧，异染色质呈粗条块状，从核中心向核膜辐射状分布。胞质丰富，嗜碱性，核旁有一浅染区（图 9-4）。电镜下，胞质内充满平行排列的粗面内质网，核旁浅染区有发达的高尔基复合体。浆细胞合成和分泌免疫球蛋白（immunoglobulin, Ig），即抗体（antibody），介导体液免疫。

（4）肥大细胞（mast cell）来源于骨髓的造血祖细胞，经血液循环到达全身的结缔组织内分化成熟，主要参与过敏反应。常沿小血管和淋巴管分布，在皮肤真皮、呼吸道和消化管的黏膜结缔组织内较多。肥大细胞较大，圆或卵圆形；核小而圆，染色深，居中。胞质内充满粗大的嗜碱性分泌颗粒，颗粒内含有肝素、组胺、白三烯及粒细胞趋化因子等。肥大细胞受到刺激时，大量释放颗粒

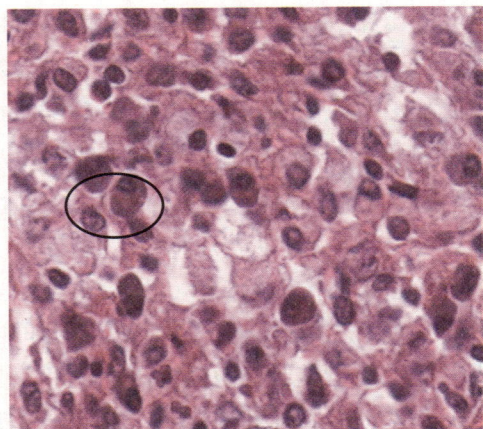

图 9-4　浆细胞光镜图

内容物，称为脱颗粒。能引起肥大细胞脱颗粒的物质称过敏原。肝素具有抗凝血作用。组胺和白三烯可使皮肤毛细血管和微静脉扩张，通透性增强，组织液渗出增多引起局部红肿（荨麻疹），可引起呼吸道黏膜水肿、平滑肌痉挛、黏液分泌增多而发生哮喘，还可使全身小动脉扩张导致血压急剧下降，引起休克。这些病症统称过敏反应。中性粒细胞趋化因子和嗜酸性粒细胞趋化因子可分别促使这两种血细胞凝集于病变部位以发挥杀灭细菌和抗过敏反应的作用（图9-5）。

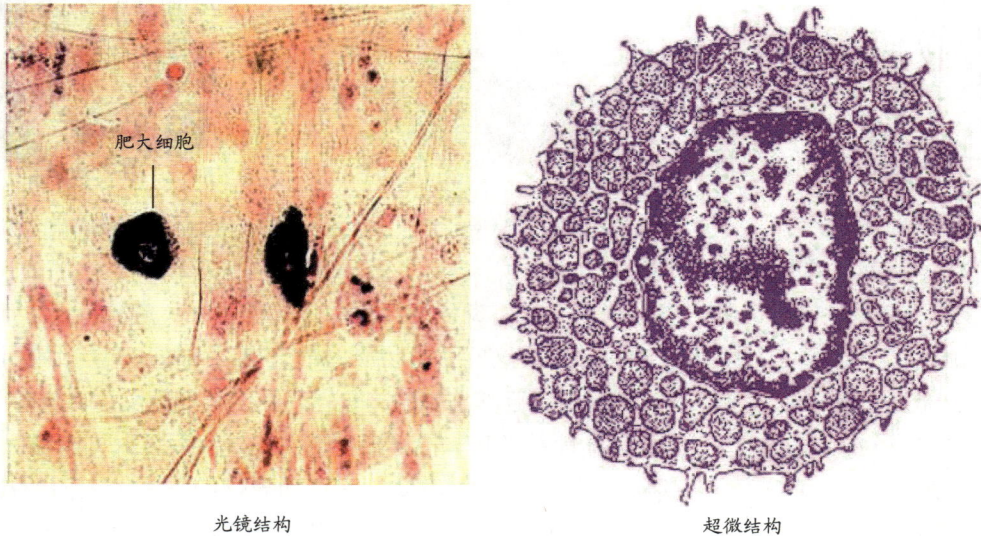

光镜结构　　　　　　　　　　　　　　　　　　超微结构

图 9-5　肥大细胞

（5）脂肪细胞（adipocyte，fat cell）单个或成群分布。细胞体积大，球形或多边形，胞质内有一个大脂滴，细胞质和细胞核被挤压成扁圆形至胞膜下。HE 染色时，脂滴被溶解而不着色，细胞呈空泡状（图9-6）。脂肪细胞可合成、贮存脂肪，参与脂类代谢。

（6）未分化间充质细胞（undifferentiated mesenchymal cell）是干细胞，形态类似纤维细胞，多分布在毛细血管周围，具有多向分化潜能，在炎症及创伤修复时可大量增殖分化为内皮细胞、成纤维细胞及平滑肌细胞，参与小血管和结缔组织的修复。

（7）白细胞（leukocyte），血液内的各种白细胞以阿米巴运动的方式穿出毛细血管，游走到疏松结缔组织内发挥免疫功能。

2. 纤维　疏松结缔组织内有胶原纤维、弹性纤维和网状纤维三种类型。

（1）胶原纤维（collagenous fiber）数量最多，韧性大，抗拉力强。新鲜标本呈白色，故又称白纤维。HE 染色时呈嗜酸性（粉红色），纤维粗细不等，直径 0.5 ~ 20 μm，呈波浪形，交织成网。成纤维细胞分泌的 I 型胶原蛋白在细胞外聚合为胶原原纤维（collagen fibril），再经少量黏合质（蛋白多糖和糖蛋白，PAS 阳性）黏结成胶原纤维。电镜下，胶原原纤维呈明暗交替的周期性横纹。

（2）弹性纤维（elastic fiber）分布广泛，但含量比胶原纤维少。新鲜标本呈黄色，故又称黄纤维。HE 染色时被染成淡红色（醛复红染色呈紫色），不易与胶原纤维区分。纤维较细，直径 0.2 ~ 1.0 μm，末端卷曲，交织成网。电镜下，弹性纤维由中心均质的弹性蛋白（elastin）和外周的微原纤维构成。弹性蛋白以共价键交联成网，能任意卷曲，使弹性纤维富有弹性。弹性纤维与胶原纤维交织在一起，使疏松结缔组织兼具弹性和韧性，有利于组织器官保持位置和形态的相对固定，又具有一定的可变性。强日光照射可使皮肤的弹性纤维断裂，使皮肤失去弹性而产生皱纹。

（3）网状纤维（reticular fiber）主要位于网状组织，亦存在于基膜的网板等处（图9-7）。直径 0.2 ~ 1.0 μm，分支多，交织成网，主要由 Ⅲ 型胶原蛋白构成，表面被覆糖蛋白（PAS 阳性），HE 染色时与胶原纤维难以区分，但镀银染色时呈黑色，故又称嗜银纤维。

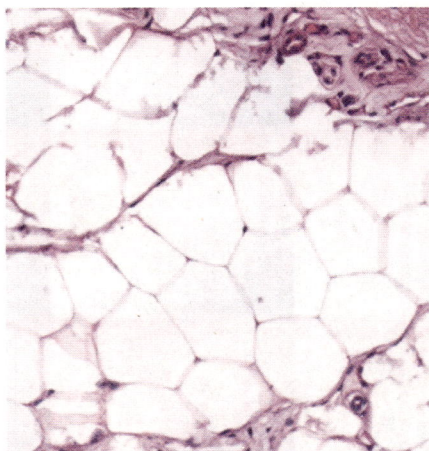

图 9-6 脂肪细胞（黄色脂肪组织）

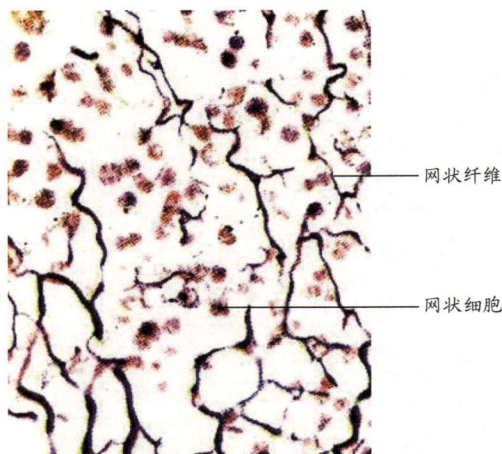

图 9-7 网状纤维

3. **基质**（ground substance） 为无色透明的无定形胶状物，填充于细胞和纤维之间，有一定黏性，主要由蛋白聚糖和纤维粘连蛋白等生物大分子构成。

（1）**蛋白聚糖**（proteoglycan）也称蛋白多糖，是由氨基聚糖与蛋白质结合而成的聚合体，为基质的主要成分。氨基聚糖（glycosaminoglycan，GAG），又称糖胺聚糖、黏多糖，由氨基糖、糖醛酸二糖单位重复排列构成的一类直链多糖。是蛋白聚糖多糖侧链的组分，包括透明质酸、硫酸角质素、硫酸软骨素、硫酸皮肤素、肝素和硫酸乙酰肝素等。

大量小分子糖胺聚糖呈辐射状排列并结合于透明质酸主干，形成有许多微孔的分子筛，允许小于孔隙的水、营养物、激素、代谢产物和气体分子等通过，而阻挡大于孔隙的大分子物质、细菌及肿瘤细胞等，使基质成为限制细菌等有害物扩散的防御屏障。溶血性链球菌、癌细胞等能产生透明质酸酶而分解透明质酸，破坏基质的屏障功能，引起炎症或癌细胞扩散或转移。

（2）**纤维粘连蛋白**（fibronectin）是基质中最主要的粘连性糖蛋白，能通过其分子表面的结合位点与多种细胞、胶原蛋白及蛋白聚糖相结合，参与细胞的识别、黏附等，也影响细胞的生长、分化和迁移或肿瘤转移。

（3）**组织液**（tissue fluid）是因压力差从毛细血管动脉端渗出到基质内的溶解有电解质、单糖、气体分子等的液体。大部分组织液经毛细血管静脉端回流入血，小部分进入毛细淋巴管成为淋巴，最后经淋巴导管回流入血。组织液不断更新并保持相对恒定，构成组织细胞赖以生存的体液内环境，有利于血液与组织中的细胞进行物质交换。病变可引起组织液的产生和回流失去平衡，导致基质中的组织液增多或减少，称为组织水肿或脱水。

二、致密结缔组织

致密结缔组织（dense connective tissue）以胶原纤维和弹性纤维为主要成分。纤维粗大，排列致密，而细胞较少。支持、连接和保护为主要功能。根据纤维的性质和排列方式分为三种类型。

1. **规则致密结缔组织**（dense regular connective tissue） 主要构成肌腱、腱膜和韧带，抗牵拉力强（图9-8）。其大量密集、聚集成束的胶原纤维顺着应力方向平行排列。纤维束之间有腱细胞（tenocyte），为一种形态特殊的成纤维细胞。

2. **不规则致密结缔组织**（dense irregular connective tissue） 主要见于真皮和器官被膜。其粗大的胶原纤维纵横交织，能抵抗来自不同方向的应力。纤维之间含少量基质和成纤维细胞（图9-9）。

3. **弹性组织**（elastic tissue） 主要见于黄韧带、项韧带、声带、阴茎悬韧带及弹性动脉的中膜等，以粗大的平行排列成束的弹性纤维为主。弹性纤维间有少量的胶原纤维和成纤维细胞。

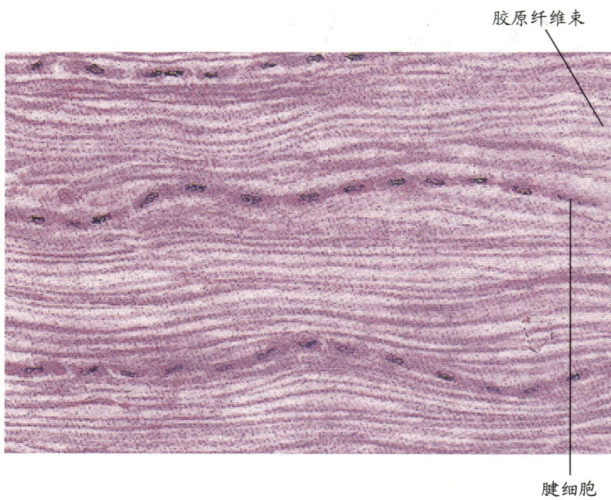

图 9-8　规则致密结缔组织

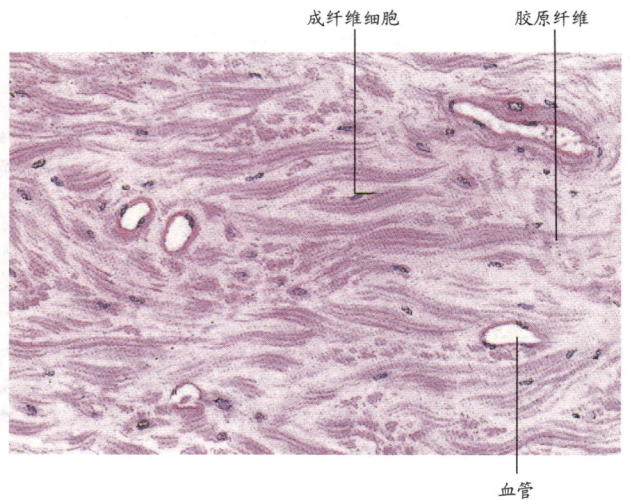

图 9-9　不规则致密结缔组织

三、脂肪组织

脂肪组织（adipose tissue）主要由大量的脂肪细胞构成，被富含毛细血管的疏松结缔组织分隔成小叶。根据脂肪细胞结构和功能的不同，脂肪组织分为两类。

1. 黄色脂肪组织（yellow adipose tissue）　即通常所说的脂肪组织，主要分布在皮下、网膜和系膜等处，具有贮能、维持体温、缓冲、保护和填充等作用。脂肪细胞体积大，胞质内只有一个大脂滴。HE 染色时脂滴被溶解形成大的不染色的空泡，核被挤压至胞膜下，称为单泡脂肪细胞（图 9-6）。

2. 棕色脂肪组织（brown adipose tissue）　呈棕色，在成人极少，主要见于新生儿的肩胛区、腋窝及项部。组织富含毛细血管，脂肪细胞小，胞质内散在许多大小不一的脂滴，核圆居中，称多泡脂肪细胞。寒冷刺激可促进棕色脂肪细胞内的脂类分解、氧化，产生大量热能（图 9-10）。

四、网状组织

网状组织（reticular tissue）由网状细胞及其产生的网状纤维构成，在体内不单独存在，而是构成造血组织和淋巴组织的支架，如骨髓、脾、淋巴结等（图 9-11）。网状细胞（reticular cell）有突起并借突起连接成网。胞质富含粗面内质网。核大，圆形或卵圆形，核仁明显。网状纤维交织成网，网状细胞依附其上。细胞和液体可经网孔自由流动，为血细胞发生和淋巴细胞发育提供适宜的微环境。

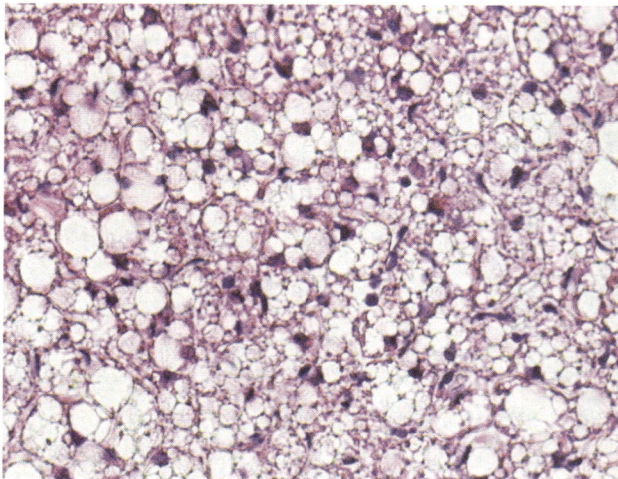

图 9-10　棕色脂肪组织

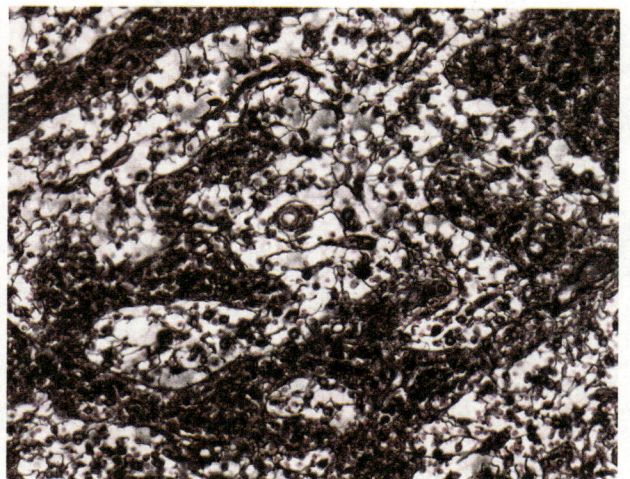

图 9-11　网状组织（淋巴结）

第二节　软骨和骨

软骨和骨来源于胚胎时期的间充质，构成人体的支架。其主体分别是软骨组织和骨组织，均为高度特化的固有结缔组织。

一、软骨

软骨（cartilage）由软骨组织及周围的软骨膜构成。软骨是早期胚胎的主要支架，随着胎儿发育及出生后一段时期逐渐被骨取代。在成人仅散在分布一些软骨。

1. 软骨组织（cartilage tissue）　由软骨细胞和软骨基质（细胞外基质）构成，无血管和淋巴管。

（1）软骨细胞（chondrocyte）是包埋在软骨基质中的唯一细胞类型，具有产生软骨基质的能力，细胞周边腔隙称软骨陷窝（cartilage lacuna）。软骨内软骨细胞的大小、形状和分布呈一定的规律，反映了软骨细胞从幼稚到成熟的发育过程。软骨周边为幼稚软骨细胞，体积小，扁圆形，常单个分布。越靠近中部细胞越成熟，体积越大，逐渐变成椭圆形或圆形。同一个幼稚软骨细胞分裂增殖形成的聚集的细胞群体（2～8个）称同源细胞群（isogenous group）。成熟软骨细胞核小而圆，胞质弱嗜碱性，富含粗面内质网和高尔基复合体。

（2）软骨基质（cartilage matrix）由无定形基质和纤维构成。无定形基质主要成分是蛋白聚糖和水，也构成分子筛结构，有利于深部的软骨细胞通过渗透方式与周围组织进行物质交换，远高于一般结缔组织的蛋白聚糖含量使软骨基质呈坚固的凝胶状。HE染色时，软骨陷窝周边的硫酸软骨素较多，嗜碱性强，称软骨囊（cartilage capsule）。纤维埋于基质中，使软骨兼有韧性和弹性，纤维的类型和含量因软骨类型而异。

2. 软骨膜（perichondrium）　是被覆于软骨表面（关节软骨除外）的薄层致密结缔组织。软骨膜分为两层，内层有骨祖细胞，可分化为成软骨细胞（chondroblast），并进一步被软骨基质包围后演变为软骨细胞。外层主要是胶原纤维，起保护作用。软骨膜富含血管、淋巴管和神经，为软骨组织提供营养等。

3. 软骨的类型

（1）透明软骨（hyaline cartilage）分布广泛，包括关节软骨、肋软骨及气管软骨等。有一定的弹性和韧性及较强的抗压性，但在外力作用下易断裂。纤维成分主要是由Ⅱ型胶原蛋白组成的交织排列的胶原原纤维，光镜下不能分辨。基质含大量水分，使透明软骨新鲜时呈半透明状（图9-12）。

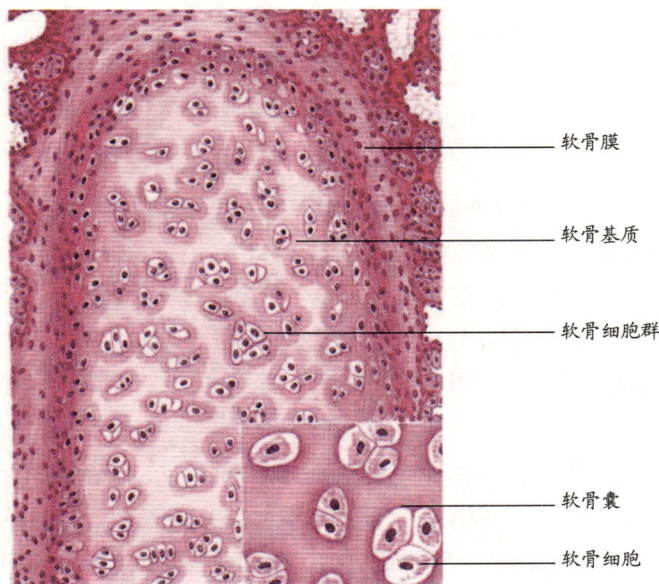

图 9-12　透明软骨

（2）弹性软骨（elastic cartilage）分布于耳郭、咽喉及会厌等处，富有弹性，新鲜时呈黄色。纤维成分为大量交织排列的弹性纤维，使基质呈嗜酸性。

（3）纤维软骨（fibrous cartilage）分布于关节盘、椎间盘及耻骨联合等处，呈不透明的乳白色，韧性较大。纤维成分为大量粗大的平行或交叉排列的胶原纤维。软骨细胞小而少，成行排列于纤维束之间，基质少，呈弱嗜碱性（图9-13）。

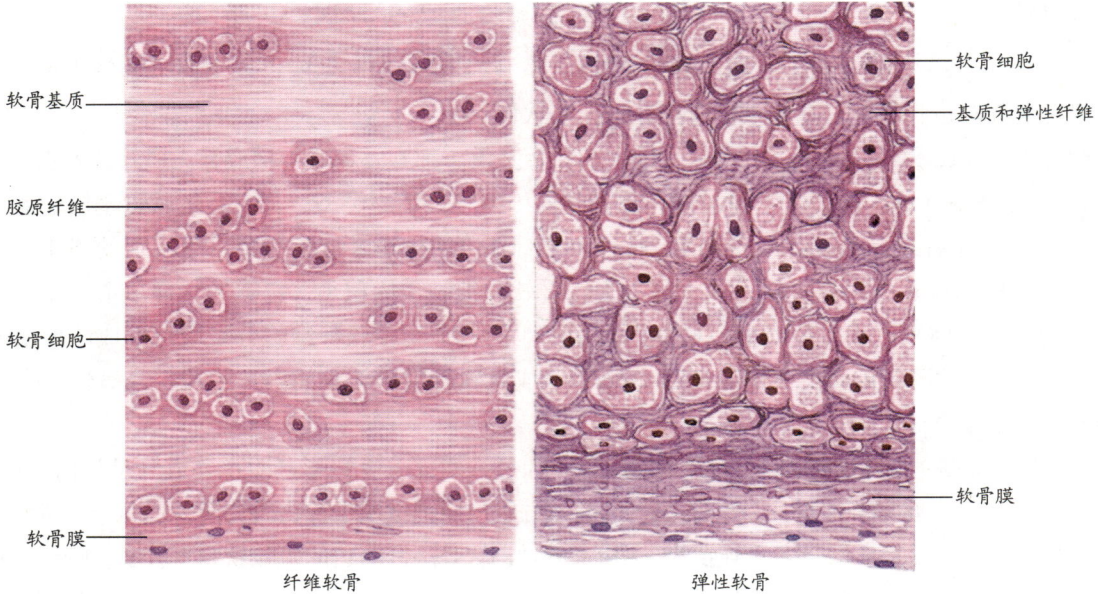

图9-13　纤维软骨和弹性软骨

4. 软骨的发生与生长　胚胎时期的间充质细胞首先聚集于将要形成软骨的部位，增殖分化为骨祖细胞，骨祖细胞分化为成软骨细胞，后者进一步分化为软骨细胞。软骨周边的间充质则分化为软骨膜。

软骨有两种生长方式：①附加性生长，又称软骨膜下生长。软骨膜内的骨祖细胞增殖分化为成软骨细胞，成软骨细胞再分化为软骨细胞并产生纤维和基质使软骨逐渐增厚。②间质性生长，又称软骨内生长。已分化形成的软骨细胞不断生长增殖并产生纤维和基质，使软骨从内部增大。

二、骨

骨是由骨组织、骨髓和骨膜等构成的坚硬器官。骨含有大量钙、磷等矿物质，是机体的钙、磷库。骨的外形和内部结构符合其所承担的功能与生物力学原理，并能进行适应性改建。

1. 骨组织（osseous tissue）　是一种坚硬的结缔组织，主要由骨细胞和骨基质（钙化的细胞外基质）构成。

（1）骨基质（bone matrix）简称骨质，包括有机成分和无机成分。有机成分包括大量胶原纤维和少量无定形基质，占骨干重的35%，使骨质具有韧性。胶原纤维粗大，排列规律，主要由I型胶原蛋白构成。无定形基质的主要成分是蛋白聚糖及其复合物，可黏合胶原纤维。无机成分又称骨盐（bone mineral），主要是羟基磷灰石结晶，以钙、磷离子为主，占骨干重的65%，使骨质坚硬。

新生骨组织的细胞外基质无骨盐沉积，称类骨质（osteoid）。大量骨盐有序沉积后类骨质转变为坚硬的骨质的过程称钙化（calcification）。

胚胎时期和5岁以内儿童的骨组织为编织骨（woven bone），其胶原纤维无规则交织排列，以后逐渐发育成熟为板层骨（lamellar bone）。板层骨骨质中的胶原纤维较细，成层排列，与骨盐紧密结合，形成骨板（bone lamella）。同一层骨板内的纤维相互平行，相邻两层骨板的纤维则相互垂直，显著增加了骨的强度。在骨的表层，骨板层数多且紧密结合，称密质骨。在骨的内部，数层不规则的骨板形成相互交织的有较大孔隙的骨小梁（bone trabecula），称松质骨。

（2）骨组织的细胞包括骨祖细胞、成骨细胞、骨细胞和破骨细胞。骨细胞位于骨组织内部，其余三种位于骨组织表面。

①骨祖细胞（osteoprogenitor cell）：为干细胞，位于骨膜内层。胞体小，呈梭形，胞质弱嗜碱性。分化方向取决于所处部位和所受刺激的性质。在骨生长、改建或骨折愈合时，骨祖细胞可增殖分化为成骨细胞。

②成骨细胞（osteoblast）：单层排列于成骨活跃的骨组织表面，呈立方形或矮柱状。细胞功能活跃时，胞体较大，核大而圆，核仁明显，胞质嗜碱性。电镜下，胞质内可见大量粗面内质网和高尔基复合体。成骨细胞分泌产生骨质的有机成分，形成类骨质；还可以释放含细小钙盐结晶的基质小泡（matrix vesicle），钙盐结晶释放进入类骨质后以其为基础形成羟基磷灰石结晶，小泡膜上的钙结合蛋白和碱性磷酸酶在钙化中起一定作用。成骨细胞还分泌一些生长因子和细胞因子，调节骨组织的形成、吸收和代谢。成骨细胞被包埋在其分泌的类骨质内后，细胞发出许多细长突起，胞体和核逐渐缩小，便成为骨细胞。成骨细胞的成骨功能处于静止状态时，成为扁平的上皮样细胞，紧贴骨组织表面，称骨被覆细胞（bone lining cell）。在一定的刺激下，骨被覆细胞能转变为活跃状态的成骨细胞。

③骨细胞（osteocyte）：由成骨细胞转变而来，胞体小，多突起，散在分布于骨板内或骨板之间。胞体所在的腔隙称骨陷窝（bone lacuna），突起所在的腔隙称骨小管（bone canaliculus）。相邻骨细胞的突起以缝隙连接相连。相邻骨细胞的骨陷窝和骨小管内有少量组织液以营养骨组织，骨陷窝与骨小管之间及骨小管之间亦彼此相通，构成了骨组织内部的物质运输通道。骨细胞还具有一定的成骨和溶骨作用，参与钙、磷调节（图 9-14）。

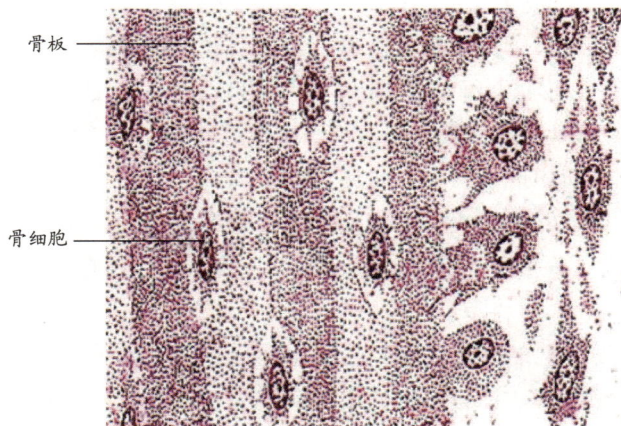

图 9-14　骨细胞

④破骨细胞（osteoclast）：是由多个单核细胞融合而成的多核巨细胞，有强大的溶骨能力。散在分布于骨组织表面，数量较少，体积大，直径 30 ~ 100 μm，6 ~ 50 个细胞核，胞质嗜酸性，含大量的溶酶体和线粒体。电镜下，紧贴骨组织的一侧有不规则的微绒毛构成的皱褶缘（ruffled border），破骨细胞在此释放有机酸和水解酶以溶解骨盐，降解有机成分，溶解的骨盐和降解的有机成分被皱褶缘吸收并在溶酶体内进行消化。在骨组织内，成骨细胞和破骨细胞相辅相成，共同参与骨的生长和改建。

2. 长骨的结构　长骨由密质骨、松质骨、关节软骨、骨膜、骨髓、血管和神经等构成。

（1）密质骨（compact bone）分布于骨干和骨骺的外面，骨板排列有序、结合紧密。按骨板排列方式分为三种形式。

①环骨板（circumferential lamella）：环绕骨干内表面和外表面的骨板分别称为内环骨板和外环骨板。内环骨板较薄，仅有数层排列不平整的骨板，与骨髓腔面一致。外环骨板较厚，有数层到十多层较整齐平行排列的骨板。横穿内、外环骨板的小管称穿通管，向外开口于滋养孔，向内与骨单位的中央管相通，

穿行有小血管和神经等。

②骨单位（osteon）：又称哈弗斯系统（Haversian system），数量最多，位于内、外环骨板之间，是密质骨的主要结构（图9-15）。长柱状，排列方向与骨干长轴一致，中轴为纵行的细长的中央管（central canal），周围有4～20层同心圆排列的哈弗斯骨板（Haversian lamella）环绕。中央管内有小血管、神经纤维和少量疏松结缔组织。

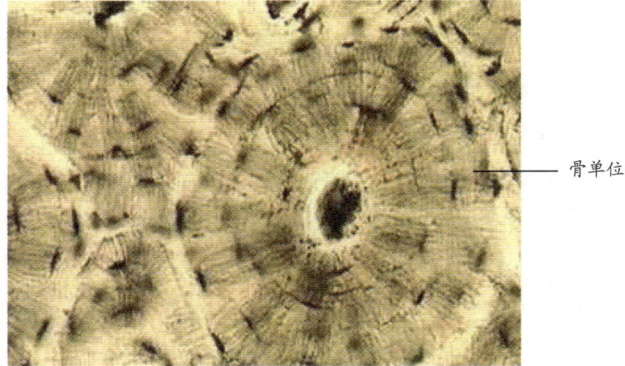

——骨单位

图9-15　骨单位

③间骨板（interstitial lamella）：是骨生长和改建过程中原有的环骨板和骨单位被吸收后残留的骨板聚集体，位于骨单位与环骨板之间或骨单位之间，其内无血管通道。

（2）松质骨（spongy bone）位于骨干内侧面和骨骺中部，是由大量小片状或针状的骨小梁形成的多孔隙网架结构，骨髓充填其内。

（3）关节软骨（articular cartilage）为有一定弹性的表面光滑的薄层透明软骨，覆盖于关节面，有利于关节运动。与一般的透明软骨相比，关节软骨有以下特点：同源细胞群呈纵向排列；与骨组织相连的深部软骨基质发生钙化；基质中的胶原原纤维呈拱形走向，使其具有较大的抗压性和一定的弹性。

（4）骨膜。覆盖于除关节面以外的长骨外表面的纤维性结缔组织称骨外膜（periosteum），即通常所说的骨膜，为致密结缔组织，含交织成网的粗大胶原纤维束，部分纤维束穿入外环骨板以固定骨膜。覆盖于骨髓腔面、骨小梁表面、穿通管和中央管内表面的结缔组织称骨内膜（endosteum）。骨膜和骨内膜均含有血管、神经及骨祖细胞等。骨膜保护和营养骨组织，为骨的生长和修复提供新的骨祖细胞。

（5）骨髓（详见第一章）。

3.骨的发生　骨的发生起源于胚胎时期的间充质，出生后骨会继续生长发育至成年，但骨的改建会贯穿终身。骨的发生包括骨组织的形成和骨组织的吸收两个处于动态平衡的基本过程。前者基本过程为骨祖细胞首先分化为成骨细胞，成骨细胞分泌类骨质并被类骨质包埋转变为骨细胞，类骨质钙化为骨质，形成骨组织。后者基本过程为骨组织形成的同时某些部位的骨组织被破骨细胞溶解吸收。

骨的发生有膜内成骨和软骨内成骨两种方式。

（1）膜内成骨是指在间充质分化形成的胚性结缔组织膜内直接成骨。如额骨、顶骨、枕骨、颞骨、下颌骨及锁骨等。在将要成骨的部位，间充质先分化为原始膜状结缔组织，其内的间充质细胞分化为骨祖细胞，进而分化为成骨细胞并在此生成最早的骨组织，该部位称为骨化中心（ossification center），并由骨化中心向四周扩散成骨。

（2）软骨内成骨是指由间充质首先分化为透明软骨并逐步替换为骨。如四肢骨、躯干骨和部分颅底骨等。现以长骨为例进行说明。

①软骨雏形形成：间充质细胞在将要成骨的部位聚集、分化为骨祖细胞，进而分化为成软骨细胞，后者再转变为软骨细胞。软骨细胞分泌软骨基质并形成一块与长骨外形相似的透明软骨，称软骨雏形（cartilage model）。软骨周围的间充质则分化为软骨膜。

②骨领形成：软骨雏形中段处软骨膜内层的骨祖细胞增殖分化为成骨细胞，成骨细胞以膜内成骨的方式在软骨表面形成领圈状的薄层原始骨组织，称骨领（bone collar）。骨领形成后，其表面的软骨膜改称为骨膜。

③初级骨化中心与骨髓腔形成：骨领形成的同时，软骨雏形中央的软骨细胞分泌碱性磷酸酶使软骨基质钙化，软骨细胞退化凋亡。骨膜中的间充质细胞、骨祖细胞、成骨细胞及破骨细胞随着血管穿过骨领，进入钙化的软骨区。破骨细胞溶解吸收退化的软骨。成骨细胞在残存的软骨基质表面成骨，形成以钙化软骨基质为中轴、表面附以新生骨组织的过渡型骨小梁（transitional bone trabecula）。此部位为软骨内最先骨化的区域，称初级骨化中心（primary ossification center）。过渡型骨小梁之间为初级骨髓腔，间充质细胞在此分化为网状细胞，形成网状组织，造血干细胞进入并增殖分化形成骨髓。软骨雏形在初级骨化中心形成过程中不断向两端扩展骨化，过渡型骨小梁也逐渐被破骨细胞吸收，许多初级骨髓腔融合形成一个大而长的骨髓腔。

④次级骨化中心与骨骺形成：次级骨化中心（secondary ossification center）一般在出生后数月至数年在骨干两端的软骨中央形成，与初级骨化中心的成骨过程相似，最终软骨被松质骨取代，骨干两端形成骨骺，骨骺外侧面的松质骨最终被改建成密质骨。保留于骨干与骨骺间的一层软骨称骺板（epiphyseal plate）。骨骺末端表面的薄层透明软骨称为关节软骨，终生不骨化，参与构成关节。

（3）骨的生长。骨膜中的骨祖细胞分化为成骨细胞，在骨干表面添加骨组织，使骨干变粗。在骨干内表面，骨小梁被破骨细胞溶解吸收，骨髓腔增大。骨的加长是通过骺板的不断生长并替换骨组织，从骨骺侧向骨干侧不断成骨而实现的。约 17 ～ 20 岁时，骺板被骨组织取代并形成薄层密质骨，称骺线（epiphyseal line），长骨将不再加长。

第三节　血液

血液（blood），又称外周血，是流动于心血管内的液态结缔组织。健康成人的血容量约 5 L，占体重的 7%。血液由血细胞（红细胞、白细胞和血小板）和血浆组成。新鲜血液中加入适量抗凝剂（肝素或枸橼酸钠）静置或离心沉淀后可分出三层：上层淡黄色的为血浆，下层深红色的为红细胞，中间薄层灰白色的为白细胞和血小板。血细胞占血液容积的 45%，血浆占 55%。血浆（plasma）相当于细胞外基质，90% 是水，pH 为 7.3 ～ 7.4，其余为血浆蛋白（白蛋白、球蛋白、纤维蛋白原等）、脂蛋白、激素、酶、无机盐和多种营养、代谢物质。血浆除去纤维蛋白原后形成的淡黄色透明液体称血清，是临床生化检查的常用检材。

正常情况下，血细胞有稳定的形态结构、数量和百分比。血细胞的形态、数量、百分比及血红蛋白含量的测定结果称血常规。患病时，血常规常有显著改变，是疾病诊断的重要指标。常用 Giemsa 或 Wright 染色法染血涂片以观察血细胞形态（图 9-16）。

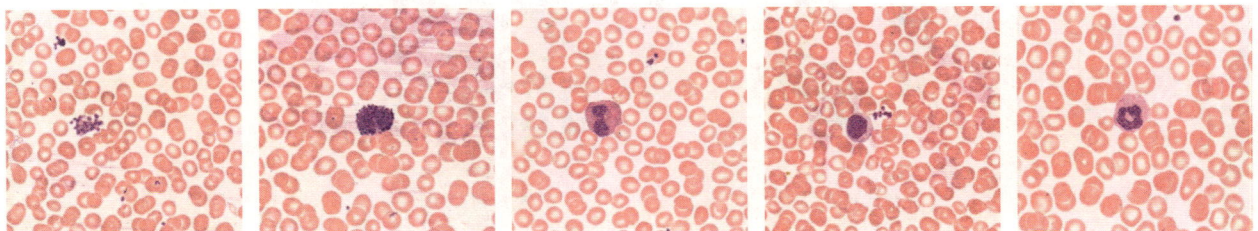

图 9-16　血细胞

一、血细胞

（一）红细胞

红细胞（erythrocyte，red blood cell）呈双凹圆盘状，直径约 7.5 μm，周缘厚，中央薄。这一形态结构使红细胞的表面积增加大约 25%。血涂片时红细胞中央部呈浅红色。

成熟红细胞无核和细胞器，胞质内充满血红蛋白（hemoglobin，Hb）。正常成年男性血液中血红蛋白的含量为 120 ~ 150 g/L，女性为 110 ~ 140 g/L。血红蛋白是含卟啉铁的碱性蛋白，能与 O_2 和 CO_2 结合，使红细胞具有为全身组织细胞供氧和带走代谢产生的大部分 CO_2 的功能。

红细胞膜固定于可变形的主要成分为血影蛋白和肌动蛋白的圆盘状网架结构上，即红细胞膜骨架（erythrocyte membrane skeleton），其使红细胞具有形态可变性，使红细胞能改变形状以通过小于自身直径的毛细血管。维持正常的红细胞形态需要足够的 ATP 供能及细胞内外渗透压的平衡。红细胞在 ATP 缺乏时会变成棘球状，ATP 供能改善后可恢复正常形态。血浆渗透压降低时可引起过量的水进入红细胞内，红细胞肿胀甚至破裂，血红蛋白逸出，称溶血（hemolysis）。高渗、溶血性细菌、脂溶剂、某些药物或毒素（如蛇毒）等亦可引起溶血。

红细胞膜上有一类镶嵌的蛋白质，即血型抗原 A 和（或）血型抗原 B，构成人类的 ABO 血型系统，在临床输血中具有重要意义。这是因为人类血液中存在抗异型血型抗原的天然抗体，若错配血型，首次输血即可导致抗原抗体结合，使红细胞膜破裂，发生溶血。

红细胞的平均寿命约 120 天。红细胞无细胞器而不能合成新的蛋白和代谢所需的酶。随着时间推移，血红蛋白和膜骨架蛋白发生变性，红细胞衰老，变形性降低。老化的红细胞在经过肝脏和脾时被巨噬细胞吞噬清除。与此同时，骨髓产生的新的未完全成熟的红细胞被释放入血。这些细胞内残留有部分核糖体，用煌焦油蓝染色呈细网状，称网织红细胞（reticulocyte）。网织红细胞入血后大约经过一天完全成熟，核糖体消失。成人外周血中网织红细胞占红细胞总数的 0.5% ~ 1.5%，新生儿可达 3% ~ 5%。

（二）白细胞

白细胞（leukocyte，white blood cell）是无色有核的球形细胞，从骨髓入血后一般于 24 小时内以变形运动的方式穿过毛细血管壁进入结缔组织或淋巴组织，参与免疫防御功能。根据胞质内有无特殊颗粒，分为有粒白细胞和无粒白细胞。根据特殊颗粒的染色特点，有粒白细胞又可分为中性粒细胞、嗜酸性粒细胞和嗜碱性粒细胞。无粒白细胞分为单核细胞和淋巴细胞，均有细小的嗜天青颗粒。

1. 中性粒细胞（neutrophilic granulocyte，neutrophil） 是数量最多的白细胞。球形，直径 10 ~ 12 μm，核为弯曲杆状或分叶状，分叶核一般为 2 ~ 5 叶，以 2 ~ 3 叶为多，叶间有细丝相连。核的叶数与细胞的成熟度呈正相关（图 9-17）。当机体受到严重细菌感染时，大量新生细胞从骨髓入血，杆状核与 2 叶核的细胞比例增高，称核左移。若 4 ~ 5 叶核的细胞比例增高，称核右移，说明出现骨髓造血功能障碍。

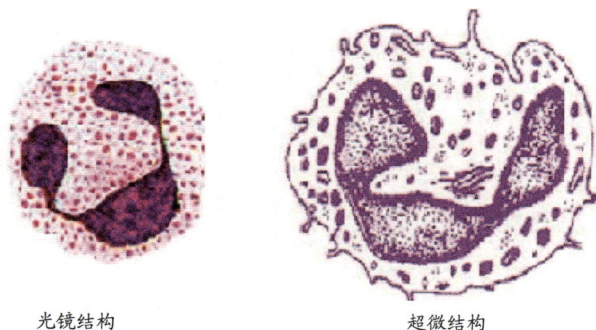

光镜结构　　　　超微结构

图 9-17　中性粒细胞

光镜下，中性粒细胞的胞质呈浅粉红色，含有许多散在的细小颗粒。电镜下，颗粒分为两种。一种是嗜天青颗粒（azurophilic granule），占颗粒总数的20%，较大，是一种溶酶体，含有酸性磷酸酶、髓过氧化物酶和多种酸性水解酶类等，能消化吞噬细菌和异物。另一种是特殊颗粒（specific granule），占颗粒总数的80%，较小，是一种分泌颗粒，含有溶菌酶、吞噬素（防御素）等，有杀菌作用。CD15、髓过氧化物酶常作为中性粒细胞的蛋白标志物。

中性粒细胞从骨髓进入血液并停留约6～8小时后进入结缔组织中存活2～3天。中性粒细胞有很强的趋化作用和吞噬功能，主要吞噬细菌，也可吞噬异物。当局部感染细菌时，在趋化因子的作用下，中性粒细胞通过变形运动向病灶聚集，发挥吞噬和分泌功能。吞噬并处理大量细菌后的中性粒细胞变性坏死，成为脓细胞。

2. 嗜酸性粒细胞（eosinophilic granulocyte，eosinophil） 直径10～15 μm，核杆状或分叶状，多为2叶，胞质内充满粗大、均匀的鲜红色嗜酸性颗粒（图9-18）。嗜酸性颗粒是特殊的溶酶体，含有一般溶酶体酶、阳离子蛋白、组胺酶、芳基硫酸酯酶等。在肥大细胞等释放的嗜酸性粒细胞趋化因子的作用下，嗜酸性粒细胞移行至病变或发生过敏反应的部位，吞噬抗原抗体复合物，释放阳离子蛋白杀灭寄生虫，释放组胺酶能分解组胺、芳基硫酸酯酶灭活白三烯，从而减轻过敏反应。因此，在寄生虫感染或患过敏性疾病时，血液及组织内嗜酸性粒细胞增多。嗜酸性粒细胞在组织内可存活8～12天。

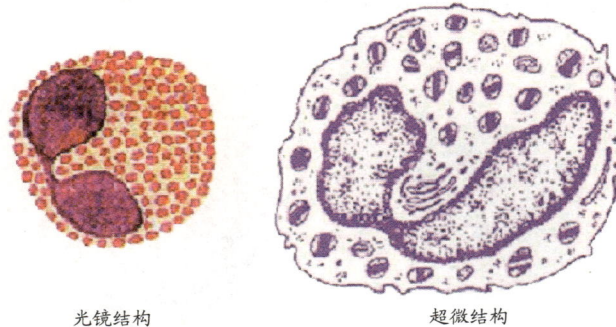

光镜结构　　　　　　　超微结构

图9-18　嗜酸性粒细胞

3. 嗜碱性粒细胞（basophilic granulocyte，basophil） 数量最少，直径10～12 μm，核分叶或"S"形，着色浅，轮廓不清。胞质内充满大小不等、分布不均的蓝紫色嗜碱性颗粒，核常被掩盖（图9-19）。嗜碱性颗粒为分泌颗粒，可被甲苯胺蓝染成紫色，含有肝素、组胺、中性粒细胞趋化因子、嗜酸性粒细胞趋化因子等。细胞也可合成并分泌白三烯。嗜碱性粒细胞与肥大细胞的分泌物及作用基本相同，也参与过敏反应，但两种细胞来源于骨髓中不同的造血祖细胞。嗜碱性粒细胞在组织中可存活10～15天。

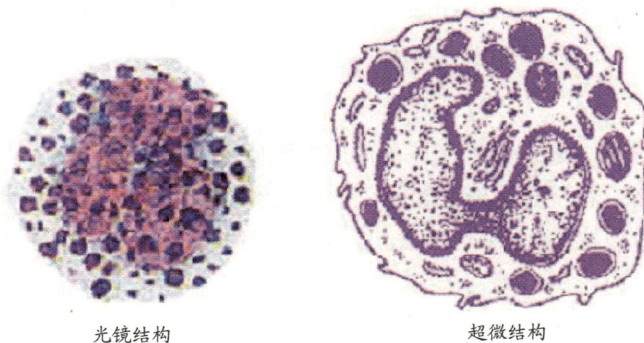

光镜结构　　　　　　　超微结构

图9-19　嗜碱性粒细胞

4. 单核细胞（monocyte） 直径14～20 μm，球形，是体积最大的白细胞。核呈肾形、马蹄形或不规则形，染色质呈细丝状，着色浅。胞质弱嗜碱性，含许多细小的淡紫色嗜天青颗粒（溶酶体）（图9-20）。

骨髓生成的单核细胞入血后停留 12 ~ 48 小时，然后进入全身结缔组织或其他组织，分化为不同类型的巨噬细胞。

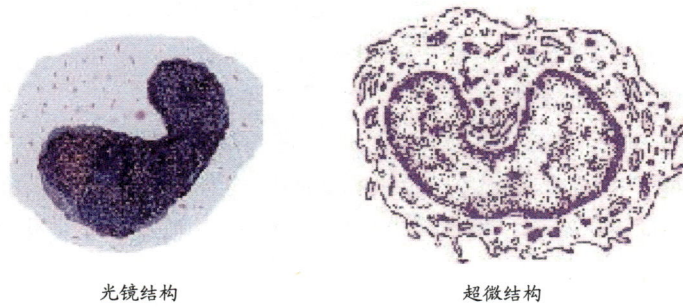

光镜结构　　　　　　　　　　　　　超微结构

图 9-20　单核细胞

5. 淋巴细胞（lymphocyte）　大小不一，球形，包括直径 6 ~ 8 μm 的小淋巴细胞、9 ~ 12 μm 的中淋巴细胞及 13 ~ 20 μm 的大淋巴细胞。血液中多数为小淋巴细胞，少数为中淋巴细胞（图 9-21）。大淋巴细胞只存在于淋巴组织。光镜下，淋巴细胞的胞质嗜碱性，呈蔚蓝色。小淋巴细胞的胞质少，核圆形，一侧常有浅凹，染色质呈致密粗块状，着色深。大、中淋巴细胞的胞质较多，染色质稀疏，着色浅，可含少量嗜天青颗粒。电镜下，淋巴细胞胞质含大量游离核糖体，少量线粒体、溶酶体、粗面内质网及高尔基复合体。

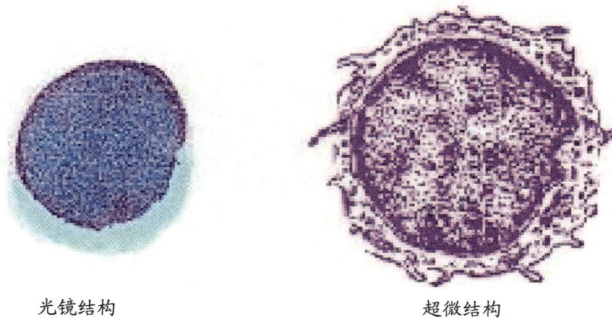

光镜结构　　　　　　　　　　　　　超微结构

图 9-21　淋巴细胞

淋巴细胞是主要的免疫细胞。根据发生来源、形态特点和免疫功能等的不同，可分为以下三类：①胸腺依赖淋巴细胞（thymus-dependent lymphocyte），简称 T 细胞，产生于胸腺，体积小，胞质内含少量溶酶体，占血液淋巴细胞总数的 75%。②骨髓依赖淋巴细胞（bone marrow-dependent lymphocyte），简称 B 细胞，产生于骨髓，体积稍大，有少量粗面内质网，无溶酶体，占 10% ~ 15%。受抗原刺激后增殖分化为产生抗体的浆细胞。③自然杀伤细胞（natural killer cell），简称 NK 细胞，产生于骨髓，为中淋巴细胞，溶酶体较多，占 10%。

（三）血小板

血小板（blood platelet）是骨髓巨核细胞脱落形成的胞质小块，呈双凸圆盘状，直径 2 ~ 4 μm，无核，有部分细胞器，受机械或化学刺激时伸出突起而呈不规则状。在血涂片 Wright 染色时常聚集成群，中央有蓝紫色的血小板颗粒，称颗粒区（granulomere），周边呈浅蓝色，称透明区（hyalomere）。电镜下，血小板表面吸附有血浆蛋白，内含多种凝血因子。透明区有维持血小板形态的微丝和微管。颗粒区有特殊颗粒（α 颗粒）、致密颗粒和少量溶酶体。特殊颗粒含血小板因子Ⅳ、血小板源性生长因子（platelet-derived growth factor，PDGF）、凝血酶敏感蛋白等。致密颗粒含 5- 羟色胺、ATP、ADP、钙离子及肾上腺素等。

血小板参与凝血、止血过程。血管内皮受损或破裂时，血小板迅速黏附、聚集于损伤或破裂处形成血栓，以堵塞破口或小血管腔。同时血小板被激活并释放 5- 羟色胺促进血管收缩，凝血酶敏感蛋白加速血小板聚集，血小板因子Ⅳ发挥抗凝血作用，PDGF 刺激内皮细胞增殖以修复血管。血小板寿命为 7 ～ 14 天。

二、血细胞的发生

每天血液中都有一定数量的血细胞衰老死亡和相同数量的骨髓生成的血细胞入血，以维持血细胞数量和质量的动态平衡。胚胎时期的卵黄囊、肝、脾、胸腺和骨髓均能造血，出生后红骨髓成为终生造血的主要器官。

（一）造血器官的演变

造血最早发生于胚胎第 3 周时形成的血岛（blood island）。血岛是由卵黄囊、体蒂和绒毛膜等处的胚外中胚层细胞密集形成的细胞索或细胞团。其周边细胞分化为内皮细胞，中间细胞分化为最早的造血干细胞，并主要分化为红细胞系。

胚胎发育第 6 周，造血干细胞随血液循环入肝并开始造血；第 12 周，脾内造血干细胞分化为各种血细胞。胚胎肝脾内的造血干细胞集落由红系细胞、粒单系细胞和巨核细胞组成，为多向分化，称定型性造血或成人造血。胚胎发育第 3 个月，淋巴干细胞经血液进入胸腺增殖分化为胸腺细胞，最终分化成为 T 细胞。胚胎第 4 个月，在胸腺和骨髓发育成熟的 T 细胞、B 细胞进入淋巴结后，进一步发育成更多的 T 细胞和 B 细胞。胸腺和淋巴结为终生产生淋巴细胞的器官。胚胎后期骨髓开始造血并持续终生。骨髓造血主要产生红细胞、粒细胞、单核细胞与巨核细胞 - 血小板等髓系细胞。

（二）骨髓的结构

骨髓（bone marrow）分为红骨髓和黄骨髓，红骨髓由造血组织和血窦构成，即通常所说的骨髓，黄骨髓主要是脂肪组织。胎儿及婴幼儿骨髓都是红骨髓，约 5 岁后长骨骨干的骨髓腔内逐渐出现脂肪组织，红骨髓最终转变为黄骨髓而失去造血功能。但黄骨髓保留少量幼稚血细胞，有造血潜能。

造血组织由造血细胞、网状组织及基质细胞组成。网状组织的网孔内充满不同发育阶段的各种血细胞及少量巨噬细胞、成纤维细胞、骨髓基质干细胞等。造血细胞赖以生存、增殖与分化的场所称造血诱导微环境（hematopoietic inductive microenvironment），主要由网状细胞、巨噬细胞、成纤维细胞、骨髓基质干细胞、血窦内皮细胞等多种基质细胞（stromal cell）组成。基质细胞能产生网状纤维等细胞外基质成分，还能分泌多种造血生长因子，调节造血细胞的增殖与分化。

血窦为管腔大、形状不规则的有孔毛细血管，内皮细胞间隙较大，基膜不完整。

（三）造血干细胞和造血祖细胞

血细胞发生是在一定的微环境和因素的调控下，造血干细胞先增殖分化为各类血细胞的祖细胞，再定向增殖分化为各种成熟血细胞的过程。

1. 造血干细胞（hematopoietic stem cell）　又称多能干细胞（multipotential stem cell），形态类似小淋巴细胞，是生成各种血细胞的原始细胞，起源于卵黄囊等处的血岛。出生后，主要存在于红骨髓，肝、脾、淋巴结及外周血亦有少量分布。其具有以下特征：①有很强的增殖潜能，但在一般生理状态下，多数处于 G0 期；②有分化成不同的祖细胞的多向分化能力；③有自我复制能力，部分子代细胞仍保留原有的生物学特性，使造血干细胞的数量保持稳定。

2. 造血祖细胞（hematopoietic progenitor cell）　又称定向干细胞（committed stem cell），是造血干细胞分化而来的分化方向确定的干细胞，在不同的集落刺激因子（colony stimulating factor，CSF）作用下分化为各种形态可辨认的血细胞。①红细胞系造血祖细胞，在主要由肾分泌的促红细胞生成素（erythropoietin，EPO）的作用下生成红细胞。②粒细胞单核细胞系造血祖细胞，是中性粒细胞和单核细胞共同的祖细胞，其集落刺激因子包括粒单系集落刺激因子等。③巨核细胞系造血祖细胞，在血管内皮细胞等分泌的血小板生成素的作用下形成巨核细胞集落，最终产生血小板。

3. 血细胞发生过程和形态演变　造血祖细胞分化为各种成熟血细胞是一个连续的过程，可分为原始、幼稚（又分早、中、晚三期）和成熟三个阶段。其形态演变规律如下：①胞体由大变小（巨核细胞则由小变大）。②核由大变小，红细胞的核最后消失，粒细胞的核由圆形变成杆状乃至分叶状，但巨核细胞的核由小变大，呈分叶状。核仁染色质由细疏变粗密，核着色由浅变深，核仁由明显至消失。③胞质由少变多，嗜碱性逐渐变弱，但单核细胞和淋巴细胞仍保持嗜碱性。胞质内出现特殊结构或蛋白并逐渐增多，如粒细胞的特殊颗粒、巨核细胞的血小板颗粒、红细胞的血红蛋白。④除淋巴细胞外，细胞分裂能力从有到无。

（1）红细胞系的发生：历经原红细胞、早幼红细胞、中幼红细胞、晚幼红细胞，后者脱去核成为网织红细胞，入血后变为成熟红细胞。

（2）粒细胞系的发生：三种粒细胞虽然起始于不同的祖细胞，但发育过程基本相同，均历经原粒细胞、早幼粒细胞、中幼粒细胞、晚幼粒细胞，进而分化为成熟的杆状核和分叶核粒细胞入血。在某些急性细菌感染时，骨髓加速释放，外周血中的粒细胞可骤然增多。

（3）单核细胞系的发生：历经原单核细胞和幼单核细胞变为成熟的单核细胞。幼单核细胞增殖力强，在炎症时，骨髓内的幼单核细胞快速分裂增殖为单核细胞。

（4）淋巴细胞系的发生：一部分淋巴性造血干细胞经血流进入胸腺皮质，分化为 T 细胞，一部分在骨髓内分化为 B 细胞和 NK 细胞。淋巴细胞发育过程中形态结构变化不大，主要表现为细胞膜蛋白和功能状态的变化，故难以根据形态划分淋巴细胞的发生和分化阶段。

（5）巨核细胞 - 血小板系的发生：历经原巨核细胞、幼巨核细胞，变成巨核细胞。巨核细胞形态不规则，直径 50 ~ 100 μm，核巨大，分叶状，胞质内形成大量聚集成团的血小板颗粒。胞膜内陷形成分隔小管，将胞质分隔成许多含有团状血小板颗粒的小区，小区脱落成为血小板。

（宁波大学医学部　邢景军）

第十章　肌组织

肌组织（muscular tissue）主要由肌细胞构成。肌细胞间有少量结缔组织、血管、淋巴管及神经。肌细胞呈细长纤维形，又称肌纤维（muscle fiber），其细胞膜称肌膜（sarcolemma），细胞质称肌质或肌浆（sarcoplasm），其中的滑面内质网称肌质网或肌浆网（sarcoplasmic reticulum）。根据结构和功能特点，肌组织分为骨骼肌、心肌和平滑肌三种，前两种有明显的横纹，属横纹肌（striated muscle）。骨骼肌受躯体神经支配，属随意肌。心肌和平滑肌受自主神经支配，属不随意肌。

一、骨骼肌

大部分骨骼肌（skeletal muscle）借肌腱附于骨骼上。每块骨骼肌都是一个器官，由许多平行排列的骨骼肌纤维组成。包裹在整块肌外面的致密结缔组织膜称肌外膜（epimysium），富含血管和神经。肌外膜的结缔组织伸入肌内将肌分隔形成肌束，包裹肌束的结缔组织称肌束膜（perimysium），包裹每条肌纤维的结缔组织称肌内膜（endomysium）。结缔组织起支持、保护、连接、营养和功能调节作用。骨骼肌中还有一种附着在肌纤维表面的扁平、有突起的肌卫星细胞（muscle satellite cell），为干细胞，参与肌纤维的修复。

（一）骨骼肌纤维的光镜结构

骨骼肌纤维呈长圆柱状，长度不等，多为 1 ~ 40 mm，最长达 30 cm，直径 10 ~ 100 μm。除舌肌等少数肌纤维外，极少有分支。骨骼肌纤维是多核细胞，核呈扁椭圆形，可达数百个，位于肌膜下方。肌质中有沿肌纤维长轴平行排列的细丝样肌原纤维（myofibril）。每条肌原纤维上都有明暗相间的带，分别称为明带（light band）和暗带（dark band）。所有肌原纤维的明带和暗带都排列在同一平面上，构成了明暗相间的周期性横纹（cross striation）。偏振光显微镜下，明带呈单折光，又称 I 带。暗带呈双折光，又称 A 带。油镜下，暗带中央有一条浅色窄带，称 H 带，H 带中央有一条深色的 M 线。明带中央有一条深色的 Z 线。相邻两条 Z 线间的一段肌原纤维称肌节（sarcomere），由 1/2I 带 +A 带 +1/2I 带组成。暗带的长度恒定，为 1.5 μm，明带的长度随骨骼肌纤维的舒缩而变。肌节依次排列构成肌原纤维，是肌纤维结构和功能的基本单位（图 10-1）。

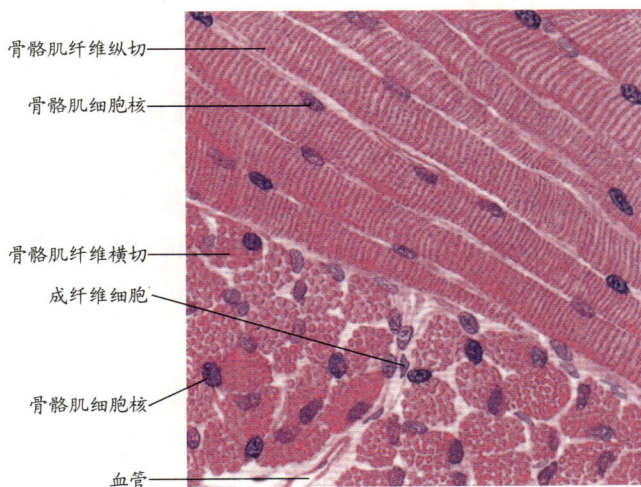

图 10-1　骨骼肌光镜结构

（二）骨骼肌纤维的超微结构

1. **肌原纤维**　由粗、细两种沿肌原纤维长轴排列的肌丝构成。粗肌丝（thick filament）位于肌节中部，两端游离，中央固定于M线。细肌丝（thin filament）位于肌节两侧，一端附着于Z线，另一端伸入粗肌丝之间，末端游离，止于H带外侧。横切面上，每1根粗肌丝的周围有6根细肌丝，每1根细肌丝的周围有3根粗肌丝（图10-2、图10-3）。

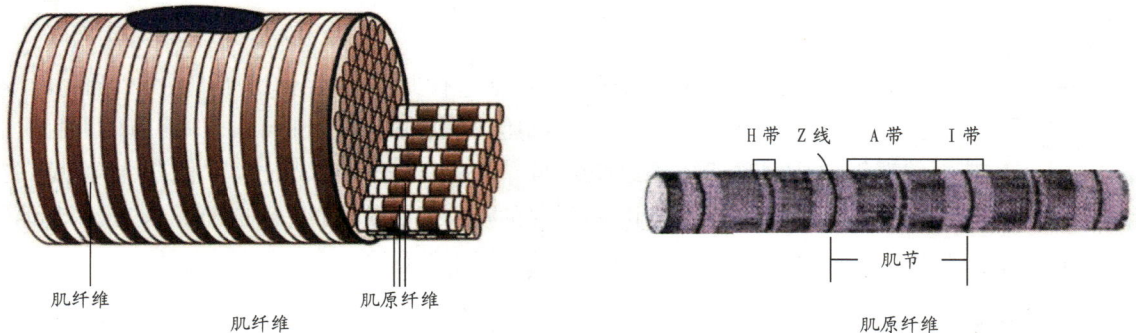

图 10-2　骨骼肌肌原纤维放大模式图

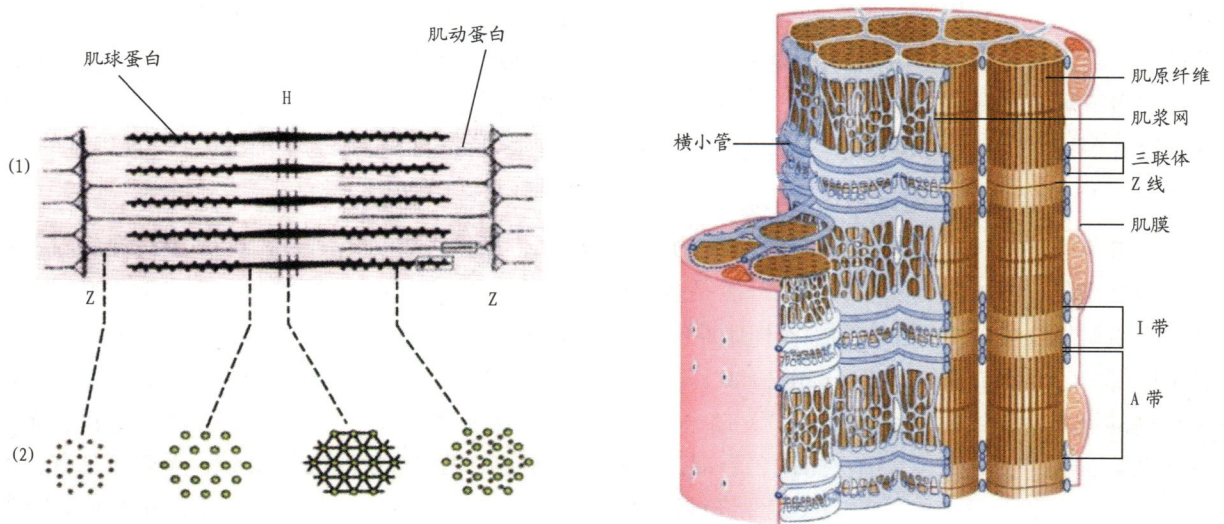

图 10-3　骨骼肌肌原纤维

细肌丝由肌动蛋白（actin）、原肌球蛋白（tropomyosin）和肌钙蛋白（troponin）组成。粗肌丝由肌球蛋白（myosin）组成。当粗细肌丝相对滑动时，会导致肌节长度发生变化，最终引起肌纤维舒缩。

2. **横小管**（transverse tubule）　位于明暗带交界处，是肌膜内凹形成的管状结构，与肌纤维垂直。分支相互吻合，环绕每条肌原纤维，可将肌膜的兴奋迅速传导至肌纤维内部。

3. **肌质网**（sarcoplasmic reticulum）　位于横小管之间，是特化的滑面内质网。中部纵行包裹一段肌原纤维，称纵小管（longitudinal tubule），两侧末端膨大呈扁囊状，称终池（terminal cisterna）。每条横小管与两侧的终池组成三联体（triad），是兴奋从肌膜传递到肌质网膜的部位。上有钙泵和钙通道。肌质网膜上的钙泵（一种ATP酶）能逆浓度梯度把肌质中的 Ca^{2+} 泵入肌质网内贮存。肌质网膜接受兴奋后，大量 Ca^{2+} 经开放的钙通道涌入肌质。

二、心肌

心肌（cardiac muscle）分布于心壁和邻近心脏的大血管根部，其收缩有自动节律性，缓慢而持久，不易疲劳。

（一）心肌纤维的光镜结构

光镜下，心肌纤维呈不规则的短圆柱状，直径 10 ～ 20 μm，长 80 ～ 150 μm，借分支互连成网。核卵圆形，位于细胞中央，多数单核，少数为双核。相邻心肌纤维连接处染色较深，呈阶梯状粗线，称闰盘（intercalated disk）。心肌纤维纵切面也呈明暗相间的周期性横纹，但不如骨骼肌明显，核周可见脂褐素。心肌纤维间有丰富的毛细血管（图 10-4）。

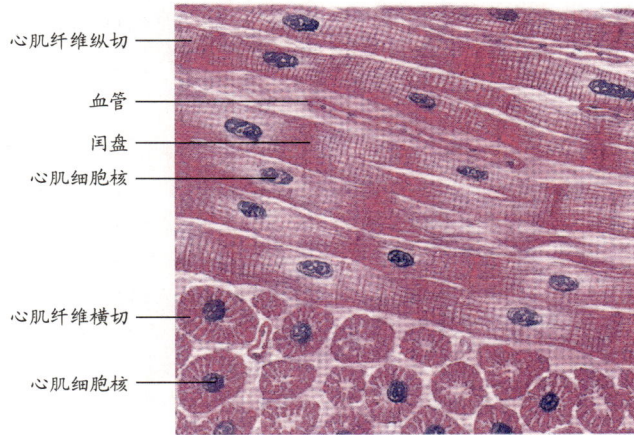

心肌纤维纵切——
血管——
闰盘——
心肌细胞核——

心肌纤维横切——
心肌细胞核——

图 10-4　心肌光镜结构

（二）心肌纤维的超微结构

与骨骼肌纤维相似，有粗、细肌丝及其组成的肌节。其特点是：①肌原纤维不规则、粗细不等，界限不明显，肌原纤维间有大量的线粒体。②横小管较粗，位于 Z 线水平。③肌质网稀疏，纵小管和终池少，横小管与一侧的终池相贴形成二联体（diad）。④闰盘的横向部分位于 Z 线水平，有桥粒和黏着小带，牢固连接心肌纤维。闰盘的纵向部分有缝隙连接，便于电冲动传导和细胞间的化学信息交流，使心房肌和心室肌整体的舒缩同步化。

三、平滑肌

平滑肌（smooth muscle）由平滑肌纤维组成，广泛分布于脉管系统的肌层、中空性器官（消化管、呼吸道等）的管壁及某些器官的被膜内。

（一）平滑肌纤维的光镜结构

平滑肌纤维呈长梭形，无横纹，胞质嗜酸性，单核，核杆状或椭圆形，位于细胞中央。长度不一，一般长 200 μm，直径 5 ～ 20 μm，但小血管壁上的平滑肌纤维可短至 20 μm，妊娠末期的子宫平滑肌纤维可长达 500 μm（图 10-5）。

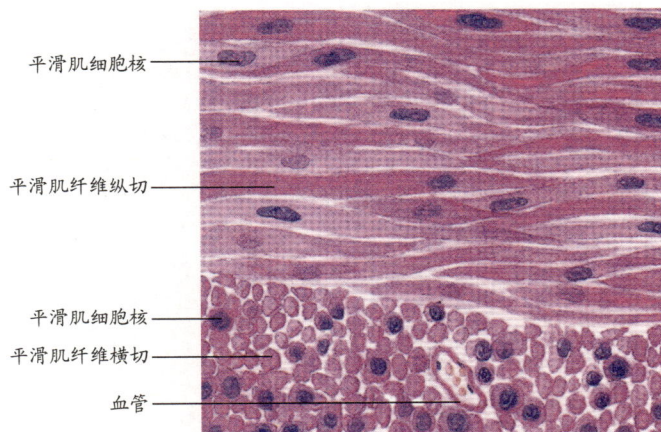

平滑肌细胞核——

平滑肌纤维纵切——

平滑肌细胞核——
平滑肌纤维横切——
血管——

图 10-5　平滑肌的光镜结构

（二）平滑肌纤维的超微结构

无肌原纤维，可见大量密斑（dense patch）、密体（dense body）、中间丝、细肌丝和粗肌丝。密斑、密体的电子密度较高，分别位于肌膜下和肌质中。中间丝由结蛋白（desmin）构成，连于密斑和密体之间，形成细胞骨架。细肌丝一端连于密斑或密体，另一端游离，环绕在粗肌丝周围。平滑肌无肌节，而是由若干条粗肌丝和细肌丝聚集形成肌丝单位，又称收缩单位。平滑肌纤维的收缩也是以粗、细肌丝间的滑动为基础。相邻平滑肌纤维间有缝隙连接，可传递化学信息和神经冲动，引起相邻肌纤维的同步功能活动。

（宁波大学医学部　邢景军）

第十一章 神经组织

神经组织（nervous tissue）由神经细胞和神经胶质细胞组成，是神经系统的主要成分。神经细胞（nerve cell）是神经系统的结构和功能单位，也称神经元（neuron），能感受刺激、整合信息和传导神经冲动。神经元之间以突触相联系，形成复杂的神经网络，分析和贮存接收的信息并传递给另一个神经元或其他各种效应细胞（肌细胞、腺细胞等）。有的神经元具有内分泌功能。神经胶质细胞（neuroglia cell）的数量为神经元的 10 ~ 50 倍，不能传导神经冲动，但对神经元有支持、保护、营养和绝缘等作用。

一、神经元

神经元是高度分化的细胞，约有 10^{12} 个，形态和种类多样，但都可分为胞体、树突和轴突 3 部分（图 11-1、图 11-2）。

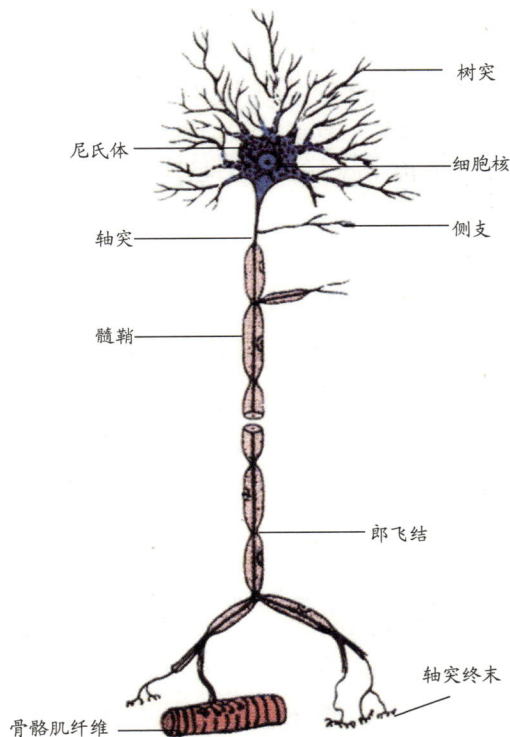

图 11-1 神经元模式图

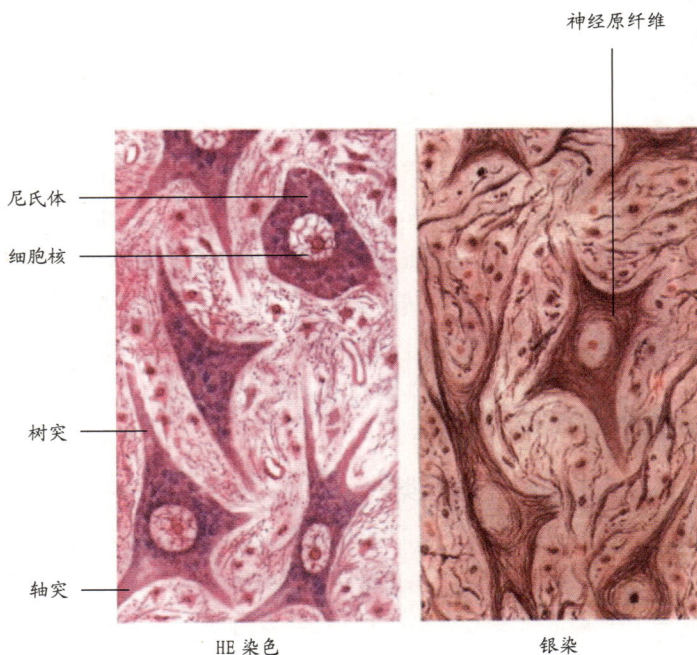

HE 染色　　　　银染

图 11-2 神经元光镜图

（一）神经元的结构

1. 胞体　是神经元的营养和代谢中心，主要位于中枢神经系统的灰质（大脑和小脑的皮质、脑干和脊髓的灰质）和周围神经系统的神经节。形态多样，呈圆形、锥形、梭形和星形等，大小悬殊，均由细胞核、细胞质和细胞膜构成。

（1）细胞膜：是可兴奋膜，能接受刺激、处理信息、产生和传导神经冲动。其性质取决于膜蛋白，有些是离子通道，有些是受体，受体与相应的神经递质结合会使离子通道开放。

（2）细胞核：大而圆，位于胞体中央，核膜明显，常染色质多而异染色质少，故着色浅，核仁大而明显。

（3）细胞质：除含有一般的细胞器外，还有特征性结构，如尼氏体和神经原纤维。

①光镜下，尼氏体（Nissl body）呈细颗粒状（神经节内神经元）或粗大斑块状（脊髓前角运动神经元），分布均匀，强嗜碱性。电镜下，尼氏体由发达的粗面内质网和游离核糖体构成，说明神经元蛋白质合成功能旺盛，主要合成结构蛋白、神经递质所需的酶类及神经调质。神经递质（neurotransmitter）是神经元向其他神经元或效应细胞传递信息的化学载体。神经调质（neuromodulator）一般为肽类，能调节神经元对神经递质的反应。

②神经原纤维（neurofibril）在光镜下不能辨认，在镀银染色时呈交织成网的棕黑色细丝，伸入树突和轴突。电镜下由神经丝和微管构成。神经丝（neurofilament）是由神经丝蛋白构成的一种中间丝。微管由微管蛋白（tubulin）和微管相关蛋白 2（microtubule-associated protein 2）构成。它们构成神经元细胞骨架并参与胞内物质运输。

胞质中还含有色素，最常见的是随年龄增多的脂褐素，一种溶酶体的残余体。

2. 树突（dendrite）　自神经元胞体发出，呈树枝状分支，每个神经元有一至多个树突，主要功能是接受刺激。有些神经元的树突分支上有大量短小突起，称树突棘（dendritic spine），是神经元间形成突触的主要部位。树突内的结构与胞质相似，也有尼氏体、神经丝、微管等。树突和树突棘极大地扩展了神经元接受刺激的表面积。

3. 轴突（axon）　一般由胞体发出，也可从树突干基部发出，短者数微米，最长达 1 米以上。每个神经元只有一个轴突，主要功能是传导神经冲动。光镜下，胞体发出轴突的部位称轴丘（axon hillock），圆锥形，无尼氏体，故染色淡。轴突一般比树突细，粗细均匀，有侧支呈直角分出。轴突末端的分支较多，形成轴突终末。轴突表面的胞膜称轴膜（axolemma），内含的胞质称轴质（axoplasm）。轴质内有大量神经丝和微管，还有滑面内质网、微丝、线粒体和小泡。轴突内无粗面内质网和游离核糖体，不能合成蛋白质。

胞体和轴突间的物质运输称为轴突运输（axonal transport）。由胞体向轴突终末运输的过程，称顺向轴突运输（anterograde axonal transport）。反之，轴突终末的代谢产物或摄取的物质逆向转运到胞体，称逆向轴突运输（retrograde axonal transport）。胞体内的神经丝、微管和微丝缓慢地转运到轴突终末，称慢速轴突运输。轴膜更新所需的蛋白质、合成神经递质的酶、含神经递质或神经调质的小泡及线粒体等由胞体快速向轴突终末运输，称快速顺向轴突运输。轴突终末的代谢产物或摄取的物质逆向运输到胞体，称快速逆向轴突运输。某些毒素或病毒（破伤风毒素、狂犬病毒、脊髓灰质炎病毒）可经逆向轴突运输侵犯神经元胞体而致病。

（二）神经元的分类

（1）按神经元突起的数量可分为三类。①多极神经元（multipolar neuron）：一个轴突和多个树突。②双极神经元（bipolar neuron）：树突和轴突各一个。③假单极神经元（pseudounipolar neuron）：胞体发出一个突起走行不远后呈"T"形分为两支，一支进入脑或脊髓，称中枢突；另一支分布到周围的感受器，称周围突。中枢突传出神经冲动，是轴突。周围突接受刺激，具有树突的功能。

（2）按神经元轴突的长短可分为两类。①高尔基 I 型神经元（Golgi type I neuron）：是具有长轴突（可达 1 米以上）的大神经元。②高尔基 II 型神经元（Golgi type II neuron）：是具有短轴突（仅数微米）的小神经元。

（3）按神经元的功能可分为三类。①感觉神经元（sensory neuron）：多为假单极神经元，接受刺激并将信息传向中枢，又称传入神经元（afferent neuron）。②运动神经元（motor neuron）：一般为多极神经元，把神经冲动传递给效应器（肌细胞、腺细胞等），又称传出神经元（efferent neuron）。③中间神经元（interneuron）：主要为多极神经元，位于前两种神经元之间，可以加工和传递信息。这三类神经元和感受器、效应器共同构成反射弧。

（4）按神经元释放的神经递质和神经调质的化学性质可分为：①胆碱能神经元，释放乙酰胆碱。②去甲肾上腺素能神经元，释放去甲肾上腺素。③胺能神经元，释放多巴胺、5- 羟色胺等。④氨基酸能神经元，释放 γ- 氨基丁酸、甘氨酸和谷氨酸等。⑤肽能神经元，释放神经肽（脑啡肽、P 物质和神经降压素等）。一氧化氮和一氧化碳也是神经递质。一个神经元只释放一种神经递质和神经调质。

二、突触

突触（synapse）是神经元之间或神经元与效应细胞之间进行信息传递的一种特化的细胞连接。突触分为化学突触和电突触两类。化学突触即通常所说的突触，以神经递质作为传递信息的媒介。电突触实际是缝隙连接，以电流作为传递信息的载体。哺乳动物神经系统中绝大多数为化学突触，最常见的是一个神经元的轴突终末与另一个神经元的胞体、树突或树突棘连接，分别形成轴 - 体突触、轴 - 树突触或轴 - 棘突触。

电镜下，突触由突触前成分（presynaptic element）、突触间隙（synaptic cleft）和突触后成分（postsynaptic element）构成。突触前、后成分相对的胞膜分别称突触前膜和突触后膜，两者之间有宽 15 ~ 30 nm 的突触间隙。突触前成分一般是神经元呈球状膨大的轴突终末，银染色时呈棕黑色的圆形颗粒，称突触小体（synaptic knob）。突触前成分内含大量大小不一的突触小泡（synaptic vesicle）。突触小泡含神经递质或神经调质，被表面附有的突触素（synapsin）连于细胞骨架。突触前膜胞质面有致密突起，突起间隙容纳突触小泡。突触后膜有能与神经递质特异性结合的受体和离子通道。突触间隙有可降解神经递质的酶。

当神经冲动沿轴膜传至轴突终末时，Ca^{2+} 经突触前膜上开放的 Ca^{2+} 通道由胞外进入突触前成分，在 ATP 的参与下突触素发生磷酸化，使突触小泡脱离细胞骨架并移至突触前膜，通过出胞作用释放小泡内的神经递质到突触间隙。神经递质与突触后膜中的受体结合，引起突触后膜的膜电位发生改变，产生神经冲动。

三、神经胶质细胞

神经胶质细胞（neuroglial cell）简称胶质细胞（glial cell），有突起，但突起不分树突和轴突，不形成化学突触，不能传导神经冲动。胶质细胞填充于神经元之间或神经元与非神经细胞之间，起支持和绝缘作用，以保证信息传递的专一性和不受干扰。

（一）中枢神经系统的胶质细胞

HE 染色时，除室管膜细胞外，其他三种都不易区分。银染或免疫细胞化学染色能显示各种细胞的全貌（图 11-3）。

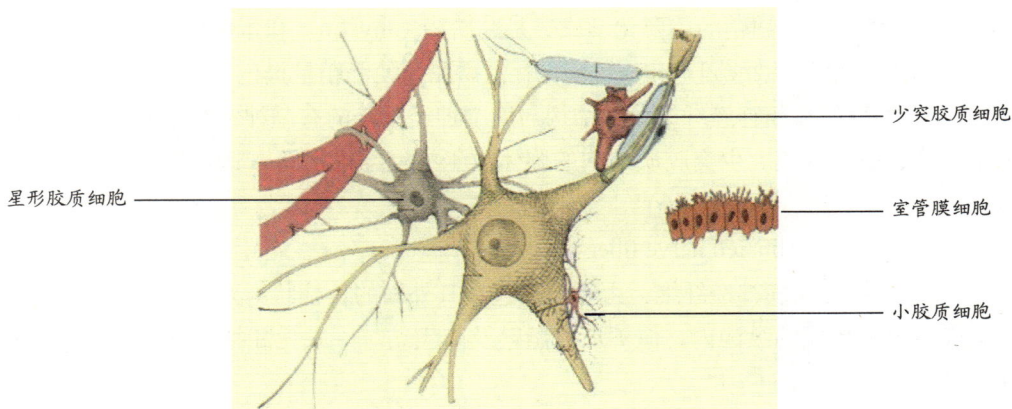

图 11-3　中枢神经系统的神经胶质细胞

1. 星形胶质细胞（astrocyte）　最大、最多的一种胶质细胞。胞体呈星形，核大，圆形或卵圆形，染色浅。胞质内有胶质原纤维酸性蛋白（glial fibrillary acidic protein）构成的胶质丝（glial filament），参与构成细胞骨架。从胞体发出的突起填充在神经元胞体及其突起之间，起支持和绝缘作用。有些突起末端扩大形成脚板（end feet），在脑和脊髓表面形成胶质界膜（glial limitans），或贴附在毛细血管壁上，构成血-脑屏障的神经胶质膜。能分泌多种细胞因子，有维持神经元存活、促进神经突起生长的作用。在脑和脊髓损伤时可增生形成胶质瘢痕以充填修补缺损。

2. 少突胶质细胞（oligodendrocyte）　位于神经元胞体附近及神经纤维周围。胞体较小，突起较少，核卵圆形、染色质致密。电镜下，细胞突起末端扩展成扁平薄膜，包卷神经元的轴突形成髓鞘，是中枢神经系统的髓鞘形成细胞。

3. 小胶质细胞（microglia）　是最小的一种胶质细胞。胞体细长或椭圆，核小，染色深。来源于血液中的单核细胞，具有吞噬功能。在神经系统损伤时，被激活并转变为巨噬细胞，吞噬细胞碎屑及溃变的髓鞘。

4. 室管膜细胞（ependymal cell）　立方形或柱状，位于脑室和脊髓中央管的腔面，形成单层上皮，称室管膜。细胞游离面有纤毛、微绒毛，可摆动促进脑脊液流动。脉络丛的室管膜细胞可产生脑脊液。

（二）周围神经系统的胶质细胞

1. 施万细胞（Schwann cell）　参与神经纤维的构成，有髓和无髓神经纤维中的施万细胞存在形态和功能方面的差异。施万细胞及其形成的髓鞘外表面有基膜。施万细胞能分泌神经营养因子，促进损伤神经元的存活及其轴突再生。

2. 卫星细胞（satellite cell）　是神经节内包裹神经元胞体的一层扁平或立方体细胞。

四、神经纤维和神经

（一）神经纤维

神经纤维（nerve fiber）由神经元的长轴突及包绕它的神经胶质细胞构成。根据神经胶质细胞是否形成髓鞘（myelin sheath），分为有髓神经纤维和无髓神经纤维。

1. 有髓神经纤维（myelinated nerve fiber）

（1）周围神经系统的有髓神经纤维：包括大部分脑神经和脊神经。这类神经纤维的轴突外表面除起始和终末段外均有髓鞘。髓鞘分成许多节段，每一节段均为一个长卷筒状的施万细胞包绕轴突形成。各节段间无髓鞘的缩窄部位称郎飞结（Ranvier node），该处轴膜裸露。相邻两个郎飞结之间的一段神经纤维，称为结间体（internode）。施万细胞外面包有一层基膜。电镜下，髓鞘为明暗相间的板层结构。以髓鞘为界，施万细胞分为三层。中层为同心圆排列卷绕轴突的多层细胞膜形成的髓鞘。髓鞘内侧的胞质极薄，外侧的胞质略厚，含细胞核。髓鞘的主要化学成分是髓磷脂（myelin）和蛋白质（图11-4）。HE染色时，因髓磷脂被溶解而呈空网状。锇酸固定和染色能保存髓磷脂而使髓鞘呈黑色。

（2）中枢神经系统的有髓神经纤维：其结构与周围神经系统的有髓神经纤维基本相同，由少突胶质细胞形成髓鞘，外表面无基膜。少突胶质细胞的胞体位于神经纤维之间，其多个扁平薄膜的突起可分别包卷多个轴突。

2. 无髓神经纤维（unmyelinated nerve fiber）

（1）周围神经系统的无髓神经纤维：由轴突及包在其外面的长柱状施万细胞组成。较细的轴突被包裹于施万细胞表面内陷形成的纵沟内，但不形成髓鞘及郎飞结。一条无髓神经纤维可含多条轴突。施万细胞外面也有基膜（图11-5）。

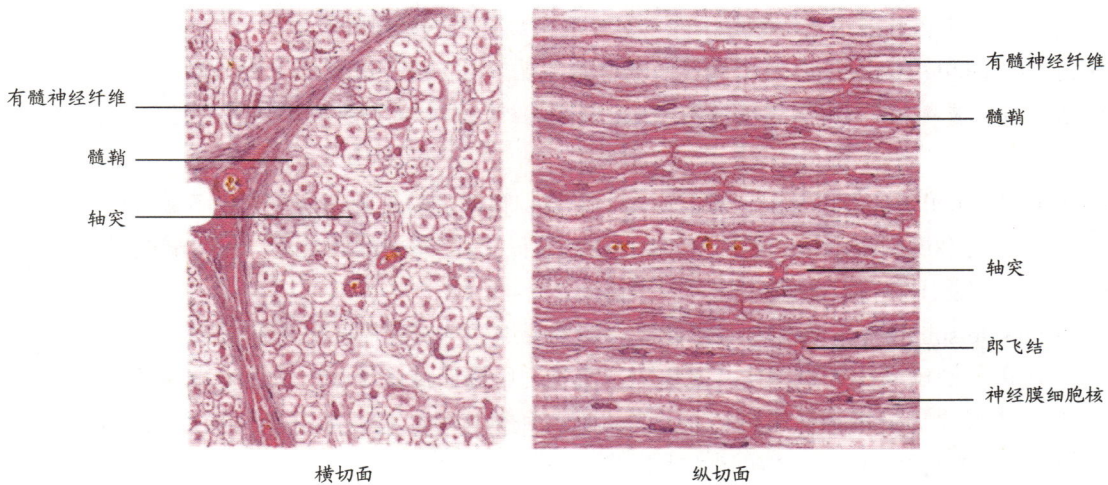

有髓神经纤维
髓鞘
轴突

有髓神经纤维
髓鞘
轴突
郎飞结
神经膜细胞核

横切面　　　　　　　　　　纵切面

图 11-4　有髓神经纤维

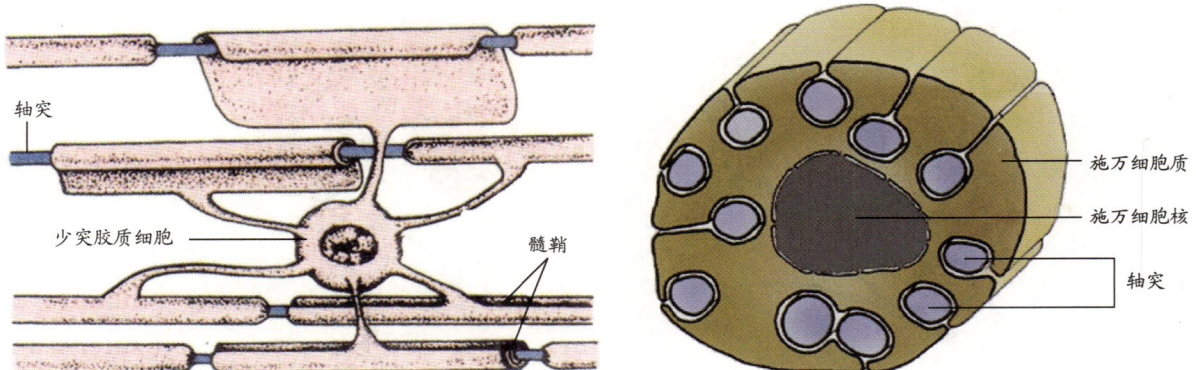

轴突
少突胶质细胞
髓鞘

施万细胞质
施万细胞核
轴突

图 11-5　无髓神经纤维

（2）中枢神经系统的无髓神经纤维：是外面没有任何胶质细胞包裹的裸露的轴突，分散于有髓神经纤维或胶质细胞之间。

神经纤维的功能是传导神经冲动，这种电流的传导是在轴膜进行的。有髓神经纤维的神经冲动呈跳跃式传导，即从一个郎飞结跳到下一个郎飞结，传导速度快。有髓神经纤维的轴突越粗，传导速度越快。无髓神经纤维因无髓鞘和郎飞结，神经冲动只能沿轴膜连续传导，传导速度慢。

（二）神经

周围神经系统的神经纤维聚集形成神经。包裹在神经表面的致密结缔组织称神经外膜（epineurium）。包绕神经内的每条神经纤维的结缔组织，称为神经内膜（endoneurium）。若干条神经纤维聚集为一条神经束（nerve tract），包被神经束的结缔组织称神经束膜（perineurium）。一条神经通常含有若干条神经束。有些神经只含感觉神经纤维或躯体运动神经纤维，但大部分神经兼含二者及自主神经纤维。

五、神经末梢

神经末梢是周围神经纤维的终末部分，遍布全身，形成各种末梢装置（图 11-6）。按功能分为感觉神经末梢和运动神经末梢两大类。

（一）感觉神经末梢

感觉神经末梢（sensory nerve ending）是感觉神经元（假单极神经元）周围轴突的末端，通常和其他组织共同构成感受器，把接收的刺激转化为神经冲动传入中枢，产生感觉。

1. 游离神经末梢（free nerve ending）　由较细的有髓神经纤维或无髓神经纤维的终末反复分支而成。在接近末梢处，髓鞘消失，裸露的细支广泛分布在表皮、角膜和毛囊的上皮细胞之间，或各种结缔组织（真皮、骨膜、肌腱、韧带、牙髓等）内，感受冷、热、轻触和痛的刺激。

2. **触觉小体**（tactile corpuscle） 分布于皮肤真皮乳头，指/趾掌侧较多。卵圆形，长轴垂直于皮肤表面，外包结缔组织被囊，内有许多扁平细胞。失去髓鞘的神经纤维末梢进入小体并盘绕于扁平细胞之间，感受触觉。

3. **环层小体**（lamellar corpuscle） 分布于皮下组织、腹膜、肠系膜、韧带和关节囊等处。较大，圆形或卵圆形，周围有多层同心圆排列的扁平细胞，中央有一条均质状的圆柱体。失去髓鞘的神经纤维末梢进入圆柱体内，感受压觉和振动觉。

4. **肌梭**（muscle spindle） 是分布在骨骼肌内的梭形结构。表面有结缔组织被膜，内含数条较细的梭内肌纤维。梭内肌纤维的核成串排列，或集中于肌纤维中段而使该处膨大。失去髓鞘的感觉神经末梢包绕梭内肌纤维中段，而运动神经末梢分布在梭内肌纤维的两端。梭内肌纤维与梭外肌纤维同步舒缩，其张力变化可刺激感觉神经末梢。故肌梭为本体感受器，能感受身体各部位的屈伸状态，调控骨骼肌的活动。

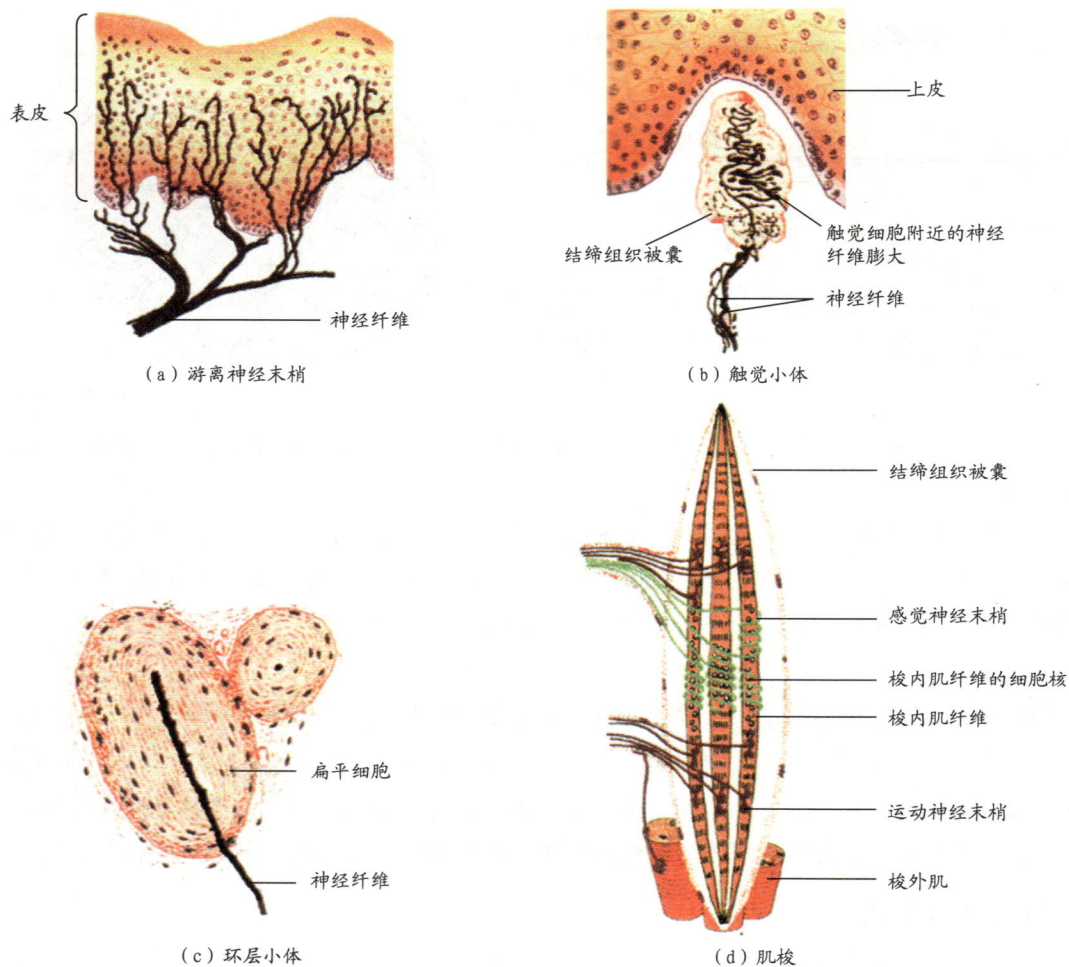

（a）游离神经末梢　　　　　　　　（b）触觉小体

（c）环层小体　　　　　　　　（d）肌梭

图 11-6　各种神经末梢

（二）运动神经末梢

运动神经末梢（motor nerve ending）是运动神经元轴突的终末部分，分布于肌组织和腺体，支配肌纤维的收缩和调节腺细胞的分泌。

1. **躯体运动神经末梢** 分布于骨骼肌。神经纤维抵达骨骼肌时失去髓鞘，轴突终末反复分支形成葡萄状的轴突终末。轴突终末与骨骼肌细胞建立突触连接，称运动终板（motor endplate）或神经肌连接

（neuromuscular junction）。一个运动神经元可支配数条至上千条骨骼肌细胞，但一条骨骼肌细胞只接受一个轴突分支的支配。一个运动神经元及其支配的全部骨骼肌细胞合称一个运动单位（motor unit）。电镜下，运动终板处的肌膜（突触后膜）凹陷成槽，轴突终末嵌入浅槽。神经冲动到达运动终板时，轴突终末内的乙酰胆碱被释放并与突触后膜中的乙酰胆碱 N 型受体结合，使肌膜两侧的离子分布发生改变而产生兴奋，引发肌细胞收缩。

2.内脏运动神经末梢　分布于心肌、内脏、腺体及血管平滑肌等处。神经纤维较细，无髓鞘，分支末段呈串珠样膨体（varicosity）。膨体内有突触小泡，附于肌细胞表面或穿行于腺细胞间，并与效应细胞形成突触。

（宁波大学医学部　邢景军）

第十二章　循环系统

循环系统（circulatory system）是分布于人体各部连续而封闭的管道系统，包括心血管系统和淋巴系统。心血管系统由心脏、动脉、毛细血管和静脉组成，淋巴系统由淋巴管道（毛细淋巴管、淋巴管和淋巴导管）、淋巴器官和淋巴组织组成。淋巴器官和淋巴组织参见第六章。

一、动脉和静脉管壁的一般结构

动脉和静脉管壁从内向外依次分为内膜、中膜和外膜三层结构（图 12-1）。

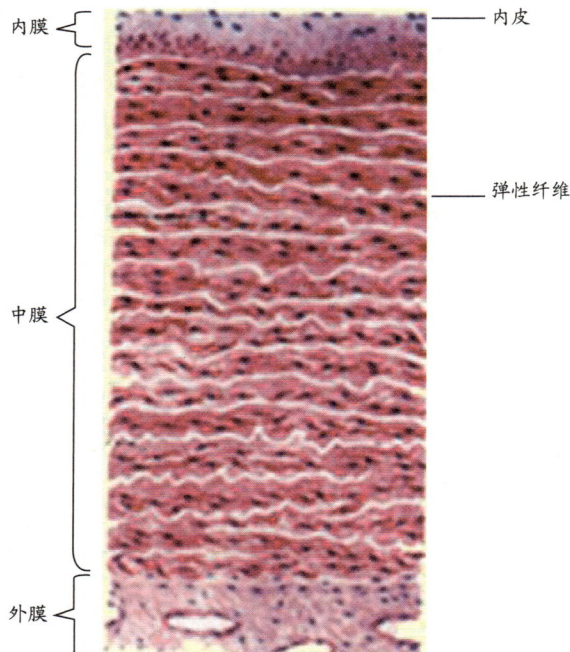

内膜 ─── 内皮

　　　　 弹性纤维

中膜

外膜

图 12-1　动脉结构图

（一）内膜

内膜（tunica intima）是最薄的一层，又分为内皮、内皮下层和内弹性膜三层。

1. 内皮　是衬贴于血管腔面的单层扁平上皮，以维持血管壁的光滑和完整。内皮细胞多为梭形，长轴与血流方向一致。光镜下，仅细胞核所在部位较明显。电镜下，内皮细胞的基底面有基膜，游离面（腔面）有稀疏的胞质突起并覆盖有 30 ～ 60 nm 厚的细胞衣。相邻内皮细胞之间有紧密连接和缝隙连接，故内皮还是屏障结构而选择性地透过物质。内皮细胞还具有如下的超微结构特征。

（1）质膜小泡（plasmalemmal vesicle）：又称吞饮小泡，由内陷并脱落进入胞质内的胞膜形成，直径 60 ～ 70 nm。可相互通连，形成穿过内皮的暂时性管道，称穿内皮通道（transendothelial channel），可向血管内外输送物质。

（2）W-P 小体：胞质内有一种膜包被的杆状结构，称怀布尔 - 帕拉德小体（Weibel-Palade body），是内皮细胞特有的细胞器，可能合成和贮存与凝血相关的第Ⅷ因子相关抗原。当血管内皮受损时，第Ⅷ因子相关抗原促使血小板附着于内皮下层，形成血小板栓，防止血液外流。

（3）微丝：内皮细胞中的微丝在 5- 羟色胺、组胺和缓激肽的刺激下发生收缩，可改变细胞连接的紧密程度和细胞间隙的宽度，调节血管通透性。

内皮细胞能合成和分泌多种生物活性物质，如缩血管的内皮素（endothelin，ET）、扩血管的 NO 及可降解 5- 羟色胺、组胺和去甲肾上腺素的前列环素（prostacyclin，PGI2）等。内皮细胞表面有血管紧张素转换酶，胞质中有随年龄增多的脂褐素等。

2. 内皮下层（subendothelial layer）　位于内皮与内弹性膜之间，含少量胶原纤维、弹性纤维的薄层结缔组织。

3. 内弹性膜（internal elastic membrane）　位于内皮下层的深面，是由弹性蛋白组成的有孔膜状结构。HE 染色时呈亮粉红色，因血管壁收缩而常呈波浪状。

（二）中膜

中膜（tunica media）位于内膜与外膜之间，由弹性膜、平滑肌、弹性纤维及胶原纤维构成。不同血管内膜的厚度及成分差异较大。弹性膜和弹性纤维可使扩张的血管回缩，胶原纤维可维持血管壁的张力。

血管平滑肌细长且常有分支，有两种功能状态或表型：以合成分泌功能为主的合成表型，以收缩功能为主的收缩表型。肌细胞之间有缝隙连接和黏着小带。肌细胞还与内皮细胞形成肌 - 内皮连接，接受内皮细胞或血液的化学信息。血管平滑肌可能是成纤维细胞的亚型，可产生胶原纤维、弹性纤维和基质等，还可分泌多种蛋白质（如肾素和血管紧张素原）。

（三）外膜

外膜（tunica adventitia）为疏松结缔组织，含有沿血管纵轴呈螺旋状或纵向分布的弹性纤维和胶原纤维。其细胞成分主要是成纤维细胞，具有修复外膜的能力。有的动脉在中膜与外膜交界处有由弹性蛋白构成的外弹性膜（external elastic membrane）。较大血管的外膜中有血管、淋巴管和神经，其分支可伸入中膜。

内膜一般无血管，靠血液渗透供给营养。管径 1 mm 以上的血管壁有小血管分布，称营养血管（vasa vasorum），为外膜和中膜提供营养。

二、动脉

（一）动脉的分类

运输血液离心的血管称动脉（artery），有较强的收缩性和回缩力。动脉从心脏发出后，管腔逐渐变小，管壁逐渐变薄。根据管径大小和管壁结构特点，分为大动脉、中动脉、小动脉和微动脉。

1. 大动脉（large artery）　管径大，包括主动脉、肺动脉、头臂干、颈总动脉、锁骨下动脉及髂总动脉等。管壁中膜含大量弹性纤维和多层弹性膜，而平滑肌较少，故又称弹性动脉（elastic artery）。各层的结构特点如下。

（1）内膜：与中膜分界不明显，有较厚的内皮下层，内皮下层外的第一层弹性膜即为内弹性膜。内皮细胞有丰富的 W-P 小体。

（2）中膜：最厚，含 40 ~ 70 层有孔的弹性膜。弹性膜由弹性蛋白构成，弹性膜之间由弹性纤维相连，并有环形平滑肌纤维和胶原纤维。血管平滑肌可分泌多种蛋白质形成细胞外基质。因血管收缩，横切面上弹性膜呈波浪状。

（3）外膜：较薄，为含有成纤维细胞、少量平滑肌纤维及胶原纤维和弹性纤维的疏松结缔组织。无明显的外弹性膜。

2. 中动脉（medium-sized artery）　除大动脉外，解剖学中有名称的动脉多属中动脉，管径多大于 1 mm。管壁中膜有丰富的平滑肌纤维，又称肌性动脉（muscular artery）。中动脉管壁有典型的 3 层结构（图 12-2）。

（1）内膜：内皮下层较薄，内弹性膜明显。

（2）中膜：较厚，由 10 ～ 40 层环形排列的平滑肌构成，平滑肌之间有少量弹性纤维和胶原纤维。

（3）外膜：厚度与中膜接近，有明显的断续的外弹性膜。有营养血管、神经纤维等。

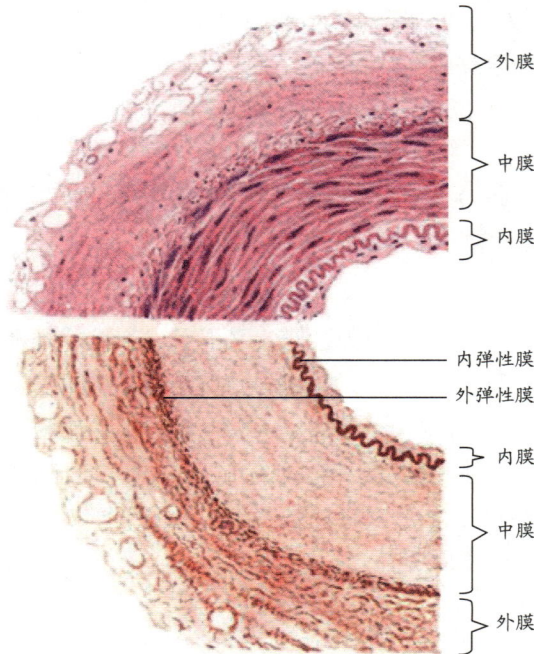

图 12-2　中动脉结构

3. 小动脉（small artery）　管径 0.3 ～ 1.0 mm，与中动脉结构相似，也属肌性动脉。内弹性膜明显，中膜含 3 ～ 9 层平滑肌。外膜厚度与中膜相近，一般无外弹性膜。

4. 微动脉（arteriole）　管径一般小于 0.3 mm，无内、外弹性膜，中膜含 1 ～ 2 层平滑肌。

（二）动脉管壁结构与功能的关系

心脏规律地舒缩，将血液断续地泵入动脉。心脏收缩时大动脉扩张，而心脏舒张时大动脉回缩，故动脉血流是连续的。大动脉在此过程中起辅助泵的作用。中动脉中膜平滑肌发达，其舒缩可调节分配到全身各器官组织的血流量，故又称分配动脉（distributing artery）。小动脉和微动脉平滑肌的舒缩能显著地调节血流的外周阻力和器官组织的血流量。正常血压的维持主要取决于外周阻力，故小动脉和微动脉又称外周阻力血管（peripheral resistance vessel）。

（三）动脉管壁内的特殊感受器

1. 颈动脉体 / 小球（carotid body）　是一个直径 2 ～ 3 mm 的扁椭圆形小体，位于颈总动脉分支处后外侧，主要由排列不规则的上皮细胞团或细胞索构成，有丰富的血窦。上皮细胞分为两型：Ⅰ型细胞（主细胞）聚集成群，可分泌多巴胺、5- 羟色胺和肾上腺素；Ⅱ型细胞（支持细胞）胞质中无颗粒或少颗粒，位于Ⅰ型细胞周围起支持作用。

2. 主动脉体 / 小球（aortic body）　为主动脉弓的下方，靠近动脉韧带处有 2 ～ 3 个粟粒样的小体，结构和功能与颈动脉体相似。颈动脉体 / 小球和主动脉体 / 小球均是化学感受器，能感受动脉血氧分压、二氧化碳分压和血液 pH，参与调节心血管系统和呼吸系统的功能。

3. 颈动脉窦（carotid sinus）　也称压力感受器，为颈总动脉末端和颈内动脉起始处的膨大部分。此处血管壁外膜中有丰富的感觉神经末梢，可保持血压相对稳定。若突然持续压迫颈动脉窦，可使心率持续减慢和血压持续降低而致猝死。在主动脉弓外膜和靠近心脏的大静脉壁中也有类似的压力感受器。

三、毛细血管

毛细血管（capillary）为管径最小、分布最广的血管，它们分支多并互相吻合成网。代谢旺盛的器官（心、肝、肺、肾等）的毛细血管网很密，代谢低的器官（骨、肌腱、韧带等）的毛细血管网稀疏。

（一）毛细血管的结构

管径一般为 6 ~ 8 μm，可容许 1 个红细胞通过。管壁由内皮细胞、周细胞和基膜构成。内皮细胞一般有 1 ~ 3 个，基膜只有基板，二者之间有散在分布的周细胞（pericyte）。周细胞为未分化细胞，扁平而有突起，紧贴内皮细胞，有收缩功能，可支持管壁和调节毛细血管血流，在血管生长或再生修复时可分化为内皮细胞、成纤维细胞和平滑肌细胞（图 12-3）。

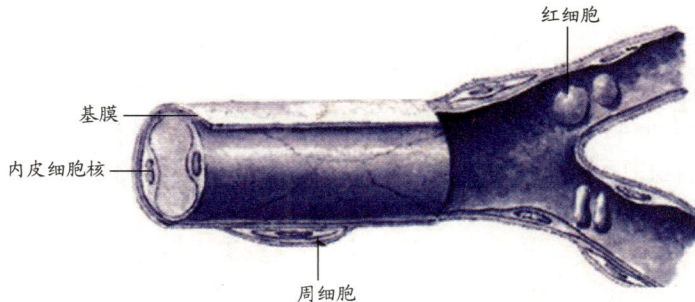

图 12-3　毛细血管模式图

（二）毛细血管的分类

毛细血管是血液与组织细胞间进行物质交换的通透性屏障，内皮细胞决定其通透性，基膜也有一定作用。根据电镜下内皮细胞的结构特征，分为三类。

1. 连续毛细血管（continuous capillary）　主要分布于结缔组织、肌组织、神经组织和肺等处，参与血脑屏障等屏障性结构的形成。内皮细胞和基膜均连续完整，细胞间有紧密连接封闭了细胞间隙。胞质中的质膜小泡是血液和组织间进行物质交换的主要方式。

2. 有孔毛细血管（fenestrated capillary）　主要分布于胃肠黏膜、某些内分泌腺和肾血管球等处。内皮细胞间有紧密连接，基膜也完整。内皮细胞有许多贯穿胞质、直径 60 ~ 80 nm 的内皮窗孔（图 12-4）。

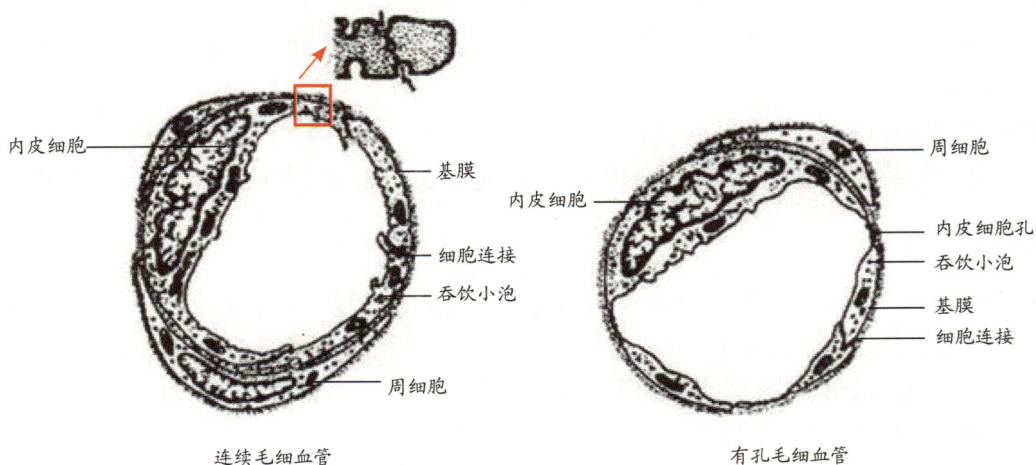

图 12-4　连续毛细血管和有孔毛细血管的细微结构

3. 血窦（sinusoid）　主要分布于肝、脾、骨髓和某些内分泌腺，也称窦状毛细血管（sinusoid capillary）或不连续毛细血管（discontinuous capillary）。管腔大，形状不规则，内皮细胞间的间隙较大。不同器官内的血窦差别较大。

四、静脉

运输血液回心的血管称静脉（vein）。静脉从毛细血管逐级汇合，管腔逐渐变大，管壁逐渐增厚，最终汇入心脏。

根据管径大小和管壁结构特点，分为微静脉、小静脉、中静脉和大静脉。中静脉、小静脉多与相应的动脉伴行。与伴行的动脉相比，静脉管壁薄，管腔大、呈不规则或塌陷状。管壁无明显的内、外弹性膜，三层膜无明显的分界。静脉管壁结构的变异大。

1. 微静脉（venule）　管径 50 ~ 200 μm，管腔不规则。内皮细胞间的间隙较大，通透性较大。随着管径增大，中膜出现平滑肌。紧接毛细血管的微静脉称毛细血管后微静脉（postcapillary venule），管壁结构与毛细血管相似。

2. 小静脉（small vein）　管径 200 μm 至 1 mm，中膜平滑肌逐渐增多。较大的小静脉中膜有一至数层完整的平滑肌，外膜逐渐变厚。

3. 中静脉（medium-sized vein）　除大静脉外，有解剖学名称的静脉多属于中静脉，多与同名动脉伴行。管径 1 ~ 9 mm，内膜薄，内弹性膜不明显。中膜有稀疏的环行平滑肌。外膜一般比中膜厚，无外弹性膜，有少量纵行平滑肌（图 12-5）。

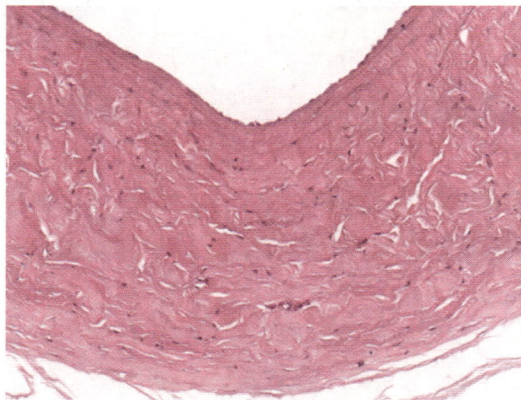

图 12-5　中静脉光镜图

4. 大静脉（large vein）　包括颈外静脉、头臂静脉、奇静脉、髂外静脉、门静脉、肺静脉和上、下腔静脉等。内膜薄，与中膜分界不清。中膜很不发达，为几层疏松排列的环形平滑肌，甚至无平滑肌。外膜很厚，有大量纵行的平滑肌。

5. 静脉瓣（venous valve）　多见于管径 2 mm 以上的静脉。为内膜凸入管腔折叠形成的两个彼此相对的半月形薄片，表面覆以内皮，内部为含弹性纤维的结缔组织。游离缘朝向血流方向，可防止血液逆流。

五、微循环

微循环（microcirculation）是指从微动脉到微静脉之间的血液循环，是血液循环的基本单位，一般由微动脉、中间微动脉、真毛细血管、通血毛细血管、动静脉吻合及微静脉组成。其主要功能是运输氧、二氧化碳、营养物质、代谢产物、生物活性物质如激素等成分，还可调整局部血流量以适应组织的代谢需要。微循环功能状态能显著影响机体的内环境稳态。

六、淋巴管系统

人体内除中枢神经系统、软骨、骨髓、胸腺、表皮、眼球、内耳及牙等没有淋巴管外，其余组织或器官大多有淋巴管道。其主要功能是将组织液中的水、电解质和大分子物质等输送入血。

1. 毛细淋巴管（lymphatic capillary）　以膨大的盲端起始于组织内，互相吻合成网后汇入淋巴管。与毛细血管相比，其管腔更大，呈不规则扩张状，管壁更薄，内皮细胞间的间隙更大，基膜不完整，无周细胞。

2. 淋巴管（lymphatic vessel）　包括数级分支，管壁结构与相应管径的中、小静脉相似，但管壁更薄，瓣膜更多。相邻两对瓣膜之间的淋巴管扩张明显，使淋巴管外观呈串珠状或藕节状。

3. 淋巴导管（lymphatic duct）　包括胸导管和右淋巴导管，其管壁结构与大静脉相似，但管壁更薄，三层分界不明显。

七、心脏

心脏是一个中空的肌性纤维性器官，构成心室壁的心肌在神经及特殊心肌纤维组成的传导系统的控制下，节律性地舒缩以推动血液流动，使心脏成为心血管系统的动力泵。

（一）心壁的结构

心壁分为三层，从内向外分别为心内膜、心肌膜和心外膜。

1. 心内膜（endocardium）　由内皮和内皮下层构成。内皮与出入心脏的血管内皮相续。内皮下层分为两层。内层为薄的富含弹性纤维的细密结缔组织。外层为疏松结缔组织构成的心内膜下层（subendocardial layer），含小血管和神经。心室的心内膜下层有心脏传导系统的分支——浦肯野纤维（图 12-6）。

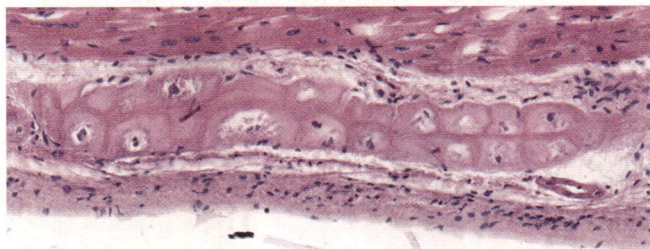

图 12-6　心内膜

2. 心肌膜（myocardium）　主要由心肌构成，心房处较薄，心室处较厚，左心室最厚。心肌纤维聚合成束，呈螺旋状排列，分为内纵、中环和外斜三层。心肌纤维及肌束之间有结缔组织和丰富的毛细血管。心室肌内也有浦肯野纤维。心房肌和心室肌不相连续，它们之间有致密结缔组织构成心脏的纤维性支架，称心骨骼（cardiac skeleton），供心肌纤维和瓣膜附着（图 12-7）。

心房肌纤维短而细。电镜下，有些心房肌纤维含高电子密度的分泌颗粒，称心房特殊颗粒（specific atrial granule），内含具有利尿、排钠、扩血管和降血压作用的心房钠尿肽（atrial natriuretic peptide）。心肌还能分泌脑钠素、抗心律失常肽、内源性洋地黄素、肾素 - 血管紧张素等生物活性物质。

3. 心外膜（epicardium）　即心包脏层，为浆膜（serosa）。其表面为间皮，间皮下为与心肌相连的疏松结缔组织，含血管、神经、神经节及脂肪组织（图 12-8）。

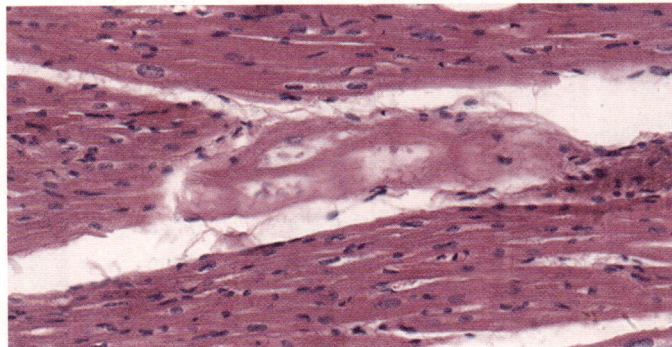

图 12-7　心肌膜

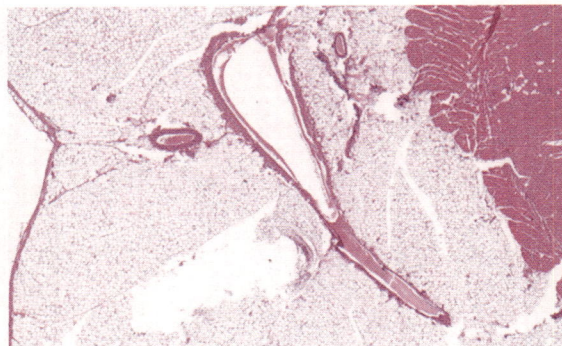

图 12-8　心外膜

4. 心瓣膜（cardiac valve） 包括二尖瓣、三尖瓣、主动脉瓣和肺动脉瓣，是心内膜向腔内凸起形成的薄片状结构。表面为内皮，内部为致密结缔组织，基部含少量平滑肌。其功能是防止血液逆流。

（二）心脏传导系统

心脏传导系统包括窦房结、房室结、房室束、左右束支及其分支，由心壁内的特殊心肌细胞构成，受自主神经和肽能神经的支配。窦房结是心脏的正常起搏点，位于上腔静脉与右心耳交界处界沟上 1/3 的心外膜深面，其余各部均位于心内膜下层，其中左右束支的分支形成浦肯野纤维网并伸入心肌膜。心脏传导系统的细胞有以下三种。

1. 起搏细胞（pacemaker cell） 位于窦房结和房室结中央，是心肌兴奋的起搏点。细胞较小，梭形或多边形，HE 染色浅，胞质内细胞器少，糖原多。

2. 移行细胞（transitional cell） 位于窦房结和房室结周边及房室束，可传导冲动。细胞结构介于起搏细胞和普通心肌纤维之间，细长形，比普通心肌纤维短。

3. 浦肯野纤维（Purkinje fiber） 也称束细胞（bundle cell），位于心室的心内膜下层和心肌膜，组成房室束及其分支。浦肯野纤维短而粗，形状不规则，有 1 ~ 2 个核，胞质富含线粒体和糖原，HE 染色浅。细胞间有发达的闰盘。浦肯野纤维通过缝隙连接与心室肌纤维相连，将冲动迅速传到心室各处，使所有心室肌纤维同步舒缩。

（宁波大学医学部　邢景军）

第十三章　免疫系统

免疫系统（immune system）由淋巴器官、淋巴组织、免疫细胞和免疫活性分子（免疫球蛋白、抗体及细胞因子等）构成，这些成分通过血液循环和淋巴循环形成一个整体。免疫系统有三大功能。①免疫防御：识别和清除进入机体的病原微生物。②免疫监视：识别和清除体内表面抗原发生变异的细胞，如肿瘤细胞和病毒感染细胞。③免疫稳定：识别和清除体内衰老死亡的细胞和免疫复合物，维持内环境稳定。

免疫系统通过一定的机制识别"自我"和"非我"。①所有细胞表面都表达主要组织相容性复合分子（major histocompatibility complex molecules），简称 MHC 分子。MHC 分子是自身细胞的标志，具有种属和个体特异性，即同一个体所有细胞的 MHC 分子都相同，不同个体（单卵孪生除外）的 MHC 分子均有差异。MHC 分子分为三类。MHC- Ⅰ类分子分布于所有细胞，参与内源性抗原呈递。MHC- Ⅱ类分子仅分布于某些免疫细胞（B 细胞、树突状细胞和单核 - 吞噬细胞等），参与外源性抗原呈递。MHC- Ⅲ类分子（补体、细胞因子和热激蛋白）参与炎性反应。②T 细胞和 B 细胞表面有特异性的抗原受体，种类超过百万，但每个细胞表面只有一种抗原受体。故淋巴细胞群可以针对许多种抗原发生免疫应答，而每个淋巴细胞只能对一种抗原发生免疫应答。

一、主要的免疫细胞

（一）淋巴细胞

根据淋巴细胞的发生来源、形态特点和免疫功能的不同，分为 T 细胞、B 细胞和 NK 细胞三类（图 13-1）。

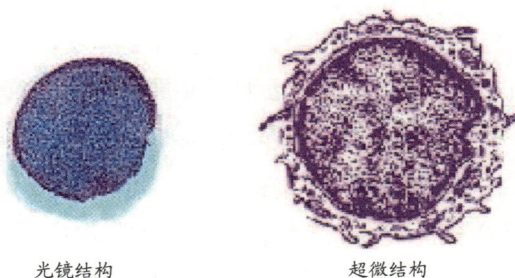

光镜结构　　　　　　超微结构

图 13-1　淋巴细胞

1.T 细胞　骨髓产生的祖 T 细胞经血液循环迁移至胸腺内分化成熟，然后离开胸腺经血液循环迁移并定居于外周淋巴器官或组织，保持静息状态。未接触过抗原的成熟 T 细胞称初始 T 细胞（naive T cell），接触与其抗原受体相匹配的抗原肽后转变为代谢活跃的大淋巴细胞并增殖分化，大部分形成效应 T 细胞（effector T cell），小部分恢复静息状态，称记忆 T 细胞（memory T cell）。效应 T 细胞寿命仅 1 周，能近距离迅速清除抗原。记忆 T 细胞寿命可达数年甚至终身，再次接受相同抗原刺激时可迅速转化增殖，形成大量效应 T 细胞，介导再次免疫应答，并使机体长期保持对该抗原的免疫力。由于效应 T 细胞可直接杀灭靶细胞，故 T 细胞参与的免疫称细胞免疫（cellular immunity）。

T 细胞分为三个亚群。

（1）辅助性 T 细胞（helper T cell）：简称 Th 细胞，表达 CD4，即通常所称的 CD4$^+$T 细胞，能分泌多种细胞因子以辅助其他淋巴细胞进行免疫应答。有 Th1、Th2、Th9、Th17、Th22 和 Tfh 等亚型。如 Th1 细胞参与细胞免疫及迟发型超敏反应；Th2 可辅助 B 细胞活化参与体液免疫应答；Th17 与自身免疫性疾病密切相关。

（2）细胞毒性 T 细胞（cytotoxic T cell）：简称 Tc 细胞，表达 CD8，即通常所称的 CD8$^+$T 细胞，能通过释放穿孔素（perforin）和分泌颗粒酶（granzyme）直接攻击外来的异体细胞、带变异抗原的肿瘤细胞和病毒感染细胞等。

（3）调节性 T 细胞（regulatory T cell）：简称 Tr 细胞，表达 CD4、CD25 及核转录因子 Foxp3。主要通过两种方式负调控免疫应答：①直接接触抑制靶细胞活化；②分泌 TGF-β、IL-10 等抑制免疫应答。Tr 细胞在免疫耐受、自身免疫性疾病及肿瘤等中发挥重要作用。

2.B 细胞　在骨髓发育成熟的初始 B 细胞迁移到外周淋巴器官的初级淋巴小结，遇到与其抗原受体匹配的抗原后转化为大淋巴细胞并增殖分化，大部分子细胞成为效应 B 细胞（effector B cell），即可分泌抗体的浆细胞（plasma cell）。抗体与抗原结合后，可中和毒素或病毒、阻止病原体黏附细胞并加速巨噬细胞对抗原的吞噬和清除。小部分子细胞成为记忆 B 细胞，作用和记忆 T 细胞相同。由于 B 细胞通过分泌抗体进入体液而发挥免疫功能，故 B 细胞介导的免疫称体液免疫（humoral immunity）。

B 细胞分为两个亚群：

（1）B-1 细胞：占 B 细胞总数的 5% ~ 10%，来源于胚胎肝造血干细胞，表达 CD5，主要定居于腹膜腔、胸膜腔和肠道黏膜固有层中，具有自我更新能力。B-1 细胞属于固有免疫细胞，不形成记忆 B 细胞，活化不需要 T 细胞参与，主要分泌 IgM，主要对微生物的碳水化合物（如脂多糖）抗原产生应答，在免疫应答的早期发挥作用。B-1 细胞还能产生多种针对自身抗原的抗体，与自身免疫病有关。

（2）B-2 细胞：表达 CD40，是分泌抗体参与体液免疫应答的主要细胞。在抗原刺激和 Th 细胞的辅助下，最终分化为浆细胞并分泌抗体（IgG），主要对蛋白质抗原产生应答。

3.NK 细胞　即自然杀伤细胞（natural killer cell，NK cell），表达 CD16 和 CD56，为来源于骨髓的大颗粒淋巴细胞，在骨髓内发育，主要分布于肝、脾和外周血。无须抗原呈递细胞的中介即可活化，属于固有免疫细胞，能分泌穿孔素等直接杀伤病毒感染细胞或肿瘤细胞，其杀伤活性没有 MHC 限制性，是机体抗感染和抗肿瘤免疫的第一道天然防线。

外周淋巴器官组织内的淋巴细胞可经淋巴管入血到达全身，又可通过弥散淋巴组织内的毛细血管后微静脉返回淋巴器官组织，如此周而复始，称淋巴细胞再循环（lymphocyte recirculation），有利于淋巴细胞识别抗原产生更有效的免疫应答，使全身的免疫细胞成为相互关联的统一体。

（二）巨噬细胞及单核吞噬细胞系统

血液单核细胞来源于骨髓造血干细胞，于机体不同部位穿出血管进入组织或器官内分化为巨噬细胞，体积显著增大，细胞器尤其是溶酶体大量增加，吞噬能力增强，可分泌大量的可溶性因子，还是主要的抗原呈递细胞（图 13-2）。单核细胞和由其分化而来的具有吞噬功能的细胞称为单核吞噬细胞系统

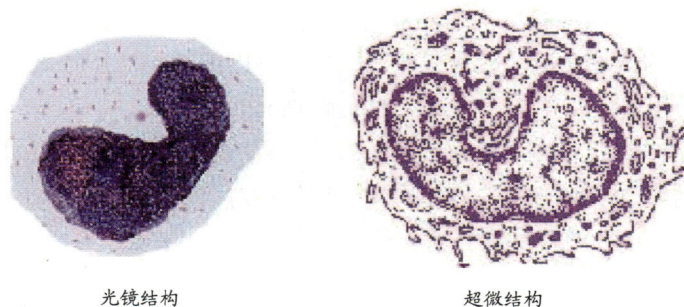

光镜结构　　　　　　　超微结构

图 13-2　单核细胞

（mononuclear phagocyte system），包括单核细胞、结缔组织和淋巴组织的巨噬细胞、神经组织的小胶质细胞、骨组织的破骨细胞、肝巨噬细胞和肺巨噬细胞等。

（三）抗原呈递细胞

抗原呈递细胞（antigen-presenting cell，APC）是指能摄取和加工处理抗原，形成抗原肽/MHC 分子复合物，将抗原呈递给 T 细胞并激发 T 细胞活化、增殖的一类免疫细胞。主要有树突状细胞、单核巨噬细胞和 B 淋巴细胞。

树突状细胞（dendritic cell，DC）来源于骨髓造血干细胞，是抗原呈递功能最强的 APC。DC 有大量树枝状突起，高表达 MHC-Ⅱ分子，数量少，但分布广，包括血液 DC、表皮的朗格汉斯细胞、多器官（心、肝、肺、肾、消化管等）间质 DC、淋巴内的面纱细胞（veiled cell）、淋巴器官和组织中的交错突细胞（interdigitating cell）等。

二、淋巴组织

淋巴组织（lymphoid tissue）以网状组织为基础，网孔内充满大量淋巴细胞及其他免疫细胞，是免疫应答的场所。根据形态、组成及功能特点，分为弥散淋巴组织和淋巴小结两种。

1. 弥散淋巴组织（diffuse lymphoid tissue）　无明确的界限，有一般的毛细血管和毛细淋巴管及毛细血管后微静脉，因后者内皮细胞呈杆状，又称高内皮微静脉（high endothelial venule，HEV），是淋巴细胞从血液进入淋巴组织的重要通道。抗原刺激下弥散淋巴组织可扩大并出现淋巴小结。

2. 淋巴小结（lymphatic nodule）　又称淋巴滤泡（lymphoid follicle），为界限较清楚的直径 1 ~ 2 mm 的球形小体，含大量 B 细胞和一定数量的 Th 细胞、巨噬细胞及滤泡树突状细胞等。受抗原刺激后增大并产生生发中心（germinal center）。无生发中心的淋巴小结较小，称初级淋巴小结，有生发中心的称次级淋巴小结。生发中心分为深部的暗区（dark zone）和浅部的明区（light zone）。暗区较小，主要由 B 细胞和 Th 细胞组成。明区较大，除 B 细胞和 Th 细胞外，还有滤泡树突状细胞和巨噬细胞。生发中心的周边有一层密集的小型 B 细胞，顶部最厚，称小结帽（nodule cap）（图 13-3、图 13-4）。

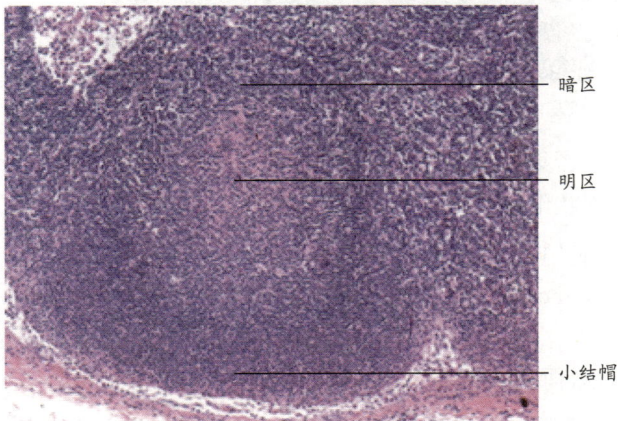

图 13-3　淋巴小结

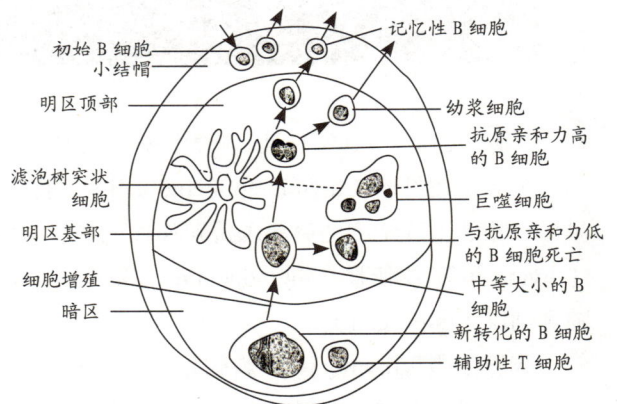

图 13-4　淋巴小结的细胞组成及其关系示意图

生发中心的形成过程如下：B 细胞被抗原激活后迁移到初级淋巴小结并快速增殖成为大的生发中心母细胞（centroblast），构成细胞密集的暗区。生发中心母细胞继续增殖分化为小的生发中心细胞（centrocyte），滤泡树突状细胞散在其中，构成明区。部分不断分化的 B 细胞形成幼浆细胞及记忆 B 细胞。幼浆细胞将迁移至附近的弥散淋巴组织或进入淋巴迁移到其他部位的淋巴组织，转化为分泌抗体的浆细胞。不发生分裂增殖的 B 细胞被推向外侧形成小结帽。

次级淋巴小结的发育一般在接触抗原后 2 周达高峰。淋巴小结增大、增多是体液免疫应答的重要标志，抗原被清除后淋巴小结逐渐消失。滤泡树突状细胞（follicular dendritic cell，FDC）不表达MHC-II类分子，细胞表面有丰富的抗体受体，可与抗原结合成抗原-抗体复合物，在激活和调节 B 细胞的分化中起重要作用。

三、淋巴器官

淋巴器官主要由淋巴组织构成，分为中枢淋巴器官（central lymphoid organ）和外周淋巴器官（peripheral lymphoid organ）。中枢淋巴器官包括胸腺和骨髓，淋巴性造血干细胞在二者内分别形成初始 T 细胞和初始 B 细胞，这两类细胞在出生前数周即开始随血液或淋巴进入外周淋巴器官和淋巴组织，在那里接受抗原刺激后产生免疫应答。外周淋巴器官包括淋巴结、脾、扁桃体等，胚胎时期已开始生长，但比中枢淋巴器官发育晚，出生后数月才逐渐发育完善。无原刺激时外周淋巴器官较小，受抗原刺激后迅速增大，免疫应答过后又逐渐复原。

（一）胸腺

1. 胸腺的结构 分左右两叶，表面有薄层结缔组织被膜（capsule）。胸腺实质被被膜形成的小叶间隔分隔成许多胸腺小叶（thymic lobule）。每个小叶都有皮质和髓质，相邻小叶间的髓质相连。胸腺为 T 细胞发育提供了独特的微环境，构成这一微环境的细胞统称胸腺基质细胞（thymic stromal cell），主要是胸腺上皮细胞，还有胸腺树突状细胞、巨噬细胞、嗜酸性粒细胞、肥大细胞、成纤维细胞等。幼儿期胸腺较大，青春期后逐渐退化缩小并大部分被脂肪组织代替，皮质可完全消失，但髓质终生存留（图 13-5）。

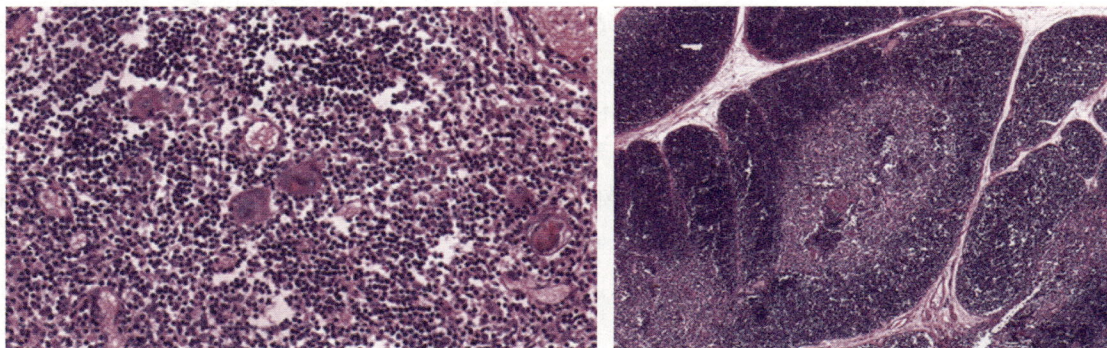

图 13-5　胸腺

（1）皮质（cortex）：以胸腺上皮细胞为支架，含有密集的胸腺细胞和少量基质细胞，着色较深。

胸腺上皮细胞（thymic epithelial cell）又称上皮性网状细胞，分布于被膜下和胸腺细胞之间。细胞呈星形，相邻上皮细胞的突起以桥粒连接成网，表面有大量 MHC 分子，分泌胸腺细胞发育所必需的胸腺素（thymosin）、胸腺肽（thymopeptide）和胸腺生成素（thymopoietin）。被膜下包绕胸腺细胞的上皮细胞称哺育细胞（nurse cell）。

胸腺细胞（thymocyte）为胸腺内处于不同分化发育阶段的 T 细胞，占皮质细胞总数的 85% ~ 90%。

来自骨髓的淋巴性造血干细胞进入胸腺，经历阳性选择和阴性选择后，只有约 5% 的胸腺细胞发育成熟，成为具有正常免疫应答潜能的初始 T 细胞。阳性选择赋予 T 细胞具有 MHC 分子限制性识别能力，阴性选择则淘汰了能与机体自身抗原发生反应的 T 细胞。

（2）髓质（medulla）：含大量胸腺上皮细胞、少量初始 T 细胞和巨噬细胞等，着色较浅。

髓质胸腺上皮细胞较大，多边形，细胞间以桥粒相连，也能分泌胸腺素。部分同心圆排列的扁平上皮细胞构成髓质特征性的胸腺小体（thymic corpuscle），直径 30 ~ 150 μm，散在分布。胸腺小体中心的上皮细胞完全角质化，强嗜酸性、均质透明状。人类胸腺小体能分泌胸腺基质淋巴细胞生成素（thymic stromal lymphopoietin，TSLP）刺激胸腺树突状细胞的成熟，后者能诱导胸腺内调节性 T 细胞的增殖分化。

（3）胸腺的血液供应：动脉多源于胸廓内动脉，穿被膜至皮髓质交界处形成微动脉，发出分支进入皮质和髓质。皮质毛细血管在皮髓质交界处汇合为高内皮微静脉，成熟的初始 T 细胞穿过此处的高内皮进入血液。髓质毛细血管汇入微静脉后穿被膜出胸腺。

血 - 胸腺屏障（blood-thymus barrier）是血液与胸腺皮质间的屏障结构，能阻止血液内的大分子物质（抗体、细胞色素 C、铁蛋白、辣根过氧化物酶等）进入胸腺皮质，其结构包括连续毛细血管、内皮周围连续的基膜、含巨噬细胞的血管周隙、上皮基膜及一层连续的胸腺上皮细胞。血液内的抗原物质和药物不易透过此屏障，对维持胸腺内环境稳定、保证胸腺细胞的正常发育非常重要。

2. 胸腺的功能　胸腺是形成初始 T 细胞的场所，人类终生保留产生 T 细胞的能力。实验证明，切除新生小鼠的胸腺导致动物缺乏 T 细胞，周围淋巴器官 / 组织无次级淋巴小结出现，机体产生抗体的能力也明显下降。若给切除胸腺的新生动物移植胸腺，则能明显改善免疫缺陷状态。

（二）淋巴结

1. 淋巴结的结构　淋巴结表面有致密结缔组织被膜，数条输入淋巴管（afferent lymphatic vessel）穿越被膜。一侧为凹陷的门部，有输出淋巴管（efferent lymphatic vessel）和血管。被膜及门部的结缔组织伸入淋巴结实质形成交织的小梁（trabecula），小梁之间为淋巴组织和淋巴窦。淋巴结实质分为皮质和髓质。

（1）皮质：位于被膜下方，包括浅层皮质、副皮质区及皮质淋巴窦。浅层皮质（superficial cortex）有淋巴小结及小结间的弥散淋巴组织，为 B 细胞区。副皮质区（paracortical area）为位于皮质深层的弥散淋巴组织，为 T 细胞区。此区的发育依赖胸腺，又称胸腺依赖区（thymus dependent area）。该区还有交错突细胞、巨噬细胞及少量 B 细胞等。副皮质区有许多高内皮微静脉，血液中约 10% 的淋巴细胞穿越内皮进入副皮质区，故是淋巴细胞再循环的重要部位。副皮质区的细胞在细胞免疫应答时分裂相增多，区域范围迅速扩大。

皮质淋巴窦（cortical sinus）包括相互通连的被膜下窦和小梁周窦。前者为一包绕整个淋巴结实质的宽敞扁囊，有输入淋巴管通入。后者多数末端为盲端，少数直接连于髓质淋巴窦。窦壁内面衬有扁平的内皮细胞，窦内有星状的内皮细胞支撑窦腔，有许多巨噬细胞附着于内皮细胞。窦内的淋巴流动缓慢，有利于巨噬细胞清除抗原。

（2）髓质：由髓索和其间的髓窦组成。髓索（medullary cord）是相互连接的索条状淋巴组织，主要含浆细胞、B 细胞及巨噬细胞。髓窦（medullary sinus）与皮质淋巴窦的结构相同，腔内巨噬细胞较多，滤过功能较强。

（3）淋巴结内的淋巴通路：淋巴从输入淋巴管进入被膜下窦和小梁周窦，部分渗入皮质淋巴组织后流入髓窦；部分经小梁周窦直接流入髓窦，然后汇入输出淋巴管。淋巴流经淋巴结滤过后，其内的细菌等抗原绝大部分被清除。淋巴组织中的细胞和产生的抗体等也不断进入淋巴。

2. 淋巴结的功能

（1）滤过淋巴：各种抗原物质（细菌、病毒等）随淋巴流经淋巴结时可被巨噬细胞清除。正常淋巴结对细菌的清除率可达 99.5%。

（2）免疫应答：巨噬细胞和交错突细胞可捕获和处理进入淋巴的抗原，并呈递给初始 T 细胞或记忆 T 细胞，引起 T 细胞增殖并产生大量效应 T 细胞，引发细胞免疫。接触抗原后，浅层皮质内的 B 细胞在 Th 细胞的辅助下增殖分化，次级淋巴小结增大、增多，产生大量浆细胞，输出淋巴管内的抗体显著增多。淋巴结内的上述两种免疫应答常同时发生。

（三）脾

脾是胚胎时期的造血器官，自骨髓开始造血后演变成人体最大的淋巴器官。

1. 脾的结构　新鲜的脾切面可见大片状的深红色区域，称红髓；红髓间点状的灰白色区域称白髓，共同构成脾的实质（图 13-6）。

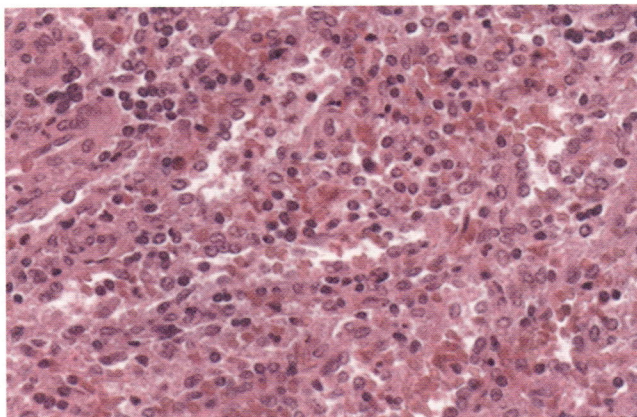

图 13-6　脾光镜图

（1）被膜与小梁：脾被膜较厚，为不规则致密结缔组织，富含弹性纤维及平滑肌纤维。被膜及脾门结缔组织伸入实质形成小梁。脾动脉从脾门入脾并分支形成小梁动脉，沿小梁走行。

（2）白髓（white pulp）：相当于淋巴结的皮质，由动脉周围淋巴鞘、淋巴小结和边缘区构成。

小梁动脉的分支进入白髓，称中央动脉（central artery），周围有厚层弥散淋巴组织，称动脉周围淋巴鞘（periarterial lymphatic sheath），相当于淋巴结的副皮质区，由大量 T 细胞、少量巨噬细胞及交错突细胞等构成，但无高内皮微静脉。鞘内 T 细胞可经一条与中央动脉伴行的小淋巴管迁出脾。发生细胞免疫应答时，T 细胞增殖，鞘增厚。

主要由大量 B 细胞构成的淋巴小结位于动脉周围淋巴鞘的一侧，受抗原刺激后形成生发中心并产生幼浆细胞进入红髓的脾索。健康人脾内淋巴小结较少，当抗原侵入时，淋巴小结数量剧增。

（3）红髓（red pulp）：由脾索和脾血窦构成。

脾索（splenic cord）由富含血细胞（B 细胞、浆细胞、红细胞、巨噬细胞及树突状细胞等）的淋巴组织构成，呈不规则索条状并互连成网，网孔即为脾血窦。

脾血窦（splenic sinus）形态不规则，互连成网。窦壁由一层纵向平行排列的长杆状内皮细胞围成，内皮细胞间隙较宽，内皮外基膜不完整。脾索内的血细胞可变形穿过内皮细胞间隙进入血窦。

中央动脉穿出白髓进入脾索后分支，形成笔毛微动脉（penicillar arteriole）。少数直接注入脾血窦，多数末端扩大、开口于脾索，故大量血液可直接进入脾索。脾血窦汇入小梁静脉，再于脾门汇合为脾静脉。

白髓与红髓狭窄的交界区称边缘区（marginal zone），有 B 细胞、T 细胞及较多巨噬细胞。中央动脉的侧支末端在此膨大形成边缘窦（marginal sinus），血液内抗原及淋巴细胞可经其进入白髓，白髓内的淋巴细胞也可进入边缘窦。

2. 脾的功能

（1）滤血：脾是清除衰老红细胞和血小板的主要器官。大部分进入脾索的血细胞可变形穿越血窦内皮细胞间隙回到血液循环。变形性降低的衰老红细胞不能穿过内皮细胞间隙而滞留在脾索中，被巨噬细胞清除。脾切除后，血液内的异形衰老红细胞会大量增多。脾大或功能亢进时，红细胞破坏过多可引起贫血。

（2）免疫应答：血源性抗原物质（细菌、疟原虫和血吸虫等）可引起脾内淋巴小结增多、增大，脾索内浆细胞增多，动脉周围淋巴鞘增厚，脾体积增大。

（3）造血：成年人脾内仍有少量造血干细胞，机体严重缺血时，脾可恢复造血功能。

（四）扁桃体

扁桃体包括腭扁桃体、咽扁桃体和舌扁桃体，它们与咽黏膜内分散的淋巴组织共同组成咽淋巴环，对消化道和呼吸道有防御功能（图 13-7）。

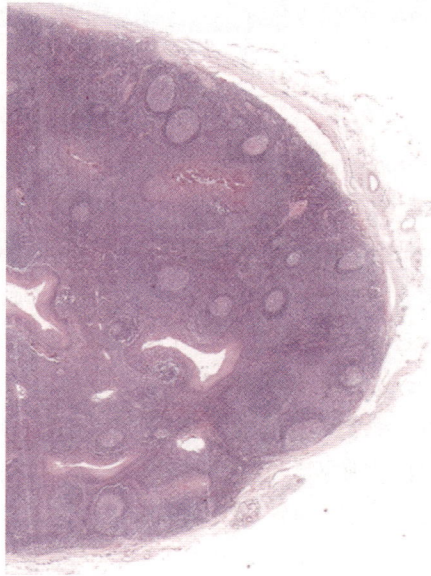

图 13-7　扁桃体

腭扁桃体黏膜表面覆以复层鳞状上皮，属于淋巴上皮组织（lympho-epithelial tissue）。上皮凹陷形成数十个隐窝，固有层有大量淋巴小结及弥散淋巴组织，上皮内含有淋巴细胞、浆细胞、巨噬细胞及朗格汉斯细胞等。上皮细胞之间有相互通连的间隙和通道，开口于隐窝上皮表面的小凹陷，通道内充满淋巴细胞。

咽扁桃体无隐窝，舌扁桃体也仅有一个浅隐窝，二者的结构似腭扁桃体。成人的咽扁桃体和舌扁桃体多萎缩退化。

（宁波大学医学部　邢景军）

第十四章　内分泌系统

内分泌系统（endocrine system）由内分泌腺和分布于其他器官内的内分泌细胞组成。内分泌腺的腺细胞排列成索状、团状或滤泡状，无导管，毛细血管丰富。分布于其他器官中的内分泌细胞或聚集成群（胰腺胰岛细胞、卵巢黄体细胞、睾丸间质细胞等），或分散存在于消化道、呼吸道、肾等。

内分泌细胞的分泌物称激素（hormone），大多数内分泌细胞分泌的激素进入血液循环作用于远处的特定细胞。少数内分泌细胞分泌的激素可直接作用于邻近的细胞，称旁分泌（paracrine）。每种激素作用的特定器官或细胞称靶器官（target organ）或靶细胞（target cell）。

按化学性质，激素分为含氮激素和类固醇激素。绝大部分内分泌细胞为含氮激素分泌细胞，其超微结构特点是胞质中有密集的粗面内质网、发达的高尔基复合体及分泌颗粒。类固醇激素分泌细胞仅包括肾上腺皮质和性腺的内分泌细胞，其超微结构特点是胞质中有丰富的滑面内质网、具有管状嵴的线粒体及较多脂滴，脂滴为激素合成的原料，无分泌颗粒。类固醇激素有脂溶性，可通过胞膜直接扩散出细胞。

一、甲状腺

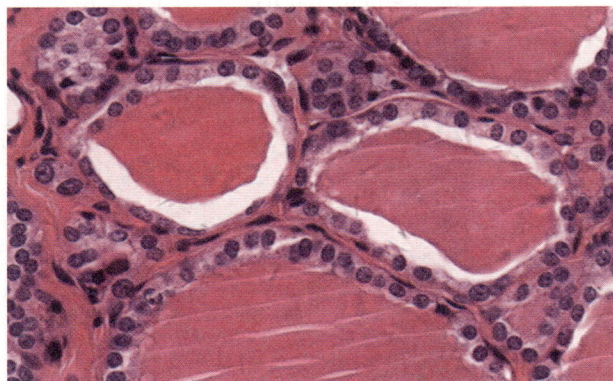

图 14-1　甲状腺

甲状腺（thyroid gland）是最大的内分泌腺，分为左右两叶，两叶间为峡部，表面有结缔组织被膜，实质由大量甲状腺滤泡组成，滤泡间有丰富的毛细血管和少量结缔组织（图 14-1）。

1. 甲状腺滤泡（thyroid follicle）　大小不等，圆形或不规则形，由单层立方的滤泡上皮细胞（follicular epithelial cell）围成，滤泡腔内充满均质嗜酸性的胶质（colloid），为滤泡上皮细胞的分泌物，即碘化的甲状腺球蛋白。功能活跃时，上皮细胞呈柱状，胶质减少；反之，细胞呈扁平状，胶质增多。

电镜下，滤泡上皮细胞的胞质中可见丰富的粗面内质网和线粒体、散在的溶酶体、位于核上区的高尔基复合体、顶部胞质处的分泌颗粒及从滤泡腔摄入的胶质小泡。上皮基底面基膜完整。

滤泡上皮细胞从血中摄取氨基酸并在粗面内质网合成甲状腺球蛋白，然后在高尔基复合体加工成分泌颗粒（分泌小泡），再以胞吐方式排放至滤泡腔。滤泡上皮细胞能从血中摄取的 I⁻ 经过氧化物酶活化后排入滤泡腔与甲状腺球蛋白结合形成碘化甲状腺球蛋白。在促甲状腺激素的作用下，滤泡上皮细胞胞吞碘化甲状腺球蛋白，成为胶质小泡。胶质小泡与溶酶体融合，小泡内的甲状腺球蛋白被酶分解形成甲状腺素（thyroxine），包括大量的四碘甲状腺原氨酸（tetraiodothyronine，T4）和少量的三碘甲状腺原氨酸（triiodothyronine，T3）。T3 和 T4 于滤泡细胞基底部释放入血。

甲状腺激素能提高神经兴奋性，促进新陈代谢、生长发育。小儿甲状腺功能低下可导致身材矮小、智力低下等，即呆小症。成人甲状腺功能亢进可引起中枢神经系统兴奋性增高等症状，即甲亢。

2. 滤泡旁细胞（parafollicular cell）　位于甲状腺滤泡之间和滤泡上皮细胞之间。细胞稍大，光镜下胞质染色淡，银染时胞质内可见黑色的嗜银分泌颗粒。滤泡旁细胞分泌降钙素（calcitonin），能促进成骨细胞的活动，使骨盐沉积于类骨质，并抑制胃肠道和肾小管吸收 Ca^{2+}，降低血钙浓度。

二、甲状旁腺

甲状旁腺（parathyroid gland）有上下两对，位于甲状腺两叶的背面。椭圆形，表面有结缔组织被膜。腺细胞排列成团索状，间质内毛细血管丰富。腺细胞包括主细胞和嗜酸性细胞（图 14-2）。

1. 主细胞（chief cell）　是腺实质的主要细胞，数量多，多边形，核圆，居中，HE 染色胞质着色浅。分泌甲状旁腺激素（parathyroid hormone），作用于骨细胞和破骨细胞使骨盐溶解，并能促进肠及肾小管吸收钙，升高血钙。在甲状旁腺激素和降钙素的共同调节下，机体维持血钙的稳定。

2. 嗜酸性细胞（oxyphil cell）　青春期开始出现，单个或成群地存在于主细胞之间，比主细胞大，核小，染色深，胞质强嗜酸性。细胞功能不明。

三、肾上腺

肾上腺（adrenal gland）表面有较厚的结缔组织被膜，被膜结缔组织伸入腺实质，实质包括周边的皮质和中央的髓质。

（一）皮质

皮质占肾上腺体积的 80%，由皮质细胞、血窦和少量结缔组织组成。皮质细胞分泌的激素均属类固醇。皮质由表及里分为球状带、束状带和网状带，三个带之间界限不明显（图 14-3）。

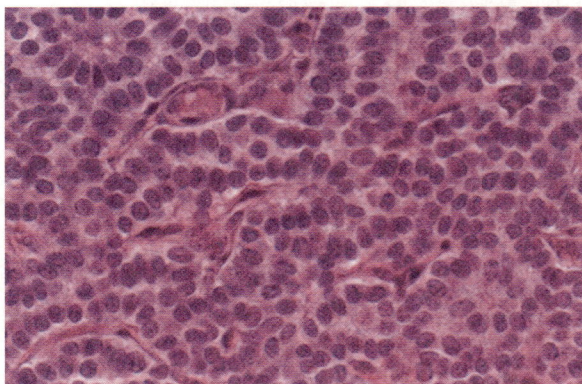

图 14-2　甲状旁腺

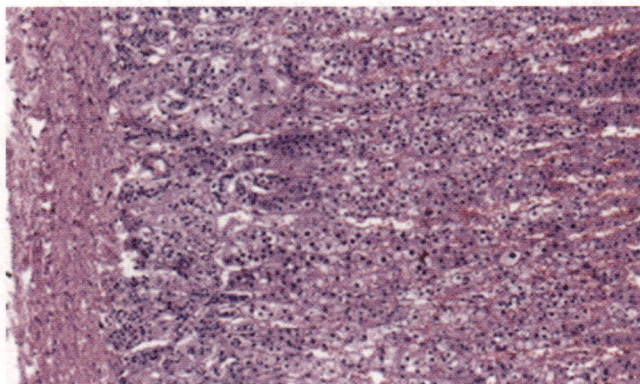

图 14-3　肾上腺皮质

1. 球状带（zona glomerulosa）　靠近被膜，较薄。细胞排列成球团，细胞小，锥形，核染色深，胞质含少量脂滴。分泌盐皮质激素（mineralocorticoid），主要是醛固酮（aldosterone），能促进肾远曲小管和集合管重吸收 Na^+ 和排出 K^+，刺激胃黏膜吸收 Na^+，升高血 Na^+ 浓度。

2. 束状带（zona fasciculata）　最厚。细胞大，多边形，排列成单行或双行的细胞索。核大，圆形，着色浅。胞质含大量脂滴，HE 染色浅，呈空泡状。分泌糖皮质激素（glucocorticoid），主要为皮质醇（cortisol），可促使蛋白质及脂肪分解并转变成糖，还可抑制免疫应答、抗炎。

3. 网状带（zona reticularis）　位于皮质最内层，细胞索吻合成网。细胞小，核小，着色深，胞质嗜酸性，含脂褐素和脂滴。主要分泌雄激素、少量雌激素和糖皮质激素。

（二）髓质

髓质位于肾上腺的中央，由排列成团索状的髓质细胞组成，细胞间为血窦和少量结缔组织。髓质中央有中央静脉。髓质细胞呈多边形，核圆，染色浅，胞质嗜碱性，又称嗜铬细胞（chromaffin cell），因用含铬盐的固定液固定时，胞质内可见黄褐色的嗜铬颗粒。髓质内还有少量散在分布、胞体较大的交感神经节细胞（图 14-4）。

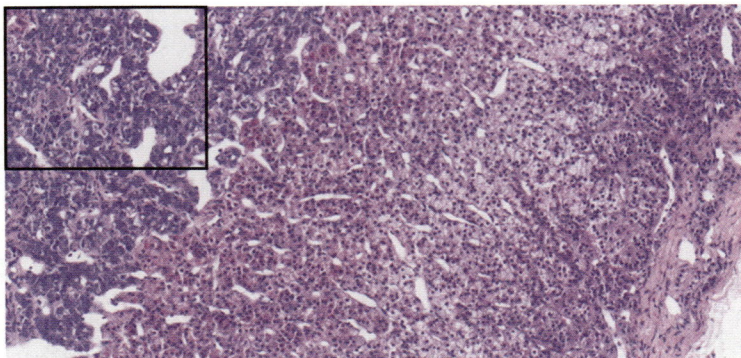

图 14-4　肾上腺髓质（左上）

电镜下，嗜铬细胞胞质含高电子密度的分泌颗粒。根据颗粒的不同，嗜铬细胞分为两种，均受交感神经节前纤维支配。80% 为肾上腺素细胞（epinephrine-secreting cell），分泌肾上腺素（epinephrine）。另一种为去甲肾上腺素细胞（norepinephrine-secreting cel），分泌去甲肾上腺素（norepinephrine）。肾上腺素使心率加快，使心脏和骨骼肌的血管扩张，去甲肾上腺素使血压增高，心脏、脑和骨骼肌内的血流加速，二者均属儿茶酚胺类物质。

（三）肾上腺的血管分布

肾上腺动脉经被膜进入皮质后分支，大部分与髓质的血窦相连形成毛细血管网，少数分支穿过皮质直接进入髓质后分支形成血窦。髓质的小静脉汇合成一条中央静脉汇入肾上腺静脉。

四、垂体

垂体（pituitary gland）位于垂体窝内，椭圆形，重约 0.5 g。表面包以结缔组织被膜，包括居前的腺垂体（adenohypophysis）和居后的神经垂体（neurohypophysis）。神经垂体分为神经部和漏斗，漏斗连于下丘脑，包括漏斗柄和正中隆起。腺垂体分为三部分，远侧部最大，中间部位于远侧部和神经部之间，结节部位于漏斗周围。远侧部又称垂体前叶（glandular lobe of pituitary），中间部和神经部合称垂体后叶（posterior lobe of pituitary）。

（一）腺垂体

1. 远侧部（pars distalis）　腺细胞呈团索状，其间有丰富的毛细血管。腺细胞分为嗜色细胞和嫌色细胞两类。前者又分为嗜酸性细胞和嗜碱性细胞两种。此外，还可根据嗜色细胞分泌激素的不同进一步进行分类、命名。

（1）嗜酸性细胞（acidophilic cell）：数量多，胞质嗜酸性，分为下列两种。①生长激素细胞（somatotroph），分泌生长激素（growth hormone，GH），能促进骨骼、内脏和全身生长。未成年时分泌不足可致侏儒症，分泌过多则引起巨人症；成人分泌过多会引起肢端肥大症。②催乳激素细胞（mammotroph），男女垂体均有，女性较多，尤其妊娠期和哺乳期细胞功能旺盛。分泌催乳激素（prolactin，PRL），能促进乳腺发育和乳汁分泌。

（2）嗜碱性细胞（basophilic cell）：数量较少，胞质嗜碱性，分为下列三种。①促甲状腺激素细胞（thyrotroph），分泌促甲状腺激素（thyroid stimulating hormone，TSH），能促进甲状腺激素的生成和释放。②促肾上腺皮质激素细胞（corticotroph），分泌促肾上腺皮质激素（adrenocorticotropic hormone，ACTH），能够促进肾上腺皮质束状带细胞分泌糖皮质激素。③促性腺激素细胞（gonadotroph），男女均有，分泌卵泡刺激素（follicle stimulating hormone，FSH）和黄体生成素（luteinizing hormone，LH）。有 3 种类型：FSH 细胞、LH 细胞和两种激素共存的 FSH/LH 细胞。卵泡刺激素在女性促进卵泡发育，在男性刺激生精小管的支持细胞合成雄激素结合蛋白，促进精子发生。黄体生成素在女性促进排卵和黄体形成，在男性刺激睾丸间质细胞分泌雄激素，又称间质细胞刺激素（interstitial cell-stimulating hormone，ICSH）。

（3）嫌色细胞（chromophobe cell）：数量多，体积小，胞质染色浅，细胞界限不清。嫌色细胞可能是脱颗粒的嗜色细胞或是处于形成嗜色细胞的初期阶段。

2. 中间部（pars intermedia）　为一纵行狭窄区域，由滤泡、嗜碱性细胞及嫌色细胞构成。中间部的滤泡上皮由单层细胞构成，腔内含嗜酸性或嗜碱性的胶质，但具体功能不明。其分泌的黑素细胞刺激素（melanocyte stimulating hormone，MSH）作用于皮肤黑素细胞，促进黑色素的合成和扩散，加深皮肤颜色（图 14-5）。

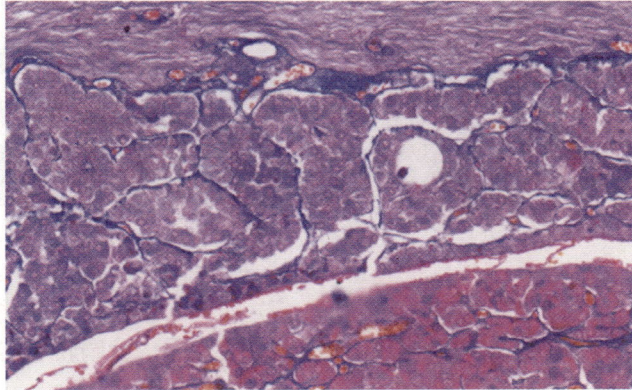

图 14-5　垂体中间部

3. 结节部（pars tuberalis）　位于漏斗周围，前方较厚，后方较薄或缺如。腺细胞排列成条索状，主要是嫌色细胞及少量嗜酸性和嗜碱性细胞，细胞间有丰富的纵行毛细血管。

4. 垂体门脉系统（hypophyseal portal system）　发自大脑基底动脉环的垂体上动脉穿过结节部上端进入漏斗，在该处分支形成毛细血管网，称第一级毛细血管网，继而下行至结节部下端汇集成多条垂体门微静脉，后者下行至远侧部再分支形成第二级毛细血管网，最后汇集成小静脉注入垂体周围的静脉窦。两级毛细血管网及之间的垂体门微静脉构成垂体门脉系统。

5. 腺垂体与下丘脑的关系　下丘脑弓状核等的神经元具有内分泌功能，称为神经内分泌细胞（neuroendocrine cell），其轴突伸至漏斗，构成下丘脑腺垂体束。神经内分泌细胞合成的多种激素经轴突释放进入第一级毛细血管网，继而经垂体门微静脉进入第二级毛细血管网，调节远侧部各种腺细胞的分泌活动。促进腺细胞分泌的激素称释放激素（releasing hormone，RH），有生长激素释放激素（GRH）、催乳激素释放激素（PRH）、促甲状腺激素释放激素（TRH）、促肾上腺皮质激素释放激素（CRH）、促性腺激素释放激素（GnRH）及黑素细胞刺激素释放激素（MSRH）等。抑制腺细胞分泌的激素称释放抑制激素（release inhibiting hormone，RIH），有生长激素释放抑制激素（又称生长抑素，SOM）、催乳激素释放抑制激素（PIH）和黑素细胞刺激素释放抑制激素（MSIH）。腺垂体嗜碱性细胞分泌的各种促激素又可调节甲状腺、肾上腺和性腺的内分泌活动。

（二）神经垂体

神经垂体直接连于下丘脑，由无髓神经纤维和神经胶质细胞组成，有丰富的毛细血管。下丘脑视上核和室旁核内的大型神经内分泌细胞的轴突经漏斗进入神经垂体的神经部，构成下丘脑神经垂体束，也是无髓神经纤维的来源（图 14-6）。

神经内分泌细胞内的分泌颗粒常在轴突沿途和终末聚集成团，使轴突呈串珠状膨大（膨体），形成光镜下大小不等的嗜酸性团块，称赫林体（Herring body）。分泌颗粒含血管升压素（vasopressin）和缩宫素（oxytocin），经轴突被运输到神经部入毛细血管。血管升压素又称抗利尿激素（antidiuretic hormone，ADH），可使小动脉平滑肌收缩、血压升高，促进肾远曲小管和集合管重吸收水，浓缩尿液。若分泌减少，可引起尿崩症。缩宫素又称催产素，可引起子宫平滑肌收缩及促进乳腺分泌。胶质细胞又称垂体细胞（pituicyte），分布于神经纤维之间，支持、营养和保护神经纤维。

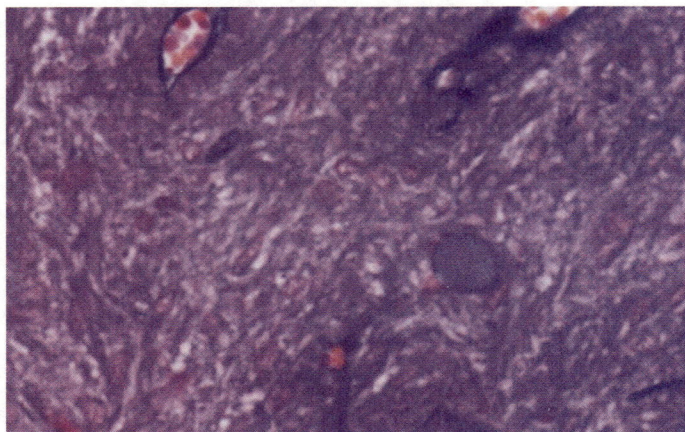

图 14-6　垂体

五、松果体

松果体（pineal body）呈扁圆锥形，以细柄连于间脑，表面包以软脑膜。实质主要由松果体细胞、胶质细胞和无髓神经纤维组成。无髓神经纤维可与松果体细胞形成突触（图 14-7）。

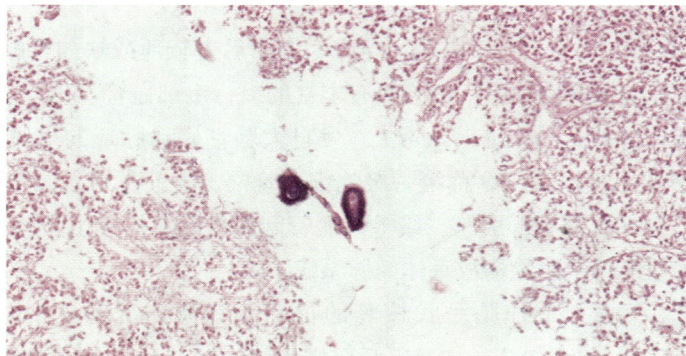

图 14-7　松果体

松果体细胞（pinealocyte）为神经内分泌细胞，光镜下呈圆形或不规则形，核大，胞质少，弱嗜碱性。松果体细胞分泌褪黑素（melatonin），参与调节昼夜节律、睡眠、情绪、性成熟等。成人松果体内常见脑砂，为松果体细胞分泌物钙化而成的同心圆结构，功能不明。

六、弥散神经内分泌系统

除上述内分泌腺外，其他器官组织也存在大量散在分布的神经内分泌细胞，统称为弥散神经内分泌系统（diffuse neuroendocrine system，DNES）。

DNES 细胞内含有特征性的神经内分泌小泡，能产生和分泌多种激素或激素样物质（胺类、多肽类激素和递质样分子），有的作用于邻近的细胞，有的经血流作用于远处的靶细胞。如位于胃肠道黏膜、胰腺导管和胆管内的内分泌细胞，它们可分泌 20 余种肽类和胺类激素。

（宁波大学医学部　邢景军）

第十五章　皮肤

皮肤（skin）覆盖全身，是人体面积最大的器官，厚 0.5 ～ 4 mm，随部位和年龄而异。皮肤分表皮和真皮两层，有毛、皮脂腺、汗腺和指（趾）甲等附属器，借皮下组织与深层组织相连。皮肤直接与外界接触，能防护外界物理化学性刺激和微生物入侵，防止体液及营养物质丢失，有重要的屏障作用。皮肤感觉神经末梢丰富，能感受外界刺激。皮肤还有吸收物质、调节体温、排出代谢产物、参与免疫应答及合成维生素 D 等功能。

一、表皮

表皮（epidermis）为角化的复层扁平上皮，细胞有两类：一类是占 90% 以上的角质形成细胞（keratinocyte），另一类是散在于角质形成细胞间的非角质形成细胞。根据表皮的厚度，皮肤分为厚皮和薄皮。厚皮主要位于手掌和足底，其他部位为薄皮（图 15-1）。

（一）表皮的分层

厚皮的结构典型，从基底到表面可分为五层。角质形成细胞是构成表皮各层结构的主要细胞（图 15-2）。

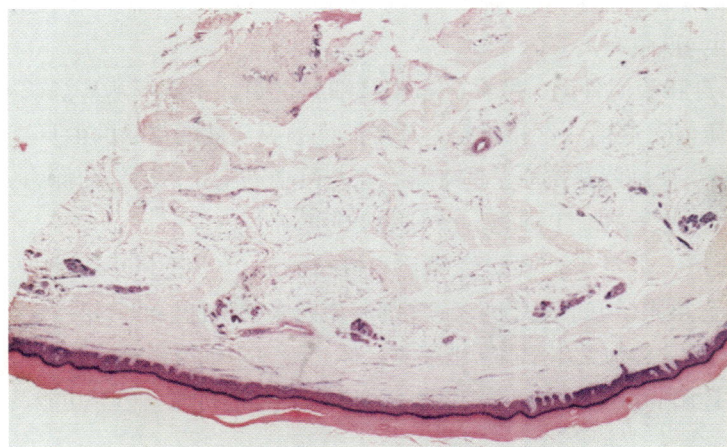

图 15-1　手掌皮肤

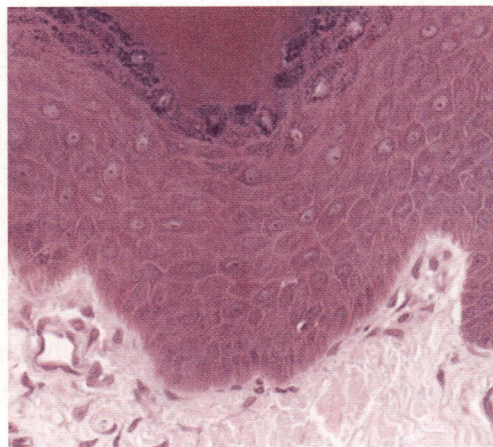

图 15-2　皮肤分层光镜图

1. 基底层（stratum basale）　最深，附着于基膜，由一层矮柱状的基底细胞（basal cell）组成，与深层结缔组织的接触面凹凸不平以扩大接触面。基底细胞胞质强嗜碱性，含散在或成束的具有很强张力的角蛋白丝（keratin filament），细胞间有桥粒相连，借半桥粒连于基膜。基底细胞为干细胞，不断增殖形成的子细胞向浅层迁移，分化为其他各层细胞。

2. 棘层（stratum spinosum）　由 4 ～ 10 层棘细胞组成。棘细胞体积大、多边形，表面有棘状突起，胞质弱嗜碱性。电镜下，相邻突起相嵌，由桥粒相连，角蛋白丝呈束分布，胞质内还可见明暗相间的含糖脂的板层颗粒（lamellated granule）。颗粒以胞吐方式进入细胞间隙形成膜状物，封闭细胞间隙，可阻止外界物质，尤其是水透过表皮，还能防止组织液外渗。深层棘细胞内可见黑素颗粒。

3. 颗粒层（stratum granulosum）　由 3 ～ 5 层梭形细胞组成。细胞核与细胞器逐渐退化，胞质内出现许多大小不一、强嗜碱性的透明角质颗粒（keratohyalin granule），主要成分为富含组氨酸的蛋白质。

4. 透明层（stratum lucidum） 由 2 ~ 3 层扁平细胞组成。光镜下细胞界限不清，细胞核和细胞器均已消失，呈均质透明状，强嗜酸性。

5. 角质层（stratum corneum） 由多层死亡的扁平角质细胞（horny cell）组成。细胞完全角化、干硬，光镜下呈嗜酸性均质状。电镜下，细胞内充满角蛋白（keratin），是角蛋白丝与均质状透明角质颗粒蛋白构成的复合物。细胞膜因内面有一层外皮蛋白而坚固，细胞间隙充满糖脂构成的膜状物。浅表细胞间的桥粒已解体，细胞连接松散，脱落后成为皮屑。

基底细胞向表面迁移形成角质细胞的过程称为角化，反映了角质形成细胞增殖、迁移、分化为角质细胞并最后脱落的动态变化过程。角质形成细胞不断脱落和更新的周期为 3 ~ 4 周。

（二）非角质形成细胞

1. 黑素细胞（melanocyte） 是生成黑色素的细胞，多分散于基底细胞之间。光镜下，胞体呈圆形，核深染，胞质染色浅，不易与基底细胞区别。电镜下，黑素细胞有突起伸入基底细胞和棘细胞之间，胞质内有特征性的膜包被的黑素体（melanosome），含能将酪氨酸转化为黑色素（melanin）的酪氨酸酶。黑素体内出现黑色素后改称黑素颗粒（melanin granule）。黑素颗粒以胞吐方式释放后被角质形成细胞吞入，故黑素颗粒在黑素细胞中少，在角质形成细胞中多。黑色素能吸收紫外线，防止深层组织受辐射损伤。紫外线可促进酪氨酸酶活性及黑色素的合成。

机体的所有黑素细胞都源自胚胎时期的神经嵴细胞，少量进入眼球壁血管膜，其余迁入表皮和毛球。几乎所有人均可见少量滞留于真皮或真皮与表皮交界处的黑素细胞增殖形成的色素痣。若黑素细胞数量多、范围大，则形成胎记。

黑色素是决定肤色的重要因素。人种间的黑素细胞数量差别不大，肤色差异主要取决于黑素颗粒的大小、含量及分布。表皮厚度、血液供应等也与肤色有关。

2. 朗格汉斯细胞（Langerhans cell） 源自胚胎期骨髓，散在分布于棘细胞之间。光镜下不易辨认，ATP 酶法可显示其树枝状突起。电镜下，胞质内无角蛋白丝和桥粒，有特征性的膜包被的盘状的伯贝克颗粒（Birbeck granule），参与处理抗原。朗格汉斯细胞是抗原呈递细胞，有与巨噬细胞相似的表面标志，能识别、结合和处理进入皮肤中的抗原，并把抗原呈递给 T 细胞，参与免疫应答。

3. 梅克尔细胞（Merkel cell） 位于基底层，数量少，感受轻触觉和机械刺激。光镜下不易辨别。电镜下，细胞呈扁圆形，顶部胞质有短突起伸入角质形成细胞之间，基底部胞质内有质膜包被的分泌颗粒，多数细胞基底部与感觉神经末梢接触并形成突触，称梅克尔细胞 - 轴突复合体。梅克尔细胞也是一种神经内分泌细胞，通过在皮肤中旁分泌和自分泌发挥调节角质形成、细胞增殖及朗格汉斯细胞抗原呈递等功能。

二、真皮

真皮（dermis）位于表皮下，主要由致密结缔组织构成，不同部位厚度不等，一般为 1 ~ 2 mm，分为乳头层和网织层。

1. 乳头层（papillary layer） 紧靠表皮基底层，为薄层的疏松结缔组织，突向表皮形成乳头状的真皮乳头（dermal papillae），扩大了表皮与真皮的连接面，加固了连接，也有利于表皮从真皮血管中获得营养。

2. 网织层（reticular layer） 为乳头层下方较厚的致密结缔组织，是真皮的主要组成部分，有粗大的胶原纤维束网及丰富的弹性纤维，使皮肤富有韧性和弹性。此层有较多血管、淋巴管和神经，还有毛囊、皮脂腺、汗腺及环层小体。真皮内还有参与免疫应答的细胞，包括树突状细胞（朗格汉斯细胞和巨噬细胞）、T 细胞、肥大细胞、成纤维细胞等，是皮肤内免疫应答的主要场所。

皮下组织（hypodermis）位于真皮下，由疏松结缔组织和脂肪组织构成，将皮肤连于深部组织。皮下组织赋予皮肤一定的活动性，还具有缓冲、保温、贮能等作用。

三、皮肤附属器

皮肤附属器是胚胎发生中由表皮衍生而来的，包括毛、皮脂腺、汗腺、指（趾）甲等（图 15-3）。

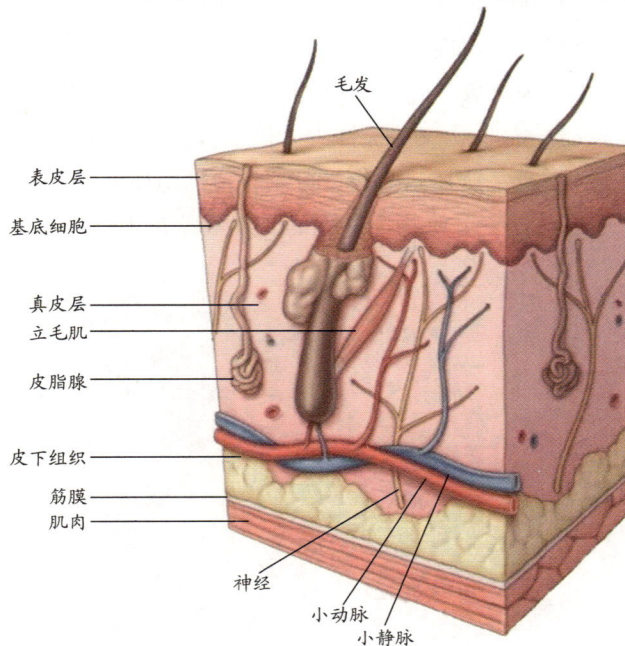

图 15-3　皮肤附属器模式图

1. 毛（hair）　除手掌、足底外，皮肤均长有毛。不同部位毛的基本结构相同。毛分为毛干、毛根和毛球三部分。露在皮肤外的为毛干，埋在皮肤内的为毛根，二者均由充满角蛋白并含黑色素的角化上皮细胞组成。包在毛根外面的为毛囊，其内层为与表皮相续的上皮性鞘，外层为与真皮相续的薄层致密结缔组织性鞘。毛根和毛囊的末端汇合为膨大的毛球，是毛和毛囊的生长点。毛球底面内凹，形成富含毛细血管和神经末梢的毛乳头，对毛的生长起诱导和营养作用。毛球的上皮细胞称毛母质细胞（hair matrix cell），为干细胞，不断增殖分化成毛根和上皮性鞘的细胞。毛母质细胞间的黑素细胞可将黑素颗粒转送到上皮细胞中。毛和毛囊斜长在皮肤内，在毛根与皮肤表面呈钝角的一侧有连接毛囊和真皮的立毛肌，受交感神经支配，收缩时使毛竖立，产生"鸡皮疙瘩"现象。毛有一定的生长周期，头发为 3 ~ 5 年，其他部位只有数月。

2. 皮脂腺（sebaceous gland）　分布于除手掌、足底和足背外的所有皮肤，多位于毛囊与立毛肌之间。皮脂腺为泡状腺，分泌部腺泡周边是一层基细胞，为干细胞，其分裂增殖产生的腺细胞内形成脂滴。腺泡中心的腺细胞内充满脂滴。近导管处的成熟腺细胞解体并排出脂滴，即皮脂，能润泽皮肤和毛发，并有抑菌作用。雄激素可促进皮脂生成，故在青春期皮脂腺分泌活跃（图 15-4）。

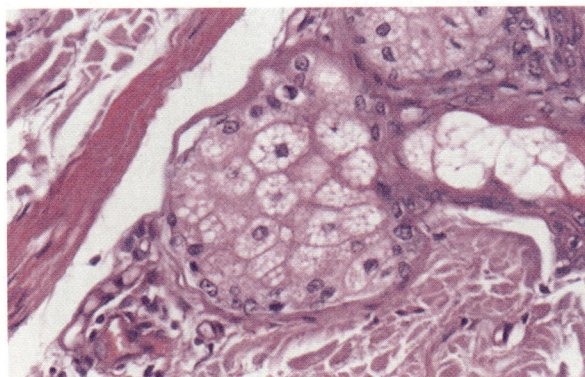

图 15-4　皮脂腺

3. 汗腺（sweat gland）　为单曲管状腺，分为外泌汗腺和顶泌汗腺两种（图 15-5）。

（1）外泌汗腺（eccrine sweat gland），即通常所称的小汗腺，遍布全身，手掌、足底最多。分泌部位于真皮深层和皮下组织，腺上皮由单层或双层的锥形和立方形细胞构成，外有肌上皮细胞，其收缩有助排出分泌物。导管由两层较小的立方形细胞围成，穿过真皮后开口于皮肤表面的汗孔。腺细胞以胞吐方式分泌汗液，含大量水分及有钠、钾、氯、乳酸盐和尿素等。汗腺分泌是机体散热的主要方式。

（2）顶泌汗腺（apocrine sweat gland），又称大汗腺，位于腋窝、乳晕、会阴及肛门等处，以顶浆分泌方式分泌汗液。分泌部腺细胞为单层，胞质嗜酸性，分泌时顶部胞质连同分泌颗粒一起脱落进入腺腔。导管由两层细胞组成，开口于毛囊上端。分泌物为黏稠的乳状液，含蛋白质和脂类等，不同个体分泌物的成分有差异。

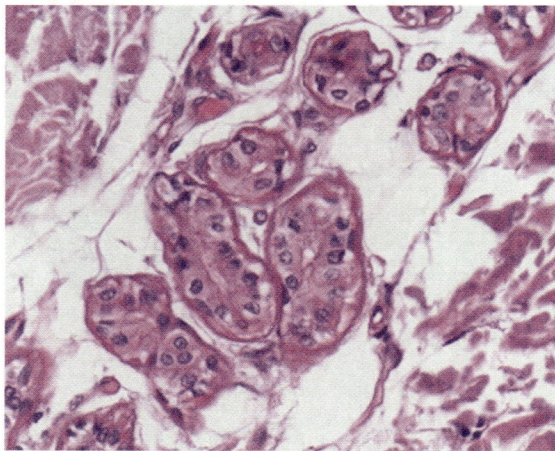

图 15-5　汗腺

（宁波大学医学部　邢景军）

第十六章 消化管

消化系统（digestive system）由消化管和消化腺组成，主要功能是通过物理性和化学性消化，摄取、转运、消化食物和吸收营养并排泄废物。消化管是从口腔至肛门的连续性管道，依次为口腔、咽、食管、胃、小肠和大肠。消化管黏膜有丰富的淋巴组织和免疫细胞，参与免疫防御。消化管上皮内还有内分泌细胞。

一、消化管壁的一般结构

除口腔与咽外，消化管壁自内向外分为黏膜、黏膜下层、肌层与外膜四层（图 16-1）。

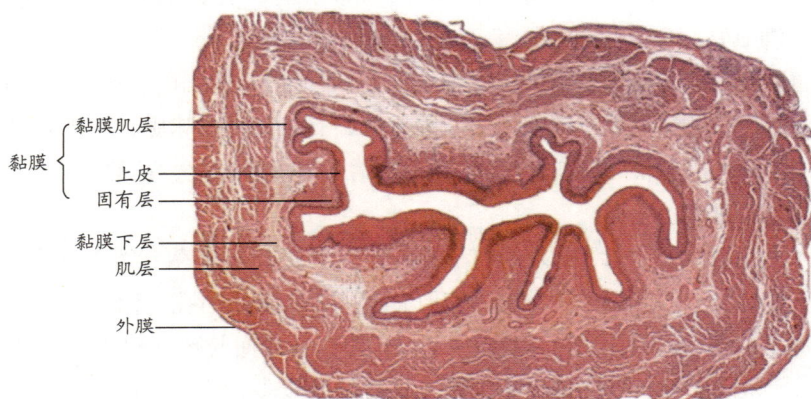

图 16-1 消化管的一般结构

1. 黏膜（mucosa）　由上皮、固有层和黏膜肌层组成，是各段消化管结构差异最大、功能最重要的部分。

（1）上皮的类型依部位而异。消化管的两端（口腔、咽、食管及肛门）为复层扁平上皮，以保护功能为主；其余为单层柱状上皮，以消化吸收功能为主。上皮与管壁内的腺体相续。

（2）固有层（lamina propria）为有丰富毛细血管和毛细淋巴管的疏松结缔组织。胃肠固有层内有丰富的腺体和淋巴组织。

（3）黏膜肌层（muscularis mucosa）为薄层平滑肌，其收缩可促进固有层内的腺体分泌物排出和血液运行。

2. 黏膜下层（submucosa）　为较致密的结缔组织，含小动脉、小静脉、淋巴管及黏膜下神经丛。神经丛由多极神经元与无髓神经纤维构成，调节黏膜肌收缩和腺体分泌。食管和十二指肠的黏膜下层内分别有食管腺和十二指肠腺。食管及胃肠的黏膜与黏膜下层共同突向管腔形成皱襞（plica）。

3. 肌层（muscle layer）　食管上段与肛门处的肌层为骨骼肌，余为平滑肌。一般分为内环、外纵两层，有肌间神经丛，调节肌层运动。肌间的结缔组织中有间质卡哈尔细胞（interstitial Cajal cell），HE 染色不易辨认，是胃肠节律性收缩的起搏细胞。

4. 外膜（adventitia）　按组成的不同分为纤维膜和浆膜。咽、食管及直肠下段的外膜由疏松结缔组织构成，与周围组织相连，称纤维膜（fibrosa）。胃和肠的外膜除有结缔组织外，还覆有间皮，称浆膜（serosa），表面光滑，有利于胃肠活动。

二、口腔与咽

（一）口腔黏膜的一般结构

口腔黏膜只有上皮和固有层。上皮为复层扁平，仅在硬腭部出现角化。固有层结缔组织突向上皮形成乳头，富含毛细血管，亦可见小唾液腺。上皮及乳头内富含感觉神经末梢。固有层在唇、颊等处连于骨骼肌，在硬腭连于骨膜。

（二）舌

舌由表面的黏膜和深部的肌层组成。肌层的骨骼肌纵、横及垂直交织。黏膜由复层扁平上皮与固有层组成。舌根部黏膜内有许多淋巴小结，构成舌扁桃体。舌背部黏膜形成许多乳头状隆起，称舌乳头（lingual papilla）（图16-2），分为四种类型。

（1）丝状乳头，最多，遍布舌背。圆锥形，中央的固有层富含血管和神经，表面为复层扁平上皮，浅层上皮角化，脱落后与唾液、食物残渣等混合，形成黏附于舌表面的薄层舌苔。

（2）菌状乳头，较少，多位于舌尖与舌缘，散在分布于丝状乳头之间。蘑菇状，上皮不角化，有味蕾。固有层富含毛细血管，使其呈红色。

（3）轮廓乳头，有10余个，位于界沟前方。较大，顶部平坦，周围的黏膜凹陷形成环沟，沟两侧的上皮内有较多味蕾。表面的复层扁平上皮未角化。固有层中有浆液性的味腺，导管开口于沟底。

（4）叶状乳头，位于舌的两侧、界构前方，随着年龄增长而逐渐退化，正常情况下叶状乳头不明显，若发生炎症，可能引起局部肿痛。

味蕾（taste bud）为卵圆形小体，成人约有3000个，主要分布于菌状乳头和轮廓乳头，可感受甜、苦、酸、咸四种基本味觉。味蕾染色浅，有一开口于上皮表面的小孔，称味孔。组成细胞有三种。味细胞呈梭形，位于味蕾中央，细胞顶部有微绒毛突入味孔，基底面与味觉神经末梢以突触相连。基细胞为干细胞，锥形，位于味蕾深部，可分化为味细胞。支持细胞较多，梭形，位于味细胞之间。

（三）牙

牙分为3部分，露出于牙龈的为牙冠，嵌入牙槽骨内的为牙根，两者之间的为牙颈，外包牙龈。中央有牙髓腔，开口于牙根尖端的牙根孔。牙由牙本质、釉质、牙骨质及牙髓组成。牙周膜、牙槽骨及牙龈则统称牙周组织（图16-3）。

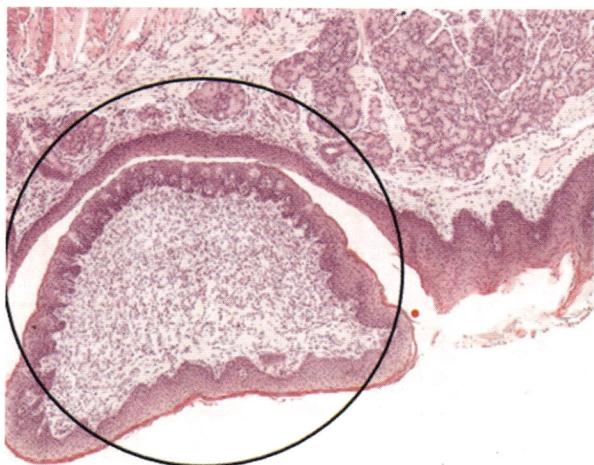

图 16-2　舌乳头

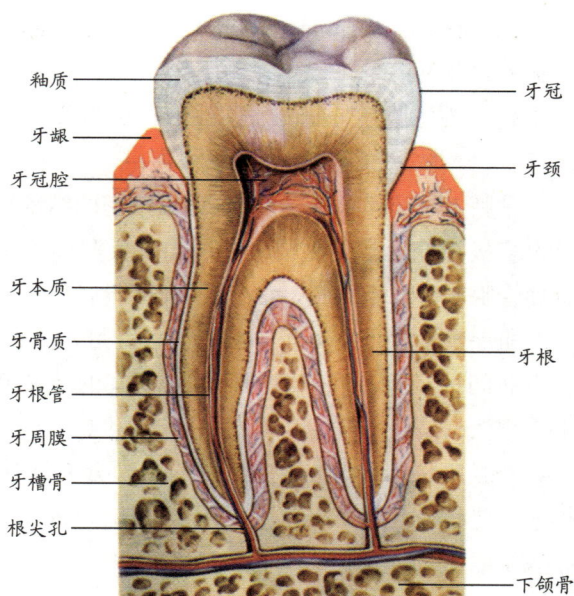

图 16-3　牙的形态与构造（冠状切面）

釉质 — 牙冠
牙龈
牙冠腔 — 牙颈
牙本质
牙骨质
牙根管 — 牙根
牙周膜
牙槽骨
根尖孔
下颌骨

1. **牙本质**（dentine）　又称牙质，硬度仅次于牙釉质，是牙的主体结构，主要由牙本质小管与间质构成。牙本质小管从牙髓腔面向周围呈放射状走行，小管之间为间质，化学成分与骨质相似。牙本质的内表面有一层成牙本质细胞（odontoblast），产生有机成分。

2. **釉质**（enamel）　位于牙冠表面，无机物占96%，是人体最坚硬的组织。由釉柱和极少量的间质构成。釉柱从与牙本质交界处向牙冠表面放射状排列，主要成分为羟基磷灰石结晶。

3. **牙骨质**（cementum）　包在牙根和牙颈的牙本质外面，结构与骨组织相似，是牙钙化组织中硬度最小的一种。

4. **牙髓**（dental pulp）　为疏松结缔组织，有经牙根孔进入的血管、淋巴管和神经纤维，营养牙本质和釉质。牙髓与牙本质间有一层被感觉神经末梢包绕的成牙本质细胞。牙髓感觉神经不能区别刺激的性质，均以痛觉反应出现，也不易对刺激定位。

5. **牙周膜**（peridental membrane）　是牙根与牙槽骨间的致密结缔组织，含较粗的胶原纤维束，其两端分别埋入牙骨质和牙槽骨。

6. **牙龈**（gingiva）　包绕着牙颈，是由复层扁平上皮及固有层组成的黏膜。

（四）咽

咽是消化管和呼吸道的共同部位，分为口咽、鼻咽和喉咽三部分。

1. **黏膜**　由上皮和固有层组成。口咽为未角化的复层扁平上皮，鼻咽和喉咽主要为假复层纤毛柱状上皮。固有层有丰富的淋巴组织及黏液性腺或混合性腺。

2. **肌层**　由内纵与外斜或环形的骨骼肌组成，其间可有黏液性腺。

3. **外膜**　为纤维膜，富有血管及神经纤维。

三、食管

食管腔面有黏膜和黏膜下层共同形成的纵行皱襞（图16-4）。

1. **黏膜**　上皮为未角化的复层扁平上皮，与胃贲门的单层柱状上皮骤然相接，是食管癌的多发部位。固有层为结缔组织，其内可见黏液性腺。黏膜肌层由纵行的平滑肌束组成。

2. **黏膜下层**　为疏松结缔组织，含黏液性的食管腺（esophageal gland），导管开口于食管腔。食管腺周围常见淋巴细胞及浆细胞聚集，甚至有淋巴小结。

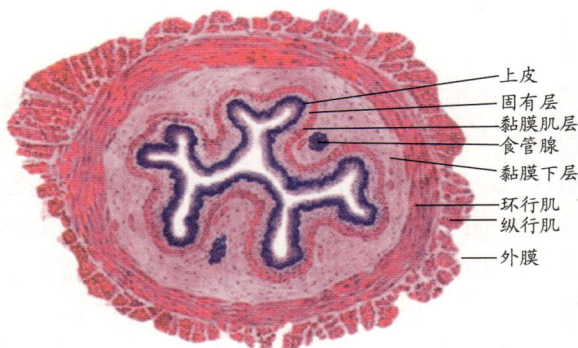

上皮
固有层
黏膜肌层
食管腺
黏膜下层
环行肌
纵行肌
外膜

图 16-4　食管

3. **肌层**　分内环、外纵两层。上 1/3 段为骨骼肌，下 1/3 段为平滑肌，中 1/3 段兼具两者。两端的内环行肌增厚形成上、下括约肌。

4. **外膜**　为纤维膜。

四、胃

食物入胃后，与胃液混合为食糜。胃可储存食物，初步消化蛋白质，吸收部分水、无机盐和醇类。

1. **黏膜**　胃空虚时腔面有许多皱襞，充盈时皱襞变平坦。黏膜表面上皮向固有层凹陷形成约 350 万个胃小凹（gastric pit），与腺体通连。

（1）上皮为单层柱状，主要由表面黏液细胞（surface mucous cell）组成。该细胞核椭圆形，位于基部；顶部胞质充满黏原颗粒，HE 染色浅淡以至透明；分泌富含高浓度碳酸氢根的黏液至细胞表面形成保护膜，防止胃酸、胃蛋白酶对黏膜的侵蚀；细胞间紧密连接，与黏液膜共同组成屏障。胃上皮不断脱落，2～6

天更新一次，由胃小凹底部的干细胞增殖补充（图 16-5）。

（2）固有层为有大量管状腺的结缔组织，有成纤维细胞、淋巴细胞、浆细胞、肥大细胞、嗜酸性粒细胞及散在的平滑肌细胞。腺分为胃底腺、贲门腺和幽门腺。

①胃底腺（fundic gland）：又称泌酸腺（oxyntic gland），数量最多，功能最重要，位于胃底和胃体，呈分支管状，由主细胞、壁细胞、颈黏液细胞、干细胞和内分泌细胞组成（图 16-6）。

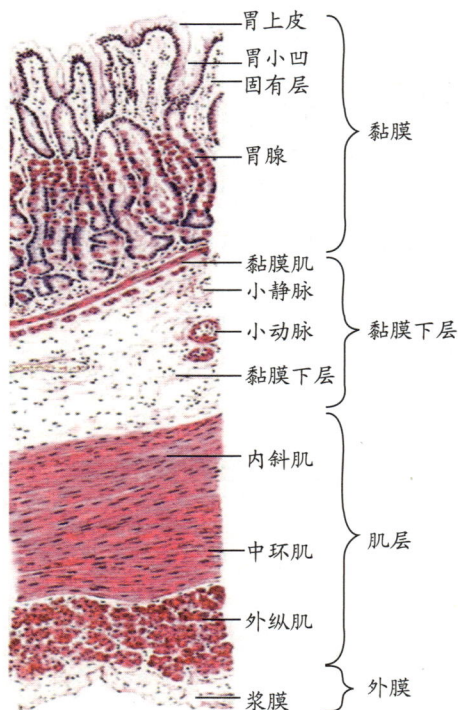

图 16-5　胃上皮

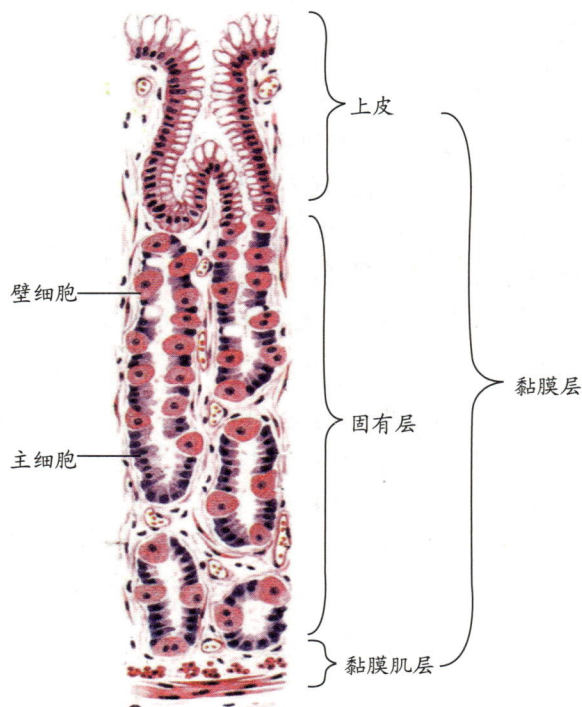

图 16-6　胃底腺

主细胞（chief cell）又称胃酶细胞（zymogenic cell），数量最多，主要分布于腺的下半部，分泌胃蛋白酶原（pepsinogen）。细胞呈柱状，核圆形，位于基部；胞质基部强嗜碱性，顶部充满酶原颗粒，染色浅淡。具有典型的蛋白分泌细胞的超微结构特点。

壁细胞（parietal cell）又称泌酸细胞（oxyntic cell），多位于腺的上半部。细胞体积大，圆锥形，核圆，位于中央，胞质强嗜酸性。电镜下，胞质内有丰富的线粒体，游离缘的胞膜内陷形成有大量微绒毛的细胞内分泌小管（intracellular secretory canaliculus），分泌小管周围的小管和小泡称微管泡系统（tubulovesicular system），是分泌小管膜的储备形式。壁细胞功能静止时，分泌小管及微绒毛少，微管泡系统发达；处于分泌状态时，微管泡系统迅速转变成分泌小管，微绒毛增多、增长。

壁细胞通过分泌小管膜上的质子泵（H^+、K^+-ATP 酶）和 Cl- 通道合成并分泌盐酸（也称胃酸），能激活胃蛋白酶原、杀菌、分泌内因子（intrinsic factor）等。分泌内因子能与食物中的维生素 B_{12} 结合，防止其在肠道内被酶分解，并能促进回肠对其的吸收，供红细胞生成所需。

颈黏液细胞（mucous neck cell）较少，位于胃底腺顶部，楔形，核扁平，位于细胞基底，顶部有黏原颗粒、染色浅。分泌可溶性的能保护黏膜的酸性黏液。

干细胞（stem cell）分布于胃底腺顶部至胃小凹深部，胞体较小，呈低柱状，不断增殖、分化为表面黏液细胞及其他胃底腺细胞。

内分泌细胞主要为 ECL 细胞和 D 细胞。ECL 细胞分泌组胺，促进壁细胞泌酸。D 细胞分泌生长抑素，可直接抑制壁细胞及通过抑制 ECL 细胞间接地作用于壁细胞。

②贲门腺（cardiac gland）分布于近贲门处，分泌黏液和溶菌酶。

③幽门腺（pyloric gland）分布于幽门部，为管状黏液性腺，有少量壁细胞，还有很多 G 细胞，产生胃泌素（gastrin），刺激壁细胞泌酸、促进胃肠黏膜细胞增殖。

三种腺体的混合分泌物，统称胃液。成人每日分泌 1.5 ~ 2.5 L，pH 值为 0.9 ~ 1.5。

（3）黏膜肌层由内环、外纵两层平滑肌组成。

2. 黏膜下层　为较致密的结缔组织，含血管、淋巴管和神经及成群的脂肪细胞。

3. 肌层和外膜　较厚，由内斜、中环和外纵三层平滑肌组成，肌间有神经丛。环行肌在贲门和幽门处增厚形成括约肌。

4. 外膜　为浆膜。

五、小肠

小肠包括十二指肠、空肠和回肠，是消化和吸收营养的主要部位。

1. 黏膜　小肠黏膜和黏膜下层突向肠腔形成环状、半环状或螺旋状的皱襞，从距幽门约 5 cm 处开始出现，消失于回肠中段。黏膜表面上皮和固有层向肠腔突起形成肠绒毛（intestinal villus），在十二指肠呈宽大的叶状，在空肠呈长指状，在回肠呈短锥形。皱襞和绒毛使小肠内表面积扩大约 30 倍。绒毛根部的上皮续于固有层中的小肠腺上皮。小肠腺（small intestinal gland）呈单管状（图 16-7），直接开口于肠腔。

（1）上皮为单层柱状。绒毛部上皮由吸收细胞、杯状细胞和少量内分泌细胞组成（图 16-8）。

①吸收细胞（absorptive cell）最多，高柱状，核椭圆形，位于基部。光镜下，细胞游离面可见纹状缘。电镜下纹状缘由密集的微绒毛构成，相邻细胞顶部有紧密连接，胞质含丰富的滑面内质网和高尔基复合体，可合成载脂蛋白并与细胞吸收的脂类物质结合形成乳糜颗粒，从细胞侧面释放进入中央乳糜管。微绒毛表面有一层膜内镶嵌蛋白的胞外部分构成的细胞衣，含双糖酶和肽酶，并吸附有胰蛋白酶、胰淀粉酶等，是重要的消化部位。回肠的吸收细胞膜上有内因子受体，利于吸收维生素 B_{12}。

吸收细胞也参与分泌性免疫球蛋白 A 的释放，还向肠腔分泌肠激酶（enterokinase），激活并使胰蛋白酶原转变为胰蛋白酶。

②杯状细胞散在于吸收细胞间，分泌黏液，有润滑和保护作用。

内分泌细胞种类很多，其中 I 细胞产生缩胆囊素 - 促胰酶素，有促进胰腺分泌胰酶和胆囊收缩、胆汁排出的作用；S 细胞分泌促胰液素（secretin），刺激胰导管上皮细胞分泌水和碳酸氢盐，增加胰液分泌量。

③干细胞位于小肠腺下半部，胞体小，柱状。不断增殖、分化补充在绒毛顶端脱落的吸收细胞和杯状细胞，也可分化为帕内特细胞和内分泌细胞。

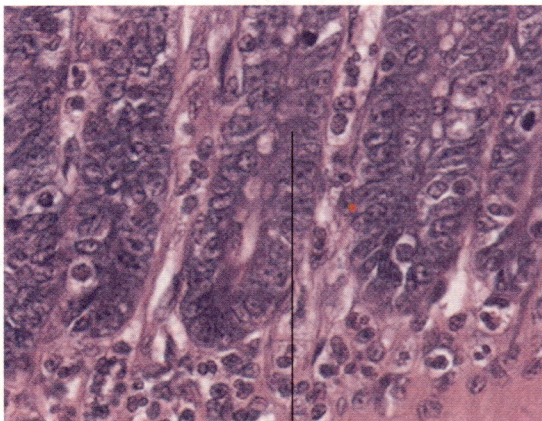

图 16-7　小肠腺

腺体

图 16-8　小肠绒毛

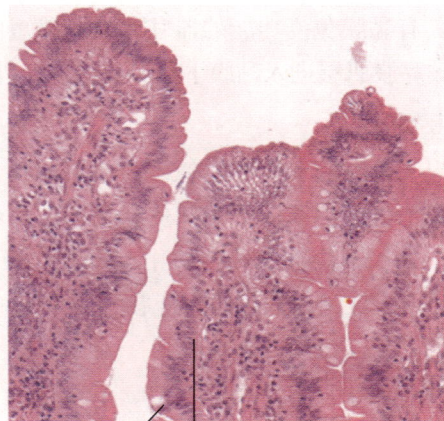

杯状细胞　吸收细胞

（2）固有层由疏松结缔组织组成，含大量小肠腺及丰富的淋巴细胞、浆细胞、巨噬细胞、嗜酸性粒细胞等。绒毛中轴的结缔组织内有 1 ~ 2 条以盲端起始于绒毛顶部的纵行毛细淋巴管，称中央乳糜管（central lacteal），穿过黏膜肌层进入黏膜下层形成淋巴管丛。吸收细胞释出的乳糜微粒入中央乳糜管后输出。肠上皮吸收的氨基酸、单糖等经中央乳糜管周围的有孔毛细血管入血。

相邻绒毛根部之间的上皮内陷伸入固有层，形成肠腺（intestinal gland），腺上皮除有吸收细胞、杯状细胞外，还有帕内特细胞、干细胞和内分泌细胞。帕内特细胞（Paneth cell），又称潘氏细胞，常三五成群位于肠腺基部，圆锥形，基部胞质嗜碱性，顶部胞质含粗大的嗜酸性颗粒，能分泌溶菌酶和防御素。固有层淋巴组织丰富，在十二指肠和空肠可见孤立淋巴小结，在回肠则形成集合淋巴小结，甚至穿过黏膜肌层到达黏膜下层。

（3）黏膜肌层由内环、外纵两薄层平滑肌组成。

2. 黏膜下层　为有丰富的血管和淋巴管的疏松结缔组织。十二指肠黏膜下层内有大量黏液性的十二指肠腺（duodenal gland），分泌碱性黏液（pH 值为 8.2 ~ 9.3），保护十二指肠免受胃酸侵蚀。小肠上皮及腺体的分泌物统称小肠液，成人每日分泌 1 ~ 3 L，pH 值为 7.6。

3. 肌层和外膜　肌层由内环、外纵两层平滑肌组成。外膜除部分十二指肠壁为纤维膜外，余均为浆膜。

六、大肠

大肠分为盲肠、阑尾、结肠、直肠和肛管，主要功能是吸收水分和电解质，将食物残渣形成粪便。

（一）盲肠、结肠与直肠

这三部分大肠的组织学结构基本相同。

1. 黏膜　结肠袋之间有半月形皱襞，直肠下段有三个横襞。上皮为单层柱状，由吸收细胞和大量杯状细胞组成，不形成绒毛。固有层有大量的直管状大肠腺，含吸收细胞、大量杯状细胞、少量干细胞和内分泌细胞，无帕内特细胞，并可见孤立淋巴小结。大肠腺分泌黏液。黏膜肌层同小肠。

2. 黏膜下层　为疏松结缔组织，有小动脉、小静脉、淋巴管及成群脂肪细胞。

3. 肌层　由内环、外纵两层平滑肌组成。内环行肌节段性增厚形成结肠带，外纵行肌局部增厚形成两条结肠带。

4. 外膜　主要为浆膜，升结肠与降结肠后壁、直肠下段为纤维膜。外膜结缔组织中脂肪细胞聚集形成肠脂垂。

（二）阑尾

阑尾是具有黏膜免疫功能的器官，大肠腺短而少。固有层有极丰富的淋巴组织，大量淋巴小结可连续成层并突破黏膜肌层进入黏膜下层。肌层薄，外覆浆膜。

（三）肛管

齿状线以上的黏膜和直肠相似，为单层柱状上皮，在齿状线处骤变为轻度角化的复层扁平上皮，大肠腺和黏膜肌消失。白线以下为和皮肤相同的角化复层扁平上皮。固有层出现了环肛腺（大汗腺）和丰富的皮脂腺。黏膜下层的结缔组织中有丰富的静脉丛，静脉淤血扩张可形成痔。肌层包括两层平滑肌，内环行肌增厚形成肛门内括约肌。近肛门处，外纵行肌周围有骨骼肌形成的肛门外括约肌。

七、消化管的淋巴组织

随食物进入消化管的各种病原微生物大多被胃酸、消化酶以及帕内特细胞分泌的防御素和溶菌酶破坏，其余或排出体外，或受到消化管淋巴组织的免疫抵御。消化管淋巴组织又称肠相关淋巴组织（gut-associated lymphoid tissue，GALT），主要包括上皮内的淋巴细胞，固有层中弥散的淋巴细胞、浆细胞及黏膜淋巴小结（尤其是咽、回肠、阑尾等处）。消化管淋巴组织能接受消化管内病原微生物的抗原刺激，主要通过产生和向消化管腔分泌免疫球蛋白作为应答。

八、胃肠的内分泌细胞

在胃、肠的上皮及腺体中散在分布着 40 余种内分泌细胞，其数量超过所有内分泌腺腺细胞的总和。因此，可认为胃肠是体内最大、最复杂的内分泌器官。所分泌的激素主要协调胃肠道自身的消化吸收功能，也调节其他器官的生理活动。

胃肠的内分泌细胞大多单个夹于其他上皮细胞之间，HE 染色时，细胞多呈圆形，核圆，居中，胞质染色浅，目前主要用免疫组织化学法显示。电镜下呈不规则的锥形，底部胞质有大量分泌颗粒，颗粒的大小、形状及电子密度依细胞种类而异，含肽和（或）胺类激素，多数激素入血后作用于靶细胞，少数以旁分泌方式直接作用于邻近细胞。

（宁波大学医学部　邢景军）

第十七章 消化腺

消化腺（digestive gland）包括大消化腺（三对大唾液腺、胰腺和肝）及分布于消化管壁内的小消化腺（口腔黏膜小唾液腺、食管腺、胃腺和肠腺等）。大消化腺是独立的器官，分为实质与间质。实质包括腺细胞构成的分泌部和排出分泌物的导管，间质为外包的被膜及其伸入实质内的结缔组织。胰腺还有内分泌功能。

一、大唾液腺

大唾液腺有腮腺、下颌下腺、舌下腺各一对，分泌唾液，导管开口于口腔。

（一）大唾液腺的一般结构

1. 腺泡（acinus） 均为复管泡状腺，被膜薄。被膜伸入实质内分隔成大小不等的小叶，血管、淋巴管和神经也随同进入小叶。腺泡为单层立方上皮，为分泌部，分浆液性、黏液性与混合性三类。在腺细胞和部分导管上皮细胞与基膜之间有肌上皮细胞，收缩时协助排出分泌物。

2. 导管（intercalated duct） 反复分支，末端连于腺泡，为单层或复层上皮。分为闰管、纹状管、小叶间导管和总导管。

（1）闰管（intercalated duct）为导管的起始部，直接连于腺泡，管径细，管壁为单层立方或扁平上皮。

（2）纹状管（striated duct）又称分泌管（secretory duct），连于闰管，由单层高柱状上皮围成，核圆，近游离缘，胞质嗜酸性。细胞基部可见垂直纵纹，电镜下为质膜内褶，增大细胞基部表面积。

（3）小叶间导管和总导管。纹状管汇合形成较粗的小叶间导管，逐渐由单层柱状上皮移行为假复层柱状上皮，再逐级汇合成一条或几条总导管，近口腔开口处变成复层扁平上皮并与口腔上皮相连续。

（二）三种大唾液腺的结构

1. 腮腺 最大，纯浆液性腺，闰管长，纹状管较短，分泌物含唾液淀粉酶。

2. 下颌下腺 混合性腺，浆液性腺泡多，黏液性和混合性腺泡少。闰管短，纹状管发达。分泌物含较多黏液和少量唾液淀粉酶。

3. 舌下腺 混合性腺，以黏液性腺泡为主，浆半月较多。无闰管，纹状管短。分泌物以黏液为主。

大、小唾液腺分泌的混合液组成唾液，95% 以上来自三大唾液腺。唾液中的水分和黏液能润滑口腔，唾液淀粉酶分解淀粉为麦芽糖，溶菌酶和干扰素能抵抗细菌和病毒。唾液腺间质内浆细胞分泌的 IgA 与腺细胞产生的蛋白质分泌片结合，形成分泌性 IgA，随唾液排入口腔，具有免疫功能。

二、胰腺

胰腺表面覆有薄层结缔组织被膜，结缔组织伸入腺内将实质分隔为许多小叶。胰腺实质由外分泌部和内分泌部组成。外分泌部分泌的胰液有多种消化酶，经导管排入十二指肠。内分泌部称胰岛，分泌的激素入血或淋巴，调节糖代谢。

（一）外分泌部

外分泌部为纯浆液性复管泡状腺（图 17-1、图 17-2）。

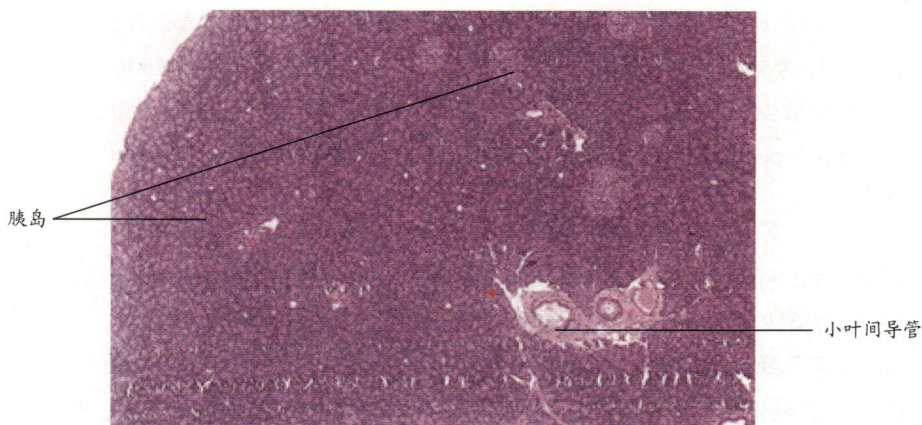

胰岛

小叶间导管

图 17-1 胰腺及其结构

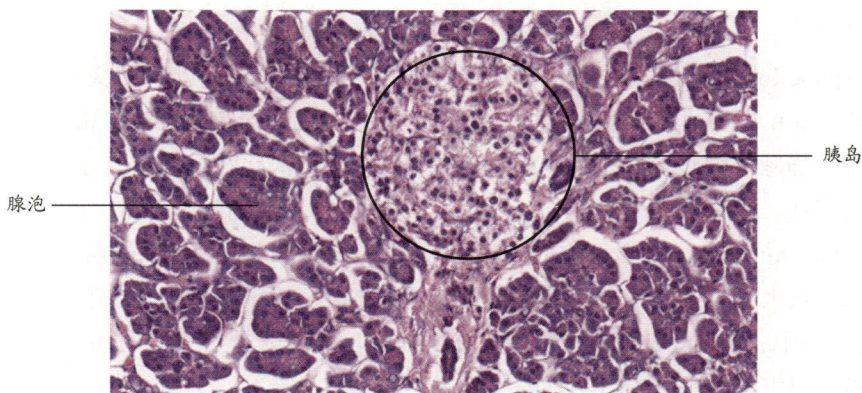

腺泡

胰岛

图 17-2 胰腺外分泌部（微细）

1. 腺泡 无肌上皮细胞。腺泡细胞具有浆液细胞的形态特点，分泌多种消化酶，包括胰蛋白酶原、胰糜蛋白酶原、胰淀粉酶、胰脂肪酶、核酸酶等。胰蛋白酶原和胰糜蛋白酶原进入小肠后被肠激酶激活，成为有活性的胰蛋白酶和胰糜蛋白酶。

闰管起始部的上皮细胞延伸入腺泡腔内，形成较小的扁平或立方形的泡心细胞（centroacinar cell），胞质染色淡，核圆形或卵圆形。

2. 导管 起始于闰管，逐渐汇合成小叶内导管、小叶间导管直至一条贯穿胰腺全长的主导管，在胰头部与胆总管汇合成肝胰壶腹，开口于十二指肠大乳头。随着管腔逐渐增大，上皮由单层扁平逐渐变为单层柱状，主导管为高柱状。导管上皮细胞分泌水和碳酸氢盐等多种电解质。

成人每天分泌 1 ～ 2 L 碱性胰液，这是最重要的消化液，含有多种消化酶和电解质。

（二）内分泌部（胰岛）

胰岛（pancreas islet）是散在于腺泡之间的内分泌细胞团，大小不一，由十几个至数百个胰岛细胞组成，HE 染色浅。胰岛细胞间有丰富的有孔毛细血管。人胰岛主要有四种细胞，HE 染色不易区分，可用免疫组织化学法进行鉴别。

1. A 细胞 又称 α 细胞，约占胰岛细胞总数的 20%，位于胰岛周边。分泌高血糖素（glucagon），促进肝糖原分解为葡萄糖，并抑制糖原合成，升高血糖。

2. B 细胞 又称 β 细胞，约占胰岛细胞总数的 70%，位于胰岛中央。分泌胰岛素（insulin），促进细胞吸收血液内的葡萄糖合成糖原储存于肝和肌肉内，或促进葡萄糖转化为脂肪储存于脂肪组织，降低血糖。

高血糖素和胰岛素的相互作用使血糖保持稳定。若 B 细胞病变、退化，胰岛素分泌不足，可致糖尿病。B 细胞肿瘤或功能亢进则可导致低血糖症。

3.D 细胞　又称 δ 细胞，约占胰岛细胞总数的 5%，分散于 A、B 细胞之间。分泌生长抑素（somatostatin），以旁分泌方式抵达并抑制邻近 A 细胞、B 细胞或 PP 细胞的分泌。

4.PP 细胞　数量少，主要位于胰岛周边部，亦存在于外分泌部的腺泡细胞间及导管上皮内。分泌胰多肽（pancreatic polypeptide），抑制胃肠运动、胰液分泌及胆囊收缩。

三、肝

肝是人体最大的腺体，功能极为复杂。肝参与蛋白质、脂类、糖类及维生素的合成、转化和分解，产生的胆汁参与脂类物质的消化，还参与激素和药物等的转化和解毒。

肝表面覆以富含弹性的致密结缔组织被膜，除裸区等处为纤维膜外，其他均为浆膜。肝门处的结缔组织随肝动脉、门静脉及肝管的分支伸入肝实质，将实质分隔成许多肝小叶。肝小叶间各种管道聚集区为门管区。

（一）肝小叶

肝小叶（hepatic lobule）是肝的基本结构单位，呈多角棱柱状。肝小叶中央有一条沿其长轴走行的中央静脉（central vein），注入小叶下静脉。人的肝小叶间有少量结缔组织分割，相邻肝小叶分界不清。

肝细胞以中央静脉为中心，向周围呈放射状排列成板状结构称肝板（hepatic plate）。相邻肝板相互吻合，在切片上呈索状，也称肝索（hepatic cord）。肝板之间为不规则的肝血窦，也彼此吻合。

1.肝细胞（hepatocyte）　呈多面体形，直径 15 ~ 30 μm，有三种不同的功能面。血窦面和胆小管面有发达的微绒毛，增大细胞表面积；细胞连接面有紧密连接、桥粒和缝隙连接等。

肝细胞核大而圆，居中，双核细胞较多，和肝细胞功能活跃及再生能力强有关。胞质嗜酸性，含散在的嗜碱性颗粒。电镜下，胞质内有丰富的细胞器和内涵物（图 17-3）。

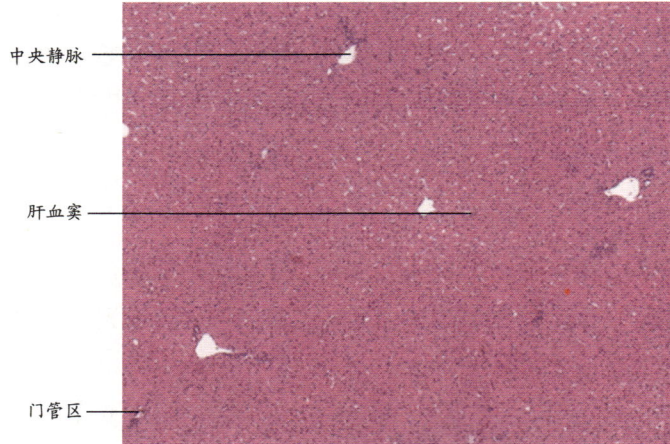

图 17-3　肝光镜图

（1）粗面内质网：板层状成群分布于核周、近血窦面及线粒体附近，是合成血浆蛋白、内质网膜蛋白及其他细胞器蛋白等的场所。

（2）滑面内质网：分布广泛，膜上规律地分布有多种酶系，如氧化还原酶、水解酶、转移酶、合成酶等，参与胆汁合成、脂类代谢、糖代谢和激素代谢及药物等的生物转化。

（3）高尔基复合体：主要分布于核附近及胆小管周围。加工粗面内质网合成的部分蛋白质和脂蛋白，再由肝细胞血窦面排出，并参与胆汁的分泌。

（4）线粒体：含量丰富，遍布于胞质，为肝细胞的功能活动提供能量。

肝细胞还含有丰富的溶酶体、过氧化物酶体、糖原、脂滴、色素等内含物。它们的数量与机体的生理和病理状况密切相关。

2. 肝血窦（hepatic sinusoid）　腔大而不规则，注入中央静脉，窦壁由内皮细胞围成，含门静脉血和肝动脉血。肝血窦内皮细胞有大量内皮窗孔，无隔膜，细胞连接松散，内皮外无基膜，故肝血窦通透性高。除乳糜微粒外，血浆其他大分子均可进入窦周隙。

肝巨噬细胞（hepatic macrophage），又称库普弗细胞（Kupffer cell），定居于肝血窦内，形态不规则，表面有大量皱褶和微绒毛，以伪足附着在内皮细胞上，胞质富含溶酶体，可见吞噬体和吞饮泡。源自血液单核细胞，参与清除从门静脉入肝的抗原异物、衰老血细胞和监视肿瘤等。

肝血窦内还有较多 NK 细胞，称肝内大颗粒淋巴细胞（hepatic large granular lymphocyte），附着于内皮细胞或肝巨噬细胞。在杀伤病毒感染肝细胞、防止肿瘤肝转移方面有重要作用。

3. 窦周隙（perisinusoidal space）　为肝板与肝血窦内皮之间的狭小间隙，充满血浆，肝细胞血窦面的微绒毛伸入其内，故窦周隙是肝细胞和血液之间进行物质交换的场所。

窦周隙内有贮脂细胞（fat-storing cell），又称肝星状细胞（hepatic stellate cell，HSC），形态不规则，胞质内含有许多大的脂滴。HE 染色时不易鉴认，可用氯化金浸染或免疫组织化学法显示。主要参与维生素 A 的代谢、脂肪储存及胶原合成。在病理状况下如病毒感染时，贮脂细胞增殖并转化为成纤维细胞，胶原合成增多，与肝硬化的发生有关。

4. 胆小管（bile canaliculus）　是相邻肝细胞膜局部凹陷形成的微细管道，以盲端起始于中央静脉附近，在肝板内连接成网。HE 染色不易看到，银染或 ATP 酶组化染色法可清楚显示。电镜下，胆小管周围的细胞间隙被肝细胞膜间的紧密连接、桥粒等连接复合体封闭，防止胆汁外溢至窦周隙。当肝细胞发生变性、坏死或胆道堵塞时，胆小管被破坏，胆汁则溢入窦周隙引起黄疸。

（二）门管区

相邻肝小叶之间有小叶间静脉、小叶间动脉和小叶间胆管的结缔组织区域，称门管区（portal area），每个肝小叶周围有 3 ~ 5 个门管区。小叶间静脉是门静脉的分支，壁薄，腔大、不规则；小叶间动脉是肝动脉的分支，壁厚，腔小。小叶间胆管为单层立方上皮，向肝门汇集形成左、右肝管出肝。

（三）肝内血液循环

肝的血供分为功能性血管和营养性血管。门静脉是功能性血管，输送胃肠道吸收的营养和某些有毒物质入肝进行代谢、加工。肝动脉是营养性血管，为肝供氧。门静脉与肝动脉入肝后伴行并分支，终末分支均汇入肝血窦。肝血窦汇入中央静脉，若干条中央静脉汇集成小叶下静脉，走行于非门管区的小叶间结缔组织内，在第二肝门汇集为 2 ~ 3 支肝静脉出肝。成人肝每分钟血流量为 1500 ~ 2000 mL，占心搏出量的 30% ~ 40%。

（四）肝的胆汁形成和排出途径

肝细胞吸收血浆中的胆红素，将其转化为水溶性的结合胆红素，并释放到胆小管中，与胆盐、胆固醇等一起组成胆汁。胆小管在肝小叶周缘汇入闰管或赫令管（Hering canal），经小叶间胆管汇合成左、右肝管出肝，再依次流入肝总管、胆囊管、胆囊或经胆总管入十二指肠。成人每天分泌 600 ~ 1000 mL 胆汁。

（五）肝的再生

肝的再生能力强大，受肝内外诸多因子的调控。正常肝细胞的寿命很长，分裂象少见。但在肝受损后，尤其在肝大部分（2/3）切除后，残余肝细胞迅速分裂增殖，并能精确地调控自身体积的大小。动物实验证明，肝切除 3/4 后生理功能仍可维持，并逐渐恢复至原来的质量。肝病患者大部或部分肝切除后一般可在半年内恢复正常肝体积。

四、胆囊与胆管

（一）胆囊

胆囊壁包括黏膜、肌层和外膜。黏膜有许多高而分支的皱襞突入腔内，上皮为单层柱状，细胞游离面有微绒毛，固有层为薄层结缔组织，富含血管、淋巴管和神经。肌层为平滑肌，厚薄不一。外膜较厚，大部分为浆膜（图 17-4）。

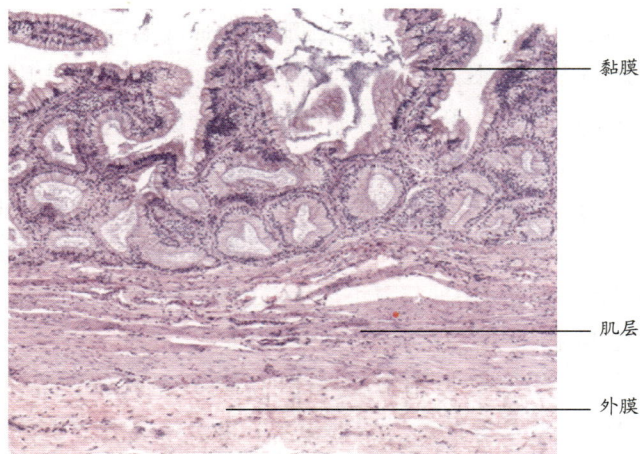

图 17-4　胆囊

（右侧标注：黏膜、肌层、外膜）

胆囊的功能是贮存和浓缩胆汁。胆囊上皮细胞主动吸收胆汁中的水和无机盐，使胆汁浓缩 4～10 倍。进食后，胆囊持续收缩 30～60 分钟，胆总管括约肌松弛，将胆汁排入肠腔。

（二）胆管

肝外胆管管壁分黏膜、肌层和外膜三层。胆总管黏膜上皮为单层柱状，有杯状细胞，固有层内有黏液性腺。肌层平滑肌呈分散的斜行和纵行肌束，胆总管下段的肌层分内环、外纵两层，与胰管汇合前，环行肌增厚形成胆总管括约肌，与胰管汇合后扩大形成肝胰壶腹，此处的环行平滑肌增厚形成具有舒缩功能的壶腹括约肌，控制胆汁和胰液的排出。外膜为较厚的结缔组织。

（宁波大学医学部　邢景军）

第十八章　呼吸系统

呼吸系统（respiratory system）由鼻、咽、喉、气管、支气管和肺组成，分为导气部和呼吸部两部分。导气部从鼻腔到肺内终末细支气管，具有传导气体和净化空气的作用。呼吸部从呼吸性细支气管到肺泡，是血液与吸入空气进行氧气和二氧化碳交换的场所。此外，鼻嗅黏膜是嗅觉感受器；鼻和喉与发音有关；肺还有内分泌及参与体内某些物质代谢的功能。

一、鼻腔

鼻是呼吸和嗅觉器官，鼻腔内表面为黏膜，由上皮和固有层构成，黏膜深部与软骨膜、骨膜或骨骼肌相连。根据结构和功能的不同，鼻黏膜分为前庭部、呼吸部和嗅部。

1. 前庭部　为邻近外鼻孔的部分，黏膜表面为未角化的复层扁平上皮，近外鼻孔处与皮肤的表皮相移行。此处生有鼻毛，可阻挡吸入气体中的尘埃颗粒。固有层为细密结缔组织，含有毛囊、皮脂腺与汗腺，黏膜深层与鼻的软骨膜相连。

2. 呼吸部　是上鼻甲以下的部分，因血管丰富而呈粉红色。黏膜表面覆盖假复层纤毛柱状上皮，含有较多杯状细胞，基膜较厚。纤毛向咽部摆动，将黏着的细菌和尘埃颗粒推向咽部而被咳出。固有层为疏松结缔组织，内含浆液性腺、黏液性腺和混合性腺，称鼻腺，分泌物经导管排入鼻腔，与上皮内杯状细胞分泌物共同形成一层黏液覆盖于黏膜表面。固有层还含有丰富的静脉丛和淋巴组织。丰富的静脉丛使黏膜形成许多小隆起，并随动静脉吻合的开放和关闭而呈现周期性的充血变化，对吸入的空气有温湿作用。在过敏反应和炎症时，容易引起鼻塞。固有层深部与骨膜相连。

3. 嗅部　位于上鼻甲及其相对应的鼻中隔部分，黏膜呈浅黄色，由嗅上皮和固有层组成。人的嗅黏膜面积约为 10 cm²，某些动物的嗅黏膜面积较大，如狗为 100 cm²。嗅上皮为假复层柱状上皮，由嗅细胞、支持细胞和基细胞组成。

（1）支持细胞：数目最多，呈顶宽底细的高柱状细胞。游离面有较多微绒毛，细胞核卵圆形，位于细胞上部，胞质内线粒体较多，可见淡黄色脂褐素颗粒。细胞侧面与相邻的嗅细胞构成连接复合体，具有支持、保护和分隔嗅细胞的功能。

（2）嗅细胞：为双极神经元，位于支持细胞之间。细胞核居中，染色较浅，树突细长，伸到上皮游离面，末端膨大呈球状，称嗅泡。嗅泡发出 6 ~ 8 根嗅毛，嗅毛是一种静纤毛，常向一侧倾倒，浸于上皮表面的嗅腺分泌物中，可感受气味物质的刺激。嗅细胞基部发出细长的轴突，穿过基膜进入固有层，形成嗅神经，接受不同化学物质刺激，产生神经冲动，传入大脑。

（3）基细胞：呈圆形或锥体形，位于上皮基底部，是一种干细胞，可分裂分化为支持细胞和嗅细胞。

嗅黏膜固有层为薄层结缔组织，内含有丰富的血管、淋巴管和神经。其深部与骨膜相连。固有层内含有较多浆液性嗅腺，又称鲍曼腺。嗅腺导管细而短，腺泡分泌物经导管排出至上皮表面，可溶解有气味的物质，刺激嗅毛，引起嗅觉。浆液不断分泌和更新，可保持嗅细胞对气味物质的高度敏锐性（图 18-1）。

二、喉

喉（larynx）连接咽和气管，具有通气和发声两种功能。其结构以软骨为支架，通过韧带、肌肉和关节相连。会厌舌面和喉面上部黏膜覆以复层扁平上皮，舌面上皮内有味蕾；喉面下部为假复层纤毛柱状上皮。会厌各部黏膜固有层为疏松结缔组织，含弹性纤维、混合腺和淋巴组织，深部与软骨膜相连。

喉侧壁黏膜形成上下两对皱襞，即室襞和声襞，上下皱襞之间为喉室。室襞黏膜上皮为假复层纤毛柱状上皮，固有层为细密结缔组织，含混合腺和淋巴组织。声襞即声带，分膜部和软骨部。膜部上皮为复层扁平上皮，固有层较厚，深层为致密结缔组织，含大量弹性纤维，骨骼肌构成声带肌。软骨部黏膜为假复层纤毛柱状上皮，黏膜下层含混合腺，外膜有软骨和骨骼肌（图18-2）。

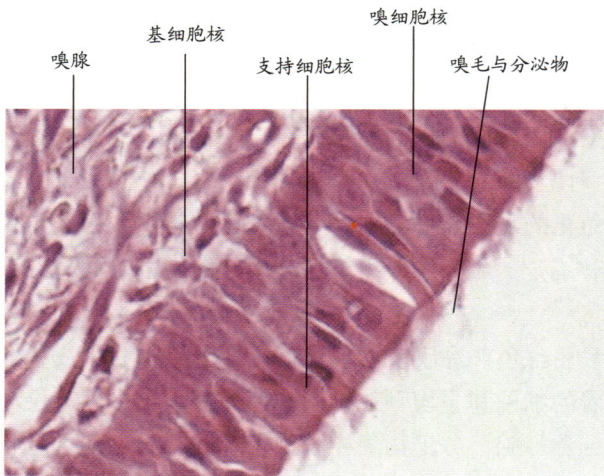

图 18-1　嗅黏膜光镜图

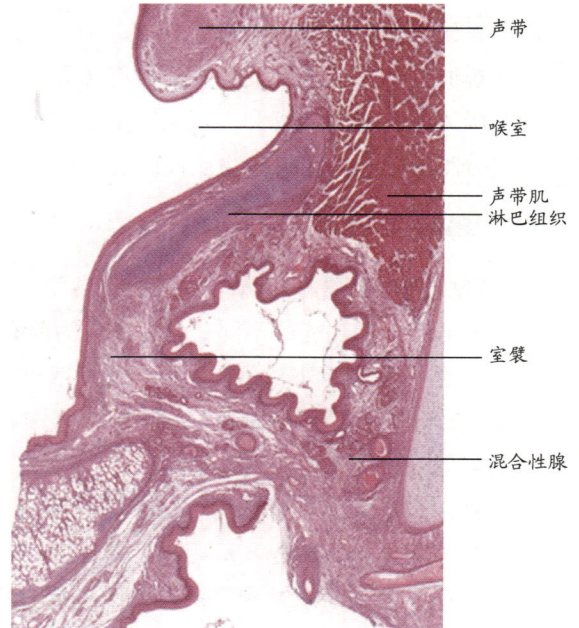

图 18-2　喉（纵切面）光镜图

三、气管和支气管

气管（trachea）和支气管（bronchus）是肺外的气体通道，管壁分为黏膜、黏膜下层和外膜三层（图18-3）。

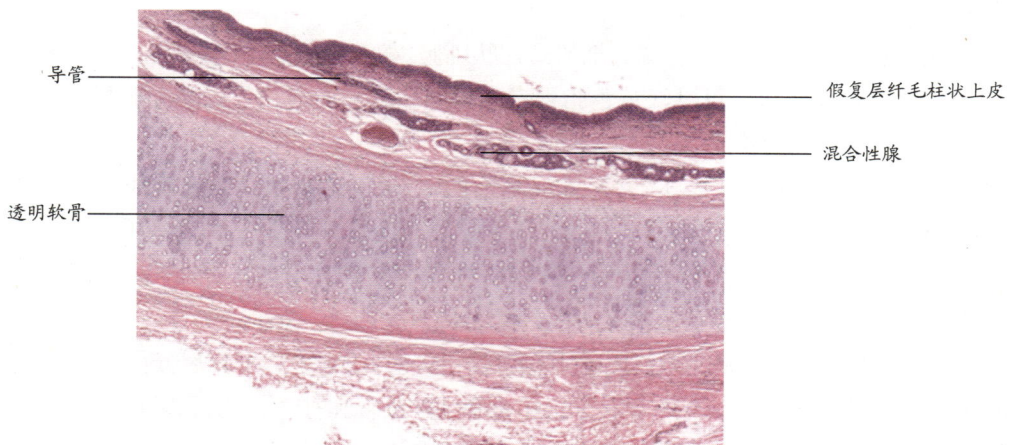

图 18-3　气管光镜图

1. 黏膜　由上皮和固有层构成。上皮为假复层纤毛柱状上皮（pseudostratified ciliated columnar epithelium），又称呼吸上皮（respiratory epithelium），由纤毛柱状细胞、杯状细胞、基细胞、刷细胞和小颗粒细胞构成。

（1）纤毛柱状细胞：数量最多，柱状纤毛向咽部摆动，清除异物和净化空气。吸烟或慢性支气管炎会减少或损伤纤毛。

（2）杯状细胞：分泌黏液，覆盖黏膜表面，与气管腺分泌物形成黏液屏障，黏附和溶解尘埃颗粒和有害物质。

（3）基细胞：位于上皮深部，矮小锥体形，未达上皮游离面，是干细胞，可分化为纤毛细胞和杯状细胞。

（4）刷细胞：柱状，游离面有微绒毛，可能具有感受刺激的功能。

（5）小颗粒细胞：属于弥散神经内分泌细胞，少量，锥体形，分布于上皮深部，含有多种生物活性物质，调节呼吸道和血管平滑肌收缩及腺体分泌。

上皮与固有层之间有明显的基膜。固有层为细密结缔组织，含有淋巴细胞、浆细胞和肥大细胞。浆细胞能合成 IgA，与上皮细胞产生的分泌片结合形成 sIgA，发挥免疫防御作用。固有层和黏膜下层移行处含有丰富的弹性纤维、血管和淋巴管。

2. 黏膜下层 为疏松结缔组织，与固有层和外膜无明显界限。含有血管、淋巴管、神经和气管腺（tracheal gland）。气管腺分泌的黏液与杯状细胞分泌的黏液共同形成黏液层，覆盖黏膜表面。浆液性腺泡分泌的稀薄液体位于黏液层下，有利于纤毛的正常摆动。黏膜下层还有弥散淋巴组织和淋巴小结。

3. 外膜 由透明软骨环和结缔组织构成。软骨环呈"C"形，缺口朝向气管背侧，缺口处有平滑肌束和结缔组织，主要呈环形分布。人气管有 16 ~ 20 个"C"形透明软骨环，软骨环间以弹性纤维组成的韧带相连，使气管保持通畅并有一定弹性。咳嗽时，平滑肌收缩，气管腔缩小，有利于清除痰液。

四、肺

肺（lung）表面有一层光滑的浆膜，即胸膜脏层。浆膜深层的结缔组织深入肺内，将肺分成许多小叶。肺组织可分为实质和间质两部分。肺内支气管树和肺泡为肺的实质，结缔组织及其中的血管、淋巴管和神经等为肺的间质。

支气管由肺门进入肺内后，分支为叶支气管：左肺 2 支，右肺 3 支。叶支气管分支为段支气管，再反复分支为小支气管，直径约 1 mm 的分支称为细支气管。每个细支气管再分出 5 ~ 7 个直径约 0.5 mm 的分支，称为终末细支气管。从叶支气管到终末细支气管构成肺的导气部，呼吸性细支气管、肺泡管、肺泡囊和肺泡构成肺的呼吸部。

每一细支气管连同以下各级分支和肺泡构成肺小叶（pulmonary lobule）。肺小叶呈锥体形，尖端朝向肺门，底面朝向肺表面。透过胸膜脏层可见肺小叶的轮廓，直径约 1 cm，每叶肺约有 50 ~ 80 个肺小叶。临床上，小叶性肺炎是指肺小叶范围内的炎症性病变。

（一）肺导气部

肺导气部（conductive portion of lung）的各段管道随支气管分支，管径逐渐变小，管壁变薄，结构愈加简单。

1. 叶支气管至小支气管（lobar bronchi and smaller bronchi） 管壁结构与主支气管基本相似，但管径渐细，管壁渐薄，三层结构分界不明显。黏膜上皮为假复层纤毛柱状上皮，随管径变细，上皮由高变低，杯状细胞逐渐减少（图18-4）固有层变薄，外侧出现少量环形平滑肌束并逐渐增多。黏膜下层腺体逐渐减少。外膜软骨环变成不规则的软骨片，逐渐减少。

2. 细支气管（bronchiole） 黏膜上皮由假复层纤毛柱状上皮逐渐变为单层纤毛柱状上皮，杯状细胞很少。管壁内腺体和软骨片消失，环行平滑肌增多，黏膜皱襞逐渐明显（图18-5）。

3. 终末细支气管（terminal bronchiole） 内衬单层纤毛柱状上皮或单层立方上皮，无杯状细胞。管壁

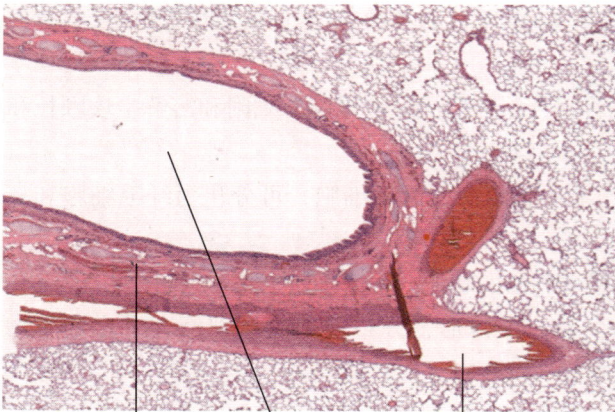

混合腺　　小支气管　　细支气管

图 18-4　小支气管光镜图

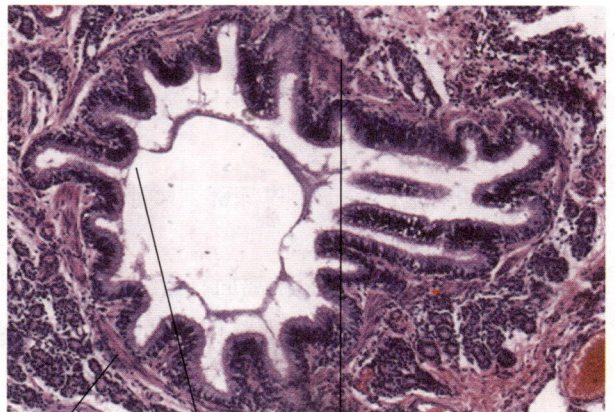

平滑肌束　　单层纤毛柱状上皮　软骨片

图 18-5　细支气管光镜图

内腺体和软骨片均消失，出现完整的环行平滑肌层，黏膜皱襞更明显。上皮由纤毛细胞和 Clara 细胞（分泌细胞）组成。Clara 细胞分泌物稀薄，含蛋白水解酶，可分解管腔中的黏液，降低其黏稠度，有助于排出（图 18-6）。

（二）肺呼吸部

肺呼吸部（respiratory portion of lung）是完成气体交换的部位，其各部分都有肺泡。

1. **呼吸性细支气管（respiratory bronchiole）**　是终末细支气管的分支，每个终末细支气管可分支形成 2 ~ 3 个呼吸性细支气管。管壁结构与终末细支气管相似，但管壁上连着少量肺泡。上皮为单层立方上皮，包括纤毛细胞和分泌细胞。在肺泡开口处，单层立方上皮移行为单层扁平上皮。

2. **肺泡管（alveolar duct）**　是呼吸性细支气管的分支，每个呼吸性细支气管分支形成 2 ~ 3 个肺泡管。每个肺泡管与大量肺泡相连，约有 20 ~ 60 个肺泡开口于管腔。

3. **肺泡囊（alveolar sac）**　由几个肺泡围成，是由许多肺泡共同开口而围成的囊腔。相邻肺泡开口之间没有环形平滑肌束，仅有少量结缔组织。

4. **肺泡（pulmonary alveoli）**　肺泡是肺支气管树的终末部分，肺泡直径约 0.2 mm，成人每侧肺约有 3 亿 ~ 4 亿个肺泡，总表面积可达 70 ~ 80 m²。肺泡由单层肺泡上皮和基膜组成，相邻肺泡之间有少量结缔组织，称肺泡隔，含有丰富的血管和弹性纤维（图 18-7）。

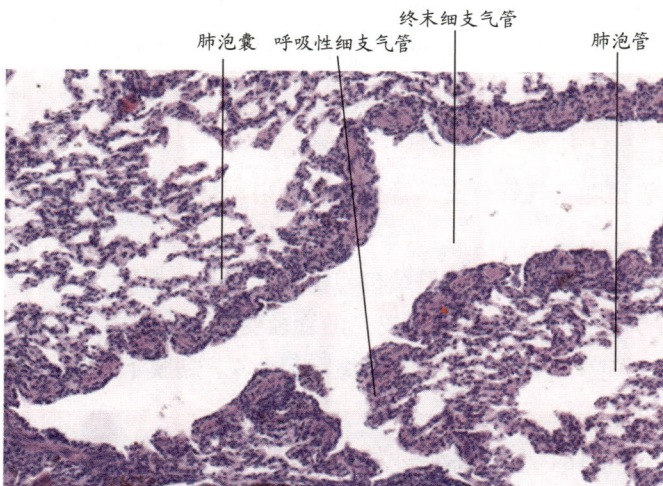

肺泡囊　呼吸性细支气管　终末细支气管　　肺泡管

图 18-6　终末支气管及各分支光镜图

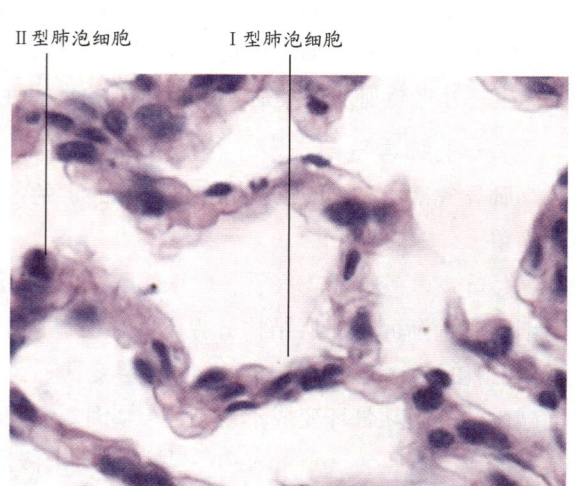

Ⅱ型肺泡细胞　　　Ⅰ型肺泡细胞

图 18-7　肺泡光镜图

（三）肺间质和肺巨噬细胞

肺内结缔组织及其中的血管、淋巴管和神经构成肺的间质，主要分布于支气管树周围。肺间质成分与一般疏松结缔组织相同，但含有较多的弹性纤维和巨噬细胞。肺巨噬细胞来源于血液中的单核细胞，广泛分布于间质内，细支气管以下的管道周围及肺泡隔内更多。进入肺泡腔的巨噬细胞被称为肺泡巨噬细胞（alveolar macrophage）。肺巨噬细胞活跃，具有吞噬、免疫和产生多种生物活性物质的功能，起重要防御作用。

（四）肺的血管、淋巴管和神经

肺的血液供应有两个来源：肺动脉和支气管动脉。肺动脉是功能血管，管径较粗，为弹性动脉，从右心室发出，至肺门进入肺。其分支与各级支气管伴行直至肺泡隔内形成毛细血管网。支气管动脉是营养血管，管径较细，为肌性动脉，发自胸主动脉或肋间动脉，与支气管伴行入肺，供应管壁组织。肺内淋巴管分为深丛和浅丛两组，汇合成几支较大的淋巴管，注入肺门淋巴结。肺的传出神经纤维和传入神经纤维在肺门形成肺丛，传出神经纤维末梢分布于支气管树管壁的平滑肌、血管壁平滑肌和腺体，传入神经纤维分布于支气管树管壁黏膜内、肺泡上皮及胸膜的结缔组织内，传递肺内刺激信号。

（广东医科大学　郭洪胜）

第十九章　泌尿系统

泌尿系统（urinary system）包括肾、输尿管、膀胱及尿道，主要功能是生成和排出尿液，调节水和电解质平衡，维持机体内环境稳定，肾还具有内分泌功能，如分泌肾素、前列腺素、红细胞生成素等，调节机体生理功能。

一、肾

肾（kidney）呈豆形，外缘隆起，内缘中部凹陷处为肾门（renal hilum），肾动脉、肾静脉、淋巴管、神经和输尿管由此出入。肾表面有致密结缔组织构成的被膜，称肾纤维膜。肾实质分为浅层的皮质（cortex）（图 19-1）和深层的髓质（medulla），皮质呈红褐色，髓质色浅。髓质由 10 ～ 18 个肾锥体（renal pyramid）构成，锥体底部朝向皮质，尖端突入肾小盏内，称肾乳头（renal papilla）。从锥体底部呈放射状伸入皮质的条纹称髓放线（medullary ray），髓放线之间的皮质称皮质迷路（cortical labyrinth）。每条髓放线及其周围的皮质迷路构成一个肾小叶（renal lobule），每个肾锥体及其周围的皮质构成肾叶（renal lobe），肾锥体之间的皮质称肾柱（renal column）。

肾实质（图 19-2）主要由大量弯曲的泌尿小管（uriniferous tubule）构成，泌尿小管之间为结缔组织、血管及神经，称间质。泌尿小管由单层上皮构成，包括肾小管和集合管系。肾小管为长而不分支的弯曲管道，起始部膨大内陷成双层的肾小囊，与血管球共同构成肾小体。肾小管的末端与集合小管相接，每个肾小体及与其相连的肾小管是尿液形成的结构和功能单位，称肾单位。

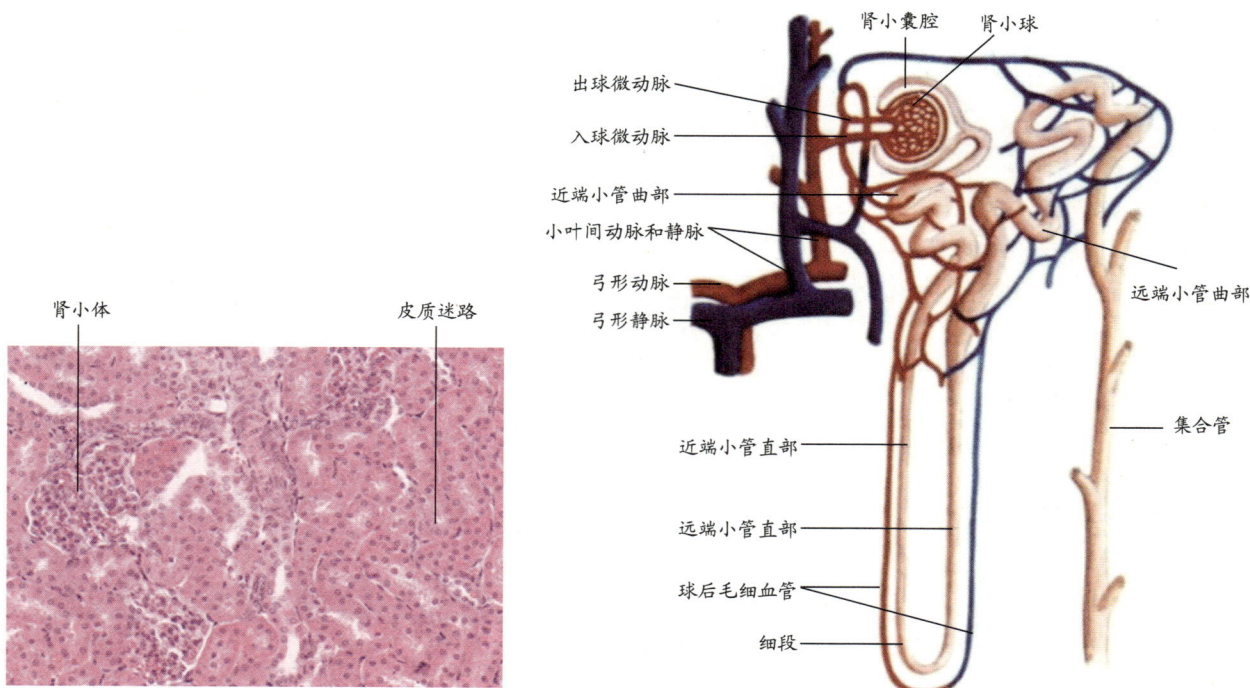

图 19-1　肾皮质光镜图

图 19-2　肾实质组成与血液循环模式图

（一）肾单位

肾单位（nephron）是肾的结构和功能单位，由肾小体和肾小管组成，每个肾约有 100 万个肾单位。肾小体位于皮质迷路和肾柱内，一端与肾小管相连。肾小管长而弯曲，分为近端小管、细段和远端小管，各段均有一定的分布及走向。近端小管和远端小管均分为曲部和直部，近端小管直部、细段和远端小管直部三者构成 "U" 形的袢，称为髓袢（medullary loop）或亨勒袢（Henle's loop）或肾单位袢（nephron loop）。髓袢由皮质向髓质方向下行的一段称降支（descending limb），由髓质向皮质方向上行的一段称升支（ascending limb）。降支又分粗段和细段，升支也分细段和粗段。

根据肾小体在皮质中的分布位置不同，肾单位分为两种。浅表肾单位（superficial nephron）的肾小体位于皮质浅层且体积较小，髓袢和细段短，数量多，约占肾单位总数的 85%，在尿液形成中起重要作用。髓旁肾单位（juxtamedullary nephron）的肾小体位于皮质深层且体积较大，髓袢和细段较长，数量少，约占肾单位总数的 15%，对尿液浓缩具有重要的生理意义。

1. 肾小体（renal corpuscle） 呈球形，直径约 200 μm，由血管球及肾小囊组成。肾小体有两个极，血管出入端为血管极（vascular pole），另一端与近端小管曲部相连，称尿极（urinary pole）（图 19-3）。

（1）血管球（glomerulus）：肾小囊内一团盘曲的毛细血管，由入球微动脉（afferent arteriole）分支而成。入球微动脉从血管极进入肾小囊，分成 4～5 支，每支再分支形成网状毛细血管袢，每个血管袢之间有血管系膜支持。毛细血管再汇成一条出球微动脉（efferent arteriole），从血管极离开肾小囊。

（2）肾小囊（renal capsule）：又称鲍曼囊（Bowman's capsule），是肾小管起始部膨大凹陷而成的双层囊。肾小囊外层（壁层）为单层扁平上皮，在肾小体尿极处与近端小管曲部上皮相连续，在血管极处上皮向内返折成为肾小囊的内层（脏层），脏壁两层之间的腔隙为肾小囊腔（capsular space）。

（3）血管球基膜（glomerular basement membrane）：位于血管球毛细血管内皮与足细胞之间或血管系膜与足细胞之间。滤过膜的三层结构对血浆成分具有选择性的通透作用。

2. 肾小管（renal tubule） 由单层上皮围成，上皮外有基膜及少量结缔组织。肾小管分为近端小管、细段和远端小管三个部分，具有重吸收、分泌和排泄作用（图 19-4）。

（1）近端小管（proximal tubule）：肾小管中最粗、最长的一段，分为曲部和直部。曲部位于皮质内，盘曲在肾小体附近；直部直行于髓放线和锥体内。

（2）细段（thin segment）：位于髓放线及肾锥体内。浅表肾单位的细段较短，参与组成髓袢降支；髓旁肾单位细段长，由降支再返折上行，参与构成升支。

（3）远端小管（distal tubule）：包括远端小管的直部和曲部。直部是髓袢升支的重要组成部分，位于肾锥体和髓放线上行至皮质；曲部位于皮质内，管径 35～45 μm。

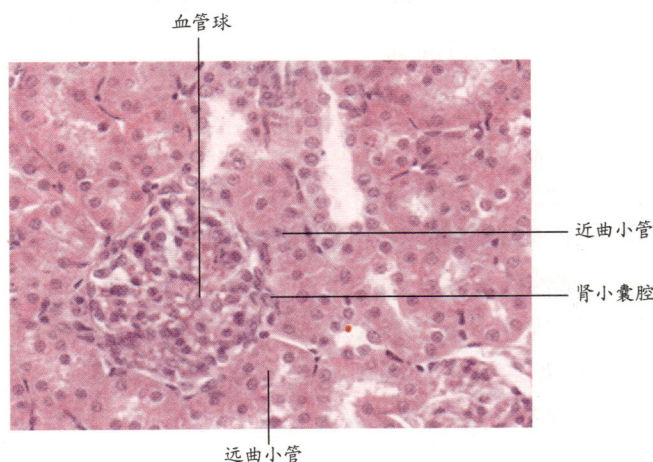

图 19-3 肾皮质迷路光镜图

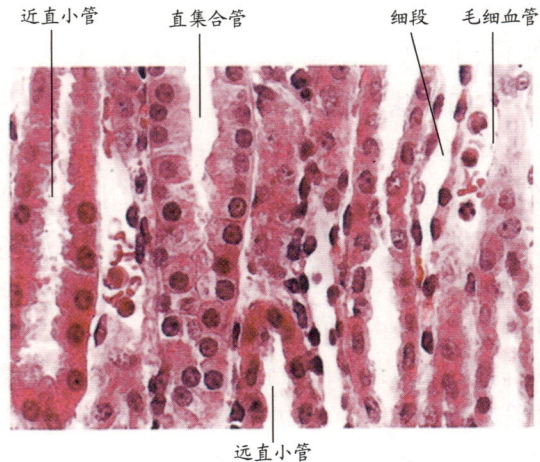

图 19-4 肾髓质浅部纵切面光镜图

（二）集合管系

集合管系（collecting duct system）全长 20 ～ 38 mm，可分为弓形集合小管（arched collecting tubule）、皮质集合小管（cortical collecting tubule）和髓质集合管（medullary collecting duct）3 段，髓质集合管汇合为乳头管（papillary duct）。

1.弓形集合小管　短，位于皮质迷路内，一端与远曲小管相接，另一端行至髓放线，成为皮质集合小管。

2.皮质集合小管　沿髓放线直行，汇合成髓质集合管。

3.髓质集合管　在肾锥体内下行至锥体乳头处，称为乳头管，开口于肾小盏。

集合管系的管径由细变粗，管壁上皮由单层立方逐渐变为单层柱状，至乳头管处为高柱状上皮。上皮细胞界限清晰，胞质着色浅，核圆形，位于细胞中央。细胞的超微结构简单，细胞器少，游离面有少量微绒毛，侧突和质膜内褶少量。集合管具有重吸收水、Na^+，排出 K^+ 的功能，对尿液浓缩和维持体液的酸碱平衡起重要作用，功能受醛固酮和抗利尿激素调节（图 19-5）。

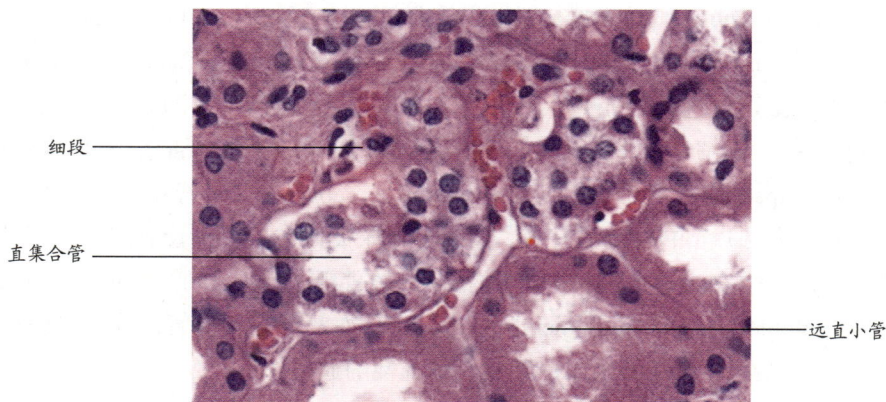

图 19-5　肾髓质浅部纵切深部横切面光镜图

肾小体形成的原尿，经肾小管各段及集合管后，约 99% 的水分、无机盐和几乎全部的营养物质被重新吸收入血液，部分离子进行了交换。肾小管上皮还主动分泌和排泄部分代谢产物，最终形成终尿，经乳头管排入肾小盏。终尿量仅为原尿的 1%，每天排出 1 ～ 2 L。肾在泌尿过程中不仅排出代谢废物，还维持水盐平衡和内环境稳定。

（三）乳头管、肾盏、肾盂

乳头管（papillary duct）、肾盏（renal calice）和肾盂（renal pelvis）为肾内排尿管道。乳头管上皮为高柱状，肾盏的上皮与乳头管上皮相移行，为 2 ～ 3 层细胞组成的变移上皮。上皮外有少量结缔组织和环行平滑肌。肾盂的变移上皮稍厚，肌层为内纵行和外环行两层平滑肌。

（四）球旁复合体

球旁复合体（juxtaglomerular complex）又称肾小球旁器（juxtaglomerular apparatus），由球旁细胞、致密斑和球外系膜细胞组成，位于肾小体血管极，呈三角形。

1.球旁细胞　位于入球微动脉近肾小体血管极处，平滑肌细胞转化为上皮样细胞，称为球旁细胞。细胞体积较大，形状为立方形，核大而圆，胞质呈弱嗜碱性，含有丰富的 PAS 阳性颗粒。电镜下观察，肌丝少，粗面内质网、核糖体丰富，高尔基复合体发达，胞质颗粒含有肾素（renin）。肾素是一种蛋白水解酶，能使血浆中的血管紧张素原变成血管紧张素 I，后者在血管内皮细胞分泌的转换酶作用下转变为血管紧张素 II，两者均可使血管平滑肌收缩，导致血压升高。肾素还可刺激肾上腺皮质分泌醛固酮，促进远曲小管和集合管重吸收 Na^+ 和水，致血容量增大，血压升高。

2. 致密斑　远端小管靠近血管极一侧的上皮细胞增高、变窄，排列紧密，形成一椭圆形斑，称为致密斑。致密斑的细胞呈高柱状，胞质着色浅，核椭圆形，位于细胞顶部。致密斑是一种离子感受器，可感受远端小管内滤液中 Na^+ 浓度的变化。当 Na^+ 浓度降低时，致密斑将信息传递给球旁细胞，促使其分泌肾素，增强远端小管重吸收 Na^+ 和排 K^+ 的作用。

3. 球外系膜细胞　位于入球微动脉、出球微动脉和致密斑围成的三角形区域内。细胞形态结构与球内系膜细胞相似，与球内系膜细胞相延续。球外系膜细胞与球旁细胞、球内系膜细胞之间形成缝隙连接，在球旁复合体的功能活动中可能起到传递"信息"的作用。

（五）肾间质

肾间质包括泌尿小管间的少量结缔组织、血管和神经。在皮质内间质较少，至髓质逐渐增多。间质内的纤维主要由Ⅰ型、Ⅲ型和Ⅵ型胶原蛋白组成，而基质主要由糖胺聚糖和间质液组成。间质细胞有多种类型，主要包括成纤维细胞、巨噬细胞和载脂间质细胞。载脂间质细胞是髓质间质内的重要成分，呈不规则形或星形，具有分支的突起，胞质内含有嗜锇性脂滴。间质细胞分泌前列腺素，合成和分泌间质内的纤维和基质，细胞突起的收缩可促进间质血管内的血液流动，从而促进尿液浓缩。

（六）肾的血液循环

肾动脉入肾门后分成数支叶间动脉，走行于肾锥体之间，在皮质与髓质交界处分支为弓形动脉。弓形动脉分支成小叶间动脉，呈放射状走行于皮质迷路内。小叶间动脉沿途分支发出入球微动脉进入肾小体，形成血管球，继而汇合成出球微动脉。浅表肾单位的出球微动脉离开肾小体后又分支形成球后毛细血管网，分布在肾小管周围。毛细血管依次汇合成小叶间静脉、弓形静脉和叶间静脉，与相应动脉伴行，最后由肾静脉经肾门出肾。髓旁肾单位的出球微动脉不仅形成球后毛细血管网，还发出分支形成直小动脉，直行于髓质。直小动脉返折上行变为直小静脉。由直小动脉和直小静脉形成的"U"形血管袢，与相应髓袢伴行，构成了尿液浓缩的结构基础。

肾的血液循环与肾功能密切相关。其特点包括：①肾动脉直接来自腹主动脉，使得肾内血流量大且流速快，每分钟约有1200 mL血液流经肾，每4～5分钟，人体内血液全部流经肾内而被滤过；②入球微动脉较出球微动脉粗，使得血管球内压力较高，有利于滤过作用；③两次形成毛细血管网，血管球为动脉型毛细血管网，起滤过作用，而球后毛细血管网分布于肾小管周围，有利于对小管内物质的重吸收；④髓质内直小血管袢与髓袢伴行，有利于髓袢及集合小管重吸收功能和尿液的浓缩；⑤肾皮质血流量大，占肾总血流量的90%，流速快，而髓质血流量小，仅占肾血流量的10%，流速较慢。

（七）肾的内分泌功能

肾具有产生多种激素或生物活性物质的能力，以调节机体的生理功能。其中某些激素在局部调节肾脏功能活动中具有重要意义。

1. 前列腺素　肾内的多种细胞能够生成前列腺素，如血管系膜细胞、皮质和髓质集合管上皮细胞以及间质细胞。前列腺素主要调节肾本身细胞或邻近细胞的功能活动。其生理效应包括：使小叶间动脉、入球微动脉和出球微动脉的管壁平滑肌松弛，降低血管阻力以增加滤过率；抑制球内系膜细胞的收缩而增加滤过率；增强球旁细胞的腺苷酸环化酶活性，促进肾素释放；可能促进皮质分泌红细胞生成素。

2. 肾素　由球旁细胞产生的肾素参与构成的肾素-血管紧张素系统是维持血压的重要机制之一。

3. 红细胞生成素　红细胞生成素是一种糖蛋白，能够使血液中的红细胞生成素原转变为红细胞生成素，从而加速红细胞生成。

二、输尿管

输尿管管壁结构分为三层，由内向外依次为黏膜、肌层和外膜。输尿管黏膜形成许多纵行皱襞，管腔呈星形。黏膜上皮为变移上皮，由 4 ~ 5 层细胞构成，固有层为结缔组织。肌层由内纵、外环两层平滑肌组成，下 1/3 段肌层增厚为内纵、中环和外纵三层。外膜为疏松结缔组织，与周围结缔组织相连（图 19-6）。

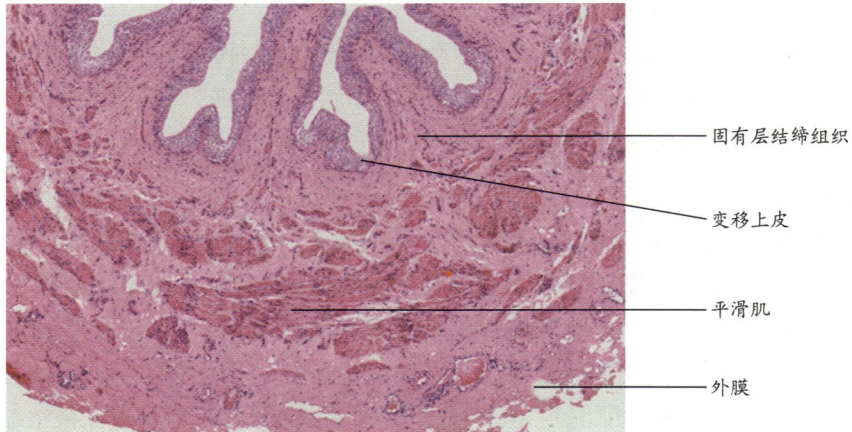

图 19-6　输尿管光镜图

三、膀胱

　　膀胱为储存尿液的器官，其结构与输尿管相似，但肌层较厚。黏膜形成许多皱襞，皱襞在膀胱充盈时减少或消失。黏膜上皮为变移上皮，其细胞层次及形态随膀胱的功能状态而发生变化。电镜下，表层细胞游离面胞膜有内褶和囊泡，膀胱充盈时内褶可展平。固有层含较多胶原纤维和弹性纤维。肌层由内纵、中环、外纵三层平滑肌组成，中层环形平滑肌在尿道内口处增厚为内括约肌。外膜大多为纤维膜，仅膀胱顶部为浆膜（图 19-7）。

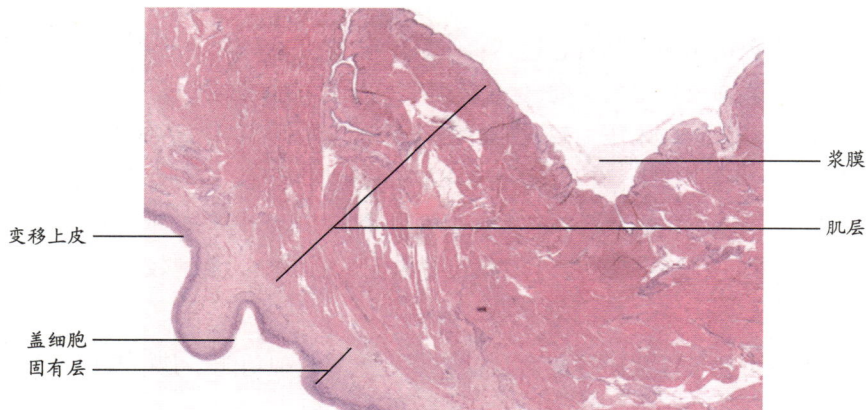

图 19-7　膀胱光镜图

（广东医科大学　郭洪胜）

第二十章　男性生殖系统

男性生殖系统包括睾丸（testis）、生殖管道（genital ducts）、附属腺（genital glands）以及阴茎（penis）。睾丸是生产精子和分泌雄性激素的关键器官，生殖管道则负责促进精子的成熟、提供营养、储存和运输精子。附属腺和生殖管道的分泌物参与精液的构成，而阴茎则是性交器官。

一、睾丸

睾丸位于阴囊内，其表面覆盖着一层由致密结缔组织构成的白膜（tunica albuginea），即睾丸被膜。白膜的前面和侧面覆盖有鞘膜脏层，在后缘增厚形成睾丸纵隔。睾丸纵隔由结缔组织呈放射状伸入睾丸实质，形成小隔，将其分割成约250个锥体形小叶。每个小叶内含有1～4条弯曲的细管，称为生精小管。这些生精小管在接近睾丸纵隔处变为短而直的直精小管，然后进入睾丸纵隔并相互吻合形成睾丸网。睾丸间质指的是生精小管之间的结缔组织（图20-1）。

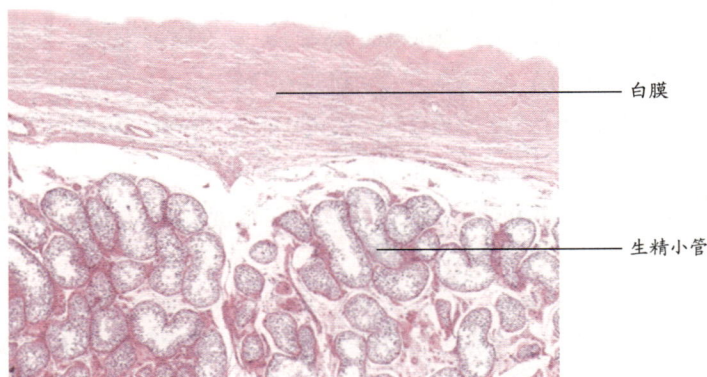

图 20-1　睾丸光镜图

（一）生精小管

成人的生精小管长约30～70 cm，直径约150～250 μm，由生精上皮（spermatogenic epithelium）和固有层构成。生精上皮由支持细胞和5～8层生精细胞组成，而固有层则由胶原纤维和3～5层梭形的肌样细胞（myoid cell）构成。肌样细胞的收缩有助于精子进入生殖管道。生精上皮和固有层之间有一层明显的基膜（图20-2）。

1. 生精细胞（spermatogenic cell）　包括精原细胞、初级精母细胞、次级精母细胞、精子细胞和精子。在青春期前，生精上皮中仅有支持细胞和精原细胞存在。自青春期开始，在垂体促性腺激素的作用下，生精细胞开始不断增殖分化，逐步形成精子。从精原细胞到精子形成的过程称为精子发生。

（1）精原细胞（spermatogonium）：紧贴生精上皮基膜，呈圆形或椭圆形，直径约12 μm，胞质内除核糖体外，细胞器不发达。精原细胞可分为A、B两型。A型精原细胞的细胞核呈椭圆形，染色质呈细粒状，核仁多位于周边部。根据细胞核的着色程度，A型精原细胞又可分为两种：着色较深者称为暗A型精原细胞（type A dark spermatogonium，Ad），着色较浅者称为亮A型精原细胞（type A pale spermatogonium，Ap）。Ad型精原细胞是生精细胞中的干细胞，经过分裂增殖，部分子细胞仍为干细胞，另一部分则分化为Ap型精原细胞，进而分化为B型精原细胞。B型精原细胞核呈圆形，核仁多位于核中央，染色质呈粗块状，附于核膜或环绕在核仁周围。B型精原细胞经过数次分裂后，分化为初级精母细胞（图20-2）。

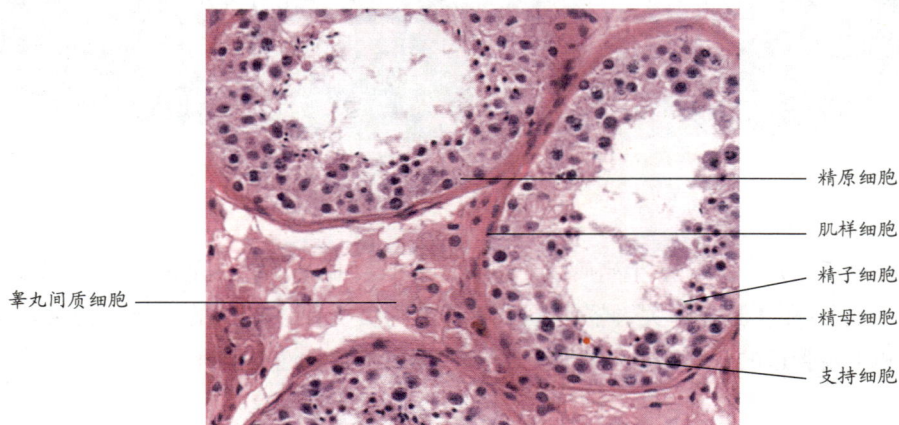

图 20-2　生精小管局部光镜图

（2）初级精母细胞（primary spermatocyte）：位于精原细胞近腔侧，体积较大，直径约 18 μm，核大而圆，核型为 46,XY。细胞经过 DNA 复制后，进行第一次成熟分裂，形成 2 个次级精母细胞（4nDNA）。由于第一次成熟分裂的分裂前期历时较长，可长达 22 天，故切片中所见初级精母细胞大多处于该期。根据染色体的形态变化，该期又可分为细线期（leptotene）、合线期（zygotene）、粗线期（pachytene）、双线期（diplotene）和终变期（diakinesis）5 个亚期。

（3）次级精母细胞（secondary spermatocyte）：位置靠近管腔，直径约 12 μm，核圆形，染色较深，核型为 23,X 或 23,Y（2nDNA）。次级精母细胞不进行 DNA 复制，迅速进入第二次成熟分裂，形成两个精子细胞。精子细胞的核型为 23,X 或 23,Y（1nDNA）。由于次级精母细胞存在时间短，故在生精小管切片中不易见到。

成熟分裂又称减数分裂（meiosis），只发生于生殖细胞。经过两次成熟分裂形成的生殖细胞，染色体数目减半，由二倍体细胞变成了单倍体细胞。

（4）精子细胞（spermatid）：位置更靠近管腔，直径约 8 μm，核圆，染色质致密。精子细胞是单倍体细胞，不再分裂。它经过复杂的形态变化，由圆形逐渐分化为蝌蚪形的精子，这个过程称为精子形成（spermiogenesis）。精子形成的主要变化包括：①细胞核染色质极度浓缩，核变长并移向细胞的一侧，构成精子的头部；②高尔基复合体形成顶体泡，逐渐增大，凹陷为双层帽状覆盖在核的头端，成为顶体（acrosome）；③中心粒迁移到细胞核的尾侧（顶体的对侧），发出轴丝。随着轴丝逐渐增长，精子细胞变长，形成尾部（或称鞭毛）；④线粒体从细胞周边汇聚于轴丝近段的周围，盘绕成螺旋形的线粒体鞘；⑤多余的细胞质逐渐汇集于尾侧，形成残余体，最后脱落。

（5）精子（spermatozoon）：形似蝌蚪，长约 60 μm，分头、尾两部分。头部正面观呈卵圆形，侧面观呈梨形。头内有一个染色质高度浓缩的细胞核，核的前 2/3 有顶体覆盖。顶体内含多种水解酶，如顶体蛋白酶（acrosomal protease）、透明质酸酶（hyaluronidase）、酸性磷酸酶（acid phosphatase）和神经氨酸酶（neuraminidase）等，这些酶参与精子的受精能力和透过卵细胞膜的能力。尾部是精子的运动装置，可分为颈段、中段、主段和末段四部分。颈段短，其内主要是中心粒，由中心粒发出 9+2 排列的微管，构成尾部中心的轴丝，这是精子运动的核心结构。在中段，轴丝外侧有 9 根纵行的外周致密纤维，外侧再包一层线粒体鞘，为鞭毛摆动提供能量。主段最长，轴丝外周无线粒体鞘，代之以纤维鞘。末段短，仅有轴丝。

一个精原细胞增殖分化所产生的各级生精细胞，细胞质并未完全分开，细胞间始终有细胞质桥相连，形成一个同步发育的同源细胞群。直至精子形成完成，胞质残余体脱落，精子相互分离并释入生精小管管腔，残余体间仍有细胞质桥相连。在生精小管的不同节段，精子的发生是不同步的，后一节段稍晚于前一节段，故在一条生精小管不同节段的切面上可见到处于不同发育阶段的生精细胞组合。

2. 支持细胞（sertoli cell） 又称 Sertoli 细胞，是男性生殖系统中的重要成分。在成人，它们不再进行细胞分裂。细胞呈不规则锥体形，基部紧贴基膜，顶部伸达管腔，侧面和腔面有许多不规则凹陷，其内镶嵌着各级生精细胞。在光镜下，支持细胞轮廓不清，核常呈三角形或不规则形，表面常有较深的内褶，核仁染色质稀疏，染色浅，核仁明显。电镜观察显示，支持细胞胞质内高尔基复合体较发达，有丰富的粗面内质网、滑面内质网、线粒体、溶酶体和糖原颗粒，以及许多微丝和微管。相邻支持细胞侧面近基部的胞膜形成紧密连接，将生精上皮分成基底室和近腔室两部分，这种结构构成了血-睾屏障的主要部分。基底室位于生精上皮基膜和支持细胞紧密连接之间，内有精原细胞。近腔室位于紧密连接上方，内有精母细胞和精子细胞。

（二）睾丸间质

睾丸间质（interstitial tissue of testis）位于生精小管之间，为疏松结缔组织。除含血管、淋巴管和小神经外，间质内还有间质细胞（interstitial cell），又称 Leydig 细胞。细胞成群分布，体积较大，圆形或多边形；核圆，居中；胞质嗜酸性较强，具有分泌类固醇激素细胞的超微结构特点。间质细胞分泌的雄激素（androgen）即睾酮（testosterone），有促进精子发生、促进男性生殖器官的发育与分化以及维持第二性征和性功能等作用。

（三）直精小管和睾丸网

直精小管（straight tubule）和睾丸网（rete testis）又称为睾丸内生殖管道（intratesticular genital duct）。直精小管由单层立方或矮柱状上皮构成，无生精细胞。睾丸网由单层立方上皮构成，管腔大而不规则。精子经直精小管和睾丸网出睾丸，进入附睾（图 20-3）。

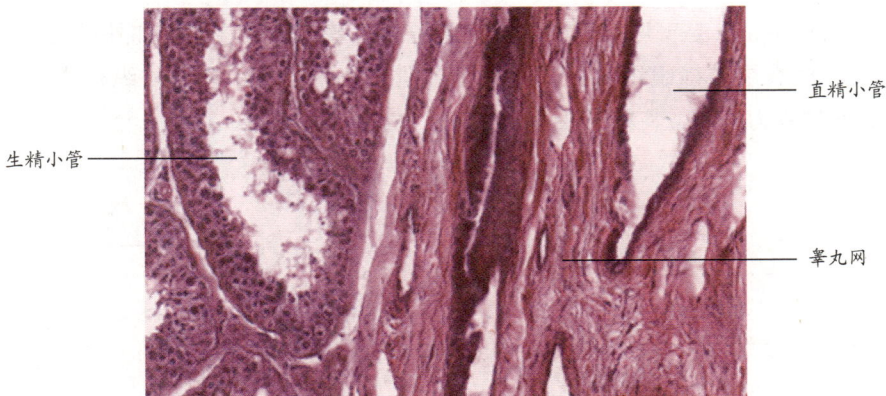

图 20-3　睾丸纵隔光镜图

（四）精子发生的内分泌调节

下丘脑的神经内分泌细胞分泌促性腺激素释放激素（GnRH），可促进腺垂体远侧部的促性腺激素细胞分泌卵泡刺激素（FSH）和黄体生成素（LH）。FSH 可促进支持细胞合成 ABP；LH 又称间质细胞刺激素（ICSH），可刺激间质细胞合成和分泌雄激素。ABP 可与雄激素结合，从而保持生精小管含有高浓度的雄激素，促进精子发生。支持细胞分泌的抑制素和间质细胞分泌的雄激素又可反馈抑制下丘脑 GnRH 和腺垂体 FSH 及 LH 的分泌。在正常情况下，各种激素的分泌量是相对恒定的。其中某一种激素分泌量升高或下降，或某一种激素的相应受体改变，将影响精子发生，并导致第二性征改变及性功能障碍。

二、生殖管道

（一）附睾

附睾（epididymis）分头、体和尾三部分，头部主要由输出小管组成，体部和尾部由附睾管组成。

1. 输出小管（efferent duct）　连接睾丸网的 8 ~ 12 根弯曲小管，远端与附睾管相连。上皮为假复层柱状上皮，由高柱状纤毛细胞和低柱状无纤毛细胞交替排列，管腔呈不规则的锯齿状。高柱状细胞的纤毛摆动和平滑肌的收缩促进精子向附睾管运行，矮柱状细胞吸收生精小管分泌液。

2. 附睾管（duct of epididymis）　连接输出小管和输精管之间的极度盘曲管道，长 4 ~ 6 m，是精子成熟发育和贮存的部位。管腔规则，上皮为假复层纤毛柱状上皮，由主细胞和基细胞构成。主细胞表面有成簇排列的粗长微绒毛，胞质中含有线粒体和粗面内质网，可吞噬并消化退化死亡的精子及未被吞噬的残余体。主细胞分泌甘油磷酸胆碱、唾液酸和糖蛋白等物质，与精子运动能力相关。基细胞是上皮中的干细胞。管壁外为富含血管的疏松结缔组织（图 20-4）。

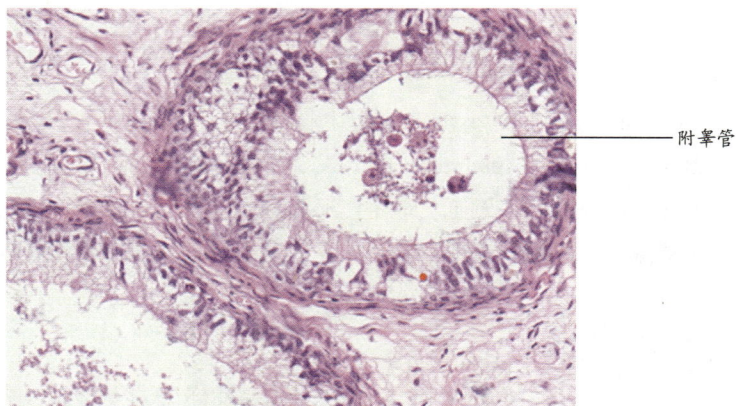

附睾管

图 20-4　附睾光镜图

（二）输精管

输精管（ductus deferens）是壁厚、腔小的肌性管道，管壁由黏膜、肌层和外膜三层组成。黏膜为薄层假复层柱状上皮，固有层结缔组织富含弹性纤维。肌层由内纵、中环、外纵行排列的三层平滑肌纤维组成。射精时，肌层强力收缩，将精子快速排出（图 20-5）。

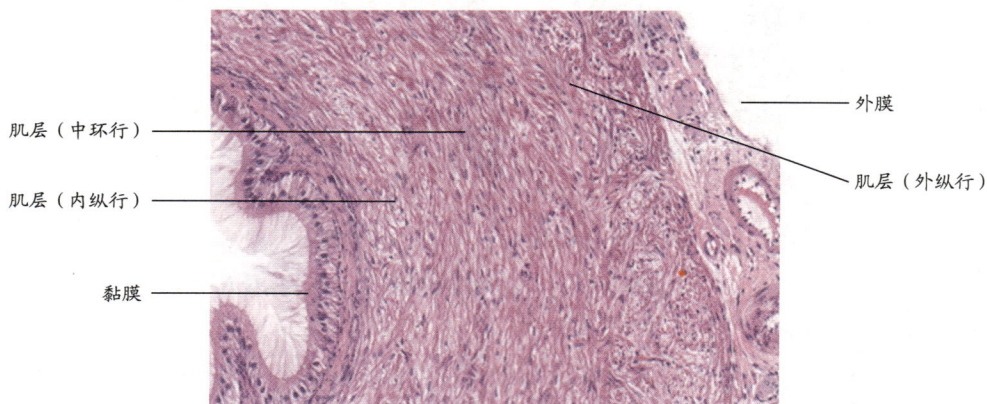

肌层（中环行）
肌层（内纵行）
黏膜
外膜
肌层（外纵行）

图 20-5　输精管光镜图

三、附属腺

附属腺和生殖管道的分泌物以及精子共同组成精液（semen）。正常成年男性每次射精射出 3 ~ 5 mL 精液，每 1 mL 精液含 1 亿 ~ 2 亿个精子；若每 1 mL 精液的精子数低于 400 万个，常可导致不育症。

1. 前列腺（prostate）　呈栗形，环绕于尿道起始段。腺的被膜与支架组织由富含弹性纤维和平滑肌的结缔组织组成。腺实质主要由 30 ~ 50 个复管泡状腺组成，有 15 ~ 30 条导管开口于尿道精阜的两侧。腺分泌部由单层立方、单层柱状及假复层柱状上皮构成。分泌物为稀薄的乳白色液体，富含酸性磷酸酶和纤维蛋白溶酶，还有枸橼酸和锌等物质。老年时，前列腺常会增生肥大，压迫尿道，造成排尿困难。

前列腺癌主要发生在外周带（图 20-6）。

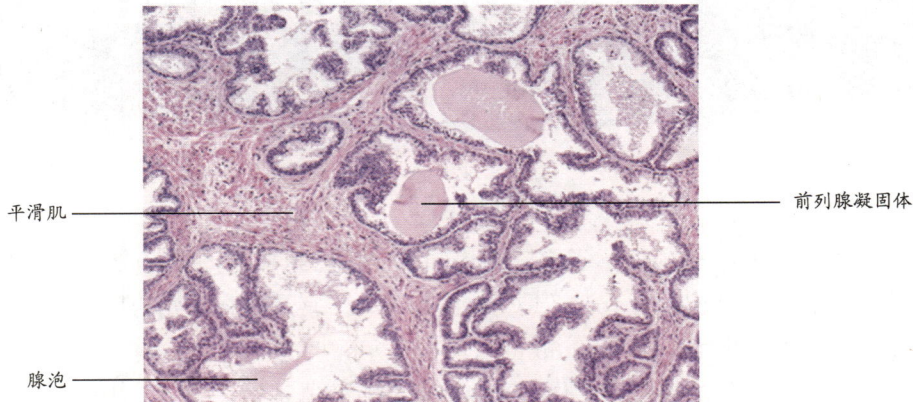

图 20-6　前列腺光镜图

（图中标注：平滑肌、前列腺凝固体、腺泡）

2. 精囊（seminal vesicle）　一对盘曲的囊状器官，黏膜向腔内突起形成高大的皱襞，皱襞彼此融合，将囊腔分隔为许多彼此通连的小腔。在雄激素刺激下，精囊分泌弱碱性的淡黄色液体，内含果糖、前列腺素等成分。

3. 尿道球腺（bulbourethral gland）　一对豌豆状的复管泡状腺，上皮为单层立方或单层柱状，上皮细胞内含有黏原颗粒。腺体分泌的黏液于射精前排出，以润滑尿道。

四、阴茎

阴茎（penis）主要由两个阴茎海绵体和一个尿道海绵体构成，尿道行于尿道海绵体内。阴茎外表被覆以活动度较大的皮肤。

阴茎海绵体主要由勃起组织构成，外包以致密结缔组织构成的坚韧白膜。勃起组织是以具有大量不规则的血窦为特征的海绵状组织，血窦彼此通连，血窦之间是富含平滑肌纤维的结缔组织小梁。阴茎深动脉的分支螺旋动脉穿行于小梁中，与血窦通连。静脉多位于海绵体周边部白膜下方。白膜结构坚韧，具有限制海绵体及其内的血窦过分扩张的作用。一般情况下，流入血窦的血液很少，血窦呈裂隙状，海绵体柔软。当大量血液流入血窦，血窦充血而胀大，白膜下的静脉受压，血液回流一时受阻，海绵体变硬，阴茎勃起。

（广东医科大学　郭洪胜）

第二十一章　女性生殖系统

女性生殖系统由卵巢、输卵管、子宫、阴道和外生殖器组成。卵巢可产生女性生殖细胞并分泌女性激素；输卵管是输送卵细胞的管道，又是受精的部位；子宫是孕育胎儿的场所。乳腺的结构及功能状况与女性生殖系统的激素活性直接相关，故也列入本章。

女性生殖器官具有明显的年龄性变化。青春期前各生殖器官生长缓慢，从青春期开始，在神经内分泌系统调节下，卵巢开始排卵并分泌性激素，月经来潮，第二性征出现，具有生育能力。生育期一般持续约 30 年，45 ~ 55 岁进入更年期后，卵巢功能减退，生殖器官逐渐萎缩，进入绝经期。

一、卵巢

卵巢（ovary）呈杏仁状，表面覆盖着单层扁平或立方上皮，称为表面上皮（superficial epithelium），与腹膜间皮连续。上皮下为薄层致密结缔组织，称为白膜（tunica albuginea）。卵巢实质分为周围的皮质和中央的髓质，二者之间无明显分界。青春期后，皮质较厚，主要由处于不同发育阶段的卵泡及其间的结缔组织组成。髓质范围较小，由疏松结缔组织构成，内含丰富的血管和许多弹性纤维。近卵巢门处的髓质中有少量上皮样细胞，称为门细胞（hilus cell），可分泌少量雄激素。卵巢的血管、淋巴管及神经由卵巢门出入。

（一）卵泡的发育与成熟

卵泡由一个卵母细胞（oocyte）和包绕其周围的细胞一层或多层卵泡细胞（follicular cell）构成，自青春期开始发育，其过程大致分为四个阶段，即原始卵泡、初级卵泡、次级卵泡和成熟卵泡。

1. 原始卵泡（primordial follicle）　位于皮质浅层，出生前即已形成，数量多，体积小，由中央的一个初级卵母细胞（primary oocyte）和周围一层扁平的卵泡细胞构成。初级卵母细胞呈球形，体积较大，直径 30 ~ 40 μm，核大而圆，染色质细疏，染色浅，核仁明显，胞质嗜酸性。电镜下观察，胞质内除一般细胞器外，还有呈板层状排列的滑面内质网，位于细胞核周围，并与核膜相连，该结构可能与核与胞质间的物质传递有关。初级卵母细胞是在胚胎期由卵原细胞（oogonium）分裂分化而成，并长期（12 ~ 50 年不等）停滞在第一次减数分裂的分裂前期，直至排卵前才完成第一次减数分裂。卵泡细胞较小，核扁圆，染色深，与结缔组织之间有薄层基膜（图 21-1）。

2. 初级卵泡（primary follicle）　由原始卵泡生长发育而来。其主要结构变化包括：

（1）初级卵母细胞的体积增大，线粒体、核糖体、粗面内质网等细胞器增多；胞质中出现高电子密度的溶酶体，称皮质颗粒，内含蛋白酶，参与卵子的受精过程。

（2）卵泡细胞由扁平状变为立方或柱状，由一层变为多层。这时的卵泡细胞改称为颗粒细胞（granulosa cell），细胞间出现许多缝隙连接。

（3）初级卵母细胞与卵泡细胞间出现一层均质状膜，嗜酸性，称透明带（zona pellucida），由初级卵母细胞和卵泡细胞共同分泌而成。目前认为，构成透明带的糖蛋白至少有 3 种，即透明带蛋白 1（zona protein 1，ZP1）、ZP2 及 ZP3。ZP3 为精子受体，对精子与卵细胞之间的相互识别和特异性结合起着重要作用。电镜下可见，初级卵母细胞的微绒毛和卵泡细胞的突起均伸入透明带，二者之间有缝隙连接。卵泡细胞可向初级卵母细胞传递营养物质及激素等，从而沟通信息，协调功能活动。

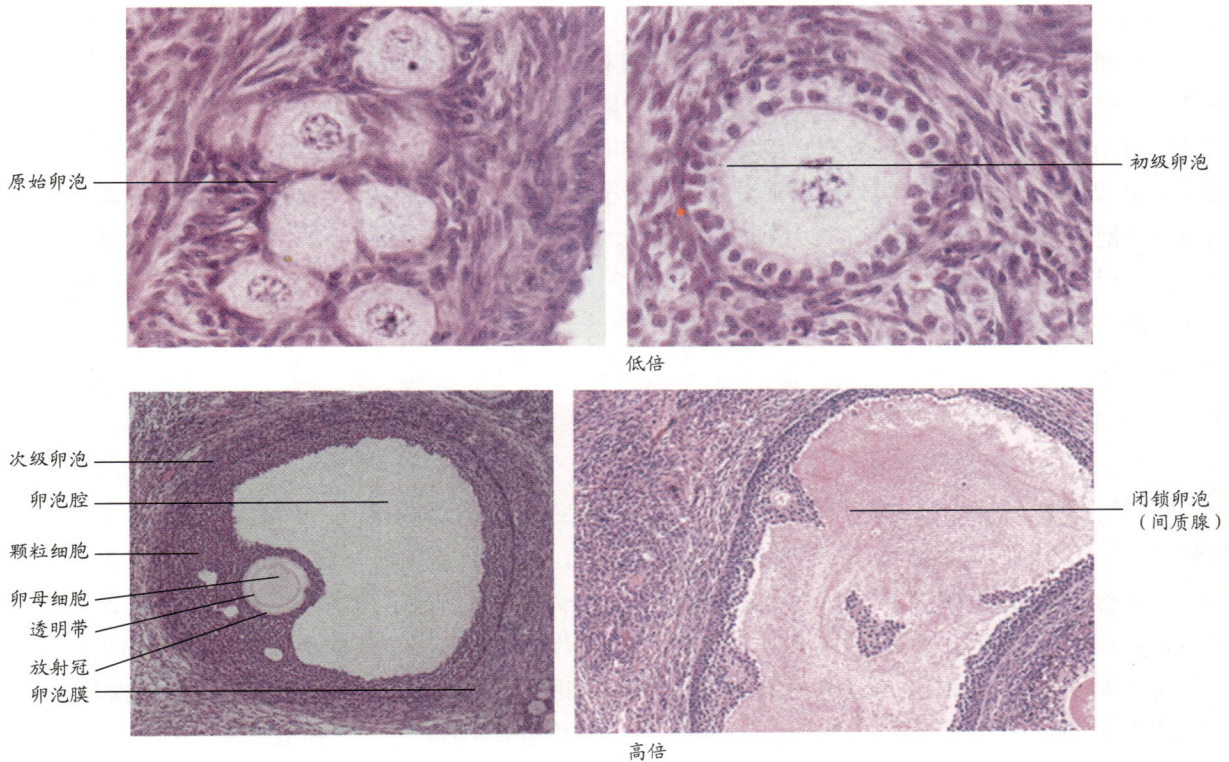

图 21-1 各级卵泡原始结构光镜图

（4）环绕在卵泡周围的基质细胞增生，围绕卵泡，构成卵泡膜（follicular theca）。卵泡膜与颗粒细胞之间隔以基膜。

3. 次级卵泡（secondary follicle） 初级卵泡继续生长，颗粒细胞体积增大，数量增多，细胞间出现液腔，此时的卵泡称为次级卵泡或囊状卵泡（vesicular follicle）。其主要结构特点包括：

（1）颗粒细胞增至 6 ~ 12 层，细胞间大小不等的液腔逐渐合并，形成一个大腔，称为卵泡腔（follicular cavity），腔内的液体称为卵泡液（follicular fluid）。卵泡液由周围血管中的血浆渗入及颗粒细胞分泌而成，内含糖胺聚糖、蛋白质等生物活性物质及高浓度的类固醇激素。随着卵泡液增多、卵泡腔扩大，初级卵母细胞、透明带及其周围的颗粒细胞聚集于卵泡腔的一侧，形成圆形隆起，突入卵泡腔，称为卵丘（cumulus oophorus）。紧靠透明带的一层高柱状颗粒细胞呈放射状排列，称为放射冠（corona radiata）。卵泡腔周围的颗粒细胞构成卵泡壁，称为颗粒层。

（2）初级卵母细胞的直径达 125 ~ 150 μm。

（3）卵泡膜进一步分化为内膜和外膜，内膜中毛细血管丰富并含较多的膜细胞。膜细胞由基质细胞分化而来，具有分泌类固醇激素细胞的特征。外层含纤维成分较多，并有少量平滑肌纤维。初级卵泡和次级卵泡合称为生长卵泡。

4. 成熟卵泡（mature follicle） 在 FSH 及 LH 的作用下，次级卵泡进一步发育，成为成熟卵泡。此时，卵泡液急剧增多，卵泡体积显著增大，直径可达 2 cm，占据皮质全层并突向卵巢表面。由于颗粒细胞不再增殖，卵泡壁变薄。在排卵前 36 ~ 48 小时，初级卵母细胞完成第一次减数分裂，产生一个大的次级卵母细胞和一个很小的第一极体。第一极体位于次级卵母细胞和透明带之间的卵周隙内。次级卵母细胞很快进行第二次减数分裂，并休止在分裂中期。

生长卵泡和成熟卵泡具有内分泌功能，主要分泌雌激素。在脑垂体分泌的 FSH 和 LH 的调节下，膜细胞合成的雄激素透过基膜，在颗粒细胞内经芳香化酶作用转化为雌激素。少量雌激素进入卵泡液，大部分进入血液循环，调节子宫内膜等靶器官的功能活动。

（二）排卵

成熟卵泡破裂，次级卵母细胞从卵巢排出的过程称为排卵（ovulation）。排卵前，在 LH 的作用下，成熟卵泡的卵泡液急剧增多，使突出于卵巢表面的卵泡壁、白膜和表面上皮变薄、局部缺血，形成半透明的卵泡小斑；卵丘与卵泡壁分离，漂浮在卵泡液中。排卵时，小斑处的结缔组织被胶原酶、透明质酸酶等解聚和消化，加之卵泡膜外层的平滑肌收缩，于是卵泡破裂，次级卵母细胞及其周围的透明带、放射冠与卵泡液一起从卵巢排出，并很快进入输卵管。次级卵母细胞于排卵后 24 小时内若未受精，即退化消失；若受精，则继续完成第二次减数分裂，产生一个成熟的卵细胞和一个第二极体。第二极体位于卵细胞和透明带之间的卵周隙内。

生育期妇女，每隔 28 天左右排卵一次，左右卵巢交替进行。一般一次只排一个卵细胞，偶见无卵细胞排出或一次排两个或多个者。排卵一般发生在下次月经来潮前 14 天左右。

（三）黄体的形成与退化

排卵后，卵泡壁塌陷，颗粒细胞及卵泡膜突入卵泡腔，在 LH 的作用下，逐渐发育成一个富含血管的内分泌细胞团，新鲜时呈黄色，称黄体（corpus luteum）。颗粒细胞衍化为颗粒黄体细胞，其数量多、体积大、染色浅，位于黄体的中央，主要分泌孕激素和松弛素。膜细胞衍化为膜黄体细胞，其数量少、体积小、染色较深，位于黄体的周边，通过与颗粒黄体细胞协同作用，分泌雌激素。若排出的卵细胞未受精，黄体仅维持两周左右即退化，称月经黄体；若排出的卵细胞受精，在胎盘分泌的绒毛膜促性腺激素作用下，黄体继续发育增大，直径达 4～5 cm，称妊娠黄体，可维持 6 个月左右。黄体退化后，由结缔组织取代，形成白色瘢痕，称白体（图 21-2）。

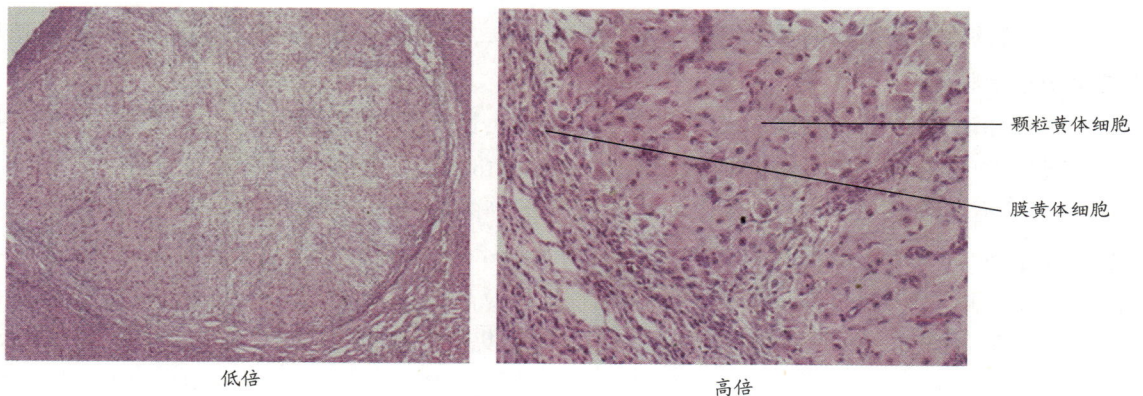

低倍　　　　　　　　　　　　　　高倍

颗粒黄体细胞

膜黄体细胞

图 21-2　黄体光镜图

（四）闭锁卵泡与间质腺

在女性的一生中，卵巢内绝大多数卵泡都不能发育成熟，均在发育的不同阶段退化，退化的卵泡称闭锁卵泡（atretic follicle）。较小的卵泡闭锁时，卵母细胞和卵泡细胞相继退化消失，透明带皱缩，存留一段时间也退化。较大的卵泡闭锁时，由于卵母细胞消失，卵泡壁塌陷，卵泡膜内层的结缔组织、血管伸入正在退化的颗粒细胞之间，此时的膜细胞不但不退化，反而一度体积增大，形似黄体细胞。这些细胞被结缔组织分隔成散在的细胞团索，称间质腺（interstitial gland）。间质腺可分泌雌激素。人的间质腺不发达，存留时间短，退化后由结缔组织取代（图 21-3）。

二、输卵管

输卵管（oviduct）管壁由内向外依次分为黏膜、肌层和浆膜。黏膜向管腔内突出，形成许多纵行有分支的皱襞。黏膜上皮为单层柱状，由分泌细胞和纤毛细胞构成。分泌细胞核呈椭圆形，胞质顶部含分泌颗粒，其分泌物构成输卵管液，内含氨基酸、葡萄糖、果糖及少量乳酸等，可营养卵并辅助卵的运行。

纤毛细胞核圆形或卵圆形，其纤毛向子宫方向摆动，可促进孕卵运行到子宫腔。输卵管上皮在卵巢激素的作用下呈现周期性变化。排卵前后，上皮变高，纤毛细胞的纤毛增多，摆动增强，分泌细胞分泌功能旺盛。固有层为薄层结缔组织，含有丰富的毛细血管和散在的平滑肌纤维。肌层由内环行和外纵行两层平滑肌构成。峡部肌层最厚，壶腹部较薄。浆膜由疏松结缔组织和间皮组成。输卵管壶腹部皱襞发达，是卵子受精的部位（图 21-4）。

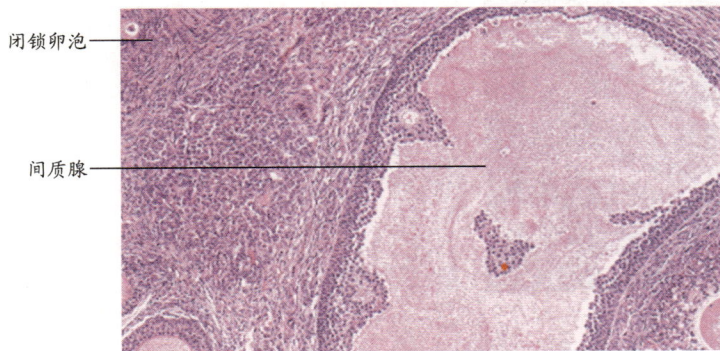

图 21-3 闭锁卵泡和间质腺

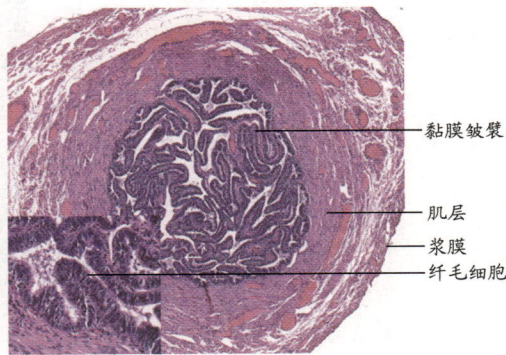

图 21-4 输卵管壶腹部光镜图

三、子宫

子宫（uterus）为腔小壁厚的肌性器官，分底部、体部、颈部三部分。

（一）子宫壁的一般结构

子宫壁由三层结构组成，由外向内分别为外膜、肌层和内膜。

1. 外膜 底部和体部的外膜为浆膜（serosa），宫颈部为纤维膜。

2. 肌层 子宫底部和体部的肌层很厚，主要由成束的平滑肌纤维构成，肌束间有结缔组织分隔。肌纤维交错排列，大致分为黏膜下层、中间层和浆膜下层三层。黏膜下层和浆膜下层均较薄，平滑肌呈纵行排列。中间层厚，平滑肌为内环行，外纵行。该层含有许多血管，呈海绵状，又称血管层。成年女性的子宫平滑肌纤维长约 50 μm，妊娠时，在卵巢激素的作用下，肌纤维体积增大，可长达 500 μm。同时，肌纤维分裂增生，数量增多，使肌层增厚。分娩后，肌纤维逐渐恢复原状。

3. 内膜 又称黏膜，由单层柱状上皮和固有层组成。上皮由分泌细胞和散在的纤毛细胞构成。固有层为结缔组织，内含大量分化程度较低的梭形或星形的基质细胞（stromal cell），以及大量子宫腺（uterine gland）。子宫腺为单管状腺，开口于子宫腔，近肌层处常有分支。

腺上皮也是单层柱状，主要由分泌细胞构成。根据结构和功能不同，底部和体部的子宫内膜分为功能层和基底层。功能层较厚，位于内膜浅层，自青春期开始在卵巢激素作用下发生周期性的剥脱、出血，形成月经，并且是孕育胎儿的场所。基底层较薄，靠近肌层，不脱落，有较强的增生和修复功能，可以产生新的功能层。

内膜的血管来自子宫动脉。该动脉进入肌层的中间层，发出与子宫腔面垂直走行的小动脉。在进入内膜前，每条小动脉分出短而直的分支，营养内膜基底层，称基底动脉（basilar artery），不受性激素影响。小动脉的主干进入功能层，呈螺旋状走行，称螺旋动脉（spiral artery），对性激素刺激敏感。至内膜浅层，螺旋动脉分支形成毛细血管网。

（二）子宫内膜的周期性变化

自青春期至绝经期，在卵巢分泌的雌激素和孕激素作用下，子宫内膜功能层发生周期性变化，称月经周期（menstrual cycle）。每个周期从月经来潮的第 1 天起至下次月经来潮的前 1 天止，一般为 28 天左右，可分为月经期、增生期和分泌期三个时期（图 21-5）。

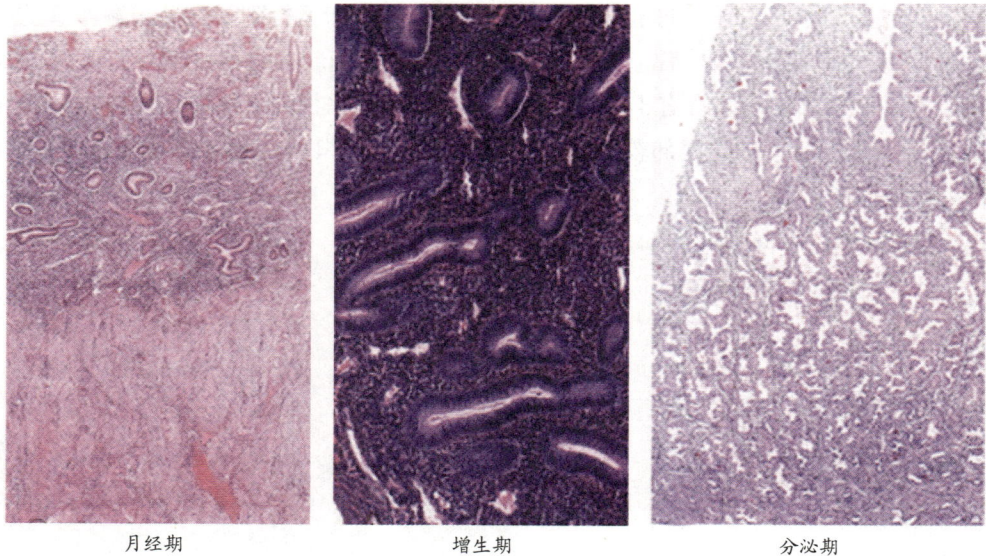

月经期   增生期   分泌期
图 21-5 月经周期子宫内膜光镜图

1. 月经期（menstrual phase） 指月经周期的第 1 ~ 4 天，一般持续 3 ~ 5 天。由于排出的卵未受精，黄体退化，血中雌激素和孕激素水平急剧下降，螺旋动脉持续性收缩，使内膜功能层缺血、缺氧，组织变性坏死。随后，螺旋动脉扩张，毛细血管破裂，大量血液涌入内膜功能层，血液与坏死脱落的内膜组织一起经阴道排出，形成月经（menstruation）。月经期末，基底层残存的子宫腺细胞分裂增生，修复内膜上皮，进入增生期。月经血液中包含血块和脱落的内膜碎片，富含纤维蛋白溶酶，有助于防止血液凝固。

2. 增生期（proliferative phase） 指月经周期的第 5 ~ 14 天。此期卵巢内有若干卵泡生长发育，故又称卵泡期（follicular phase）。在卵泡分泌的雌激素作用下，基质细胞增生，产生大量纤维和基质；子宫腺增长、增多，腺腔狭窄。至增生晚期，腺细胞胞质内出现糖原，腺腔开始扩大；螺旋动脉增长、变弯曲。增生期末，内膜厚达 2 ~ 3 mm，此时，卵巢中有一个卵泡发育成熟并排卵，子宫内膜随之进入分泌期。增生期的子宫内膜对雌激素的反应包括 DNA 合成增加和细胞增殖活跃。

3. 分泌期（secretory phase） 指月经周期的第 15 ~ 28 天。此时卵巢内黄体形成，故又称黄体期（luteal phase）。在黄体分泌的雌激素和孕激素作用下，子宫内膜继续增厚，子宫腺进一步增长、弯曲，腺腔扩张并充满腺细胞的分泌物；螺旋动脉继续增长，更加弯曲并充血。固有层内腺体的分泌物及组织液增多，呈水肿状态；基质细胞逐渐肥大，胞质内充满糖原、脂滴，称前蜕膜细胞（predecidual cell）。若排出的卵受精，内膜继续增厚，发育为蜕膜，其中的前蜕膜细胞成为蜕膜细胞（decidua cell）。若卵未受精，则黄体退化，雌激素和孕激素水平下降，子宫内膜功能层脱落，进入下一个月经周期的月经期。分泌期的子宫内膜在孕激素作用下具有免疫抑制功能，以防止母体免疫系统排斥胚胎。

（三）子宫内膜周期性变化的内分泌调节

子宫内膜的周期性变化由下丘脑、垂体和卵巢激素共同调节。下丘脑弓状核等处的神经内分泌细胞分泌促性腺激素释放激素（GnRH），GnRH 作用于腺垂体，促使其分泌卵泡刺激素（FSH）和黄体生成素（LH）。

FSH 作用于卵巢，促进卵泡生长、成熟，并分泌大量雌激素，使子宫内膜进入增生期。当血中雌激素达到一定浓度时，高水平的雌激素和 GnRH 共同作用，促使腺垂体分泌大量 LH。在 FSH 和 LH 的协同作用下，卵巢排卵并形成黄体。黄体分泌孕激素和雌激素，促使子宫内膜进入分泌期。

血液中高水平的孕激素和雌激素通过负反馈作用于下丘脑和垂体，抑制 GnRH、FSH 和 LH 的分泌，导致黄体退化，血中雌激素和孕激素减少，子宫内膜进入月经期。血中低浓度的孕激素和雌激素又可反馈作用于下丘脑和垂体，促使其释放 FSH，促进卵泡生长发育，使子宫内膜进入下一周期的增生期。

如此反馈调节，使卵巢和子宫内膜维持正常的周期性变化。目前临床上使用的女用避孕药（多为雌、孕激素衍生物）即基于上述原理，通过抑制下丘脑和垂体的活动，使卵泡不能发育，从而达到避孕的目的。

（四）子宫颈

子宫颈（cervix uteri）由黏膜、肌层和外膜组成。黏膜较厚，前后壁各有一条纵行皱襞，皱襞向外伸出许多斜行皱襞，相邻皱襞间的裂隙形成腺样隐窝。若隐窝开口堵塞，腔内分泌物淤积，扩张成囊泡状。黏膜上皮为单层柱状上皮，由分泌细胞、纤毛细胞和储备细胞组成。分泌细胞数量较多，分泌黏液，功能受卵巢激素影响。纤毛细胞数量少，位于分泌细胞之间，纤毛向阴道方向摆动，协助分泌物排出。储备细胞为干细胞，靠近基膜，散在分布，细胞增生能力强，上皮受损伤时有修复功能。

患慢性宫颈炎时，上皮可化生为复层扁平上皮，可能发生癌变。宫颈阴道部为复层扁平上皮，细胞内糖原丰富。在宫颈外口处，两种上皮分界清晰，此处是宫颈癌的多发部位。

宫颈黏膜不发生周期性剥脱，但分泌物的性质有周期性变化。排卵时分泌物增多且稀薄，有利于精子通过。黄体形成后，分泌减少且黏稠，精子难以通过。妊娠时，分泌物黏稠度更高，阻止精子和微生物进入子宫。

四、阴道

阴道壁由黏膜、肌层和外膜组成。黏膜突向阴道腔内，形成许多横行皱襞。黏膜上皮较厚，为非角化的复层扁平上皮，浅层细胞含透明角质颗粒。固有层由结缔组织组成，内含丰富的毛细血管和弹性纤维。肌层较薄，由内环行、外纵行两层平滑肌构成，肌束间弹性纤维丰富，使阴道壁易于扩张。阴道外口为环行骨骼肌形成的尿道阴道括约肌。外膜为富含弹性纤维的致密结缔组织。

阴道上皮细胞内含有大量糖原，浅层细胞脱落后，糖原在阴道杆菌作用下转变成乳酸，使阴道保持酸性环境，抑制细菌生长。上皮的脱落和更新及上皮细胞的形态结构受卵巢激素调节，随月经周期变化。因此，临床上常通过阴道涂片推测体内雌激素含量。

阴道脱落细胞中还有来自宫颈、子宫及输卵管的上皮细胞，故阴道涂片也是诊断上述器官肿瘤的辅助方法，对早期发现肿瘤具有重要意义。阴道上皮有一定吸收作用，这取决于被吸收物质的分子量、化学性质及细胞的特异性受体。例如，青霉素可从阴道吸收并在血中达较高水平。在避孕方面，阴道用药也具有其他方法不可替代的优势。

五、乳腺

乳腺（mammary gland）的结构随年龄和生理状况不同而变化。青春期在卵巢激素作用下开始发育；妊娠期和哺乳期充分发育并分泌乳汁，称为活动期乳腺；无分泌功能的乳腺称为静止期乳腺。

乳腺的实质被结缔组织分隔成 15 ~ 25 叶，每叶再分为若干小叶，每个小叶为一个复管泡状腺。腺泡由单层立方或柱状上皮组成，上皮和基膜之间有肌上皮细胞，帮助分泌物排出。导管包括小叶内导管、小叶间导管和总导管，上皮分别为单层立方或柱状上皮、复层柱状上皮和复层扁平上皮。总导管开口于乳头，形成乳头孔。

静止期乳腺指性成熟后未孕女性的乳腺。此期乳腺腺泡稀少，导管不发达，脂肪组织和结缔组织丰富。排卵后，腺泡和导管略有增生，乳腺稍微胀大。静止期乳腺在显微镜下可见到大量的脂肪细胞和少量的小导管结构，显示出其低分泌活性。

妊娠期在雌激素和孕激素作用下，乳腺腺泡和导管迅速增生，腺泡增大，结缔组织和脂肪组织相对减少。妊娠后期在催乳激素（prolactin）的作用下，腺细胞开始分泌初乳，初乳内含有脂滴、乳蛋白、乳糖和抗体等，初乳具有重要的免疫保护作用，内常含有吞噬脂滴的巨噬细胞，称为初乳小体（colostrum corpuscle）。

　　哺乳期乳腺与妊娠期乳腺结构相似，但腺体更发达，腺泡腔扩大，腺泡处于不同的分泌阶段，脂肪组织和结缔组织更少。乳汁的分泌过程包括乳糖、蛋白质和脂质的合成与分泌。断乳后，催乳激素水平下降，乳腺停止分泌，腺组织逐渐萎缩，结缔组织和脂肪组织增多，乳腺恢复静止期结构（图21-6）。

　　活动期乳腺的生理变化受多种激素调控，除了催乳激素外，催产素（oxytocin）也起重要作用，通过刺激肌上皮细胞的收缩，促进乳汁的排出。此外，皮质醇、胰岛素和甲状腺激素也在乳腺的发育和乳汁分泌中起着协同作用（图21-7）。

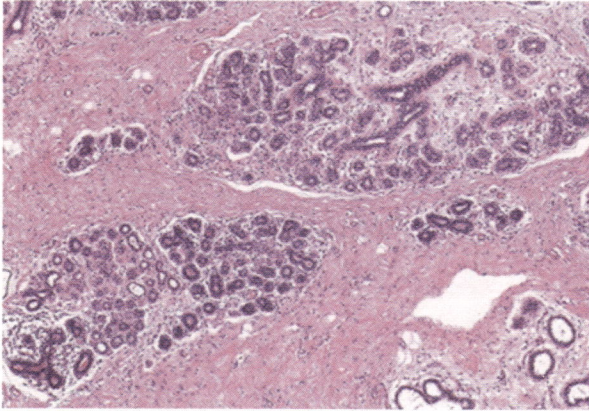

图21-6　静止期乳腺光镜图

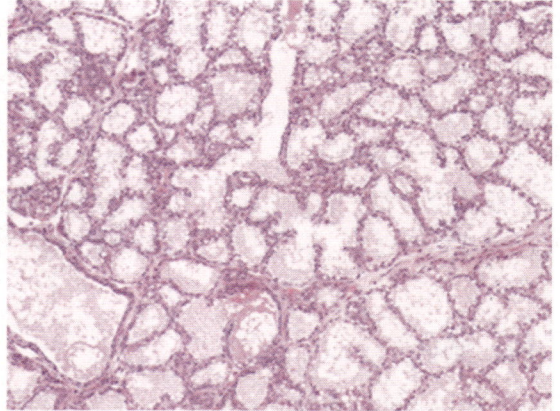

图21-7　活动期乳腺光镜图

（广东医科大学　郭洪胜）

第二十二章　人胚发生和早期发育

胚胎学总论主要描述人体胚胎早期的总体发生过程及胚胎和母体的关系。胚体各个系统的发生将在各论的相应章节进行介绍。

第一节　生殖细胞和受精

一、精子的发生与获能

睾丸生精小管中的精原细胞经过有丝分裂，部分细胞转变为初级精母细胞。初级精母细胞经过两次减数分裂，产生四个单倍体（23,X 或 23,Y）的精子细胞。精子细胞经历复杂的形态变化形成蝌蚪状精子（图 22-1）。精子储存于附睾中，逐渐成熟并获得定向运动能力和受精潜力。附睾和附属腺分泌的糖蛋白等物质覆盖于精子顶体外表，防止精子在进入女性生殖道前过早发生顶体反应。

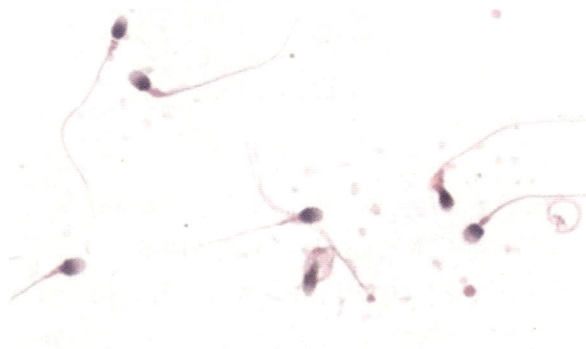

图 22-1　精子涂片光镜图

当精子进入女性生殖道后，经过子宫颈、子宫腔和输卵管时，顶体外表的糖蛋白被宫颈黏液、子宫液、输卵管液和卵泡液逐渐洗涤去除。这一过程中，精子膜的脂质和蛋白质结构发生变化，导致顶体酶暴露，使精子获得穿透卵丘细胞和透明带的能力。这个过程称为精子获能（sperm capacitation）。获能后的精子表现出更强的运动能力和化学趋向性，能有效找到并穿透卵子，完成受精过程。获能是精子在与卵子相遇前必须经历的一个关键过程，其调控涉及一系列细胞和分子机制，包括钙离子流入、cAMP 水平升高及蛋白质磷酸化变化等。

二、卵细胞的发生

出生前，卵巢中卵原细胞经过多次分裂增殖，分化为初级卵母细胞，并停留在第一次减数分裂前期。青春期开始，卵巢在脑垂体周期性分泌的促性腺激素调控下，卵泡开始生长发育。排卵前，初级卵母细胞完成第一次减数分裂，产生一个次级卵母细胞和第一极体。次级卵母细胞很快进行第二次减数分裂，并停滞在中期。在受精前，次级卵母细胞代谢水平低，不进行 DNA 复制、RNA 转录、蛋白质合成等活动。若未受精，次级卵母细胞在排卵后 12 ~ 24 小时内退化、死亡、溶解。排卵后的次级卵母细胞若与精子相遇，在精子穿入激发下，继续完成第二次减数分裂，解除代谢抑制，启动各种代谢活动，形成单倍体（23,X）的成熟卵细胞和第二极体。

三、受精

受精（fertilization）是指精子与卵子相互融合形成受精卵的过程，通常发生于输卵管壶腹部。人类精子到达输卵管的时间为性交后 8 ~ 16 小时，其受精能力可维持 1 天，而受精时间多发生在排卵后 12 小时内。

（一）受精过程

受精是两性生殖细胞——精子和卵子相互激活并融合形成新个体的过程（图 22-2）。它涉及精卵识别、黏附、融合以及卵细胞激活等复杂的生物学过程。正常情况下，只有 300 ~ 500 个优势精子能够通过子宫和输卵管到达受精部位，最终只有 1 个已经获能且顶体完整的精子能够穿入卵子形成受精卵。受精过程可分为三个阶段。

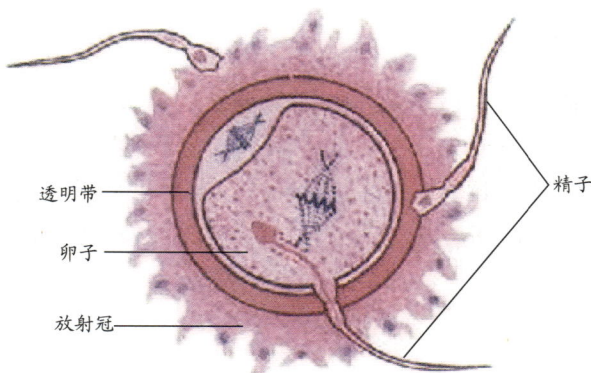

图 22-2　受精过程示意图

（1）第一阶段：在获能的精子中，其头部表面细胞膜与顶体膜融合，形成许多小孔，从小孔中释放顶体酶解离放射冠的卵泡细胞，使得部分精子头部能接触到透明带。

（2）第二阶段：接触到透明带的精子与透明带上的精子配体蛋白 ZP3 结合，后者进一步介导顶体反应，使顶体继续释放顶体酶，在透明带中溶蚀出一条孔道，使精子头部接触到卵子表面。精子释放顶体酶，溶蚀放射冠和透明带的过程称为顶体反应（acrosome reaction）。

（3）第三阶段：精子头侧面的细胞膜与卵子细胞膜融合，随即精子的细胞核及细胞质进入卵子内。精卵胞膜融合激发卵子浅层胞质中的皮质颗粒释放水解酶进入卵周间隙，使 ZP3 分子变性，不能再与精子结合，从而阻止了其他精子穿越透明带，这一过程称为透明带反应（zona reaction）。这一反应保证了正常的单精受精。

受精完成后，精子的穿入激发次级卵母细胞完成第二次减数分裂，形成一个成熟的卵细胞和第二极体。此时，卵子的胞核称雌原核（female pronucleus），精子的胞核膨大形成雄原核（male pronucleus）。随后，两原核互相靠拢，核膜消失，染色体融合形成二倍体的受精卵（fertilized ovum）又称合子（zygote）。

受精卵的形成代表了新个体的遗传物质的结合。人类的基因组包含复杂的核基因组和简单的线粒体基因组，精卵结合中精子将核基因组给予卵细胞，但没有提供线粒体基因组，因此受精卵的线粒体基因组是卵子来源的，线粒体病表现为母系遗传特征。然而，偶尔会发生两个精子同时进入卵子的情况，形成全身性三倍体，这种情况是致命的，因为大量基因的增加或丢失会导致基因表达和代谢紊乱，绝大多数三倍体胚胎以流产而告终。

（二）受精的意义和条件

1.受精的意义

（1）恢复二倍体核型：受精卵染色体数目恢复成二倍体细胞核型，即 23 对染色体，其中一半来自父系，另一半来自母系，具有双亲的遗传物质。

（2）标志新生命开始：受精卵酶活性增强，需氧量增高，合成代谢加快，它不断分裂和分化形成新个体。

（3）新个体具有不同于亲代的特异性：生殖细胞在减数分裂中染色体发生联会与交换，来自双亲的遗传物质在受精卵中得到重新组合。

（4）受精决定胚胎性别：带有 Y 染色体的精子与卵子结合，发育为男性（46,XY）；带有 X 染色体的精子与卵子结合，发育为女性（46,XX）。

2.受精的条件

（1）两性生殖细胞的正常发育是受精的基本条件。精子数目与活动能力在受精中起着重要作用，如果每毫升精液中的精子数目少于 500 万个，或者出现小头、双头、双尾等畸形精子超过 20%，或者精子活动能力太弱，均可影响受精。卵泡发育不良或不排卵都不能完成受精过程。

（2）成熟获能的精子与卵子在限定时间内相遇是确保受精的重要条件。对于月经周期为 28 天的妇女而言，排卵时间在周期的第 14 天左右。若精子不能按时进入女性生殖道，精子和卵子不能相遇，受精就不能实现。采用安全期避孕法可通过在排卵期外避免性生活来避免受孕。

（3）生殖管道畅通是精子与卵子相遇的必要条件。生殖管道的炎症等问题导致的堵塞会影响受精。采用输卵管或输精管结扎、避孕工具如避孕套、子宫帽等可达到避孕目的。

第二节　人胚早期发生

从受精卵形成到第 8 周末的胚胎发育称为胚胎早期发生，包括卵裂、胚泡形成和植入、三胚层形成及其分化等过程。

一、卵裂、胚泡形成和植入

（一）卵裂、胚泡形成

受精卵包裹于透明带内开始有丝分裂，早期的有丝分裂有其特殊性。卵裂产生的子细胞称为卵裂球（blastomere）。卵裂不同步进行，导致卵裂球数目不是按 2、4、8、16 等倍增加的。在输卵管的蠕动和纤毛推动下，受精卵向子宫腔迁移。受精后 30 小时完成第一次卵裂，进入 2 细胞期。受精后第 3 天左右，卵裂球达到 12 ～ 16 个细胞，形成桑椹胚（morula）。第 4 天，桑椹胚进入子宫腔，继续分裂，形成胚泡（blastocyst）。胚泡具有胚泡腔和内细胞群。内细胞群的细胞为全胚层多能性干细胞，将发育成胚胎。胚泡壁称为滋养层，与吸收营养有关。覆盖在内细胞群外的滋养层称为极端滋养层。胚泡到达子宫腔后，极端滋养层细胞首先与子宫内膜表面上皮黏附并进入子宫内膜（图 22-3）。

这一过程在胚胎发育中扮演关键角色，为胚胎的继续生长和发育奠定了基础。胚泡的形成标志着胚胎在子宫内膜中的植入过程即将开始。

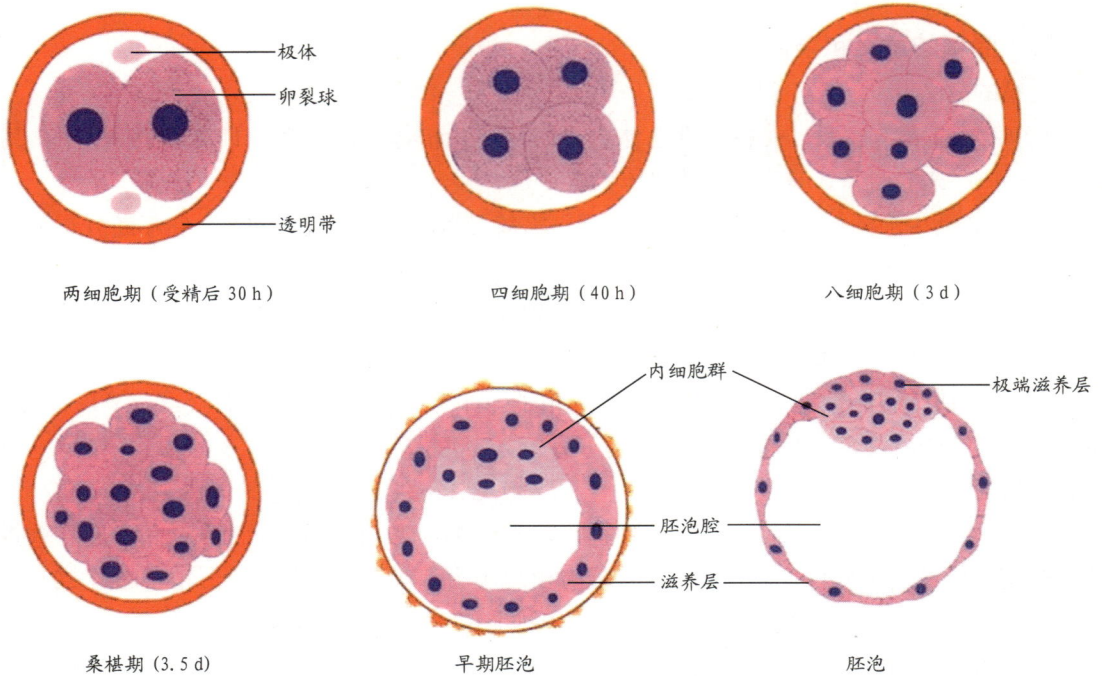

两细胞期（受精后30h）　　　　四细胞期（40h）　　　　八细胞期（3d）

桑椹期（3.5d）　　　　早期胚泡　　　　胚泡

图 22-3　卵裂及胚泡形成示意图

（二）植入

胚泡侵入子宫内膜的过程称为植入（implantation）或着床（nidation）。植入部位通常在子宫体部和子宫底部，后壁多于前壁。受精卵在输卵管中经过 3 ～ 5 天的运行进入子宫腔。随着胚泡的成长，透明带也随之增大，最终溶解破裂，孵出的胚泡一般于受精后第 5 ～ 6 天附着于子宫壁。第 7 天时，滋养层细胞开始增殖侵入生长，准备植入子宫内膜。植入窗，即子宫对胚胎植入容受性最大的时期，通常出现在黄体中期即排卵后的 8 ～ 10 天。胚胎在此期间植入，继续妊娠率较高。整个植入过于第 11 ～ 12 天完成，需时 3 ～ 4 天。植入时，胚端滋养层细胞首先与子宫内膜上皮接触，并分泌蛋白酶消化子宫内膜上皮，形成一个缺口。随后，胚泡逐渐埋入子宫内膜功能层，而溶解处的缺口则由附近的上皮增殖修复。植入后，子宫内膜改称为蜕膜（decidua）。蜕膜中的基质细胞增大，形态不规则，胞质富含糖原和脂滴，蛋白质合成增加，称为蜕膜细胞。胚胎的营养来源于蜕膜细胞中的糖原和脂质，直至胎盘开始工作。根据蜕膜和胚泡的位置关系，可将蜕膜分为包蜕膜、基蜕膜和壁蜕膜。

胚泡植入后，滋养层细胞迅速增殖分化，形成内层的细胞滋养层（cytotrophoblast）和外层的合体滋养层（syncytiotrophoblast）。细胞滋养层细胞仍保持着明显的细胞界限，具有较强的增殖能力，可不断产生新细胞加入合体滋养层。合体滋养层细胞的侵袭性生长活跃，相互融合形成合胞体，导致细胞之间的界限消失。

植入（图 22-4）是胚泡和子宫内膜相互识别、相互黏附和相互容纳的过程。植入的必备条件包括：①胚泡的发育必须与子宫内膜的蜕膜反应同步；②胚泡必须在适当时机从输卵管运行到达子宫腔；③透明带必须在适当时刻消失。植入是在雌激素、孕激素和多种细胞因子的精细调节下进行的。若母体内分泌失调，子宫内膜受到药物干扰，子宫内膜周期性变化与胚泡发育不同步，或者子宫内膜出现炎症，或受避孕环干扰，都可能导致植入失败。

若因内分泌失调、输卵管炎症、粘连或狭窄等因素，导致胚泡无法及时进入子宫，在子宫以外的地方着床，称为异位妊娠或宫外孕（ectopic pregnancy）。宫外孕最常发生在输卵管，大多在受孕的第二个月因输卵管破裂而导致死胎和严重内出血。偶尔也会出现在卵巢表面、子宫阔韧带、肠系膜和腹膜腔

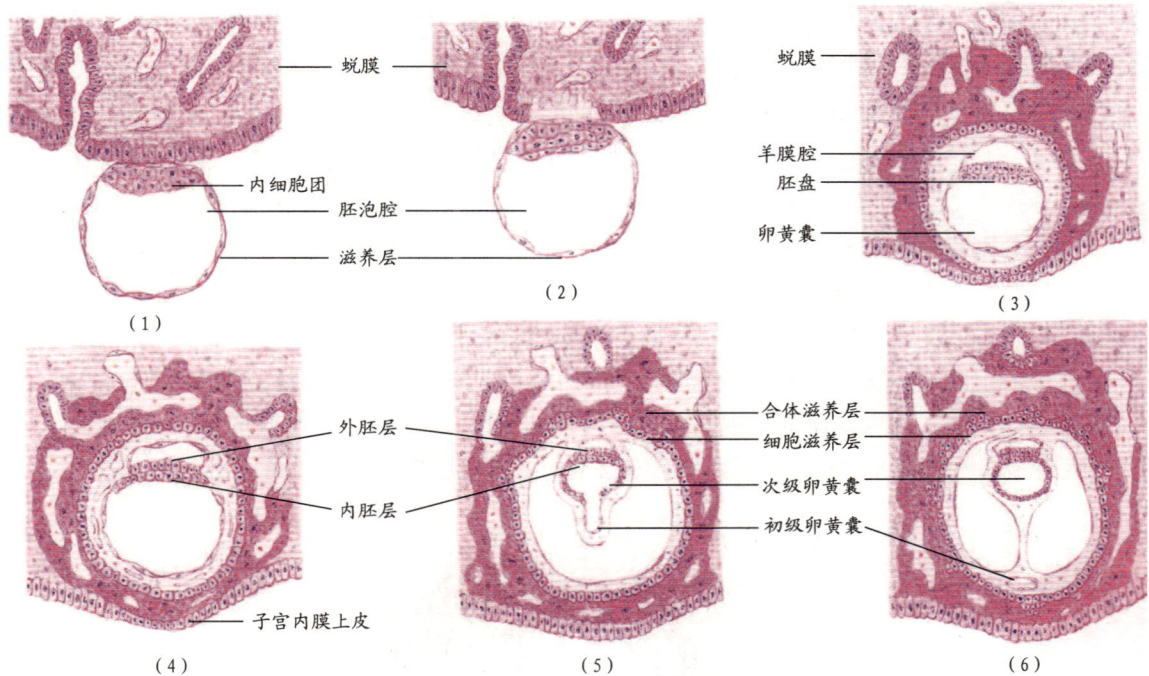

图 22-4　植入过程示意图

等部位。这些位置都不适合胚泡的生长，最终导致胚胎退化死亡和着床处组织血管的破裂出血。如果胚泡植入部位靠近子宫颈，将形成前置胎盘（placenta praevia）。在分娩时，随着宫颈口的扩张，附着于子宫下段和宫颈内口的胎盘前置部分无法相应伸展，导致血窦破裂出血，是引起晚期妊娠阴道出血的主要原因之一。此外，由于胎盘阻塞产道，还可能导致胎儿难产。

二、胚层的形成

（一）二胚层胚盘的形成

（1）内细胞群分化：在第 2 周初，内细胞群细胞不断分裂增殖。在靠近胚泡腔面，首先分化出一层立方形细胞，称为下胚层（hypoblast），其主要功能是参与胚胎内膜的形成。而贴近滋养层侧的细胞则演化成一层柱状细胞，称为上胚层（epiblast），它们将形成胚胎的上层组织。

（2）羊膜囊和卵黄囊的形成：随着上胚层细胞的增生，其内出现一个充满液体的小腔隙，称为羊膜腔（amniotic cavity），这个腔逐渐增大，腔内液体就是羊水。贴近细胞滋养层内面的一层上胚层细胞形成羊膜，并与上胚层的其余部分共同包裹羊膜腔，其所形成的囊称为羊膜囊。上胚层构成羊膜囊的底部。下胚层周缘的细胞增生形成一层扁平细胞，沿着细胞滋养层内面向下生长延伸，包裹原来的胚泡腔，与下胚层共同构成一个囊，称为卵黄囊（yolk sac）。下胚层构成卵黄囊的顶部。卵黄囊的主要功能是提供早期的营养支持，直至胎盘形成。

这个阶段是胚胎发育的一个关键时期，胚胎的二胚层胚盘形成奠定了后续胚胎结构的基础，而羊膜囊和卵黄囊的形成则为胚胎的进一步发育提供了必要的环境和营养支持。

（3）胚外中胚层与胚外体腔的形成：受精后第 12 天左右，由细胞滋养层的细胞向卵黄囊膜及羊膜之间增生，形成疏松状间质网结构，分布于细胞滋养层、卵黄囊和羊膜囊壁之间，称为胚外中胚层（extraembryonic mesoderm）。随后，在胚外中胚层细胞间出现较多小的腔隙，小腔隙逐渐融合成一个大腔，称胚外体腔（extraembryonic coelom）。胚外体腔逐渐扩大，把胚外中胚层分成两部分：衬在滋养层内面和羊膜囊外周的部分，称为胚外体壁中胚层；覆盖在卵黄囊表面的部分，称为胚外脏壁中胚层。二胚层胚盘连同其上方的羊膜囊和下方的卵黄囊被胚外体腔环绕，仅依靠少部分胚外中胚层与滋养层直接相连，这部分胚外中胚层称体蒂（body stalk）。

（二）三胚层胚盘的形成

第2周末，上胚层细胞迅速分裂增生，并向胚盘尾端的中轴线迁移，形成一条纵行细胞柱，称原条（primitive streak）。原条头端略膨大，称原结（primitive node）。随后在原条的中线出现浅沟，原结的中心出现浅凹，分别称原沟（primitive groove）和原凹（primitive pit）。原条的出现决定了胚盘的头尾端，原条出现的一端，即为胚体的尾端。增殖的上胚层细胞不断向原条方向迁移，经原沟底部在上胚层与下胚层之间，向左右两侧及头尾端伸展形成一新的细胞层，称胚内中胚层（intraembryonic mesoderm），即中胚层。部分增殖的上胚层细胞进入下胚层，并逐渐全部置换了下胚层细胞，形成一层新的细胞，称内胚层。随着胚内中胚层和内胚层的出现，上胚层改称外胚层（图22-5），由此可见，三个胚层均来自上胚层。此时形成头端较宽、尾端较窄的椭圆形盘状结构，称为三胚层胚盘（trilaminar germ disc）。

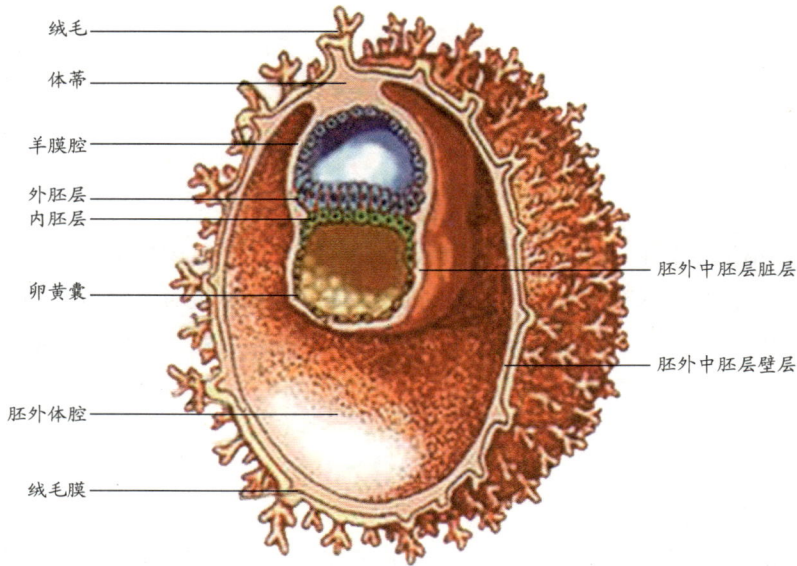

图 22-5　第三周初胚剖面

原结细胞增生并经原凹内陷，在上胚层与下胚层之间的中轴线上向头端延伸，逐渐形成一管状结构，以后发育成为脊索（notochord）（图22-6、图22-7）。脊索是暂时性中轴结构，成人脊柱椎间盘中央的髓

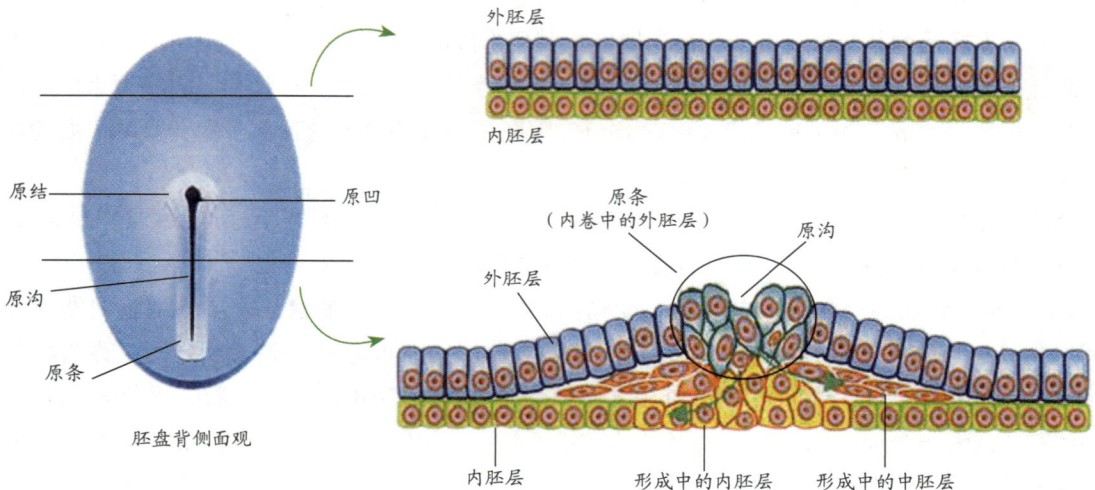

图 22-6　第16天人胚，示中胚的形成

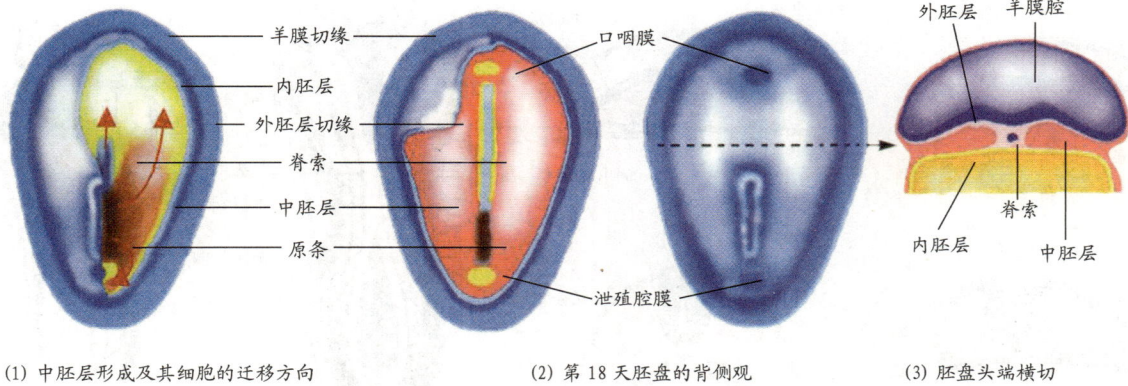

(1) 中胚层形成及其细胞的迁移方向　　(2) 第 18 天胚盘的背侧观　　(3) 胚盘头端横切

图 22-7　三胚层及脊索的形成示意图

核就是脊索留下的遗迹。脊索的出现对神经管、体节等中轴结构的发生有重要作用。在脊索的头侧和原条的尾侧，各留下一个内胚层与外胚层紧贴，其间无中胚层的圆形小区域，头端称口咽膜（buccopharyngeal membrane），尾端称泄殖腔膜（cloacal membrane）。随着胚体发育，脊索向头端生长、增长，原条相对缩短，最终消失。若原条细胞残留，在未来人体骶尾部可增殖分化，形成由多种组织构成的畸胎瘤（teratoma）。

三、三胚层的分化和胚体外形的建立

在胚胎第 4～8 周，三个胚层逐渐形成各组织和器官的原基，初建人体雏形。

（一）外胚层的分化

（1）神经管的形成：胚胎第 18～19 天，在脊索诱导下其背侧中线的外胚层细胞增生呈板状，称神经板（neural plate）。第 20～21 天，神经板中央凹陷形成神经沟（neural groove），两侧隆起形成神经褶（neural fold）。人胚第 22 天，两侧神经褶在胚的中段融合，并向前后延伸，形成神经管（neural tube）（图 22-8～图 22-10）。第 24 天左右，神经管头端和尾端仍暂时留有未闭合的孔即前神经孔（anterior neuropore）和后神经孔（posterior neuropore）。第 25 天左右，前神经孔闭合，第 27 天左右，后神经孔闭合，最后形成一条完全封闭的神经上皮管。神经管是中枢神经系统的原基，其头段分化为脑，尾段将分化成脊髓。神经管畸形主要表现为无脑儿、脑膨出、脑脊髓膜膨出等，如果前、后神经孔未愈合，将分别形成无脑儿和脊髓裂。神经管畸形发生的一个重要因素是孕妇妊娠期间体内缺乏叶酸，孕妇在孕前及孕早期补充叶酸，就可使胎儿神经管畸形发生率降低 70%。

（2）神经嵴的形成：在神经管形成的过程中，神经板外侧缘的部分细胞未进入神经管壁，而是形成一条头尾走向的细胞索，位于神经管背侧与表面外胚层之间，并很快分为两条，分别位于神经管左右背外侧，称神经嵴（neural crest）。神经嵴的形成对于胚胎的发育过程至关重要，因为神经嵴细胞具有多能性，可以分化成多种细胞类型，参与

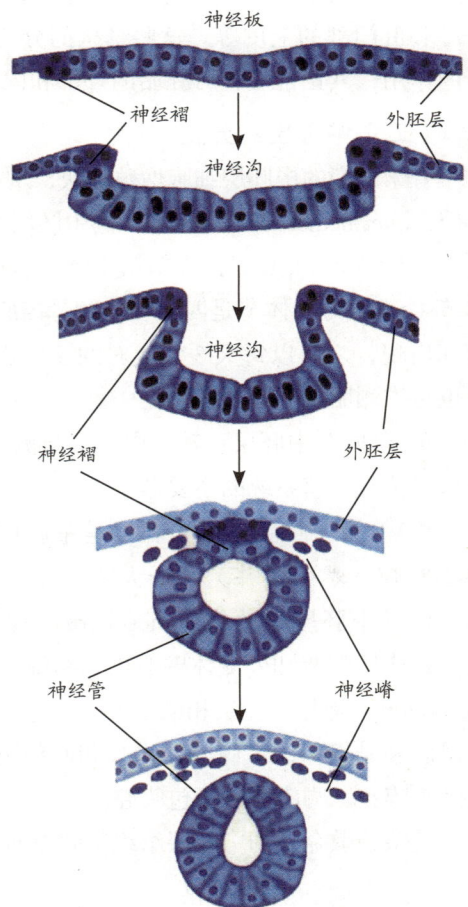

图 22-8　神经管及神经嵴形成示意图

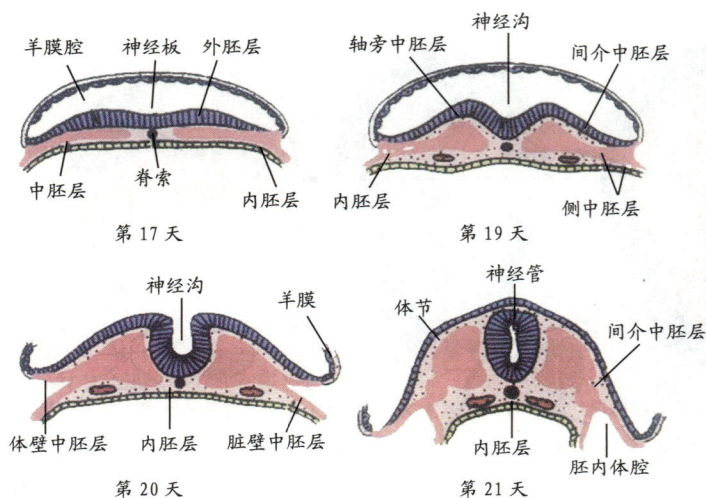

图 22-9　中胚层早期分化及神经管的形成示意图

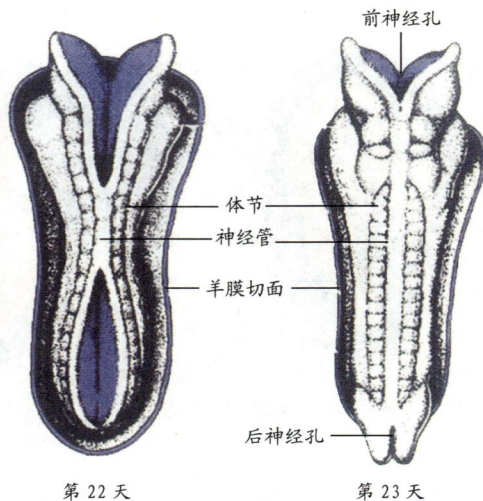

图 22-10　神经管及体节的形成（背面观）

形成许多不同的器官和组织。除了形成周围神经系统的各种神经元和神经胶质细胞外，神经嵴细胞还能迁移并分化为许多其他细胞类型，如软骨细胞、骨细胞、牙齿的神经外胚层细胞、皮肤的色素细胞和肾上腺的嗜铬细胞等。这些神经嵴细胞的迁移和分化过程在神经胚胎学中具有重要的生物学意义，也为解释胚胎发育中的多样性和复杂性提供了重要线索。

（3）表面外胚层的分化：神经管和神经嵴脱离外胚层，并被表面外胚层覆盖。表面外胚层将演变为皮肤的表皮及衍生物，如毛发、皮脂腺、汗腺、乳腺，还可形成耳原基、晶状体原基、腺垂体、牙釉质、口腔和肛门部的上皮等。这些结构的分化和发育过程受到复杂的调控，涉及一系列的信号通路和转录因子的作用，其正常发育对胚胎的外部和内部结构形成至关重要。

（二）中胚层的分化

脊索两旁的中胚层细胞增殖较快，从内侧向外侧依次分化成轴旁中胚层（paraxial mesoderm）、间介中胚层（intermediate mesoderm）、侧中胚层（lateral mesoderm）和间充质。分散存在的中胚层细胞称间充质。

（1）轴旁中胚层：受精第 17 天，轴旁中胚层细胞局部增殖，逐渐分化成左右对称的块状结构，称体节（somite）。体节是四肢和体壁骨骼肌、真皮和中轴骨骼的原基。第 1 对体节于受精后第 20 天开始在颈部出现，之后以每天 3 ～ 4 对的速度逐渐向尾端依次形成，至第 5 周末，共形成 42 ～ 44 对体节，体节也是推测胎龄的重要标志之一。

（2）间介中胚层：轴旁中胚层与侧中胚层之间的狭长区域，称为间介中胚层。间介中胚层将演化为泌尿系统与生殖系统的主要器官。

（3）侧中胚层：侧中胚层是中胚层的最外侧的部分，初为单一的薄层结构，后层内逐渐出现许多小腔隙，然后合并为一个大腔，称胚内体腔（intraembryonic coelom）。胚内体腔将侧中胚层分为两层：体壁中胚层（somatic mesoderm）是紧贴外胚层的部分，它与羊膜囊外面的胚外体壁中胚层相延续，是成体腹壁和外侧体壁肌肉、结缔组织及腹膜、胸膜和心包膜壁层的原基。脏壁中胚层（splanchnic mesoderm）是与内胚层相贴的部分，它与卵黄囊壁上的胚外脏壁中胚层相延续，是消化管与呼吸道管壁平滑肌和结缔组织、腹膜、胸膜和心包膜脏层的原基。此时，胚内体腔与胚外体腔相通。胚内体腔将演化为腹膜腔、胸膜腔和心包膜腔。

其余分散存在的中胚层组织称间充质，可分化为结缔组织、软骨、骨、肌肉、心脏、血管和淋巴管等。

（三）内胚层的分化

随着神经管的生长发育，胚盘向腹侧卷折，先后出现头褶、尾褶及侧褶。这些褶皱的形成是胚胎早期器官发育的重要标志，为后续器官形成提供了基础。随着胚盘的卷曲和羊膜囊的扩张，内胚层逐渐被羊膜囊所包裹，形成了一个长管状的结构，即原始消化管或原肠。原肠分为头端、尾端和中部，分别由口咽膜和泄殖腔膜封闭，而中部与卵黄囊相连。卵黄囊逐渐变细，形成卵黄蒂，为胚胎的营养提供支持。内胚层的分化将形成消化系统、呼吸系统、泌尿系统以及其他器官的上皮组织，如中耳、膀胱、甲状腺和胸腺。这些内胚层细胞的分化和组织形成是胚胎发育的重要步骤，为未来的器官功能奠定了基础。

（四）胚体外形的建立

在三胚层的形成和分化过程中，由于胚盘各部分器官系统的生长速度不同，胚体外形也随之发生显著变化。首先，三胚层生长速度不一致，外胚层生长速度最快，内胚层最慢；胚盘中轴部位生长迅速，向背侧隆起，而边缘向腹侧即卵黄囊侧包卷，形成了左右侧褶。另外，胚盘头尾方向的生长较左右两侧快，使胚盘的头尾端向腹侧方向弯曲，形成头褶、尾褶，而且头端的脑和颜面部的形成速度又快于尾端，故形成头大尾小的"C"字形圆柱体。

随着圆柱形胚体的形成，胚体已凸入羊膜腔内，胚体腹侧的各褶缘渐靠拢，最终汇聚于胚体腹侧中心，外包羊膜，形成原始脐带。第5～8周胚体外形有明显的变化，至第8周末，胚体颜面发生变化，眼、耳、鼻的原基形成，四肢明显，外生殖器出现，但此时性别难辨，胚体初具人形，此时胚胎头部与胚体比例较大，胚头几乎是胎儿顶臀长的一半。

主要器官和系统都是在胚胎发育的第4周至第8周发生的，这一时期称为器官发生期。器官发生期，对致畸因子如某些药物、病毒、微生物等的影响极其敏感，易发生先天性畸形。故孕妇在此期应避免与致畸因子接触，以防胎儿发生先天畸形。

第三节　胎膜和胎盘

胎膜和胎盘是对胚胎起保护、营养、呼吸、排泄等作用的附属结构，不参与胚胎本体的形成。胎盘还具有内分泌功能。胎儿娩出后，胎膜、胎盘随即与子宫壁分离，并被排出体外，总称衣胞（afterbirth）。

一、胎膜

胎膜（fetal membrane）包括绒毛膜、羊膜囊、卵黄囊、尿囊和脐带。

1. 绒毛膜（chorion）　由来源于胚泡的滋养层和衬于其内方的胚外中胚层构成。植入完成后，滋养层分化为细胞滋养层和合体滋养层。继而细胞滋养层细胞局部增殖向合体滋养层长入，两层滋养层细胞在胚泡表面形成绒毛样突起，称初级绒毛干（primary stem villus）（图22-11）。第3周初，胚外中胚层组织伸入初级绒毛干的中轴内，改称次级绒毛干（secondary stem villus）。第3周末，次级绒毛干中轴的胚外中胚层分化为结缔组织和血管，并与胚体内的血管相连，此时称为三级绒毛干（tertiary stem villus）。绒毛干末端的细胞滋养层细胞增殖并穿出合体滋养层，抵达并固定在基蜕膜上，称固定绒毛。穿出合体滋养层的细胞形成细胞滋养层柱，后者继续增殖并在合体滋养层的表面扩展，形成一层分隔合体滋养层与基蜕膜的细胞，称细胞滋养层壳。绒毛通过细胞滋养层柱和细胞滋养层壳固定在基蜕膜上。绒毛干生长并发出许多分支形成细小的绒毛。原滋养层陷窝演变为绒毛干之间的绒毛间隙，其内充满来自子宫螺旋动脉的母体血液，绒毛浸于其中，称游离绒毛，胚胎通过绒毛从母血中获得氧气和营养物质并排出代谢废物至母血中。

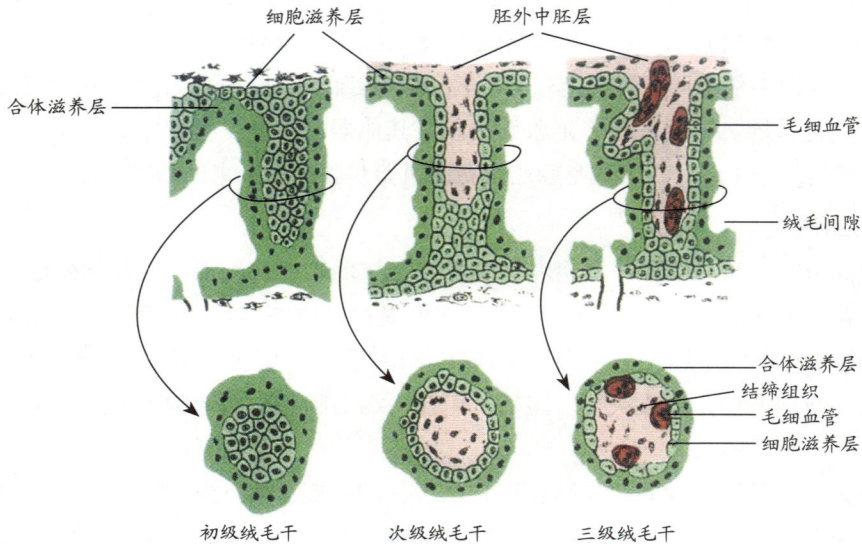

图 22-11　绒毛干的分化发育模式图

胚胎发育早期，绒毛膜表面的绒毛分布均衡。随着胚胎长大，与基蜕膜相接触的绒毛因营养丰富而生长茂盛，称丛密绒毛膜（chorion frondosum），它将组成胎盘的胎儿部分。与子宫包蜕膜相接触的绒毛因营养供应不足而逐渐退化消失，称为平滑绒毛膜（chorion laeve）。第 3 个月时，羊膜与绒毛膜相靠近并融合，平滑绒毛膜和包蜕膜逐渐与壁蜕膜融合，胚外体腔与子宫腔消失，子宫内仅存一羊膜腔。

若绒毛滋养层细胞过度增生，绒毛内结缔组织变性水肿，血管消失，胚胎发育受阻且被吸收而消失，绒毛呈水泡状或葡萄状结构，称葡萄胎或水泡状胎块（hydatidiform mole），如果滋养层细胞发生癌变，即为绒毛膜上皮癌。

2. 羊膜囊（amnion）　是由羊膜环绕羊膜腔形成的囊状结构，腔内充满羊水。羊膜由一层羊膜上皮和少量胚外中胚层构成，内无血管，薄而半透明。

在胚胎发育的早期，羊膜囊位于胚盘的背侧，胚盘的上胚层是羊膜囊的底部。随着胚盘向腹侧包卷以及羊膜囊的快速生长，胚胎逐步被包卷入羊膜囊中，整个胚体悬浮在羊水中。随着羊膜腔的扩展，羊膜逐渐与绒毛膜相贴合，最终胚外体腔消失。

羊膜腔内充满羊水（amniotic fluid）。在妊娠早期，羊水呈无色透明状，主要由羊膜上皮分泌而来。妊娠 16 周以后，逐渐增多的胎儿尿液成为羊水的主要来源。此外，胎儿消化系统的排泄物及脱落的上皮细胞也会进入羊水，使其逐渐变得浑浊。羊水不断更新并动态循环，主要的吸收途径包括：①胎盘及脐带表面的羊膜上皮吸收；②胎儿体表的吸收；③胎儿吞咽羊水后经肠道吸收。

在胚胎发育过程中，羊膜和羊水对胚胎起着重要的保护作用。例如，胚胎在羊水中可以较为自由地活动。这有利于骨骼和肌肉的发育，并防止胚胎局部粘连或受到外力的压迫与震荡。在分娩时，羊水还有助于扩张宫颈和冲洗产道。随着胚胎的成长，羊水的量也相应增加，足月分娩时约有 1000 ~ 1500 mL。

羊水量的异常可能会影响胎儿的正常发育。羊水过少（少于 500 mL）易导致羊膜与胎儿粘连，影响正常发育；羊水过多（超过 2000 mL）则可能与某些先天性畸形有关。例如，胎儿无肾或尿道闭锁可导致羊水过少；无脑畸形或消化管闭锁，使胎儿无法吞咽羊水，导致羊水过多。此外，羊水过多也与母体糖尿病有关。

在临床上，通过采集羊水可以进行细胞染色体检查、细胞 DNA 检查或通过生物化学技术检测羊水中各成分的质与量，从而可以早期诊断某些先天性异常。

3. 卵黄囊（yolk sac）　位于原始消化管的腹侧。在鸟类等卵生动物的胚胎中，卵黄囊发达，贮存大量卵黄物质，为胚胎发育提供营养。然而，人类胚胎的卵黄囊内并没有卵黄物质，其存在是种系发生和进化过程的重演。

在人类胚胎中，卵黄囊被包入脐带后，以卵黄管的形式与原始消化管相连。随着胚胎的发育，卵黄管逐渐狭窄，并在第 6 周闭锁成卵黄蒂，成为脐带的一部分。卵黄囊壁上的胚外中胚层是最早发生造血干细胞和原始血管的部位。

卵黄囊尾侧壁上的内胚层细胞是原始生殖细胞的发源地。这些细胞从卵黄囊迁移到生殖腺嵴，并分化为生殖细胞，从而诱导生殖腺的形成。

在发育异常的情况下，如果胎儿出生时卵黄管残端仍未退化闭锁，肠管的内容物可以通过此管从脐部溢出体外，这种畸形称为脐粪瘘（omphalomesenteric fistula）。如果卵黄管远端闭锁，但与回肠相连的根部未闭锁，则会留有一个盲囊，称为麦克尔憩室（Meckel diverticulum）。

4. 尿囊（allantois） 是由卵黄囊尾侧的内胚层向体蒂内伸入形成的盲囊。随着胚体的卷折，尿囊位于胚体尾端的腹侧，并开口于原始消化管。人类胚胎尿囊的出现是生物进化过程的重演。

尿囊壁上由胚外中胚层形成的一对尿囊动脉和一对尿囊静脉，将演变为一对脐动脉和一条脐静脉。随着圆柱状胚体的形成，尿囊逐渐退化，其根部参与膀胱顶部的形成。尿囊的远端退化为从脐部至膀胱顶部的一条细管，称为脐尿管（urachus），最终闭锁为脐中韧带。

如果脐尿管在出生后仍未闭锁，尿液将通过此管从肚脐溢出体外，这种畸形称为脐尿瘘（urachal fistula）。

5. 脐带（umbilical cord） 是连接胚胎脐部与胎盘胎儿面的圆索状结构，是胎儿与胎盘之间物质运输的唯一通道。脐带外部由羊膜覆盖，内部包含体蒂、尿囊、卵黄囊、两条脐动脉、一条脐静脉及胚外中胚层组织。胚外中胚层组织特化为黏液性结缔组织。

足月胎儿的脐带长度为 40 ～ 60 cm，直径为 1.5 ～ 2.0 cm。脐带的主要功能是通过脐动脉和脐静脉进行营养物质和废物的交换，支持胎儿的正常发育。如果脐带长度超过 80 cm，称为脐带过长。这种情况易发生脐带绕颈、打结、缠绕肢体等情况，可能影响胎儿发育，甚至引起胎儿窒息。如果脐带长度不足30 cm，称为脐带过短。这种情况易导致胎盘早期剥离和出血，危及胎儿的正常发育。

二、胎盘

（一）胎盘的结构

胎盘（placenta）是一种由胎儿的丛密绒毛膜和母体的基蜕膜紧密结合而形成的圆盘状结构（图 22-12）。胎盘中央略厚，边缘稍薄，直径为 15 ～ 20 cm，厚度为 2 ～ 3 cm，平均重量约 500 g。

母体面粗糙不平，由不规则的浅沟分隔为 15 ～ 30 个小区，称为胎盘小叶（cotyledon）。胎儿面光滑，被羊膜覆盖，脐带附着在近中央处。透过羊膜可以看到脐血管的分支呈放射状分布。在胎盘的垂直切面上，可见以下主要结构：羊膜覆盖在胎儿面，绒毛膜的结缔组织位于羊膜下方，脐血管的分支穿行其中。从绒毛膜板发出 40 ～ 60 根绒毛干，这些绒毛干再发出许多细小绒毛。绒毛干的末端通过细胞滋养层壳固着于基蜕膜。

脐血管的分支沿绒毛干进入绒毛内，形成毛细血管。绒毛干之间的绒毛间隙由基蜕膜构成的短隔伸入，称为胎盘隔（placental septum）。胎盘隔将胎盘分隔为 15 ～ 30 个胎盘小叶，每个小叶包含 1 ～ 4 根绒毛干及其分支。子宫螺旋动脉和子宫静脉的分支开口于绒毛间隙，因此绒毛间隙内充满母体血液，绒毛浸泡其中。

（二）胎盘的血液循环

胎盘内存在两套独立的血液循环系统：母体循环和胎儿循环。

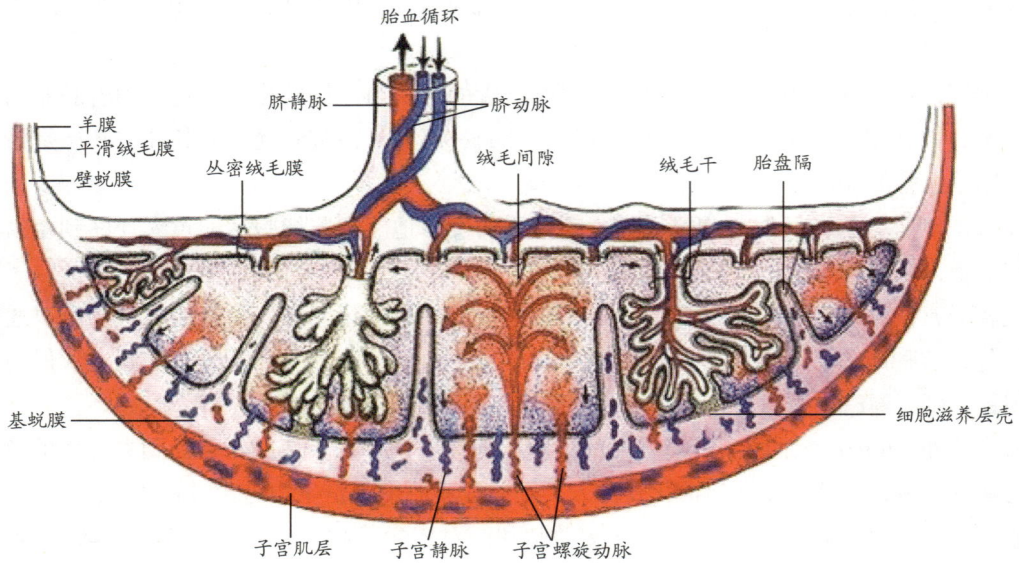

图 22-12　胎盘结构模式图

胎儿血液循环（图 22-13）通路始于脐动脉。脐动脉的分支进入绒毛，形成毛细血管。经过胎盘屏障（placental barrier）与母体血液进行物质交换后，血液变得营养丰富且含氧量高，然后通过绒毛内毛细血管汇集成脐静脉，回流入胎儿体内。

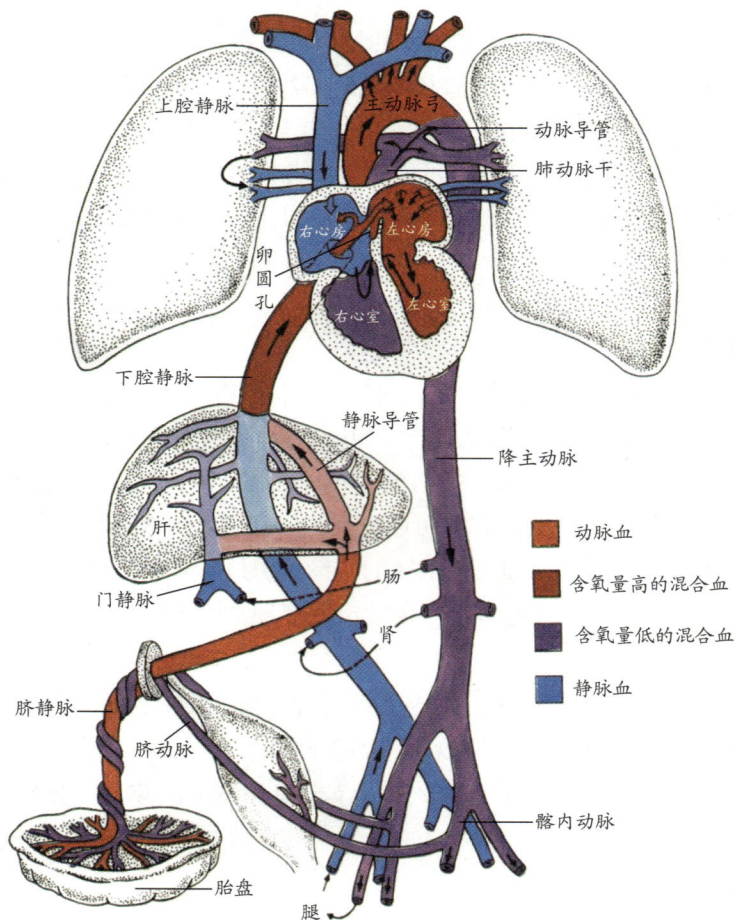

图 22-13　胎儿血液循环通路示意图

母体血液循环通路始于子宫动脉的分支。这些分支通过基蜕膜螺旋动脉注入绒毛间隙。经过胎盘屏障与胎儿血液进行物质交换后，血液回流入子宫内膜的静脉。

胎儿血液与母体血液在胎盘内进行物质交换的结构称为胎盘屏障（placental barrier）或胎盘膜（placental membrane）。早期胎盘屏障由以下几层组成：合体滋养层、细胞滋养层和基膜、薄层绒毛结缔组织、毛细血管基膜和内皮。在胎盘的发育后期，由于细胞滋养层在许多部位消失，以及合体滋养层在一些部位仅为一薄层胞质，胎盘屏障变得更薄。此时，胎儿血液与母体血液间仅隔以绒毛毛细血管内皮、薄层合体滋养层及两者的基膜，这种结构更有利于物质交换。

（三）胎盘的功能

1.物质交换　胎盘是维持胎儿生长发育的重要器官，具有相当于成人肺、小肠、肾和肝的功能。胎儿通过胎盘从母体血液中获取营养物质和氧气，排出代谢废物和二氧化碳。胎盘能够阻止母体血液中的大分子物质、细菌和其他致病微生物侵入胎儿体内，是一道重要的天然保护屏障。然而，某些药物、病毒和激素可以穿过胎盘屏障进入胎儿体内，影响胎儿发育，因此需要特别注意预防。

2.分泌激素　胎盘能够分泌多种激素，对正常妊娠和胎儿的发育起重要作用。

（1）人绒毛膜促性腺激素（human chorionic gonadotropin，hCG）是由合体滋养层细胞合成和分泌的糖蛋白激素。该激素在受精后第2周末出现在母体血液中，第9～11周达到高峰，之后逐渐下降，第20周降至最低点。孕妇尿中hCG的浓度变化与血中的浓度变化相平行。hCG可以通过尿液排出，在妊娠第8天母亲的血中或第10天母亲的尿中可以检测到hCG，这是妊娠测试的基础。hCG的主要功能类似于黄体生成素，促进卵巢黄体的持续存在和旺盛分泌，以维持妊娠的正常进行。

（2）人胎盘催乳素（human placental lactogen，hPL）是由合体滋养层细胞合成和分泌的一种蛋白类激素，其分子结构和生理功能与生长激素相似，两者均有促生长作用。hPL促进母体乳腺发育，主要是促进胎儿的生长，因此又称为人绒毛膜促生长激素。其分泌量与胎盘重量和胎儿生长相平行。hPL在妊娠初期就出现在母体血液中，之后持续升高，妊娠末期达到高峰。hPL的半衰期很短，仅为19～30分钟，孕妇分娩后7小时血液中即无法测出。

（3）人胎盘孕激素（human placental progesterone）和人胎盘雌激素（human placental estrogen）是由合体滋养层细胞合成和分泌的类固醇激素。自妊娠第4个月开始，这两种激素在妊娠中期和晚期逐渐增多，并逐渐替代卵巢妊娠黄体分泌孕激素和雌激素的功能。这两种激素对维持正常妊娠至关重要。雌激素调控胎盘、子宫、乳腺和胎儿器官的生长。孕激素是维持妊娠期子宫处于静息状态的主要激素，抑制子宫平滑肌的自发收缩，使子宫在分娩前保持静止状态。高水平的雌激素和孕激素具有免疫抑制作用，这可能是母体免疫系统不会排斥具有抗原性的胚胎的重要原因。

第四节　胚胎龄的推算和胚胎各期的外形特征 ▲

一、胚胎龄的计算与预产期的推算

（一）胚胎龄的推算方法

常用的胚胎龄推算方法有以下两种。

1.胚胎的月经龄　是从孕妇受孕前最后一次月经的第一天开始计算，直到胎儿分娩出生日为止，共280天左右。以28天为一个妊娠月，共计10个月。虽然月经龄并不是胚胎的真实年龄，但通常在临床上用来计算妊娠时间。

2. 胚胎的受精龄　是以受精之日作为起始日，胎儿分娩出生日作为终止日，即胚胎的月经龄减去14 天，约为 266 天。受精龄常用于胚胎学的科学研究。

（二）预产期的推算

根据胚胎的受精龄和胚胎的发育时间，临床上推算预产期的公式为：

$$预产期 = 孕妇末次月经的月份 + 9（或 - 3），日 + 7$$

例如，若某孕妇末次月经的时间为 2005 年 8 月 1 日，其预产期为 2006 年 5 月 8 日。提前或超过两周生产均属正常。

二、人体胚胎各期主要形态特征与胚胎的测定方法

（一）胚胎的测定方法

在发育生物学研究和法医办案中，常需要对早产、流产和意外伤害中的胚胎进行胚胎龄的测量。由于不同年龄的胚胎其形态学差异很大，因此测量方法也有所不同。

（1）人胚第 1 ~ 3 周胚龄测定：此阶段的胚体较小，可用组织学制片方法，通过观察卵裂、胚泡及胚层发生的形态来测定早期胚龄。

（2）人胚第 20 ~ 30 日胚龄测定：在此期间，可通过计算体节数量来测定胚龄。

（3）人胚 2 个月后的胚龄测定：在 2 个月后的胚胎测定中，主要通过测量胚胎的坐高和立高，并结合外形特征来确定胚龄。具体方法如下。

①最长值（greatest length，GL）：适用于 4 周前的人胚测量，又称全长，是从头部最高点到尾部最低点的长度。

②顶臀长（crown-rump length，CRL）：适用于 4 ~ 8 周的人胚测量，又称坐高，是从头部最高点到尾部最低点的长度。

③顶跟长（crown-heel length，CHL）：适用于 8 周以后的胎儿测量，又称立高，是从头顶到坐骨结节，从坐骨结节到膝盖，再从膝盖到脚跟的三者之和。

（二）人体胚胎各期的主要形态特征

人体胚胎各期主要形态特征见表 22-1、表 22-2。

表 22-1　人胚外形的主要变化与长度

胎龄（周）	外形特征	长度（mm）
1	受精、卵裂、胚泡形成，开始植入	－
2	植入完成，二胚层胚盘形成，绒毛膜形成	0.1 ~ 0.4（GL）
3	三胚层胚盘形成，脊索、神经管形成，体节开始出现	0.5 ~ 1.5（GL）
4	胚体逐渐形成，脑泡形成，鳃弓出现，心管和原始消化管形成，胚体血液循环初步建立，肝脏发生	1.5 ~ 5.0（CRL）
5	胚体屈向腹侧，肢芽出现，手板明显，体节 30 ~ 44 对	4 ~ 8（CRL）
6	肢芽分为两节，足板明显，视网膜出现色素，外耳正在形成，脐疝出现	7 ~ 12（CRL）
7	手足板相继出现指趾雏形，体节消失，颜面形成，乳腺嵴出现，脐疝明显	10 ~ 21（CRL）
8	四肢增长，肘屈和膝屈形成，指趾游离，脸更具人形，尾消失，脐疝仍存在	19 ~ 35（CRL）

表 22-2　胎儿外形主要特征、长度与体重

胎龄（周）	外形特征	坐高（mm）	体重（g）
9	眼睑闭合，外阴性别不可分	50	8
10	指甲发生，肠袢退回腹腔	61	14
12	性别可辨别，胎头特大，颈明显	87	45
14	头竖直，下肢发育好，指甲发生	120	110
16	耳竖起，皮肤很薄，肌肉发达	140	200
18	胎脂出现	160	320
20	头和体部有胎毛	190	460
22	皮肤红而皱	210	630
24	眉毛和睫毛生长，胎体瘦，无皮下脂肪，指甲全出现	230	820
26	眼睑部分打开，皮下脂肪少	250	1000
28	眼睑重新打开，头发出现，皮肤略皱	270	1300
30	睾丸开始下降，趾甲全出现	280	1700
32	皮下脂肪渐增，皮肤浅红光滑	300	2100
36	体丰满，肢体弯曲，指（趾）甲越过指（趾）尖	340	2900
38	胎毛开始脱落，四肢变圆，头发长，睾丸降入阴囊	360	3400

第五节　双胎、多胎和连体双胎

一、单卵孪生

单卵孪生（monozygotic twins），又称真孪生（true twins），是来自同一个受精卵的双胎。单卵双胎的发生率约为 0.3%，其形成是由于早期胚胎一分为二的结果。由于单卵孪生的两个个体具有完全相同的遗传构成，因此它们在外貌、性别和遗传表型上完全一致。组织器官移植在它们之间不会引发免疫排斥反应。

单卵孪生的形成原因包括以下几种情况：

（1）卵裂球分离：当受精卵分裂成两个卵裂球时，这两个卵裂球分开，各自发育成一个胚泡，并分别植入，形成两个完整的个体。这两个胎儿各自拥有独立的羊膜腔和胎盘。

（2）内细胞群分离：一个胚泡形成两个内细胞群，各自发育成完整的个体。这些个体具有共同的绒毛膜和胎盘，但各自拥有一个独立的羊膜腔。

（3）双原条形成：一个胚盘上形成两个原条，每个原条诱导周围组织发育成一个完整的个体。这种情况下，两个胎儿位于同一个羊膜腔内，并共享一个胎盘。

二、双卵孪生

双卵孪生（dizygotic twins），又称假孪生（false twins），是来自两个受精卵的双胎。这种情况发生时，

卵巢一次排出两个卵细胞，这两个卵细胞分别受精后发育成双胚。双卵孪生的发生率为 0.7% ~ 1.1%，且随孕妇年龄增长而增加，并且常常有家族性孪生历史。

由于双卵孪生的两个个体遗传构成不同，因此它们的外貌特征、性别和遗传表型如同普通的亲兄弟姐妹。每个胚胎都拥有其独立的绒毛膜囊和胎盘。

三、多胎

多胎（multiple birth）是指一次分娩时出生三个或更多胎儿。多胎的发生率极低，统计数据显示，三胎的发生率约为万分之一，而四胎的发生率约为百万分之一。从理论上讲，来自一个受精卵的多胎称为单卵多胎，而来自多个受精卵的多胎则称为多卵多胎。如果多胎中既有单卵性胎儿，也有多卵性胎儿，这种情况被称为混合多胎。

四、连体双胎

连体双胎（conjoined twins）是指两个未完全分离的单卵孪生胎儿。连体双胎通常具有共同的胎盘、绒毛膜和羊膜囊。连体双胎的形成，多因一个胚盘上出现的两个原条距离过近，使各自发育的胚体局部相连。根据连接部位的不同，连体双胎可以分为头连双胎、臀连双胎、胸连双胎、腹连双胎和背连双胎等类型。其连接的深度和广度也有所不同。

如果两个连体胎儿发育基本相同且大小相似，则称为对称性连体双胎；反之，则称为不对称性连体双胎。如果其中一个胎儿很小且发育不完整，称为寄生胎（parasitus）；若小而发育不完整的胎儿被包裹在大胎儿体内，则称为胎内胎（fetus in fetu）。

（广东医科大学　郭洪胜）

高等医学院校教材

MEDICAL MORPHOLOGY

医学形态学

（下册）

主编　张雁儒

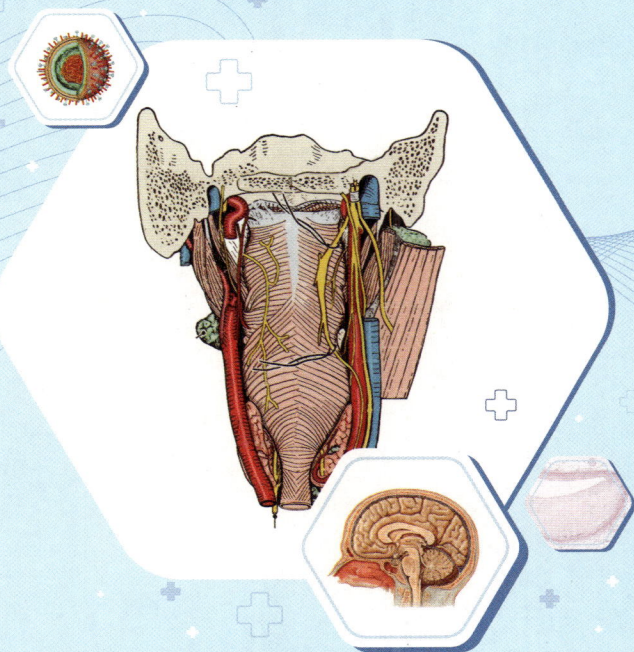

重庆大学出版社

图书在版编目（CIP）数据

医学形态学：上册、下册 / 张雁儒主编 . -- 重庆：
重庆大学出版社 , 2025.7. -- （高等医学院校教材）.
ISBN 978-7-5689-5283-5

Ⅰ . R32

中国国家版本馆 CIP 数据核字第 2025Q1J693 号

医学形态学（下册）
YIXUE XINGTAIXUE（XIACE）

主　编　张雁儒
副主编　邢景军　王　庚

策划编辑：胡　斌
责任编辑：胡　斌　　版式设计：胡　斌
责任校对：王　倩　　责任印制：张　策
＊
重庆大学出版社出版发行
出版人：陈晓阳
社址：重庆市沙坪坝区大学城西路 21 号
邮编：401331
电话：（023）88617190　88617185（中小学）
传真：（023）88617186　88617166
网址：http：//www.cqup.com.cn
邮箱：fxk@cqup.com.cn（营销中心）
全国新华书店经销
重庆升光电力印务有限公司印刷
＊
开本：889mm×1194mm　1/16　印张：25.5　字数：791 千
2025 年 7 月第 1 版　　2025 年 7 月第 1 次印刷
ISBN 978-7-5689-5283-5　　定价：230.00 元（上、下册）

• 上 册 •

—— 绪 论 ——

—— 第一部分 系统解剖学 ——

—— 第二部分 组织胚胎学 ——

Contents 目录

第三部分

病 理 学

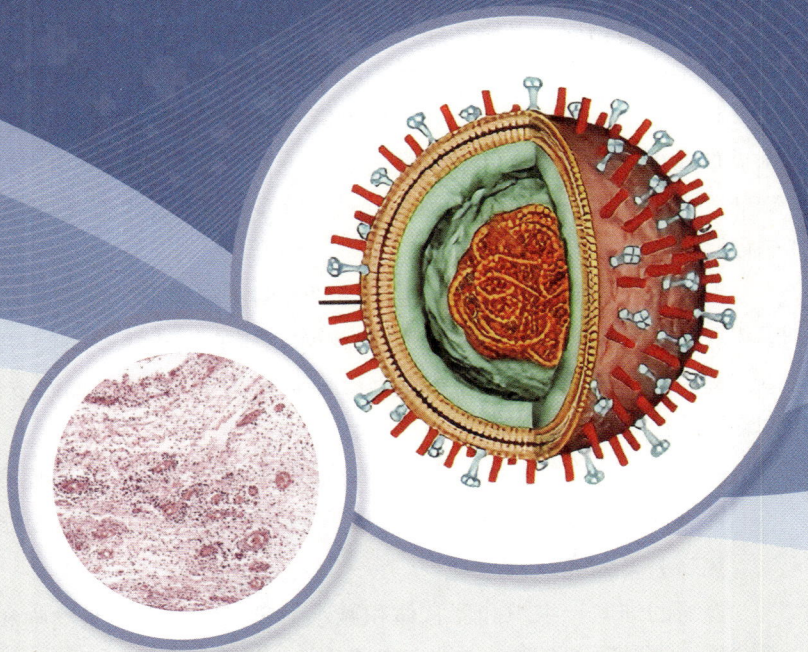

第二十三章　细胞、组织的适应和损伤

细胞与组织作为生物体的基本结构和功能单位，其稳定性和适应性是维持生物体正常生理功能的关键。然而，在内外环境因素的持续作用下，细胞与组织会发生一系列适应性改变或损伤性变化。这些变化不仅影响细胞与组织的正常结构和功能，还可能引发一系列疾病。因此，细胞、组织的适应和损伤是生物学和医学领域中的重要概念，它们对于理解生物体的生理和病理过程具有重要意义。

第一节　细胞、组织的适应

细胞、组织、器官和机体对内外环境中各种有害因子的刺激作用而产生的非损伤性应答反应，称为适应（adaptation）。在形态学上，这种适应通常表现为萎缩、肥大、增生和化生。

一、萎缩

（一）萎缩的类型

萎缩（atrophy）是指已经发育正常的细胞、组织或器官，由于实质细胞体积变小或数量减少使其体积缩小。萎缩又分为生理性萎缩（如老年性萎缩）和病理性萎缩（如营养不良性萎缩、压迫性萎缩、失用性萎缩、去神经性萎缩、内分泌性萎缩等）。生理性萎缩是生命过程的正常现象，如青春期后的胸腺萎缩，绝经后的子宫内膜、乳腺和卵巢萎缩。人体许多组织、器官随着年龄增长自然地发生生理性萎缩。病理性萎缩是指因疾病或病理因素导致的细胞、组织或器官的萎缩现象，可根据病因不同分为以下几类。

1. 营养不良性萎缩　是营养物质摄入不足、消耗过多或血液供应不足导致的萎缩。可分为全身营养不良性萎缩和局部营养不良性萎缩。全身营养不良性萎缩常见于糖尿病、结核病、肿瘤等慢性消耗性疾病，导致全身肌肉萎缩，称为恶病质。局部营养不良性萎缩如脑动脉粥样硬化导致脑组织血液供应不足，引起脑萎缩。

2. 压迫性萎缩　是器官或组织受到长期压迫而导致的萎缩。如肝、脑、肺肿瘤推挤压迫邻近正常组织，导致萎缩；尿路梗阻导致肾盂积水，压迫肾组织，引起肾皮质、髓质萎缩。

3. 失用性萎缩　是长期工作负荷减少所引起的萎缩。如四肢骨折后久卧不动，可引起患肢肌肉萎缩和骨质疏松。

4. 去神经性萎缩　是运动神经元或轴突损害导致的效应器萎缩，如神经损伤所致的肌肉萎缩。

5. 内分泌性萎缩　是内分泌腺功能下降导致的靶器官细胞萎缩，如垂体肿瘤所引起的肾上腺萎缩。

（二）萎缩的病理变化

萎缩的细胞、组织和器官体积减小，重量减轻。心肌细胞和肝细胞等萎缩细胞胞质内可出现脂褐素颗粒。脂褐素是细胞内未被彻底消化的、富含磷脂的膜包被的细胞器残体。萎缩细胞蛋白质合成减少、分解增加，细胞器大量退化。萎缩的细胞、组织和器官功能大多下降，并通过减少细胞体积、数量和降低功能代谢，使之与营养、激素、生长因子的刺激及神经递质的调节之间达成了新的平衡。当病因被有效去除后，轻度病理性萎缩的细胞有可能恢复常态，但持续性萎缩的细胞最终可能死亡。

二、肥大

肥大（hypertrophy）是指细胞、组织和器官体积的增大（不是数目的增多），通常是由实质细胞的体积增大所致，可伴有细胞数量的增加。按性质分类，肥大分为生理性肥大（如妊娠期子宫增大）和病理性肥大（如高血压病引起的心肌肥厚）。由组织或器官工作负荷增加引起的肥大称为代偿性肥大（compensatory hypertrophy），由激素作用引起的肥大称为内分泌性肥大（endocrine hypertrophy）。肥大的细胞合成代谢增加，功能通常增强（图 23-1）。

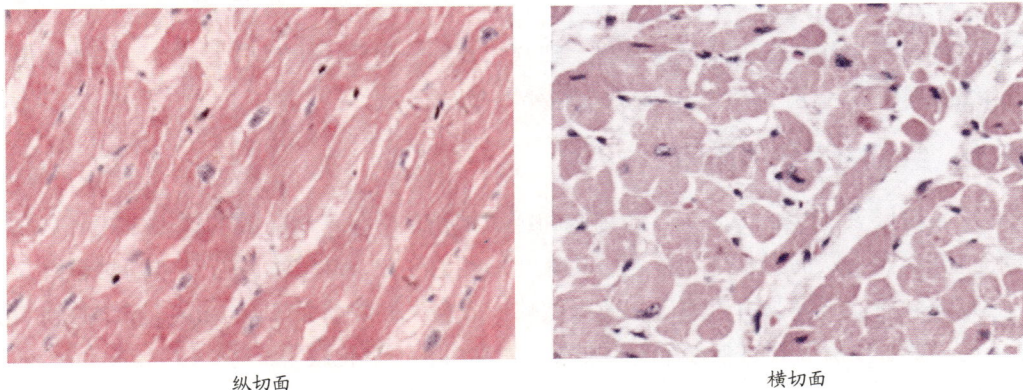

纵切面　　　　　　　　　　　　　　　　　横切面

图 23-1　心肌细胞肥大

三、增生

增生（hyperplasia）是指组织或器官的实质细胞数目增多，导致组织或器官体积增大的现象。增生分为生理性增生和病理性增生。生理性增生是指生理条件下发生的增生，如女性青春期乳腺的发育。病理性增生是指在病理条件下发生的增生。如雌激素异常增高，导致乳腺的增生。

肥大和增生是两个不同的过程，但常常同时发生，并且可因同一机制而触发。例如，妊娠期子宫既有平滑肌细胞数目的增多，又有单个平滑肌的肥大。对于不能分裂的细胞（如心肌细胞），则只会出现肥大而不能增生。

四、化生

化生（metaplasia）是指一种分化成熟的细胞类型被另一种分化成熟的细胞类型所取代的过程。目前认为，化生并非由一种成熟的细胞直接转变成另一种成熟的细胞，而是由存在于正常组织中的干细胞通过增生分化或细胞重编程所致。这种分化上的转向通常发生在同源的细胞之间，即上皮细胞之间或间叶细胞之间。化生主要见于慢性刺激作用下的上皮组织，也可见于间叶组织。其形成过程与多种细胞因子和微环境有关，涉及多种组织特异性基因和分化基因。

1. 上皮细胞的化生　以鳞状上皮化生最为多见。如慢性宫颈炎时子宫颈管的柱状上皮化生为鳞状上皮；长期吸烟所致的气管和支气管黏膜的假复层纤毛柱状上皮化生为鳞状上皮；涎腺、胰腺导管和胆管结石时，柱状上皮化生为鳞状上皮；肾盂、膀胱结石时，尿路上皮化生为鳞状上皮等。鳞状上皮化生是正常不存在鳞状上皮的器官组织发生鳞状上皮癌的结构基础。

腺上皮化生多见于慢性胃炎时胃黏膜的肠上皮化生（intestinal metaplasia）。鳞状上皮有时也可化生为腺上皮，例如 Barrett 食管就是食管的鳞状上皮化生为柱状上皮的结果，在此基础上可发生食管的腺癌。此外，一些病变也可发生尿路上皮化生，如慢性前列腺炎和腺性膀胱炎黏膜下的腺上皮可发生尿路上皮化生。

2.间叶组织的化生 化生也可发生于间叶组织。如在正常不形成骨的部位可形成骨或软骨组织。这类化生多见于局部受损伤的软组织（如骨化性肌炎）以及一些肿瘤的间质。上皮组织的化生，在原因消除后可恢复；但骨或软骨化生则不可逆。虽然化生的组织对有害的局部环境因素抵抗力增加，但失去了原有正常组织的功能，局部的防御能力反而削弱。不仅如此，在化生的基础上可通过异型增生而发生恶变。

第二节 细胞、组织的损伤

细胞或细胞间质受损伤后，由于代谢障碍，细胞内或细胞间质内出现异常物质或正常物质异常蓄积的现象，称为细胞损伤。损伤严重时，可导致细胞死亡。

一、细胞、组织的损伤的原因

1.缺氧 缺氧或低氧（hypoxia）是导致细胞和组织损伤最常见和最重要的原因之一。缺氧时，细胞内氧化磷酸化过程障碍，从而引起细胞代谢、功能和结构的变化。缺氧大致有三方面的原因：①血管性疾病或血栓导致动脉血流和静脉引流障碍，使血供减少或丧失，即缺血（ischemia）。②心肺功能衰竭导致血的氧合不足。③血液携带氧的能力降低或丧失，如贫血、一氧化碳中毒等。

2.化学物质和药物因素 化学物质和药物是细胞适应、损伤和死亡的重要原因。如砷、氰化物、乙醇、某些重金属等，此外环境中的空气污染、杀虫剂等均可引起组织损伤。

3.物理因素 机械性因素、高低温、气压改变、电离辐射、激光、超声波、微波和噪声等都可引起范围广泛的细胞和组织损伤。

4.生物因素 生物因素主要包括病毒、立克次体、细菌、真菌和寄生虫等，它们引起细胞、组织损伤的机制不同，可通过产生各种毒素或代谢产物等造成细胞损伤，也可介导免疫反应或将其DNA片段整合入宿主DNA引起损伤。

5.免疫反应 免疫反应可造成细胞损伤，如对外来抗原的变态反应性损伤，对某些自身抗原的自身免疫反应性损伤等。先天性或获得性免疫缺陷可导致机体免疫功能下降，极易遭受外来病原体的侵袭而致病。

6.遗传性缺陷 染色体畸变和基因突变可能导致细胞代谢、功能和结构的改变，包括先天畸形或仅表现为蛋白质结构和功能的改变，以及对某些疾病具有遗传易感性。

7.营养失衡 食物中缺乏某些必需的物质，如蛋白质、维生素、微量元素等，可引起相应的病变。营养过剩也可引起疾病，例如食物中动物脂肪过多可致肥胖症和动脉粥样硬化，并且可增加对许多疾病（如糖尿病）的易感性。

8.其他 内分泌因素、衰老、心理和社会因素等也可致细胞、组织的损伤。在对患者原有疾病进行诊断、治疗时，有可能导致医源性损伤，即由于诊治过程本身继发的损伤，医务人员在临床工作中要注意防范。

二、细胞、组织损伤的机制

不同原因引起细胞损伤的机制不尽相同，不同类型和不同分化状态的细胞对同一致病因素的敏感性也各不相同。细胞对各类损伤因子的应答，取决于这些因子的性质、作用时间的长短以及强度大小，而受损细胞的最终命运，则因其种类、当前状态及适应能力的不同而有所区别。细胞和组织损伤的机制相当复杂，其主要生化机制如下。

1.线粒体损伤　线粒体是细胞能量的代谢中心。许多导致损伤的因素，如缺氧和中毒，均可引起线粒体损伤，进而导致细胞胞质内 Ca²⁺ 浓度升高，经磷脂酶 A 和鞘髓磷脂途径引起的磷脂的分解，游离脂肪酸和酰基硝胺醇衍生的脂质分解产物均可造成线粒体的损伤。形态学上表现为线粒体肿胀，嵴变短、稀疏甚至消失或空泡化。线粒体损伤时，线粒体内膜可形成高导电通道，使膜通透性增高，导致细胞损伤。此外，线粒体内细胞色素 C 渗透到胞质中，可启动凋亡途径，诱导细胞凋亡。

2.ATP 的耗竭　细胞内许多合成和分解过程都需要 ATP 提供能量。体内 ATP 的产生主要有两种途径：有氧状态下线粒体内的氧化磷酸化和无氧条件下的胞质内糖酵解途径。低氧和中毒性损伤常伴有 ATP 合成减少。当 ATP 减少到正常细胞的 5% ~ 10% 时，可对细胞造成明显的损伤效应。

3.膜性损伤　膜损伤涉及细胞膜、线粒体膜和其他细胞器膜，是细胞损伤的重要特征。细胞膜损伤导致膜内外失衡，液体和离子内流，蛋白质、酶、辅酶和核酸流失；溶酶体膜损伤造成溶酶体酶泄漏及激活，细胞发生酶解性破坏，甚至死亡。

4.细胞内钙离子浓度升高　生理情况下，细胞内 Ca²⁺ 浓度极低，约为细胞外浓度的 1/10000。某些损伤因素（如缺氧、毒素等）可致 Ca²⁺ 内流增加或释放增多，细胞内 Ca²⁺ 浓度升高并激活多种酶，或通过损伤线粒体诱导细胞凋亡。

5.氧自由基的积聚　自由基是指最外层电子轨道上含有不配对电子的原子或分子。机体内产生的自由基主要是氧自由基，如超氧离子、羟自由基和过氧亚硝酸盐、氧自由基等。自由基可以是细胞正常代谢的产物，也可以由外源性因素产生，如药物的代谢产物。自由基具有高度的氧化活性和不稳定性，极易与周围分子发生反应，可导致生物膜的脂质过氧化、DNA 损伤和蛋白质的氧化修饰等，引起细胞、组织损伤。

三、细胞可逆性损伤

细胞可逆性损伤（reversible injury）形态学变化称为变性（degeneration），是指细胞或细胞间质受损伤后因代谢发生障碍所致的某些可逆性形态学变化。表现为细胞浆内或间质中出现异常物质或正常物质异常蓄积，通常伴有细胞功能低下。细胞内的变性是可逆的，而细胞间质的变性一般是不可逆的。

（一）细胞水肿

细胞水肿（cellular swelling）或称水变性（hydropic degeneration），常是细胞损伤中最早出现的改变，起因于细胞容积和胞质离子浓度调节机制的功能下降（图 23-2）。

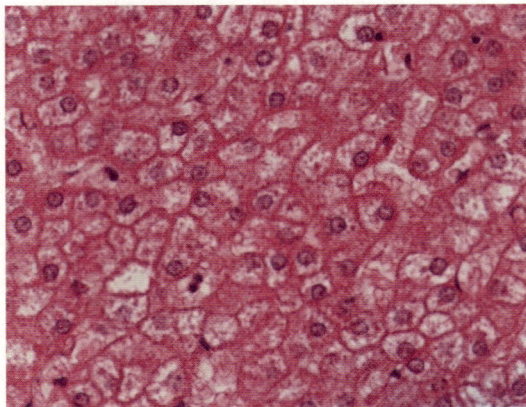

图 23-2　肝细胞水肿（肝细胞肿胀，部分胞质淡染）

1.细胞水肿的机制　细胞水肿时因线粒体受损，ATP 生成减少，细胞膜 Na⁺-K⁺ 泵功能障碍，导致细胞内钠离子积聚，吸引大量水分子进入细胞，以维持细胞内外离子等渗。之后，无机磷酸盐、乳酸和嘌呤核苷酸等代谢产物蓄积，增加渗透压负荷，进一步加重细胞水肿。凡是能引起细胞液体和离子内稳态变化的损害，都可导致细胞水肿，常见于缺血、缺氧、感染、中毒时肝、肾、心等器官的实质细胞。

2.细胞水肿的病理变化　病变初期，细胞线粒体和内质网等细胞器变得肿胀，形成光镜下细胞质内的红染细颗粒状物。若水钠进一步积聚，则细胞肿大明显，细胞基质高度疏松呈空泡状，细胞核也可肿胀，胞质膜表面出现囊泡，微绒毛变形消失，其极期称为气球样变，如病毒性肝炎。有时细胞水肿的改变不易在光镜下识别，而整个器官的改变却可能较明显。肉眼观察受累器官体积增大，边缘圆钝，包膜紧张，切面外翻，颜色变淡。

（二）脂肪变

脂肪变又称脂肪变性（fatty degeneration），是指实质细胞内脂质异常增多，脂肪细胞以外的细胞中出现脂滴。脂质在形态上主要表现为脂滴，其主要成分为中性脂肪（三酰甘油），也可有磷脂和胆固醇等。细胞内的脂滴在常规石蜡切片制作过程中，会被脂溶性试剂溶解，形成境界清楚的空泡。冷冻切片用苏丹Ⅲ、苏丹Ⅳ或油红、邻苯二甲醛染色，脂滴呈橘红色；若用锇酸染色则呈黑色。电镜下可见脂滴为无膜包绕的边缘锐利的圆形小体，可相互融合形成光镜下所见的脂滴。脂肪变常见于肝，也可发生于心肌、肾和其他器官（图23-3）。

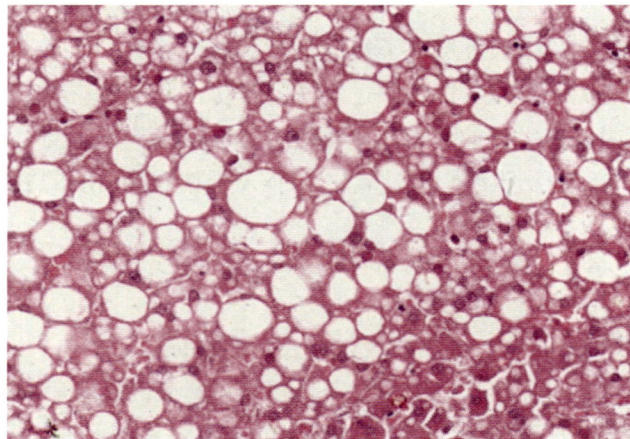

图23-3　肝细胞脂肪变（肝细胞质中见大小不等的空泡，为脂滴；部分细胞核偏向细胞的一侧）

1.脂肪变的病理变化　轻度脂肪变，肉眼观，受累器官可无明显变化。随着病变的加重，脂肪变的器官会逐渐增大，呈现出淡黄色，边缘变得圆钝，并且切面会呈现出油腻的外观。电镜下，细胞质内脂肪成分聚成有膜包绕的脂质小体，进而合成脂滴。光镜下见脂肪变的细胞质中出现大小不等的球形脂滴，大者可充满整个细胞而将胞核挤至一侧。在石蜡切片中，因脂肪被有机溶剂溶解，故脂滴呈空泡状。在冷冻切片中，应用苏丹Ⅲ、苏丹Ⅳ等特殊染色，可将脂肪与其他物质区别开来。

肝细胞是脂肪代谢的重要场所，最常发生脂肪变，但轻度肝脂肪变通常并不引起肝脏明显形态变化和功能障碍。脂肪变在肝小叶内的分布情况与病因有着一定的关联。例如，在慢性肝淤血的情况下，由于小叶中央区缺氧较为严重，因此脂肪变会首先在小叶中央区发生；而在磷中毒的情况下，小叶周边带的肝细胞对磷中毒更为敏感，因此脂肪变会以小叶周边带的肝细胞受累为主；在严重中毒和传染病的情况下，脂肪变则可能会累及全部的肝细胞。当肝脂肪变显著且呈弥漫性时，称之为脂肪肝，而重度的肝脂肪变可能会进一步发展为肝坏死和肝硬化。

慢性酒精中毒或缺氧状况能够导致心肌发生脂肪变，这种变化通常会影响到左心室内膜下区域以及乳头肌部位。当心肌发生脂肪变后，其颜色会变为黄色，与正常心肌的暗红色相互交错，形成黄红色的斑纹，这种特征性的表现被称为虎斑心。在某些情况下，心外膜上的脂肪组织会增生，并且可能沿着间质深入到心肌细胞之间，这种情况被称为心肌脂肪浸润，也称为脂肪心，但这并不是心肌细胞本身的脂肪变。由于脂肪组织的挤压，心肌可能会发生萎缩，特别是在右心室以及心尖区域，这种病变尤为明显。

心肌脂肪浸润多见于极度肥胖者或过量饮用啤酒的人。在大多数情况下，这种病变并不会导致明显的症状，但是重度的心肌脂肪浸润可能会导致心脏破裂，从而引发猝死。

肾小管上皮细胞也可发生脂肪变，光镜下脂滴主要位于肾近曲小管细胞基底部，为过量重吸收的原尿中的脂蛋白，严重者可累及肾远曲小管细胞。

2. 脂肪变的机制 肝细胞脂肪变的机制大致如下。①肝细胞质内脂肪酸增多：在高脂饮食或营养不良的情况下，体内脂肪组织会分解，产生大量的游离脂肪酸，这些脂肪酸随后通过血液进入肝脏。此外，缺氧条件也会导致肝细胞内的乳酸大量转化为脂肪酸。另外，如果脂肪酸的氧化利用过程受到阻碍，那么脂肪酸在细胞内的相对含量也会增加。②甘油三酯合成过多：大量饮酒会改变线粒体和滑面内质网的功能，从而加速 α-磷酸甘油合成新的甘油三酯的过程。③脂蛋白、载脂蛋白的合成减少：在缺血、缺氧、中毒或营养不良的条件下，肝细胞合成脂蛋白和载脂蛋白的能力会下降。这会导致细胞内的脂肪输出受阻，从而在细胞内堆积。

此外，当动脉粥样硬化或高脂血症时，可在某些非脂肪细胞如巨噬细胞和平滑肌细胞胞质中充有过量的胆固醇和胆固醇酯，可视为特殊类型的细胞内脂质蓄积。当这些巨噬细胞在皮下组织显著增多并聚集时，就会形成所谓的黄色瘤。

（三）玻璃样变

玻璃样变（hyaline degeneration），又称透明变性，是指细胞内或间质中出现半透明状蛋白质蓄积，HE 染色呈嗜伊红均质状。玻璃样变是一组形态学上物理性状相同，但化学成分和发生机制各异的病变。

玻璃样变产生的机制可能是由于蛋白质合成的先天遗传障碍或蛋白质折叠的后天缺陷，一些蛋白质的氨基酸序列和三级结构发生变异，导致变性胶原蛋白、血浆蛋白和免疫球蛋白等的蓄积（图 23-4）。

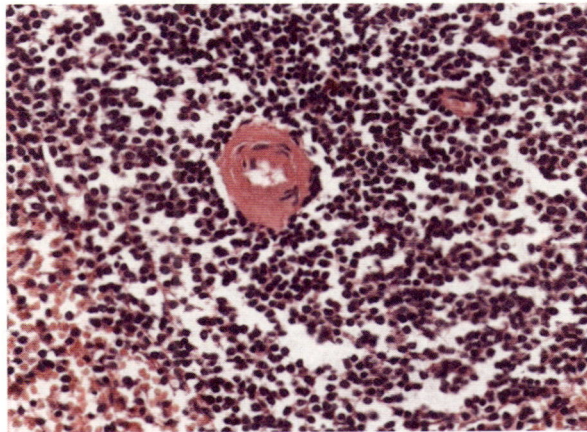

图 23-4　脾中央动脉玻璃样变（脾中央动脉管壁增厚，管腔相对狭小，动脉壁内见红染、均质的玻璃样变物质）

（1）细胞内玻璃样变：通常为均质红染的圆形小体，位于细胞质内。浆细胞胞质的粗面内质网中免疫球蛋白蓄积，形成 Russell 小体（见于慢性炎症时的浆细胞内病毒包含体）、酒精性肝病时肝细胞内 Mallory 小体（中间丝的聚集）、肾小管上皮细胞中玻璃样小滴（见于肾小球肾炎）；病毒性肝炎时肝细胞中出现嗜酸性小体。

（2）纤维结缔组织玻璃样变：见于生理性和病理性结缔组织增生，为纤维组织老化的表现。其特点是胶原蛋白交联、变性、融合，胶原纤维增粗变宽，其间少有血管和纤维细胞。肉眼呈灰白色，质韧、半透明。见于萎缩的子宫和乳腺间质、瘢痕组织、动脉粥样硬化纤维斑块及各种坏死组织的机化等。

（3）细小动脉壁玻璃样变：又称细小动脉硬化（arteriolosclerosis），常见于缓进型高血压和糖尿病的肾、脑、脾等脏器的细小动脉壁，因血浆蛋白质渗入和基底膜代谢物质沉积，使细小动脉管壁增厚，管腔狭窄，血压升高，受累脏器局部缺血。玻璃样变的细小动脉壁弹性减弱，脆性增加，易继发扩张、破裂和出血。

（四）淀粉样变

淀粉样变（amyloidosis）是细胞间质内淀粉样蛋白质和黏多糖复合物的蓄积，因具有淀粉染色特征而得名。

1.淀粉样变的机制　淀粉样蛋白成分源于免疫球蛋白轻链、肽类激素、降钙素前体蛋白和血清淀粉样 A 蛋白等。淀粉样蛋白的新生多肽链由核糖体合成，根据其结构特点分为 α 链或 β 链两类。由于生物体内缺乏能够有效分解具有大分子 β-折叠结构的酶，因此 β-淀粉样蛋白及其前体物质很容易在组织内部积累。

2.淀粉样变的病理变化　淀粉样变物质主要沉积于细胞间质、小血管基膜下或沿网状纤维支架分布。HE 染色其镜下特点为淡红色均质状物，并显示淀粉样呈色反应：刚果红染色为橘红色，遇碘则为棕褐色，再加稀硫酸便呈蓝色。淀粉样变可为局部性或全身性。局部性淀粉样变发生于皮肤、结膜、舌、喉和肺等处，也可见于阿尔茨海默病的脑组织及霍奇金病、多发性骨髓瘤、甲状腺髓样癌等肿瘤的间质内。全身性淀粉样变可分为原发性和继发性两类，前者主要来源于血清 α-免疫球蛋白轻链，累及肝、肾、脾和心等多个器官；后者来源不明，主要成分为肝脏合成的非免疫球蛋白（淀粉样相关蛋白），见于老年人和结核病等慢性炎症及某些肿瘤的间质中。

（五）黏液样变

细胞间质内黏多糖和蛋白质的蓄积，称为黏液样变（mucoid degeneration），常见于间叶组织肿瘤、动脉粥样硬化斑块、风湿病灶和营养不良的骨髓和脂肪组织等。其镜下特点是在疏松的间质内，有多突起的星芒状纤维细胞，散在分布于灰蓝色黏液基质中。甲状腺功能低下时，透明质酸酶活性受抑，含有透明质酸的黏液样物质及水分在皮肤及皮下蓄积，形成特征性的黏液水肿（myxedema）。

（六）病理性钙化

病理性钙化（pathologic calcification）是指骨和牙齿以外的组织中有固体钙盐的沉积，包括转移性钙化和营养不良性钙化。营养不良性钙化多见。钙化的主要成分是碳酸钙、碳酸镁等。镜下呈蓝色颗粒状或片块状，肉眼呈细小颗粒或团块，触之有沙砾感或硬石感。营养不良性钙化见于结核病、血栓、动脉粥样硬化、老年性主动脉瓣病变及瘢痕组织；转移性钙化见于甲状旁腺功能亢进、维生素 D 摄入过多、肾衰及某些骨肿瘤，常发生在血管及肾、肺和胃的间质组织（图 23-5）。

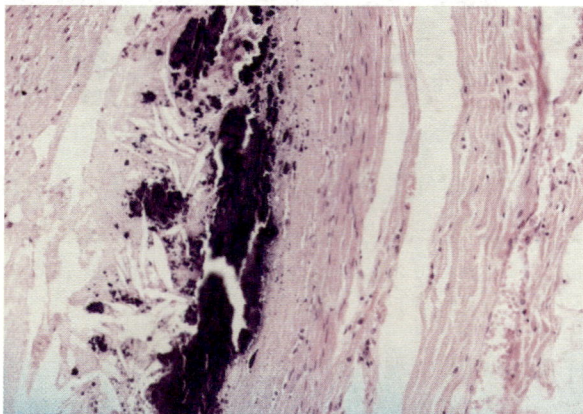

图 23-5　动脉壁营养不良性钙化（镜下动脉壁发生动脉粥样硬化，继发营养不良性钙化，呈蓝色颗粒状及片状的钙盐沉积）

（七）病理性色素沉着

病理性色素沉着（pathologic pigmentation）是指有色物质（色素）在细胞内外的异常蓄积，其中包括含铁血黄素、脂褐素、黑色素及胆红素等。

（1）含铁血黄素（hemosiderin）是巨噬细胞吞噬、降解红细胞血红蛋白所产生的铁蛋白微粒聚集体，系 Fe^{3+} 与蛋白质结合而成。镜下呈金黄色或褐色颗粒，可被普鲁士蓝染成蓝色。含铁血黄素的存在，表明有红细胞的破坏和全身性或局限性含铁物质的剩余。巨噬细胞破裂后，此色素亦可见于细胞外。生理情况下，肝、脾、淋巴结和骨髓内可有少量含铁血黄素形成。病理情况下，如陈旧性出血和溶血性疾病时，细胞组织中含铁血黄素蓄积（图 23-6）。

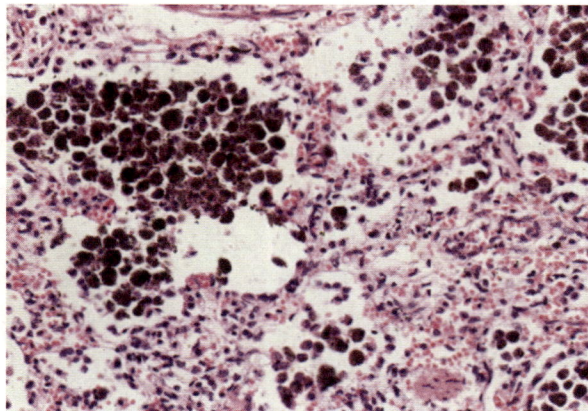

图 23-6　含铁血黄素沉着（肺泡腔内大量巨噬细胞吞噬降解红细胞，胞质内形成众多金黄色或褐色的含铁血黄素颗粒，见于慢性肺淤血）

（2）脂褐素（lipofuscin）是细胞自噬溶酶体内未被消化的细胞器碎片残体，镜下为黄褐色微细颗粒状，其成分是磷脂和蛋白质的混合物，源于自由基催化细胞膜相结构不饱和脂肪酸的过氧化作用。正常时，附睾管上皮细胞、睾丸间质细胞和神经节细胞胞质内可含有少量脂褐素。老年人和营养耗竭性患者，萎缩的心肌细胞及肝细胞核周围出现大量脂褐素，是细胞以往受到自由基脂质过氧化损伤的标志，故又有消耗性色素之称。当多数细胞含有脂褐素时，常伴更明显的器官萎缩。

（3）黑色素（melanin）是黑色素细胞质中的黑褐色细颗粒，由酪氨酸氧化经左旋多巴聚合而产生，其生成受到垂体促肾上腺皮质激素（ACTH）和黑色素细胞刺激素（MSH）的促进。除黑色素细胞外，黑色素还可聚集于皮肤基底部的角质细胞及真皮的巨细胞内。某些慢性炎症及色素痣、黑色素瘤、基底细胞癌时，黑色素可局部性增多。肾上腺皮质功能低下的 Addison 病患者，可出现全身性皮肤、黏膜的黑色素沉着。

（4）胆红素（bilirubin）是胆管中的主要色素，主要为血液中红细胞衰老破坏后的产物。它也来源于血红蛋白，但不含铁。此色素在胞质中呈粗糙、金色的颗粒状。血中胆红素增高时，患者出现皮肤黏膜黄染。

四、细胞死亡

细胞受到严重损伤累及细胞核时，呈现代谢停止、结构破坏和功能丧失等不可逆性变化，即细胞死亡（cell death）。坏死和凋亡是细胞死亡的两种主要类型。

（一）坏死

坏死（necrosis）是以酶溶性变化为特点的活体内局部组织中细胞的死亡。坏死可因致病因素较强直接导致，但大多由可逆性损伤发展而来，其基本表现是细胞肿胀、细胞器崩解和蛋白质变性。炎症时，坏死细胞及周围渗出的中性粒细胞释放溶酶体酶，可促进坏死的进一步发生和局部实质细胞溶解，因此坏死常同时累及多个细胞。

1. 坏死的基本病变

（1）细胞核的变化。细胞核的变化是细胞坏死的主要形态学标志，主要有三种形式。①核固缩（pyknosis）：细胞核染色质 DNA 浓聚、皱缩，使核体积减小，嗜碱性增强，提示 DNA 转录合成停止。

②核碎裂（karyorrhexis）：由于核染色质崩解和核膜破裂，细胞核发生碎裂，使核物质分散于胞质中，亦可由核固缩裂解成碎片而来。③核溶解（karyolysis）：非特异性DNA酶和蛋白酶激活，分解核DNA和核蛋白，核仁染色质嗜碱性下降，死亡细胞核在1～2天内将会完全消失。

核固缩、核碎裂、核溶解的发生不一定是循序渐进的过程，不同病变及不同类型细胞死亡时，核的变化也有所区别。

（2）细胞质的变化。除细胞核的变化外，由于核糖体减少丧失、胞质变性蛋白质增多、糖原颗粒减少等原因，坏死细胞胞质嗜酸性增强。线粒体和内质网肿胀形成空泡、线粒体基质无定形钙致密物堆积、溶酶体释放酸性水解酶溶解细胞成分等，是细胞坏死时细胞质的主要超微结构变化。

（3）间质的变化。间质细胞对损伤的耐受性大于实质细胞，因此间质细胞出现损伤的时间要迟于实质细胞。间质细胞坏死后细胞外基质也逐渐崩解液化，最后融合成片状模糊的无结构物质。

由于坏死时细胞膜通透性增加，细胞内具有组织特异性的乳酸脱氢酶、琥珀酸脱氢酶、肌酸激酶、谷草转氨酶、谷丙转氨酶、淀粉酶及其同工酶等被释放入血，造成细胞内相应酶活性降低和血清中相应酶水平增高，分别可作为临床诊断某些细胞（如肝、心肌、胰）坏死的参考指标。细胞内和血清中酶活性的变化在坏死初发时即可检出，要早于超微结构的变化至少几个小时，因此有助于细胞损伤的早期诊断。

2. 坏死的类型　由于酶的分解作用或蛋白质变性所占地位的不同，坏死组织会出现不同的形态学变化，通常分为凝固性坏死、液化性坏死和纤维素样坏死三个基本类型。此外，还有干酪样坏死、脂肪坏死和坏疽等一些特殊类型的坏死。组织坏死后颜色苍白，失去弹性，正常感觉和运动功能丧失，血管无搏动，切割无新鲜血液流出，临床上谓之失活组织，应予及时切除。

（1）凝固性坏死。蛋白质变性凝固且溶酶体酶水解作用较弱时，坏死区呈灰黄、干燥、质实状态称为凝固性坏死（coagulative necrosis）。凝固性坏死最为常见，多见于心、肝、肾和脾等实质器官，常因缺血缺氧、细菌毒素、化学腐蚀剂作用引起。此种坏死与健康组织间界限多较明显，镜下特点为细胞微细结构消失，而组织结构轮廓仍可保存，坏死区周围形成充血、出血和炎症反应带。组织结构基本轮廓可保持数天的原因，可能是坏死导致的持续性酸中毒，使坏死细胞的结构蛋白和酶蛋白变性，延缓了蛋白质的分解过程（图23-7）。

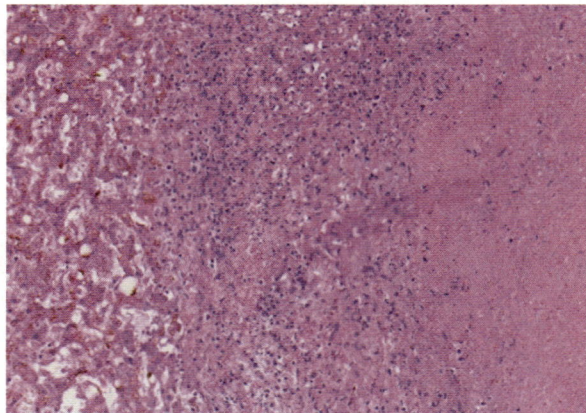

图23-7　肝凝固性坏死（凝固性坏死区，肝小叶组织结构轮廓尚可辨认，细胞微细结构消失，可见炎症反应带）

（2）液化性坏死。由于坏死组织中可凝固的蛋白质少，或坏死细胞自身及浸润的中性粒细胞等释放大量水解酶，或组织富含水分和磷脂，则细胞组织坏死后易发生溶解液化，称为液化性坏死（liquefactive necrosis）。见于细菌或某些真菌感染引起的脓肿、缺血缺氧引起的脑软化，以及由细胞水肿发展而来的溶解性坏死等。镜下表现为死亡细胞完全被消化，局部组织快速被溶解。

（3）纤维素样坏死。纤维素样坏死（fabrinoid necrosis）旧称纤维素样变性，是结缔组织及小血管壁常见的坏死形式。病变部位形成细丝状、颗粒状或小条块状无结构物质，由于其与纤维素染色性质相似，故名纤维素样坏死。见于某些变态反应性疾病，如风湿病、结节性多动脉炎、新月体性肾小球肾炎，以及急进型高血压和胃溃疡底部小血管等，其发生机制与抗原-抗体复合物引起的胶原纤维肿胀崩解、结缔组织免疫球蛋白沉积或血浆纤维蛋白渗出变性有关。

（4）干酪样坏死。在结核病时，因病灶中含脂质较多，坏死区呈黄色，状似干酪，称为干酪样坏死（caseous necrosis）。镜下为无结构颗粒状红染物，不见坏死部位原有组织结构的残影，甚至不见核碎屑，是坏死更为彻底的特殊类型凝固性坏死。由于坏死灶内含有抑制水解酶活性的物质，干酪样坏死物不易发生溶解也不易被吸收。干酪样坏死也偶见于某些梗死、肿瘤和结核样型麻风等。

（5）脂肪坏死。急性胰腺炎时细胞释放胰酶分解脂肪酸，乳房创伤时脂肪细胞破裂，可分别引起酶解性或创伤性脂肪坏死（fat necrosis），也属液化性坏死范畴。脂肪坏死后，释出的脂肪酸和钙离子结合，形成肉眼可见的灰白色钙皂。

（6）坏疽。坏疽（gangrene）是指局部组织大块坏死并继发腐败菌感染，分为干性、湿性和气性等类型，前两者多为继发于血液循环障碍引起的缺血性坏死。①干性坏疽（dry gangrene）常见于动脉阻塞但静脉回流尚通畅的四肢末端，因水分散失较多，故坏死区干燥皱缩呈黑色（系红细胞血红蛋白中 Fe^{2+} 和腐败组织中的 H_2S 结合形成硫化铁的色泽），与正常组织界限清楚，腐败变化较轻。②湿性坏疽（moist gangrene）多发生于与外界相通的内脏，如肺、肠、子宫、阑尾及胆囊等，也可发生于动脉阻塞及静脉回流受阻的肢体。坏死区水分较多，腐败菌易于繁殖，故肿胀呈蓝绿色，且与周围正常组织界限不清。③气性坏疽（gas gangrene）也属湿性坏疽，系深达肌肉的开放性创伤，合并产气荚膜杆菌等厌氧菌感染。除发生坏死外，还产生大量气体，使坏死区按之有捻发感。湿性坏疽和气性坏疽常伴全身中毒症状。在坏死类型上，干性坏疽多为凝固性坏死，而湿性坏疽则可为凝固性坏死和液化性坏死的混合物。

3. 坏死的结局

（1）溶解吸收。坏死细胞及周围中性粒细胞释放水解酶，使坏死组织溶解液化，由淋巴管或血管吸收；不能吸收的碎片，则由巨噬细胞吞噬清除。坏死液化范围较大时，可形成囊腔。坏死细胞溶解后，可引发周围组织急性炎症反应。

（2）分离排出。坏死灶较大、不易被完全溶解吸收时，表皮黏膜的坏死物可被分离，形成组织缺损。皮肤、黏膜浅表的组织缺损称为糜烂（erosion），较深的组织缺损称为溃疡（ulcer）。组织坏死后形成的只开口于皮肤黏膜表面的深在性盲管，称为窦道（sinus）。连接两个内脏器官或从内脏器官通向体表的通道样缺损，称为瘘管（fistula）。肺、肾等内脏坏死物液化后，经支气管、输尿管等自然管道排出，所残留的空腔称为空洞（cavity）。

（3）机化与包裹。新生肉芽组织长入并取代坏死组织、血栓、脓液、异物等的过程，称为机化（organization）。如坏死组织等太大，肉芽组织难以向中心部完全长入或吸收，则由周围增生的肉芽组织将其包围，称为包裹（encapsulation）。机化和包裹的肉芽组织最终都可形成纤维瘢痕。

（4）钙化。坏死细胞和细胞碎片若未被及时清除，则日后易吸引钙盐和其他矿物质沉积，引起营养不良性钙化。

（二）凋亡

凋亡（apoptosis）是指活体内单个细胞或小团细胞在基因调控下的程序性死亡。死亡细胞的质膜不破裂，不引发死亡细胞的自溶，不引起急性炎症反应。

1. 凋亡的形态学和生物化学特征　凋亡的形态学特征表现为以下方面。①细胞皱缩：胞质致密，水分减少，胞质呈高度嗜酸性，单个凋亡细胞与周围的细胞分离。②染色质凝聚：核染色质浓集成致密团块（固缩），或集结排列于核膜内面（边集），之后胞核裂解成碎片（碎裂）。③凋亡小体形成：细胞膜内陷或胞质生出芽突并脱落，形成含核碎片和（或）细胞器成分的膜包被凋亡小体（apoptotic body）。凋亡小体是细胞凋亡的重要形态学标志，可被巨噬细胞和相邻其他实质细胞吞噬、降解。④质膜完整：凋亡细胞因其质膜完整，阻止了与其他细胞分子间的识别，故既不引起周围炎症反应，也不诱发周围细胞的增生修复。病毒性肝炎时肝细胞内的嗜酸性小体是肝细胞凋亡的表现（图 23-8）。

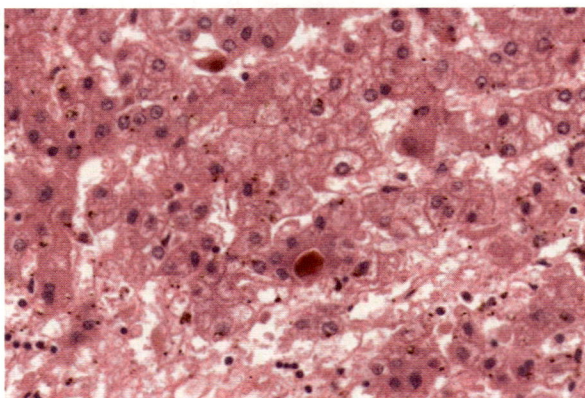

图 23-8　肝细胞凋亡小体（病毒性肝炎活动时，细胞固缩，胞质嗜酸性明显增强）

凋亡过程的生化特征是含半胱氨酸的天冬氨酸蛋白酶（caspases，凋亡蛋白酶）、Ca^{2+}/Mg^{2+} 依赖的核酸内切酶（endonuclease）及需钙蛋白酶（calpain）等的活化。凋亡蛋白酶在正常细胞内多以酶原形式存在，活化后可裂解很多重要的细胞蛋白，破坏细胞骨架和核骨架，继而激活限制性核酸内切酶，早期出现 180～200 bp 的 DNA 降解片段，琼脂糖凝胶电泳呈现相对特征性的梯状带（DNA ladder）。其中凋亡蛋白酶和核酸内切酶是凋亡程序的主要执行者。

2. 凋亡的机制　诱发凋亡的信号包括生长因子或激素的缺乏、死亡受体的特异性参与以及各种损伤因子的作用等。凋亡的起始信号通路主要包括外源性通路和内源性通路。①外源性通路，即死亡受体通路，是诱导凋亡的细胞外因素与细胞表面的肿瘤坏死因子受体（TNFR）家族和相关蛋白 fas 等结合，激活含半胱氨酸的天冬氨酸蛋白酶家族成员，通过一系列蛋白酶级联反应，完成凋亡。②内源性通路，即线粒体通路，线粒体膜上凋亡抑制蛋白 bcl-2 表达下调或凋亡促进蛋白 bax 表达上调，引起膜通透性升高，细胞色素 C 外溢至线粒体外，与凋亡蛋白酶激活因子 -1 结合后活化含半胱氨酸的天冬氨酸蛋白酶家族，完成凋亡。

3. 细胞凋亡与坏死的区别　细胞凋亡与坏死在诱因、形态特征、生化改变等方面均存在差异。两者的区别见表 23-1。

表 23-1　凋亡和坏死的比较

特征 / 类型	细胞凋亡	细胞坏死
机制	基因调控的程序化细胞死亡，主动进行	意外事故性的细胞死亡，被动过程
形态学特征	细胞质和细胞核固缩，形成凋亡小体，质膜保持完整	细胞肿胀，细胞器崩解，蛋白质变性，质膜破损
发生范围	多为散在的单个细胞	多为连续的大片细胞或组织
生物学意义	维持内环境稳定，自然的生理学过程	因病理因素导致的细胞死亡，病理性过程
导致原因	涉及一系列基因的激活、表达及调控	物理性、化学性损害因子，缺氧与营养不良等
蛋白质合成	可以有蛋白质合成	无蛋白质合成
炎症反应	不激活炎症和免疫反应	常伴有炎症反应
细胞器变化	细胞器较为完整	细胞器崩解

五、细胞老化

细胞老化（cellular aging）是细胞随生物体年龄增长而发生的退行性变化，是生物个体老化的基础。生物个体及其细胞均须经历生长、发育、老化及死亡等阶段，老化是生命发展的必然。

1. 细胞老化的特征　细胞老化具有以下几个特征。①普遍性：所有的细胞、组织、器官和机体都会在不同程度上出现老化改变。②进行性或不可逆性：随着时间的推移，老化不断进行性地发展。③内因性：不是由于外伤事故等外因的直接作用，而是细胞内在基因决定性的衰退。④有害性：老化时，细胞代谢、适应及代偿等多种功能低下，且缺乏恢复能力，进而导致老年病的产生，机体其他疾病患病率和死亡率也逐渐增加。

2. 细胞老化的机制

（1）遗传程序学说。该学说认为细胞的老化是由遗传因素决定的，最终的老化和死亡是遗传信息耗竭的结果。例如，体外培养的人成纤维细胞经过 50 次分裂后便自行停止分裂；同卵双生子"同生共死"现象等，都支持此学说。现已了解，控制细胞分裂次数的机制与细胞内染色体末端的端粒结构有关。

（2）错误积累学说。

① DNA 损伤：DNA 损伤会导致遗传物质不稳定，影响细胞分裂和复制，进而引起细胞功能下降和衰老。这种损伤可能由紫外线辐射、化学物质等因素引起。DNA 损伤可通过药物治疗来缓解，例如使用紫杉醇等化疗药物抑制肿瘤细胞 DNA 合成，间接减轻正常细胞的 DNA 损伤。

②自由基积累：自由基是一种高度反应性的分子，能够破坏细胞内的生物大分子，导致氧化应激，促进细胞衰老。抗氧化剂可以清除体内的自由基，延缓细胞衰老过程。补充维生素 C、E 等天然抗氧化剂是常见的保健方法。自由基的来源包括环境污染、吸烟、饮食和运动等。

③端粒缩短：端粒保护染色体末端免受退化，当其长度逐渐缩短至一定程度时，细胞无法继续分裂而进入衰老状态。端粒延长剂通过增加端粒酶活性或直接添加人工合成的端粒片段来维持端粒长度，预防过早衰老。

（3）细胞微环境变化。细胞微环境中的生长因子、炎症因子的变化会影响细胞信号通路的活性，进而影响细胞寿命。稳定细胞微环境可以通过干细胞移植来实现，如造血干细胞移植用于恢复血液系统的稳态。

（4）其他机制。

①蛋白质修饰：受到氧化应激、甘糖化和甲基化等生物化学过程的影响，蛋白质修饰的变化也反映了细胞的衰老状态。

②染色质重组：细胞老化会导致染色质结构的改变，这也是细胞衰老的一个重要标志。

综上所述，细胞老化的机制是一个复杂的过程，涉及遗传因素、有害因素积累、细胞微环境变化以及其他多种机制。为了延缓衰老，人们可以采取一系列措施，如避免长时间暴露在紫外线下、增加摄入富含抗氧化剂的食物、保持适度的运动等。然而，这些措施只能在一定程度上延缓细胞衰老的进程，而无法完全阻止其发生。

（宁波大学医学部　徐晨）

第二十四章　损伤的修复

当机体遭受损伤，导致部分细胞和组织丧失后，机体会启动一系列复杂的生理过程来修补和恢复这些缺损，这一过程被统称为修复（repair）。修复的目标在于尽可能地恢复受损组织的原始结构和功能。参与这一修复过程的关键成分涵盖了细胞外基质（如胶原蛋白、蛋白聚糖等）以及多种类型的细胞（如成纤维细胞、上皮细胞、免疫细胞等）。修复过程主要可以分为两种形式。①再生（regeneration）：这是指由损伤周围组织中的同种细胞来填补缺损的过程。机体内部包含了几百种高度分化的细胞类型，这些细胞具有独特的表型和功能。然而，机体还保留了重建自身的能力，包括通过补充因各种原因（如老化、疾病或损伤）而死亡的细胞，以及通过招募和激活特定的细胞来修复或再生受损的组织。当这些同种细胞能够完全恢复受损组织的原始结构和功能时，称之为完全再生。②纤维性修复（fibrous repair）：当损伤过于严重，无法完全通过同种细胞进行再生时，机体会调用纤维结缔组织来填补缺损。这种修复方式会形成瘢痕组织，因此也被称为瘢痕修复。瘢痕组织主要由成纤维细胞分泌的胶原纤维构成，它虽然无法完全恢复受损组织的原始结构和功能，但能够提供必要的机械支持和保护，防止进一步的损伤。

值得注意的是，在多数组织损伤修复的过程中，这两种修复形式往往是同时存在的。此外，炎症反应也是组织损伤和修复过程中不可或缺的一环。炎症细胞的浸润和激活有助于清除损伤部位的病原体和坏死组织，为后续的修复过程创造有利条件。

第一节　再生

再生可分为生理性再生及病理性再生。生理性再生是指在生理过程中，有些细胞、组织不断老化、消耗，由新生的同种细胞不断补充，以保持原有的结构和功能的再生。例如，表皮的表层角化细胞经常脱落，而表皮的基底细胞不断地增生、分化，予以补充；消化道黏膜上皮 1 ~ 2 天就更新一次；子宫内膜周期性脱落，又由基底部细胞增生加以恢复；红细胞寿命平均为 120 天，白细胞的寿命长短不一，短的如中性粒细胞，只存活 1 ~ 3 天，因此需不断地从淋巴造血器官输出大量新生的细胞进行补充。同时，现在有理论认为再生需要一定数量自我更新的干细胞（stem cell）或具有分化和复制潜能的前体细胞。其中，成体干细胞在再生过程中发挥重要作用。这些成体干细胞存在于骨髓和特定组织中，在相应组织发生损伤后，通过动员原位或骨髓中的成体干细胞完成组织修复。本节介绍病理状态下细胞、组织缺损后发生的再生，即病理性再生。

一、细胞周期和不同类型细胞的再生潜能

细胞周期（cell cycle）由间期（interphase）和分裂期（mitotic phase，M 期）构成。间期又可分为 G1 期（DNA 合成前期）、S 期（DNA 合成期）和 G2 期（分裂前期）。不同种类的细胞，其细胞周

期的时程长短不同，在单位时间里可进入细胞周期进行增殖的细胞数也不相同，因此具有不同的再生能力。一般而言，低等动物比高等动物的细胞或组织再生能力强。就个体而言，幼稚组织比高分化组织再生能力强；平时易受损伤的组织及生理状态下经常更新的组织有较强的再生能力。按再生能力的强弱，可将人体细胞分为三类。

（1）不稳定细胞（labile cell），又称持续分裂细胞（continuously dividing cell）。这类细胞总在不断地增殖，以代替衰亡或破坏的细胞，如表皮细胞、呼吸道和消化道黏膜被覆细胞、男性及女性生殖器官管腔的被覆细胞、淋巴及造血细胞、间皮细胞等。这些细胞的再生能力相当强，由其构成的组织超过 1.5% 的细胞处于分裂期。干细胞的存在是这类组织不断更新的必要条件，干细胞在每次分裂后，子代之一继续保持干细胞的特性，另一个子代细胞则分化为相应的成熟细胞，表皮的基底细胞和胃肠道黏膜的隐窝细胞即为典型的成体干细胞。

（2）稳定细胞（stable cell），又称静止细胞（quiescent cell）。在生理情况下，这类细胞增殖现象不明显，在细胞增殖周期中处于静止期（G0），但受到组织损伤的刺激时，则进入 DNA 合成前期（G1），表现出较强的再生能力。这类细胞包括各种腺体或腺样器官的实质细胞，如胰腺、涎腺、内分泌腺、汗腺、皮脂腺和肾小管的上皮细胞等，由其构成的组织处于分裂期的细胞低于 1.5%。此类组织中的内分泌腺和上皮无干细胞存在。目前认为，器官的再生能力是由其复制潜能决定的，而不是处于分裂期的细胞数量，如肝脏，处于分裂期的细胞数量低于 1/15000，但在切除 70% 后，仍可快速再生。

（3）永久性细胞（permanent cell），又称非分裂细胞（nondividing cell）。属于这类细胞的有神经细胞、骨骼肌细胞及心肌细胞。不论中枢神经细胞还是周围神经的神经节细胞，在出生后都不能分裂增生，一旦遭受破坏则成为永久性缺失，但这不包括神经纤维。在神经细胞存活的前提下，受损的神经纤维有着活跃的再生能力。

二、干细胞及其在再生中的作用

干细胞是个体发育过程中产生的具有无限或较长时间自我更新和多向分化能力的一类细胞。在一定条件下，它可分化成多种功能细胞。按发育阶段不同，干细胞可分为胚胎干细胞和成体干细胞。胚胎干细胞具有发育全能性，可以分化为机体中所有种类的细胞；而成体干细胞则存在于已分化的组织中，负责该组织的更新和修复。根据干细胞的分化潜能可分为全能干细胞、多能干细胞和单能干细胞。全能干细胞可以分化为完整个体；多能干细胞可以分化为多种类型的细胞，但失去发育成完整个体的能力；单能干细胞则只能向单一方向分化，产生一种类型的细胞。干细胞具有自我更新、多向分化潜能和自我复制能力，是形成哺乳类动物的各组织器官的原始细胞。它们可以不断分裂以扩增数量，或者在特定条件下分化为特定的细胞类型。

干细胞在再生医学中的作用包括以下几个方面。

（1）组织修复与再生：干细胞是再生医学的核心，因为它们具有再生各种组织器官的潜在功能。当人体受伤或生病时，相应的干细胞会聚集到受损部位，进行反复的分裂与分化，再生出新的细胞代替死亡细胞，恢复组织的功能。

（2）疾病治疗：干细胞治疗是利用干细胞或其衍生物来促进病变、功能障碍或受损组织的修复。科学家可以在实验室中培养干细胞，并诱导它们分化成特定类型的细胞，如心肌细胞、血细胞或神经细胞，以用于治疗相应的疾病。例如，间充质干细胞能够分化形成骨、软骨、脂肪、神经、肌肉等多种组织的细胞，在多种疾病的治疗中具有广阔的临床应用前景。

（3）免疫调节：干细胞还具有独特的免疫调节功能，能够"安抚"亢进的免疫细胞，减少炎症的发生。这对于治疗自身免疫性疾病和炎症性疾病具有重要意义。

三、组织再生的过程

不同类型的组织和器官具有不同的再生过程。以下是一些主要组织类型的再生过程。

1.上皮组织再生

（1）被覆上皮再生。①鳞状上皮：当鳞状上皮发生缺损时，创缘或底部的基底层细胞会分裂增生，向缺损中心迁移，先形成单层上皮，然后增生分化为鳞状上皮。②胃肠黏膜上皮：缺损后，由邻近的基底部细胞分裂增生来修补。新生的上皮细胞起初为立方形，以后增高变为柱状细胞。

（2）腺上皮再生。腺上皮具有较强的再生能力，但再生情况依损伤状态而异。如果仅是腺上皮的缺损而腺体的基底膜未被破坏，可由残存细胞分裂补充，完全恢复原来腺体结构。如腺体构造（包括基底膜）完全被破坏，则不容易再生。

2.纤维组织再生　在损伤刺激下，受损部位的成纤维细胞会进行分裂、增生。成纤维细胞可由静止状态的纤维细胞转变而来，也可由未分化的间叶细胞分化而成。幼稚的成纤维细胞胞体大，两端常有突起，突起亦可呈星状。当成纤维细胞停止分裂后，开始合成并分泌前胶原蛋白，在细胞周围形成胶原纤维，细胞逐渐变成长梭形，成为纤维细胞。

3.软骨组织和骨组织再生

（1）软骨组织：再生能力较弱，缺损较大时由纤维组织参与修补。软骨再生起始于软骨膜的增生，这些增生的幼稚细胞形似成纤维细胞，以后逐渐变为软骨母细胞，并形成软骨基质，细胞被埋在软骨陷窝内而变为静止的软骨细胞。

（2）骨组织：再生能力强，骨折后可完全修复。

4.血管再生

（1）毛细血管：毛细血管的再生过程又称为血管形成，是以生芽方式完成的。增生的内皮细胞分化成熟时还分泌Ⅳ型胶原、层粘连蛋白和纤维粘连蛋白，形成基底膜的基板。纤维母细胞分泌Ⅲ型胶原及基质，组成基底膜的网板，本身则成为周细胞（即血管外膜细胞）。新生的毛细血管基底膜不完整，内皮细胞间空隙较多较大，故通透性较高。

（2）大血管：大血管离断后需手术吻合，吻合处两侧内皮细胞分裂增生，互相连接，恢复原来内膜结构。但离断的肌层不易完全再生，而由结缔组织增生连接，形成瘢痕修复。

5.肌组织再生　肌组织的再生能力较弱。横纹肌的再生依肌膜是否存在及肌纤维是否完全断裂而有所不同。平滑肌具有一定的再生能力，但心肌再生能力极弱，破坏后一般都是瘢痕修复。

6.神经组织再生

（1）脑和脊髓内的神经细胞：破坏后不能再生，由神经胶质细胞及其纤维修补，形成胶质瘢痕。

（2）外周神经：受损时，如果与其相连的神经细胞仍然存活，则可完全再生。这一过程涉及神经纤维髓鞘及轴突的崩解、吸收，以及神经鞘细胞的增生和轴突的再生。

组织再生的机制和过程是一个复杂而精细的生物学过程，涉及多种细胞和分子的相互作用。不同类型的组织和器官具有不同的再生能力和再生过程，这取决于它们的生物学特性和损伤程度。

四、细胞再生的分子机制

细胞再生的分子机制是一个复杂且精细的过程，涉及多种生长因子、细胞因子、细胞外基质以及细胞间的相互作用。

（1）生长因子。生长因子是一类能够刺激细胞增殖和分化的蛋白质或多肽类物质。在细胞再生过程中，生长因子起着至关重要的作用。它们通过与细胞表面的受体结合，激活细胞内的信号传导途径，从而刺激细胞进入增殖周期。常见的生长因子包括表皮生长因子（EGF）、血小板源生长因子（PDGF）、成纤维细胞生长因子（FGF）等。这些生长因子在损伤部位释放，吸引周围的细胞迁移到损伤部位，并刺激它们进行增殖和分化，以修复受损组织。

（2）细胞因子。细胞因子是一类具有广泛生物学活性的小分子蛋白质或多肽。它们在细胞再生过程中也发挥着重要作用。细胞因子可以刺激成纤维细胞的增殖和胶原的合成，促进血管再生，并调节免疫细胞的活性。例如，白细胞介素（IL）、肿瘤坏死因子（TNF）等细胞因子在损伤部位释放，参与炎症反应和细胞再生的调控。

（3）细胞外基质。细胞外基质是由多种大分子物质构成的复杂网络，包括胶原蛋白、弹性蛋白、糖蛋白、蛋白多糖等。细胞外基质不仅为细胞提供支撑、维持组织的生理结构和功能，还参与细胞间的信息传递和细胞增殖的调控。在细胞再生过程中，细胞外基质通过其成分的变化和结构的重塑，为细胞的增殖和分化提供适宜的微环境。

（4）细胞间的相互作用。细胞间的相互作用在细胞再生过程中也起着重要作用。当细胞增生到与邻近组织细胞接触时，会发生细胞接触抑制现象，即细胞停止生长分裂，防止细胞过多堆积。此外，细胞间的信号传导也是细胞再生过程中的重要环节。细胞通过分泌和接收信号分子，如生长因子、细胞因子等，来协调彼此的增殖和分化行为。

（5）其他分子机制。除了上述生长因子、细胞因子、细胞外基质和细胞间的相互作用外，还有其他一些分子机制也参与细胞再生的调控。例如，表观遗传调控在细胞再生过程中发挥着重要作用。通过 DNA 甲基化、组蛋白修饰等表观遗传修饰方式，可以调控基因的表达模式，从而影响细胞的增殖和分化能力。此外，microRNA 等非编码 RNA 也参与细胞再生的调控过程。

综上所述，细胞再生的分子机制是一个复杂且精细的过程，涉及多种生长因子、细胞因子、细胞外基质以及细胞间的相互作用。这些分子机制在细胞再生过程中相互协调、相互制约，共同促进受损组织的修复和再生。

第二节　纤维性修复

纤维性修复，指的是通过增生的肉芽组织来填补组织损伤缺损、修复受损组织，并最终转变为瘢痕组织的过程。这种修复机制通常发生在损伤范围较大或受损细胞不具备再生能力的情况下，属于一种不完全性修复方式。在这种修复过程中，组织损伤的愈合不能单独依赖于实质细胞的再生，而是需要肉芽组织的增生来填补组织缺损，或者机化坏死组织及异物。

一、肉芽组织

肉芽组织（granulation tissue）是由大量的新生毛细血管和增殖的成纤维细胞及浸润的炎症细胞所构成的新生组织，肉眼观察呈鲜红色、颗粒状且柔软湿润，形似鲜嫩的肉芽，触之易出血，但无痛觉（图 24-1）。

（一）肉芽组织的成分及形态

肉芽组织由新生毛细血管、成纤维细胞以及炎症细胞（主要为中性粒细胞，但不含神经纤维，因此无痛觉）构成（图 24-2）。

（1）新生的毛细血管：肉芽组织中分布着大量新生的毛细血管，这些毛细血管由内皮细胞增殖形成实心细胞索，它们大多与创面垂直并相互连接，形成密集的毛细血管网。这些毛细血管在近肉芽组织表面处常向下弯曲，形成弓状突起，使得肉芽组织在肉眼观察下呈现鲜红色细颗粒状。新生毛细血管的内皮细胞核体积较大，形状为椭圆形，并向腔内突出。

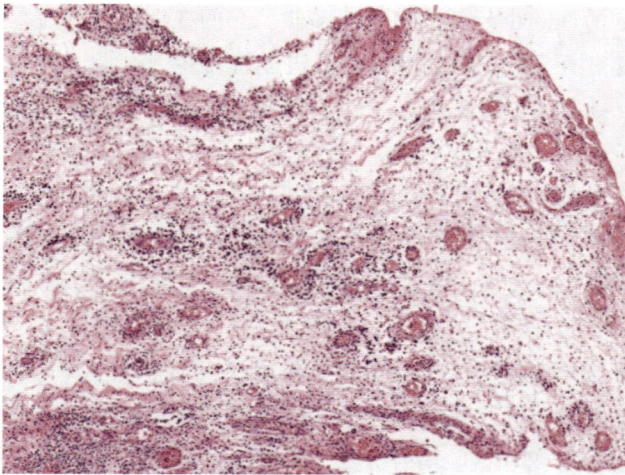

图 24-1　肉芽组织镜下结构（低倍镜下可见大量新生毛细血管、成纤维细胞和纤维胶原）

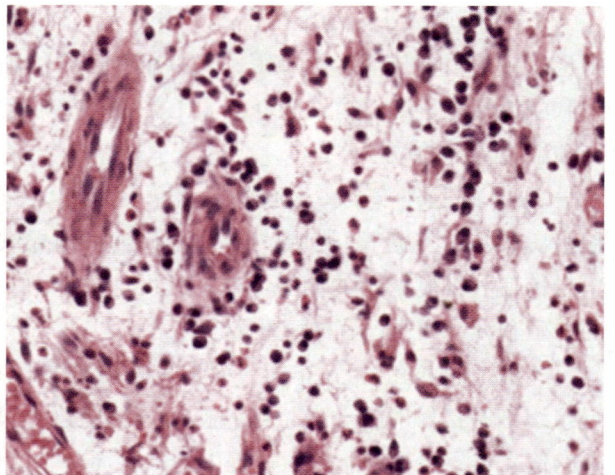

图 24-2　新生毛细血管和炎细胞（镜下可见大量新生的毛细血管，毛细血管间可见成纤维细胞及炎细胞浸润）

（2）成纤维细胞：成纤维细胞在肉芽组织中散在分布，围绕在毛细血管周围。部分成纤维细胞的细胞质中含有肌细丝，这类细胞不仅具有成纤维细胞的功能，还具备平滑肌样的收缩能力，因此被称为肌成纤维细胞。成纤维细胞负责合成并分泌基质及胶原纤维，早期基质成分较多，随着修复过程的发展，胶原纤维逐渐增多。

（3）炎症细胞：肉芽组织中可见数量不等的炎症细胞浸润，其中中性粒细胞是主要的炎症细胞之一。炎症细胞的种类、数量以及水肿程度与是否伴有感染密切相关。

巨细胞与中性粒细胞的作用：巨细胞能够分泌多种生长因子，如血小板源性生长因子（PDGF）、成纤维细胞生长因子（FGF）、转化生长因子 - β（TGF-β）、白细胞介素 -1（IL-1）及肿瘤坏死因子（TNF）。这些生长因子与创面凝血时血小板释放的 PDGF 共同作用，进一步刺激成纤维细胞和血管内皮细胞的增殖。同时，巨噬细胞和中性粒细胞能够吞噬细菌及组织碎屑，中性粒细胞在破坏后会释放出各种蛋白水解酶，这些酶能够分解坏死组织及纤维蛋白，促进创面的清洁与修复。

（二）肉芽组织的作用及结局

肉芽组织在组织损伤修复过程中有以下重要作用：①抗感染保护创面；②填补创口及其他组织缺损；③机化或包裹坏死、血栓、炎性渗出物及其他异物。

肉芽组织在组织受损后的 2 ~ 3 天即可出现，其生长方式依据损伤位置而异，如体表创口处自下向上生长，而组织内部坏死处则从周围向中心推进，有效填补创口或机化体内异物。经过大约 1 ~ 2 周的时间，肉芽组织会按照其生长的先后顺序逐渐走向成熟。肉芽组织成熟的标志包括：间质中的水分逐渐减少并被吸收；炎细胞数量降低并最终消失；部分毛细血管管腔闭塞、数量减少，而根据正常功能需求，少数毛细血管管壁会增厚并改建成为小动脉和小静脉；与此同时，成纤维细胞会产生越来越多的胶原纤维，并且成纤维细胞自身数量也会逐渐减少，细胞核变得细长且深染，最终转变为纤维细胞。随着时间的进一步推移，胶原纤维的数量会进一步增加，并可能发生玻璃样变，而细胞和毛细血管的成分则进一步减少。至此，肉芽组织已经成熟为纤维结缔组织，并逐渐转化为老化阶段的瘢痕组织。

二、瘢痕组织

瘢痕（scar）组织是指由肉芽组织成熟后经改建形成的老化阶段的纤维结缔组织。瘢痕组织由大量平行或交错分布的胶原纤维束组成，大部分区域呈均质淡染的玻璃样变，细胞和血管稀少。肉眼观察，局部呈收缩状态，颜色苍白或灰白色、半透明，质硬韧且缺乏弹性。瘢痕组织的作用及对机体的影响可概括为两个方面。

（1）瘢痕组织对机体有利的方面：①填补并连接损伤的创口或其他缺损，保持组织器官的完整性。②保持组织器官的坚固性。瘢痕组织含大量胶原纤维，虽然其抗拉强度不及正常皮肤，但明显强于肉芽组织。如果胶原形成不足或承受的压力太大且持久，则可造成瘢痕膨出，例如在心室壁可形成室壁瘤。

（2）瘢痕组织对机体的危害：①瘢痕收缩，特别是发生于关节附近和重要器官的瘢痕，常常引起关节挛缩或活动受限。当其发生于消化道、泌尿生殖道等腔室器官时，则可引起管腔狭窄，如消化性溃疡瘢痕收缩可引起幽门狭窄。关于瘢痕收缩的机制可能是其水分丧失或肌成纤维细胞收缩所致。②瘢痕性粘连，特别是在各器官之间或内脏器官与体腔壁之间发生的纤维性粘连，常不同程度地影响其功能。③脏器内大量瘢痕形成，可导致器官硬化。④瘢痕组织增生过度则形成肥大性瘢痕。如果这种肥大性瘢痕突出于皮肤表面并向周围不规则扩延，则称为瘢痕疙瘩（keloid），临床上常称之为"蟹足肿"。其发生机制不清，大多数学者认为与体质有关；也有学者认为可能与瘢痕中缺血缺氧，促使其中的肥大细胞分泌生长因子，使肉芽组织增生过度有关。

瘢痕组织内的胶原在胶原酶的作用下，可逐渐缓慢地被分解、吸收，从而使瘢痕缩小、软化。胶原酶主要来自成纤维细胞、中性粒细胞和巨噬细胞等。

三、肉芽组织和瘢痕组织的形成过程及机制

肉芽组织在损伤后的 3 ~ 5 天即可形成，最初是成纤维细胞和血管内皮细胞的增殖，随着时间的推移，逐渐形成纤维性瘢痕。这一过程包括血管形成、纤维化和组织重构。

（1）血管形成。血管形成是一个复杂且精细的生物学过程，它涉及多种细胞类型、生长因子以及细胞外基质（ECM）的相互作用。从胚胎学和组织学的角度来看，血管形成主要分为血管发生（vasculogenesis）和血管新生（neovascularization）两种类型。血管发生主要发生在胚胎时期，由内皮前期细胞（EPC）或称成血管细胞（angioblast）形成新的血管。这些细胞具有分化为血管内皮细胞的能力，并通过增殖、迁移和分化，形成原始的血管网络。这一过程对于胚胎期血管系统的建立至关重要。血管新生则是由组织中的成熟血管内皮细胞以出芽的方式形成毛细血管的过程。它主要发生在出生后或组织损伤修复时，是机体对局部缺血、组织损伤等刺激的一种适应性反应。血管新生的步骤包括毛细血管基底膜的降解、内皮细胞芽的形成、内皮细胞的迁移和增殖，以及微血管网络的形成。在血管新生的过程中，生长因子起着关键的调控作用。其中，血管内皮生长因子（VEGF）、血管生成素（angiopoietin）和碱性成纤维细胞生长因子（bFGF）等生长因子在血管形成中发挥着重要作用。它们通过与内皮细胞表面的受体结合，刺激内皮细胞的增殖、迁移和分化，从而诱导毛细血管出芽和血管网络的形成。此外，血小板源性生长因子（PDGF）和转化生长因子 -β（TGF-β）等生长因子也参与了血管新生的调控过程，它们通过促进血管外平滑肌细胞的形成和细胞外基质蛋白的产生，使新生血管从简单的由内皮细胞构成的管腔，成为更精细的血管结构。

除了生长因子外，细胞外基质也在血管形成中发挥着重要作用。ECM 是由多种蛋白质和多糖构成的复杂网络，它为细胞提供了支撑和信号传递的环境。在血管新生的过程中，ECM 通过调控内皮细胞的运动和迁移、毛细血管出芽等过程，参与了血管的形成。其中，整合素、基质 - 细胞蛋白、纤溶酶原激活剂、基质金属蛋白酶、内皮抑素和血管抑素等 ECM 成分共同调节了血管的形成过程。

（2）纤维化。纤维化是一个复杂且精细的生物学过程，它涉及多种细胞类型、生长因子以及细胞外基质的相互作用。在伤口愈合和组织修复的过程中，新生肉芽组织逐渐老化形成纤维结缔组织，这一过程主要包括成纤维细胞的增殖和迁移以及细胞外基质的积聚。

首先，成纤维细胞在肉芽组织中的增殖和迁移是纤维化的关键步骤。肉芽组织富含新生血管，这些

血管的通透性较大，使得血浆蛋白容易渗出。血浆中的纤维蛋白原和血浆纤维连接蛋白等在 ECM 中积聚，为生长中的成纤维细胞和内皮细胞提供临时基质。多种生长因子，如 PDGF、FGF-2 和 TGF-β 等，来源于血小板、各种炎症细胞以及活化的内皮细胞，它们启动成纤维细胞向损伤部位的迁移和增殖。此外，肉芽组织中的巨噬细胞除了清除坏死组织碎片、纤维蛋白和其他异物外，还可刺激上述生长因子的表达，进而促进成纤维细胞的迁移、增殖和 ECM 的积聚。

其次，细胞外基质的积聚是纤维化的另一个重要特征。在修复过程中，增殖的成纤维细胞和新生血管的数量逐渐减少，而成纤维细胞则合成并分泌更多的 ECM，这些 ECM 在细胞外积聚。纤维性胶原是修复部位结缔组织的主要成分，对创伤愈合过程中张力的形成尤为重要。在创伤愈合的第 3～5 天，成纤维细胞即开始合成并分泌胶原，这一过程可持续数周之久，具体时间取决于创口的大小。许多调节成纤维细胞增殖的生长因子同样可刺激 ECM 的合成，如 PDGF、FGF 和 TGF-β 等，它们都可促进胶原的合成。然而，胶原的不断积聚不仅依赖于合成的增加，还依赖于降解的减少。TGF-β 作为一种重要的促纤维化因子，可促进成纤维细胞增殖、合成胶原，并可通过抑制蛋白水解酶活性或增加蛋白酶抑制剂活性来减少胶原的降解。此外，TGF-β 还可刺激纤维粘连蛋白和蛋白多糖的产生，进一步增加 ECM 的积聚。

随着胶原的不断增多，肉芽组织逐渐转变成含有纤维细胞、致密胶原和其他 ECM 成分的瘢痕。在瘢痕成熟过程中，血管逐渐退化，富含血管的肉芽组织演变为血管稀少、颜色灰白的瘢痕组织。这一过程中，纤维化的程度受到多种因素的调节，包括生长因子的表达、ECM 的合成与降解平衡以及细胞间的相互作用等。

（3）组织重构。肉芽组织转变为瘢痕的过程涉及细胞外基质的构成和数量的显著改变。这一过程中，ECM 合成和降解的平衡不仅导致了组织的重构，而且是慢性炎症和创伤愈合的重要特征。基质金属蛋白酶（MMP）作为降解 ECM 成分的关键酶，在这一转变过程中发挥着至关重要的作用。MMP 家族是一个庞大的酶类家族，现已分离鉴定出 20 多个成员，它们具有降解各种 ECM 组分的能力。这些酶以锌离子为辅助因子，通过水解 ECM 中的肽键来降解胶原、纤维粘连蛋白、蛋白聚糖等多种成分。根据底物特异性的不同，MMP 家族可以分为不同的亚类。例如，间质胶原酶（如 MMP-1、MMP-2 和 MMP-3）主要降解纤维性胶原；明胶酶（如 MMP-2 和 MMP-9）则能够降解Ⅳ型胶原和纤维粘连蛋白；而溶基质素（如 MMP-3、MMP-10 和 MMP-11）则具有更广泛的底物特异性，能够降解包括蛋白聚糖、层粘连蛋白、纤维粘连蛋白和无定形胶原在内的全部 ECM 组分。在肉芽组织转变为瘢痕的过程中，MMP 的合成和分泌受到多种细胞和因子的调控。成纤维细胞、巨噬细胞、中性粒细胞、滑膜细胞和某些上皮细胞等多种细胞类型都能够合成和分泌 MMP。同时，生长因子和细胞因子如 TGF-β、IL-1、TNF-α 等也能够调控 MMP 的表达和活性。在生理条件下，TGF-β 和类固醇激素等具有抑制 MMP 合成的作用，从而维持 ECM 的稳定性和完整性。然而，在创伤愈合过程中，MMP 的活性需要受到严密的调控。一方面，活化的 MMP 能够降解 ECM 成分，为损伤部位清除坏死组织和结缔组织重构提供必要条件。另一方面，过度的 MMP 活性也可能导致组织破坏和病理性纤维化等不良反应。因此，机体通过合成和分泌特异性金属蛋白酶抑制剂（如 TIMPs）来快速抑制活化型 MMP 的活性，从而有效地控制降解过程。

第三节　创伤愈合

创伤愈合（healing of wound）是指机体遭受外力作用，皮肤等组织出现离断或缺损后的愈复过程，是包括各种组织的再生和肉芽组织增生、瘢痕形成的复杂组合。创伤愈合包括细胞的迁移、细胞外基质重构和细胞增殖三个基本过程，表现出各种过程的协同作用。

一、皮肤创伤愈合

（一）皮肤创伤愈合的基本过程

皮肤创伤的严重程度不同，其愈合过程也有所差异。最轻度的创伤仅限于皮肤表皮层，可通过上皮再生实现愈合。而重度创伤则涉及皮肤和皮下组织的断裂，甚至可能出现肌肉、肌腱、神经的断裂及骨折。以皮肤手术切口为例，创伤愈合的基本过程如下。

（1）伤口的早期变化：伤口局部会出现不同程度的组织坏死和血管断裂出血。数小时内，伤口局部会出现炎症反应，表现为充血、浆液渗出及白细胞游出，导致局部红肿。早期白细胞浸润以中性粒细胞为主，3 天后逐渐转为巨噬细胞为主。伤口中的血液和渗出液中的纤维蛋白原会迅速凝固形成凝块，凝块及痂皮起着保护伤口的作用。

（2）伤口收缩：2 ～ 3 天后，伤口边缘的整层皮肤及皮下组织会向中心移动，导致伤口迅速缩小，这一过程通常持续至 14 天左右。伤口收缩的意义在于缩小创面，但具体缩小程度因伤口部位、大小及形状而异。伤口收缩是由伤口边缘新生的肌成纤维细胞的牵拉作用引起的，与胶原无关。

（3）肉芽组织增生和瘢痕形成：大约从第 3 天开始，肉芽组织会从伤口底部及边缘长出，填平伤口。毛细血管以每日延长 0.1 ～ 0.6 mm 的速度增长，方向大都垂直于创面，并呈弯曲状。肉芽组织中没有神经，因此无感觉。第 5 ～ 6 天起，成纤维细胞开始产生胶原纤维，其后 1 周内胶原纤维形成活跃，随后逐渐缓慢下来。随着胶原纤维的增多，瘢痕形成过程开始，大约在伤后一个月，瘢痕完全形成。由于局部张力的作用，瘢痕中的胶原纤维最终可能与皮肤表面平行。

（4）表皮及其他组织再生：创伤发生后 24 小时内，伤口边缘及募集的表皮干细胞会在凝块下面向伤口中心迁移，并增生、分化成为鳞状上皮。健康的肉芽组织对表皮再生至关重要，因为它能提供上皮再生所需的营养及生长因子。如果肉芽组织长时间不能将伤口填平并形成瘢痕，则上皮再生将延缓。在另一种情况下，由于异物及感染等刺激导致的过度生长的肉芽组织，会高出皮肤表面，阻止表皮再生，因此临床上需要将其切除。若伤口过大（一般认为直径超过 20 cm 时），则再生表皮很难将伤口完全覆盖，往往需要植皮。皮肤附属器（如毛发、汗腺及皮脂腺）如遭完全破坏，则不能完全再生，而是通过瘢痕进行修复。肌腱断裂后，初期也是通过瘢痕进行修复，但随着功能锻炼的不断进行，胶原纤维可按原来肌腱纤维方向排列，达到完全再生。

（二）创伤愈合的类型

根据损伤程度及有无感染，创伤愈合可分为以下两种类型。

1. 一期愈合（primary healing）　主要见于组织缺损较少、创缘整齐、无感染，并且经过黏合或缝合后创面对合严密的伤口。这种伤口的特点如下。①血凝块量少：由于创面对合严密，出血较少，形成的血凝块也较少。②炎症反应轻微：由于伤口清洁、整齐，炎症反应相对较轻。③表皮再生迅速：表皮干细胞在 24 ～ 48 小时内便可将伤口覆盖。④肉芽组织生长快：第三天肉芽组织即可从伤口边缘长出，并迅速填满伤口。⑤胶原纤维连接早：5 ～ 7 天伤口两侧出现胶原纤维连接，此时切口已可拆线，达到临床愈合标准。⑥瘢痕形成过程：肉芽组织中的毛细血管和成纤维细胞继续增生，胶原纤维不断积聚，切口呈鲜红色，甚至可能略高出皮肤表面。随着水肿消退、炎细胞减少和血管改建，第二周末瘢痕开始"变白"，这一过程需数月时间。一月后，覆盖切口的表皮结构已基本正常，纤维结缔组织仍富含细胞，胶原纤维不断增多，抗拉力强度在 3 个月达到顶峰，切口数月后形成一条白色线状瘢痕。

2. 二期愈合（secondary healing）　主要见于组织缺损较大，创缘不整齐、哆开，无法整齐对合，或伴有感染的伤口。与一期愈合相比，二期愈合有以下特点。①炎症反应明显：由于坏死组织增多或感染持续存在，局部组织进一步变性、坏死，炎症反应明显。②再生开始晚：只有等到感染被控制，坏死组织被清除以后，再生才能开始。③伤口收缩明显：由于伤口大，伤口收缩现象明显，从伤口底部及边缘长出多量的肉芽组织将伤口填平。④愈合时间长：由于上述因素，二期愈合的时间较长。⑤瘢痕大：由于伤口大、组织缺损多，形成的瘢痕也较大。

二、骨折愈合

（一）骨折愈合的基本过程

骨折（bone fracture）是指骨骼的完整性和连续性中断，通常可分为外伤性骨折和病理性骨折两大类。骨的再生能力很强，骨折经过适当的治疗后，一般能够愈合并恢复正常的结构和功能。骨折愈合过程是一个复杂而精细的生物学过程，可分为以下几个阶段。

（1）血肿形成：骨组织和骨髓都含有丰富的血管。在骨折发生时，骨折的两端及其周围会出现大量出血，形成血肿。数小时后，血肿会发生凝固。与此同时，常伴随轻度的炎症反应。由于骨折常伴有血管断裂，骨折早期可能会见到骨髓组织的坏死和骨皮质的坏死。如果坏死灶较小，可被破骨细胞吸收；如果坏死灶较大，则可能形成游离的死骨片。

（2）纤维性骨痂形成：骨折后的 2～3 天，血肿开始被肉芽组织取代并机化，随后发生纤维化，形成纤维性骨痂，也称暂时性骨痂。肉眼及 X 线检查可见骨折局部呈梭形肿胀。约 1 周后，增生的肉芽组织及纤维组织可进一步分化，形成透明软骨。透明软骨的形成一般多见于骨外膜的骨痂区，而骨髓内骨痂区则较少见。

（3）骨性骨痂形成：纤维性骨痂逐渐分化出骨母细胞，并形成类骨组织。随后，钙盐沉积在类骨组织上，使其转变为编织骨（woven bone）。同时，纤维性骨痂中的软骨组织也经过软骨化骨过程演变为骨组织，至此形成骨性骨痂。

（4）骨痂改建或再塑：编织骨的结构不够致密，骨小梁排列紊乱，因此仍达不到正常功能需求。为了适应骨骼活动时所受的应力，编织骨会经过进一步改建成为成熟的板层骨。在改建过程中，皮质骨和骨髓腔的正常关系以及骨小梁的正常排列结构也会重新恢复。改建是在破骨细胞的骨质吸收及骨母细胞的新骨质形成的协调作用下完成的。

（二）影响骨折愈合的因素

（1）骨折断端及时、正确地复位：完全性骨折由于肌肉的收缩，常常发生错位或有其他组织、异物嵌塞，可延迟愈合或导致不愈合。及时、正确地复位是为骨折完全愈合创造必要的条件。

（2）骨折断端及时、牢靠地固定：骨折断端即便已经复位，由于肌肉活动仍可错位。复位后应及时进行牢靠的固定（如打石膏、小夹板或髓腔钢针固定），一般要固定到骨性骨痂形成后。

（3）早日进行全身和局部功能锻炼：骨折后长期卧床和局部固定不动可能导致血运不良、骨及肌肉的失用性萎缩和关节强直等不利后果。在不影响局部固定的情况下，应尽早进行全身和局部功能锻炼，以促进骨折愈合和功能恢复。

三、影响创伤愈合的因素

损伤的程度、组织的再生能力、伤口有无坏死组织和异物以及有无感染等因素决定修复的方式、愈合的时间及瘢痕的大小。因此，治疗原则应是缩小创面（如对合伤口），防止再损伤、感染以及促进组织再生。影响再生修复的因素包括全身及局部因素两方面。

（1）全身因素。①年龄：青少年由于新陈代谢旺盛，组织再生能力强，因此伤口愈合速度较快。老年人由于血管硬化、血液供应减少，导致组织再生能力减弱，伤口愈合速度减慢。②营养：蛋白质是伤口愈合所必需的营养物质，特别是含硫氨基酸（如甲硫氨酸、胱氨酸）对于肉芽组织和胶原的形成至关重要。维生素 C 在伤口愈合过程中也起着重要作用，它催化羟化酶，促进前胶原分子的形成，进而影响胶原纤维的形成。微量元素如锌也对创伤愈合有重要作用，锌缺乏可能导致伤口愈合迟缓。

（2）局部因素。①感染与异物：感染是创伤愈合的主要障碍，化脓菌产生的毒素和酶能破坏组织，加重局部损伤，妨碍愈合。伤口中的坏死组织和异物也会妨碍愈合，并为感染提供有利条件。因此，对于感染或含有较多坏死组织及异物的伤口，应进行清创处理，以促进二期愈合。②局部血液循环：良好的局部血液循环能为组织再生提供所需的氧和营养，同时也有助于坏死物质的吸收和局部感染的控制。血液循环不良，如下肢动脉粥样硬化或静脉曲张等病变，会导致伤口愈合迟缓。③神经支配：正常的神经支配对组织再生有一定的促进作用。神经受累可能导致局部神经性营养不良，进而影响伤口愈合。自主神经损伤也会改变局部血液供应，进一步影响创伤的愈合。④电离辐射：电离辐射能破坏细胞，损伤小血管，抑制组织再生，从而影响创伤的愈合。

（宁波大学医学部　徐晨）

第二十五章　局部血液循环障碍

完善的血液循环系统为细胞和组织提供必要的氧气和营养物质，并维持机体内环境的稳定。局部血液循环障碍可能导致局部组织甚至器官的多种病理变化，包括充血、水肿、出血、血栓形成、栓塞或梗死。这些局部血液循环障碍既可以由局部因素引起，也可能是全身血液循环障碍的局部表现。局部血液循环障碍的具体表现如下。①血管内成分溢出血管：当水分在组织间隙中异常增加时，称为水肿。水分在体腔内积聚则称为积液。红细胞从血管内溢出到组织间隙或体腔内。②局部组织血管内血液含量异常：动脉血量异常增加称为充血。静脉血量异常增加，通常由于静脉回流受阻或心功能不全引起，称为淤血。血管内血量减少，导致组织供氧和营养物质不足，被称为缺血。③血液内出现异常物质：血液中有形成分（如血小板、红细胞等）在血管内异常聚集并凝固，称为血栓形成。血管内出现空气、脂肪滴、羊水等异常物质阻塞局部血管称为栓塞。由于缺血、栓塞等原因引起的组织坏死称为梗死。局部血液循环障碍及其所引起的病变常常是疾病的基本病理变化，对机体的健康产生重要影响。

第一节　充血和淤血

充血（hyperemia）和淤血（congestion）都是描述局部组织血管内血液含量增多的现象，但它们在发生的部位、原因、病变以及对机体的影响上有所不同。

一、充血

组织或器官中动脉及毛细血管扩张，导致局部动脉的血量增多，被称为动脉性充血（arterial hyperemia），通常简称为充血。这是一个主动过程，表现为局部组织或器官的小动脉和毛细血管扩张，血液流入量增加。

1. 充血的常见类型　多种原因可通过神经体液作用，使血管舒张神经兴奋性增高或血管收缩神经兴奋性降低，进而引起细动脉扩张，血流加快，使微循环动脉血灌注量增多。根据发生原因，充血可分为：

（1）生理性充血，指局部组织或器官因生理需要和代谢增强而发生的充血。例如，进食后的胃肠道黏膜充血，运动时骨骼肌组织充血，以及妊娠时子宫充血等。这些都是正常的生理反应，有助于满足组织或器官的功能需求。

（2）病理性充血，指各种病理状态下局部组织或器官发生的充血。其中，炎症性充血是较为常见的病理性充血。在炎症反应的早期，致炎因子引起的神经轴突反射使血管舒张神经兴奋，以及血管活性胺类介质的作用，导致细动脉扩张充血，局部组织变红和肿胀。此外，较长时间受压的局部组织或器官在压力突然解除后，细动脉会发生反射性扩张引起的充血，称为减压后充血。例如，绷带包扎肢体或腹水压迫腹腔内器官时，组织内的血管张力降低。若突然解开绷带或一次性大量抽取腹水，局部压力迅速解除，受压组织内的细动脉会发生反射性扩张，导致充血。

2. 病理变化和后果　由于微循环内血液灌注量增多，动脉性充血的器官和组织体积会轻度增大。当充血发生在浅表部位时，由于局部微循环内氧合血红蛋白增多，局部组织颜色会呈现鲜红，同时因代谢增强使局部温度增高。在显微镜下观察，可见局部细动脉及毛细血管扩张充血。

动脉性充血通常是短暂的血管反应，当原因消除后，局部血液量会恢复正常，通常对机体无不良后果。然而，在患有高血压或动脉粥样硬化等疾病的基础上，由于情绪激动等原因，可能会造成脑血管（如大脑中动脉）充血、破裂，严重时甚至引起出血性脑卒中。因此，对于存在这些基础疾病的患者，应特别注意避免情绪激动等可能诱发充血的因素。

二、淤血

淤血是指局部组织或器官的静脉血液回流受阻，血液在小静脉和毛细血管内淤积，导致血量增加的现象，也称为静脉性充血（venous hyperemia），通常简称为淤血。淤血是一种被动过程，可以发生在局部或全身范围内。

1. 淤血的原因

（1）静脉受压。多种原因可能导致静脉受到压迫，进而引起静脉管腔狭窄或闭塞，血液回流障碍，最终导致组织或器官淤血。例如，肿瘤压迫局部静脉，可引起相应组织的淤血；妊娠期间增大的子宫压迫髂总静脉，可导致下肢淤血；肠疝嵌顿、肠套叠、肠扭转等可压迫肠系膜静脉，引起肠管淤血。在肝硬化时，假小叶内纤维组织增生和假小叶的形成常压迫肝内小叶下静脉，导致静脉回流受阻，门静脉压升高，进而引发胃肠道和脾脏的淤血。

（2）静脉腔阻塞。静脉血栓形成或侵入静脉内的肿瘤细胞形成瘤栓，可阻塞静脉血液回流，导致局部淤血。例如，下肢深静脉血栓形成后，患者会出现患肢的肿胀、水肿和疼痛等症状。组织内的静脉有较多的分支且相互连通，可以形成侧支循环。然而，只有当较大的静脉干阻塞或多条静脉阻塞，血液无法充分通过侧支循环时，才会出现明显淤血。

（3）心力衰竭。心力衰竭时，心脏无法排出正常容量的血液进入动脉，导致心腔内血液滞留，压力增高，从而阻碍静脉回流，造成淤血。二尖瓣或主动脉瓣狭窄和关闭不全、高血压病后期或心肌梗死等疾病可引起左心衰竭，导致肺静脉压增高，进而造成肺淤血。因慢性支气管炎、支气管扩张症、硅肺等疾病引起的肺源性心脏病可导致右心衰竭，进而引发体循环淤血。常见的表现有肝淤血，严重时脾、肾、胃肠道和下肢也会出现淤血。

2. 病理变化和后果

淤血发生时，局部组织和器官的体积往往会增大、肿胀，重量也随之增加。这是由于淤血导致微循环的动脉血灌注量减少，血液内氧合血红蛋白含量降低，而还原型血红蛋白含量增加。在体表发生的淤血，可见局部皮肤呈现紫蓝色，这种现象被称为发绀（cyanosis）。

由于局部血液停滞，毛细血管扩张，导致散热增加，体表温度通常会下降。在显微镜下观察，可以看到细静脉和毛细血管扩张，并有过多的红细胞积聚。毛细血管淤血会导致血管内流体静压升高和缺氧，进而增加其通透性，使得水、盐和少量蛋白质漏出，这些漏出液在组织内潴留会引起淤血性水肿（congestive edema）。当漏出液积聚在浆膜腔时，就称为积液，如胸腔积液（胸水）、腹腔积液（腹水）和心包腔积液等。如果毛细血管的通透性进一步增高或发生破裂，会导致红细胞滑出，形成小灶性出血，这被称为淤血性出血（congestive hemorrhage）。出血灶中的红细胞碎片会被吞噬细胞吞噬，血红蛋白被溶酶体酶分解，析出含铁血黄素（hemosiderin）并堆积在吞噬细胞的胞质内，这种细胞被称为含铁血黄素细胞。

淤血的后果取决于器官或组织的部位和类型、淤血的程度和时间长短等因素。短时间的淤血后果通常较为轻微。然而，长时间的淤血，也称为慢性淤血（chronic congestion），会导致局部组织缺氧、营养物质供应不足以及代谢中间产物的堆积和刺激。这些变化会导致实质细胞萎缩、变性甚至死亡，间质纤维组织增生，并且组织内网状纤维胶原化，使器官逐渐变硬，出现淤血性硬化（congestive sclerosis）。

3. 重要器官的淤血

临床上常见的重要器官淤血包括肺淤血和肝淤血。

（1）肺淤血。肺淤血通常由左心衰竭引起，左心腔内压力升高，阻碍肺静脉回流，从而造成肺淤血。急性肺淤血时，肺体积增大，呈暗红色，切面会流出泡沫状红色血性液体。在显微镜下观察，其特征为肺泡壁毛细血管扩张充血，肺泡壁变厚，可能伴有肺泡间隔水肿，部分肺泡腔内充满水肿液，并可见出血。慢性肺淤血时，肺泡壁毛细血管扩张充血更为明显，还可见肺泡间隔变厚和纤维化（图25-1）。肺泡腔内除有水肿液及出血外，还可见大量吞噬含铁血黄素颗粒的巨噬细胞，即心衰细胞（heart failure cell）。肺淤血性硬化时，肺质地变硬，呈棕褐色，被称为肺褐色硬化（brown duration）。

肺淤血患者临床上常表现为气促、发绀等症状。急性肺淤血严重时，可发生肺水肿，患者会咯出大量粉红色泡沫痰，面色灰白，呼吸困难，有濒死感，甚至可能出现心肺功能衰竭，危及生命。

（2）肝淤血。肝淤血常由右心衰竭引起，此时肝静脉回流心脏受阻，血液被淤积在肝小叶循环的静脉端，导致肝小叶中央静脉及肝窦扩张淤血。急性肝淤血时，肝脏体积增大，颜色变为暗红色。镜下表现为小叶中央静脉和肝窦扩张，充满红细胞。严重时可出现小叶中央肝细胞萎缩、坏死。小叶外围汇管区附近的肝细胞由于靠近肝小动脉，缺氧程度较轻，可能仅出现肝脂肪变。慢性肝淤血时，肝小叶中央区因严重淤血而呈暗红色，两个或多个肝小叶中央淤血区可能相连。肝小叶周边部肝细胞则因脂肪变呈黄色，致使在肝的切面上出现红（淤血区）、黄（肝脂肪变区）相间的条纹，状似槟榔切面，因此被称为槟榔肝（nutmeg liver）。镜下表现为肝小叶中央肝窦高度扩张淤血、出血，肝细胞萎缩甚至消失。肝小叶周边部肝细胞发生脂肪变（图25-2）。

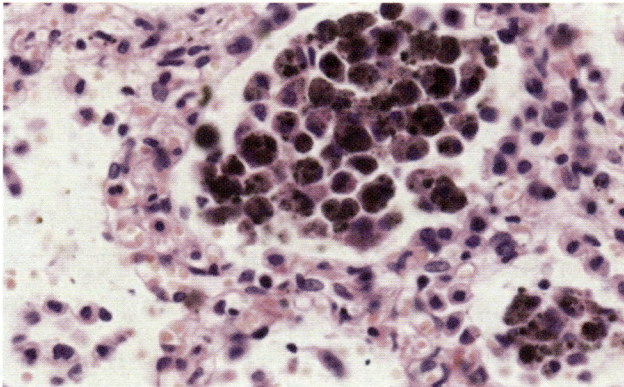

图25-1　慢性肺淤血（肺泡壁毛细血管扩张、充血，肺泡腔内可见吞噬含铁血黄素的巨噬细胞）

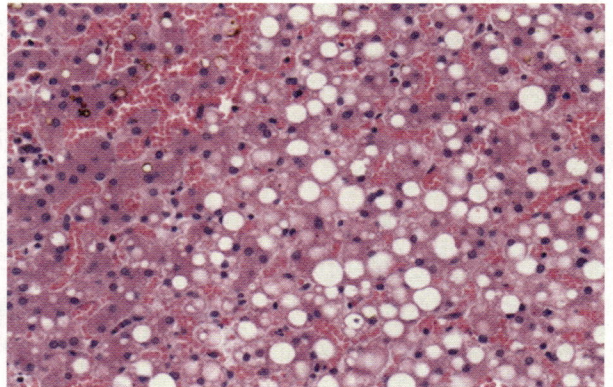

图25-2　慢性肝淤血和脂肪变（肝窦扩张淤血，肝细胞脂肪变，胞质出现小的脂肪空泡）

长期严重肝淤血，肝小叶中央肝细胞萎缩消失，网状纤维塌陷后胶原化。肝窦旁的贮脂细胞（fat-storing cell）增生，合成胶原纤维增多。同时，汇管区纤维结缔组织的增生也加剧，导致整个肝脏的间质纤维组织增多，形成淤血性肝硬化（congestive liver cirrhosis）。患者会出现一定程度的肝功能损害表现，如转氨酶升高、胆红素升高、眼黄、尿黄、皮肤黄等症状。随着病情的进一步进展，还可能出现腹水、脾肿大、脾功能亢进等严重并发症。

第二节　出血

血液从血管或心腔溢出，称为出血（hemorrhage）。根据出血的发生部位，可分为内出血（血液溢出到人体腔或组织内）和外出血（血液流出体外）。出血的病因和发病机制复杂多样，包括生理性出血和病理性出血。

1. 出血的病因和发病机制

（1）生理性出血。生理性出血是指正常生理过程中出现的出血现象，如女性月经期的子宫内膜出血。这种出血是生理性的，不需要特殊治疗。

（2）病理性出血。病理性出血是指由疾病或创伤等异常因素引起的出血。按血液溢出的机制，病理性出血可分为破裂性出血和漏出性出血。

破裂性出血是由心脏或血管壁破裂所致，出血量一般较多，常见原因如下。①血管机械性损伤：如割伤、刺伤、弹伤等外力导致的血管破裂。②血管壁或心脏病变：如心肌梗死后形成的室壁瘤破裂、主动脉瘤破裂、动脉粥样硬化破裂等。③血管壁周围病变侵蚀：如恶性肿瘤侵犯周围血管、结核性病变侵蚀肺空洞壁的血管、消化性溃疡侵蚀溃疡底部的血管等。④静脉破裂：常见于肝硬化时食管下段静脉曲张破裂出血。⑤毛细血管破裂：多发生于局部软组织损伤时。

漏出性出血是由于微循环的毛细血管和毛细血管后静脉通透性增加，血液通过扩大的内皮细胞间隙和受损的基底膜漏出血管外，常见原因如下。①血管壁损害：缺氧、感染、中毒等因素可导致血管壁损害，增加血管通透性。如脑膜炎双球菌败血症、立克次体感染、肾综合征出血热、蛇毒中毒、有机磷中毒等均可损伤血管壁，导致通透性增高。维生素 C 缺乏时，毛细血管壁脆性和通透性增加，也易发生漏出性出血。②血小板减少或功能障碍：再生障碍性贫血、白血病、骨髓内广泛性肿瘤转移等疾病可使血小板生成减少；原发性或继发性血小板减少性紫癜、弥散性血管内凝血（disseminated intravascular coagulation，DIC）等疾病可使血小板破坏或消耗过多。此外，某些药物在体内诱发免疫反应，形成的抗原 - 抗体免疫复合物吸附于血小板表面，可使血小板连同免疫复合物被巨噬细胞吞噬，导致血小板减少。细菌的内毒素及外毒素也有破坏血小板的作用。当血液中血小板数少于一定数量时，即有出血倾向。③凝血因子缺乏：凝血因子缺乏可导致血液凝固障碍，从而发生出血。常见原因包括先天性凝血因子缺乏（如血友病 A、血友病 B 等）、肝实质疾患（如肝炎、肝硬化等）导致凝血因子合成减少，以及 DIC 时凝血因子消耗过多等。

2. 出血的病理变化

（1）内出血。很多部位都可以发生内出血，血液积聚于体腔内称为体腔积血。这些体腔积血可能发生在心包腔（形成心包积血）、胸腔（形成胸腔积血）、腹腔（形成腹腔积血）以及关节腔（形成关节腔积血）。在组织内部局限性的大量出血会形成血肿，例如硬脑膜下血肿、皮下血肿以及腹膜后血肿等。在少量出血的情况下，通常只能在显微镜下观察到组织内存在数量不等的红细胞或含铁血黄素。

（2）外出血。鼻黏膜出血排出体外称为鼻出血；肺结核空洞或支气管扩张导致的出血经口腔排出到体外称为咯血；消化性溃疡或食管静脉曲张出血经口腔排出到体外称为呕血；结肠、胃出血经肛门排出称为便血；尿道出血经尿液排出称为尿血。微小的出血进入皮肤、黏膜、浆膜而形成较小（直径 1 ~ 2 mm）的出血点，称为瘀点（petechiae）；面积稍微大些（直径 3 ~ 5 mm）的出血点，称为紫癜（purpura）；直径超过 1 ~ 2 cm 的皮下出血灶，称为瘀斑（ecchymosis）。这些局部出血灶的红细胞会被降解，由巨噬细胞吞噬，血红蛋白（呈红 - 蓝色）被酶解转变为胆红素（bilirubin，呈蓝绿色），最后变成棕黄色的含铁血黄素，成为出血灶的特征性颜色改变。在有广泛性出血的患者中，由于大量的红细胞崩解，胆红素释出，有时可能发展为黄疸。

3. 出血的后果　缓慢少量的出血，多可自行停止。这主要是由于局部受损血管发生反射性收缩，使破损处缩小，或者血管受损处血小板聚集，经过凝血过程形成血凝块，从而阻止继续出血。少量局部组织出血或体腔积血，可通过吸收或机化过程消除；而较大的血肿若吸收不完全，则可能机化或被纤维包裹。

出血对机体的影响取决于出血的类型、出血量、出血速度和出血部位。破裂性出血若出血过程迅速，在短时间内丧失循环血量20% ~ 25% 时，可发生出血性休克。此外，若出血广泛，如肝硬化患者因门静脉高压导致的广泛性胃肠道黏膜出血，亦可引发出血性休克。发生在重要器官的出血，即使出血量不多，也可能引起严重后果。例如，心脏破裂会引起心包内积血，由于心脏压塞，可导致急性心功能不全。脑出血，尤其是脑干出血，因重要的神经中枢受压，可能导致死亡。局部组织或器官的出血，可引起相应的功能障碍，如脑内囊出血可能导致对侧肢体偏瘫，视网膜出血则可能引起视力减退或失明。慢性反复性出血还可能引起缺铁性贫血。

第三节　血栓形成

在活体心脏或血管内，血液的有形成分析出、聚集或血液发生凝固形成固体质块的过程，称为血栓形成（thrombosis）。所形成的固体质块被称为血栓（thrombus）。与离体血液凝固或死后血液凝固所形成的血凝块不同，血栓是在活体状态下，并在心血管内形成的固体质块。正常情况下，血液在循环系统内不发生凝固和凝集，这是因为血液的凝血系统和抗凝血系统处于动态平衡状态。在某些因素或条件的作用下，这种动态平衡可能被打破，导致血液在活体心脏或血管内发生凝集和凝固，从而形成血栓。

1.血栓形成的条件和机制　血栓形成是血液在心血管内流动情况下发生的血液凝固。它是在一定条件下，通过血小板的黏附、凝集和血液凝固这一基本过程形成的，需要以下三个条件。

（1）心血管内皮细胞损伤。正常心血管内衬的一层内皮细胞构成屏障，不仅将血小板、凝血因子和促使发生凝血的内皮下细胞外基质隔开，而且可合成具有抑制血小板聚集作用的前列环素、一氧化氮等物质，从而防止血栓的形成。因此，内皮细胞具有抑制血小板聚集、抗凝血和溶解纤维蛋白的作用。一旦内皮细胞发生变性、坏死和脱落，则局部屏障被破坏，内皮下胶原暴露。此时，受损的内皮细胞会释放出二磷酸腺苷（ADP），与血小板膜上的 ADP 受体结合，促进血小板发生黏附反应。黏附的血小板可释放出内源性 ADP，促使更多的血小板黏附及凝聚，并使血小板释放出更多的促凝物质。同时，内皮下胶原的暴露会激活Ⅻ因子，损伤的内皮细胞会释放组织因子，从而启动内、外源性凝血系统，使凝血酶原激活为凝血酶，引发凝血过程。血栓形成通常始于胶原裸露的局部形成的持久性血小板聚集堆，因此，内皮细胞损伤、胶原裸露是血栓形成最重要的因素。凝血酶则将纤维蛋白原转变为纤维蛋白，是血栓形成的核心成分。

心血管内膜损伤导致血栓形成的情况多见于风湿性和感染性心内膜炎、心肌梗死区的心内膜以及动脉粥样硬化斑块破裂形成溃疡等部位。缺氧、休克、败血症的细菌内毒素等可引起全身广泛的内皮损伤，激活凝血过程，导致 DIC，在全身微循环内形成血栓。

（2）血流状态改变。正常血流具有分层特性，红细胞和白细胞在血管的中轴部分流动，形成轴流，而血小板则位于轴流的外围，周边血浆则构成边流。这种分层的血流有效地将血小板与血管内膜分隔开，从而防止血小板与内膜的接触和激活。然而，当血流变得缓慢或形成涡流时，轴流的结构会被破坏，血小板会进入边流，并容易黏附于血管内膜。涡流产生的冲击力还可能损伤血管内皮细胞，进一步促使血栓的形成。因此，血流缓慢和涡流的形成是血栓形成的重要因素。例如，久病和术后卧床的患者由于血流缓慢，容易并发血栓形成；下肢静脉的血流相对于上肢更为缓慢，因此下肢血栓形成的情况比上肢更为多见；在二尖瓣狭窄的情况下，左心房内的血流变得缓慢并形成涡流，因此左心房内更容易形成血栓。

（3）血液凝固性增加。当血小板或凝血因子增多，血液黏稠度增高，或者纤维蛋白溶解系统的活性降低时，血液的凝固性会增加。在严重创伤、产后或大手术后，由于凝血系统的激活以及大量失血后血液中血小板的补充，血液容易发生黏集。同时，纤维蛋白原、凝血酶原及凝血因子（如Ⅻ因子等）的含量也会相应增多，从而增加了血栓形成的风险。大面积烧伤时，组织损伤会激活凝血系统，加上大量血浆的丧失导致血液浓缩和黏度增加，这也为血栓的形成提供了有利条件。此外，某些肿瘤（如肺癌、肾癌及前列腺癌等）及胎盘早期剥离的患者，由于大量组织因子进入血液，激活外源性凝血系统，也常导致静脉内血栓的形成。另外，血小板增多及黏性增加还可见于妊娠高血压症、高脂血症、动脉粥样硬化、吸烟和肥胖症患者等。

血栓的形成往往是多种因素综合作用的结果。上述三个条件（心血管内皮细胞损伤、血流状态改变、血液凝固性增加）可能同时存在并相互影响，或者其中某一条件起主要作用。例如，左心房内球形血栓的形成除了血流缓慢外，还伴有涡流的作用；而手术后髂静脉内血栓的形成则可能由手术创伤导致的血管内皮细胞损伤、组织因子的释放以及血小板、纤维蛋白原等凝血因子的增多共同作用所致，同时也有手术后卧床导致血流缓慢的因素。

因此，为防止血栓形成，应尽量减少血管的损伤。长期卧床的患者应适当活动肢体或尽可能起床活动，以促进血液循环并预防血栓的形成。

2. 血栓形成过程及血栓的形态

（1）血栓形成过程。无论是心脏、动脉还是静脉内的血栓，其形成过程都始于血小板黏附于内膜下裸露的胶原。当内膜受损，血小板会迅速黏附于受损部位，并释放出内源性 ADP 及血栓素 A_2（TXA_2）。这些物质进一步作用于血流中的血小板，促使血小板继续黏集，形成血小板小堆。

随着血小板的不断黏集，内源性和外源性凝血系统同时被激活，产生大量纤维蛋白多聚体。这些纤维蛋白多聚体与纤维连接蛋白共同作用，使黏集的血小板小堆牢固地黏附于受损内膜表面，形成镜下均匀一致、无结构的灰白色血小板血栓，即白色血栓。这是血栓形成的起始阶段。

在静脉血栓中，白色血栓通常位于延续性血栓的起始部，即血栓头部。随着血小板的继续沉积和血液凝固，血栓体会逐渐形成，即混合血栓。当血栓逐渐增大并阻塞管腔时，局部血流停滞并凝固，形成暗红色的凝血块，即红色血栓，构成静脉内延续性血栓的尾部。

（2）血栓的类型和形态。

①白色血栓（pale thrombus）。形成原因：因内皮细胞损伤，血小板黏附于受损内皮表面并逐渐增大而形成。肉眼观察：呈灰白色小结节或赘生物状，表面粗糙有波纹，质硬，与管壁黏着紧密不易脱落。镜下观察：主要由血小板及少量纤维蛋白构成，因此又称为血小板血栓或析出性血栓。常见于急性风湿性心内膜炎时二尖瓣闭锁缘上形成的血栓赘生物，以及在静脉血栓中位于起始部的白色血栓。

②混合血栓（mixed thrombus）。形成原因：当白色血栓增大到一定程度时，可使其下游的血流变慢并发生漩涡，导致另一个血小板小梁的形成。如此反复发展，形成许多血小板小梁，其间纤维蛋白形成网架，网罗大量红细胞及少量白细胞，导致血液凝固。肉眼观察：呈灰白色和红色相间的层状结构，故又谓层状血栓。镜下观察：可见血小板、纤维蛋白、红细胞和白细胞成分。混合血栓构成血栓的体部（图 25-3）。

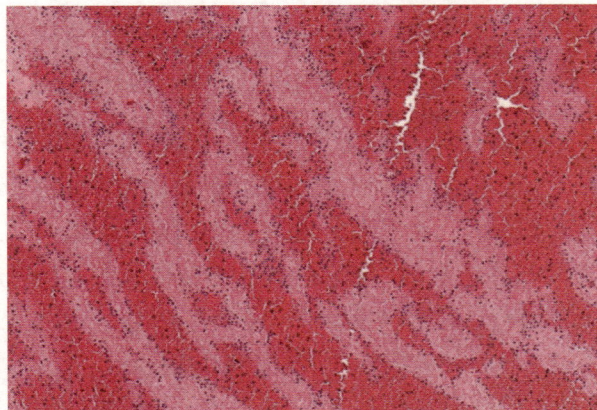

图 25-3　混合血栓（血小板凝聚成小梁状，小梁之间血液凝固并充满大量的红细胞和纤维蛋白）

③红色血栓（red thrombus）。形成原因：随着混合血栓逐渐增大并阻塞管腔，局部血流停滞并凝固，形成暗红色凝血块。肉眼观察：呈暗红色。新鲜的红色血栓湿润，有一定的弹性，与血管壁无粘连；陈旧的红色血栓由于水分被吸收，变得干燥、易碎、失去弹性，并易于脱落造成栓塞。镜下观察：在纤维蛋白网眼内充满红细胞。红色血栓构成静脉内延续性血栓的尾部。

④透明血栓（hyaline thrombus）。形成原因：发生于微循环血管内，主要由纤维蛋白构成。最常见于DIC。特点：只能在显微镜下见到，因此又称微血栓。

此外，根据血栓与管腔的关系，还可以将血栓分为阻塞性血栓和附壁血栓。阻塞性血栓多见于口径中等大小的血管，能完全阻塞管腔；附壁血栓则多黏附于心壁或血管壁而无管腔阻塞，多见于心腔及大血管内。在心瓣膜上形成的白色血栓称为赘生物，常见于风湿性心内膜炎或感染性心内膜炎。

3. 血栓的结局　血栓在形成后，会经历一系列复杂的生理和病理过程。其最终结局取决于多种因素，包括血栓的大小、位置、机体的纤溶活性以及局部血流状况等。以下是血栓的几种主要结局。

（1）软化、溶解、吸收。在血栓形成过程中，激活的Ⅻ因子不仅促进血栓形成，还激活纤维蛋白溶酶系统。这一系统以及血栓内白细胞崩解后释放的溶蛋白酶共同作用，使血栓逐渐软化并溶解。小的新鲜血栓往往可以被快速溶解和吸收。大的血栓多为部分软化，随后可能被血流冲击形成碎块、颗粒，甚至整体脱落。脱落的血栓会随血流运行到局部组织或器官，并阻塞相应的灌流血管，形成血栓栓塞。

（2）机化、再通。当纤维蛋白溶解系统活性不足时，血栓可能仅部分软化。随后血管内皮细胞和成纤维细胞会向血栓内长入，形成肉芽组织并逐渐取代血栓。这一过程称为血栓机化。机化的血栓与血管壁紧密相连，因此不易脱落。

在机化过程中，由于血栓逐渐干燥收缩及软化，其内部或血栓与血管壁间可能出现裂隙。新生的内皮细胞会覆盖这些裂隙的表面，形成新生的血管，从而使部分血流重新通过已阻塞的血管。这一过程称为再通（图25-4）。

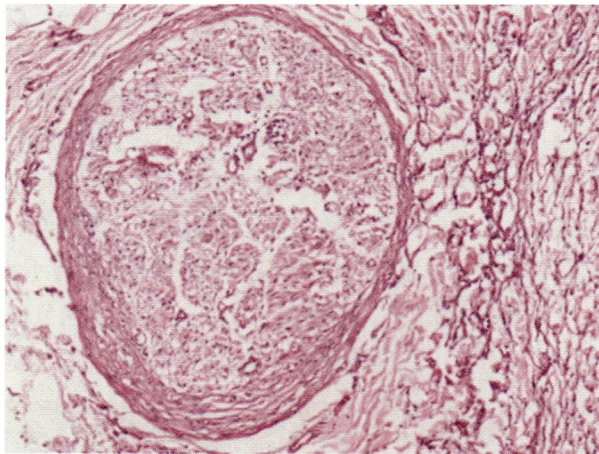

图25-4　血栓机化与再通（血栓机化，可见再通的血管）

（3）钙化。血栓形成后，钙盐可能沉积在未溶解吸收的血栓内，导致血栓部分或全部钙化。钙化的血栓分别称为静脉石和动脉石。除了未溶解的血栓外，机化的血栓也可能发生钙化。

4. 血栓对机体的影响　血管破裂时，血栓形成能起止血作用，如胃、十二指肠溃疡底部血管内的血栓形成能避免大量出血，这是对机体有利的一面。然而，多数情况下血栓形成对机体会造成不利影响，其危害的严重程度视血管阻塞的部位、程度、发生速度，阻塞血管的大小，以及侧支循环建立的情况不同而异。此外，所形成的血栓脱落后可引起栓塞、心瓣膜病和出血等。

（1）阻塞血管。动脉血栓未完全阻塞管腔时，血流减少，导致局部器官和组织缺血，细胞变性，组织萎缩。完全阻塞管腔时，若未能建立有效的侧支循环，可引起器官、组织缺血性坏死。例如，冠状动脉粥样硬化合并血栓形成可引起心肌梗死，脑动脉血栓形成可引起脑梗死（脑软化）。

静脉血栓中若侧支循环充分建立，局部血液循环状态可以改善，不会导致严重后果。下肢主要的深静脉（如股静脉或髂静脉）血栓形成，会引起远端肢体淤血、水肿、出血，甚至坏死。

（2）栓塞。在血栓与血管壁黏着不牢固或血栓尚未机化之前，整个或部分血栓可以软化脱落，形成血栓栓子，随血流运行并阻塞其他血管，导致栓塞。栓塞的严重程度取决于栓子的大小、数量以及栓塞部位。如果栓子内含致病菌，还可能引起败血症或脓毒血症，形成败血性梗死或栓塞性脓肿。

（3）心瓣膜病。心瓣膜上形成的血栓机化后，可导致瓣膜粘连、增厚变硬，腱索增粗缩短，进而引起相应的瓣膜狭窄或关闭不全，导致心瓣膜病。心瓣膜病可严重影响心脏功能，甚至危及生命。

（4）出血。在 DIC 时，微循环内广泛的微血栓形成会消耗大量的凝血因子和血小板，从而导致血液处于低凝状态。这种低凝状态可引起全身性广泛出血，严重威胁患者的生命健康。

第四节　栓塞

栓塞是指在循环血液中出现的不溶于血液的异常物质，这些物质随血流运行并阻塞血管腔的现象。这些阻塞血管的异常物质被称为栓子。栓子可以是固体、液体或气体，其中最常见的栓子是脱落的血栓，其他类型的栓子还包括脂肪滴、空气、羊水和肿瘤细胞团等。

1. 栓子的运行途径　栓子一般随血流方向运行，并最终停留在口径与其相当的血管中，从而阻断血流。来自不同血管系统的栓子，其运行途径各不相同：

（1）静脉系统和右心腔栓子：这些栓子通常来自体循环静脉系统或右心腔，随血流进入肺动脉主干及其分支，引起肺栓塞。某些体积小且富于弹性的栓子（如脂肪栓子）可能通过肺泡壁毛细血管回流到左心，再进入体循环系统，阻塞动脉小分支。

（2）主动脉系统和左心腔栓子：这些栓子来自主动脉系统或左心腔，随动脉血流运行，阻塞于各器官的小动脉内。常见于脑、脾、肾及四肢的指、趾等部位。

（3）门静脉系统栓子：来自肠系膜静脉等门静脉系统的栓子，可引起肝内门静脉分支的栓塞。

（4）交叉性栓塞（反常性栓塞）：偶见来自右心腔或腔静脉系统的栓子，在右心腔压力升高的情况下，通过先天性房（室）间隔缺损到达左心，再进入体循环系统引起栓塞。罕见情况下，静脉脱落的小血栓可能经肺动脉未闭的动脉导管进入体循环，引起栓塞。

（5）逆行性栓塞：极罕见于下腔静脉内血栓。在胸、腹压突然升高（如咳嗽或深呼吸）时，可能使血栓一时性逆流至肝、肾、髂静脉分支，并引起栓塞。

2. 栓塞的类型及对机体的影响　栓塞对机体的影响，因栓子的种类、大小、部位及侧支循环建立情况而异。常见的栓塞类型有以下几种。

（1）血栓栓塞（thromboembolism）：由血栓或血栓的一部分脱落引起的栓塞，是各种栓塞中最常见的一种，占所有栓塞的99%。

①肺动脉栓塞（pulmonany embolism）。据统计，肺动脉栓塞的栓子90%以上来自下肢深静脉，少数来自盆腔静脉，偶尔来自右心。血栓栓子栓塞肺动脉后，对机体的影响与栓子的大小和数量有关。肺具有肺动脉和支气管动脉双重的血液供应，当栓子较小且数量少时，常栓塞到肺动脉的小分支，不会引起明显的后果。若肺已有严重淤血，微循环内压升高，使支气管动脉供血受阻，则可引起肺组织的出血性梗死。若栓子较大，栓塞肺动脉主干或大分支，则会造成肺动脉栓塞症，患者出现突发性呼吸困难、

发绀、休克甚至猝死。肺动脉栓塞引起猝死的机制尚未完全清楚，可能与肺动脉机械性阻塞，血栓刺激动脉内膜引起的神经反射和血栓释出的 TXA_2 和 5-HT，导致肺动脉、支气管动脉和冠状动脉广泛痉挛和支气管痉挛，造成急性肺动脉高压、右心衰竭和窒息有关，同时也与肺缺血、缺氧和左心排血量下降有关。

②体循环的动脉栓塞。动脉系统栓塞的栓子 80% 来自左心及动脉系统的附壁血栓，如亚急性细菌性心内膜炎时瓣膜的赘生物、动脉瘤及动脉粥样硬化的附壁血栓。栓子随动脉血流至小动脉分支，引起栓塞。动脉系统栓塞以下肢、脑、肠、肾和脾的栓塞较常见，其后果取决于栓子的大小、栓塞的部位、局部侧支循环建立的情况以及组织对缺血的耐受性。当栓塞的动脉缺乏有效的侧支循环时，可引起局部组织梗死。肝有肝动脉和门静脉双重血液供应，因此很少发生梗死。若栓塞发生在冠状动脉或脑动脉分支，常可导致严重后果，甚至危及生命。

（2）脂肪栓塞：是指循环血流中出现脂肪滴阻塞血管的现象，这些脂肪滴通常来源于长骨粉碎性骨折或严重脂肪组织挫伤。在这些情况下，黄骨髓或脂肪组织的脂肪细胞会破裂，释放出无数细小的脂滴。这些脂滴通过破裂的静脉进入血液循环，进而可能引发肺脂肪栓塞。在某些情况下，脂肪滴还可能通过肺毛细血管或肺内的动、静脉短路进入动脉系统，导致脑、肾、皮肤以及眼结膜等部位的栓塞。

脂肪栓塞对机体的影响主要集中在肺和神经系统，且其后果与脂肪滴的大小和数量密切相关。当少量脂滴进入血液时，它们通常会被吞噬细胞吞噬并吸收，因此不会产生严重的后果。然而，当部分脂滴进入肺血管时，它们可能会损伤肺微血管内皮细胞，导致血管通透性增加，从而引发肺水肿和肺出血。

如果进入肺内的脂肪滴数量较多，达到一定程度（如 9 ~ 20 g，导致 75% 的肺循环被栓塞），将会严重影响气体交换功能，患者可能会因窒息或急性右心衰竭而死亡。此外，直径小于 20 μm 的脂肪滴能够顺利通过肺循环进入左心，并随着体循环栓塞相应的器官，特别是在大脑中，这些微小的脂肪滴可能导致水肿、出血和梗死，进而引发患者出现烦躁不安、头痛、幻觉甚至昏迷等严重的神经系统症状。

（3）气体栓塞：是指大量气体进入血液，或原溶解于血液中的气体游离出来，形成气泡阻塞血管或心腔的现象。气体栓塞主要分为空气栓塞和氮气栓塞（减压病）两种类型。

①空气栓塞（air embolism）是气体进入血液而导致的气体栓塞。它多见于血管内呈负压状态的较大静脉，如头颈、胸壁和肺的创伤或手术时。当这些血管（如锁骨下静脉和颈静脉）受到损伤时，由于它们接近心脏且负压较高，大量空气可迅速被吸入管腔，并随血流到达右心。此外，在分娩过程中，子宫强烈收缩也可能将空气挤入破裂的静脉窦内。输液、输血、输卵管通气、人工气胸或气腹等操作中的意外事故也可能导致空气栓塞。

少量空气随血流进入肺组织后会溶解，通常不会引起严重后果。然而，如果部分空气泡经肺循环进入体循环动脉，可能导致脑栓塞，引起患者抽搐和昏迷。更为严重的是，如果迅速进入静脉的空气超过 100 mL，空气会在右心聚集。由于心脏搏动，空气和血液经搅拌而形成可压缩的泡沫血，填塞心腔或造成广泛肺毛细血管的空气栓塞，这将导致循环中断并可能引发猝死。

②氮气栓塞（减压病）主要发生在人体从高气压环境急速转入低气压环境时。在这种情况下，溶解于血液、组织液和脂肪组织中的气体迅速游离并形成气泡，从而引起气体栓塞。这种现象主要见于潜水员从深海迅速浮出水面或飞行员从地面快速升空而机舱又未密封时。

由于体外大气压骤然降低，原来溶解于血液中的气体（特别是氮气）很快被释放出来并形成气泡。其中，氧气和二氧化碳很快被溶解吸收，而氮气溶解较慢，可在血液或组织中形成小气泡或互相融合成大气泡。这些气泡在血管内形成氮气栓塞，会引起缺血和梗死；而组织内的气泡则常引起局部症状，如关节、肌肉疼痛等。如果短期内形成大量气泡并阻塞血管，特别是阻塞冠状动脉时，会引起严重的血液循环障碍，甚至可能导致迅速死亡。

因此，对于存在气体栓塞风险的情况，应尽早进行预防和治疗，以降低栓塞的发生率并减轻其对机体的影响。同时，对于已发生栓塞的患者，应根据栓塞的类型、部位和严重程度，制订针对性的治疗方案，以最大程度地保护患者的生命安全和身体健康。

（4）羊水栓塞（amniotic fluid embolism，AFE）：是分娩过程中一种罕见而严重的并发症，其病死率极高，通常超过80%。这一病症主要发生在分娩或胎盘早期剥离时，特别是当羊膜破裂且胎儿阻塞产道的情况下。此时，子宫会强烈收缩，导致子宫腔内压力增高，羊水被挤入破裂的子宫壁静脉窦内，并随血流进入母体右心。在肺动脉分支及肺泡壁毛细血管内，羊水会引起栓塞。少数情况下，羊水还可能通过肺循环到达左心腔，并在心、肾、脑、肝、脾等器官形成栓塞。

镜下观察，可以看到肺动脉小分支及毛细血管中存在纤维蛋白性血栓及角化上皮、胎毛、胎脂、黏液及胎粪等成分。羊水栓塞的发病急骤，后果严重。临床上，产妇可能会突然出现呼吸困难、发绀（皮肤、黏膜等呈现青紫色）、休克等症状，甚至在分娩过程中或分娩后突然死亡。羊水栓塞导致死亡的发病机制为：羊水中胎儿的代谢产物入血引起过敏性休克；羊水栓子阻塞肺动脉，羊水内含有血管活性物质引起反射性血管痉挛；羊水具有凝血激活酶的作用，引起DIC。

（5）其他栓塞。

①细菌及寄生虫栓塞：含有大量细菌的血栓或细菌菌团，侵入血管或淋巴管时，既能引起管腔阻塞，又能引起炎症扩散。细菌栓塞多见于细菌性心内膜炎及败血症。寄生虫、虫卵及其他异物也可造成栓塞，如血吸虫虫卵常栓塞于门静脉肝内分支中。

②细胞栓塞：恶性肿瘤细胞侵入血管扩散时，可在血管内增殖形成瘤栓或癌栓，并阻塞血管，导致转移瘤形成。

第五节　梗死

机体局部组织由于动脉血流阻断、血流停止导致缺血、缺氧而发生的坏死称梗死（infarct）。

1. 梗死形成的原因　任何引起血管管腔阻塞，导致局部组织血液循环中止和缺血的因素均可引起梗死。

（1）血管管腔阻塞。动脉内血栓形成是引起梗死的最常见的原因。静脉内血栓形成一般只引起淤血、水肿，但长期淤血影响动脉血流和侧支循环的建立时，也可引起梗死。其次是动脉栓塞，大多是血栓栓塞，也可见于气体、羊水、脂肪栓塞等，常引起肾、脑、脾和肺的梗死。如冠状动脉和脑动脉粥样硬化引起的血栓形成，脱落后阻塞血管引起的心肌梗死和脑梗死等。此外，DIC引起的微血栓可造成微小梗死。

（2）动脉痉挛。在尸检中发现，有的心肌梗死或脑梗死并无血管阻塞，而梗死的发生与动脉痉挛有关。单纯的动脉痉挛不至于引起梗死，多数是在动脉粥样硬化或合并斑块内出血，在血管腔已经狭窄的基础上，发生血管持续痉挛，引起血管闭塞，导致器官或组织梗死。临床常见的有冠状动脉粥样硬化引起的心肌梗死。

（3）血管受压闭塞。如肠扭转、肠套叠和嵌顿疝时，肠系膜静脉和动脉受压；肿瘤压迫血管以及卵巢囊肿和睾丸扭转等均可导致血流供应中断，引起梗死。

2. 梗死形成的条件

（1）血液供应中的侧支循环状况。某些器官具有双重血液循环，这些器官内有着丰富的吻合支，使得当一条血管阻塞时，另一条动脉可以维持供血，因此不易发生梗死。例如，肺有肺动脉和支气管动脉双重供血，肝有肝动脉和门静脉双重供血。手和前臂的桡动脉和尺动脉之间有丰富的吻合支，因此也很少发生梗死。有些动脉吻合支较少或不明显，如脾动脉、肾动脉、脑动脉等，当这些动脉迅速阻塞，而侧支循环不能建立时，常可导致梗死的发生。

（2）局部组织对缺血的敏感程度。大脑的神经细胞的耐受性最差，缺血3～4 min即可引起梗死。心肌对缺血也很敏感，血流阻断20～30 min就会梗死。骨骼肌、纤维结缔组织对缺血耐受性最强。

（3）其他。严重的贫血或心功能不全，血氧含量降低，心排血量减少，组织、器官的有效循环血量不足，都可促使梗死的形成。

3. 梗死的类型及病变　根据梗死灶内是否有出血和有无细菌，可将梗死分为贫血性梗死、出血性梗死和败血性梗死。

（1）贫血性梗死。贫血性梗死多发生于组织较致密而侧支循环不丰富的实质器官，如心、肾、脾、脑等。这些器官的动脉血流阻断后，供血区内及其邻近的动脉分支会发生反射性痉挛，将血液从该区挤压出来，导致缺血区的组织细胞变性、坏死。梗死区内早期可能有少量出血，但红细胞很快崩解，坏死组织发生凝固，故梗死区内缺乏血液而呈灰白色或灰黄色。梗死灶的形状取决于该器官的血管分布，如肾和脾的梗死灶常呈锥形，尖端向血管阻塞的部位，底部靠器官表面。梗死区周围常有暗红色的充血及出血带，时间较久后，因红细胞破坏分解，则呈棕黄色。

例如肾和脾的梗死，梗死灶呈锥形，边界清楚，颜色为灰白或灰黄色。镜下观察为凝固性坏死，早期仍可辨认组织结构的轮廓（图25-5）。脑梗死一般为贫血性梗死，坏死的脑组织不凝固，而发生软化，进而液化形成囊腔，周围被神经胶质包围。心肌梗死中梗死灶形态呈不规则的地图状，由冠状动脉分支的不规则性所致。

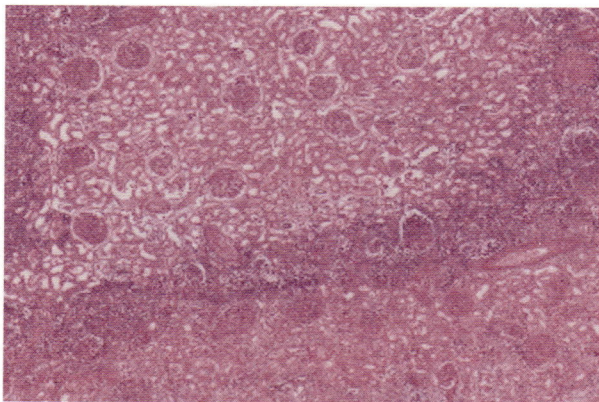

图25-5　肾贫血性梗死

（2）出血性梗死。出血性梗死常见于肺、肠等具有双重血液循环、组织结构疏松的器官，并且在伴有严重淤血的情况下发生。因为梗死灶内有大量出血，所以称之为出血性梗死，又称红色梗死。梗死灶内含有大量血液，使梗死区呈红色或暗红色。梗死灶的形状和大小取决于器官的血管分布和梗死的严重程度。如肺出血性梗死常位于肺下叶，尤好发于肋膈缘，常多发，病灶大小不等，呈锥形（楔形），尖端朝向肺门，底部紧靠肺膜。镜下观察可见组织坏死、出血及炎细胞浸润等病变。

如肺出血性梗死，常由肺淤血引起，梗死灶内含有大量血液，使肺组织呈暗红色或红色。肠出血性梗死多见于肠系膜动脉栓塞和静脉血栓形成，或在肠套叠、肠扭转等情况下发生，梗死灶内含有大量血液，使肠组织呈红色或暗红色。

（3）败血性梗死。梗死区若有细菌感染，则形成败血性梗死。这类梗死是由于含细菌的栓子阻塞血管所致，常见于急性感染性心内膜炎，含细菌的栓子从心内膜脱落，随血流运行而引起相应组织器官栓塞。梗死区可见细菌团及大量炎症细胞浸润，若感染菌为化脓菌，则可形成脓肿。

4. 梗死对机体的影响　梗死对机体的影响大小取决于发生梗死的器官、梗死灶的大小和部位，以及有无细菌感染等因素。重要器官的大面积梗死可引起器官严重功能障碍，甚至导致患者死亡。例如大面积心肌梗死可导致心功能不全或死亡；大面积脑梗死可导致瘫痪或死亡。梗死若发生在脾、肾，则对机体影响较小，常常仅引起局部症状。如肾梗死可出现腰痛和血尿，不影响肾功能。肺梗死有胸痛、咳嗽和咯血。肠梗死常出现剧烈腹痛、呕吐、血便、麻痹性肠梗阻和腹膜炎症状。肺、肠、四肢的梗死，若继发腐败菌感染，可引起坏疽，后果严重。

5. 梗死的结局　梗死灶是组织的不可逆性病变，梗死组织可被溶解、吸收，或发生机化、包裹和钙化。

第六节　水肿

组织间隙内体液增多谓水肿（edema），体腔内体液积聚谓积水或积液（hydrops），如胸腔积液（hydrothorax）、心包积液（hydropericardium）、腹腔积液（ascites）、脑积水（hydrocephalus）等。积水是水肿的特殊表现形式。水肿按波及的范围可分为全身性水肿（anasarca）和局部水肿（local edema），按发病原因可分为肾性水肿、肝性水肿、心性水肿、营养不良性水肿、淋巴性水肿和炎性水肿等。

1. 水肿的发病机制　水肿的发病机制涉及多个方面。

（1）静脉内流体静压增高。静脉回流障碍可引起局部静脉或毛细血管流体静压的升高，如左心衰竭时可引起肺淤血水肿；肿瘤压迫局部静脉或静脉血栓形成可使毛细血管的流体静压增高，引起局部水肿；妊娠子宫压迫髂总静脉可致下肢水肿等。全身性静脉流体静压增高往往由右心充血性心力衰竭引起，导致全身性水肿。

（2）血浆胶体渗透压降低。血浆胶体渗透压主要由血浆白蛋白维持。当血浆白蛋白合成减少或大量丧失时，血浆胶体渗透压下降，组织液生成增加。血浆白蛋白降低的原因包括蛋白质合成障碍（如肝硬化或严重营养不良）、蛋白质分解代谢增强（如结核病、恶性肿瘤等）以及蛋白质丧失过多（如肾病综合征时大量蛋白质从尿中丧失）。

（3）血管外组织中渗透压增高。血管外组织胶体渗透压的增高也会造成水肿。如炎症时，局部组织细胞坏死崩解，大分子蛋白质分解成小分子，使局部胶体渗透压升高。加上炎症时毛细血管通透性增加，血浆蛋白渗出至组织内，局部组织出现水肿。

（4）淋巴回流障碍。当淋巴道堵塞时，淋巴回流受阻或不能代偿性加强回流时，含蛋白质的水肿液在组织间隙聚积，可形成淋巴性水肿。例如乳腺癌治疗时，将乳腺或腋下淋巴结手术切除或用放射治疗，导致淋巴回流受阻，可引起患侧上肢的严重水肿。丝虫病时，腹股沟淋巴管和淋巴结纤维化，淋巴回流受阻，引起患肢和阴囊水肿，严重时称为象皮肿。

2. 水肿的病理变化　水肿的肉眼改变表现为组织肿胀，颜色苍白而质软，切面有时呈胶冻样。镜下，水肿液积聚于细胞和纤维结缔组织之间或腔隙内，HE 染色为透亮空白区，细胞外基质成分被水肿液分隔。若水肿液内蛋白质含量多，则水肿液红染；若蛋白质含量少，如心性或肾性水肿，则呈淡染。尽管任何组织器官都可发生水肿，但皮下、肺、脑最为常见。

（1）皮下水肿是水肿最常见的表现形式之一。不同原因引起的皮下水肿，其部位分布各异，可以是弥漫性，也可以是局部性。肉眼观察，皮下水肿表现为组织肿胀，颜色苍白而质软。用手指按压水肿部位，会留下凹陷，称为凹陷性水肿。这种水肿在双下肢尤为常见，特别是在右心衰竭患者中。长期卧床的患者则可能出现骶部水肿。镜下水肿液积聚于细胞和纤维结缔组织之间，将细胞外基质成分分隔开。HE 染色下，水肿液区域呈透亮空白区。若水肿液内蛋白质含量多，则水肿液红染；若蛋白质含量少，如心性或肾性水肿，则呈淡染。

（2）肺水肿是另一种常见的水肿类型，主要由左心衰竭、肾衰竭、成人型呼吸窘迫综合征（adult respiratory distress syndrome，ARDS）、肺部感染和过敏反应等原因引起。肉眼观察，肺水肿时，肺组织肿胀，质地变硬，质量比正常增加2～3倍。切面可见淡红色泡沫状液体渗出，这是水肿液积聚于肺泡腔内的结果。镜下可见肺泡腔内充满水肿液，肺泡壁增厚，毛细血管充血。有时可见到红细胞、白细胞和蛋白质渗出到肺泡腔内。

（3）脑水肿是指脑组织内液体过多积聚，导致脑组织肿胀的现象。它可以由局部脑组织损伤（如脓肿、肿瘤周围）或全身性疾病（如脑炎、高血压危象、脑静脉流出通道阻塞）引起。

肉眼观察：脑水肿时，脑组织肿胀，脑回变扁平，脑沟变浅，质量增加。这种变化可能导致颅内压升高，严重时可能危及生命。镜下可见脑组织疏松，血管周围空隙加宽，神经元和胶质细胞周围的水肿液积聚明显。有时可见到血管充血、出血和炎症反应。

3. 水肿对机体的影响　水肿对机体的影响取决于水肿的部位、程度、发生速度及持续时间。全身性皮下水肿常提示心力衰竭和肾衰竭，或营养不良，对诊断有帮助。局部的皮肤水肿会影响伤口的愈合和感染的清除。肺水肿会影响通气功能，甚至引起死亡。肺水肿时，水肿不但聚集在肺泡壁毛细血管周围，阻碍氧气交换，而且聚集在肺泡腔内，形成有利于细菌感染的环境。脑水肿由于可引起颅内压增高，脑疝形成，或压迫脑干，造成患者的快速死亡。喉头严重水肿时可引起气管阻塞，致患者窒息死亡。

（宁波大学医学部　徐晨）

第二十六章 炎症

当机体被各种损伤因子刺激时，细胞、组织、器官受到损伤，局部和全身发生一系列反应，以消灭损伤因子、清除坏死组织细胞并修复损伤。这种以防御为主的反应称为炎症反应。它是机体的一种复杂防御机制，既有保护作用，也可在特定情况下对机体造成损害。

第一节　概述

一、炎症的概念

炎症是机体对各种损伤因子刺激所发生的以防御反应为主的病理过程。不是所有活体生物都能发生炎症反应，只有那些具有血管的生物才能发生以血管反应为中心环节的炎症反应。炎症是损伤、抗损伤和修复的动态过程，包括：损伤因子对机体组织和细胞造成损伤；损伤周围组织的前哨细胞识别损伤因子及组织坏死物进而产生炎症介质；炎症介质激活宿主血管反应及白细胞反应，使白细胞等渗出到损伤部位，稀释、中和及清除有害物质；炎症反应消退和终止；实质细胞和间质细胞增生，修复受损组织。

二、炎症的原因

引起组织和细胞损伤的因子均能引起炎症，致炎因子可归纳为如下几类。

（1）物理性因子，如高/低温、机械创伤、紫外线和放射线等。

（2）化学性因子，有外源性和内源性化学物质。外源性化学物质如强酸碱、强氧化剂和芥子气等。内源性化学物质如坏死组织的分解产物（尿素等）。药物和其他生物制剂等使用不当也可引起炎症。

（3）生物性因子，细菌、病毒、真菌、螺旋体、立克次体、原虫和寄生虫等生物性因子为炎症最常见原因。由生物病原体引起的炎症称为感染。

（4）组织坏死，任何原因引起的组织坏死均是潜在致炎因子。如在新鲜梗死灶边缘出现的出血、充血带及炎症细胞浸润，便是炎症表现。

（5）变态反应，当机体免疫反应异常时，引起不适当的变态反应，造成组织损伤，进而引发炎症反应，如过敏性鼻炎等。

（6）异物，手术缝线、二氧化硅晶体或碎片残留在机体组织可引起炎症。

三、炎症的基本病理变化

炎症的基本病理变化主要是局部组织的变质、渗出和增生。早期以变质或渗出为主，后期以增生为主。但它们彼此是相互的，一般来说变质是损伤过程，渗出和增生是抗损伤和修复过程。

1. 变质　炎症局部组织发生变性和坏死称为变质，由致病因子直接导致或由血液循环障碍及炎症反应产物间接导致。变质可发生于实质细胞或细胞间质。实质细胞的变质包括细胞水肿、脂肪变性、液化性坏死和细胞凝固性坏死等。间质细胞的变质包括黏液样变性和纤维素样坏死等。

2. 渗出　炎症局部组织血管内的液体成分、纤维素等蛋白质和炎症细胞通过血管壁进入组织间隙、体腔、黏膜表面和体表的过程称为渗出。渗出的液体和细胞成分叫渗出液或渗出物，是因血管通透性增高和白细胞游出所致。渗出液集聚于组织间隙内叫炎性水肿，集聚于浆膜腔则叫炎性浆膜腔积液。渗出液对机体的积极作用：①稀释和中和毒素，减轻损伤作用；②为白细胞带来营养物，运走代谢产物；③所含抗体和补体有利病原体消灭；④纤维素交织成网限制病原微生物扩散和有利白细胞吞噬消灭病原体；⑤其白细胞吞噬和杀灭病原微生物、清除坏死组织；⑥刺激细胞免疫和体液免疫的产生。然而渗出液过多可出现压迫和阻塞作用，其纤维素吸收不良可发生机化。

3. 增生　致炎因子作用下局部实质细胞和间质细胞可发生增生。实质细胞的增生如慢性肝炎中的肝细胞增生。间质细胞的增生包括内皮细胞、巨噬细胞和成纤维细胞增生。炎症性增生可限制炎症扩散和修复损伤组织。

四、炎症的局部表现和全身反应

1. 炎症的局部表现　表现为红、肿、热、痛和功能障碍。红是因为局部血管扩张，充血；肿是由于血管通透性增加，液体和细胞渗出到组织间隙；热是因为血流加快，代谢增强；痛则是由于渗出物压迫及炎症介质刺激神经末梢。

2. 炎症的全身反应　当局部炎症较重，尤其是病原微生物蔓延扩散时，常出现全身性反应，表现为寒战、发热（致热原的作用导致体温升高）、厌食、心率加快、血压升高、末梢血白细胞变化（主要为中性粒细胞增多，部分情况白细胞减少）、单核巨噬细胞系统增生（肝、脾、淋巴结肿大）、实质器官病变（心肌炎、肾炎等）、代谢改变（基础代谢率增高、糖代谢紊乱、蛋白质和脂肪代谢加强）等。

炎症的全身反应程度和表现因炎症性质、严重程度和个体差异而不同。

3. 炎症的意义　炎症作为机体重要的防御反应具有如下积极作用：①阻止病原微生物蔓延全身，限制炎症扩散；②稀释毒素、消灭致炎因子和清除坏死组织；③修复损伤组织，恢复器官功能。

但在某些情况下，炎症具有一定危害性：①炎症引起重要器官发生比较严重的变性和坏死，可影响组织器官的功能；②大量渗出物累及重要器官可造成严重后果；③炎症增生性反应可造成严重影响，如结核性心包炎引发的心包增厚形成缩窄性心包炎影响心脏功能；④长期慢性炎症刺激引起多种慢性疾病；⑤"亚炎症"是一种介于"机体平衡"和"慢性炎症"之间的低水平炎症，与癌症、衰老、肥胖等疾病有关。

五、炎症的分类

炎症的分类方法较多，可以根据炎症累及的器官、病变的程度、基本病变性质和持续的时间等进行分类。根据炎症累及的器官，即在病变器官后加"炎"字，如心肌炎、肝炎等；加用受累的解剖部位或致病因子，如肾盂肾炎、病毒性心肌炎等。根据炎症病变的程度，分为轻度炎症、中度炎症、重度炎症。根据炎症的基本病变性质，分为变质性炎、渗出性炎和增生性炎。任何炎症在一定程度上包含变质、渗出、增生三种基本病变，但常常以一种病变为主，如以变质为主时称为变质性炎。根据炎症持续的时间，分为急性炎症、慢性炎症。急性炎症反应迅速、持续时间短，以渗出性病变为主，浸润细胞主要为中性粒细胞。慢性炎症持续时间长、以增殖性病变为主，浸润细胞主要为淋巴细胞和单核细胞。

第二节　急性炎症

急性炎症是机体对致炎因子的快速反应，其症状明显且持续时间较短。作用是运送白细胞和血浆蛋白到炎症病灶以杀伤和清除致炎因子。急性炎症过程中以血管反应和白细胞反应为主。

一、急性炎症过程中的血管反应

急性炎症过程中的血管反应包括：血流动力学改变引起血流量增加；血管通透性增加使白细胞和血浆蛋白渗出到血管外组织或体腔内。

1. 血流动力学改变　急性炎症过程中组织发生损伤后，顺序发生细动脉收缩、血管口径变化和血流量改变。

（1）细动脉短暂收缩。损伤发生后立即出现，由神经调节和化学介质引起。

（2）血管扩张和血流加速。细动脉扩张后毛细血管床开放，导致血流加快、血流量增加和能量代谢增强。

（3）血流速度减慢。血管通透性增加致血浆渗出，小血管内红细胞浓集，血液黏稠度增加，血流阻力增大，血流速度减慢甚至血流淤滞。

2. 血管通透性增加　血管通透性增加是炎症局部液体和蛋白渗出血管的重要原因。机制如下：

（1）内皮细胞收缩。内皮细胞在受到组胺、缓激肽等炎症介质刺激时，迅速发生收缩，细胞间出现缝隙，导致血管通透性增加。通常发生于毛细血管后小静脉。

（2）内皮细胞损伤。严重损伤刺激可直接损伤内皮细胞，使血管通透性明显增加，直至损伤血管形成血栓或内皮细胞再生修复。白细胞激活后释放的氧代谢产物和蛋白水解酶也可造成内皮细胞损伤和脱落。

（3）内皮细胞穿胞作用增强。富含蛋白质的液体通过穿胞通道穿过内皮细胞的现象称为穿胞作用，是血管通透性增加的另一机制。

（4）新生毛细血管高通透性。以出芽方式形成的新生毛细血管，其内皮细胞连接不健全等，使新生毛细血管通透性较高。

上述引起血管通透性增加的机制可同时或先后起作用。

二、急性炎症过程中的白细胞反应

炎症反应过程中，白细胞参与了一系列复杂而连续过程，包括：白细胞渗出并聚集到损伤部位；白细胞激活发挥吞噬和免疫作用；白细胞介导的组织损伤作用。

1. 白细胞渗出　白细胞通过血管壁游出到血管外的过程叫白细胞渗出，是炎症反应最重要的特征。白细胞经边集和滚动、黏附和游出、在组织中游走等阶段，在趋化因子作用下到达炎症灶而发挥防御作用。

（1）白细胞边集和滚动。白细胞被推离血管的中心部，到达血管边缘部，称为白细胞边集（图 26-1）。随后白细胞与内皮细胞表面黏附分子（即选择素）不断结合和分离，在内皮细胞表面翻滚，称为白细胞滚动。这一过程使得白细胞能够沿着血管内皮缓慢移动，为后续白细胞紧密黏附于内皮细胞，并游出血管做好准备。

（2）白细胞黏附。黏附是白细胞与血管内皮细胞表面相互作用并附着的过程，是白细胞从血管中游出的前提。这一过程在白细胞向炎症部位迁移中起着关键作用，受白细胞表面的整合素与内皮细胞表达的配体（免疫球蛋白超家族分子）介导。

（3）白细胞游出。白细胞穿过血管壁进入周围组织的过程叫白细胞游出，主要由炎症病灶产生的趋化因子所介导。趋化因子作用于白细胞，刺激白细胞以阿米巴运动方式从内皮细胞连接处游出。炎症不同阶段游出的白细胞种类不同，在急性炎症早期（24 小时内）中性粒细胞最先游出，24 ～ 48 小时则以单核细胞游出为主。致炎因子不同，游出的白细胞也不同，细菌感染常以中性粒细胞浸润为主，病毒感染以淋巴细胞浸润为主，过敏反应以嗜酸性粒细胞浸润为主。

（4）趋化作用。白细胞游出血管后，沿化学物质浓度梯度向着化学刺激物定向移动即为趋化作用。通过趋化作用白细胞聚集到炎症病灶，而吸引白细胞移动的化学刺激物叫趋化因子，包括外源性趋化因子（如细菌产物）和内源性趋化因子（如补体成分 C5a、白细胞三烯 LTB4 和细胞因子 IL-8 等）。

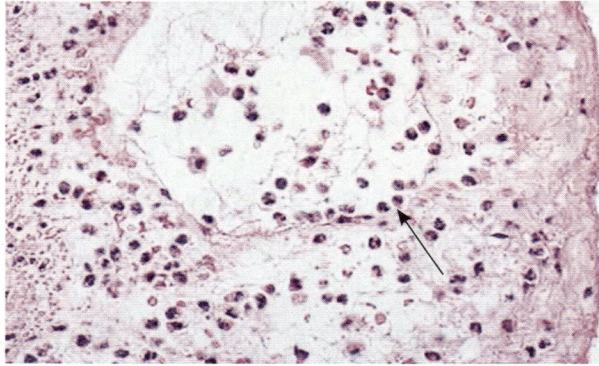

图 26-1　白细胞的边集和渗出

2. 白细胞激活　　白细胞聚集到损伤部位后，通过多种受体识别感染的微生物和坏死组织，然后被激活，进而发挥杀伤和清除作用。白细胞通过如下受体识别并被激活：①识别微生物产物的受体，如白细胞 Toll 样受体（TLRs）；② G 蛋白偶联受体；③调理素受体，如 Fe 受体、C3b 受体；④细胞因子受体。在白细胞被激活发挥杀伤 / 清除作用的过程中，吞噬作用和免疫作用发挥了重要作用。

（1）吞噬作用：是白细胞吞噬病原体、异物和组织碎片的过程。具有吞噬作用的细胞主要为中性粒细胞和巨噬细胞。中性粒细胞通过胞质颗粒中的髓过氧化物酶（MPO）、溶酶体酶等起作用。巨噬细胞通过溶酶体中酸性磷酸酶和过氧化物酶起作用。吞噬过程包括识别和附着、吞入、杀伤和降解三个阶段。①识别和附着。吞噬细胞表面的甘露糖受体、清道夫受体和各种调理素受体都有识别、结合和摄入微生物的功能。②吞入。吞噬细胞在附着细菌等颗粒状物体后，伸出伪足并延伸和融合，其细胞膜包围吞噬物形成泡状小体（吞噬体），与初级溶酶体颗粒融合形成吞噬溶酶体。③杀伤和降解。进入吞噬溶酶体的细菌被依赖氧和不依赖氧的机制杀伤和降解。依赖氧的机制主要是通过活性氧和活性氮杀伤微生物。不依赖氧的机制：通过激活磷脂酶和降解细胞膜磷脂；通过水解细菌糖肽外衣；嗜酸性粒细胞的主要碱性蛋白具有细胞毒性；防御素通过损伤微生物细胞膜。最终，被杀死的微生物在吞噬溶酶体内被酸性水解酶降解。

（2）免疫作用：发挥免疫作用的细胞包括单核细胞、淋巴细胞和浆细胞。抗原进入机体后，巨噬细胞将其吞噬处理，再把抗原呈递给 T 细胞和 B 细胞，免疫活化的淋巴细胞通过产生淋巴因子或抗体杀伤病原微生物。

3. 白细胞介导的组织损伤作用　　白细胞在吞噬过程中，不仅向吞噬溶酶体内释放产物，还将产物（溶酶体酶、活性氧自由基等）释放到细胞外基质中，损伤正常细胞和组织，加重致炎因子的损伤作用。白细胞介导的组织损伤见于多种疾病如肾小球肾炎、哮喘、肺纤维化等。

4. 白细胞功能缺陷　　任何影响白细胞黏附、趋化、吞入、杀伤和降解的先天性或后天性缺陷，均可引起白细胞功能缺陷，导致炎症失控。

（1）黏附缺陷。典型的如白细胞黏附缺陷（LAD）。LAD-1 型是因整合素 CD18 的 β2 缺陷，使白细胞黏附、迁移、吞噬等障碍，导致反复细菌感染和创伤愈合不良。LAD-2 型是因岩藻糖代谢障碍使唾液酸化 Lewis X 缺乏，导致反复细菌感染。

（2）吞噬溶酶体形成障碍。Chediak-Higashi 综合征表现为吞噬体与溶酶体融合发生障碍，导致严重免疫缺陷和反复细菌感染。

（3）杀菌活性障碍。因吞噬细胞 NADPH 氧化酶某种成分基因缺陷，导致依赖活性氧杀伤机制缺陷，引起慢性肉芽肿性疾病。

（4）骨髓白细胞生成障碍。造成白细胞数目下降，主要原因有再生障碍性贫血、肿瘤广泛骨转移和肿瘤化疗等。

三、炎症介质在炎症过程中的作用

炎症的血管反应和白细胞反应均是通过一系列化学因子作用实现的。这些参与和介导炎症反应的化学因子叫炎症介质或化学介质。

炎症介质具有以下共同特点：①炎症介质来自血浆和细胞。产生急性炎症介质的细胞主要是中性粒细胞、单核/巨噬细胞、肥大细胞等。②多数炎症介质通过与靶细胞表面受体结合发挥其生物活性作用，部分炎症介质直接有酶活性或介导氧化损伤。③炎症介质作用于靶细胞可进一步产生次级炎症介质，使初级炎症介质作用放大或抵消初级炎症介质作用。④炎症介质被激活或分泌到细胞外后，很快被降解、抑制或清除。

（一）细胞释放的炎症介质

1. 血管活性胺　包括组胺和 5- 羟色胺，储存于细胞分泌颗粒中，并在急性炎症反应中最先释放。组胺主要存在于肥大细胞和嗜碱性粒细胞的颗粒中，也存在于血小板中。肥大细胞释放组胺的过程称为脱颗粒。组胺主要通过血管内皮细胞 H1 受体发挥作用，导致细动脉扩张和细静脉通透性增加。5- 羟色胺主要存在于血小板中，引起血管收缩。

2. 花生四烯酸代谢产物　包括前列腺素、白细胞三烯和脂质素，参与炎症和凝血反应。花生四烯酸（AA）存在于细胞膜磷脂分子中，分别通过环氧合酶途径产生前列腺素和凝血素（PGE2、PGD2、PGF2、PGI2 和凝血素 A2 等）以及脂质氧合酶途径产生白细胞三烯和脂质素（LTA4、LTB4、LTC4、LTD4、LTE4 等）。

3. 血小板激活因子（platelet activating factor，PAF）　是磷脂类炎症介质，由嗜血小板、碱性粒细胞、中性粒细胞、单核巨细胞和血管内皮细胞产生。具有激活血小板、增加血管通透性以及引起支气管收缩以及促进白细胞与内皮细胞黏附、白细胞趋化和脱颗粒反应等作用。

4. 细胞因子　是多肽类物质，主要由激活的巨噬细胞和淋巴细胞产生，参与炎症反应和免疫反应。如由巨噬细胞、肥大细胞等产生的 TNF 和 IL-1 是介导炎症反应的重要细胞因子。化学趋化因子是一类有趋化作用的细胞因子，功能是刺激白细胞渗出以及调控白细胞在淋巴结等组织的分布。

5. 活性氧　中性粒细胞和巨噬细胞受到微生物、炎症因子等刺激后合成和释放活性氧，进而杀死和降解被吞噬的微生物及坏死细胞。少量的活性氧可促进趋化因子、细胞因子等表达以增强炎症反应，但大量的活性氧可引发组织损伤。

6. 白细胞溶酶体酶　存在于白细胞（主要是中性粒细胞和单核细胞）溶酶体颗粒内的酶可杀伤和降解微生物，引起组织损伤。溶酶体颗粒含有多种酶，如酸性水解酶、中性蛋白酶、溶菌酶等。

7. 神经肽　神经肽如 P 物质是一种小分子蛋白，可以传导疼痛、引起血管扩张和血管通透性增加。

（二）血浆中的炎症介质

血浆中存在着激肽、补体和凝血系统/纤维蛋白溶解系统这三种相互关联的系统，当血管内皮损伤时可以启动这些系统。

1. 激肽系统　缓激肽使细动脉扩张、血管通透性增加、支气管平滑肌收缩，引起疼痛。在激活的XII因子作用下，前激肽原酶转变成激肽原酶。后者作用于血浆中激肽原使其转化为缓激肽。

2. 补体系统　补体系统由 20 多种血浆蛋白质组成，不仅是抵抗病原微生物的天然 / 过继免疫因子，还是重要的炎症介质。补体通过经典途径（抗原 - 抗体复合物）、替代途径（病原微生物表面分子）和凝集素途径激活，产生炎症介质 C3a 和 C5a，发挥扩张血管、增加血管通透性、趋化白细胞、杀伤细菌等功能。

3. 凝血系统 / 纤维蛋白溶解系统　激活的Ⅻ因子启动凝血系统，激活凝血酶、纤维蛋白多肽和凝血因子 X 等。凝血酶激活血管内皮细胞可促进白细胞黏附。纤维蛋白多肽可提高血管通透性，促进白细胞趋化。凝血因子 Xa 可提高血管通透性并促进白细胞游出。纤维蛋白溶解系统启动后可激活纤维蛋白溶酶，降解纤维蛋白而产生的纤维蛋白降解产物可提高血管通透性。

四、急性炎症反应的终止

尽管急性炎症是机体的防御反应，但因其可引起组织损伤，所以机体对急性炎症反应严密调控并适时终止。炎症反应终止机制包括：①由致炎因子刺激而产生的炎症介质因半衰期短很快降解，并在致炎因子被清除后，炎症介质衰减，炎症反应逐渐减弱；②中性粒细胞在组织的半衰期短，离开血液循环后于数小时至两天内发生凋亡；③炎症反应本身会释放一系列终止信号，如脂质素、IL-10 等，主动终止炎症反应。

五、急性炎症的病理学类型

在急性炎症过程中，渗出性病变表现明显。根据渗出物的主要成分和病变特点，急性炎症的病理学类型分为浆液性炎、纤维素性炎、化脓性炎和出血性炎。

1. 浆液性炎　浆液性炎以浆液渗出为特征，渗出液主要来自血浆或浆膜的间皮细胞，含有白蛋白、中性粒细胞和纤维素。浆液性炎常发生于黏膜、滑膜、浆膜、皮肤和疏松结缔组织等。黏膜的浆液性炎（或浆液性卡他性炎）如感冒时鼻黏膜排出的大量浆液性分泌物。滑膜的浆液性炎如风湿性关节炎引起的关节腔积液。浆膜的浆液性炎如渗出性结核性胸膜炎引起的胸腔积液。皮肤的浆液性渗出物聚集在表皮内 / 下形成水疱。浆液性渗出物浸润疏松结缔组织引起局部炎性水肿。

浆液性炎一般较轻且易于消退，但渗出物过多也有不利影响，甚至导致严重后果，如喉头浆液性炎造成的喉头水肿可引起窒息。

2. 纤维素性炎　纤维素性炎以纤维蛋白原渗出为主，继而形成纤维蛋白即纤维素。HE 染色下纤维素呈红染、相互交织的网状、条状或颗粒状，混有中性粒细胞和坏死细胞碎片。纤维蛋白原大量渗出，表明血管壁损伤严重以及通透性明显增加。纤维素性炎常发生于黏膜、浆膜和肺组织。发生于黏膜的纤维素性炎，渗出的纤维素、中性粒细胞和坏死黏膜组织以及病原菌等在黏膜表面形成一层灰白色膜状物即"伪膜"，故又称伪膜性炎，如白喉的伪膜性炎，伪膜在咽喉部不易脱落（固膜性炎），而在气管易脱落（浮膜性炎）。发生于浆膜的纤维素性炎，如纤维素性心外膜炎，可出现心外膜变性坏死、大量纤维素渗出伴炎细胞浸润及心外膜细胞增生（图 26-2），甚至纤维性粘连。发生于肺组织的纤维素性炎有大量纤维素及中性粒细胞渗出。

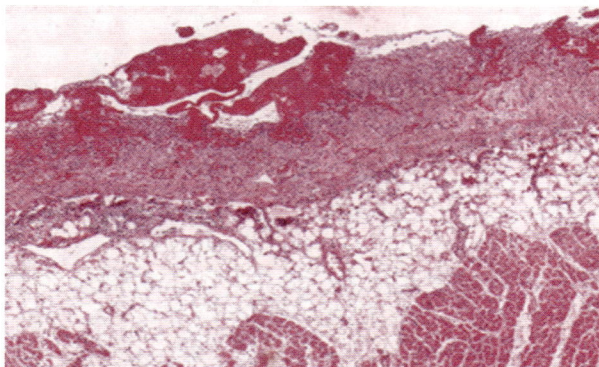

图 26-2　纤维素性心外膜炎伴心外膜细胞增生（大量纤维素性渗出物覆盖于心外膜脏层表面）

3. 化脓性炎 化脓性炎是以中性粒细胞渗出并伴不同程度的组织坏死和脓液形成为特点。化脓性炎常由化脓菌感染所致，组织坏死继发感染亦可引起。其渗出物为脓液，是一种浑浊凝乳状液体，呈黄绿色或灰黄色。脓液中大多数已发生变性和坏死的中性粒细胞称为脓细胞。除脓细胞外，脓液中还含有细菌、坏死组织和浆液。根据病因和发生部位不同，化脓性炎可分为表面化脓和积脓、蜂窝织炎和脓肿等类型。

（1）表面化脓和积脓：表面化脓是发生于黏膜和浆膜表面的化脓性炎。当化脓性炎发生于浆膜、胆囊和输卵管时，脓液在这些腔内积存即为积脓。

（2）蜂窝织炎：是疏松结缔组织的弥漫性化脓性炎，好发于皮肤、肌肉和阑尾（图26-3）。主要由溶血性链球菌引起，表现为病变组织内大量中性粒细胞浸润，与周围组织界限不清。

（3）脓肿：是组织或器官内的局限性化脓性炎症，主要特征为组织发生溶解坏死而形成充满脓液的腔（即脓腔）（图26-4）。脓肿常发生于皮下和内脏，主要由金黄色葡萄球菌引起，该菌可产生凝血酶，使渗出的纤维蛋白原转为纤维素致病变局限；此外该菌具有层粘连蛋白受体，易通过血管壁而在远部形成迁徙性脓肿。小脓肿可吸收消散，而较大脓肿则需穿刺或切开。脓腔局部由肉芽组织修复形成瘢痕。疖是毛囊及其周围组织的脓肿。痈是多个疖融合，常在皮下脂肪和筋膜形成相互沟通的脓肿，须及时切开排脓。

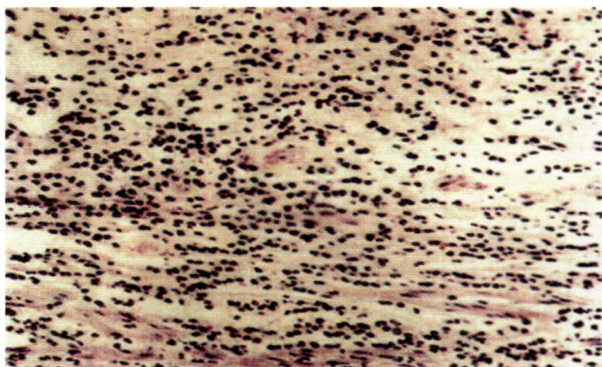

图26-3 蜂窝织炎性阑尾炎（大量中性粒细胞浸润于阑尾肌层）

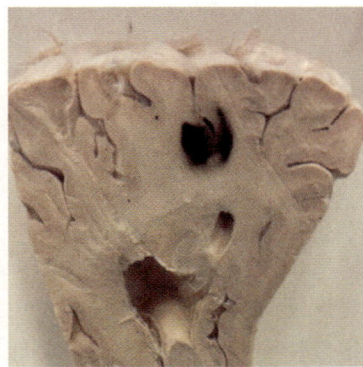

图26-4 脑脓肿（脑组织液化性坏死，实质可见一脓腔，腔内有脓液）

4. 出血性炎 是指炎症处血管损伤严重，渗出物含有大量红细胞，见于流行性出血热、鼠疫和钩端螺旋体病等。

上述各型炎症可单独发生，亦可合并存在。此外，在炎症发展中，一种炎症类型可转变成另一种炎症类型。

六、急性炎症的结局

大多数急性炎症能痊愈，少数迁延成慢性炎症，极少数可蔓延扩散至全身。

1. 痊愈 在致炎因子清除后，通过正常细胞再生可完全恢复组织结构和功能，称为完全愈合。若组织坏死范围较大，由肉芽组织增生修复则为不完全愈合。

2. 迁延为慢性炎症 在机体抵抗力低或治疗不彻底时，致炎因子短期内不能清除，持续在机体作用，不断损伤组织使炎症迁延不愈，导致急性炎症转变为慢性炎症。

3. 蔓延扩散 在机体抵抗力低或病原微生物毒力强、数量多时，病原微生物不断繁殖，沿组织间隙或脉管系统向周围及全身组织器官扩散。

（1）局部蔓延：炎症局部病原微生物通过组织间隙或管道向周围组织和器官扩散蔓延。炎症局部蔓延可形成糜烂、溃疡、窦道、瘘管和空洞。

（2）淋巴道蔓延：急性炎症渗出的水肿液或白细胞，通过淋巴液回流至淋巴结，而其中所含病原微生物则沿淋巴液扩散，最终引起淋巴管炎和局部淋巴结炎。此外，病原微生物可通过淋巴系统入血，导致血行蔓延。

（3）血行蔓延：炎症病灶的病原微生物直接或经淋巴道侵入血液循环，同时其毒性产物也可进入血液循环，引起菌血症、毒血症、败血症和脓毒败血症。

①菌血症：细菌由局部病灶入血，无全身中毒症状，但血液中可查到细菌，即为菌血症。一些炎症性疾病早期有菌血症，在此阶段肝脾和骨髓吞噬细胞可清除细菌。

②毒血症：细菌的毒素或毒性产物入血称为毒血症。临床上出现高热和寒战等中毒症状，并伴心、肝、肾等细胞变性坏死，严重时可出现中毒性休克，但血液中查不到病原菌。

③败血症：细菌由局部病灶入血，大量繁殖并产生毒素，引起全身中毒症状和病理变化，叫作败血症。败血症除有毒血症表现外，还可出现皮肤黏膜出血斑点以及脾脏和淋巴结肿大等。此时血液中常可查到病原菌。

④脓毒败血症：由化脓菌所引起的败血症可进一步发展为脓毒败血症。脓毒败血症是指化脓菌除产生败血症表现外，可在全身脏器中出现多发性栓塞性脓肿或称转移性脓肿。镜下脓肿中央的小血管或毛细血管中见细菌菌落，周围大量中性粒细胞浸润并伴局部组织的化脓性溶解破坏。

第三节　慢性炎症

慢性炎症是指持续数周甚至数年的炎症，常伴连绵不断的炎症反应、组织损伤和修复反应。慢性炎症多由急性炎症迁延而来，也可隐匿发生而无急性炎症过程，或在急性炎症反复发作间期存在。根据形态学特点，将慢性炎症分为两大类：一般慢性炎症（即非特异性慢性炎症）和肉芽肿性炎（即特异性慢性炎症）。

慢性炎症常在如下情况下发生：①病原微生物难以清除并持续存在；②长期暴露于外源性或内源性毒性因子；③对自身组织产生免疫反应。

一、一般慢性炎症的病理变化

（一）一般慢性炎症的特点

一般慢性炎症的特点：①炎症病灶浸润的细胞主要为单核细胞、淋巴细胞和浆细胞，反映了机体对损伤的持续反应；②组织破坏主要由炎症细胞产物引起；③修复反应，常有成纤维细胞和血管内皮细胞增生，以及被覆上皮和腺上皮等实质细胞增生以修复和替代损伤组织。

慢性炎症的纤维结缔组织增生常伴有瘢痕形成，造成管道性脏器的狭窄。在黏膜可形成炎性息肉，在肺或其他脏器可形成炎症假瘤。炎症假瘤本质上是炎症，由炎细胞、肉芽组织、增生的实质细胞和纤维结缔组织构成，其境界清楚。

（二）主要的慢性炎症细胞

单核巨噬细胞系统激活是慢性炎症的一个重要特征。该系统包括血液中的单核细胞和组织中的巨噬细胞，后者分布于结缔组织或器官中，如肝脏的枯否细胞，脾脏、肺泡的巨噬细胞等。急性炎症24～48小时后，单核细胞在黏附分子和趋化因子的作用下，从血管渗出并聚集到炎症灶转化为巨噬细胞，其体积增大、生命期延长、吞噬力增强。

巨噬细胞在宿主防御和炎症反应中的功能：①吞噬、清除微生物和坏死组织；②启动组织修复，参与瘢痕形成和组织纤维化；③分泌化学趋化因子和炎症介质，启动炎症反应、蔓延炎症；④为 T 细胞呈递抗原物质，参与 T 细胞介导的细胞免疫反应，杀伤微生物。

淋巴细胞是慢性炎症中的另一种炎症细胞。淋巴细胞在黏附分子和趋化因子介导下从血液渗出并迁移到病灶处。在组织中，淋巴细胞接触抗原后可分化为浆细胞产生抗体促进炎症反应。巨噬细胞把抗原呈递给 T 淋巴细胞后，T 淋巴细胞被激活产生细胞因子反过来又刺激巨噬细胞，两种细胞相互作用，使炎症反应连绵不断、反复发作。

此外，肥大细胞因表面免疫球蛋白 IgE 的 Fc 受体，在食物 / 药物过敏反应和昆虫叮咬、寄生虫引起的炎症反应中起重要作用。嗜酸性粒细胞主要参与寄生虫感染和 IgE 介导的炎症反应（特别是过敏反应）。

二、肉芽肿性炎

肉芽肿性炎是一种特殊类型的慢性炎症，以局部巨噬细胞及衍生细胞增生形成境界清楚的结节状病灶（肉芽肿）为特征。巨噬细胞衍生的细胞包括上皮样细胞和多核巨细胞。可根据肉芽肿形态特点或辅以特殊检查（如抗酸染色、血清学检查、细菌培养和聚合酶链反应等）作出诊断。

肉芽肿性炎的常见类型包括：①感染性肉芽肿，常见病因包括细菌感染（结核杆菌、麻风杆菌等）、螺旋体感染（梅毒螺旋体等）、真菌和寄生虫感染（组织胞浆菌、血吸虫等）等。感染性肉芽肿是由于病原微生物不易被消化清除，引起机体免疫反应，巨噬细胞吞噬病原微生物后将抗原呈递给 T 淋巴细胞，后者被激活产生细胞因子 IL-2 等，进而激活其他 T 淋巴细胞，或巨噬细胞转变成多核巨细胞和上皮样细胞。②异物性肉芽肿，手术缝线、隆乳术的填充物、移植的人工血管等引起的异物性肉芽肿。异物性肉芽肿是因异物长期存在而形成的慢性炎症（图 26-5）。③原因不明的肉芽肿，如结节病肉芽肿。

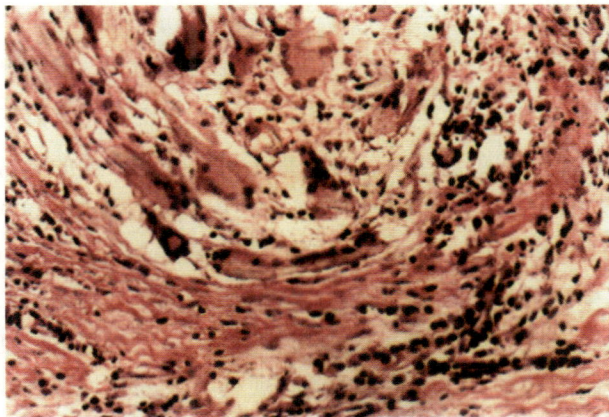

图 26-5　异物性肉芽肿（主要由异物巨细胞构成）

肉芽肿的主要细胞成分是上皮样细胞和多核巨细胞。上皮样细胞胞质呈淡粉色颗粒状，界限不清，核呈圆形 / 长圆形，色浅淡，核内见 1～2 个小核仁，该细胞形态似上皮细胞，故称上皮样细胞。多核巨细胞的细胞核数目多达几十个到几百个。结核结节中的多核巨细胞（即朗汉斯巨细胞）为上皮样细胞融合而来，细胞核排列在细胞周边呈环形或马蹄形。多核巨细胞还见于不易消化的异物、角化上皮和尿酸盐等周围，细胞核杂乱无章分布于细胞，又叫异物多核巨细胞。

异物性肉芽肿的中心为异物，周围由异物巨细胞、巨噬细胞、淋巴细胞和成纤维细胞等形成结节状病灶。

不同感染原因引起的感染性肉芽肿形态特点大部分相同，但也有不同点。如结核肉芽肿其中心常为干酪样坏死，周围是放射状排列的上皮样细胞以及朗汉斯巨细胞穿插其中，再外面是大量淋巴细胞，周围有纤维结缔组织包绕。

（西南医科大学附属医院　钟建桥）

第二十七章　肿瘤

肿瘤（tumor，neoplasm）是机体在各种致瘤因素作用下，局部组织的细胞在基因水平上失去对其生长的正常调控，导致克隆性异常增生而形成的新生物；它是以细胞异常增殖为特征的一大类疾病，表现为机体局部形成肿块。肿瘤种类繁多，具有不同的临床表现和生物学行为。肿瘤在医学上主要分为良性肿瘤（benign tumor）和恶性肿瘤（malignant tumor）。良性肿瘤生长缓慢，不从原发部位播散到机体其他部位，无侵袭性或侵袭性较弱，对机体危害小。恶性肿瘤则生长迅速，可从原发部位播散到机体其他部位，侵袭性强，对机体危害大。通常所说的癌症（cancer），即指这些严重危害人类健康的恶性肿瘤。

恶性肿瘤可发生在各年龄阶段。上皮组织恶性肿瘤又被称为癌（carcinoma），其发病率常随着年龄增长而增加，尤其是 40 岁以上人群，癌的发生率明显增加。部分肿瘤好发于儿童或青年人。恶性肿瘤不仅威胁人的生命，还给患者带来巨大的身心痛苦和经济压力。因此，肿瘤的预防、诊断和治疗，尤其是肿瘤的诊断非常重要，而肿瘤的正确诊断离不开病理学诊断。

第一节　概述

肿瘤是机体细胞异常增殖而形成的新生物，常表现为机体局部形成的异常组织团块即肿块。肿瘤形成（neoplasia）是在各种因素作用下，细胞生长调控发生严重紊乱的结果；这种导致肿瘤形成的细胞增殖即肿瘤性增殖（neoplastic proliferation）。而非肿瘤性增殖（non-neoplastic proliferation）则与肿瘤性增殖相对应。如在炎性肉芽组织中，可见成纤维细胞、血管内皮细胞等细胞增殖，但它们不是肿瘤。对这两种细胞的增殖状况进行区分具有十分重要的意义。非肿瘤性增殖见于正常的细胞更新、损伤引起的防御反应、修复等情况，是受控制的并具有一定限度的符合机体需要的生物学过程，增殖的细胞或组织能够分化成熟。一旦引起细胞增殖的原因消除后，一般不再继续增殖。非肿瘤性增殖常为多克隆性，其增殖过程产生的细胞群，即使是同一类型的细胞，也并非都来自同一个亲代细胞，而是由不同亲代细胞衍生而来的子代细胞。

肿瘤性增殖相比非肿瘤性增殖有以下特点：①肿瘤性增殖与机体不协调，对机体有害。②肿瘤性增殖通常是克隆性增殖。一个肿瘤中的细胞群，是由发生了肿瘤性转化（neoplastic transformation）的单个细胞反复不断分裂繁殖产生的子代细胞组成的，即为肿瘤的克隆性。③肿瘤细胞的形态、功能和代谢均有异常，不同程度地失去了分化成熟的能力。④肿瘤细胞生长旺盛且不受控制，具有相对自主性，即使引起肿瘤性增殖的初始因素已消除，但仍能持续生长。提示在致肿瘤性增殖的初始因素作用下，肿瘤细胞已发生基因水平的异常并且稳定地将这些异常传递给子代细胞，因此即使在引起肿瘤性增殖的初始因素消除的情况下，子代细胞仍能持续自主生长。

肿瘤性增殖通常表现为机体局部形成的肿块，但某些肿瘤性疾病如白血病等并不一定形成局部肿块。此外，临床上表现为"肿块"者也并非均是真正的肿瘤。部分病理学家认为 neoplasm 和 tumor 两个术语在含义上有所不同，即 tumor 泛指临床上表现为"肿块"的病变，而 neoplasm 才被称为真正的肿瘤。但在日常工作中，这两个术语常作为同义词使用。

第二节　肿瘤的形态

为了正确诊断肿瘤，需要进行各种临床及实验室检查。其中，病理学检查（包括大体形态检查和组织切片检查）占据着极具重要的地位，是肿瘤诊断过程中决定性的一步。因此，熟练掌握肿瘤的大体形态和组织形态及特点尤为重要。

一、肿瘤的大体形态

大体观察时，应注意肿瘤的数目、大小、形状、颜色、质地及与周围组织的关系等。这有助于判断肿瘤的类型和良恶性质。一位患者可以只发生一个肿瘤（单发肿瘤），也可以同时或先后发生多个原发肿瘤。

1. 数目（多发肿瘤）　有些肿瘤多见单发，如消化道癌。而有些肿瘤则表现为多发，如神经纤维瘤病，患者可出现数十个甚至上百个神经纤维瘤。应全面仔细为肿瘤患者进行体检或检查手术切除标本，避免忽略多发性肿瘤的可能。

2. 大小　肿瘤体积差别很大。极小的肿瘤如甲状腺的微小癌肉眼很难查见，需在显微镜下才能观察到。很大的肿瘤如发生于卵巢的囊腺瘤重量可达数公斤甚至数十公斤。肿瘤体积大小与多种因素相关，如肿瘤的性质即良性或恶性、发生部位和生长时间等。发生在体表或体腔（如腹腔）内的肿瘤，生长空间较大，体积可以很大；而发生于密闭的狭小腔道（如颅腔椎管）内的肿瘤，由于生长受限其体积通常较小。一般情况下，恶性肿瘤体积愈大，发生转移的机会也愈大。因此，恶性肿瘤的体积是肿瘤分期（早期/晚期）的一项重要指标。在某些肿瘤类型（如胃肠道间质肿瘤）中，体积也是预测肿瘤生物学行为的重要指标之一。

3. 形状　肿瘤的形状可因其性质、组织类型、发生部位和生长方式的不同而不同。医学上常使用一些形象的医学术语来描述肿瘤的形状和外观。如息肉状（polypoid）、乳头状（papillary）、结节状（nodular）、绒毛状（villous）、浸润性（infiltrating）、分叶状（lobular）、囊状（cystic）和溃疡状（ulcerative）等。

4. 颜色　肿瘤的颜色由组成肿瘤的细胞、组织及其产物的颜色决定。如纤维组织肿瘤切面多呈灰白色；血管瘤呈红色；脂肪瘤呈黄色。肿瘤因发生一些继发性改变（如变性、坏死、出血等），其原有颜色可发生变化。而有些肿瘤可产生色素，如黑色素瘤细胞产生黑色素使肿瘤呈黑褐色。

5. 质地　肿瘤质地与其类型有关，如脂肪瘤质地较软。此外，肿瘤质地还与肿瘤细胞与间质的比例有关，纤维间质较少者，如大肠的腺瘤，质地较软；而伴有纤维增生反应的浸润性癌，质地则较硬。

6. 与周围组织的关系　良性肿瘤可形成包膜，与周围组织分界清楚。恶性肿瘤大多向周围组织浸润生长而导致界限不清，也可推挤周围组织形成假包膜。

二、肿瘤的组织形态

肿瘤的组织形态复杂多样，不仅是组织病理学的重要内容，也是肿瘤组织病理诊断的基础。肿瘤组织分为实质（parenchyma）和间质（stroma）两部分。肿瘤细胞构成肿瘤实质，其细胞形态、组成结构或其产物是判断肿瘤的分化方向、组织学分类的主要依据。肿瘤实质是影响肿瘤生物学行为的主要因素。

肿瘤间质常由结缔组织、血管和淋巴细胞等组成，起着支持和营养肿瘤实质以及参与肿瘤免疫反应等作用。间质构成的微环境对肿瘤细胞生长、分化和迁移具有重要影响。

三、肿瘤的分化与异型性

肿瘤的分化是指肿瘤组织在形态、功能上与正常组织的相似之处；其相似的程度称为肿瘤的分化程度。如与脂肪组织相似的肿瘤，提示其向脂肪组织分化。肿瘤的组织形态和功能越与某种正常组织相似，其分化程度越高或者分化好；而与正常组织相似性越小，则分化程度越低或者分化差。分化极差以致无法判断其分化方向的肿瘤称为未分化肿瘤。

肿瘤组织在细胞形态和组织结构上，与其发源的正常组织有不同程度的差异，称为肿瘤的异型性（atypia），是肿瘤组织和细胞出现成熟障碍和分化障碍的表现，主要包括结构异型性（architectural atypia）和细胞异型性（cellular atypia）。肿瘤的结构异型性指肿瘤细胞形成的组织结构在空间排列方式上与其发源的正常组织的差异。如食管鳞状细胞原位癌中，鳞状上皮排列显著紊乱；子宫内膜样腺癌中，腺体之间正常的内膜间质消失等。肿瘤的细胞异型性可以有多种表现，包括：①细胞体积异常，部分表现为细胞体积增大，部分为原始的小细胞。②细胞大小和形态不一致即多形性，可出现体积巨大的肿瘤细胞（瘤巨细胞）。③细胞核体积增大，细胞核与细胞质比例即核质比增高。如上皮细胞的核质比在正常时为 $1：4 \sim 1：6$，但在恶性肿瘤细胞则可为 $1：1$。④核的大小、形状和染色不一致即核的多形性，可出现双核、多核、巨核或奇异形核。核深染，核内 DNA 增多，染色质呈粗颗粒状，分布不均匀，常堆积于核膜下。⑤核仁体积增大，数目增多。⑥核分裂象增多，出现异常核分裂象又叫病理性核分裂象，如多极性核分裂、不对称核分裂等。例如发生于鼻咽部的未分化鳞状细胞癌呈现出显著的细胞异型性，其肿瘤细胞核大、深染，核质比例高，核分裂象多，伴瘤巨细胞和异常核分裂象（图 27-1）。

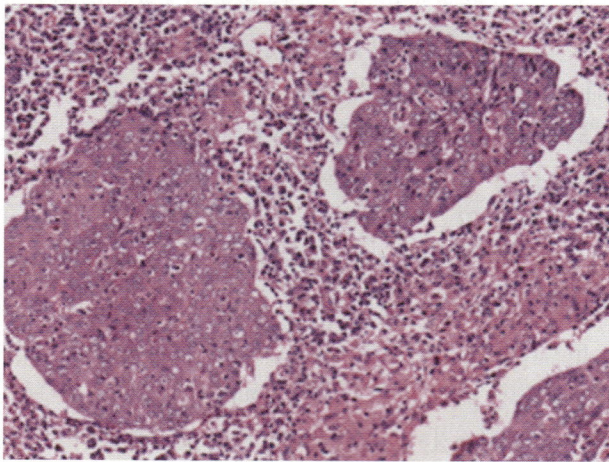

图 27-1　鼻咽未分化鳞状细胞癌［高度恶性肿瘤中显著的细胞异型性：肿瘤细胞核大、深染，核质比例高，细胞大小及形态差异显著（多形性），核分裂象多，可见瘤巨细胞和异常核分裂象］

异型性是区别良恶性肿瘤的重要指标。良性肿瘤的异型性较小，而恶性肿瘤的异型性较大。良性肿瘤的细胞异型性很小，但仍有不同程度结构异型性。恶性肿瘤的细胞异型性和结构异型性都比较明显。异型性越大，肿瘤组织和细胞成熟与分化程度越低，与其发源的正常组织差异越大。很明显的异型性为间变（anaplasia），具有间变特征的肿瘤，称为间变性肿瘤（anaplastic tumor），常为高度恶性的肿瘤。

第三节 肿瘤的命名与分类

肿瘤的命名和分类是肿瘤病理诊断的重要内容，对于临床实践非常重要。

一、命名原则

一般根据肿瘤的组织或细胞类型以及生物学行为来命名。

（一）肿瘤命名的一般原则

1. 良性肿瘤命名　常在组织或细胞类型的名称后面加"瘤"字（英文则后缀 -oma）。例如平滑肌的良性肿瘤，称为平滑肌瘤（leiomyoma）；腺上皮的良性肿瘤，称为腺瘤（adenoma）。

2. 恶性肿瘤命名

（1）上皮组织的恶性肿瘤称为癌（carcinoma）。表现出向某种上皮分化的特点，命名常在上皮名称后加"癌"字。例如，腺上皮的恶性肿瘤称为腺癌（adenocarcinoma）；鳞状上皮的恶性肿瘤称为鳞状细胞癌（squamous cell carcinoma），简称鳞癌。此外，有些癌具有不止一种上皮分化，例如在肺部同时具有腺癌和鳞状细胞癌成分，称为肺"腺鳞癌"。而未分化癌则是指形态或免疫表型可确定为癌，但缺少特定上皮分化特征的癌。

（2）间叶组织的恶性肿瘤称为肉瘤（sarcoma）。表现出向某种间叶组织（包括纤维组织、肌肉、脂肪、淋巴管、血管、骨和软骨组织等）分化的特点，命名常在间叶组织名称之后加"肉瘤"。例如纤维肉瘤、血管肉瘤等。未分化肉瘤是指形态或免疫表型可确定为肉瘤，但缺乏特定间叶组织分化特征的肉瘤。同时具有癌和肉瘤两种成分的恶性肿瘤，称为癌肉瘤（carcinosarcoma）。

在病理学上，癌是指上皮组织的恶性肿瘤，而平常所谓"癌症"（cancer），则泛指所有恶性肿瘤，包括癌和肉瘤。

（二）肿瘤命名的特殊情况

除一般命名以外，有时还根据肿瘤的形态特点命名，如形成乳头状及囊状结构的腺瘤称为乳头状囊腺瘤，而形成乳头状及囊状结构的腺癌，称为乳头状囊腺癌。此外，因历史原因有少数肿瘤的命名已经约定俗成，不完全依照上述原则进行命名。①有些肿瘤的形态类似发育过程中的某种幼稚细胞或组织，称为"母细胞瘤"（-blastoma），良性者如骨母细胞瘤（osteoblastoma）；恶性者如神经母细胞瘤（neuroblastoma）和肾母细胞瘤（nephroblastoma）等。②白血病、精原细胞瘤等，虽叫"病"或"瘤"，实际都为恶性肿瘤。③有些恶性肿瘤，既不叫肉瘤又不叫癌，而直接称为"恶性……瘤"，如恶性神经鞘膜瘤、恶性脑膜瘤等。④有些肿瘤以起初描述/研究该肿瘤的学者名字命名，如霍奇金（Hodgkin）淋巴瘤、尤因（Ewing）肉瘤等。⑤有些肿瘤以肿瘤细胞形态命名，如透明细胞肉瘤。⑥脂肪瘤病（lipomatosis）、神经纤维瘤病（neurofibromatosis）、血管瘤病（angiomatosis）等名称中的"瘤病"，主要指肿瘤多发的状态。⑦畸胎瘤（teratoma）是胚胎剩件或性腺中全能细胞发生的肿瘤，多发生于性腺，常含有两个以上胚层成分，其结构混乱，分为成熟（良性）畸胎瘤和未成熟（恶性）畸胎瘤两类。

二、分类

肿瘤主要依据肿瘤的组织类型、细胞类型和生物学行为进行分类，包括各种肿瘤的临床病理特征及预后情况。现广泛应用的是世界卫生组织（World Health Organization，WHO）延请专家修订的 WHO 肿瘤分类。为了便于统计和分析，需对疾病进行编码。WHO 国际疾病分类（International Classification of Diseases，ICD）的肿瘤学部分（ICD-O）对肿瘤性疾病进行编码，用一个四位数字组成的主码代表一个特定的肿瘤性疾病，如肝细胞肿瘤编码为 8170。再用一个斜线和一个附加的数码代表肿瘤生物学行为，置于主码之后。如肝细胞腺瘤的完整编码为 8170/0，肝细胞癌的完整编码为 8170/3。在此编码系统中，/0 代表良性肿瘤，/1 代表交界性或生物学行为未定或不确定的肿瘤，/2 代表原位癌，包括某些部位的 III 级上皮内瘤变，以及某些部位的非浸润性肿瘤，/3 代表恶性肿瘤。

在确定肿瘤类型时，除了依据其临床表现、影像学和形态学特点，还需通过特殊方法检测肿瘤细胞表面／细胞内的特定分子。如借助免疫组织化学方法检测淋巴细胞等表面的 CD（cluster of differentiation）抗原、肌肉组织肿瘤表达的结蛋白（desmin）、恶性黑色素瘤细胞表达的 HMB45 等。Ki-67 等标记可以检测肿瘤细胞的增殖活性，有助于评估其生物学行为和预后。此外，肿瘤发生的分子机制深入研究也为肿瘤的分类和诊治提供了新方向。在 WHO 最新版的各器官系统肿瘤分类中，不仅考虑到各种肿瘤的形态学特点和生物学行为，还考虑其具有特征性的分子遗传学和细胞遗传学改变。近年通过利用 DNA 芯片技术大规模检测了肿瘤细胞基因表达谱，结果显示了一些肿瘤与生物学行为或治疗反应、预后相关的特征性的表达谱。

第四节　肿瘤的生长和扩散

恶性肿瘤除了不断生长，还可发生局部浸润，以及通过转移扩散至其他部位。其生长和扩散不仅具有生物学特点，并且受一些因素的影响。

一、肿瘤的生长

（一）肿瘤的生长方式

肿瘤的生长方式主要包括三种，即膨胀性生长、外生性生长和浸润性生长。

实质器官的良性肿瘤常呈膨胀性生长，生长速度较慢，随着体积增大肿瘤推挤但不侵犯周围组织，与周围组织分界清楚，并可在肿瘤周围形成完整的纤维性被膜。触诊时肿瘤常可推动，手术易摘除，不易复发。该生长方式对局部器官和组织的影响主要是挤压。

体表肿瘤和体腔（如胸腹腔）内的肿瘤，或管道器官（如消化道）腔面的肿瘤，常突向表面呈外生性生长，表现为乳头状、蕈状、息肉状或菜花状。良性肿瘤和恶性肿瘤均可呈外生性生长，但恶性肿瘤在外生性生长的同时，基底部往往有浸润。外生性恶性肿瘤因生长迅速，肿瘤中央血供相对不足，其细胞易发生坏死，坏死组织脱落后形成底部高低不平、边缘隆起的溃疡即恶性溃疡。

恶性肿瘤主要呈浸润性生长。肿瘤细胞长入并破坏周围组织，这种现象称为浸润。浸润性肿瘤没有被膜或破坏原来的被膜，与邻近正常组织无明显界限。触诊时肿瘤常固定；手术时需要将较大范围的周围组织一并切除，因可能有肿瘤浸润，若切除不彻底，术后易复发。术中需对切缘组织行冰冻切片检查了解有无浸润，以确定是否需要扩大切除范围。

（二）肿瘤的生长特点

不同肿瘤的生长速度差别很大。良性肿瘤生长较缓慢，可达数年甚至数十年。恶性肿瘤生长较快，尤其是分化差的恶性肿瘤可在短期内形成肿块。影响肿瘤生长速度的因素较多，包括肿瘤细胞的倍增时间、生长分数、生成和死亡的比例等。

肿瘤细胞的倍增时间即细胞分裂繁殖为两个子代细胞所需的时间。大多恶性肿瘤细胞的倍增时间不比正常细胞更快，恶性肿瘤生长迅速可能主要不是由肿瘤细胞倍增时间缩短引起。生长分数是指肿瘤细胞群体中处于增殖状态的细胞的比例。处于增殖状态的细胞在不断分裂繁殖，每一次分裂繁殖过程则叫一个细胞周期，由 G1 期、S 期、G2 期和 M 期四个周期组成。DNA 复制在 S 期，细胞分裂在 M 期；G1 期为 S 期作准备，G2 期为 M 期作准备。恶性肿瘤形成初期，细胞分裂繁殖活跃，生长分数高；但随着肿瘤生长，部分肿瘤细胞进入静止期（G 期），停止分裂繁殖。

而肿瘤细胞的生成和死亡比例则是影响肿瘤生长速度的一个重要因素。肿瘤在生长过程中，因受营养供应和机体抗肿瘤反应等因素影响，一些肿瘤细胞会死亡或凋亡。肿瘤细胞的生成与死亡比例，在很大程度上决定肿瘤的持续生长及其生长速度。故促进肿瘤细胞死亡和抑制其增殖，是肿瘤治疗的两个重要方面。

（三）肿瘤血管生成

肿瘤直径达 1 ~ 2 mm 后，若无新生血管生成以提供营养，不能继续增长。已证实肿瘤具有诱导血管生成能力，肿瘤细胞及炎细胞（主要是巨噬细胞）可产生血管生成因子，如血管内皮细胞生长因子（vascular endothelial growth factor，VFGF），诱导新生血管生成；血管生成因子与血管内皮细胞和成纤维细胞表面受体结合后，可促进血管内皮细胞分裂和毛细血管生长。此外，肿瘤细胞本身可形成类似血管、具有基底膜的小管状结构，与血管交通成为不依赖于血管生成的肿瘤微循环或微环境成分，即"血管生成拟态"（vasculogenic mimicry）。而抑制肿瘤血管生成或"血管生成拟态"，已成为抗肿瘤研究的热点。

（四）肿瘤的演进和异质性

在恶性肿瘤生长过程中，侵袭性增加的现象称为肿瘤演进（progression），表现为生长速度加快、浸润周围组织和远处转移。肿瘤演进与其获得越来越大的异质性（heterogeneity）相关。恶性肿瘤是从一个发生恶性转化的细胞单克隆性增殖而来，它在生长过程中经过多代分裂繁殖产生子代细胞，出现不同基因改变或其他大分子改变，其生长速度、侵袭能力、对生长信号的反应等方面都有差异。因此，这样的肿瘤细胞群体不再由完全相同的肿瘤细胞组成，而是具有异质性的肿瘤细胞群体，并具有各自特性的"亚克隆"。在获得异质性的肿瘤演进过程中，具有生长优势和较强侵袭力的细胞压倒了没有生长优势和侵袭力弱的细胞。

近年研究表明，一个肿瘤虽然是由大量肿瘤细胞组成的，其中少数细胞具有启动和维持肿瘤生长、保持自我更新的能力，这些细胞被称为肿瘤干细胞（tumor stem cell）、癌症干细胞（cancer stem cell）或肿瘤启动细胞（tumor initiating cell，TIC）。对肿瘤干细胞的研究，将有助于深入认识肿瘤发生、生长及治疗新方法的探索。

二、肿瘤扩散

恶性肿瘤不仅可在原发部位浸润生长、累及相邻组织器官，还可通过多种途径扩散到远端部位，这是恶性肿瘤最重要的生物学特征。

1. 局部浸润和直接蔓延　随着恶性肿瘤不断长大，其细胞沿着组织间隙浸润生长，并破坏邻近组织器官，该现象即为直接蔓延。如晚期子宫颈癌可直接蔓延到直肠和膀胱。

2. 转移（metastasis）　恶性肿瘤细胞自原发部位侵入淋巴管、血管或体腔，迁徙到其他部位继续生长，形成相同类型的肿瘤，此过程称为转移。通过转移形成的肿瘤叫转移性肿瘤或继发肿瘤，而原发部位的肿瘤叫原发肿瘤。

发生转移是恶性肿瘤的特点，但不是所有恶性肿瘤均会发生转移。如皮肤基底细胞癌大多在局部造成破坏，很少发生转移。恶性肿瘤常通过以下途径转移。

（1）淋巴转移（lymphatic metastasis）：肿瘤细胞侵入淋巴管后随淋巴液到达局部淋巴结。肿瘤细胞先在边缘窦聚集后累及整个淋巴结，导致淋巴结肿大变硬，随后浸出被膜使相邻淋巴结融合成团。局部淋巴结转移后，可继续转移到下一站淋巴结，最后经胸导管进入血流，继发血行转移。上皮源性恶性肿瘤最常见的转移方式为淋巴转移。原发肿瘤区域淋巴结群中接受淋巴引流的第一个 / 第一组淋巴结叫前哨淋巴结。若前哨淋巴结无癌转移，则其他淋巴结较少出现癌转移。但有时肿瘤可越过引流淋巴结发生跳跃式 / 逆行转移，如乳腺癌跳跃式转移到肺部（图 27-2）。

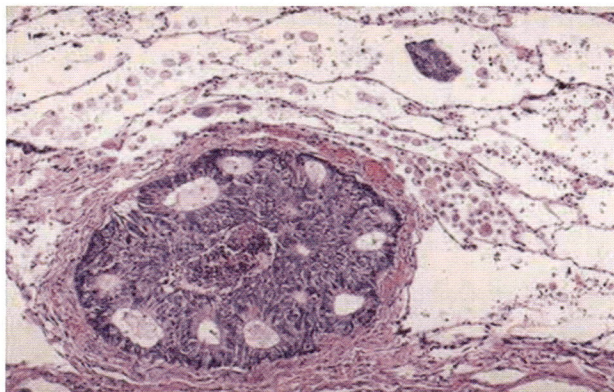

图 27-2　乳腺癌的肺转移

（2）血行转移（hematogenous metastasis）：肿瘤细胞侵入血管后随血流到达远处器官继续生长，最后形成转移瘤。肿瘤细胞大多经静脉入血，少数可经淋巴管入血。侵入体循环静脉的肿瘤细胞，常在肺内发生转移，如骨肉瘤肺转移；侵入门静脉系统的肿瘤细胞，在肝内发生转移，如胃肠道癌肝转移。而原发性肺肿瘤或肺内转移瘤其细胞可直接或通过肺毛细血管侵入肺静脉，随血流转移到全身各器官如脑、骨、肾及肾上腺等处。此外，侵入胸、腰、骨盆静脉的肿瘤细胞可经吻合支进入脊椎静脉丛，如前列腺癌通过该途径转移到脊椎，进而转移到脑。恶性肿瘤通过血行转移可累及多个器官，但最常受累的是肺和肝。在形态学上，转移瘤的特点包括边界清楚、多个、散在分布，接近器官表面。位于器官表面的转移瘤，因瘤结节中央出血、坏死而下陷，形成"癌脐"样表现。

（3）种植性转移（implantation metastasis）：发生于胸腹腔等体腔内器官的恶性肿瘤在侵及器官表面时，瘤细胞可脱落，并像播种一样种植在体腔其他器官表面，形成多个转移瘤。种植性转移常见于腹腔器官恶性肿瘤，如胃肠道黏液癌，侵及浆膜后可种植到大网膜、腹膜、盆腔器官等处。种植转移到卵巢时，可表现为双侧卵巢增大，镜下见印戒细胞癌弥漫浸润，称为 Krukenberg 瘤，多由胃肠道黏液癌（尤其是胃印戒细胞癌）转移而来。但不是所有 Krukenberg 瘤都是种植性转移，也可通过淋巴道和血行转移。

第五节　肿瘤的分级和分期

在病理学上，以"级"或"分级"描述恶性肿瘤的恶性程度，根据分化程度、异型性、核分裂象数目等对恶性肿瘤进行分级。目前较常使用的是三级分级法，即 I 级为高分化，恶性程度低；II 级为中分化，中度恶性；III 级为低分化，恶性程度高。有时，对某些肿瘤采用低级别（分化较好）和高级别（分化较差）两级分级法。

肿瘤的"分期"则是指恶性肿瘤的生长范围和播散程度。肿瘤体积越大，生长范围和播散程度越广，患者预后越差。肿瘤分期需要考虑多个因素，例如原发肿瘤的大小、浸润范围和深度，邻近器官受累情况，局部 / 远处淋巴结转移情况以及远处转移等。肿瘤分期有多种方案，国际上常采用 TNM 分期。T 指原发肿瘤，从大小、位置、浸润范围三个维度界定，以 $T_1 \sim T_4$ 表示，数字越大越晚期；Tis 代表原位瘤。N 代表淋巴结，其受累程度和范围的增加以 N1 ~ N3 表示；N0 表示无淋巴结受累。M 代表远处转移（常是血行转移），M0 表示无远处转移，有远处转移者用 M1 表示。临床上用 TNM 三个指标组合划出恶性肿瘤特定的分期。

肿瘤的分级和分期是制订治疗方案和估计预后的重要指标。医学上常用"5 年生存率""10 年生存率"等指标以衡量肿瘤的恶性行为和对治疗的反应，这些指标与肿瘤的分级和分期密切相关。总体来说，分级分期越高，生存率越低。

第六节　肿瘤对机体的影响

良性肿瘤分化成熟，在局部生长，生长缓慢，不浸润，不转移，对机体影响较小，主要为局部压迫和阻塞症状，与肿瘤发生部位和继发改变有关。如体表良性肿瘤除少数发生局部症状外，一般对机体影响不大；但若发生于腔道或重要器官，可引起较严重的后果，如突入肠腔的平滑肌瘤，可引起严重的肠梗阻；颅内良性肿瘤，可压迫脑组织引起颅内压增高等症状。良性肿瘤发生继发性改变时，对机体造成不同程度的影响，如垂体生长激素腺瘤分泌过多生长激素，可引起巨人症或肢端肥大症。

恶性肿瘤分化不成熟，生长迅速，浸润并破坏器官，并可发生转移，对机体影响严重，治疗效果差，患者生存率低、死亡率高。恶性肿瘤除可引起局部压迫和阻塞症状外，还易出现溃疡、出血、穿孔等；累及局部神经时可引起顽固性疼痛。内分泌系统恶性肿瘤包括弥散神经内分泌系统的恶性肿瘤，如类癌、神经内分泌癌等，可产生多肽激素或生物胺，引起内分泌紊乱。晚期恶性肿瘤患者常发生严重消瘦、贫血、厌食和全身衰弱等癌症性恶病质表现。

一些非内分泌腺肿瘤可产生并分泌激素 / 激素类物质，如生长激素、促肾上腺皮质激素、甲状旁腺激素、降钙素等，引起内分泌相关症状，称为异位内分泌综合征（ectopic endocrine syndrome）。这类肿瘤大多为恶性肿瘤并以癌居多，如肺癌、胃癌等。异位内分泌综合征属于副肿瘤综合征（paraneoplastic syndrome），后者指一些无法用肿瘤直接蔓延或远处转移来解释的病变和临床表现，是由肿瘤产物或异常免疫反应等原因间接引起，表现为神经、内分泌、造血、消化、肾脏、骨关节及皮肤等系统的异常。但内分泌腺肿瘤（如垂体腺瘤）产生内分泌腺固有激素（如生长激素）导致的病变或临床表现则不属于副肿瘤综合征。

第七节　良性肿瘤与恶性肿瘤的区别

不同肿瘤的生物学行为和对机体的影响有很大差别。大多肿瘤可分为良性和恶性肿瘤。良性肿瘤常易于治疗，效果好；恶性肿瘤危害大，效果差。如果将恶性肿瘤误诊为良性肿瘤，可能延误治疗或导致治疗不彻底。而若把良性肿瘤误诊为恶性肿瘤，则可能导致过度治疗。因此区别良性肿瘤与恶性肿瘤具有十分重要的意义。此外，有一些肿瘤并不能明确分为良性和恶性，而需根据其形态特点评估其复发转移的风险度即低、中、高度。某些组织类型肿瘤除有良、恶性之分外，还因其组织形态和生物学行为介于两者之间，称为交界性肿瘤，如卵巢交界性浆液性乳头状囊腺瘤。有些交界性肿瘤有恶性发展倾向，而有些尚难以确定。

假肿瘤性病变或瘤样病变是指本身不是真性肿瘤，但其临床表现或组织形态类似肿瘤的病变。一些瘤样病变甚至易被误认是恶性肿瘤，因此认识这一类病变并在鉴别诊断时进行充分考虑，是十分重要和必要的。

需要强调的是，肿瘤的良、恶性是指生物学行为的良、恶性。在病理学上，常通过形态学等指标以判断肿瘤的良恶性，借此对其生物学行为和预后进行估计。大多数情况下切实可行，这是肿瘤病理诊断的任务，也是目前肿瘤诊断方法中最重要的。但影响肿瘤生物学行为的因素很多并且十分复杂，病理学能观察到的只是其中某些方面（如肿瘤的形态学、免疫标记等），有许多因素（尤其是分子水平改变）现阶段知之甚少；同时病理学诊断不可避免会遇到组织样本是否具有代表性等技术问题，因此这种预后估计并非十分精确。

第八节　常见肿瘤

一、上皮组织肿瘤

上皮组织肿瘤较常见，人体恶性肿瘤大多是上皮组织恶性肿瘤（癌），危害甚大。

（一）上皮组织良性肿瘤

1. 乳头状瘤（papilloma）　常见于鳞状上皮等被覆的部位，称为鳞状细胞乳头状瘤（图 27-3）。乳头状瘤呈外生性向腔面或体表生长，形成乳头状或指状突起，或呈绒毛状、菜花状等。肿瘤根部常有蒂与正常组织相连。镜下乳头轴心由血管和结缔组织等间质成分构成，表面覆盖上皮。

2. 腺瘤（adenoma）　是腺上皮的良性肿瘤，如乳腺、肠道、甲状腺等器官发生的腺瘤。黏膜的腺瘤多呈息肉状；而腺器官内的腺瘤则多呈结节状，与周围组织分界清楚，常有被膜包裹。腺瘤腺体与相应正常组织腺体结构相似，具有分泌功能。根据腺瘤的组成成分或形态特点，可将之分为管状腺瘤、绒毛状腺瘤、囊腺瘤、纤维腺瘤、多形性腺瘤等类型（图 27-4）。

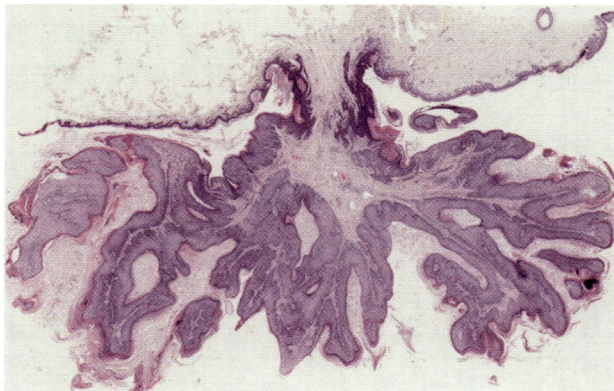

图 27-3　皮肤乳头状瘤

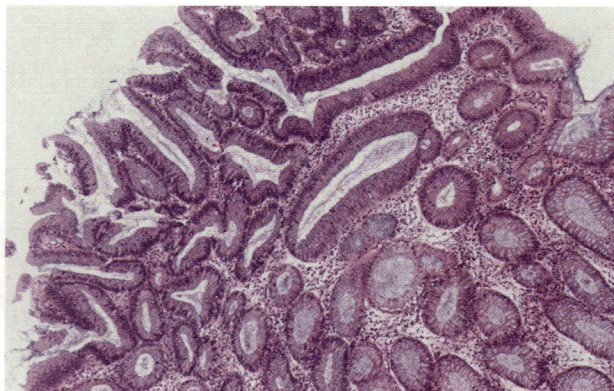

图 27-4　直肠管状腺瘤（腺体瘤样增生）

（二）上皮组织恶性肿瘤

发生在皮肤、黏膜表面的癌，呈菜花状、蕈伞状或息肉状，常伴有坏死和溃疡形成。发生在器官内的癌，多为不规则结节状，呈蟹足状或树根状向周围组织浸润，质硬、切面为灰白色。镜下癌细胞呈巢状（癌巢）、腺管状、腺泡状或条索状排列，与间质分界较清楚。但有时癌细胞在间质内弥漫性浸润，则与间质分界不清。癌转移在早期多经淋巴转移，晚期经血行转移。

1. 鳞状细胞癌（squamous cell carcinoma）　简称鳞癌，常发生在鳞状上皮被覆的部位，如皮肤、唇、口腔、喉、食管、宫颈、阴道及阴茎等处。而在支气管、膀胱等部位，正常时虽不是鳞状上皮被覆，但可发生鳞状上皮化生，并在此基础上发生鳞状细胞癌。鳞状细胞癌外观常呈菜花状，可形成溃疡。镜下分化好的鳞状细胞癌，癌巢中央可出现大量层状角化物即角化珠或癌珠，细胞间见细胞间桥（图27-5）。分化较差的鳞状细胞癌可无角化，其细胞间桥少或无。

2. 腺癌（adenocarcinoma）　是腺上皮的恶性肿瘤。腺癌较多见于胃肠道、肺、乳腺、女性生殖系统等。癌细胞形成大小形状不一、排列不规则的腺体或腺样结构。癌组织在间质中浸润性排列成多层，核大小不一，多见核分裂象。包括呈乳头状结构的乳头状腺癌、腺腔呈囊状扩张的囊腺癌、伴乳头状生长的乳头状囊腺癌以及分泌黏液的黏液癌或胶样癌等（图27-6）。

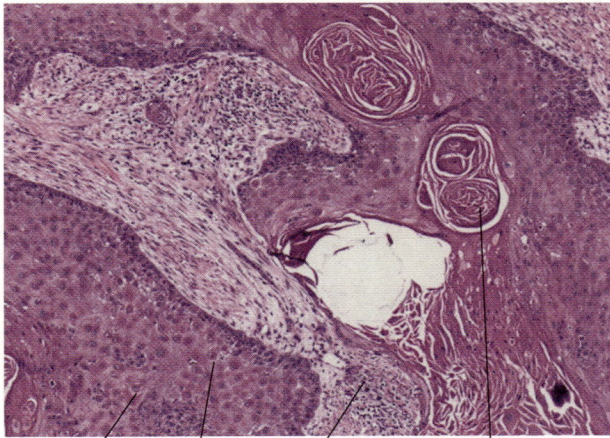

肿瘤细胞　细胞间桥　炎细胞浸润　癌巢（中央可见角化珠）

图 27-5　皮肤高分化鳞状细胞癌
（癌组织在间质中浸润性生长，可见大量癌巢与角化珠）

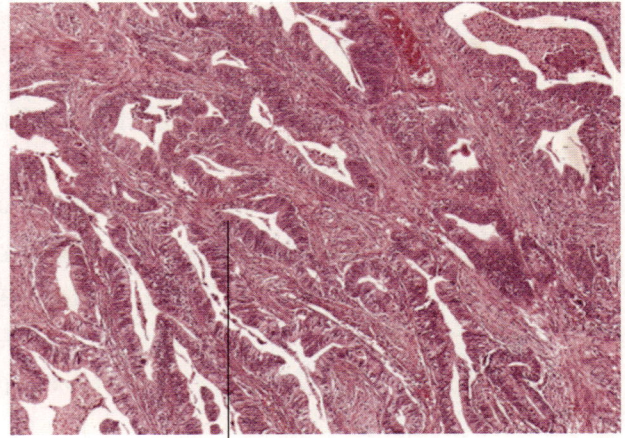

腺癌组织

图 27-6　结肠腺癌
（腺癌细胞形成不规则腺样结构，在黏膜下层浸润生长）

3. 基底细胞癌（basal cell carcinoma）　多见于老年人头面部。镜下癌巢由核大的基底细胞样癌细胞构成，包括色素型、表浅型、囊肿型、角化型等组织类型；其生长缓慢，可浸润破坏深层组织，但很少转移，呈低度恶性。

4. 尿路上皮癌（urothelial carcinoma）　发生于肾盂、膀胱、输尿管等部位，呈乳头状或非乳头状，分为低级别和高级别的尿路上皮癌。级别越高，越易复发和浸润。级别较低者，也有复发倾向。

二、间叶组织肿瘤

间叶组织肿瘤的种类较多，包括血管和淋巴管、脂肪组织、纤维组织、平滑肌、横纹肌、骨组织等组织的肿瘤。在习惯上也将外周神经组织的肿瘤归入间叶组织肿瘤。骨肿瘤以外的间叶组织肿瘤又称为软组织肿瘤。在间叶组织肿瘤中，良性的较常见，恶性肿瘤即肉瘤不常见。间叶组织可出现不少瘤样病变，常形成临床可见的"肿块"，但非真性肿瘤。有些瘤样病变似肉瘤，易使诊断困难。

（一）间叶组织良性肿瘤

1. 脂肪瘤（lipoma）　主要发生于成人，是最常见的良性间叶组织肿瘤。脂肪瘤好发于颈、肩、背及四肢近端皮下组织。外观为分叶状，被膜包裹，质软，切面黄色似脂肪组织。直径为数厘米至数十厘米。常为单发，亦可多发。镜下见似正常脂肪组织，为不规则分叶状，有纤维间隔。一般无症状，手术易切除。

2. 血管瘤（hemangioma）　为常见的间叶组织肿瘤，可发生在很多部位，包括毛细血管瘤、海绵状血管瘤、静脉血管瘤等类型。无被膜包裹，界限不清。如海绵状血管瘤镜下见海绵状血管腔隙（窦状腔隙）、结缔组织间隔（纤维组织间隔）以及围绕病变的胶质增生（图27-7）。在皮肤黏膜呈鲜红肿块或呈暗红色斑，在内脏血管瘤多为结节状。发生于肢体软组织的弥漫性海绵状血管瘤可引起肢体增大。血管瘤常见于儿童，可为先天性，可随身体生长而长大，成年后常停止发展，甚至可自然消退。

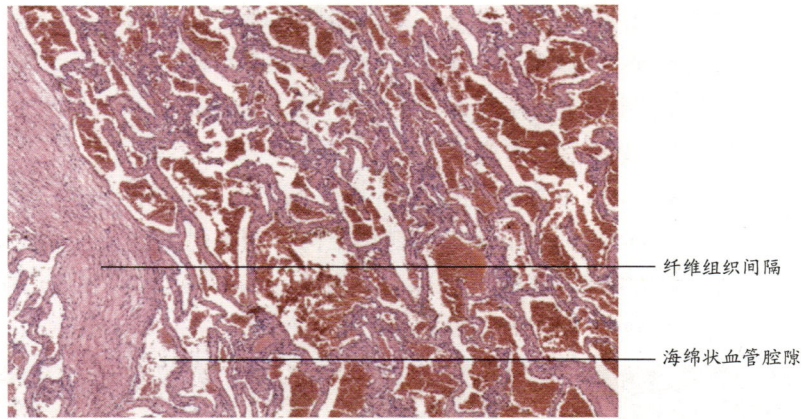

纤维组织间隔

海绵状血管腔隙

图 27-7　海绵状血管瘤

3. 淋巴管瘤（lymphangioma）　由增生淋巴管构成，内含淋巴液。淋巴管呈囊性扩张并融合、内含大量淋巴液，称为囊状水瘤，多见于小儿。

4. 平滑肌瘤（leiomyoma）　多发生于子宫等部位。瘤组织由梭形细胞构成，形态较一致，核呈长杆状、两端钝圆，细胞排列成束状或编织状。核分裂象罕见。

5. 软骨瘤（chondroma）　自骨膜发生者称骨膜软骨瘤。发生于手足短骨和四肢长骨骨干髓腔内者，为内生性软骨瘤。骨膨胀，外有薄骨壳包绕。切面呈淡蓝色或银白色，呈半透明，可出现钙化或囊性变。镜下瘤组织由成熟透明软骨组成，不规则分叶状，小叶由纤维血管间质包绕。

（二）间叶组织恶性肿瘤

恶性间叶组织肿瘤统称为肉瘤。有些肉瘤多发生于儿童及青少年，如胚胎性横纹肌肉瘤；有些肉瘤发生于中老年人，如脂肪肉瘤。肉瘤体积较大，切面呈鱼肉状；易出现出血、坏死、囊性变等继发改变。镜下肉瘤细胞多不成巢，弥漫生长，与间质分界不清。间质的结缔组织较少，但血管丰富，故肉瘤多先由血行转移。

1. 脂肪肉瘤（liposarcoma）　成人多见，常发生于腹膜后、软组织深部等部位，很少从皮下脂肪层发生，与脂肪瘤分布相反。大体上呈分叶状或结节状，可似脂肪瘤，亦可呈鱼肉样或黏液样。脂肪肉瘤细胞形态多样，脂肪母细胞的出现为其特点；胞质内可见大小不一的脂质空泡，可挤压细胞核形成压迹。包括高分化脂肪肉瘤、圆形细胞/黏液样脂肪肉瘤、去分化脂肪肉瘤、多形性脂肪肉瘤等类型。

2. 横纹肌肉瘤（rhabdomyosarcoma）　儿童较常见，多发生于10岁以下儿童，成人少见。常发生于头颈、泌尿生殖道等部位。不同分化阶段的横纹肌母细胞组成该肿瘤。肿瘤质软，切面灰红或灰白，呈鱼肉样，常有出血坏死和囊性改变（图 27-8）。横纹肌肉瘤有胚胎性横纹肌肉瘤、葡萄状肉瘤、多形性横纹肌肉瘤

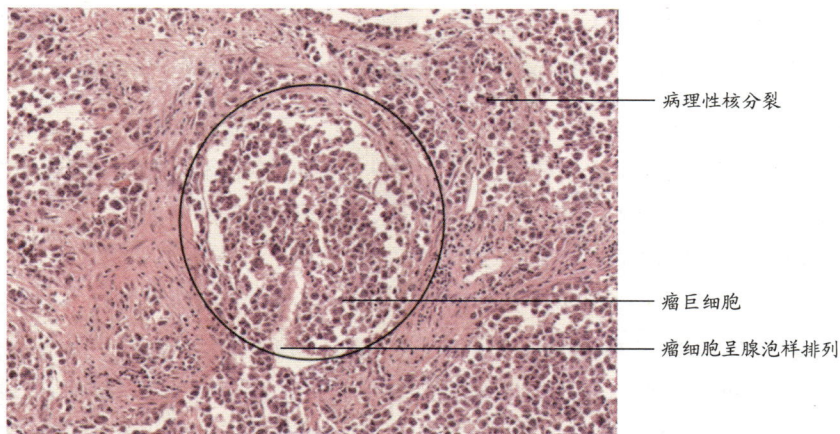

病理性核分裂

瘤巨细胞

瘤细胞呈腺泡样排列

图 27-8　横纹肌肉瘤（多数为胞质稀少、核深染的小圆细胞；其间可见一些胞质丰富、红染的梭形横纹肌母细胞）

和腺泡状横纹肌肉瘤等组织类型。该肿瘤恶性程度高，生长快，易早期发生血行转移，预后差。

3. 平滑肌肉瘤（leiomyosarcoma） 发生于软组织、子宫、肠系膜、腹膜后、大网膜、皮肤等处。软组织平滑肌肉瘤多见于中老年。瘤细胞的凝固性坏死和核分裂象数目对平滑肌肉瘤的诊断及恶性程度判断十分重要。

4. 血管肉瘤（angiosarcoma） 见于皮肤、肝、脾、乳腺、骨等组织器官。皮肤血管肉瘤较常见，尤以头面部为甚，隆起于皮肤表面，呈丘疹或结节状，暗红或灰白色，易出现出血坏死。当有扩张血管时，切面为海绵状。镜下瘤细胞不同程度异型性，形成大小不一、形状不规则的血管腔样结构，互相吻合；分化差的，瘤细胞片状增生，血管腔不明显或呈裂隙状，腔隙内含红细胞。

5. 纤维肉瘤（fibrosarcoma） 好发于四肢皮下组织。浸润性生长，切面为鱼肉状，呈灰白色，伴出血、坏死；镜下异型梭形细胞呈"鲱鱼骨"样排列。婴儿型纤维肉瘤较成人型纤维肉瘤预后好。过去认为纤维肉瘤是软组织常见肉瘤，后来研究发现很多并非纤维肉瘤，而是其他肉瘤或瘤样病变。

6. 骨肉瘤（osteosarcoma） 是最常见的骨恶性肿瘤，常见于青少年。好发于四肢长骨干骺端，尤以股骨下端和胫骨上端为甚。肿瘤切面呈灰白色鱼肉状，常见出血坏死。肿瘤破坏骨皮质，可掀起表面的骨外膜，与上下两端骨皮质形成三角形隆起，构成X线所见的Codman三角；同时由于骨膜被掀起，在骨外膜和骨皮质之间形成与骨表面垂直的放射状新生骨小梁，X线表现为日光放射状阴影。这些表现是骨肉瘤的影像学特点。镜下瘤细胞异型性明显，梭形或多边形，形成肿瘤性骨样组织或骨组织，是诊断骨肉瘤的组织学依据。骨肉瘤内也可见纤维肉瘤和软骨肉瘤样成分。骨肉瘤恶性度十分高，生长迅速，血行转移早。

7. 软骨肉瘤（chondrosarcoma） 发病多在40~70岁。常发生于盆骨，也可见于股骨、胫骨、肩胛骨等处。大体上肿瘤位于骨髓腔内，为灰白色、半透明分叶状肿块。镜下软骨基质中见异型软骨细胞，核大深染、核仁明显、核分裂象多见，可出现较多双核、巨核和多核瘤巨细胞（图27-9）。一般比骨肉瘤生长慢，转移也较晚。

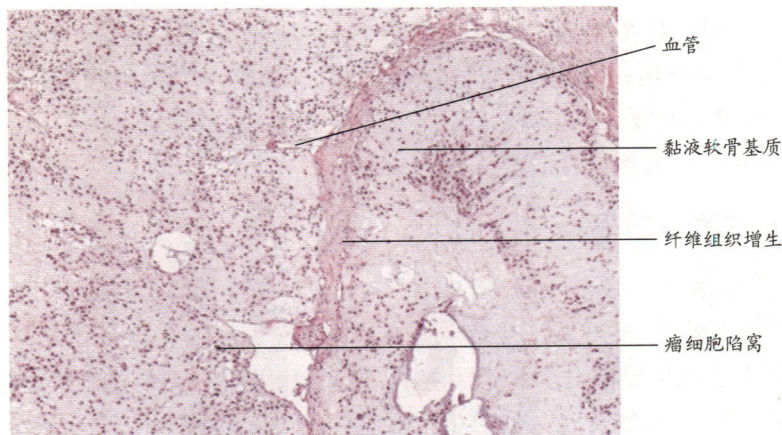

图27-9 软骨肉瘤Ⅱ级

三、神经外胚叶肿瘤

胚胎早期外胚叶有一部分可发育为神经系统，即为神经外胚叶，包括神经嵴和神经管。神经嵴产生神经节、施万细胞、肾上腺髓质嗜铬细胞、黑色素细胞等。神经管发育成脑、脊髓、视网膜上皮等。中枢神经系统原发性肿瘤约40%为胶质瘤。在小儿恶性肿瘤中，颅内恶性肿瘤发病率高，仅次于白血病。周围神经系统常见肿瘤是神经纤维瘤和神经鞘瘤。视网膜母细胞瘤源自视网膜胚基，瘤细胞呈幼稚小圆细胞，形态似未分化的视网膜母细胞，可出现特征性的Flexener-Wintersteiner菊形团。该肿瘤多见于3岁以下婴幼儿，预后不好。恶性黑色素瘤多见于皮肤、黏膜，偶见于内脏（图27-10）。皮肤恶性黑色素瘤可由色素痣发展而来。肿瘤细胞可含黑色素，也可无色素。分期与预后密切相关。

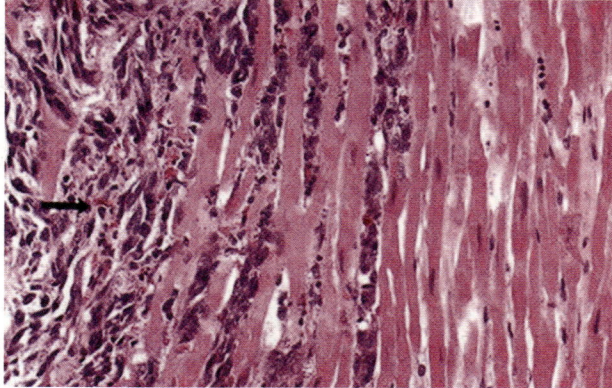

图 27-10 心脏转移性恶性黑色素瘤（部分肿瘤细胞内可见黑色素）

第九节 癌前疾病／癌前病变、异型增生和原位癌

某些疾病／病变尽管不是恶性肿瘤，但有向恶性肿瘤发展的可能，其发生恶性肿瘤的风险增加，这些疾病／病变即为癌前疾病或癌前病变。这类疾病并非一定会发展为恶性肿瘤，从癌前状态发展为癌，可能会经过很长时间。在上皮组织中有时可先出现非典型增生或异型增生，然后发展成局限于上皮内的原位癌（carcinoma in situ，CIS），再进一步发展为浸润性癌。

一、癌前疾病／癌前病变

癌前疾病／病变可以是获得性或遗传性的。遗传性肿瘤综合征主要是一些染色体和基因异常，使肿瘤患病率增加。获得性癌前疾病／病变可能与生活习惯、感染或一些慢性炎性疾病有关。目前癌前疾病／病变常见的有大肠腺瘤（如绒毛状腺瘤、管状腺瘤等类型）、乳腺导管上皮非典型增生、慢性胃炎与肠上皮化生、溃疡性结肠炎、皮肤慢性溃疡、黏膜白斑等。

二、异型增生和原位癌

过去常用非典型增生（atypical hyperplasia）描述细胞增生即异型性出现，尤其是上皮的病变。非典型增生不仅见于肿瘤病变，也可见于炎症、修复等情况（即反应性非典型增生），因此近年用异型增生（dysplasia）描述与肿瘤形成相关的非典型增生。异型增生的上皮具有细胞及结构异型性，但并非均进展为癌。当致病因素消除，未累及上皮全层的异型增生可能逆转消退。

原位癌常用于上皮的病变，指异型增生细胞在形态和生物学上与癌细胞相同，累及上皮全层但未突破基底膜，也叫上皮内癌。原位癌常见于被覆上皮的部位（如皮肤、食管、宫颈、膀胱等）；也可见于鳞状化生的黏膜表面（如鳞化的支气管黏膜）。乳腺导管上皮发生癌变但未侵破基底膜向间质浸润，称为导管原位癌或导管内癌。

目前多用上皮内瘤变（intraepithelial neoplasia）来描述上皮异型增生及原位癌，常采用两级分类法。如胃肠道黏膜的低级别上皮内瘤变（轻、中度异型增生）和高级别上皮内瘤变（重度异型增生、原位癌），以及子宫颈低级别鳞状上皮内病变和高级别鳞状上皮内病变。

第十节　肿瘤发生的分子机制

　　肿瘤形成是一个非常复杂的过程，是细胞生长与增殖调控发生严重紊乱的结果。尽管肿瘤发生的分子机制未完全阐明，但研究发现细胞的生长和增殖受许多调节因子的调控，尤其是生长因子、生长因子受体、信号转导蛋白和转录因子等。而肿瘤形成与这些因子的基因发生异常密切相关。

一、正常细胞生长与增殖的调控

（一）细胞生长与增殖的信号转导过程

　　正常细胞生长与增殖依赖于生长因子等外源性信号，通过与相应受体结合，引发细胞内特定分子有序地相互作用，构成特定的信号通路，最终产生特定的效应（如细胞分裂）。生长因子通过细胞信号转导，使转录因子激活，进而促进特定基因转录（包括调节细胞周期的基因）。例如，生长因子与受体结合后，可活化 Ras 蛋白。后者使"丝裂原激活的蛋白激酶"（mitogen activated protein kinase，MAPK）信号通路激活，以调控细胞生长与分化。目前 ERK 是 MAPK 中了解最清楚的通路。在 ERK 通路中，活化的 Ras 先激活蛋白丝氨酸 / 苏氨酸激酶 Raf，后者再激活 MEK，使 ERK 上的一个酪氨酸和邻近的一个苏氨酸磷酸化，激活的 ERK 再磷酸化并激活下游效应分子及转录因子（如 c-jun、c-fos、c-myc）。

（二）细胞周期的调控

　　细胞周期依靠细胞周期蛋白（cyclin）和细胞周期蛋白依赖性激酶（cyclin-dependent kinase，CDK）复合物推动而进行。CDK 与周期蛋白形成复合物并活化，使一些蛋白磷酸化，如 cyclin D-CDK4 复合物使 RB 蛋白从低磷酸化状态转变为高磷酸化状态。在 G1 期，低磷酸化状态的 RB 蛋白与转录因子 E2F 结合，阻止转录激活作用。当 cyclin D-CDK4 复合物作用下 RB 转为高磷酸化状态，E2F 与 RB 解离，促进 S 期基因转录，启动并进入 S 期。此外，CDK 活性受 CDK 抑制物即 CKI 抑制。CKI 有多种，如 p16、p21、p27 等。

二、肿瘤发生与发展的分子机制

　　肿瘤发生有复杂的分子基础，涉及原癌基因、肿瘤抑制基因、细胞永生化、代谢重编程、基因组不稳定性、血管生成、抵抗凋亡、免疫逃避、肿瘤微环境、浸润和转移能力获得、表观遗传调控和非编码 RNA 功能异常等。环境致瘤因素和遗传因素通过上述途径改变细胞的生物学特性，导致肿瘤形成。

　　1.原癌基因及癌基因活化　原癌基因是在正常细胞基因组中发现的与病毒癌基因十分相似的 DNA 序列，它们在正常时并不导致肿瘤，其编码的蛋白对细胞生长增殖非常重要（如生长因子、生长因子受体、信号转导蛋白和转录因子等）。当原癌基因发生异常时，可使细胞发生恶性转化，这些基因即为细胞癌基因，如 c-myc、c-ras 等。其编码的肿瘤蛋白或癌蛋白可持续刺激细胞自主生长。

　　原癌基因转变为细胞癌基因的过程，称为原癌基因的激活。常见的激活方式包括点突变、基因扩增和染色体重排等。此外，导致癌基因表达与功能异常的其他机制还有染色体数目异常、肿瘤细胞的自分泌等。

　　2.肿瘤抑制基因功能丧失　肿瘤抑制基因在细胞生长与增殖的调控中起重要作用，如 RB 和 p53 基因，该基因的产物抑制细胞生长。如果肿瘤抑制基因的两个等位基因发生突变 / 丢失，其功能丧失可导致细胞发生转化。此外，一些肿瘤抑制基因因其启动子过甲基化导致表达及功能障碍。

　　3.代谢重编程　氧供充分时，肿瘤细胞仍保持高水平葡萄糖摄取，通过糖酵解途径生成乳酸，此代谢模式即为有氧糖酵解或称瓦伯效应。来自有氧糖酵解过程中的代谢产物（6- 磷酸葡萄糖）是肿瘤细胞结构构建、合成代谢的重要物质。肿瘤细胞通过调整细胞代谢网络，以改变营养物质在不同代谢途径中的流向和流量，平衡能量供应与生物大分子合成，促进细胞快速增殖。肿瘤细胞代谢网络的重编程与癌基因激活多个信号通路及抑癌基因失活有关。代谢与肿瘤的关联还包括自噬、异柠檬酸脱氢酶的致癌性突变。

4. 凋亡调节基因功能紊乱　肿瘤生长取决于细胞增殖与死亡的比例。除原癌基因和肿瘤抑制基因的作用外，调节细胞凋亡基因在肿瘤发生中也起着重要作用。细胞凋亡受复杂分子机制调控，通过促凋亡分子（如死亡受体家族成员、caspase 家族蛋白酶等）和抗凋亡分子（如 Bcl-2 家族抗凋亡分子 Bcl-XL、凋亡抑制蛋白 IAP 家族成员等）相互作用实现。凋亡调节基因功能紊乱、凋亡途径障碍导致凋亡抵抗，进而促进肿瘤形成。

5. 无限增殖能力 / 细胞永生化　肿瘤细胞获得无限增殖及永生化能力与端粒酶再激活、细胞老化基因的控制失常、癌症干细胞 / 肿瘤干细胞等相关。

染色体末端存在端粒的 DNA 重复序列，长度随细胞复制逐渐缩短。细胞复制一定次数后，短缩的端粒使染色体融合，导致细胞死亡。正常情况下生殖细胞具有端粒酶活性，可使端粒长度恢复；但大多数体细胞无端粒酶活性，只能复制大约 50 次。恶性肿瘤细胞含有端粒酶活性，使端粒不会缩短，导致细胞无限增殖。

6. 持续的血管生成　肿瘤诱导的新生血管生成可促进肿瘤的持续生长，受肿瘤细胞及间质细胞所产生的血管生成因子和抗血管生成因子共同调控。表现为血管生成因子增多和 / 或抗血管生成因子的缺失。此外，RAS、MAPK 信号通路和低氧状态等均可影响肿瘤血管生成。

7. 浸润和转移能力的获得　肿瘤浸润和转移分子机制与细胞黏附分子、上皮间质转化、细胞外基质、肿瘤血管生成、高侵袭性肿瘤细胞亚克隆等相关。肿瘤浸润和转移（以癌为例）大致分为癌细胞彼此分离、癌细胞与基底膜黏着增加、细胞外基质降解、癌细胞迁移等步骤。

不是所有进入血管内的恶性肿瘤细胞都能迁徙到其他器官形成转移灶。单个肿瘤细胞绝大多数被自然杀伤细胞消除；但肿瘤细胞与血小板凝集成团形成的肿瘤细胞栓不易被消除，与血管内皮细胞黏附后穿过血管内皮和基底膜，形成转移灶，而高侵袭性瘤细胞亚克隆则易形成广泛血行播散。

肿瘤血行转移的部位和器官受原发肿瘤部位和血液途径影响。但某些肿瘤表现出对某些器官的亲和性，如肺癌易转移到肾上腺、脑，乳腺癌常转移到肺、肝、骨等。该现象可能与如下因素相关：①这些器官血管内皮细胞上的配体能特异性识别结合癌细胞表面的黏附分子；②这些器官可释放吸引癌细胞的趋化物质；③负选择结果，即某些组织 / 器官的环境（如抑制物）不适合肿瘤生长，而另一些组织 / 器官没有这些抑制物，因此肿瘤表现出对后面这些器官的"亲和性"。

8. 免疫监视的逃避　发生肿瘤性转化的细胞可以引起机体免疫反应，涉及肿瘤抗原和机体抗肿瘤免疫的机制。肿瘤抗原分为肿瘤特异性抗原和肿瘤相关抗原。肿瘤特异性抗原仅存在于肿瘤细胞，同一种致癌物诱导的相同组织类型肿瘤，在不同个体具有不同的特异性抗原。而肿瘤相关抗原不仅存在于肿瘤细胞也存在于某些正常细胞，如甲胎蛋白，可见于肝细胞癌和胚胎干细胞。肿瘤分化抗原是肿瘤细胞和正常细胞都具有与某个方向分化相关的抗原，如前列腺特异抗原既见于前列腺癌细胞，也见于正常前列腺上皮。

机体抗肿瘤免疫反应主要是细胞免疫，其效应细胞包括自然杀伤细胞、细胞毒性 T 细胞和巨噬细胞等。自然杀伤细胞激活后可溶解多种肿瘤细胞。而激活的 CTL（CD8$^+$）通过细胞表面 T 细胞受体识别与 MHC 分子组成复合物的肿瘤特异性抗原，释放酶以杀伤肿瘤细胞。T 细胞通过产生干扰素 -γ 激活巨噬细胞，后者分泌肿瘤坏死因子（TNF-α）参与杀伤肿瘤细胞。

如上所述，正常机体具有免疫监视功能，可以清除发生了肿瘤性转化的细胞，进而起到抗肿瘤作用。而免疫监视功能下降，可能参与一些肿瘤的发生，如免疫功能低下者，其恶性肿瘤的发病率明显增加。

肿瘤细胞通过减少肿瘤抗原表达,可逃避免疫监视;通过表达 PD-1 配体、TGF-β 等能抑制机体免疫反应;通过诱导免疫细胞死亡,破坏机体免疫系统。

9.基因组不稳定性 许多因素(紫外线、电离辐射、烷化剂等)可以导致 DNA 损伤。除了这些外源因素,DNA 还可因复制过程出现错误以及碱基自发改变而出现异常。DNA 轻微损害可通过 DNA 修复机制予以修复,这对维持基因组稳定性很重要。复制过程导致碱基错配,若没有被 DNA 多聚酶清除,则由错配修复机制修复。DNA 修复机制异常时,DNA 损伤会保留下来,对肿瘤的发生起作用。

10.肿瘤微环境 炎症细胞与肿瘤间质中的成纤维细胞、内皮细胞和细胞外基质等共同构成肿瘤微环境。肿瘤微环境具有如下作用:促瘤效应、去除生长屏障、促血管生成、促进浸润和转移、躲避免疫监视等。

11.表观遗传调控与肿瘤 除了 DNA 碱基序列改变所致的遗传变化外,还有一些非 DNA 碱基序列改变引起的,称为表观遗传学改变,如 DNA 甲基化、组蛋白修饰等。DNA 甲基化是调控基因表达的重要机制,基因组中非编码区富含 CpG 重复序列,正常处于高甲基化状态,以维持染色体稳定性。肿瘤中一些关键基因启动子区 CpG 岛甲基化异常,包括肿瘤抑制基因的过甲基化和癌基因的低甲基化,分别导致肿瘤抑制基因表达下降和癌基因过表达。肿瘤中非编码区 CpG 出现低甲基化致 DNA 稳定性下降,易于出现重组、缺失、转位等改变。组蛋白维护染色质结构,参与基因表达调控。组蛋白的乙酰基化、甲基化等共价修饰影响 DNA 的复制、转录、损伤修复。因此,组蛋白修饰异常是肿瘤发生的重要环节。此外,非编码 RNA 极其重要地调节编码蛋白的 mRNA 或调控基因转录,如微小 RNA 的异常表达可导致癌基因过表达或肿瘤抑制基因表达下降。

综上所述,肿瘤的发生并非单个分子事件,而是一个多步骤的过程。细胞的完全恶化需要多个基因的改变。其分子机制总结如下:致瘤因素引起基因改变(包括原癌基因激活、肿瘤抑制基因灭活、凋亡调节基因和 DNA 修复基因功能紊乱、端粒酶激活、表观遗传及非编码 RNA 异常),使细胞出现多克隆性增殖;基因进一步损伤,发展为克隆性增殖,进而形成具有不同生物学特性的亚克隆,最终获得浸润和转移能力。

第十一节 环境致瘤因素

环境致瘤因素通过影响前述分子机制途径导致肿瘤发生。导致恶性肿瘤发生的物质称为致癌物。致癌物起启动作用或激发作用,是引起癌症发生的始发因素。促癌物则本身无致癌性,但可增加致癌物的致癌性,起促发作用。恶性肿瘤的发生常需经过启动和促发两个阶段。常见的环境致瘤因素如下。

1.化学物质 化学致癌物多数是致突变剂,与大分子亲核基团共价结合导致其结构改变(如DNA突变),引起癌症发生的始发变化。化学致癌物包括间接致癌物(需在体内代谢活化后才致癌)和直接致癌物(不需体内代谢转化即可致癌)。

(1)间接化学致癌物:①多环芳烃,存在于石油、煤焦油中。致癌性特别强的有 3,4-苯并芘、1,2,5,6-双苯并蒽等。②致癌的芳香胺类,如乙萘胺、联苯胺等,存在于印染料和橡胶中。③亚硝胺类物质,见于肉类食品的保存剂与着色剂。④真菌毒素,最常见的黄曲霉菌存在于霉变食品中,尤其是霉变的花生、谷类及玉米等,其中黄曲霉毒素 B1 致癌性最强。

(2)直接化学致癌物:少见,主要为烷化剂(环磷酰胺)和酰化剂。此外,还有一些金属元素(如镍、铬、镉等)、非金属元素和有机化合物具有致癌作用。

2.物理致癌因素 紫外线可引起皮肤鳞状细胞癌、基底细胞癌和恶性黑色素瘤。电离辐射(如 X 射线、

γ 射线以及 B 粒子等）可引起皮肤癌和白血病等。

3.生物致癌因素　主要为病毒，而导致肿瘤形成的病毒称为肿瘤病毒，分为 DNA 肿瘤病毒和 RNA 肿瘤病毒。此外，一些细菌如幽门螺杆菌与胃肿瘤有关。

（1）DNA 肿瘤病毒：与人类肿瘤密切相关的 DNA 病毒有以下几种。①人乳头瘤病毒（human papilloma virus，HPV），其中 HPV-6、HPV-11 与生殖道和喉等部位的乳头状瘤有关，HPV-16、HPV-18 与子宫颈等部位的癌有关。② Epstein-Barr 病毒（EBV），与伯基特淋巴瘤和鼻咽癌等肿瘤有关。③乙型肝炎病毒（hepatitis virus B，HBV），与肝细胞癌的发生有关。

（2）RNA 肿瘤病毒：是反转录病毒，分为急性转化病毒和慢性转化病毒。急性转化病毒含有病毒癌基因，如 v-src、v-abl、v-myb 等。慢性转化病毒不含癌基因，但具有很强的促基因转录的启动子 / 增强子，可引起原癌基因激活和过度表达。成人 T 细胞白血病 / 淋巴瘤（ATL），与人类 T 细胞白血病 / 淋巴瘤病毒 I（Human T-cell leukemia/lymphoma virus Ⅰ，HTLV-1）有关。

（3）细菌：幽门螺杆菌与胃黏膜相关淋巴组织（MALT）发生的 MALT 淋巴瘤和一些胃腺癌相关。

第十二节　肿瘤与遗传

遗传因素在散发性肿瘤中使患者对某些肿瘤具有易感性。遗传性或家族性肿瘤综合征患者具有特定染色体和基因异常，使他们比一般人群患肿瘤的机会显著增加。

（1）常染色体显性遗传的遗传性肿瘤综合征，如家族性视网膜母细胞瘤患者显性遗传的异常 RB 等位基因。一些癌前疾病（如家族性腺瘤性息肉病、神经纤维瘤病等）也以常染色体显性遗传方式出现。

（2）常染色体隐性遗传的遗传性肿瘤综合征与 DNA 修复基因异常有关，如着色性干皮病受紫外线照射易患皮肤癌，Bloom 综合征易发生白血病等。Li-Fraumeni 综合征 p53 基因异常易发生肉瘤、白血病和乳腺癌等。

（3）一些肿瘤具有家族聚集倾向，如乳腺癌、胃肠癌等，与多因素遗传有关。

（西南医科大学附属医院　钟建桥）

第二十八章　呼吸系统疾病

第一节　慢性阻塞性肺疾病

慢性阻塞性肺疾病（chronic obstructive pulmonary disease，COPD）是一种严重危害人类健康的常见慢性呼吸系统疾病。其具有高发病率、高致残率和高死亡率的特点，给患者、家庭和社会带来了沉重的负担。

慢性阻塞性肺疾病是一种以持续气流受限为特征的可以预防和治疗的疾病，其气流受限多呈进行性发展，与气道和肺组织对香烟烟雾等有害气体或有害颗粒的异常慢性炎症反应有关。主要包括慢性支气管炎和肺气肿两种病理改变，当这两种病变同时存在且伴有持续气流受限时，则诊断为慢性阻塞性肺疾病。

一、主要类型

1. 慢性支气管炎　慢性支气管炎是气管、支气管黏膜及其周围组织的慢性非特异性炎症。临床上以咳嗽、咳痰为主要症状，每年发病持续 3 个月，连续 2 年或 2 年以上。

病理变化：支气管黏膜上皮细胞变性、坏死、脱落，纤毛倒伏、粘连、变短甚至缺失。黏液腺肥大、增生，分泌亢进，浆液腺发生黏液化。支气管壁充血、水肿，淋巴细胞、浆细胞浸润。病情反复发作，可导致支气管平滑肌和弹性纤维破坏，引起支气管狭窄、变形。

临床表现：①咳嗽，长期、反复、逐渐加重的咳嗽，一般以晨间咳嗽为主，睡眠时有阵咳或排痰。②咳痰，一般为白色黏液或浆液泡沫性痰，偶可带血。清晨排痰较多，起床后或体位变动可刺激排痰。③喘息或气急，部分患者可出现喘息或气急，尤其是伴有喘息性支气管炎时。

2. 肺气肿　肺气肿是指终末细支气管远端的气道弹性减退，过度膨胀、充气和肺容积增大或同时伴有气道壁破坏的病理状态。

病理变化：肺组织过度膨胀，肺泡间隔断裂，肺泡融合成较大的囊腔。细支气管和肺泡壁的结构破坏，弹性纤维断裂。肺毛细血管床减少，肺循环阻力增加（图 28-1）。

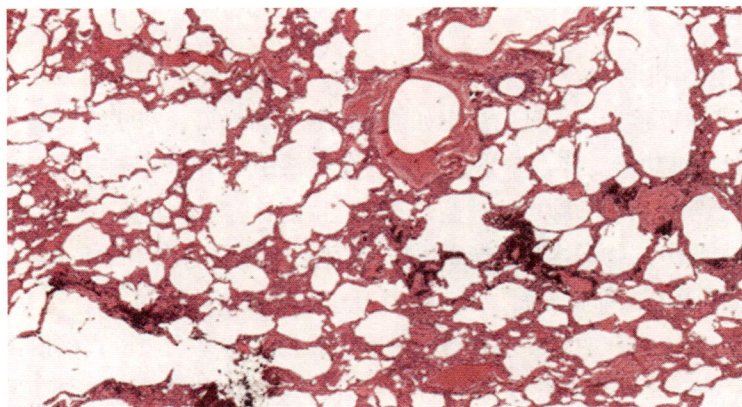

图 28-1　肺气肿（可见肺泡明显扩张，肺泡间隔变窄甚至断裂）

临床表现：①呼吸困难，早期仅在劳动时出现，随着病情的进展，逐渐加重，甚至在休息时也感到呼吸困难。②桶状胸，胸廓前后径增大，肋间隙增宽，呈桶状。③呼吸音减弱，由于肺组织过度膨胀，肺泡弹性减退，听诊时呼吸音减弱，呼气延长。④心音遥远，由于肺气肿时胸腔内压力升高，心脏相对浊音界缩小，心音遥远。

二、病因

（1）吸烟。吸烟是慢性阻塞性肺疾病最重要的危险因素。香烟烟雾中含有多种有害物质，如尼古丁、焦油、一氧化碳、一氧化氮等，这些物质可直接损伤气道和肺组织，引起慢性炎症反应。长期吸烟可导致支气管黏膜上皮细胞纤毛运动减弱，黏液分泌增加，气道净化能力下降，容易发生感染。此外，吸烟还可引起气道痉挛，增加气道阻力，促进肺气肿的形成。

（2）空气污染。①大气污染：长期暴露于大气中的有害气体和颗粒物，如二氧化硫、二氧化氮、臭氧、$PM_{2.5}$ 等，可刺激呼吸道，引起慢性炎症反应。这些有害物质可损伤气道上皮细胞，降低肺的防御功能，增加感染的风险。②室内空气污染：室内空气污染主要来自燃烧生物燃料（如木材、煤炭、秸秆等）和烹饪油烟。这些物质燃烧时产生的烟雾中含有大量的有害物质，如一氧化碳、苯并芘、甲醛等，长期吸入可导致慢性阻塞性肺疾病的发生。

（3）职业粉尘和化学物质。某些职业环境中存在大量的粉尘和化学物质，如煤矿工人接触的煤尘、矽尘，纺织工人接触的棉尘，化工工人接触的有毒气体等。这些物质可直接损伤呼吸道和肺组织，引起慢性炎症反应，长期接触可导致慢性阻塞性肺疾病的发生。

（4）感染。①病毒感染：呼吸道病毒感染是慢性阻塞性肺疾病急性加重的重要原因之一。常见的病毒有流感病毒、鼻病毒、冠状病毒等。病毒感染可损伤气道上皮细胞，破坏呼吸道的防御功能，容易继发细菌感染。②细菌感染：慢性阻塞性肺疾病患者的气道中常存在细菌定植，当机体免疫力下降时，细菌可大量繁殖，引起感染。常见的细菌有流感嗜血杆菌、肺炎链球菌、卡他莫拉菌等。细菌感染可加重气道炎症，导致病情恶化。

（5）遗传因素。某些遗传因素可能增加个体对慢性阻塞性肺疾病的易感性。例如，α1-抗胰蛋白酶缺乏是一种常染色体隐性遗传病，患者由于缺乏这种蛋白酶，容易发生肺气肿。此外，一些基因多态性也可能与慢性阻塞性肺疾病的发病有关。

（6）其他因素。①年龄：随着年龄的增长，肺功能逐渐下降，呼吸道的防御功能也减弱，容易发生慢性阻塞性肺疾病。②性别：男性患慢性阻塞性肺疾病的风险高于女性，可能与男性吸烟率较高、职业暴露较多等因素有关。③营养状况：营养不良可导致机体免疫力下降，呼吸道防御功能减弱，容易发生感染，从而增加慢性阻塞性肺疾病的发病风险。

三、发病机制

1. 慢性支气管炎的发病机制

（1）感染因素。①病毒感染：常见的病毒如流感病毒、鼻病毒、冠状病毒等，可直接损伤呼吸道上皮细胞，破坏呼吸道的防御功能。病毒感染还可激活免疫系统，引起炎症反应。②细菌感染：在病毒感染的基础上，细菌如流感嗜血杆菌、肺炎链球菌、卡他莫拉菌等容易继发感染。细菌感染可加重炎症反应，导致气道黏膜充血、水肿、分泌物增多。③支原体和衣原体感染：支原体和衣原体也可引起慢性支气管炎。它们主要通过黏附在呼吸道上皮细胞表面，引起炎症反应和免疫反应。

（2）吸烟。①直接损伤：香烟烟雾中含有多种有害物质，这些物质可直接损伤呼吸道上皮细胞，破坏纤毛运动，降低气道的净化功能。此外，吸烟还可引起气道黏膜充血、水肿，黏液分泌增加，导致气道狭窄。②氧化应激：吸烟可产生大量的活性氧（ROS），引起氧化应激反应。氧化应激可损伤细胞内的蛋白质、脂质和 DNA，导致细胞功能障碍和死亡。氧化应激还可激活炎症细胞，释放炎症介质，加重炎症反应。

（3）空气污染。①大气中的有害气体可刺激呼吸道，引起炎症反应。②长期暴露于大气污染中，可导致呼吸道黏膜损伤，纤毛运动减弱，气道净化功能下降。③室内空气污染，可引起呼吸道炎症。

（4）过敏因素。某些过敏原如花粉、尘螨、动物皮毛等，可引起过敏反应，导致呼吸道黏膜水肿、分泌物增多、气道狭窄等。过敏反应还可激活炎症细胞，释放炎症介质，加重炎症反应。

（5）免疫功能异常。慢性支气管炎患者的免疫功能可能存在异常，如 T 淋巴细胞亚群失衡、免疫球蛋白水平改变等。这些异常可导致机体对过敏原的敏感性增加，容易发生过敏反应。

（6）其他因素。某些遗传因素可能增加慢性支气管炎的易感性。

2. 肺气肿的发病机制

（1）蛋白酶 - 抗蛋白酶失衡。①蛋白酶增多：中性粒细胞、巨噬细胞等炎症细胞可释放多种蛋白酶，如弹性蛋白酶、基质金属蛋白酶等。这些蛋白酶可降解肺组织中的弹性蛋白和胶原蛋白，导致肺组织破坏。吸烟、感染、空气污染等因素可刺激炎症细胞释放蛋白酶，增加蛋白酶的活性。②抗蛋白酶减少：α1-抗胰蛋白酶是一种重要的抗蛋白酶，它可以抑制弹性蛋白酶等蛋白酶的活性。α1- 抗胰蛋白酶缺乏可导致蛋白酶活性相对增强，引起肺组织破坏。遗传因素、吸烟等可导致 α1- 抗胰蛋白酶的合成减少或功能异常。

（2）氧化应激。①活性氧的产生增加：吸烟、感染、空气污染等因素可导致体内活性氧的产生增加。活性氧可直接损伤肺组织细胞，引起细胞死亡。活性氧还可激活炎症细胞，释放炎症介质，加重炎症反应。②抗氧化能力下降：肺组织中的抗氧化物质如超氧化物歧化酶、谷胱甘肽等可清除活性氧，保护肺组织。但在肺气肿患者中，抗氧化能力可能下降，导致活性氧的损伤作用增强。

（3）炎症机制。①炎症细胞浸润：肺气肿患者的肺组织中可见大量的炎症细胞浸润，这些炎症细胞可释放多种炎症介质，引起炎症反应。炎症反应可导致肺组织破坏，促进肺气肿的发展。②炎症介质作用：可引起气道黏膜水肿、黏液分泌增加、气道狭窄，影响肺的通气功能。炎症介质还可刺激成纤维细胞增生，导致肺间质纤维化，加重肺组织破坏。

（4）肺内压力增高。①呼气末正压增加：肺气肿患者的气道阻力增加，呼气困难，导致呼气末肺内残留气量增加，呼气末正压升高。呼气末正压增加可使肺泡过度膨胀，破坏肺泡壁的结构，促进肺气肿的发展。②肺组织弹性回缩力下降：肺气肿患者的肺组织弹性蛋白和胶原蛋白降解，弹性回缩力下降。这使得肺组织在呼气时不能充分回缩，导致肺内残留气量增加，加重肺气肿。

四、临床病理联系

1. 慢性支气管炎的临床病理联系

（1）黏膜上皮细胞的改变。慢性支气管炎患者的气管、支气管黏膜上皮细胞在长期的炎症刺激下，可出现不同程度的损伤。早期表现为纤毛倒伏、粘连、变短甚至缺失，上皮细胞变性、坏死、脱落。随着病情的进展，上皮细胞可出现鳞状上皮化生，即正常的柱状纤毛上皮被鳞状上皮所替代。鳞状上皮化生虽然可以增强局部的防御能力，但同时也失去了纤毛的摆动功能，导致气道的净化能力下降。

（2）黏液腺和浆液腺的改变。黏液腺肥大、增生，分泌亢进，浆液腺发生黏液化。这使得呼吸道分泌物增多，痰液黏稠，不易咳出。痰液中的黏液和炎症细胞等成分可进一步刺激呼吸道，加重炎症反应。

（3）支气管壁的改变。①炎症细胞浸润：支气管壁可见大量的炎症细胞浸润，炎症细胞还可破坏支气管壁的结构，导致支气管壁增厚、变硬。②平滑肌和弹性纤维的改变：慢性支气管炎反复发作可引起支气管平滑肌痉挛、增生，弹性纤维破坏。这使得支气管壁的弹性降低，气道狭窄，阻力增加。支气管平滑肌的痉挛和增生还可导致气道高反应性，即气道对各种刺激因素的敏感性增加，容易引起咳嗽、喘息等症状。

（4）血管的改变。支气管壁的血管扩张、充血，通透性增加。这使得炎症细胞和炎症介质更容易进入支气管壁，加重炎症反应。长期的炎症刺激可能会导致支气管壁的血管壁增厚、硬化，从而影响局部的血液循环。

（5）肺组织的改变。①肺气肿的形成：慢性支气管炎长期反复发作，可导致细支气管和肺泡的结构破坏，弹性纤维断裂，肺泡间隔断裂，肺泡融合成较大的囊腔，形成肺气肿。肺气肿的形成进一步加重了肺的通气和换气功能障碍，导致呼吸困难等症状加重。②肺间质纤维化：慢性支气管炎患者的肺间质可出现不同程度的纤维化。肺间质纤维化可导致肺的弹性降低，顺应性下降，影响肺的通气和换气功能。肺间质纤维化还可引起肺动脉高压，右心功能不全等并发症。

（6）其他改变。①淋巴结的改变：慢性支气管炎患者的支气管周围淋巴结可出现不同程度的肿大，这是由于局部的炎症反应引起淋巴结的免疫反应增强所致。肿大的淋巴结可压迫支气管，加重气道狭窄。②全身改变：慢性支气管炎长期反复发作，可导致全身营养不良、免疫功能下降等。患者可出现消瘦、乏力、贫血等症状。严重的慢性支气管炎还可引起肺心病、呼吸衰竭等并发症，危及患者的生命。

（7）病理生理改变。慢性支气管炎的病理改变可导致一系列的病理生理改变。①气道阻塞：由于黏膜上皮细胞的损伤、黏液腺的增生、支气管平滑肌的痉挛和增生等原因，可导致气道狭窄，阻力增加，引起气道阻塞。气道阻塞可导致呼气性呼吸困难，表现为呼气时间延长，呼气费力。②通气功能障碍：慢性支气管炎患者的肺通气功能可出现不同程度的障碍，主要表现为肺活量、第一秒用力呼气量、最大呼气中期流速等指标下降。通气功能障碍可导致缺氧和二氧化碳潴留，引起呼吸困难、发绀等症状。③换气功能障碍：慢性支气管炎患者的肺换气功能也可受到影响，主要表现为弥散功能下降。这是由于肺泡壁的破坏、肺间质纤维化等原因，导致气体交换面积减少，气体交换效率降低。换气功能障碍可进一步加重缺氧，导致患者出现低氧血症。④肺动脉高压和肺心病：慢性支气管炎长期反复发作，可导致肺血管的结构和功能改变，引起肺动脉高压。肺动脉高压可导致右心室肥厚、扩张，最终发展为肺心病。肺心病可引起右心功能不全，表现为下肢水肿、肝肿大、腹水等症状。

2.肺气肿的临床病理联系

（1）肺泡过度膨胀。肺气肿患者的肺泡明显扩大，数量减少，肺泡间隔变薄、断裂甚至消失。这使得肺泡的表面积减少，气体交换功能受损。肺泡过度膨胀可导致肺容积增大，胸廓前后径增加，形成典型的"桶状胸"。

（2）气道壁破坏。终末细支气管、呼吸性细支气管和肺泡管等气道壁的结构破坏是肺气肿的重要病理特征。气道壁的平滑肌、弹性纤维和胶原纤维等成分减少或断裂，导致气道失去弹性，管腔扩大。气道壁破坏还可引起小气道塌陷，增加气道阻力，进一步影响肺的通气功能。

（3）肺毛细血管床减少。随着肺气肿的发展，肺毛细血管床逐渐减少。这是由于肺泡间隔的破坏和肺组织的重塑，导致毛细血管受压、扭曲甚至闭塞。肺毛细血管床减少可导致肺循环阻力增加，肺动脉高压的发生，进而影响右心功能。

（4）组织学改变。①炎症细胞浸润：肺气肿患者的肺组织中可见大量的炎症细胞浸润。炎症反应可进一步加重肺组织的损伤，促进肺气肿的进展。②蛋白酶 - 抗蛋白酶失衡：炎症细胞可释放多种蛋白酶，这些蛋白酶可降解肺组织中的弹性蛋白和胶原蛋白，导致肺组织破坏。同时，体内的抗蛋白酶系统，可抑制蛋白酶的活性。在肺气肿患者中，蛋白酶活性相对增强，抗蛋白酶活性相对减弱，导致蛋白酶 - 抗蛋白酶失衡，促进肺组织的破坏。③氧化应激增加。

（5）肺功能改变。①通气功能障碍：由于肺泡过度膨胀、气道壁破坏和小气道塌陷等原因，肺气肿患者的肺通气功能明显受损。表现为肺活量、第一秒用力呼气容积、最大呼气中期流速等指标下降。肺气肿患者的呼气阻力增加，呼气时间延长，出现呼气性呼吸困难。②换气功能障碍：肺泡间隔的破坏和肺毛细血管床的减少可导致气体交换面积减少，弥散功能下降。这使得氧气和二氧化碳的交换效率降低，引起低氧血症和高碳酸血症。③肺顺应性改变：肺气肿患者的肺顺应性增加，即肺组织在压力作用下容易扩张。这是由于肺泡过度膨胀和气道壁破坏，导致肺组织的弹性减退。肺顺应性增加可使呼吸肌的负担加重，容易引起呼吸肌疲劳。

（6）病理生理改变。肺气肿的病理改变可导致一系列的病理生理改变。①呼吸功能障碍：通气功能障碍和换气功能障碍可导致患者出现呼吸困难、气短、胸闷等症状。随着病情的进展，呼吸困难逐渐加重，甚至在休息时也感到呼吸困难。低氧血症和高碳酸血症可引起患者出现发绀、头痛、嗜睡、意识障碍等症状。严重的低氧血症还可导致多器官功能障碍。②肺动脉高压和肺心病：肺毛细血管床减少和肺循环阻力增加可导致肺动脉高压的发生。肺动脉高压可引起右心室肥厚、扩张，最终发展为肺心病。肺心病可引起右心功能不全，表现为下肢水肿、肝肿大、腹水等症状。③全身影响：肺气肿患者由于长期呼吸困难、缺氧和营养不良等原因，可出现全身乏力、消瘦、贫血等症状。严重的肺气肿还可影响患者的免疫系统和内分泌系统，增加感染的风险。

第二节 慢性肺源性心脏病

慢性肺源性心脏病（chronic cor pulmonale），简称肺心病，是由肺组织、肺血管或胸廓的慢性病变引起肺组织结构和（或）功能异常，产生肺血管阻力增加，肺动脉压力增高，使右心室扩张和（或）肥厚，伴或不伴右心功能衰竭的心脏病，并排除先天性心脏病和左心病变引起者。肺心病是常见的心脏病之一，严重影响患者的生活质量和寿命。其主要临床表现为咳嗽、咳痰、气促，活动后心悸、呼吸困难、乏力和劳动耐力下降等。随着病情的进展，可出现右心功能不全的症状和体征，如下肢水肿、肝肿大、颈静脉怒张等。

一、病因

（1）支气管、肺疾病。COPD 是肺心病最常见的病因。COPD 患者由于长期的气道炎症、气道阻塞和肺组织破坏，导致肺通气和换气功能障碍，引起缺氧和二氧化碳潴留。缺氧可引起肺血管收缩，长期的缺氧和二氧化碳潴留可导致肺血管重构，肺血管阻力增加，肺动脉高压形成。COPD 患者还可因反复的呼吸道感染、气道痉挛等因素加重肺功能损害，促进肺心病的发展。

支气管哮喘患者在反复发作过程中，可引起气道重塑和肺功能下降。长期的气道炎症和气道高反应性可导致肺血管痉挛和肺血管壁增厚，增加肺血管阻力，引起肺动脉高压。严重的支气管哮喘发作可导致急性呼吸衰竭，加重心脏负担，促进肺心病的发生。

支气管扩张患者由于反复的支气管感染和炎症，破坏支气管壁的结构和功能，导致支气管变形、扩张。长期的支气管扩张可引起肺组织纤维化和肺血管床减少，增加肺血管阻力，引起肺动脉高压。支气管扩张患者还可因反复咯血导致贫血和低氧血症，加重心脏负担，促进肺心病的发展。

肺结核在病情进展过程中，可引起肺组织破坏、纤维化和肺气肿。严重的肺结核可导致毁损肺，使肺功能严重受损。肺结核患者还可因结核菌感染引起的免疫反应和炎症反应，导致肺血管炎和肺血管狭窄，增加肺血管阻力，引起肺动脉高压。

（2）胸廓运动障碍性疾病。脊柱后侧凸畸形可导致胸廓畸形，影响肺的通气和换气功能。长期的胸廓畸形可引起肺组织受压、肺不张和肺血管扭曲，增加肺血管阻力，引起肺动脉高压。脊柱后侧凸畸形患者还可因胸廓运动受限，呼吸肌疲劳，加重肺功能损害，促进肺心病的发展。

胸廓成形术后可导致胸廓畸形和肺容积减少，影响肺的通气和换气功能。胸廓成形术后患者还可因手术创伤和术后感染等因素加重肺功能损害，促进肺心病发展。

（3）肺血管疾病。慢性血栓栓塞性肺动脉高压是由于肺动脉内血栓形成和机化，导致肺血管狭窄和阻塞，引起肺动脉高压。慢性血栓栓塞性肺动脉高压患者可因反复的血栓形成和肺血管阻塞，加重肺血管阻力，引起右心室肥厚和扩张，发展为肺心病。

特发性肺动脉高压是一种原因不明的肺动脉高压，其发病机制可能与遗传、免疫、环境等因素有关。特发性肺动脉高压患者可因肺动脉压力持续升高，导致右心室肥厚和扩张，发展为肺心病。

（4）其他。睡眠呼吸暂停低通气综合征患者在睡眠过程中可出现反复的呼吸暂停和低通气，引起缺氧和二氧化碳潴留。还可因睡眠结构紊乱和睡眠质量下降，加重心脏负担，促进肺心病的发展。

原发性肺泡低通气综合征是一种罕见的呼吸系统疾病，其主要特征是肺泡通气不足，导致缺氧和二氧化碳潴留。原发性肺泡低通气综合征患者还可因呼吸肌无力和呼吸中枢功能障碍，加重肺功能损害，促进肺心病的发展。

二、发病机制

1. 肺动脉高压的形成

（1）肺血管阻力增加的功能性因素：

①缺氧、高碳酸血症和呼吸性酸中毒。缺氧可使肺血管收缩，其机制主要是缺氧引起肺血管平滑肌细胞膜对 Ca^{2+} 通透性增加，Ca^{2+} 内流增加，导致肺血管平滑肌收缩。高碳酸血症和呼吸性酸中毒可使肺血管对缺氧的收缩反应增强，进一步加重肺血管收缩。

②体液因素。缺氧可刺激肺内某些细胞释放血管活性物质，如内皮素、血管紧张素 II、血栓素 A_2 等，引起肺血管收缩；同时，缺氧还可抑制肺内某些细胞释放血管舒张物质，如一氧化氮、前列环素等，导致肺血管收缩和肺血管阻力增加。

③缺氧导致肺血管重塑。长期的缺氧可引起肺血管平滑肌细胞增殖、肥大，胶原纤维和弹性纤维增生，肺血管壁增厚，管腔狭窄，肺血管阻力增加。

（2）肺血管阻力增加的解剖学因素：慢性阻塞性肺疾病、支气管哮喘等慢性支气管肺疾病可引起肺血管炎症、肺小动脉血栓形成、肺血管床破坏等，导致肺血管狭窄和阻塞，肺血管阻力增加。肺气肿可导致肺泡内压增高，压迫肺毛细血管，使肺毛细血管床减少，肺循环阻力增加。

（3）血容量增多和血液黏稠度增加：慢性缺氧可刺激肾脏分泌促红细胞生成素，导致继发性红细胞增多，血液黏稠度增加，血流阻力增大。缺氧还可使醛固酮分泌增加，水钠潴留，血容量增多。同时，缺氧还可导致交感神经兴奋，肾血管收缩，肾血流量减少，水钠潴留加重。血容量增多和血液黏稠度增加可进一步加重肺动脉高压。

2. 心脏病变和心力衰竭

（1）右心室肥厚和扩张：肺动脉高压可使右心室后负荷增加，右心室收缩期压力升高，导致右心室肥厚和扩张。长期的右心室肥厚和扩张可使右心室心肌细胞肥大、凋亡，心肌间质纤维化，右心室功能逐渐减退。

（2）右心衰竭：随着病情的进展，右心室功能逐渐减退，不能将体循环回流的血液充分泵入肺循环，导致体循环淤血。体循环淤血可引起右心衰竭的症状和体征，如下肢水肿、肝肿大、颈静脉怒张等。右心衰竭还可导致胃肠淤血、肝淤血、肾功能减退等多器官功能障碍。

3. 其他重要脏器的损害

（1）肺性脑病：肺心病患者由于严重的缺氧和二氧化碳潴留，可引起脑功能障碍，称为肺性脑病。肺性脑病是肺心病患者死亡的主要原因之一。

（2）酸碱平衡失调和电解质紊乱：肺心病患者由于呼吸功能障碍，可引起酸碱平衡失调和电解质紊乱。常见的酸碱平衡失调有呼吸性酸中毒、呼吸性碱中毒、代谢性酸中毒和代谢性碱中毒等。电解质紊乱主要有低钠血症、低钾血症、低氯血症等。酸碱平衡失调和电解质紊乱可加重心脏负担，影响心脏功能，促进肺心病的发展。

（3）心律失常：肺心病患者由于心肌缺氧、酸碱平衡失调、电解质紊乱等因素，可引起心律失常。常见的心律失常有房性早搏、室性早搏、心房颤动等。心律失常可加重心脏负担，影响心脏功能，严重时可导致心脏骤停。

三、病理变化

慢性肺源性心脏病可以包括肺部、心脏和全身其他器官的病变。

1. 肺部病变

（1）气道病变：支气管黏膜上皮细胞变性、坏死、脱落，纤毛倒伏、粘连、变短甚至缺失。黏液腺肥大、增生，分泌亢进，浆液腺发生黏液化。支气管壁充血、水肿，淋巴细胞、浆细胞浸润。病情反复发作，可导致支气管平滑肌和弹性纤维破坏，引起支气管狭窄、变形。

（2）肺实质病变：肺组织过度膨胀，肺泡间隔断裂，肺泡融合成较大的囊腔，形成肺气肿。细支气管和肺泡壁的结构破坏，弹性纤维断裂。肺毛细血管床减少，肺循环阻力增加。

（3）肺血管病变：肺小动脉中膜平滑肌细胞增生、肥大，内膜增厚，管腔狭窄。肺小动脉内可见血栓形成，部分血栓可机化再通。肺毛细血管数量减少，毛细血管基底膜增厚。

（4）支气管扩张：支气管壁的结构破坏，弹性纤维和肌肉组织减少。支气管呈柱状、囊状或不规则扩张，管腔内可见大量脓性分泌物。周围肺组织可发生纤维化和肺气肿。

（5）肺结核：肺组织内可见结核结节、干酪样坏死和空洞形成。结核病变可引起肺组织纤维化和瘢痕收缩，牵拉支气管，导致支气管变形、狭窄。肺结核还可引起肺血管炎和肺血管狭窄，增加肺血管阻力。

（6）肺间质纤维化：肺间质内可见大量胶原纤维和纤维细胞增生，肺泡间隔增厚。肺泡壁结构破坏，肺泡数量减少，肺弹性降低。肺间质纤维化可导致肺通气和换气功能障碍，加重缺氧和二氧化碳潴留。

2. 心脏病变

（1）右心室肥厚：肺动脉高压使右心室后负荷增加，右心室心肌细胞代偿性肥大，心肌纤维增粗。右心室乳头肌和肉柱明显增粗，室壁增厚，心脏扩大。右心室心肌细胞可出现不同程度的变性、坏死和间质纤维化。

（2）右心室扩张：随着病情的进展，右心室心肌收缩力逐渐减弱，心腔逐渐扩大。右心室扩张可导致三尖瓣相对关闭不全，出现三尖瓣反流。右心室扩张还可压迫右心房，使右心房压力升高，导致体循环淤血。

一般情况下，肺心病早期左心室无明显病变。在某些严重病例中，由于长期缺氧和二氧化碳潴留，可引起心肌损害，导致左心室肥厚和扩张。左心室病变通常较右心室病变轻，且多在肺心病晚期出现。

3. 全身其他器官病变

（1）肝脏病变：右心衰竭导致体循环淤血，肝脏淤血肿大。肝包膜紧张，可引起右上腹疼痛。肝脏切面可见暗红色淤血区和黄色脂肪变性区相间分布。长期淤血和缺氧可导致肝细胞变性、坏死。肝细胞可出现水肿、脂肪变性和坏死，严重时可发展为肝硬化。肝细胞受损可导致肝功能异常，表现为血清转氨酶升高、胆红素升高、白蛋白降低等。

（2）胃肠道病变：体循环淤血可引起胃肠道淤血，黏膜水肿。患者可出现食欲不振、恶心、呕吐、腹胀等症状。长期淤血和缺氧可导致胃肠道黏膜屏障功能受损，容易发生糜烂、溃疡。严重时可出现消化道出血。

（3）肾脏病变：体循环淤血可导致肾淤血，肾小球滤过率降低。患者可出现少尿、水肿等症状。长期缺氧和酸中毒可影响肾小管功能，导致肾小管重吸收和分泌功能障碍。患者可出现夜尿增多、低比重尿等。在严重病例中，可发展为肾功能衰竭，出现氮质血症、尿毒症等症状。

（4）脑病变：肺心病患者由于右心衰竭，可引起体循环淤血，导致脑淤血、水肿。患者可出现头痛、头晕、嗜睡、昏迷等症状。严重缺氧和二氧化碳潴留可引起脑功能障碍，称为肺性脑病。患者可出现意识障碍、精神错乱、抽搐等症状，是肺心病的严重并发症之一。

四、临床病理联系

1. 肺动脉高压

（1）肺血管阻力增加：肺部病变导致肺血管床减少、肺血管痉挛、肺血管重构等，使肺血管阻力增加。肺血管阻力增加是肺动脉高压形成的主要原因。

（2）肺动脉压力升高：肺血管阻力增加使肺动脉压力升高，右心室后负荷增加。肺动脉压力升高可导致右心室肥厚、扩张，进而发展为右心衰竭。

2. 右心功能不全

（1）右心室收缩功能减退：右心室心肌肥厚、纤维化和缺血缺氧可导致右心室收缩功能减退。右心室收缩功能减退使心输出量减少，体循环淤血加重。

（2）右心室舒张功能障碍：右心室肥厚和心肌纤维化可导致右心室舒张功能障碍。右心室舒张功能障碍使右心房压力升高，体循环淤血进一步加重。

3. 呼吸功能障碍

（1）通气功能障碍：肺部病变导致气道狭窄、阻塞，肺通气功能障碍。患者可出现呼吸困难、气促等症状。

（2）换气功能障碍：肺部病变导致肺泡通气与血流比例失调、弥散功能障碍等，使肺换气功能障碍。患者可出现低氧血症和高碳酸血症。

4. 酸碱平衡失调和电解质紊乱

（1）呼吸性酸中毒：肺心病患者由于通气功能障碍，二氧化碳潴留，可致呼吸性酸中毒。呼吸性酸中毒可加重心脏负担，影响心肌收缩力。

（2）代谢性酸中毒：严重缺氧可导致组织无氧代谢增加，乳酸生成增多，引起代谢性酸中毒。代谢性酸中毒可使心肌收缩力减弱，血管扩张，加重休克。

（3）电解质紊乱：肺心病患者由于利尿、呕吐、进食减少等原因，可出现电解质紊乱，如低钠血症、低钾血症、低氯血症等。电解质紊乱可影响心脏的电生理活动，导致心律失常。

第三节　肺炎

肺炎（pneumonia）是指终末气道、肺泡和肺间质的炎症，可由病原微生物、理化因素、免疫损伤、过敏及药物所致。细菌性肺炎（bacterial pneumonia）是最常见的肺炎，也是最常见的感染性疾病之一。

一、肺炎的分类

1. 按病因分类 ①细菌性肺炎：如肺炎链球菌、金黄色葡萄球菌、甲型溶血性链球菌、肺炎克雷伯菌等引起的肺炎。②病毒性肺炎：如冠状病毒、流感病毒、腺病毒、呼吸道合胞病毒等引起的肺炎。③支原体肺炎：由肺炎支原体引起的肺炎。④真菌性肺炎：如白色念珠菌、曲霉菌、隐球菌等引起的肺炎。⑤其他病原体所致肺炎：如立克次体、衣原体、弓形体、原虫（如卡氏肺孢子虫、肺包虫、肺吸虫）等引起的肺炎。⑥理化因素所致肺炎：如放射性肺炎、胃酸吸入引起的化学性肺炎等。

2. 按患病环境分类 ①社区获得性肺炎（community-acquired pneumonia，CAP）：是指在医院外罹患的感染性肺实质炎症，包括具有明确潜伏期的病原体感染而在入院后平均潜伏期内发病的肺炎。常见病原体为肺炎链球菌、支原体、衣原体、流感嗜血杆菌和呼吸道病毒等。②医院获得性肺炎（hospital-acquired pneumonia，HAP）：亦称医院内肺炎，是指患者入院时不存在、也不处于潜伏期，而于入院48小时后在医院（包括老年护理院、康复院等）内发生的肺炎。常见病原体为铜绿假单胞菌、肺炎克雷伯菌、大肠埃希菌、金黄色葡萄球菌等。

3. 按解剖分类 ①大叶性肺炎：也称为肺泡性肺炎，主要是由肺炎链球菌引起，病变累及一个肺段以上肺组织，以肺泡内弥漫性纤维素渗出为主的急性炎症。②小叶性肺炎：又称支气管肺炎，病原体经支气管入侵，引起细支气管、终末细支气管及肺泡的炎症，常继发于其他疾病，如支气管炎、支气管扩张、上呼吸道病毒感染以及长期卧床的危重患者。③间质性肺炎：是以肺间质为主的炎症，可由细菌、支原体、衣原体、病毒或肺孢子菌等引起。病变主要累及支气管壁及其周围组织，有肺泡壁增生及间质水肿。

二、细菌性肺炎

1. 小叶性肺炎

（1）病因：主要由细菌感染引起，常见的致病菌有葡萄球菌、肺炎球菌、流感嗜血杆菌、铜绿假单胞菌等。多在机体抵抗力下降时发病，如儿童、老年人、体弱多病者或患有慢性疾病（如慢性支气管炎、支气管扩张、心脏病等）的患者。此外，误吸、长期卧床、全身麻醉等情况也易诱发小叶性肺炎。

（2）病变：肉眼可见双肺散在分布的实变病灶，大小不等，多数直径在1 cm左右，形状不规则，呈灰黄色或暗红色。病灶可融合成大片，严重时可累及整个肺叶。镜下可见细支气管及周围肺泡腔内充满脓性渗出物，主要为中性粒细胞、少量红细胞及脱落的肺泡上皮细胞。病灶周围的肺组织可出现不同程度的代偿性肺过度充气。细支气管壁充血、水肿，并有中性粒细胞浸润，黏膜上皮细胞可出现坏死、脱落（图28-2）。

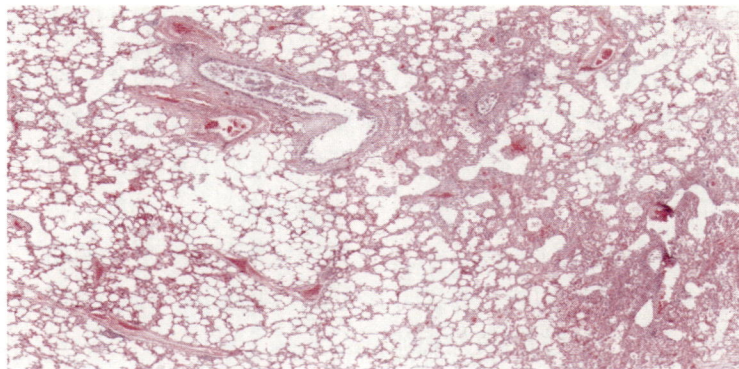

图28-2 小叶性肺炎（病灶实变的肺组织，中央为病变支气管，管腔及其周围肺泡腔内可见以中性粒细胞为主的炎性渗出物）

（3）临床病理联系。症状如下。①发热：多为不规则热，体温可在38～39 ℃。②咳嗽、咳痰：咳嗽较为频繁，初期为刺激性干咳，后可咳出黏液脓性痰，有时痰中可带血。③呼吸困难：病变范围较广时可出现呼吸困难，伴有呼吸急促、鼻翼扇动等表现。④全身症状：可伴有乏力、食欲不振、头痛、肌肉酸痛等。

体征包括肺部听诊可闻及散在的湿啰音，有时可伴有哮鸣音。叩诊一般无明显异常，当病灶融合成大片实变时，可出现浊音。血常规白细胞计数及中性粒细胞比例升高。痰液检查可发现致病菌，有助于确定病原体。X线检查可见双肺散在分布的斑片状阴影，可融合成大片。

2. 大叶性肺炎

（1）病因：主要由肺炎链球菌引起，少数由葡萄球菌、肺炎克雷伯菌等引起。当机体受寒、过度疲劳、醉酒、感冒等使呼吸道防御功能减弱时，细菌易于侵入肺泡并在其中繁殖，引起变态反应，导致肺泡壁毛细血管通透性增加，浆液和纤维素渗出，富含蛋白的渗出物中细菌迅速繁殖，并通过肺泡间孔或呼吸细支气管向邻近肺组织蔓延，波及一个肺段或整个肺叶。

（2）病变：大叶性肺炎可分期如下。①充血水肿期：发病第 1～2 天。肉眼观察可见肺叶肿胀、充血，呈暗红色。镜下观察可见，肺泡壁毛细血管扩张充血，肺泡腔内有大量浆液性渗出物，其中混有少量红细胞、中性粒细胞和巨噬细胞。②红色肝样变期：发病第 3～4 天。肉眼观，肺叶肿大，颜色暗红，质地变实，似肝脏，故称红色肝样变期。镜下观察可见，肺泡腔内充满大量红细胞、纤维素及一定量的中性粒细胞，纤维素连接成网并穿过肺泡间孔与相邻肺泡内的纤维素网相连（图 28-3）。③灰色肝样变期：发病第 5～6 天。肉眼观察可见，肺叶仍肿大，但充血消退，颜色由暗红色转变为灰白色，质实如肝，故称灰色肝样变期。镜下观察可见，肺泡腔内纤维素性渗出物增多，纤维素网中有大量中性粒细胞，红细胞逐渐减少（图 28-4）。④溶解消散期：发病后 1 周左右。肉眼观察可见，肺质地变软，实变病灶消失，恢复正常肺组织的结构。镜下观察可见，肺泡腔内中性粒细胞变性坏死，释放出大量蛋白水解酶，使渗出物中的纤维素逐渐溶解，由肉芽组织长入逐渐机化，最后肺组织完全恢复正常结构。

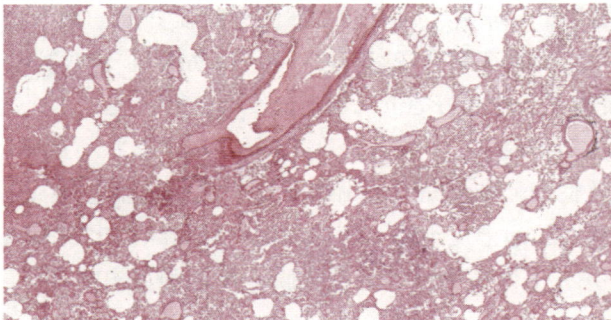

图 28-3 大叶性肺炎红色肝样变期
（毛细血管扩张充血，肺泡腔内充满纤维素及大量红细胞）

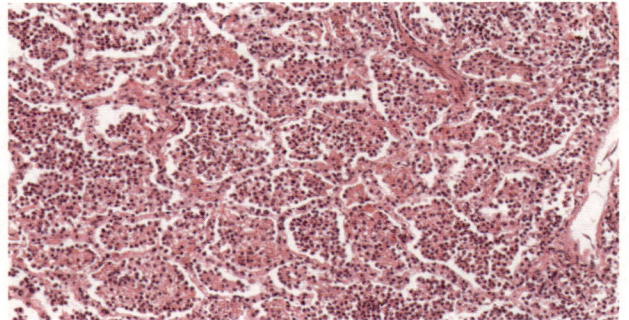

图 28-4 大叶性肺炎灰色肝样变期
（可见肺泡腔内渗出大量纤维素和中性粒细胞）

（3）临床病理联系。起病急骤，高热、寒战，体温可高达 39～40 ℃，呈稽留热。①咳嗽、咳痰：初期为刺激性干咳，后可咳出铁锈色痰，这是由于红细胞被破坏后，释放出含铁血黄素，使痰液呈铁锈色。②胸痛：多为刺痛，随呼吸或咳嗽加重。③呼吸困难：由于肺实变导致通气和换气功能障碍，可出现呼吸困难。④全身症状：可伴有头痛、全身肌肉酸痛、食欲减退等。

肺部听诊在充血水肿期可闻及湿性啰音；在红色肝样变期和灰色肝样变期，可闻及支气管呼吸音；在溶解消散期，湿性啰音逐渐增多。叩诊在实变期呈浊音。触诊语颤增强。血常规提示白细胞计数升高，中性粒细胞比例可达 80% 以上。痰液检查可发现肺炎链球菌。

X线检查在不同阶段表现不同。充血水肿期可见淡薄、均匀的阴影；红色肝样变期呈大片均匀致密的阴影；灰色肝样变期阴影密度更高；溶解消散期阴影逐渐消散。

3. 军团菌性肺炎

（1）病因：军团菌属细菌，其中以嗜肺军团菌最常见。主要通过吸入被军团菌污染的气溶胶而感染，如空调系统、淋浴喷头、温泉等水源被污染后可产生含菌气溶胶。此外，也可通过摄入被污染的水或食物而感染。

（2）病变：肉眼观，肺组织可出现不同程度的实变，严重时可累及多个肺叶。病变部位呈暗红色，质地较实。镜下观察可见，主要表现为肺泡和肺间质的炎症。肺泡腔内充满大量纤维素性渗出物、中性粒细胞、巨噬细胞及红细胞。肺间质有不同程度的充血、水肿和炎症细胞浸润。部分病例可出现小脓肿形成。

（3）临床病理联系。起病缓慢，经过 2 ~ 10 天的潜伏期后突然发病。①发热：体温可高达 39 ~ 40 ℃，呈稽留热或弛张热。②咳嗽：咳嗽较为剧烈，可伴有少量黏痰或血痰。③呼吸困难：进行性加重，严重时可出现呼吸窘迫。④全身症状：头痛、肌肉酸痛、乏力、恶心、呕吐等。部分患者可出现腹泻等消化系统症状。

肺部听诊可闻及湿啰音，有时可伴有哮鸣音。叩诊一般无明显异常，当病变范围较大时可出现浊音。部分患者可出现相对缓脉、肝脾肿大等。白细胞计数升高，中性粒细胞比例增多，可伴有核左移。痰液检查直接涂片革兰氏染色不易发现细菌，需采用特殊染色（如镀银染色）或培养方法才能确定病原体。检测血清中军团菌抗体，有助于诊断。X 线检查早期可表现为单侧或双侧斑片状阴影，随后可迅速进展为大片实变影。

三、病毒性肺炎

1. 病因

（1）常见病毒类型。①流感病毒：是引起病毒性肺炎的常见病原体之一，尤其是甲型和乙型流感病毒。流感病毒感染后，可迅速侵犯呼吸道上皮细胞，引起炎症反应。②呼吸道合胞病毒：主要感染婴幼儿和儿童，也可引起成人病毒性肺炎。该病毒通过呼吸道飞沫传播，感染后可导致细支气管和肺泡的炎症。③腺病毒：可引起多种疾病，包括病毒性肺炎。腺病毒感染后，可在呼吸道上皮细胞内复制，引起细胞坏死和炎症反应。④冠状病毒：如严重急性呼吸综合征冠状病毒（SARS-CoV）、中东呼吸综合征冠状病毒（MERS-CoV）和新型冠状病毒（SARS-CoV-2）等。这些冠状病毒具有较强的传染性和致病性，可引起严重的病毒性肺炎。

（2）传播途径。①呼吸道飞沫传播：是病毒性肺炎最主要的传播途径。患者咳嗽、打喷嚏时，病毒可随飞沫排出，被周围人群吸入而感染。②接触传播：直接接触患者的呼吸道分泌物、污染的物品等也可导致病毒传播。③空气传播：在特定环境下，如医院、实验室等，病毒可通过空气传播，形成气溶胶，增加感染风险。

（3）易感人群。①儿童和老年人：由于免疫系统发育不完善或功能衰退，儿童和老年人对病毒的抵抗力较弱，容易感染病毒性肺炎。②患有慢性疾病的人群：如糖尿病、心脏病、慢性阻塞性肺疾病等患者，由于身体状况较差，免疫力低下，容易感染病毒性肺炎。③免疫功能低下的人群：如艾滋病患者、接受免疫抑制剂治疗的患者、器官移植患者等，由于免疫系统受损，对病毒的抵抗力极低，容易感染病毒性肺炎，且病情往往较为严重。

2. 病理学变化

（1）大体病理变化。病毒性肺炎早期，肺组织通常呈现轻度充血和水肿。随着病情的进展，肺组织可出现不同程度的实变，颜色暗红或紫红。在严重病例中，肺组织可广泛受累，质地变实，类似肝脏，称为"肝样变"。病毒性肺炎的病变通常呈弥漫性分布，可累及双侧肺叶。不同病毒引起的肺炎病变分布可能有所不同。例如，流感病毒肺炎通常以双侧肺下叶受累为主，而新型冠状病毒感染可累及多个肺叶，包括外周和中央区域。切开肺组织时，可见切面有泡沫状液体溢出，这是由于肺组织水肿和炎症渗出所致。在严重病例中，可观察到肺组织出血、坏死和小脓肿形成。

（2）镜下病理变化。间质性肺炎是病毒性肺炎的主要病理改变之一。肺间质充血、水肿，淋巴细胞、单核细胞和浆细胞浸润。炎症细胞可弥漫分布于肺间质，也可围绕小血管和支气管周围形成袖套状浸润。肺泡间隔增宽，肺泡上皮细胞可出现不同程度的损伤和脱落。部分肺泡上皮细胞可增生，形成多核巨细胞。在严重病例中，肺泡间隔可出现纤维化。肺泡腔内可充满渗出物，包括浆液、纤维素、红细胞和炎症细胞等。在早期，渗出物主要为浆液性，随着病情的进展，可逐渐变为纤维素性和脓性。病毒感染可导致肺泡上皮细胞变性、坏死，部分肺泡上皮细胞可出现增生和化生。例如，在新型冠状病毒感染中，可观察到肺泡上皮细胞增生和鳞状上皮化生。在肺泡上皮细胞和毛细血管内皮细胞受损后，血浆蛋白渗出到肺泡腔内，形成透明膜。透明膜覆盖在肺泡表面，影响气体交换，加重呼吸困难。透明膜的形成是病毒性肺炎的重要病理特征之一。在某些病毒性肺炎中，如巨细胞病毒肺炎，可在肺泡上皮细胞和巨噬细胞内见到病毒包涵体。病毒包涵体的形态和位置因病毒类型而异，有助于诊断病毒性肺炎的类型（图 28-5）。

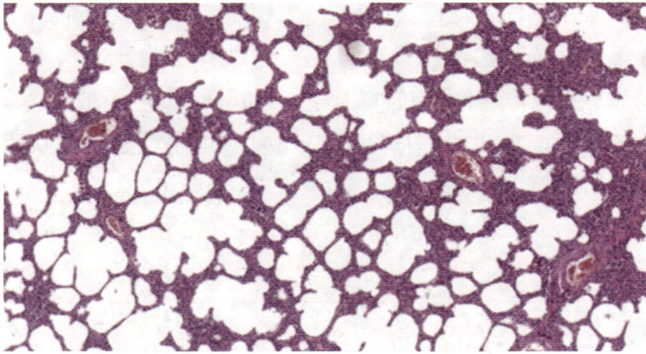

图 28-5　病毒性肺炎（可见肺泡间隔明显变宽，血管扩张充血，间质水肿，伴有大量以单核细胞为主的炎细胞浸润）

（3）超微结构变化。通过电子显微镜观察，可以在肺组织细胞内发现病毒颗粒。不同病毒的形态和结构各异，例如，流感病毒呈球形，表面有刺突；新型冠状病毒呈球形或椭圆形，表面有冠状凸起。病毒感染可导致细胞病变，包括细胞肿胀、变形、坏死和凋亡等。肺泡上皮细胞、巨噬细胞和内皮细胞等是病毒感染的主要靶细胞。细胞内可见病毒复制和装配的过程，如病毒核酸的合成、蛋白质的组装等。在严重病例中，可观察到细胞内大量病毒颗粒的聚集。

3. 病理生理学变化

（1）肺通气功能障碍。病毒感染可引起气道黏膜充血、水肿，黏液分泌增加，导致气道狭窄和阻塞。此外，炎症细胞浸润和支气管痉挛也可加重气道阻塞，影响肺通气功能。病毒性肺炎可导致肺泡通气不足和血流灌注异常，使肺泡通气与血流比例失调。部分肺泡通气减少而血流未相应减少，导致无效腔样通气增加；部分肺泡血流减少而通气正常，导致功能性分流增加。这些变化均可引起低氧血症。病毒感染引起的肺间质炎症和透明膜形成可导致肺泡 - 毛细血管膜增厚，影响气体的弥散功能。此外，肺泡上皮细胞的损伤和脱落也可减少气体交换的面积，加重弥散功能障碍。

（2）肺换气功能障碍。由于肺通气功能障碍和弥散功能障碍，病毒性肺炎患者常出现低氧血症。低氧血症可引起呼吸困难、发绀等症状，严重时可导致呼吸衰竭。在严重病例中，由于肺通气功能严重障碍，二氧化碳排出受阻，可导致高碳酸血症。高碳酸血症可引起头痛、嗜睡、昏迷等症状，加重病情。

（3）全身炎症反应综合征。病毒感染可激活机体的免疫系统，释放大量炎症介质，如 TNF-α、IL-1、IL-6 等。这些炎症介质可引起全身炎症反应，导致发热、乏力、肌肉酸痛等症状。病毒感染还可活化免疫细胞，如淋巴细胞、巨噬细胞、中性粒细胞等。这些免疫细胞可释放更多的炎症介质，进一步加重全身炎症反应。在严重病例中，可导致免疫功能紊乱，出现细胞因子风暴，加重病情。

4. 临床病理联系

（1）症状和体征。发热是病毒性肺炎最常见的症状之一。病毒感染可引起机体的免疫反应，释放致热原，导致体温升高。发热的程度和持续时间因病毒类型和个体差异而异。咳嗽是病毒性肺炎的主要症状之一。病毒感染可引起气道黏膜炎症，刺激咳嗽反射。咳嗽的性质可为干咳或伴有少量黏液痰。在严重病例中，可出现咳嗽剧烈、咳痰增多的情况。呼吸困难是病毒性肺炎的严重症状之一。由于肺通气和换气功能障碍，患者可出现呼吸困难、气促、胸闷等症状。在严重病例中，可发展为呼吸窘迫综合征，需要机械通气支持。

病毒性肺炎患者还可出现全身症状，如乏力、头痛、肌肉酸痛、食欲不振等。这些症状主要是由于病毒感染引起的全身炎症反应所致。

肺部听诊可闻及湿啰音和干啰音。湿啰音是由于肺间质和肺泡内有渗出物所致，干啰音则是由于支气管痉挛或狭窄引起。在严重病例中，可听到呼吸音减弱或消失，提示肺实变或大量胸腔积液。

（2）实验室检查。病毒性肺炎患者的血常规检查通常显示白细胞计数正常或降低，淋巴细胞比例升高。在严重病例中，白细胞计数可升高，提示合并细菌感染。通过检测患者的呼吸道分泌物、血液等标本中的病毒核酸、抗原或抗体，可确定病毒的类型。常用的检测方法有聚合酶链反应（PCR）、酶联免疫吸附试验（ELISA）等。

X 线或 CT 检查可显示肺部病变的范围和程度。早期可表现为肺纹理增多、模糊，随后可出现斑片状阴影、磨玻璃影等。在严重病例中，可出现大片实变影、白肺等表现。

5. 病毒性肺炎的并发症

（1）呼吸衰竭。呼吸衰竭是指各种原因引起的肺通气和（或）换气功能严重障碍，以致不能进行有效的气体交换，导致缺氧伴（或不伴）二氧化碳潴留，从而引起一系列生理功能和代谢紊乱的临床综合征。病毒性肺炎可引起急性呼吸衰竭，分为Ⅰ型呼吸衰竭（单纯低氧血症）和Ⅱ型呼吸衰竭（低氧血症伴高碳酸血症）。

病毒性肺炎引起呼吸衰竭的主要机制是肺通气和换气功能障碍。肺间质炎症、肺泡实变、透明膜形成等病理变化可导致肺通气不足和弥散功能障碍，引起低氧血症。在严重病例中，由于呼吸肌疲劳、呼吸道阻塞等原因，可导致二氧化碳排出受阻，引起高碳酸血症。

呼吸衰竭的临床表现主要为呼吸困难、发绀、精神神经症状等。患者可出现呼吸急促、鼻翼扇动、三凹征等呼吸困难的表现。发绀是缺氧的典型症状，可表现为口唇、指甲等部位发绀。精神神经症状可表现为烦躁不安、意识模糊、昏迷等。

（2）心力衰竭。病毒性肺炎引起心力衰竭的主要机制是肺循环阻力增加和心肌损伤。肺间质炎症、肺泡实变等病理变化可导致肺循环阻力增加，右心负荷加重，引起右心衰竭。此外，病毒感染可直接损伤心肌细胞，导致心肌功能障碍，引起左心衰竭。

心力衰竭的临床表现主要为呼吸困难、乏力、水肿等。患者可出现劳力性呼吸困难、夜间阵发性呼吸困难等左心衰竭的表现，也可出现下肢水肿、肝肿大、腹水等右心衰竭的表现。

（3）休克。休克是指由于各种原因引起的有效循环血量减少、组织灌注不足、细胞代谢紊乱和功能受损的综合征。病毒性肺炎可引起感染性休克和心源性休克。感染性休克是病毒感染引起的全身炎症反应综合征，导致血管扩张、微循环障碍和有效循环血量不足。心源性休克则是心力衰竭导致心输出量减少，引起组织灌注不足。

休克的临床表现主要为血压下降、心率加快、皮肤湿冷、尿量减少等。患者可出现面色苍白、四肢厥冷、脉搏细速等休克的表现。

（4）其他并发症。病毒性肺炎可引起急性呼吸窘迫综合征（acute respiratory distress syndrome, ARDS）。其主要病理改变是肺泡 - 毛细血管膜损伤，导致肺间质和肺泡水肿、透明膜形成等。ARDS 的临床表现为进行性呼吸困难、低氧血症和双肺弥漫性浸润影。

在严重病例中，病毒性肺炎可引起肾功能衰竭，其发病机制主要是由于低氧血症、休克、炎症介质释放等因素导致肾脏灌注不足和肾小管损伤。肾功能衰竭的临床表现为少尿或无尿、氮质血症、水电解质紊乱等。

病毒感染可引起肝功能损害，表现为血清转氨酶升高、胆红素升高、白蛋白降低等。肝功能损害的机制可能与病毒直接损伤肝细胞、免疫反应和炎症介质释放等因素有关。

病毒性肺炎患者可出现凝血功能障碍，表现为皮肤瘀点、瘀斑、鼻出血、牙龈出血、血尿、便血等。凝血功能障碍的机制可能与病毒感染引起的全身炎症反应、内皮细胞损伤和凝血因子消耗等因素有关。

四、支原体肺炎

1. 发病机制

（1）黏附与侵入。肺炎支原体通过其特殊的尖端结构黏附于呼吸道上皮细胞表面，然后侵入细胞内。黏附过程主要依赖于肺炎支原体表面的P1蛋白等黏附因子与呼吸道上皮细胞表面的受体结合。侵入细胞后，肺炎支原体在细胞内繁殖，引起细胞损伤。

（2）免疫反应。感染肺炎支原体后，机体产生特异性抗体，包括IgM、IgG和IgA。这些抗体可以与肺炎支原体结合，形成免疫复合物，激活补体系统，引起炎症反应。部分患者可出现冷凝集素升高，冷凝集素是一种IgM抗体，在低温下可与红细胞结合，导致红细胞凝集，引起末梢循环障碍。

肺炎支原体感染可激活T淋巴细胞，产生细胞因子，如IFN-γ、IL-2等。这些细胞因子可以增强巨噬细胞的吞噬功能，促进炎症反应。细胞免疫在清除肺炎支原体感染中起重要作用，但过度的细胞免疫反应也可导致组织损伤。

（3）呼吸道上皮细胞损伤。肺炎支原体感染可直接损伤呼吸道上皮细胞，导致细胞变性、坏死和脱落。呼吸道上皮细胞的损伤可引起气道黏膜屏障功能破坏，增加细菌等其他病原体的感染机会。

2. 病理改变

（1）大体病理变化。①肺组织外观：支原体性肺炎的病变主要累及肺间质，肺组织通常无明显实变。双肺可见散在分布的斑片状阴影，颜色暗红或紫红。②病变分布：病变多呈双侧性、对称性分布，以下叶较为常见。严重病例可累及整个肺叶，但很少出现大片实变。

（2）镜下病理变化。①间质性肺炎：肺间质充血、水肿，淋巴细胞、单核细胞浸润。炎症细胞主要分布在肺泡间隔和支气管、血管周围。肺泡间隔增宽，肺泡上皮细胞可出现轻度增生和变性，但肺泡腔内一般无明显渗出物。②细支气管和支气管周围炎：细支气管和支气管周围可见淋巴细胞、浆细胞浸润，黏膜上皮细胞可出现坏死、脱落。部分患者可出现细支气管痉挛和黏液栓堵塞。③免疫复合物沉积：在部分患者的肺组织中可观察到免疫复合物沉积，主要位于肺泡间隔和血管周围。免疫复合物的沉积可引起补体激活和炎症反应，加重组织损伤。

3. 临床病理联系

（1）症状。①发热：多数患者起病缓慢，发热可持续2～3周，体温一般在38℃左右，可呈弛张热或不规则热。②咳嗽：咳嗽是支原体性肺炎最突出的症状，多为刺激性干咳，可伴有少量黏痰或黏液脓性痰。咳嗽可持续数周甚至数月。③胸痛：部分患者可出现胸痛，多为隐痛或钝痛，可随咳嗽或呼吸加重。④全身症状：患者可伴有乏力、头痛、肌肉酸痛、食欲不振等全身症状。儿童患者还可出现皮疹、关节痛等肺外表现。

（2）体征。①肺部体征：肺部体征相对较轻，与肺部病变程度不成比例。可闻及少量湿啰音，有时可伴有哮鸣音。②其他体征：部分患者可出现咽部充血、扁桃体肿大等上呼吸道感染体征。儿童患者还可出现皮疹、关节肿胀等肺外体征。

（3）实验室检查。白细胞计数正常或轻度升高，以中性粒细胞为主。血沉加快，C反应蛋白升高。血清学检查是诊断支原体性肺炎的常用方法，包括冷凝集试验、支原体抗体检测等。冷凝集试验在发病

2 周后阳性率逐渐升高，但特异性较低。支原体抗体检测包括 IgM 和 IgG 抗体检测，IgM 抗体在发病后 1 周左右出现，3 ~ 4 周达高峰，对早期诊断有重要意义。核酸检测是近年来发展起来的一种快速诊断方法，可检测痰液、咽拭子等标本中的肺炎支原体核酸，具有较高的敏感性和特异性。X 线检查可显示肺部斑片状阴影，呈间质性改变，有时可伴有少量胸腔积液。CT 检查可更清晰地显示肺部病变的范围和程度，表现为磨玻璃影、小叶间隔增厚等间质性改变。

五、卡氏肺孢菌性肺炎

卡氏肺孢菌性肺炎（Pneumocystis pneumonia，PCP）是一种由卡氏肺孢菌引起的严重机会性感染性疾病。主要发生在免疫功能低下的人群，如艾滋病患者、器官移植受者、恶性肿瘤患者以及长期使用免疫抑制剂的人群等。卡氏肺孢菌是一种真菌，广泛存在于自然界中。健康人一般不会感染卡氏肺孢菌，但当机体免疫功能低下时，卡氏肺孢菌就有可能侵入人体并引起肺炎。

1. 发病机制

（1）免疫功能低下。①细胞免疫缺陷：卡氏肺孢菌主要感染人体的肺泡巨噬细胞。在正常情况下，肺泡巨噬细胞能够吞噬和杀灭卡氏肺孢菌。但在免疫功能低下的人群中，如艾滋病患者，T 淋巴细胞功能受损，导致肺泡巨噬细胞的吞噬和杀菌能力下降，从而使卡氏肺孢菌得以在肺内大量繁殖，引起肺炎。②体液免疫缺陷：虽然卡氏肺孢菌性肺炎主要是由细胞免疫缺陷引起的，但体液免疫也在一定程度上参与了疾病的发生。研究表明，免疫功能低下的患者体内针对卡氏肺孢菌的特异性抗体水平较低，这可能导致卡氏肺孢菌更容易在肺内定植和繁殖。

（2）其他因素。①长期使用免疫抑制剂：器官移植受者、恶性肿瘤患者以及有自身免疫性疾病的患者需要长期使用免疫抑制剂来预防移植排斥反应或控制疾病的进展。这些免疫抑制剂会抑制机体的免疫系统，增加感染卡氏肺孢菌的风险。②营养不良：导致机体免疫功能下降，增加感染卡氏肺孢菌的可能性。此外，营养不良还会影响肺泡巨噬细胞的功能，使其对卡氏肺孢菌的吞噬和杀菌能力降低。

2. 病理学改变

（1）大体病理改变。①肺组织外观：卡氏肺孢菌性肺炎的肺组织通常呈现弥漫性实变，质地变硬，颜色暗红或紫红。病变可累及双侧肺叶，严重时整个肺脏可被广泛侵犯。②切面表现：切开肺组织时，可见切面有泡沫状液体溢出，这是由于肺组织水肿和炎症渗出所致。在严重病例中，可观察到肺组织出血、坏死和小脓肿形成。

（2）镜下病理改变。①间质性肺炎：卡氏肺孢菌性肺炎的主要病理改变是间质性肺炎。肺间质充血、水肿，淋巴细胞、单核细胞浸润。炎症细胞主要分布在肺泡间隔和支气管、血管周围。肺泡间隔增宽，肺泡上皮细胞可出现轻度增生和变性，但肺泡腔内一般无明显渗出物。随着病情的进展，肺泡间隔可出现纤维化。②卡氏肺孢菌形态：在肺泡腔内和肺间质中可观察到卡氏肺孢菌的滋养体和包囊。滋养体呈圆形或椭圆形，大小约为 1 ~ 5 μm，具有多形性。包囊呈圆形或椭圆形，直径约为 4 ~ 6 μm，壁较厚，内含 8 个囊内小体。③泡沫状渗出物：肺泡腔内充满泡沫状渗出物，主要由蛋白质、细胞碎片和卡氏肺孢菌组成。这些泡沫状渗出物会影响气体交换，导致患者出现呼吸困难等症状。④肺小血管改变：肺小血管可出现充血、血栓形成和血管壁增厚等改变。这些改变会影响肺的血液循环，加重肺组织的缺氧和损伤。

（3）超微结构改变。①卡氏肺孢菌结构：通过电子显微镜观察，可以更清楚地看到卡氏肺孢菌的结构。滋养体表面有许多微绒毛，内部含有线粒体、内质网等细胞器。包囊壁由三层结构组成，内层为电子致密层，中层为透明层，外层为纤维层。②肺泡上皮细胞和肺泡巨噬细胞改变：肺泡上皮细胞可出现肿胀、变性和坏死等改变。肺泡巨噬细胞的数量增多，但功能受损，不能有效地吞噬和杀灭卡氏肺孢菌。

3. 临床病理联系

（1）症状。患者通常会出现发热，体温一般在 38 ~ 39 ℃，可呈持续性或间歇性发热。发热的原因主要是卡氏肺孢菌感染引起的机体免疫反应。咳嗽是卡氏肺孢菌性肺炎的常见症状之一，多为干咳，有时可伴有少量黏液痰。咳嗽的原因主要是肺间质炎症和肺泡腔内泡沫状渗出物刺激呼吸道。呼吸困难是卡氏肺孢菌性肺炎的主要症状之一，也是患者就诊的主要原因。呼吸困难的程度可从轻度活动后气促到严重的呼吸窘迫，需要机械通气支持。呼吸困难的原因主要是肺间质炎症、肺泡腔内泡沫状渗出物和肺小血管改变等导致的肺通气和换气功能障碍。

患者还可出现全身症状，如乏力、食欲不振、体重减轻等。这些症状主要是由于卡氏肺孢菌感染引起的全身炎症反应和机体免疫功能低下所致。

（2）体征。肺部体征相对较轻，与肺部病变程度不成比例。可闻及少量湿啰音，有时可伴有哮鸣音。在严重病例中，可听到呼吸音减弱或消失，提示肺实变或大量胸腔积液。部分患者可出现口唇发绀、杵状指（趾）等缺氧表现。艾滋病患者还可出现口腔念珠菌感染、淋巴结肿大等艾滋病相关体征。

（3）实验室检查。白细胞计数一般正常或轻度升高，以中性粒细胞为主。血沉加快，C 反应蛋白升高。痰液或支气管肺泡灌洗液涂片染色可发现卡氏肺孢菌的滋养体和包囊，但阳性率较低。PCR 技术可检测痰液、支气管肺泡灌洗液或肺组织中的卡氏肺孢菌核酸，具有较高的敏感性和特异性。血气分析可显示低氧血症和呼吸性碱中毒。随着病情的进展，可出现呼吸性酸中毒和代谢性酸中毒。X 线检查可显示双肺弥漫性间质性浸润影，呈磨玻璃样改变。CT 检查可更清晰地显示肺部病变的范围和程度，表现为小叶间隔增厚、网状影、结节影等间质性改变。

第四节　肺间质疾病

肺间质疾病（interstitial lung disease，ILD），也称为弥漫性实质性肺疾病（diffuse parenchymal lung disease，DPLD），是一组主要累及肺间质和肺泡腔，导致肺泡 - 毛细血管功能单位丧失的弥漫性肺疾病。其特点是不同程度的炎症和纤维化，引起呼吸困难、咳嗽、乏力等症状，最终可导致呼吸衰竭。

一、分类

1. 已知原因的 ILD　①职业和环境相关性 ILD：尘肺，如硅肺（曾称矽肺）、煤工尘肺等，是由于长期吸入无机矿物质粉尘引起的。过敏性肺炎，因吸入有机粉尘（如发霉的干草、鸟类粪便等）引起的过敏反应导致的肺间质炎症。②药物和治疗相关性 ILD：某些药物如胺碘酮、博来霉素、甲氨蝶呤等可引起肺间质损伤。放射治疗胸部肿瘤时，可导致放射性肺炎，进而发展为肺间质纤维化。③结缔组织病相关性 ILD：系统性红斑狼疮、类风湿关节炎、硬皮病、多发性肌炎 / 皮肌炎等结缔组织病可累及肺部，引起肺间质病变。

2. 特发性间质性肺炎（idiopathic interstitial pneumonia，IIP）　①特发性肺纤维化（idiopathic pulmonary fibrosis，IPF）：是一种病因不明的慢性进行性纤维化性间质性肺炎，预后较差。②非特异性间质性肺炎（nonspecific interstitial pneumonia，NSIP）：分为细胞型和纤维化型，病因不明确。③隐源性机化性肺炎（cryptogenic organizing pneumonia，COP）：表现为肺泡内和肺泡管、呼吸性细支气管及终末细支气管腔内有息肉状肉芽组织形成。④急性间质性肺炎（acute interstitial pneumonia，AIP）：起病急骤，病情进展迅速，死亡率高。⑤呼吸性细支气管炎伴间质性肺疾病（respiratory bronchiolitis with interstitial lung

disease，RB-ILD）：主要见于吸烟者。⑥脱屑性间质性肺炎（desquamative interstitial pneumonia，DIP）：以气腔巨噬细胞浸润为特征的一种特发性间质性肺炎，主要累及 40～50 岁的吸烟者。

3. 肉芽肿性 ILD　①结节病：是一种多系统受累的肉芽肿性疾病，以肺和淋巴结受累最为常见。②外源性变应性肺泡炎：反复吸入有机粉尘等抗原物质引起的免疫反应，导致肺内肉芽肿形成。

4. 其他少见的 ILD　①淋巴管平滑肌瘤病（lymphangio-leiomyomatosis，LAM）：主要发生在女性身上，与遗传因素有关，表现为肺内弥漫性囊性病变。②肺朗格汉斯细胞组织细胞增生症（pulmonary Langerhans cell histiocytosis，PLCH）：与吸烟密切相关，以肺内朗格汉斯细胞增生和浸润为特征。

二、病因

（1）遗传因素。①某些 ILD 可能与遗传因素有关，如家族性肺纤维化。特定的基因变异可能增加个体对 ILD 的易感性。②遗传因素在一些罕见的 ILD 中作用更为明显，如淋巴管平滑肌瘤病是由 TSC1 或 TSC2 基因突变引起的。

（2）环境因素。①职业暴露：长期接触无机矿物质粉尘（如矽尘、石棉尘等）可导致尘肺。接触有机粉尘（如农民肺中的发霉干草粉尘、养鸟者肺中的鸟类蛋白等）可引起过敏性肺炎。②空气污染：大气中的有害气体（如二氧化硫、氮氧化物等）和颗粒物（如 $PM_{2.5}$）可能对肺间质造成损伤。室内空气污染，如燃烧生物燃料产生的烟雾，也可能增加 ILD 的发病风险。③感染：某些病毒（如巨细胞病毒、EB 病毒等）、细菌（如支原体、衣原体等）和真菌（如卡氏肺孢菌等）感染可能引发 ILD。尤其是在免疫功能低下的人群中，感染后更容易出现肺间质病变。

（3）药物和治疗因素。①药物不良反应：许多药物可引起肺间质损伤，如抗肿瘤药物（博来霉素、甲氨蝶呤等）、抗心律失常药物（胺碘酮等）、抗生素（呋喃妥因等）。药物引起的 ILD 发病机制可能与药物的直接毒性作用、免疫介导的反应或过敏反应有关。②放射治疗。

（4）自身免疫和结缔组织病。①自身免疫性疾病：系统性红斑狼疮、类风湿关节炎、硬皮病等自身免疫性疾病可累及肺部，引起肺间质病变。免疫机制异常，如自身抗体的产生、免疫复合物的沉积等，可能导致肺组织损伤。②结缔组织病：多发性肌炎/皮肌炎、干燥综合征等结缔组织病也常伴有 ILD。这些疾病中的炎症反应和自身免疫过程可能影响肺间质和肺泡结构。

（5）吸烟。吸烟与多种 ILD 的发生密切相关，如呼吸性细支气管炎伴间质性肺疾病、脱屑性间质性肺炎、肺朗格汉斯细胞组织细胞增生症等。吸烟可引起肺内炎症反应和氧化应激，导致肺间质损伤和纤维化。

（6）其他因素。①胃食管反流：长期的胃食管反流可能导致微量误吸，引起肺间质炎症和纤维化。②慢性病毒感染：如丙型肝炎病毒感染可能与某些 ILD 的发生有关。③年龄：随着年龄的增长，肺组织的修复能力下降，可能增加 ILD 的发病风险。

三、病理变化

肺间质主要由结缔组织、血管、淋巴管和神经组成，位于肺泡和毛细血管之间。它的主要功能包括：支持和固定肺泡结构，维持肺的形态和弹性；作为气体交换的场所，提供氧气和二氧化碳的扩散通道；参与免疫防御，清除吸入的病原体和异物；调节肺的血流和液体平衡。肺间质病的常见病理学变化包括以下几个方面。

1. 炎症细胞浸润

（1）淋巴细胞浸润。在许多肺间质病中，淋巴细胞是主要的炎症细胞类型。淋巴细胞可分为 T 淋巴细胞和 B 淋巴细胞，它们在免疫反应中发挥重要作用。T 淋巴细胞可以分为 $CD4^+$ 辅助性 T 淋巴细胞和 $CD8^+$ 细胞毒性 T 淋巴细胞。在某些肺间质病中，如特发性肺纤维化，$CD8^+$T 淋巴细胞增多；而在其他疾病中，如结节病，CD4$^+$T 淋巴细胞占优势。淋巴细胞浸润通常伴有淋巴滤泡的形成，这是一种免疫反应的表现。

（2）巨噬细胞浸润。巨噬细胞在肺间质病中也很常见。它们可以吞噬病原体和异物，释放细胞因子和生长因子，参与炎症反应和组织修复。在某些疾病中，如过敏性肺炎，巨噬细胞在肺泡腔内聚集，形成多核巨细胞。

（3）中性粒细胞浸润。在一些肺间质病中也可以观察到，尤其是在急性炎症阶段。中性粒细胞可以释放蛋白酶和活性氧，导致组织损伤。例如，在急性间质性肺炎中，中性粒细胞在肺泡腔内大量聚集。

2. 纤维化

（1）胶原沉积。肺间质病中的纤维化主要表现为胶原纤维的过度沉积。胶原是一种细胞外基质蛋白，它的增加导致肺组织变硬，弹性降低，影响肺的通气和换气功能。胶原沉积可以发生在肺泡间隔、支气管周围和血管周围等部位。在 IPF 中，胶原沉积主要发生在肺泡间隔，形成典型的"蜂窝肺"改变。

（2）成纤维细胞增生。成纤维细胞是合成胶原的主要细胞类型。在肺间质病中，成纤维细胞增生活跃，导致胶原合成增加。成纤维细胞可以转化为肌成纤维细胞，后者具有收缩功能，进一步加重肺组织的纤维化（图 28-6）。

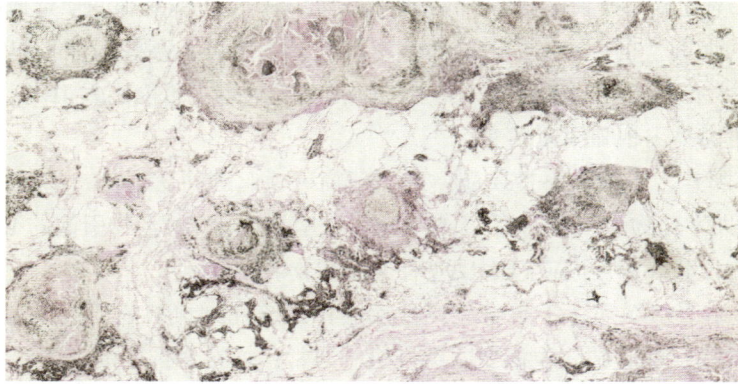

图 28-6　硅肺

（3）纤维化的分布。不同类型的肺间质病，纤维化的分布有所不同。例如，在 IPF 中，纤维化主要分布在肺的外周和下叶；而在非特异性间质性肺炎中，纤维化可以呈弥漫性分布或斑片状分布。

3. 肉芽肿形成

（1）结节病。结节病是一种以肉芽肿形成为主要特征的肺间质疾病。肉芽肿由上皮样细胞、多核巨细胞和淋巴细胞组成，中心为干酪样坏死或无坏死。肉芽肿可以分布在肺的任何部位，但通常以双侧肺门淋巴结和肺实质受累为主。结节病的肉芽肿形成与 T 淋巴细胞的免疫反应有关（图 28-7）。

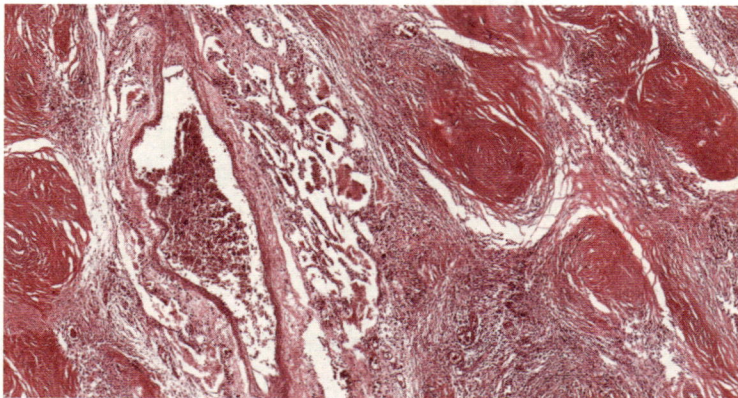

图 28-7　硅肺（可见硅结节）

（2）外源性变应性肺泡炎。外源性变应性肺泡炎是由于吸入有机粉尘等过敏原引起的免疫反应，导致肉芽肿形成。肉芽肿主要分布在细支气管周围和肺泡间隔。与结节病不同，外源性变应性肺泡炎的肉芽肿通常较小，且没有干酪样坏死。

4.肺泡结构破坏

（1）肺泡上皮细胞损伤。肺间质疾病中，肺泡上皮细胞可以受到多种因素的损伤，如炎症细胞释放的蛋白酶、活性氧和细胞因子等。肺泡上皮细胞损伤可以导致肺泡表面活性物质减少，肺泡塌陷，影响肺的通气功能。在某些疾病中，如AIP，肺泡上皮细胞广泛损伤，导致弥漫性肺泡损伤。

（2）肺泡间隔增厚。炎症细胞的浸润和纤维化可以导致肺泡间隔增厚。增厚的肺泡间隔影响气体交换，导致低氧血症。肺泡间隔增厚可以是均匀的，也可以是不均匀的，取决于疾病的类型和严重程度。

（3）肺泡腔改变。在肺间质病中，肺泡腔可以出现不同程度的改变。例如，在IPF中，肺泡腔可以被胶原纤维和炎症细胞填充，形成"蜂窝肺"；而在某些疾病中，肺泡腔可以出现水肿、出血或蛋白渗出。

5.血管改变

（1）血管炎。在一些肺间质疾病中，如肉芽肿性多血管炎（granulomatosis with polyangiitis，GPA），可以出现血管炎的改变。血管炎主要累及小动脉和小静脉，导致血管壁的炎症和坏死。血管炎可以引起肺出血、梗死和肺动脉高压等并发症。

（2）肺动脉高压。肺间质病中的纤维化和肺泡结构破坏可以导致肺动脉高压。肺动脉高压是由于肺血管阻力增加和肺血流量减少引起的。肺动脉高压可以导致右心衰竭，严重影响患者的预后。

（3）肺血管重塑。长期的肺间质病可以导致肺血管重塑，表现为血管壁增厚、管腔狭窄和血管周围纤维化。肺血管重塑会进一步加重肺动脉高压和肺功能损害。

四、临床病理联系

1.特发性肺纤维化　普通型间质性肺炎（usual interstitial pneumonia，UIP）是IPF的典型病理学表现。UIP的特点是病变呈不均匀分布，主要累及肺的外周和下叶。病理上可见肺泡间隔增厚，胶原沉积，成纤维细胞增生，形成"蜂窝肺"。炎症细胞浸润相对较轻，主要为少量淋巴细胞和巨噬细胞。肺泡上皮细胞损伤明显，部分区域可见肺泡塌陷和再生。

UIP的病理学特点对于IPF的诊断具有重要意义。通过肺活检获取组织标本，进行病理学检查，可以明确诊断IPF，并与其他类型的肺间质病相鉴别。

2.非特异性间质性肺炎　NSIP分为细胞型和纤维化型两种亚型。细胞型NSIP主要表现为肺泡间隔炎症细胞浸润，以淋巴细胞和浆细胞为主，成纤维细胞增生不明显。纤维化型NSIP则以肺泡间隔纤维化为主，炎症细胞浸润相对较轻。与UIP相比，NSIP的病变分布相对均匀，没有明显的"蜂窝肺"改变。

NSIP的病理学特点有助于与IPF等其他疾病相鉴别。细胞型NSIP对糖皮质激素等免疫抑制剂治疗反应较好，而纤维化型NSIP的预后相对较差。

3.结节病　结节病的病理学特征是形成非干酪样肉芽肿。肉芽肿由上皮样细胞、多核巨细胞和淋巴细胞组成，中心无干酪样坏死。肉芽肿可以分布在肺的任何部位，但通常以双侧肺门淋巴结和肺实质受累为主。在疾病的晚期，肉芽肿可以逐渐纤维化，导致肺功能损害。

结节病的病理学诊断需要结合临床和影像学表现。典型的肉芽肿形成对于结节病的诊断具有重要意义，但需要排除其他疾病引起的肉芽肿性病变。

4.外源性变应性肺泡炎　外源性变应性肺泡炎的病理学特点是细支气管周围和肺泡间隔的肉芽肿形成。肉芽肿较小，无干酪样坏死，主要由淋巴细胞、巨噬细胞和浆细胞组成。急性期可见肺泡腔内大量淋巴细胞和巨噬细胞浸润，伴有水肿和蛋白渗出。慢性期则以纤维化为主，可导致肺功能损害。

明确的过敏原接触史和典型的病理学改变对于外源性变应性肺泡炎的诊断至关重要。脱离过敏原和糖皮质激素治疗通常可以使病情得到缓解。

第五节　急性呼吸窘迫综合征

急性呼吸窘迫综合征（ARDS）是一种由多种病因引起的以进行性呼吸困难和顽固性低氧血症为主要特征的急性呼吸衰竭综合征。其病理生理特征为肺容积减少、肺顺应性降低、严重的通气／血流比例失调。ARDS可发生于任何年龄段，但以成人为主，尤其是有严重基础疾病或遭受严重创伤、感染等的患者。

一、分类

目前，ARDS主要根据病因进行分类。

1. 直接肺损伤因素所致ARDS　①肺炎：包括细菌性肺炎、病毒性肺炎、真菌性肺炎等，是导致ARDS的常见原因之一。严重的肺部感染可引起肺泡上皮细胞和毛细血管内皮细胞损伤，导致通透性增加，引起肺水肿和肺不张。②误吸：胃内容物、有毒气体、烟雾等误吸进入呼吸道，可直接损伤肺组织，引起化学性肺炎和ARDS。尤其在意识障碍、吞咽功能障碍或麻醉状态下的患者中容易发生误吸。③肺挫伤：胸部创伤如车祸、高处坠落等可导致肺挫伤，引起肺组织出血、水肿和炎症反应，进而发展为ARDS。④淹溺：淡水或海水淹溺可导致肺泡内充满液体，引起肺水肿和低氧血症，严重时可发展为ARDS。

2. 间接肺损伤因素所致ARDS　①脓毒症：严重的全身感染（脓毒症）可引起全身炎症反应综合征，导致肺毛细血管内皮细胞和肺泡上皮细胞损伤，通透性增加，引起ARDS。脓毒症是导致ARDS的最常见间接因素。②严重创伤：除了肺挫伤外，严重的多发性创伤如骨折、烧伤、颅脑损伤等可引起全身炎症反应，释放大量炎症介质，导致肺损伤和ARDS。③急性胰腺炎：重症急性胰腺炎可释放大量胰酶和炎症介质进入血液循环，引起全身炎症反应和多器官功能障碍，其中肺是最常受累的器官之一，可发展为ARDS。④输血相关急性肺损伤：输血过程中或输血后短时间内发生的急性肺损伤，与输入含有白细胞抗体的血液制品有关，表现为呼吸困难、低氧血症和非心源性肺水肿。

二、病因

（1）感染因素。①细菌感染：如肺炎链球菌、金黄色葡萄球菌、铜绿假单胞菌等引起的严重肺部感染，可释放内毒素和外毒素，激活炎症细胞，释放炎症介质，导致肺损伤。②病毒感染：如流感病毒、冠状病毒、呼吸道合胞病毒等引起的病毒性肺炎，可直接损伤肺组织，同时激活免疫系统，引起炎症反应，导致ARDS。③真菌感染：如白色念珠菌、曲霉菌等引起的肺部真菌感染，在免疫功能低下的患者中容易发生，可引起肺组织炎症和损伤，导致ARDS。

（2）创伤因素。①胸部创伤：直接的胸部外力作用可导致肺挫伤、肋骨骨折、气胸等，引起肺组织出血、水肿和炎症反应，进而发展为ARDS。②非胸部创伤：严重的多发性创伤可引起全身炎症反应，释放大量炎症介质，导致ARDS。

（3）休克因素。①感染性休克：严重的全身感染可导致感染性休克，引起全身组织器官灌注不足，尤其是肺循环灌注不足，导致肺缺血缺氧，引起肺损伤和ARDS。②失血性休克：严重的失血可导致失血性休克，引起全身组织器官灌注不足，同样可导致肺缺血缺氧，引起肺损伤和ARDS。

（4）药物和毒物因素。①药物：某些药物如抗生素（如呋喃妥因、磺胺类药物等）、抗肿瘤药物（如博来霉素、甲氨蝶呤等）、抗心律失常药物（如胺碘酮等）等可引起肺损伤，导致ARDS。②毒物：吸入有毒气体（如氯气、氨气、二氧化硫等）、烟雾、化学物质（如百草枯等）等可直接损伤肺组织，引起化学性肺炎和 ARDS。

（5）其他因素。①全身炎症反应综合征：严重的全身炎症反应综合征可导致肺损伤和 ARDS。如严重的烧伤、创伤、胰腺炎、脓毒症等均可引起全身炎症反应综合征。②免疫因素：某些自身免疫性疾病如系统性红斑狼疮、类风湿关节炎等可累及肺部，引起肺损伤和 ARDS。此外，免疫抑制剂的使用也可增加 ARDS 的发生风险。③产科因素：羊水栓塞、产后出血等产科并发症可引起全身炎症反应和肺损伤，导致 ARDS。④放射治疗：胸部放射治疗可引起放射性肺炎，严重时可发展为 ARDS。

三、发病机制

ARDS 的发病机制较为复杂，主要涉及以下几个方面。

1. 肺毛细血管内皮细胞和肺泡上皮细胞损伤

（1）直接损伤：各种致病因素如严重肺部感染（细菌、病毒、真菌等）、误吸（胃内容物、有毒物质等）、肺挫伤、淹溺等可直接损伤肺毛细血管内皮细胞和肺泡上皮细胞。例如，细菌性肺炎时，细菌释放的内毒素和外毒素可直接破坏细胞结构，导致细胞通透性增加。

（2）间接损伤：脓毒症、严重创伤、急性胰腺炎等全身性疾病可引发全身炎症反应综合征（systemic inflammatory response syndrome，SIRS），产生大量的炎症介质，如 TNF-α、IL-1、IL-6 等，这些炎症介质可随血液循环到达肺部，对肺毛细血管内皮细胞和肺泡上皮细胞造成间接损伤。此外，休克（感染性休克、失血性休克等）导致的组织灌注不足和缺血缺氧也可损伤肺血管内皮细胞和肺泡上皮细胞。

2. 炎症反应失衡

（1）炎症细胞激活：损伤的肺毛细血管内皮细胞和肺泡上皮细胞可激活中性粒细胞、巨噬细胞等炎症细胞。中性粒细胞在肺内聚集、活化，释放多种活性氧物质、蛋白酶和细胞因子，进一步加重肺组织损伤。巨噬细胞也被激活，分泌大量促炎介质和抗炎介质，参与炎症反应的调控。但在 ARDS 时，促炎和抗炎反应失衡，促炎反应占优势。

（2）细胞因子风暴：炎症细胞释放的大量细胞因子相互作用，形成"细胞因子风暴"。这不仅加重肺组织损伤，还可引起全身多器官功能障碍。例如，TNF-α 可诱导内皮细胞表达黏附分子，促进中性粒细胞黏附于血管内皮，进一步加重炎症反应。IL-1 和 IL-6 等也可促进炎症反应的发展。

3. 凝血与纤溶系统紊乱

（1）凝血系统激活：肺毛细血管内皮细胞损伤后，暴露内皮下组织，激活凝血系统。血小板被激活并聚集，形成微血栓，导致肺微循环障碍。同时，凝血因子被激活，促进纤维蛋白的形成，加重肺组织损伤。

（2）纤溶系统抑制：在 ARDS 时，纤溶系统往往受到抑制，导致纤维蛋白不能及时被溶解。这进一步加重了肺内微血栓的形成和肺组织的纤维化。

4. 氧化应激

（1）活性氧产生增加：损伤的肺组织细胞和炎症细胞可产生大量的活性氧物质，如超氧阴离子、过氧化氢、羟自由基等。这些活性氧物质可直接损伤细胞结构，导致细胞膜脂质过氧化、蛋白质氧化和 DNA 损伤。

（2）抗氧化能力下降：ARDS 时，机体的抗氧化能力往往下降，不能有效清除过多的活性氧物质。这使得氧化应激进一步加重，促进了肺组织损伤的发展。

5. 肺泡表面活性物质减少
肺泡上皮细胞损伤导致肺泡表面活性物质合成减少。肺泡表面活性物质具有降低肺泡表面张力、维持肺泡稳定性的作用。其减少可导致肺泡塌陷，肺顺应性降低，加重通气/血流比例失调。炎症细胞和蛋白酶可破坏肺泡表面活性物质的结构和功能，使其活性降低。

6. 机械通气相关肺损伤
不适当的机械通气参数设置，如高吸气压力、大潮气量通气等，可导致肺泡过度膨胀和反复开闭，引起气压伤、容积伤和萎陷伤，加重肺组织损伤。机械通气还可通过激活炎症细胞、促进细胞因子释放等机制，进一步加重肺损伤。

四、病理变化

1. 大体病理改变

（1）肺外观：ARDS 早期，肺外观通常表现为暗红色，质地较实。随着病情的进展，肺组织可出现不同程度的淤血、水肿和出血。在严重病例中，肺组织可呈暗红色或紫红色，表面可见散在的出血点和瘀斑。部分患者的肺组织可出现实变，质地变硬，类似肝脏，即"肝样变"。

（2）肺重量增加：ARDS 患者的肺重量明显增加，可达正常肺重量的 2 ~ 3 倍。这主要是肺水肿和肺不张导致的肺组织含水量增加所致。

（3）切面表现：切开肺组织时，可见切面有大量泡沫状液体溢出，这是由于肺水肿和炎症渗出所致。在严重病例中，可观察到肺组织出血、坏死和小脓肿形成。

2. 镜下病理改变

（1）弥漫性肺泡损伤（diffuse alveolar damage，DAD）：是 ARDS 的典型病理改变，可分为渗出期、增生期和纤维化期三个阶段。①渗出期：发病后 1 ~ 7 天内，主要表现为肺泡上皮细胞和毛细血管内皮细胞损伤，导致肺通透性增加，引起肺水肿和炎症细胞浸润。肺泡腔内充满富含蛋白质的水肿液、红细胞、中性粒细胞和巨噬细胞。部分肺泡上皮细胞可出现坏死和脱落，肺泡间隔增宽，毛细血管充血、淤血（图28-8）。②增生期：发病后 7 ~ 14 天左右，肺泡上皮细胞开始增生和修复。肺泡腔内可见成纤维细胞和肌成纤维细胞增生，形成肉芽组织。同时，炎症细胞逐渐减少，但仍有淋巴细胞和浆细胞浸润。肺泡间隔进一步增宽，胶原纤维沉积增加。③纤维化期：发病后 14 天以上，肺组织逐渐出现纤维化病变。肺泡间隔内胶原纤维大量沉积，形成致密的纤维组织。部分肺泡腔被纤维组织填充，导致肺容积减少，肺顺应性降低。同时，肺泡上皮细胞和毛细血管内皮细胞的结构和功能也受到严重破坏，影响气体交换。

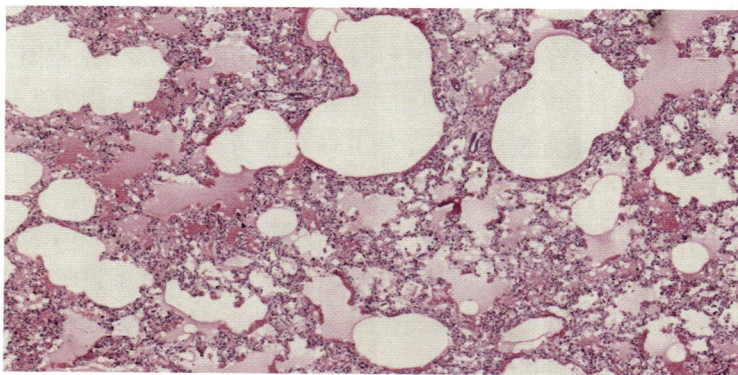

图28-8　急性呼吸窘迫综合征（可见弥漫性肺泡损伤）

（2）肺微血管改变：肺毛细血管内皮细胞损伤是 ARDS 的重要病理改变之一。内皮细胞损伤后，可导致血管通透性增加，血浆蛋白和血细胞渗出到肺间质和肺泡腔。同时，内皮细胞表面的黏附分子表达增加，促进白细胞的黏附和聚集，加重炎症反应。

肺微血管内可形成微血栓，导致肺循环障碍。微血栓主要由血小板和纤维蛋白组成，可阻塞肺小血管，加重肺组织缺血缺氧。此外，微血栓还可激活凝血系统和炎症反应，进一步加重肺损伤。

（3）炎症细胞浸润：ARDS 患者的肺组织中可见大量炎症细胞浸润，主要包括中性粒细胞、巨噬细胞、淋巴细胞和浆细胞等。炎症细胞在肺组织中的分布不均匀，主要集中在肺泡间隔、肺泡腔和肺小血管周围。

中性粒细胞在 ARDS 的早期炎症反应中起关键作用。它们被激活后，释放多种活性氧物质、蛋白酶和细胞因子，进一步加重肺组织损伤。巨噬细胞也被激活，分泌大量促炎介质和抗炎介质，参与炎症反应的调控。淋巴细胞和浆细胞在 ARDS 的后期炎症反应中起重要作用，它们主要参与免疫调节和组织修复。

（4）肺泡表面活性物质减少：肺泡表面活性物质是由肺泡Ⅱ型上皮细胞合成和分泌的一种脂蛋白复合物，具有降低肺泡表面张力、维持肺泡稳定性的作用。ARDS 时，肺泡上皮细胞损伤可导致肺泡表面活性物质合成减少。同时，炎症细胞和蛋白酶可破坏肺泡表面活性物质的结构和功能，使其活性降低。

肺泡表面活性物质减少可导致肺泡塌陷，肺顺应性降低，加重通气/血流比例失调。此外，肺泡表面活性物质减少还可促进细菌在肺内的定植和感染，加重肺损伤。

3. 超微结构改变

（1）肺泡上皮细胞和毛细血管内皮细胞损伤：电子显微镜下可见肺泡上皮细胞和毛细血管内皮细胞的结构破坏。肺泡上皮细胞的微绒毛减少或消失，细胞膜破裂，细胞内细胞器肿胀、变性和坏死。毛细血管内皮细胞的窗孔增大，基底膜断裂，细胞间连接疏松。这些超微结构改变进一步加重了肺通透性的增加和肺水肿的形成。

（2）细胞内改变：肺泡上皮细胞和巨噬细胞内可见大量吞噬体和溶酶体，表明这些细胞在清除炎症细胞和坏死组织方面发挥了重要作用。同时，细胞内还可见线粒体肿胀、嵴断裂和内质网扩张等改变，提示细胞能量代谢和蛋白质合成功能受损。

（3）肺间质改变：肺间质中可见胶原纤维和弹性纤维增生，纤维组织排列紊乱。同时，间质中还可见成纤维细胞和肌成纤维细胞增多，表明肺组织在进行修复和纤维化过程。

五、临床病理联系

1. 弥漫性肺泡损伤的临床病理联系

（1）渗出期。

①临床症状：患者在这个阶段通常表现为突然发作的进行性呼吸困难，呼吸频率明显增快，可达每分钟 30 次以上。这是由于肺泡上皮细胞和毛细血管内皮细胞损伤，导致肺通透性增加，肺水肿形成，影响了气体交换，使机体缺氧而引发呼吸急促。咳嗽也是常见症状之一，可伴有少量白色或粉红色泡沫样痰。这是因为肺泡腔内充满富含蛋白质的水肿液，刺激呼吸道引起咳嗽，同时水肿液可随着咳嗽排出，形成泡沫痰。

②检查结果：动脉血气分析显示低氧血症，即氧分压（PaO_2）降低，二氧化碳分压（$PaCO_2$）可正常或降低。这是因为肺水肿和炎症细胞浸润使通气/血流比例失调，导致氧气不能有效地进入血液，而二氧化碳排出相对正常或因过度通气而降低。胸部 X 线或 CT 检查可见双肺弥漫性浸润影，呈磨玻璃样改变。这是由于肺泡内渗出液和炎症细胞的存在，使肺组织的密度增加，在影像学上表现为弥漫性的阴影。

（2）增生期。

①临床症状：呼吸困难可能持续加重，患者仍有明显的呼吸急促和窘迫感。随着肺泡上皮细胞的增生和修复，以及成纤维细胞和肌成纤维细胞的增生，肺组织的结构和功能逐渐发生改变，进一步影响气体交换。

②检查结果：动脉血气分析低氧血症可能持续存在，甚至进一步恶化。这是因为肺组织的修复过程中，通气/血流比例失调仍然存在，且可能由于纤维组织的增生，影响了肺的顺应性，使气体交换更加困难。胸部影像学检查可见病变范围可能扩大，磨玻璃影逐渐转变为实变影和网格影。这是因为成纤维细胞和肌成纤维细胞增生，形成肉芽组织，以及胶原纤维沉积增加，使肺组织的密度进一步增加，在影像学上表现为实变和网格状改变。

（3）纤维化期。

①临床症状：患者呼吸困难严重，可出现极度的呼吸窘迫，甚至发展为呼吸衰竭。肺容积减少和肺

顺应性降低使呼吸更加困难，机体缺氧和二氧化碳潴留加重。患者还可能出现乏力、消瘦等全身症状，这是长期的疾病状态和缺氧导致身体消耗增加，营养状况恶化。

②检查结果：动脉血气分析显示严重的低氧血症和高碳酸血症。此时，肺组织的纤维化病变严重影响了通气和换气功能，氧气不能进入血液，二氧化碳也不能有效地排出。胸部影像学检查可见双肺广泛的纤维化病变，呈蜂窝状影。这是因为大量的胶原纤维沉积，肺泡腔被纤维组织填充，形成了蜂窝状的结构。

2. 肺微血管改变的临床病理联系

（1）内皮细胞损伤。

①临床症状：患者可出现进行性加重的低氧血症，这是由于肺毛细血管内皮细胞损伤后，血管通透性增加，血浆蛋白和血细胞渗出到肺间质和肺泡腔，进一步加重了通气／血流比例失调。患者还可能出现咯血症状，这是因为肺微血管损伤导致出血，血液进入呼吸道而引起咯血。

②检查结果：动脉血气分析显示低氧血症，且随着内皮细胞损伤的加重，低氧血症也逐渐恶化。支气管肺泡灌洗液检查可发现含有红细胞和血浆蛋白的渗出液，进一步证实肺微血管的损伤。

（2）微血栓形成。

①临床症状：患者可出现呼吸困难加重、发绀等症状。微血栓阻塞了肺小血管，加重了肺组织缺血缺氧，使通气／血流比例失调更加严重，导致机体缺氧加重，出现发绀。

②检查结果：动脉血气分析显示低氧血症和高碳酸血症加重。由于肺循环障碍，气体交换功能进一步受损，氧气不能进入血液，二氧化碳也不能排出。肺血管造影可发现肺微血管内的微血栓，明确诊断肺微血管血栓形成。

3. 炎症细胞浸润的临床病理联系

①临床症状：患者可出现发热症状，这是炎症细胞释放多种炎症介质，引起全身炎症反应，导致体温升高。咳嗽、咳痰可能加重，炎症细胞浸润使呼吸道的炎症反应增强，刺激呼吸道黏膜，导致咳嗽频繁，痰液增多且可能变为脓性痰。

②检查结果：血常规检查可发现白细胞计数升高，中性粒细胞比例增加。这是因为炎症细胞浸润导致全身炎症反应，刺激骨髓释放更多的白细胞进入血液。支气管肺泡灌洗液检查可发现大量的炎症细胞，如中性粒细胞、巨噬细胞、淋巴细胞和浆细胞等，进一步证实肺组织内的炎症反应。

4. 肺泡表面活性物质减少的临床病理联系

①临床症状：患者呼吸困难更加严重，由于肺泡表面活性物质减少，肺泡表面张力增加，肺泡容易塌陷，肺顺应性降低，使呼吸更加困难。患者还可能出现呼吸窘迫综合征的典型表现，如三凹征（吸气时胸骨上窝、锁骨上窝和肋间隙明显凹陷）等。

②检查结果：动脉血气分析显示低氧血症加重，这是因为肺泡塌陷和肺顺应性降低使通气／血流比例失调更加严重，影响了气体交换。肺功能检查可发现肺顺应性降低，提示肺泡表面活性物质减少对肺功能的影响。

第六节　呼吸系统常见肿瘤

呼吸系统肿瘤是指发生在呼吸系统各个部位的异常增生组织，其细胞的生长和分裂失去了正常的调控机制，具有侵袭性和转移性，可对人体的呼吸功能和其他器官造成严重影响。

一、分类

1. 肺癌

（1）非小细胞肺癌（non-small cell lung carcinoma，NSCLC）：①鳞状细胞癌，常发生于较大的支气管，与吸烟关系密切。癌细胞呈多边形，似鳞状上皮细胞，可见细胞间桥和角化珠。②腺癌，多为周围型肺癌。癌细胞排列成腺腔样结构，可伴有黏液分泌。③大细胞癌，癌细胞体积大，胞质丰富，常为多边形，核大，核仁明显，具有显著异型性。

（2）小细胞肺癌（small cell lung carcinoma，SCLC）：多为中央型肺癌，与吸烟关系密切。癌细胞小，呈圆形或卵圆形，似淋巴细胞；也可呈梭形或燕麦形，胞质少，形似裸核。癌细胞常弥漫分布或呈片状、条索状排列，有时也可围绕小血管形成假菊形团结构。

2. 鼻咽癌

是发生于鼻咽部上皮组织的恶性肿瘤。常见的病理类型有角化型鳞状细胞癌、非角化型鳞状细胞癌和基底样鳞状细胞癌。与 EB 病毒感染、遗传因素和环境因素等有关。

3. 喉癌

发生在喉部的恶性肿瘤，主要分为鳞状细胞癌、腺癌和未分化癌等。与吸烟、饮酒、长期接触有害物质等因素有关。

4. 胸膜间皮瘤

起源于胸膜间皮细胞的肿瘤，分为良性和恶性。恶性胸膜间皮瘤与石棉接触等因素有关。主要病理类型有上皮型、肉瘤型和混合型。

5. 肺转移瘤

身体其他部位的恶性肿瘤经血行、淋巴道或直接蔓延等途径转移至肺部形成的肿瘤。常见的原发肿瘤有乳腺癌、结肠癌、肾癌、黑色素瘤等。转移瘤的形态和病理特点取决于原发肿瘤的类型。

二、肺癌的主要类型

1. 非小细胞肺癌

（1）鳞状细胞癌。鳞状细胞癌曾经是最常见的肺癌类型之一，但近年来其发病率有所下降。多见于老年男性，与吸烟关系密切。癌细胞呈多边形，似鳞状上皮细胞，可见细胞间桥和角化珠。肿瘤常发生于较大的支气管，易形成中心性肿块。切面灰白色，常伴有坏死和空洞形成。通常生长较为缓慢，转移相对较晚。

（2）腺癌。近年来，腺癌的发病率逐渐上升，已成为最常见的肺癌类型之一。腺癌可发生于任何年龄段，但多见于不吸烟或轻度吸烟的人群，女性患者相对较多。癌细胞排列成腺腔样结构，可伴有黏液分泌。根据其组织学形态，可分为腺泡状腺癌、乳头状腺癌、细支气管肺泡癌等亚型。肿瘤多为周围型肺癌，常位于肺的周边部。腺癌的生长速度相对较快，早期即可侵犯血管和淋巴管，容易发生远处转移（图 28-9）。

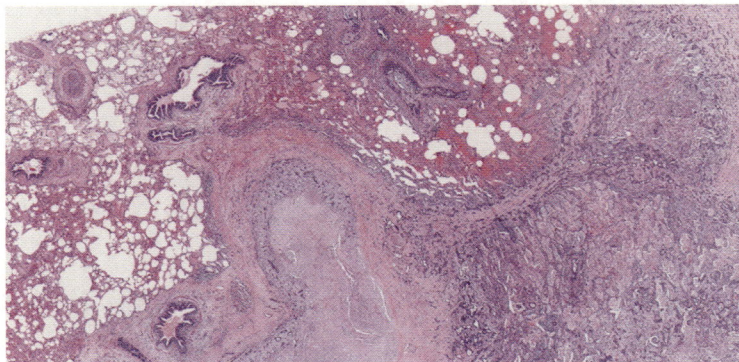

图 28-9 肺腺癌

（3）大细胞癌。大细胞癌相对少见，约占肺癌的 10%。可发生于任何年龄段，但以中老年男性居多。癌细胞体积大，胞质丰富，常为多边形，核大，核仁明显，具有显著异型性。肿瘤常为周围型肺癌，肿块较大，边界不清。大细胞癌的生长速度较快，恶性程度高，容易发生转移。

2. 小细胞肺癌　小细胞肺癌约占肺癌的15%～20%。多见于中老年人，男性多于女性，与吸烟关系极为密切。癌细胞小，呈圆形或卵圆形，似淋巴细胞；也可呈梭形或燕麦形，胞质少，形似裸核。癌细胞常弥漫分布或呈片状、条索状排列，有时也可围绕小血管形成假菊形团结构。肿瘤多为中央型肺癌，常发生于主支气管或叶支气管。小细胞肺癌生长迅速，恶性程度极高，早期即可发生广泛的转移（图28-10）。

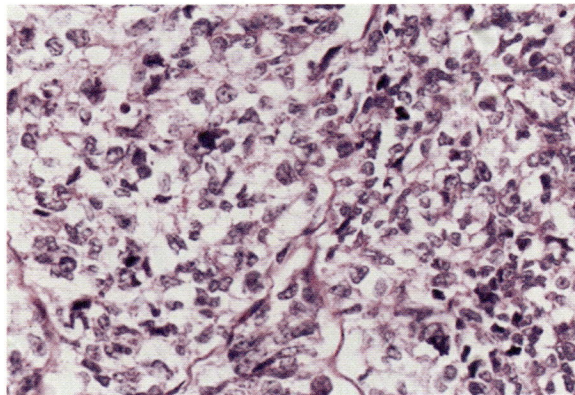

图28-10　小细胞肺癌

三、肺癌的扩散途径

1. 直接蔓延　①侵犯周围组织器官：肺癌可直接侵犯邻近的肺组织、胸膜、胸壁、纵隔等结构。侵犯胸膜可引起胸腔积液；侵犯胸壁可导致胸痛、肋骨破坏和胸壁肿块；侵犯纵隔可压迫食管、气管、心脏等重要器官，引起吞咽困难、呼吸困难、心律失常等症状。②蔓延至支气管：肺癌可沿支气管壁蔓延，导致支气管狭窄、阻塞，引起阻塞性肺炎、肺不张等。

2. 淋巴转移　①转移至肺门和纵隔淋巴结：肺癌首先转移至肺门淋巴结，然后可进一步转移至纵隔淋巴结。肿大的淋巴结可压迫支气管、食管、血管等结构，引起相应的症状。②转移至锁骨上淋巴结：肺癌可通过淋巴转移至锁骨上淋巴结，这是肺癌的常见转移部位之一。锁骨上淋巴结肿大可在体表触及，是肺癌的重要体征之一。③转移至其他部位淋巴结：肺癌还可转移至腋窝、腹股沟等部位的淋巴结。

3. 血行转移　①转移至肝脏：肺癌经血行转移至肝脏较为常见。转移灶可单发或多发，表现为肝脏肿大、肝区疼痛、肝功能异常等。②转移至脑：肺癌脑转移的发生率较高，尤其是小细胞肺癌。转移灶可引起头痛、呕吐、视力障碍、偏瘫、失语等症状。③转移至骨骼：肺癌可转移至脊柱、肋骨、骨盆等部位的骨骼。转移灶可引起骨痛、病理性骨折等症状。④转移至肾上腺：肺癌转移至肾上腺较为常见。转移灶一般无症状，多在体检或其他检查时发现。

四、肺癌的病理变化

1. 大体病理特点

（1）中央型肺癌：肿瘤多发生于主支气管或叶支气管，靠近肺门。肿块常呈结节状或菜花状，边界不清，可侵犯周围组织器官。切面灰白色，常有坏死和出血。

（2）周围型肺癌：肿瘤多位于肺的周边部，远离肺门。肿块常呈球形或结节状，边界较清楚。切面灰白色或灰黄色，质地较硬。

2. 镜下病理特点

（1）非小细胞肺癌。①鳞状细胞癌：癌细胞呈多边形，似鳞状上皮细胞，可见细胞间桥和角化珠。肿瘤细胞排列成巢状或条索状，可伴有角化和角化不全。②腺癌：癌细胞排列成腺腔样结构，可伴有黏液分泌。根据其组织学形态，可分为腺泡状腺癌、乳头状腺癌、细支气管肺泡癌等亚型。③大细胞癌：癌细胞体积大，胞质丰富，常为多边形，核大，核仁明显，具有显著异型性。肿瘤细胞排列松散，无明显的组织结构。

（2）小细胞肺癌：癌细胞小，呈圆形或卵圆形，似淋巴细胞；也可呈梭形或燕麦形，胞质少，形似裸核。癌细胞常弥漫分布或呈片状、条索状排列，有时也可围绕小血管形成假菊形团结构。肿瘤细胞的核仁染色质呈细颗粒状，核仁不明显。

3. 免疫组化特点

（1）非小细胞肺癌。①鳞状细胞癌：细胞角蛋白（CK）5/6、p63、p40等标志物阳性。②腺癌：CK7、TTF-1、Napsin A等标志物阳性。③大细胞癌：CK、EMA等标志物阳性，但缺乏特异性标志物。

（2）小细胞肺癌：神经内分泌标志物如Syn、CgA、CD56等阳性。

五、肺癌的临床病理联系

1. 症状与病理学类型的关系

（1）咳嗽、咳痰：肺癌患者常出现咳嗽、咳痰症状，这与肿瘤侵犯支气管或引起阻塞性肺炎有关。不同病理学类型的肺癌咳嗽的特点可能有所不同。例如，鳞状细胞癌常发生于较大的支气管，容易引起刺激性咳嗽；腺癌则多为周围型肺癌，早期可能无明显咳嗽症状，当肿瘤侵犯胸膜或引起胸腔积液时，可出现咳嗽加重。

（2）咯血：咯血也是肺癌的常见症状之一，主要是肿瘤侵犯血管或支气管黏膜血管致其破裂所致。鳞状细胞癌和小细胞肺癌由于肿瘤生长迅速，容易侵犯血管，咯血的发生率相对较高。

（3）胸痛：胸痛可由肿瘤侵犯胸壁、胸膜或肋骨引起。周围型肺癌更容易侵犯胸壁和胸膜，导致胸痛症状较为明显。

（4）呼吸困难：肺癌引起呼吸困难的原因主要有肿瘤阻塞支气管导致肺不张、胸腔积液、广泛的肺转移等。不同病理学类型的肺癌在引起呼吸困难的机制上可能有所不同。例如，小细胞肺癌生长迅速，早期即可发生广泛转移，容易导致呼吸困难；腺癌容易侵犯胸膜，引起胸腔积液，也可导致呼吸困难。

2. 影像学表现与病理学类型的关系

（1）X线表现：中央型肺癌在X线上常表现为肺门肿块影，伴有支气管阻塞征象，如肺不张、阻塞性肺炎等。鳞状细胞癌和小细胞肺癌多为中央型肺癌，X线表现较为典型。周围型肺癌在X线上常表现为肺周边部的结节或肿块影，边缘可呈分叶状、毛刺状等。腺癌多为周围型肺癌，X线表现具有一定的特点。

（2）CT表现：CT检查对肺癌的诊断具有重要价值。不同病理学类型的肺癌在CT上的表现也有所不同。例如，鳞状细胞癌常表现为中央型肿块，伴有坏死和空洞形成；腺癌可表现为磨玻璃样结节、实性结节或混合性结节，边缘可不规则；小细胞肺癌常表现为中央型肿块，生长迅速，容易发生早期转移。

（3）PET-CT表现：PET-CT可用于肺癌的分期和疗效评估。不同病理学类型的肺癌在PET-CT上的代谢活性也有所不同。一般来说，小细胞肺癌的代谢活性较高，SUV值较大；非小细胞肺癌的代谢活性相对较低。

六、肺癌的诊断与病理学检查

1. 临床表现与影像学检查

（1）症状和体征：医生通过询问患者的症状（如咳嗽、咳痰、咯血、胸痛、呼吸困难等）和进行体格检查（如听诊肺部呼吸音、触诊淋巴结等），可以初步判断患者是否可能患有肺癌。

（2）影像学检查：X线、CT、MRI、PET-CT等影像学检查可以发现肺部的肿块、结节、阴影等异常表现，为肺癌的诊断提供重要线索。同时，影像学检查还可以评估肿瘤的大小、位置、侵犯范围、转移情况等，为制订治疗方案提供依据。

2. 病理学检查

（1）痰细胞学检查：是一种简单、无创的检查方法。通过收集患者的痰液，在显微镜下观察是否有癌细胞。痰细胞学检查对于中央型肺癌的诊断阳性率相对较高，但对于周围型肺癌的诊断阳性率较低。

（2）支气管镜检查：是诊断肺癌的重要方法之一。通过支气管镜可以直接观察支气管内的病变，并进行活检、刷检、灌洗等操作，获取组织或细胞标本进行病理学检查。支气管镜检查对于中央型肺癌的诊断价值较高，但对于周围型肺癌的诊断有一定的局限性。

（3）经皮肺穿刺活检：对于周围型肺癌，经皮肺穿刺活检是一种常用的诊断方法。在 CT 或超声引导下，将穿刺针经皮穿刺进入肺部肿块，获取组织标本并进行病理学检查。经皮肺穿刺活检的阳性率较高，但有一定的风险，如出血、气胸等。

（4）手术切除标本检查：对于拟行手术治疗的肺癌患者，对手术切除的标本进行病理学检查是确诊肺癌的金标准。通过对手术切除标本的大体观察、镜下检查和免疫组化分析，可以明确肺癌的病理学类型、分级、分期等，为制订后续的治疗方案提供依据。

七、肺癌的治疗与病理学的关系

1. 手术治疗　手术治疗主要适用于早期非小细胞肺癌患者，尤其是Ⅰ期和Ⅱ期患者。对于部分ⅢA期患者，经过严格的评估后，也可考虑手术治疗。小细胞肺癌一般不首选手术治疗，除非是极早期的患者。根据肺癌的病理学类型、位置、大小等因素，选择不同的手术方式。常见的手术方式有肺叶切除术、全肺切除术、袖状肺叶切除术等。对于早期周围型肺癌，还可采用微创手术，如胸腔镜手术、机器人辅助手术等。

手术前的病理学检查（如支气管镜活检、经皮肺穿刺活检等）可以明确肺癌的病理学类型、分级、分期等，为制订手术方案提供依据。手术后的病理学检查可以进一步明确肿瘤的切除范围、淋巴结转移情况等，为评估手术效果和制订后续的治疗方案提供依据。

2. 放射治疗　放射治疗主要适用于不能手术的肺癌患者，如局部晚期非小细胞肺癌、小细胞肺癌等。对于手术后有残留病灶、淋巴结转移等情况的患者，也可进行辅助放疗。放射治疗可分为外照射和内照射两种方式。外照射是利用高能 X 线或电子线等照射肿瘤部位；内照射是将放射性粒子植入肿瘤内部进行照射。

肺癌的病理学类型、分级、分期等因素会影响放疗的效果。一般来说，小细胞肺癌对放疗较为敏感，非小细胞肺癌的放疗效果相对较差。肿瘤的大小、位置、侵犯范围等也会影响放疗的剂量和范围。

3. 化学治疗　化学治疗主要适用于晚期肺癌患者、手术后有复发风险的患者、小细胞肺癌患者等。根据肺癌的病理学类型、患者的身体状况等因素，选择不同的化疗方案。非小细胞肺癌常用的化疗药物有铂类（如顺铂、卡铂）、紫杉醇、吉西他滨等；小细胞肺癌常用的化疗药物有依托泊苷、顺铂等。

肺癌的病理学类型、分级、分期等因素会影响化疗的效果。一般来说，小细胞肺癌对化疗较为敏感，非小细胞肺癌的化疗效果相对较差。肿瘤的基因突变状态（如 EGFR 突变、ALK 融合等）也会影响化疗的选择和效果。

4. 靶向治疗　靶向治疗主要适用于具有特定基因突变的非小细胞肺癌患者。常见的基因突变有 EGFR 突变、ALK 融合、ROS1 融合等。根据不同的基因突变类型，选择相应的靶向药物。例如，EGFR 突变患者可使用吉非替尼、厄洛替尼、奥希替尼等；ALK 融合患者可使用克唑替尼、阿来替尼等。

靶向治疗的效果与肺癌的基因突变状态密切相关。只有具有特定基因突变的患者才能从靶向治疗中获益。因此，在进行靶向治疗前，需要进行病理学检查和基因检测，明确肿瘤的基因突变状态。

5. 免疫治疗　免疫治疗主要适用于晚期非小细胞肺癌患者。目前，免疫检查点抑制剂（如 PD-1 抑制剂、PD-L1 抑制剂、CTLA-4 抑制剂等）已成为肺癌免疫治疗的主要药物。免疫治疗通过激活患者自身的免疫系统，增强机体对肿瘤的免疫应答，从而达到治疗肿瘤的目的。

肺癌的病理学类型、肿瘤微环境、PD-L1表达水平等因素会影响免疫治疗的效果。

八、鼻咽癌的病理变化、扩散及转移

鼻咽癌是一种发生于鼻咽部上皮组织的恶性肿瘤，其病理变化、扩散及转移具有以下特点。

1. 病理变化

（1）大体病理：早期鼻咽癌常表现为局部黏膜粗糙、糜烂或小溃疡。随着病情进展，肿瘤可呈结节型、菜花型、溃疡型或黏膜下浸润型等。肿瘤颜色多为灰白色或淡红色；质地较硬，常伴有坏死和出血。

（2）组织学类型：①角化型鳞状细胞癌。此型较少见，癌细胞可见角化珠形成，细胞间桥明显。肿瘤细胞呈多边形，有明显的异型性。②非角化型鳞状细胞癌。分化型：癌细胞呈多边形或梭形，细胞境界清楚，胞质丰富，可见细胞间桥，无角化珠形成。癌细胞常呈巢状或片状排列，周围有多少不等的淋巴细胞浸润。未分化型：癌细胞呈圆形或卵圆形，细胞境界不清，核大，染色质深染，呈颗粒状，可见核仁。癌细胞弥漫分布，无明显的巢状结构，间质中有大量淋巴细胞浸润。此型在鼻咽癌中最为常见（图28-11）。③基底样鳞状细胞癌。较少见，癌细胞小，呈基底细胞样，有明显的异型性，核分裂象易见。肿瘤细胞呈巢状或条索状排列，周围有丰富的纤维间质。

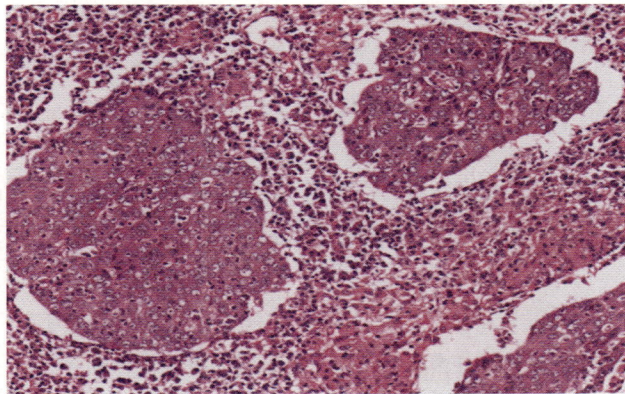

图 28-11　鼻咽未分化鳞状细胞癌

2. 扩散途径

（1）直接蔓延：向前可侵犯鼻腔、鼻窦，引起鼻出血、鼻塞等症状。向外侧可侵犯咽旁间隙、颞下窝，累及翼内肌、翼外肌等，导致张口困难、吞咽疼痛等。向后可侵犯颈椎、椎前筋膜，引起颈部疼痛、活动受限等。向上可侵犯颅底，破坏颅底骨质，引起头痛、脑神经受损等症状，如视力下降、复视、面部麻木等。

（2）淋巴转移：鼻咽癌早期即可发生淋巴转移，这是其重要的转移途径。癌细胞首先转移至咽后淋巴结，然后可转移至颈深上淋巴结群。颈部淋巴结肿大常为鼻咽癌的首发症状，多为无痛性、进行性肿大，质地硬，活动度差。随着病情进展，可转移至锁骨上淋巴结、腋窝淋巴结等部位。

（3）血行转移：较晚发生，常见的转移部位有肺、肝、骨等。血行转移可引起相应器官的症状，如肺转移可出现咳嗽、咯血、胸痛等；肝转移可出现肝区疼痛、黄疸、肝功能异常等；骨转移可出现骨痛、病理性骨折等。

3. 临床病理联系

（1）鼻部症状：早期可出现回缩性血涕，即吸鼻后痰中带血，这是鼻咽癌的常见症状之一。随着病情进展，可出现鼻塞、鼻出血等症状。肿瘤侵犯鼻腔可引起鼻腔通气不畅、嗅觉减退等。

（2）耳部症状：鼻咽癌可堵塞咽鼓管咽口，引起耳鸣、听力下降等分泌性中耳炎的症状。

（3）颈部淋巴结肿大：颈部淋巴结肿大常为鼻咽癌的首发症状，患者可在颈部触及无痛性、进行性肿大的淋巴结。

（4）脑神经受损症状：当肿瘤侵犯颅底时，可累及脑神经，引起相应的症状。如侵犯三叉神经可出现面部麻木、疼痛；侵犯外展神经可出现复视；侵犯舌咽神经、迷走神经可出现吞咽困难、声音嘶哑等。

（5）远处转移症状：血行转移至肺、肝、骨等部位时，可出现相应器官的症状，如咳嗽、咯血、肝区疼痛、骨痛等。

总之，鼻咽癌的病理变化复杂，扩散及转移途径多样，早期症状不典型，容易被忽视。因此，对于出现回缩性血涕、颈部淋巴结肿大、耳鸣、听力下降等症状的患者，应及时进行鼻咽部检查，以早期发现、早期诊断、早期治疗鼻咽癌。

九、喉癌的病理变化、扩散及转移

1. 病理变化

（1）大体病理：喉癌的大体形态可分为溃疡型、菜花型、结节型和包块型等。肿瘤多呈灰白色或暗红色，质地较硬，常伴有坏死和出血。

（2）组织学类型。①鳞状细胞癌：是喉癌最常见的组织学类型，约占90%以上。根据癌细胞的分化程度，可分为高分化、中分化和低分化鳞状细胞癌。高分化鳞状细胞癌癌细胞间可见细胞间桥和角化珠，肿瘤生长相对缓慢，转移较晚；低分化鳞状细胞癌癌细胞异型性明显，核分裂象多见，肿瘤生长迅速，转移较早。②腺癌：较少见，多发生于声门下区。腺癌癌细胞排列成腺管状或乳头状，可分泌黏液。③其他类型：如未分化癌、肉瘤样癌等更为罕见。

2. 扩散途径

（1）直接蔓延：向前可侵犯会厌前间隙、甲状舌骨膜及舌根等部位。向两侧可侵犯梨状窝、喉咽侧壁等。向后可侵犯下咽后壁、食管入口等。向上可侵犯喉室、假声带、会厌等。向下可侵犯声门下区、气管等。

（2）淋巴转移：喉癌的淋巴转移较为常见，尤其是声门上型喉癌和声门下型喉癌。癌细胞首先转移至颈部淋巴结，常见的转移部位有颈深上淋巴结群、颈深中淋巴结群和颈深下淋巴结群等。颈部淋巴结肿大常为喉癌的首发症状之一，多为无痛性、进行性肿大，质地硬，活动度差。

（3）血行转移：喉癌的血行转移相对较少见，多发生在晚期。常见的血行转移部位有肺、肝、骨等。血行转移可引起相应器官的症状，如肺转移可出现咳嗽、咯血、胸痛等；肝转移可出现肝区疼痛、黄疸、肝功能异常等；骨转移可出现骨痛、病理性骨折等。

3. 临床病理联系

（1）声音嘶哑：是喉癌最常见的症状，尤其是声门型喉癌。由于肿瘤侵犯声带，导致声带运动障碍，引起声音嘶哑。随着病情进展，声音嘶哑可逐渐加重，甚至完全失声。

（2）呼吸困难：当喉癌侵犯喉部较大范围或引起喉部水肿、狭窄时，可导致呼吸困难。严重者可出现吸气性呼吸困难、三凹征等。

（3）吞咽困难：喉癌侵犯喉部周围组织，如会厌、梨状窝等部位时，可影响吞咽功能，导致吞咽困难。

（4）颈部淋巴结肿大：颈部淋巴结肿大常为喉癌的首发症状之一。患者可在颈部触及无痛性、进行性肿大的淋巴结。

（5）远处转移症状：当喉癌发生血行转移时，可出现相应器官的症状，如肺转移可出现咳嗽、咯血、胸痛等；肝转移可出现肝区疼痛、黄疸、肝功能异常等；骨转移可出现骨痛、病理性骨折等。

（重庆医科大学　邹镇）

第一节　动脉粥样硬化

动脉粥样硬化（atherosclerosis）是以血管内膜形成粥瘤或纤维斑块为特征的心血管系统疾病，是心血管系统中为最常见的疾病。其主要表现为动脉壁增厚变硬，失去弹性和管腔缩小，导致血管狭窄，引起相应器官缺血。常见的诱发因素众多，年龄是其中之一，临床上多见于 40 岁以上的中老年人，女性绝经前发病率低，绝经后发病率迅速增加。

一、病因和发病机制

1. 多种因素共同作用

动脉粥样硬化无明确单一病因，而是在多种因素共同作用下发生的。吸烟是一个重要因素，长期吸烟会使血液中碳氧血红蛋白浓度增高，导致动脉壁氧气供应不足，内膜下层脂肪酸合成增加，从而引发血管病理性变化，促使动脉粥样硬化的形成。高龄也是不可忽视的因素，随着年龄的增长，人体血管的弹性逐渐降低，代谢功能也有所下降，这使得动脉粥样硬化形成的风险增加。

此外，高血压会造成动脉压力过大，损伤血管内膜以及内层细胞，使低密度脂蛋白容易进入动脉血管内，进而造成平滑肌细胞增生，为动脉粥样硬化的发生创造了条件。血脂异常同样关键，当血液中低密度脂蛋白增高、高密度脂蛋白降低时，会造成动脉血管壁不同症状出现，促进动脉粥样硬化的发展。这些因素相互作用，共同导致血管内膜发生损伤，引起血管内膜下脂质积聚，随后引发血管内膜的炎性反应和血栓形成等病理改变，最终在血管内膜局部形成斑块。

2. 慢性基础疾病的影响

（1）高血压：高血压患者由于血压升高导致血流动力学变化，即血压增高使得血流速度增加、冲击力增加，从而损伤血管的内皮细胞。损伤的血管内皮细胞会影响血脂的摄入，进而导致动脉粥样硬化的发生。而且，很多高血压患者由于代谢综合征，常伴有血脂偏高或者血糖升高等情况，也会加重动脉粥样硬化。

（2）高脂血症：高脂血症尤其是低密度脂蛋白高是引起动脉粥样硬化的直接促成因素。高脂血症患者的血液成分中，脂肪滴和胆固醇的占比会明显升高，使血液黏稠度升高，容易在动脉的血管壁上不断堆积形成粥样斑块，使血管弹性和顺应性下降。同时，高脂血症患者的血液中因脂肪和胆固醇浓度升高，会导致血液循环的速度减慢，造成血液的携氧能力下降，加速血管壁上的黏膜损伤，更容易形成粥样斑块。

（3）糖尿病：糖尿病患者的动脉粥样硬化发病率较非糖尿病患者高出数倍，且病变进展迅速。当患者患有高血糖时，可能会损伤血管，并可能引起血脂升高，容易导致血管硬化。高血糖还会影响血管内皮细胞的功能，促进动脉粥样硬化的发展。

二、病理变化

1. 早期病变脂纹的形成

早期病变脂纹的形成是动脉粥样硬化发生发展的起始阶段。动脉粥样硬化脂纹的形成是多种因素共同作用的结果（图 29-1）。血液中的脂质成分，尤其是低密度脂蛋白（low density

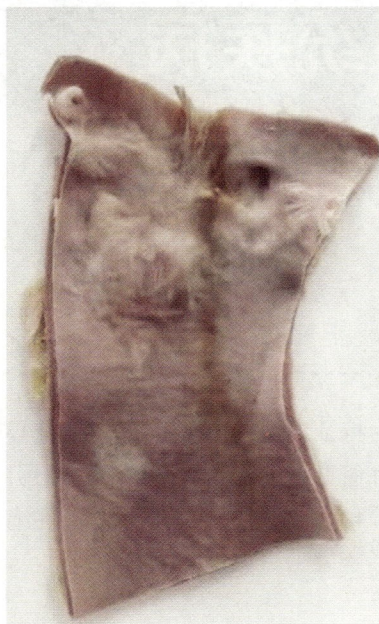

图 29-1 冠状动脉粥样硬化脂纹期

lipoprotein，LDL），在脂纹形成过程中起着关键作用。当血液中 LDL 水平升高时，它更容易侵入动脉内膜。同时，一些不良的生活习惯，如长期大量吸烟、高脂肪和高胆固醇饮食等，会使体内的脂质代谢紊乱加剧，增加 LDL 进入内膜的机会。另外，高血压产生的血流动力学改变，对动脉壁造成的压力和剪切力，会损伤动脉内膜，使内膜的通透性增加，这也为 LDL 等脂质成分进入内膜创造了条件。在脂纹形成过程中，单核细胞和内皮细胞扮演了重要角色。正常情况下，动脉内皮细胞形成一层连续的屏障，阻止血液中的大分子物质进入内膜。然而，在上述危险因素的作用下，内皮细胞会受到损伤，其功能会发生改变。内皮细胞会产生一些黏附分子，如细胞间黏附分子 -1（intercellular adhesion molecule-1，ICAM-1）和血管细胞黏附分子 -1（vascular cell adhesion molecule-1，VCAM-1）等，这些黏附分子可以吸引血液中的单核细胞。单核细胞通过与黏附分子结合，黏附于动脉内膜上，并在趋化因子的作用下，迁移进入内膜。进入内膜的单核细胞在局部环境的刺激下，分化成为巨噬细胞。巨噬细胞具有强大的吞噬能力，它可以大量吞噬已经进入内膜的 LDL。当巨噬细胞吞噬了大量的脂质后，其形态发生改变，细胞内充满了脂质小滴，形成了所谓的泡沫细胞并聚集在内膜下，构成了脂纹的主要成分。

脂纹在形态上表现为动脉内膜表面的淡黄色条纹或斑点，通常呈现为平坦或稍微隆起的形态。脂纹一般沿着血流方向纵向排列，多发生在动脉分支开口处、血管弯曲部位等血流动力学容易发生改变的区域。这是因为这些部位的内皮细胞更容易受到血流剪切力的影响而发生损伤，进而为脂质的沉积和泡沫细胞的形成提供了条件。例如，在冠状动脉的近心端、主动脉的分支处等都容易发现脂纹。脂纹的形成标志着动脉粥样硬化的开始。虽然在早期阶段，脂纹本身并不会引起明显的血管狭窄和血流障碍，但它是后续病变发展的基础。脂纹中的泡沫细胞具有活跃的代谢功能，它可以释放多种细胞因子和生长因子，如 TNF-α、IL-1 等。这些细胞因子和生长因子会进一步吸引更多的单核细胞进入内膜，并且刺激平滑肌细胞从中膜迁移到内膜。平滑肌细胞在内膜下增殖，并产生大量的细胞外基质，如胶原蛋白、弹性蛋白等，这些细胞外基质与脂质和泡沫细胞一起，逐渐使脂纹发展成为纤维斑块，进而使动脉粥样硬化病变不断进展。

2. 纤维斑块形成阶段 动脉粥样硬化在经历了早期脂纹形成阶段后，进入纤维斑块形成阶段，这一阶段是病变进一步发展的重要过程。

在纤维斑块形成过程中，平滑肌细胞从中膜向内膜的迁移和增殖是关键的起始步骤。脂纹中的泡沫细胞和内皮细胞会释放多种生长因子，如 PDGF、FGF 等。这些生长因子会刺激中膜的平滑肌细胞，使其表型发生改变，由收缩型转变为合成型。合成型平滑肌细胞具有更强的增殖和迁移能力，它们开始向内膜迁移。一旦进入内膜，平滑肌细胞便开始大量增殖，形成了纤维斑块的重要细胞成分。迁移和增殖的平滑肌细胞在内膜下会合成大量的细胞外基质，这是纤维斑块形成的物质基础。细胞外基质包括胶原蛋白、弹性蛋白、蛋白聚糖等。其中，胶原蛋白是主要成分，它为斑块提供了结构上的支撑。平滑肌细胞不断地合成并分泌这些细胞外基质成分，使内膜逐渐增厚。同时，细胞外基质还可以与脂质、泡沫细胞等相互作用，进一步改变斑块的结构和性质。在纤维斑块形成阶段，脂质的积聚仍在继续。除了早期脂纹中的泡沫细胞内的脂质外，血液中的脂质还会不断地渗透进入内膜。尤其是 LDL 在氧化修饰后，形成氧化低密度脂蛋白（OX-LDL），更容易被巨噬细胞和平滑肌细胞摄取。这些被摄取的脂质会在细胞内进一步蓄积，导致细胞功能的改变。而且，脂质的不断积聚还会促进炎症反应的发生，进一步影响斑块的稳定性（图 29-2）。

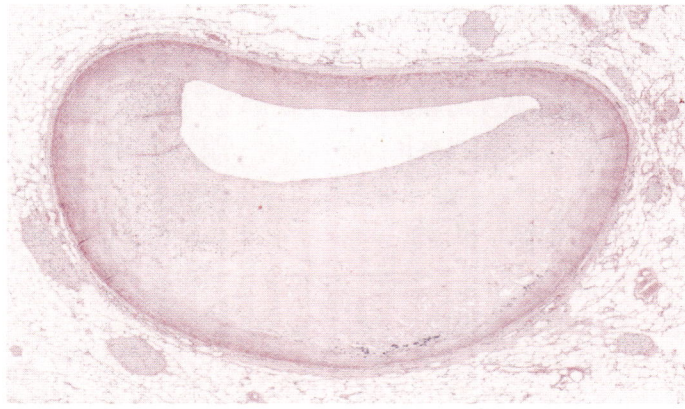

图 29-2 冠状动脉粥样硬化（表层为纤维帽，其下可见泡沫细胞、胆固醇结晶以及蓝色钙盐沉积）

纤维斑块在形态上通常表现为向动脉腔内凸出的、灰白色的、质地较硬的病变。在结构上，它由表面的纤维帽和其下的脂质核心组成。纤维帽主要由平滑肌细胞和大量的细胞外基质构成，其厚度和强度对于斑块的稳定性至关重要。脂质核心则包含了大量的胆固醇结晶、坏死的泡沫细胞、细胞外脂质等。随着病变的发展，脂质核心可能会不断增大，而纤维帽在某些因素的影响下可能变薄，从而增加了斑块破裂的风险。纤维斑块形成过程中，炎症反应持续存在并不断加剧。泡沫细胞、平滑肌细胞和内皮细胞会释放多种炎症因子，如 IL-6、TNF-α 等。这些炎症因子会吸引更多的白细胞进入斑块，进一步加重炎症。炎症反应不仅会促进平滑肌细胞的增殖和细胞外基质的合成，还会导致斑块内细胞的坏死和脂质的液化，使斑块的结构更加复杂和不稳定。纤维斑块的形成会对动脉的正常功能产生显著影响。随着斑块向动脉腔内凸出，动脉的管腔开始出现不同程度的狭窄，这会导致血流动力学的改变。当狭窄达到一定程度时，会引起相应器官的供血不足，例如冠状动脉狭窄会导致心肌缺血，引发心绞痛等症状。此外，由于斑块改变了动脉壁的弹性和顺应性，动脉的正常舒缩功能也会受到影响，进一步加重了心血管系统的负担。

3.粥样斑块形成及风险 动脉粥样硬化进展到粥样斑块形成阶段，标志着病情的进一步加重。在纤维斑块的基础上，随着脂质的持续积聚，斑块内的脂质核心不断扩大。OX-LDL 被巨噬细胞大量吞噬后，形成更多的泡沫细胞，这些泡沫细胞的坏死和解体进一步增加了脂质核心中的胆固醇酯、游离胆固醇等脂质成分。同时，由于炎症反应的持续存在，血管通透性增加，更多的脂质可以从血液中进入斑块内部，使脂质核心的体积逐渐增大。随着脂质核心的扩大，斑块表面的纤维帽也发生相应的改变。一方面，纤维帽中的平滑肌细胞在各种生长因子和炎症因子的刺激下，继续增殖并合成细胞外基质，试图维持纤维帽的稳定性。然而，在长期的炎症和氧化应激作用下，平滑肌细胞的功能可能受损，导致细胞外基质的合成减少或降解增加。另一方面，炎症细胞如巨噬细胞和 T 淋巴细胞会分泌一些蛋白酶，如基质金属蛋白酶（matrix metalloproteinase，MMP），这些蛋白酶可以降解纤维帽中的胶原蛋白和弹性蛋白，使纤维帽变薄、变弱。在粥样斑块形成过程中，常常会出现钙化现象。钙化是由于斑块内的细胞和基质发生钙盐沉积所致。一些平滑肌细胞和巨噬细胞在特定的刺激下可以转化为成骨样细胞，分泌骨基质蛋白，促进钙盐的沉积。钙化可以使斑块变得更加坚硬，同时也可能增加斑块的脆性，使其更容易破裂。

粥样斑块通常呈现为明显向动脉腔内凸出的不规则形状，颜色多为黄白色或灰白色。其表面的纤维帽可能不光滑，甚至出现溃疡。斑块内还可见到不同程度的炎症细胞浸润、新生血管形成以及出血等现象。粥样斑块的最大风险之一是斑块破裂后引发血栓形成。当纤维帽变薄、变弱或受到外力作用时，容易发生破裂。破裂后，脂质核心暴露于血液中，其中的组织因子等促凝物质会激活凝血系统，导致血小板聚集和血栓形成。血栓可以迅速堵塞血管，造成相应器官的急性缺血。例如，冠状动脉内的粥样斑块破裂后形成的血栓可以导致急性心肌梗死；脑动脉内的血栓可引起脑卒中。即使斑块不破裂，随着粥样斑块的不断增大，也会导致血管腔严重狭窄，影响血液的正常流动。这会使相应器官得不到充足的血液供应，出现缺血症状。如冠状动脉狭窄可引起心绞痛、心肌梗死；肾动脉狭窄可导致肾功能损害；下肢动脉狭窄可出现间歇性跛行等症状。粥样斑块可分为稳定斑块和不稳定斑块。不稳定斑块通常有较大的脂质核心、较薄的纤维帽、较多的炎症细胞浸润和新生血管形成。这些特点使得不稳定斑块更容易破裂，从而大大增加了心血管事件的发生风险。粥样斑块的存在会使动脉壁的弹性和顺应性降低。正常的动脉可以随着心脏的搏动而舒张和收缩，以维持血压的稳定。但当动脉壁被粥样斑块占据和破坏后，其弹性和顺应性下降，导致血压波动增大，心脏负担加重，进一步促进心血管疾病的发展。

第二节　高血压病和高血压性心脏病

一、高血压病的病因

高血压病是一种常见的慢性疾病，严重威胁着人类的健康。其发病病因包括以下方面。

（1）遗传因素。遗传因素在高血压的发病中起着重要作用。研究表明，约 60% 的高血压患者有家族遗传史。多个基因的变异可能与高血压的发生有关，这些基因可能影响血压调节的多个环节，如肾素 - 血管紧张素 - 醛固酮系统（renin-angiotensin-aldosterone system，RAAS）、交感神经系统、内皮功能等。例如，某些基因突变可能导致肾素分泌增加、血管紧张素 II 受体敏感性增强或交感神经活性增高，从而引起血压升高。

（2）环境因素。①饮食因素。高盐饮食：摄入过多的钠盐是高血压的重要危险因素之一。高盐饮食可导致血容量增加，同时还可影响血管内皮细胞功能，使血管收缩性增强，从而升高血压。高脂饮食：过多摄入饱和脂肪和胆固醇可导致动脉粥样硬化，使血管弹性降低，外周阻力增加，进而引起血压升高。低钾饮食：钾离子具有促进钠排泄、舒张血管等作用。低钾饮食可导致体内钾离子浓度降低，不利于血压的控制。②精神应激：长期的精神紧张、焦虑、压力过大等精神应激状态可激活交感神经系统，使儿茶酚胺分泌增加，导致心率加快、心输出量增加、外周血管收缩，从而引起血压升高。此外，精神应激还可影响内分泌系统，如导致肾素 - 血管紧张素系统激活，进一步加重血压升高。③吸烟和饮酒：烟草中的尼古丁等有害物质可刺激交感神经，使血管收缩，同时还可损伤血管内皮细胞，促进动脉粥样硬化的形成，从而升高血压。而过量饮酒可导致血压升高，尤其是收缩压。酒精可通过影响神经系统、内分泌系统以及血管内皮细胞功能等多种途径引起血压升高。④体力活动不足：缺乏体力活动可导致肥胖、胰岛素抵抗等，进而引起血压升高。适当的体力活动可以增强心肺功能、降低体重、改善胰岛素抵抗，有助于控制血压。

（3）其他因素。随着年龄的增长，高血压的发病率会逐渐增加。这可能与血管老化、弹性降低、肾功能减退等因素有关。在更年期前，女性高血压的发病率低于男性；更年期后，女性高血压的发病率逐渐升高，与男性接近。此外，睡眠呼吸暂停低通气综合征患者在睡眠过程中反复出现呼吸暂停和低通气，导致缺氧和二氧化碳潴留。这种缺氧状态可刺激交感神经，使血压升高。长期的睡眠呼吸暂停低通气综合征还可引起心脏、肾脏等器官的损害，进一步加重高血压。

二、高血压的发病机制

1.神经机制

（1）交感神经系统激活：交感神经系统在血压调节中起着重要作用。在各种因素的刺激下，交感神经兴奋，释放去甲肾上腺素等神经递质，作用于心脏和血管，使心率加快、心输出量增加、外周血管收缩，从而导致血压升高。

（2）压力感受性反射异常：压力感受性反射是调节血压的重要机制之一。当血压升高时，压力感受器受到刺激，通过传入神经将信号传至中枢神经系统，然后通过传出神经调节心脏和血管的功能，使血压下降。在高血压患者中，压力感受性反射可能出现异常，导致血压调节功能受损。

2.RAAS激活　RAAS在血压调节和体液平衡中起着关键作用。肾素是由肾脏近球细胞分泌的一种酶，它可将血浆中的血管紧张素原转化为血管紧张素Ⅰ。血管紧张素Ⅰ在血管紧张素转换酶（angiotensin-converting enzyme，ACE）的作用下，转化为血管紧张素Ⅱ。血管紧张素Ⅱ具有强烈的收缩血管作用，同时还可刺激肾上腺皮质分泌醛固酮，醛固酮可促进肾脏对钠离子的重吸收，增加血容量，从而升高血压。在高血压患者中，RAAS可能过度激活，导致血压升高。

3. 血管机制

（1）血管内皮细胞功能异常：血管内皮细胞具有分泌多种活性物质的功能，如NO、前列环素等，这些物质具有舒张血管、抑制血小板聚集等作用。在高血压患者中，血管内皮细胞功能可能受损，导致NO等舒张血管物质分泌减少，而收缩血管物质如内皮素等分泌增加，从而使血管收缩性增强，血压升高。

（2）血管平滑肌细胞增殖和肥大：长期的高血压刺激可导致血管平滑肌细胞增殖和肥大，使血管壁增厚、管腔狭窄，外周阻力增加，进而引起血压升高。

4. 胰岛素抵抗　胰岛素抵抗是指机体对胰岛素的敏感性降低，即需要更多的胰岛素才能发挥正常的生理作用。胰岛素抵抗可导致高胰岛素血症，高胰岛素血症可通过多种途径引起血压升高，如刺激交感神经系统、促进肾小管对钠离子的重吸收、影响血管内皮细胞功能等。

三、高血压病的类型和病理变化

高血压病根据起病缓急和病情进展情况，可分为缓进型高血压和急进型高血压，两者在病理变化上有明显不同。

（一）缓进型高血压

缓进型高血压又称良性高血压，起病隐匿，病程进展缓慢，可达十数年甚至数十年。早期多无症状，偶尔在体检时发现血压升高，随着病情的发展，可逐渐出现各种症状和并发症。其病理变化如下。

1. 功能紊乱期　此期为高血压的早期阶段，全身细小动脉间歇性痉挛收缩，血压升高，但无明显的器质性病变。患者可出现头晕、头痛、心悸等症状，休息后可恢复正常。此期小动脉的痉挛收缩可能与神经调节功能紊乱有关，如交感神经兴奋、肾素 - 血管紧张素系统激活等。

2. 动脉病变期

（1）细动脉硬化：是缓进型高血压的主要病变特征。主要表现为细动脉壁玻璃样变，由于细动脉长期痉挛，加之血管内皮细胞受高血压刺激而损伤，血浆蛋白渗入内膜下，在内皮细胞下凝固成无结构的均匀物质，使细动脉壁增厚、变硬，管腔狭窄（图29-3）。

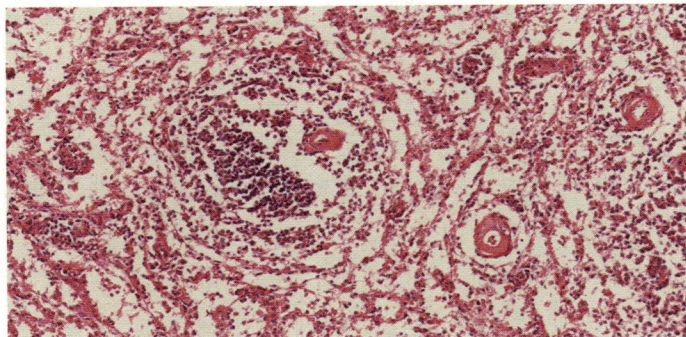

图 29-3　高血压引起的脾动脉硬化

（2）小动脉硬化：主要累及肌型小动脉，内膜胶原纤维及弹性纤维增生，中膜平滑肌细胞增生、肥大，导致管壁增厚，管腔狭窄。

（3）大动脉无明显病变或可出现动脉粥样硬化改变。

3. 内脏病变期

（1）心脏病变：主要表现为左心室肥大，由于血压长期升高，心脏后负荷增加，心肌细胞代偿性肥大。起初为向心性肥大，即心肌细胞肥大而数量不增加，室壁增厚但心腔不扩大。随着病情的进一步发展，可转为离心性肥大，即心肌细胞肥大且数量增加，心脏扩大。严重时可发生心力衰竭。

（2）肾脏病变：早期表现为肾入球小动脉玻璃样变及肌型小动脉硬化，导致肾实质缺血。随着病情进展，可出现肾小球萎缩、纤维化，肾小管萎缩，间质纤维组织增生。晚期可发展为原发性颗粒性固缩肾，肾脏体积缩小，质地变硬，表面呈细颗粒状（图29-4）。

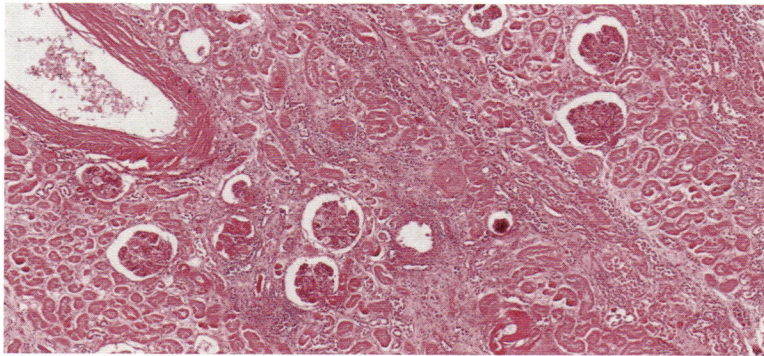

图 29-4　高血压肾（肾入球动脉玻璃样变，管壁增厚呈红染均质状。部分肾小球纤维化萎缩，部分肾单位代偿性肥大）

（3）脑病变：高血压可引起一系列的脑病变，主要包括脑水肿、脑软化和脑出血。脑水肿表现为头痛、呕吐、视物模糊等颅内高压症状；脑软化是脑的细小动脉病变导致局部缺血坏死，形成软化灶；脑出血是高血压最严重的并发症，常发生于基底节、内囊等处，是由于脑内细小动脉破裂出血所致，可引起偏瘫、失语甚至死亡。

（4）视网膜病变：视网膜中央动脉发生硬化，眼底检查可见视网膜动脉变细、反光增强、动静脉交叉处出现压痕等。严重时可出现视网膜出血、渗出和视乳头水肿。

（二）急进型高血压

急进型高血压又称恶性高血压，起病急骤，病情发展迅速，血压显著升高，舒张压常持续在130 mmHg以上。多在中青年发病，可由缓进型高血压恶化而来，也可起病即为急进型。其病理变化如下。

1. 特征性病变为增生性小动脉硬化和坏死性细动脉炎

（1）增生性小动脉硬化：主要累及肾入球小动脉和小叶间动脉等，内膜显著增厚，内弹力膜分裂，平滑肌细胞增生肥大，胶原纤维增多，使血管壁呈同心圆状增厚，管腔狭窄甚至闭塞。

（2）坏死性细动脉炎：主要累及肾、脑等器官的细小动脉，表现为内膜和中膜发生纤维素样坏死，可见核碎裂及炎症细胞浸润。

2. 内脏病变

（1）肾脏病变：由于增生性小动脉硬化和坏死性细动脉炎主要累及肾脏，故肾脏病变最为突出。早期表现为肾小球毛细血管丛节段性坏死，严重时可导致肾小球纤维化、肾小管萎缩和间质纤维化，迅速发展为肾衰竭。

（2）脑病变：可发生脑软化和脑出血，但脑出血不如缓进型高血压常见。

（3）视网膜病变：视网膜出血、渗出和视乳头水肿较缓进型高血压更为严重。

四、高血压性心脏病

1. 病理变化 高血压性心脏病最主要的病理变化是心脏肥大。长期高血压导致心脏后负荷增加，即心脏在收缩期需要克服更高的压力将血液泵出。为了适应这种压力变化，心肌细胞会发生代偿性肥大。初期主要表现为左心室向心性肥大，心肌细胞增粗，心室壁增厚但心腔容积尚无明显变化。随着病情的进展，可逐渐发展为离心性肥大，即不仅心室壁进一步增厚，心腔也扩大。心肌细胞肥大的同时，还伴有间质纤维组织增生。这是由于心肌细胞在肥大过程中，合成和分泌的胶原蛋白等细胞外基质增多，导致心肌间质纤维化。纤维化的心肌组织弹性降低，顺应性下降，进一步影响心脏的收缩和舒张功能。

高血压不仅影响心脏本身的结构和功能，还会引起心脏血管的病变。冠状动脉是为心肌提供血液供应的重要血管，长期高血压可导致冠状动脉粥样硬化的发生和发展加速。冠状动脉粥样硬化会使血管狭窄甚至阻塞，引起心肌缺血缺氧，严重时可导致心肌梗死。此外，高血压还可使心脏的小血管，如毛细血管、小动脉和小静脉等发生病变。小血管管壁增厚、管腔狭窄，影响心肌的血液灌注和物质交换，加重心肌的损害。

在某些高血压患者中，由于长期的左心室压力负荷增加，可导致二尖瓣和主动脉瓣相对关闭不全。这是因为左心室肥大后，心室腔扩大，使二尖瓣和主动脉瓣的瓣环扩大，瓣膜不能完全闭合，从而出现反流。瓣膜反流会进一步加重心脏的负担，导致心脏功能恶化。

2. 发病机制 高血压患者的外周血管阻力增加，心脏在收缩期需要克服更高的压力将血液泵出，这使得左心室的压力负荷过重。为了维持正常的心输出量，心肌细胞通过增加肌节数量和蛋白质合成等方式发生肥大。长期的压力负荷过重是导致高血压性心脏病心脏肥大的主要原因。高血压状态下，RAAS被激活。血管紧张素 II 具有强烈的收缩血管作用，同时还可刺激心肌细胞肥大和间质纤维化。醛固酮则促进水钠潴留，增加血容量，进一步加重心脏负担。此外，交感神经系统兴奋也在高血压性心脏病的发病中起重要作用。交感神经兴奋可使心率加快、心肌收缩力增强，导致心脏做功增加，长期可引起心肌细胞肥大和心脏功能损害。

高血压患者体内氧化应激水平升高，ROS 产生增多。ROS 可直接损伤心肌细胞，还可激活炎症细胞，释放炎症因子。炎症因子可促进心肌细胞肥大、间质纤维化和血管病变，加速高血压性心脏病的发展。

3. 临床表现 在高血压性心脏病的早期，患者可能没有明显的症状，或仅表现为轻度的心悸、胸闷、乏力等。这些症状通常在劳累、情绪激动或体力活动后出现，休息后可缓解。部分患者可能出现头痛、头晕等高血压的症状，但往往被忽视。

随着病情的进展，心脏功能逐渐受损，患者可出现呼吸困难、乏力、水肿等症状。呼吸困难可表现为劳力性呼吸困难，即活动后出现气短，严重时可发展为端坐呼吸、夜间阵发性呼吸困难甚至急性肺水肿。乏力是由于心脏功能下降，心输出量减少，导致全身组织器官供血不足所致。水肿多先出现在下肢，尤其是脚踝部，严重时可蔓延至全身。此外，患者还可能出现咳嗽、咳痰、咯血等症状，这是由于左心功能不全导致肺淤血引起的。

高血压性心脏病患者容易发生心律失常，尤其是室性心律失常。这是因为心肌肥大、纤维化以及心脏血管病变等因素影响了心脏的电生理特性，导致心肌细胞的兴奋性、自律性和传导性异常。严重的心律失常可引起心悸、头晕、黑矇甚至晕厥，是心源性猝死的重要原因之一。此外，高血压性心脏病还可引起脑、肾等重要器官的损害，出现相应的临床表现，如头痛、头晕、视力模糊、蛋白尿、肾功能不全等。

第三节　动脉瘤

动脉瘤（aneurysm）是一种严重威胁人类健康的血管疾病，它可以发生在身体的各个部位，如主动脉、脑动脉、外周动脉等。动脉瘤的形成和发展涉及多种因素，其病理变化复杂，不同类型的动脉瘤具有不同的特点和合并症。

一、病因

（1）动脉粥样硬化：是动脉瘤最常见的病因之一。动脉粥样硬化斑块的形成导致动脉壁的弹性降低和结构破坏，使动脉壁变薄、变弱，容易形成动脉瘤。此外，动脉粥样硬化还可引起血管狭窄和血流动力学改变，增加动脉壁的压力，促进动脉瘤的发展。

（2）高血压：长期高血压可使动脉壁承受过高的压力，导致动脉壁的弹性纤维和胶原纤维受损，动脉壁逐渐扩张，形成动脉瘤。高血压还可加速动脉粥样硬化的进程，进一步增加动脉瘤的发生风险。

（3）遗传因素：某些遗传疾病与动脉瘤的发生密切相关。例如，马方综合征是一种常染色体显性遗传疾病，患者常伴有主动脉瘤的形成。此外，家族性颅内动脉瘤也有一定的遗传倾向。

（4）感染：细菌、真菌或病毒感染可引起动脉壁的炎症和破坏，导致动脉瘤的形成。例如，梅毒螺旋体感染可引起主动脉瘤，尤其是升主动脉瘤。

（5）外伤：胸部或腹部的外伤可导致动脉壁的损伤，形成假性动脉瘤。假性动脉瘤是由于动脉壁破裂后，血液通过周围组织形成的包裹性血肿，与动脉腔相通。

（6）其他因素：吸烟、高血脂、糖尿病、肥胖等因素也可能增加动脉瘤的发生风险。此外，某些先天性血管畸形，如主动脉缩窄、动脉导管未闭等，也可能发展为动脉瘤。

二、病理变化

1. 动脉瘤的形态　动脉瘤可分为真性动脉瘤、假性动脉瘤和夹层动脉瘤三种类型。真性动脉瘤是指动脉壁全层扩张和膨出，形成囊状或梭形的病变。真性动脉瘤的瘤壁由内膜、中膜和外膜组成，但瘤壁的结构和强度均较正常动脉壁减弱。假性动脉瘤是由于动脉壁破裂后，血液通过周围组织形成的包裹性血肿，与动脉腔相通。假性动脉瘤的瘤壁由周围组织构成，没有正常的动脉壁结构。夹层动脉瘤是由于动脉内膜破裂，血液进入动脉壁中层，形成夹层血肿，并沿动脉壁延伸。夹层动脉瘤的瘤壁由内膜、中膜和外膜的一部分组成，瘤壁的结构和强度也较正常动脉壁减弱。

2. 动脉瘤的组织学变化　动脉瘤的瘤壁通常存在不同程度的结构破坏，包括弹性纤维和胶原纤维的断裂、平滑肌细胞的减少和变性等。这些结构破坏导致瘤壁的强度降低，容易发生破裂。动脉瘤的瘤壁内常可见炎症细胞浸润，如巨噬细胞、淋巴细胞和中性粒细胞等。炎症细胞释放的细胞因子和蛋白酶可进一步加重动脉壁的损伤，促进动脉瘤的发展。动脉瘤内的血流缓慢，容易形成血栓。血栓的形成可导致动脉瘤的进一步扩大，并增加栓塞和出血的风险。在一些动脉瘤中，可出现钙盐沉积，导致瘤壁钙化。钙化可使瘤壁变硬，但也可能增加瘤壁的脆性，容易发生破裂。

三、分类

1. 主动脉瘤　包括：①胸主动脉瘤，可分为升主动脉瘤、主动脉弓动脉瘤和降主动脉瘤。升主动脉瘤常与马方综合征、主动脉瓣二叶畸形等先天性疾病有关；主动脉弓动脉瘤可压迫周围组织，如气管、食管和神经等，引起相应的症状；降主动脉瘤可破裂入胸腔或腹腔，导致严重的出血。②腹主动脉瘤，是最常见的动脉瘤类型之一，多发生于肾动脉以下的腹主动脉。腹主动脉瘤的主要症状是腹部搏动性肿块，可伴有腹痛、腰痛等。腹主动脉瘤破裂是一种严重的并发症，死亡率极高。

2. 脑动脉瘤　脑动脉瘤是指发生在脑动脉壁上的动脉瘤，多为囊状动脉瘤。脑动脉瘤的主要症状是头痛、呕吐、意识障碍等，严重时可导致蛛网膜下腔出血，危及生命。

3. 外周动脉瘤　外周动脉瘤可发生在四肢动脉、颈动脉、锁骨下动脉等部位。外周动脉瘤的主要症状是局部肿块、疼痛、肢体缺血等。

四、合并症

1. 破裂出血　动脉瘤最严重的合并症是破裂出血。动脉瘤破裂可导致大出血，引起休克、死亡等严重后果。动脉瘤的破裂风险与瘤体的大小、部位、形态等因素有关。一般来说，瘤体越大、部位越重要、形态越不规则，破裂的风险越高。

2. 栓塞　动脉瘤内的血栓可脱落，随血流进入周围血管，引起栓塞。栓塞可导致相应组织器官的缺血和坏死，如脑栓塞、肺栓塞、肢体栓塞等。

3. 压迫周围组织　动脉瘤可压迫周围组织，引起相应的症状。例如，胸主动脉瘤可压迫气管、食管和神经等，引起呼吸困难、吞咽困难、声音嘶哑等；腹主动脉瘤可压迫输尿管、肠道等，引起尿路梗阻、肠梗阻等。

4. 感染　动脉瘤内的血栓可成为细菌滋生的场所，引起感染。感染可导致动脉瘤的迅速扩大和破裂，增加治疗的难度和风险。

第四节　风湿性心脏病

风湿性心脏病（rheumatic heart disease，RHD）是风湿病累及心脏时所诱发的心脏病变。包括风湿性心内膜炎、风湿性心肌炎、风湿性心包炎或风湿性全心炎。

一、病因

（1）风湿热：风湿热是一种由 A 组乙型溶血性链球菌感染引起的自身免疫性疾病。链球菌感染后，人体免疫系统会产生抗体，这些抗体不仅攻击链球菌，还会错误地攻击人体自身的组织，特别是心脏、关节和皮肤等。在心脏方面，主要侵犯心脏瓣膜，导致风湿性心脏病。

（2）遗传因素：虽然风湿性心脏病不是一种典型的遗传性疾病，但遗传因素在其发病中可能起到一定的作用。研究表明，某些基因的变异可能增加个体对风湿热的易感性，从而增加患风湿性心脏病的风险。

（3）环境因素：①贫困和卫生条件差。在贫困地区和卫生条件较差的环境中，人们更容易感染链球菌，从而增加风湿热和风湿性心脏病的发病风险。②气候因素。寒冷、潮湿的气候可能增加风湿热的发病风险，进而导致风湿性心脏病。

二、病理变化

1. 风湿性心内膜炎　主要侵犯心瓣膜，其中以二尖瓣最常受累，其次为二尖瓣和主动脉瓣同时受累，三尖瓣和肺动脉瓣较少受累。病变特点主要包括：在病变初期，瓣膜肿胀，间质有黏液样变性和纤维素样坏死。随着病程的进展，瓣膜上出现疣状赘生物，这些赘生物由血小板和纤维素构成，呈灰白色，半透明，大小如粟粒，常呈串珠状单行排列于瓣膜闭锁缘，与瓣膜粘连紧密，不易脱落。赘生物的形成是瓣膜内皮细胞受损，导致血小板在局部聚集，同时纤维素渗出（图 29-5）。

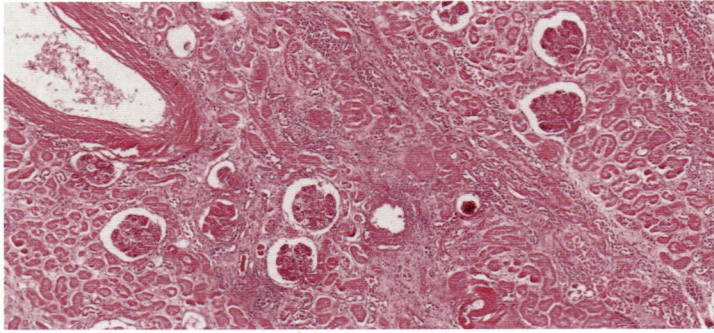

图 29-5　风湿性心内膜炎（可在小血管旁见核呈枭眼状的风湿小体）

风湿性心内膜炎反复发作，可导致瓣膜增厚、变硬、卷曲、缩短，瓣膜间互相粘连，腱索增粗、缩短，最终引起瓣膜狭窄和（或）关闭不全。

2. 风湿性心肌炎　病变部位主要累及心肌间质，以左心室、室间隔、左心房及左心耳等处最为明显。病变特点包括：心肌间质内出现风湿小体，这是风湿性心肌炎的特征性病变。风湿小体由 Aschoff 细胞、Anitschkow 细胞和少量 T 淋巴细胞组成。Aschoff 细胞是一种多核巨细胞，胞质丰富，嗜碱性，核大，呈圆形或椭圆形，染色质集中于中央，核膜清晰，形似鹰眼。Anitschkow 细胞是一种胞质丰富、嗜碱性、核呈枭眼状或毛虫状的细胞。风湿小体的形成是机体对链球菌感染产生的免疫反应，导致心肌间质内的炎症细胞浸润和组织损伤（图 29-6）。

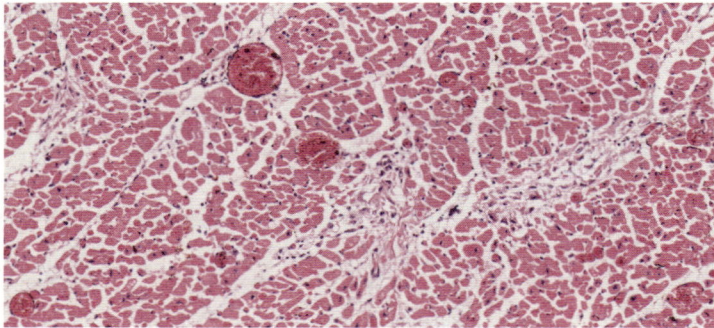

图 29-6　风湿性心肌炎（心肌间质增生、水肿，风湿细胞聚集）

风湿性心肌炎可导致心肌细胞变性、坏死，心肌间质水肿、纤维组织增生，严重时可引起心力衰竭。

3. 风湿性心外膜炎　病变部位主要累及心包脏层。其病变特点包括：病变初期，心包脏层表面出现浆液性或纤维素性渗出物。浆液性渗出物量少时可被吸收，量多时可引起心包积液。纤维素性渗出物可因心脏的不停搏动而呈绒毛状，称为绒毛心。渗出物中的纤维素在心脏表面可形成一层厚薄不均的灰白色纤维素性假膜，随着病程的进展，假膜可机化，导致心包粘连，形成缩窄性心包炎。风湿性心外膜炎可引起胸痛、心包摩擦音等症状，严重时可导致心脏压塞，危及生命。

第五节　感染性心内膜炎

感染性心内膜炎（infectious endocarditis，IE）是一种由细菌、真菌或其他病原体感染心脏内膜表面而引起的炎症性疾病。根据病程的长短和起病的急缓，可分为急性感染性心内膜炎（acute infectious endocarditis）和亚急性感染性心内膜炎（subacute infectious endocarditis）。

一、病理变化

（一）急性感染性心内膜炎的病理变化

1.病原体 急性感染性心内膜炎主要由金黄色葡萄球菌等毒力较强的病原体引起。这些病原体通常来源于皮肤、呼吸道或其他部位的感染灶，通过血液循环到达心脏瓣膜，引起感染。

2.病变部位 急性感染性心内膜炎主要侵犯正常的心脏瓣膜，尤其是二尖瓣和主动脉瓣。此外，也可发生在先天性心脏病患者的异常瓣膜、人工瓣膜或心腔内的其他结构上。

3.病理变化特点

（1）赘生物形成：急性感染性心内膜炎的赘生物通常较大，呈灰黄色或浅绿色，质地松软，易脱落。赘生物主要由血小板、纤维蛋白、坏死组织和大量细菌组成。由于赘生物质地松软且易脱落，可随血液循环播散到全身各处，引起栓塞和转移性脓肿。常见的栓塞部位包括脑、肾、脾、肺等重要器官，导致相应器官的功能障碍。

（2）瓣膜损害：病原体直接侵犯瓣膜组织，导致瓣膜迅速发生溃疡、穿孔和腱索断裂。瓣膜的损害可引起严重的瓣膜关闭不全，导致急性心力衰竭。瓣膜的溃疡和穿孔还可使细菌直接进入心肌，引起心肌脓肿和化脓性心包炎。

（3）心肌损害：急性感染性心内膜炎可引起心肌的炎症反应，表现为心肌细胞变性、坏死和间质水肿。严重的心肌损害可导致心力衰竭和心律失常。

（4）周围组织改变：由于细菌的毒力较强，可引起周围组织的广泛炎症反应。患者常出现高热、寒战、乏力等全身症状，外周血白细胞计数明显升高。

（二）亚急性感染性心内膜炎的病理变化

1.病原体 亚急性感染性心内膜炎主要由草绿色链球菌等毒力相对较弱的病原体引起。这些病原体通常在原有心脏瓣膜病变或先天性心脏病的基础上，通过口腔、呼吸道或泌尿生殖道等部位的感染灶进入血液循环，引起感染。

2.病变部位 亚急性感染性心内膜炎多发生在已有病变的心脏瓣膜上，如风湿性心脏病、先天性心脏病等患者的瓣膜。此外，也可发生在人工瓣膜置换术后的患者。

3.病理变化特点

（1）赘生物形成：亚急性感染性心内膜炎的赘生物通常较小，呈息肉状或菜花状，质地较坚实，不易脱落。赘生物主要由血小板、纤维蛋白、细菌和少量炎症细胞组成。赘生物一般不易引起栓塞，但可逐渐增大，导致瓣膜狭窄和关闭不全（图 29-7）。

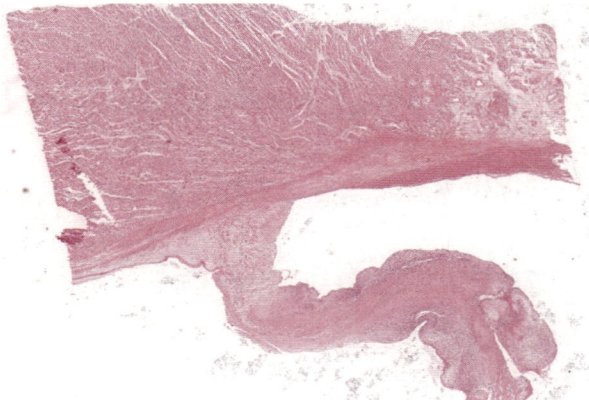

图 29-7 亚急性感染性心内膜炎

（2）瓣膜损害：病原体缓慢侵犯瓣膜组织，引起瓣膜的增厚、变形和纤维化。瓣膜的损害通常发展较为缓慢，可在数周或数月内逐渐加重。瓣膜的病变可导致心脏杂音的改变和心力衰竭的逐渐加重。

（3）心肌损害：亚急性感染性心内膜炎对心肌的损害相对较轻，主要表现为心肌间质的慢性炎症和少量心肌细胞的变性、坏死。

（4）周围组织改变：患者常出现低热、乏力、食欲不振等全身症状，外周血白细胞计数轻度升高。由于病程相对较长，患者可出现贫血、脾肿大等慢性感染的表现。

二、临床病理联系

（一）急性感染性心内膜炎的临床病理联系

1. 临床表现

（1）起病急骤，高热、寒战是常见的全身症状，体温可高达 39 ℃甚至 40 ℃以上。患者常伴有乏力、食欲减退、肌肉关节疼痛等。

（2）心脏表现突出，可出现新的或原有心脏杂音改变，杂音性质粗糙、响亮，可伴有震颤。这是由于瓣膜迅速被破坏，导致瓣膜关闭不全引起的。

（3）由于赘生物大且易脱落，可引起多部位栓塞症状。如脑栓塞可导致头痛、呕吐、意识障碍、偏瘫等；肾栓塞可出现腰痛、血尿、肾功能急剧恶化；脾栓塞可引起左上腹疼痛、脾肿大；肺栓塞则表现为胸痛、咳嗽、咯血、呼吸困难等。

（4）皮肤表现多样，可出现瘀点、指（趾）甲下出血、Osler 结节（指或趾垫处的痛性结节）、Janeway 损害（手掌和足底的无痛性出血红斑）等。

2. 病理联系

（1）病原体入侵与高热寒战：金黄色葡萄球菌等毒力强的病原体入侵心脏内膜后，迅速引发强烈的炎症反应，释放大量致热原，导致患者高热、寒战。

（2）瓣膜损害与心脏杂音：病原体直接侵犯瓣膜，造成瓣膜溃疡、穿孔和腱索断裂，使瓣膜关闭不全，血液在心脏收缩或舒张时出现异常反流，从而产生新的或加重原有心脏杂音。

（3）赘生物形成与栓塞：赘生物由血小板、纤维蛋白、坏死组织和大量细菌组成，质地松软易脱落。当赘生物脱落后，随血液循环到达不同部位，堵塞血管，引起相应器官的缺血、坏死，出现栓塞症状。

（4）皮肤表现与免疫反应：皮肤瘀点、Osler 结节和 Janeway 损害等是机体对感染的免疫反应表现，这些皮肤病变的出现提示病情较为严重。

（二）亚急性感染性心内膜炎的临床病理联系

1. 临床表现

（1）起病相对缓慢，可有低热、乏力、疲倦、食欲减退等全身症状，发热呈弛张热型，体温一般不超过 39 ℃。

（2）心脏杂音改变较为缓慢，随着病程进展，杂音性质逐渐加重。患者可能出现进行性心力衰竭的症状，如呼吸困难、水肿等。

（3）栓塞症状相对较少见，但仍可发生，主要累及脑、肾、脾等器官，症状与急性感染性心内膜炎类似，但程度较轻。

（4）贫血较为常见，是由于长期慢性炎症导致红细胞破坏加速、骨髓造血功能受抑制以及消化道出血等因素引起。

2. 病理联系

（1）病原体特点与起病缓急：草绿色链球菌等毒力较弱的病原体感染心脏内膜后，炎症反应相对缓慢，起病隐匿。患者症状逐渐加重，不像急性感染性心内膜炎那样突然发作。

（2）瓣膜损害与心力衰竭：病原体缓慢侵犯瓣膜，导致瓣膜逐渐增厚、变形和纤维化。这种渐进性的瓣膜损害使心脏的血流动力学发生改变，心脏负担逐渐加重，最终引起心力衰竭。

（3）赘生物与栓塞风险：亚急性感染性心内膜炎的赘生物较小且质地较坚实，不易脱落，所以栓塞症状相对较少。但如果赘生物增大到一定程度，仍有可能脱落引起栓塞。

（4）贫血与慢性炎症：长期的慢性炎症状态会刺激机体免疫系统，导致红细胞破坏加速。同时，炎症还可抑制骨髓造血功能，使红细胞生成减少。此外，胃肠道淤血等因素也可能导致消化道出血，进一步加重贫血。

第六节 慢性心瓣膜病

慢性心瓣膜病是指心瓣膜因各种原因引起的器质性病变，导致瓣膜狭窄或关闭不全，从而影响心脏的正常功能。这些原因主要包括风湿性心内膜炎、感染性心内膜炎、先天性瓣膜发育异常等。心瓣膜的病变可逐渐加重，病程较长，通常持续数月至数年甚至更长时间，故称为慢性心瓣膜病。

一、血流动力学的变化及对机体的影响

1. 瓣膜狭窄

（1）压力变化：当瓣膜狭窄时，心脏在收缩或舒张过程中，血液通过狭窄的瓣膜口受阻，导致瓣膜上游心腔的压力升高。例如，二尖瓣狭窄时，左心房压力升高；主动脉瓣狭窄时，左心室压力升高。而瓣膜下游心腔的压力则相对较低，因为血液通过狭窄的瓣膜口流入下游心腔的量减少。

（2）血流变化：由于瓣膜口狭窄，血液通过瓣膜的速度减慢，流量减少。为了维持心脏的输出量，心脏会通过代偿机制增加收缩力，但长期的过度代偿会导致心肌肥厚和心脏扩大。在二尖瓣狭窄时，左心房血液流入左心室受阻，左心房淤血扩张，可导致肺淤血和肺动脉高压。在主动脉瓣狭窄时，左心室射血受阻，左心室肥厚扩张，可影响心脏的收缩功能。

2. 瓣膜关闭不全

瓣膜关闭不全时，在心脏收缩或舒张过程中，血液会从瓣膜关闭不全的部位反流回上游心腔，导致上游心腔的容量负荷增加，压力升高。例如，二尖瓣关闭不全时，左心室收缩期血液反流回左心房，使左心房压力升高；主动脉瓣关闭不全时，左心室舒张期血液从主动脉瓣反流回左心室，使左心室压力升高。下游心腔的压力则相对正常或略有降低，因为反流的血液减少了正常流向下游心腔的血量。

3. 对机体的改变

（1）心脏功能改变：在慢性心瓣膜病的早期，心脏通过心肌代偿性肥厚和扩大来维持正常的心脏输出量。但随着病情的进展，心肌的代偿能力逐渐下降，出现失代偿，心脏功能逐渐恶化。心肌肥厚会导致心肌耗氧量增加，而冠状动脉供血相对不足，容易引起心肌缺血缺氧，进一步加重心脏功能损害。慢性心瓣膜病患者常伴有心律失常，如心房颤动、室性早搏等。这是由于心脏扩大、心肌病变以及血流动力学改变等因素影响了心脏的电生理活动。心律失常可加重心脏负担，影响心脏的泵血功能，甚至危及生命。

（2）肺循环改变：二尖瓣狭窄或关闭不全可导致肺淤血，表现为呼吸困难、咳嗽、咳痰等症状；严重时可出现肺水肿，患者出现端坐呼吸、咳粉红色泡沫痰等症状，危及生命。肺淤血和肺水肿还可引起

肺动脉高压，进一步加重右心负担。同时，肺淤血使肺部抵抗力下降，容易发生肺部感染。肺部感染又可加重心脏负担，形成恶性循环。

（3）体循环改变：主动脉瓣狭窄或关闭不全可导致外周动脉供血不足，表现为头晕、乏力、四肢发凉等症状。严重时可影响重要器官的功能，如脑供血不足可引起晕厥、记忆力减退等；肾供血不足可导致肾功能损害。同时，由于右心衰竭时，体循环淤血，可出现下肢水肿、腹水、肝肿大等症状。水肿和腹水会影响患者的生活质量，增加感染的风险，并发生水肿与腹水。

二、病因

（1）风湿性心脏病：风湿热是引起慢性心瓣膜病关闭不全的主要原因之一。风湿热是一种由 A 组乙型溶血性链球菌感染引起的自身免疫性疾病，可累及心脏瓣膜，导致瓣膜炎症、粘连和变形，最终引起瓣膜关闭不全。

（2）感染性心内膜炎：细菌、真菌或其他病原体感染心脏瓣膜，可引起瓣膜的炎症、破坏和穿孔，导致瓣膜关闭不全。感染性心内膜炎可发生在正常的心脏瓣膜上，也可发生在已有病变的瓣膜上，如风湿性心脏病、先天性心脏病等患者的瓣膜。

（3）先天性心脏病：某些先天性心脏病，如室间隔缺损、动脉导管未闭等，可导致心脏内血液分流，增加心脏瓣膜的负荷，长期可引起瓣膜关闭不全。此外，一些先天性瓣膜畸形，如二叶主动脉瓣、二尖瓣脱垂等，也可直接导致瓣膜关闭不全。

（4）其他原因如下。①瓣膜退行性变：随着年龄的增长，心脏瓣膜可发生退行性变，如瓣膜钙化、纤维化等，导致瓣膜关闭不全；②外伤：胸部外伤可直接损伤心脏瓣膜，引起瓣膜关闭不全；③心肌病：某些心肌病，如扩张型心肌病、肥厚型心肌病等，可导致心脏扩大和心肌功能障碍，进而引起瓣膜相对关闭不全。

三、病理变化

1. 瓣膜病变

（1）瓣膜增厚、变硬：慢性心瓣膜病关闭不全时，瓣膜长期受到血液反流的冲击和炎症的刺激，可逐渐增厚、变硬，失去弹性。

（2）瓣膜卷曲、缩短：瓣膜病变可导致瓣膜卷曲、缩短，使瓣膜的关闭面积减小，加重关闭不全的程度。

（3）瓣膜穿孔、破裂：严重的瓣膜病变可引起瓣膜穿孔、破裂，导致大量血液反流，引起急性心力衰竭。

2. 心脏改变

（1）心脏扩大：由于瓣膜关闭不全，血液在心脏收缩或舒张期发生反流，使心脏容量负荷增加，心脏逐渐扩大。左心室扩大最为明显，其次为左心房和右心室。

（2）心肌肥厚：为了适应心脏容量负荷的增加，心肌细胞发生代偿性肥大，心肌逐渐肥厚。但长期的心肌肥厚可导致心肌缺血、缺氧，最终引起心肌功能障碍。

（3）心内膜炎：瓣膜关闭不全时，心内膜容易受到血液反流的冲击和细菌的感染，可引起心内膜炎。心内膜炎可进一步加重瓣膜病变，形成恶性循环。

3. 其他器官改变

（1）肺淤血：左心瓣膜关闭不全时，血液反流至左心房，再流入肺静脉，导致肺淤血。肺淤血可引起呼吸困难、咳嗽、咳痰等症状。长期的肺淤血可导致肺动脉高压，进而引起右心衰竭。

（2）体循环淤血：右心瓣膜关闭不全时，血液反流至右心房，再流入体循环，导致体循环淤血。体循环淤血可引起下肢水肿、腹水、肝肿大等症状。

四、临床病理联系

1. 症状

（1）呼吸困难：是慢性心瓣膜病关闭不全最常见的症状之一。左心瓣膜关闭不全时，肺淤血可引起呼吸困难，早期为劳力性呼吸困难，随着病情的进展，可出现端坐呼吸、夜间阵发性呼吸困难等。右心瓣膜关闭不全时，体循环淤血可引起呼吸困难，但程度相对较轻。

（2）心悸：由于心脏扩大和心肌肥厚，心脏的收缩力增强，心率加快，患者可感到心悸。

（3）乏力：由于心脏功能障碍，心脏输出量减少，全身组织器官供血不足，患者可感到乏力。

（4）水肿：右心瓣膜关闭不全时，体循环淤血可引起下肢水肿、腹水、肝肿大等症状。左心瓣膜关闭不全时，严重时也可出现肺水肿。

2. 体征

（1）心脏杂音：是慢性心瓣膜病关闭不全的重要体征之一。在心脏听诊时，可听到相应瓣膜区的收缩期或舒张期杂音。杂音的性质和强度取决于瓣膜病变的程度和反流的血液量。

（2）心脏扩大：患者可出现心界扩大，尤其是左心室扩大最为明显。

（3）颈静脉怒张：右心瓣膜关闭不全时，体循环淤血可引起颈静脉怒张。

（4）肝肿大、腹水：右心瓣膜关闭不全时，体循环淤血可引起肝肿大、腹水等症状。

3. 实验室检查

（1）心电图：可显示心肌肥厚、心律失常等改变。

（2）胸部 X 线：可显示心脏扩大、肺淤血等改变。

（3）超声心动图：是诊断慢性心瓣膜病关闭不全的重要方法，可显示瓣膜病变的程度、反流的血液量、心脏的大小和功能等。

第七节　心肌病

心肌病（cardiomyopathy）是一组异质性心肌疾病，由不同病因（遗传、感染、中毒、内分泌和代谢紊乱等）引起的心肌病变，导致心肌机械和（或）心电功能障碍，常表现为心室肥厚或扩张。其主要特点是心脏结构和功能的异常，最终可导致心力衰竭、心律失常和猝死等严重后果。

一、扩张性心肌病

扩张性心肌病是一种以左心室或双心室扩大和心肌收缩功能减退为主要特征的心肌病。其病因尚不明确，可能与遗传、感染、中毒、内分泌和代谢紊乱等因素有关。

扩张性心肌病的主要病理特征如下。①心脏扩大：扩张性心肌病主要特征为心脏扩大，以左心室和（或）右心室明显扩张为主，心脏呈球形。心脏扩大导致心肌收缩力减弱，心脏泵血功能下降。②心肌病变：心肌细胞肥大、变性、坏死，间质纤维化。心肌细胞的病变使得心肌收缩功能进一步受损，同时也影响心脏的电生理特性，易导致心律失常的发生。③瓣膜反流：由于心脏扩大，心腔变形，可引起瓣膜相对关闭不全，常见的如二尖瓣、三尖瓣反流。

扩张性心肌病的症状如下。①进行性心力衰竭：是扩张性心肌病最主要的临床表现。患者早期可出现活动后气促、乏力，随着病情进展，逐渐出现夜间阵发性呼吸困难、端坐呼吸等左心衰竭症状，以及下肢水肿、腹胀、食欲减退等右心衰竭表现。②心律失常：可出现各种类型的心律失常，如室性早搏、心房颤动等。严重的心律失常可导致心悸、头晕、黑朦甚至猝死。③血栓栓塞：由于心腔内血流缓慢、局部形成涡流，容易形成血栓。血栓脱落可引起脑、肺、肾等重要器官的栓塞，出现相应的症状，如偏瘫、胸痛、血尿等。

扩张性心肌病的主要临床体征包括：心脏叩诊时心界明显向两侧扩大；听诊可闻及第三或第四心音奔马律，心音减弱，可伴有瓣膜反流的杂音；颈静脉怒张、肝肿大、下肢水肿等右心衰竭体征。

二、肥厚型心肌病

肥厚型心肌病是以心肌肥厚为特征的心肌病。根据血流动力学特点，可分为梗阻性和非梗阻性肥厚型心肌病。肥厚型心肌病主要由遗传因素引起，为常染色体显性遗传。

肥厚型心肌病的主要病理如下。①心肌肥厚：主要表现为左心室和（或）右心室心肌肥厚，以室间隔不对称性肥厚最为常见。心肌肥厚可导致心室腔变小，左心室流出道狭窄。②心肌排列紊乱：心肌细胞排列紊乱，形态不规则，这不仅影响心肌的收缩功能，还可能导致心肌电生理异常。③间质纤维化：长期的心肌病变可引起间质纤维化，进一步加重心脏的结构和功能异常。

肥厚型心肌病的主要临床症状如下。①劳力性呼吸困难：是最常见的症状之一，心肌肥厚导致心室舒张功能受限，肺淤血引起呼吸困难，尤其在体力活动时加重。②胸痛：部分患者可出现胸痛，类似心绞痛发作，可能与心肌缺血、肥厚的心肌耗氧量增加以及左心室流出道梗阻等因素有关。③晕厥：常在劳力后或突然站立时发生，主要是左心室流出道梗阻导致心输出量减少，脑供血不足引起。严重的晕厥可导致猝死。④心力衰竭：晚期可出现心力衰竭症状，表现为呼吸困难、乏力、水肿等。

肥厚型心肌病的主要临床体征包括：心脏听诊可闻及收缩期杂音，在胸骨左缘第 3 ~ 4 肋间最为明显。杂音的产生主要是由于左心室流出道狭窄，血液通过狭窄部位时产生湍流所致。可出现心尖部抬举样搏动，提示左心室肥厚。

三、限制型心肌病

限制型心肌病是一种以心室充盈受限为主要特征的心肌病。其病因多样，可由特发性、遗传性、全身性疾病（如淀粉样变性、结节病等）引起。

限制型心肌病的病理改变如下。①心内膜及心内膜下心肌纤维化：这是限制型心肌病的主要病理改变。纤维化导致心室壁僵硬，心室舒张功能严重受损，而收缩功能相对正常。②心房扩大：心室舒张受限，心房内压力升高，导致心房逐渐扩大。③可伴有心包病变：部分患者可同时合并心包炎或心包增厚，但与缩窄性心包炎不同，限制型心肌病以心肌病变为主（图 29-8）。

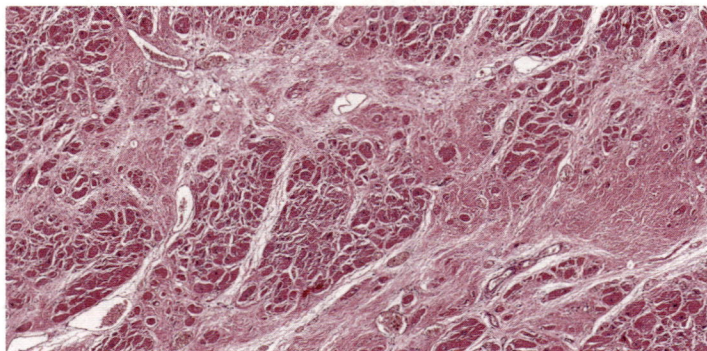

图 29-8　限制型心肌病

限制型心肌病的临床病理联系包括：①活动耐量下降：由于心脏舒张功能受限，心脏充盈不足，心输出量减少，患者在活动时容易出现疲劳、乏力。②呼吸困难：早期表现为劳力性呼吸困难，随着病情进展，可出现端坐呼吸、夜间阵发性呼吸困难等。③水肿：右心功能不全时可出现下肢水肿、腹水、肝肿大等症状。④乏力、头晕等：由于心输出量减少，全身组织器官供血不足，可引起乏力、头晕等症状。

限制型心肌病的主要临床体征包括：体征检查时心脏听诊可闻及奔马律，心音低钝。可出现颈静脉怒张、肝肿大、下肢水肿等右心衰竭体征。与缩窄性心包炎相似，但限制型心肌病患者心房明显扩大，而缩窄性心包炎患者心包增厚。

四、克山病

克山病（Keshan disease）是一种原因不明的地方性心肌病，主要发生在某些低硒地区。克山病分为急型、亚急型、慢型和潜在型四种类型。克山病的发病机制可能与低硒、营养缺乏、病毒感染等因素有关。

克山病的病理改变如下。①心肌病变：主要表现为心肌实质变性、坏死和纤维化。急性期可见心肌细胞水肿、变性，严重者可出现心肌坏死。慢性期则以心肌纤维化为主，心脏扩大，心功能不全。②心内膜及心瓣膜病变：可出现心内膜增厚、心瓣膜关闭不全等病变。③其他器官病变：克山病患者除心脏病变外，还可累及肝脏、肾脏等器官。肝脏可出现淤血、肿大，肾脏可出现肾小球肾炎等病变。心肌实质变性、坏死和纤维化，心脏扩大，心功能不全（图29-9）。

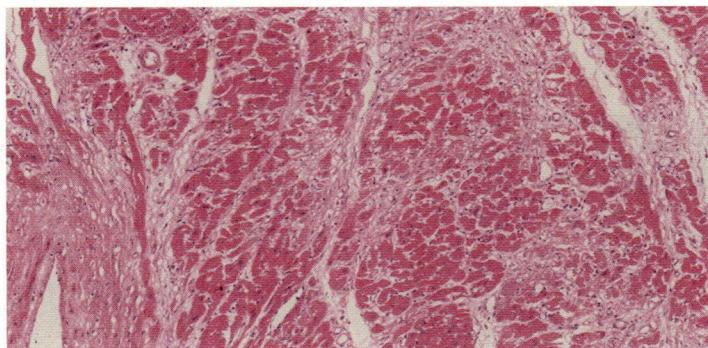

图29-9 克山病

克山病的临床常见症状如下。①急型克山病：起病急骤，患者可突然出现严重的心律失常、心源性休克和急性心力衰竭。表现为心悸、胸闷、呼吸困难、恶心、呕吐、烦躁不安等，严重者可在数小时或数天内死亡。②亚急型克山病：病情发展相对较缓，患者可出现乏力、食欲不振、咳嗽、水肿等症状。③慢型克山病：由急型、亚急型转化而来，主要表现为慢性心力衰竭。患者反复出现呼吸困难、水肿、乏力等症状，病情逐渐加重。④潜在型克山病：可无明显症状，仅在体检时发现心脏异常，如心电图改变、心脏扩大等。

克山病常见的体征如下。①心脏扩大：不同类型的克山病患者均可出现心脏扩大，心界向两侧扩大。②听诊可闻及杂音：由于心瓣膜病变或心肌病变，可出现不同程度的心脏杂音。③其他体征：可出现颈静脉怒张、肝肿大、下肢水肿等右心衰竭体征。

（重庆医科大学 邹镇）

第三十章　消化系统疾病

消化系统由消化道和消化腺组成。消化道从上到下包括口、食管、胃、小肠、大肠及肛门，具有消化、吸收、排泄和内分泌功能。

第一节　食管疾病

一、食管炎

食管炎（esophagitis）是指由任何原因引起的食管黏膜的炎症。常由理化因素、生物因素等导致。反流性食管炎（reflux esophagitis）是由胃液反流至食管，引起食管下部黏膜慢性炎症性改变。临床以胃内容物反流、胃灼热等为明显症状。

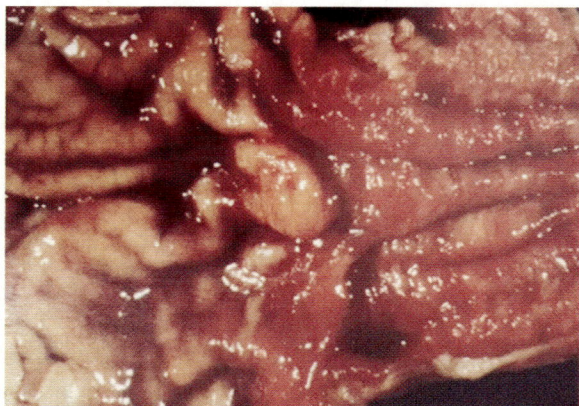

1. 病因和发病机制　因胃内容物反流进入食管下端对食管黏膜造成损伤而引起炎症反应，本质上为化学性损伤。

2. 病理变化　大体可见局部黏膜充血。镜下见早期上皮层内嗜酸性粒细胞浸润，基底细胞增生（可超过上皮总厚度的 1/5），固有乳头伸长（可超过上皮层上 1/3），可见浅表性溃疡，可见中性粒细胞浸润。固有层内毛细血管充血。长期慢性炎症的病例可形成巴雷特食管。

二、巴雷特食管

巴雷特食管（Barrett esophagus）指食管远端的鳞状上皮被柱状上皮所替代，出现柱状上皮化生。是大部分食管腺癌的癌前病变。

1. 病因和发病机制　胃食管反流是巴雷特食管的主要成因。其他慢性活动性食管炎和 p53 基因突变和异常表达都可导致巴雷特食管的发生。

2. 病理变化　大体可见患处食管黏膜呈橘红色天鹅绒样不规则样改变。镜下见患处食管黏膜由类似胃黏膜或肠黏膜上皮细胞和腺体构成。腺体排列紊乱，常伴扩张、萎缩和纤维化及炎细胞浸润。柱状上皮间见杯状细胞（图 30-1）。

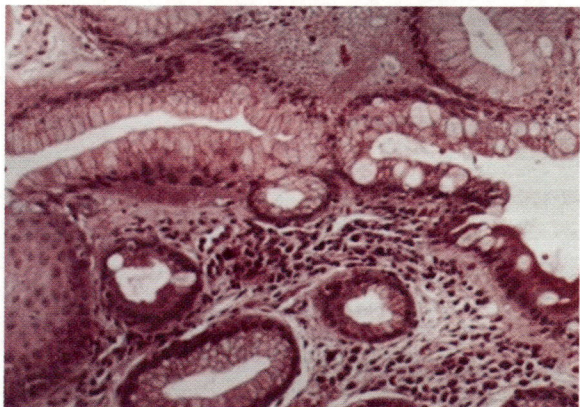

图 30-1　巴雷特食管

（棕褐色的舌状上皮突入近端鳞状上皮是巴雷特食管的典型表现；特化的上皮呈绒毛状结构，柱状上皮间见杯状细胞）

三、食管癌

食管癌（esophageal carcinoma）是食管黏膜上皮或腺体发生的恶性肿瘤。男性发病率较高，发病年龄多在 40 岁以上。临床上主要表现为不同程度的吞咽困难，故祖国医学称本病为"噎嗝"。

1. 病因　尚未完全明了，相关因素主要有以下几个方面。①饮食习惯：长期食用过热、过硬及粗糙的饮食，刺激和损伤食管黏膜，可能与食管癌发生有关。如饮食中含有较多的亚硝酸盐，可诱发食管癌。②环境因素：流行病学调查发现食管癌高发区土壤中所含微量元素与非高发区不同，例如钼缺乏。钼是硝酸盐还原酶的成分，缺钼可使农作物中硝酸盐的含量增高。③遗传因素：中国汉族人食管癌高发区主要有北方的太行山区及南方的潮汕与闽南地区。在高发区中，食管癌的家族聚集的现象较为明显。可能与历史上中原人数次南迁有关，最新的分子生物学研究揭示潮汕食管癌高危人群与河南食管癌高危人群有密切的血缘关系，提示食管癌发病可能与遗传易感性有一定的关系。

2. 病理变化　食管癌好发于三个生理性狭窄部位，以中段最多见，其次为下段，而上段最少。

（1）早期癌：临床无明显症状。病变局限，多为原位癌或黏膜内癌，未侵犯肌层，无淋巴结转移。肉眼观，癌变处黏膜轻度糜烂或表面呈颗粒状、微小的乳头状，线钡餐检查仅见管壁轻度局限性僵硬或正常。镜下绝大部分为鳞状细胞癌。

（2）中晚期癌：患者多出现吞咽困难的典型临床症状。根据肉眼形态特点可以将其分为以下四种类型（图 30-2）。①髓质型：最多见，癌组织在食管壁内浸润性生长累及食管全周或大部分，管壁增厚、管腔变小。切面癌组织质地较软，似脑髓，色灰白。癌组织表面常有溃疡。②蕈伞型：癌呈扁圆形肿块，突向食管腔，表面有浅溃疡，边缘外翻。肿瘤组织侵犯食管管周的部分或大部。③溃疡型：肿瘤表面有较深溃疡，深达肌层，底部凹凸不平。多浸润食管管周的一部分。④缩窄型：癌组织质硬。癌组织内有明显的结缔组织增生并浸润食管全周，因而使局部食管壁呈环形狭窄。狭窄上端食管腔则明显扩张。

3. 镜下　中国食管癌患者中，组织学类型约 90% 以上为鳞状细胞癌（图 30-3），腺癌次之。大部腺癌来自贲门，少数来自食管黏膜下腺体。偶见腺棘皮癌与神经内分泌癌等类型。

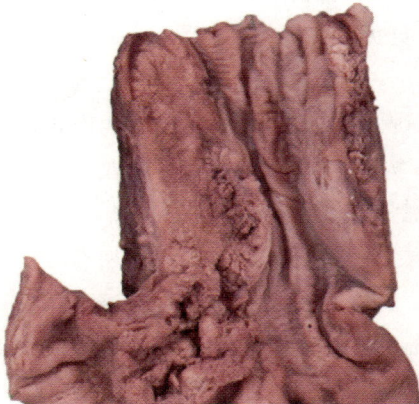

图 30-2　食管癌（食管的中段，黏膜上见有一不规则的溃疡，边缘不整，底部不平）

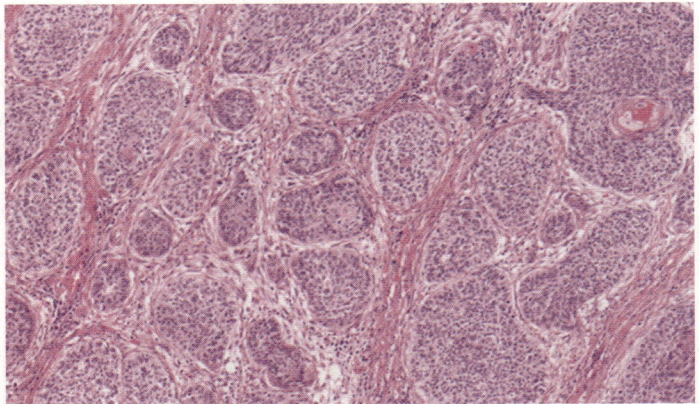

图 30-3　食管鳞状细胞癌

4. 扩散　①直接蔓延：癌组织穿透食管壁后不断向周围组织及器官浸润。依所发生的部位不同，其累及的范围及器官不同，影响亦不同。②转移：淋巴转移部位与食管淋巴引流途径一致。上段可转移至颈和上纵隔淋巴结；中段常转移到食管旁或肺门淋巴结；下段常转移至食管旁、贲门旁及腹腔上部淋巴结。血行转移为晚期转移的方式，常转移至肝、肺。

5. 临床病理联系　早期癌组织无明显浸润，无肿块形成，故症状不明显。部分患者出现轻微的胸骨后疼痛、烧灼感、噎梗感，这些可能是由于食管痉挛或肿瘤浸润黏膜引起。中晚期由于癌肿不断浸润生长，使管壁狭窄，患者出现吞咽困难，甚至不能进食，最终导致恶病质使全身衰竭而死亡。

第二节 胃肠疾病

一、胃炎

胃炎（gastritis）指胃黏膜的炎性病变，分为急性和慢性以及特殊类型胃炎。

（一）急性胃炎

1. 病因和发病机制 急性胃炎常由理化因素和（或）病原微生物感染所致。

2. 分类及病理变化

（1）急性刺激性胃炎（acute irritated gastritis）：多因暴饮暴食、食用过热或刺激性食品以及烈性酒所致。表现为黏膜潮红、充血、水肿，有黏液附着，或可见糜烂。

（2）急性出血性胃炎（acute hemorrhagic gastritis）：多由服药不当或酗酒所致。此外，创伤及手术等引起的应激反应也可诱发。病变可见胃黏膜急性出血合并轻度糜烂，或可见多发性应激性浅表溃疡形成。

（3）腐蚀性胃炎（corrosive gastritis）：多由吞服腐蚀性化学剂引起。胃黏膜坏死、溶解，病变多较严重。可累及深层组织甚至穿孔。

（4）急性感染性胃炎（acute infective gastritis）：少见，可由金黄色葡萄球菌、链球菌或大肠杆菌等化脓菌经血道（败血症或脓毒血症）或胃外伤直接感染所致，可引起急性蜂窝织炎性胃炎（acute phlegmonous gastritis）。

（二）慢性胃炎

慢性胃炎（chronic gastritis）是胃黏膜的慢性非特异性炎症，发病率高。

1. 病因和发病机制 目前尚未完全明了，大致可分为以下四类：①幽门螺杆菌（Helicobacter pylori，Hp）感染。②长期慢性刺激，如长期饮酒吸烟、滥用水杨酸类药物、喜食热烫或浓碱及刺激性食物、急性胃炎反复发作。③十二指肠液反流对胃黏膜屏障的破坏。④自身免疫性损伤。

2. 分类及病理变化 根据病理变化的不同，分为以下四类。

（1）慢性浅表性胃炎（chronic superficial gastritis）：是胃黏膜最常见的病变之一，国内胃镜检出率高达20%～40%，以胃窦部为常见。病变呈多灶性或弥漫状。大体见病变部胃黏膜充血、水肿、呈淡红色，可伴有点状出血和糜烂，表面可有灰黄或灰白色黏液性渗出物覆盖。镜下可见，病变主要位于黏膜浅层即黏膜层1/3，呈灶状或弥漫分布，胃黏膜充血、水肿，表浅上皮坏死脱落，固有层有淋巴浆细胞浸润。

（2）慢性萎缩性胃炎（chronic atrophic gastritis）：胃黏膜萎缩变薄，黏膜腺体减少或消失并伴或不伴肠上皮化生，固有膜内较多淋巴浆细胞浸润。

（3）慢性肥厚性胃炎（chronic hypertrophic gastritis）：病变常发生在胃底及胃体部。大体观主要有以下特点：①黏膜皱襞粗大加深变宽，呈脑回状；②黏膜皱襞上可见横裂，有多数疣状隆起的小结；③黏膜隆起的顶端常伴有糜烂。镜下见腺体肥大、增生，腺管延长，有时增生的腺体可穿过黏膜肌层。黏膜表面黏液分泌细胞数量增多，分泌增多。黏膜固有层炎性细胞浸润不显著。

（4）疣状胃炎（gastritis verrucosa）：原因不明，是一种有特征性病理变化的胃炎，病变多见于胃窦部。病变处胃黏膜出现许多中心凹陷的疣状凸起病灶，镜下可见病灶中心凹陷部胃黏膜上皮变性坏死并脱落，伴有急性炎性渗出物覆盖。

3. 病因和发病机制 部分可能与吸烟、酗酒或用药不当有关；部分由慢性浅表性胃炎迁延发展而来；还有部分属自身免疫性疾病。根据发病是否与自身免疫有关及是否伴有恶性贫血，将本型胃炎分A、B

两型。A型属于自身免疫性疾病，患者血中抗壁细胞抗体和内因子抗体检查阳性，并伴有恶性贫血，病变主要在胃体和胃底部。B型病变多见于胃窦部，无恶性贫血。我国患者多属于B型。两型胃黏膜病变基本类似。大体见胃黏膜由正常的橘红色变为灰色或灰绿色，黏膜层变薄，皱襞变浅甚至消失，黏膜下血管可见。表面呈细颗粒状，偶有出血及糜烂。

4. 镜下特点　①病变区胃黏膜变薄，腺体变小，数目减少，小凹变浅，可有囊性扩张。②固有膜内见大量淋巴细胞、浆细胞浸润，病程较长者可有淋巴滤泡形成。③胃黏膜内可见纤维组织增生。④常见肠上皮化生。肠上皮化生是指病变区胃黏膜上皮被肠型腺上皮替代的现象。在胃窦部病变区，胃黏膜表层上皮细胞中出现分泌酸性黏液的杯状细胞、有纹状缘的吸收上皮细胞和潘氏（Paneth）细胞等。在肠上皮化生中，可出现细胞异型性增生。肠化生上皮有杯状细胞和吸收上皮细胞者称为完全性化生，只有杯状细胞者为不完全性化生。不完全性化生又分为大肠型不完全性化生和小肠型不完全性化生。另一种化生叫假幽门腺化生，即胃体部或胃底部的腺体壁细胞和主细胞消失，被类似幽门腺的黏液分泌细胞所取代。

5. 临床病理联系　本型胃炎由于病变特点主要为胃腺萎缩、壁细胞和主细胞减少或消失，因而胃液分泌也减少，患者出现消化不良、食欲不佳、上腹部不适等症状。A型患者由于壁细胞破坏明显，内因子缺乏，维生素B_{12}吸收障碍，故易发生恶性贫血。萎缩性胃炎伴有不同程度的肠腺化生，在化生过程中，必然伴随局部上皮细胞的不断增生，若出现异常增生，则可能导致癌变。

二、消化性溃疡

消化性溃疡（peptic ulcer）是以胃或十二指肠黏膜形成慢性溃疡为特征的一种常见病，多见于20~50岁的成年人。本病多反复发作呈慢性经过，鉴于其发生与胃液的自我消化作用有关，故称为消化性溃疡。十二指肠溃疡较胃溃疡多见。前者约占70%，后者占25%，胃和十二指肠两者并存的复合性溃疡只占5%。临床上，患者有周期性上腹部疼痛、反酸、嗳气等症状。

1. 病因及发病机制　目前认为与以下因素有关。

（1）幽门螺杆菌感染：幽门螺杆菌在溃疡病的发病机制中具有重要的作用，在胃镜检查中，慢性胃炎、胃溃疡及十二指肠溃疡中Hp的检出率均较高。Hp感染可释放一种细菌型血小板活化因子，促进表面毛细血管内血栓形成而导致血管阻塞，黏膜缺血等破坏胃十二指肠黏膜防御屏障，Hp能分泌催化游离氨生成的尿素酶和裂解胃黏膜糖蛋白的蛋白酶，还可产生能破坏黏膜表面上皮细胞脂质膜的磷酸酯酶，以及有生物活性的白细胞三烯和二十烷等，有利于胃酸直接接触上皮并进入黏膜内，并能促进胃黏膜G细胞增生，导致胃酸分泌增加，Hp还具有趋化中性粒细胞的作用，后者释放髓过氧化物酶而产生次氯酸，这时在氨的存在下就会合成一氯化氨，次氯酸和氯化铵均能破坏黏膜上皮细胞，诱发消化性溃疡。

（2）黏膜抗消化能力降低：正常胃和十二指肠黏膜通过胃黏膜分泌的黏液（黏液屏障）和黏膜上皮细胞的脂蛋白（黏膜屏障）保护黏膜不被胃液所消化。胃黏膜分泌的黏液形成黏液膜覆盖于黏膜表面，可以避免和减少胃酸和胃蛋白酶与胃黏膜的直接接触（胃酸和胃蛋白酶是从腺体通过腺体开口处的陷窝以喷射的方式分泌到表面黏液层），碱性黏液还具有中和胃酸的作用，黏膜上皮细胞膜的脂蛋白可阻止胃酸中的氢离子逆向弥散入胃黏膜内。当胃黏液分泌不足或黏膜上皮受损时，胃黏膜的屏障功能减弱，抗消化能力降低，胃液中的氢离子便可以逆向弥散入胃黏膜，损伤黏膜中的毛细血管、促使黏膜中的肥大细胞释放组胺，引起局部血液循环障碍，黏膜组织受损伤。

（3）胃液的消化作用：溃疡病的发病是胃和十二指肠局部黏膜组织被胃酸和胃蛋白酶消化的结果。十二指肠溃疡时可见分泌胃酸的壁细胞总数明显增多，使胃酸分泌增加。空回肠内为碱性环境，一般极少发生这种溃疡病。但做过胃空肠吻合术后，吻合处的空肠可因胃液的消化作用而形成溃疡。这均说明胃液对胃壁组织的自我消化过程是溃疡形成的主要原因。

（4）神经、内分泌功能失调：溃疡病患者常有精神过度紧张或忧虑、胃液分泌障碍及迷走神经功能紊乱等现象。精神因素刺激可引起大脑皮层功能失调，从而导致自主神经功能紊乱。迷走神经功能亢进可促使胃酸分泌增多，这与十二指肠溃疡发生有关；而迷走神经兴奋性降低，胃蠕动减弱，通过胃泌素分泌增加，进而促使胃酸分泌增加，促进胃溃疡形成。

2. 病理变化 ①肉眼观：胃溃疡多位于胃小弯近幽门侧，尤多见于胃窦部，少见于胃底及大弯侧。溃疡常单个，呈圆形或椭圆形，直径多 ≤ 2 cm。溃疡边缘整齐，底部平坦洁净，常穿越黏膜下层，深达肌层甚至浆膜层（图30-4）。②镜下观：溃疡底部由内向外分四层，最内层由少量炎性渗出物（嗜酸性粒细胞、纤维素等）覆盖；其下为一层坏死组织；再下则见较新鲜的肉芽组织层；最外层由肉芽组织移行为陈旧瘢痕组织（图30-5、图30-6）。位于瘢痕组织内的小动脉因炎性刺激常有增殖性动脉内膜炎，使小动脉管壁增厚，管腔狭窄或有血栓形成。此种血管变化可引起局部血液循环障碍，妨碍组织再生并使溃疡不易愈合。但这种变化却可防止溃疡底血管破溃、出血。另外，在溃疡边缘常可看到黏膜肌层与肌层粘连、愈合。溃疡底部的神经节细胞及神经纤维常发生变性和断裂。有时神经纤维断端呈小球状增生，这种变化可能是患者产生疼痛症状的原因之一。

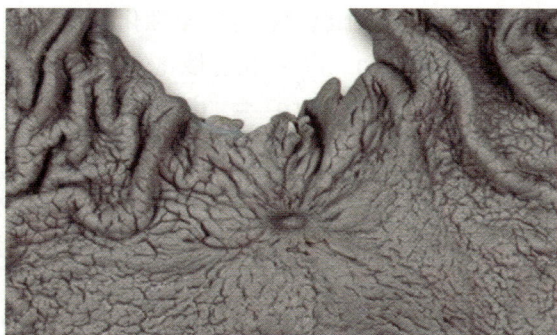

图 30-4　慢性胃溃疡（在胃小弯近幽门部有一直径约1 cm 的溃疡，边缘整齐，底部平坦，溃疡底部见一动脉裂口）

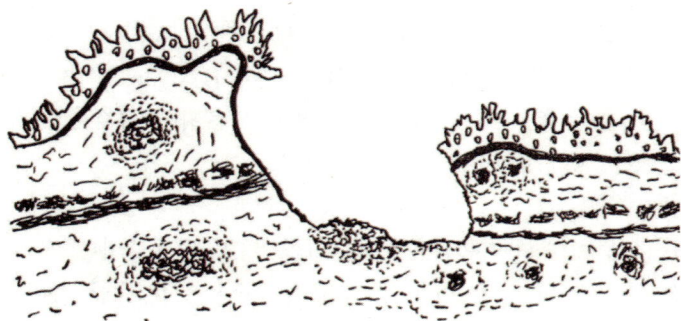

图 30-5　慢性胃溃疡模式图（溃疡略似斜置漏斗状，深达肌层）

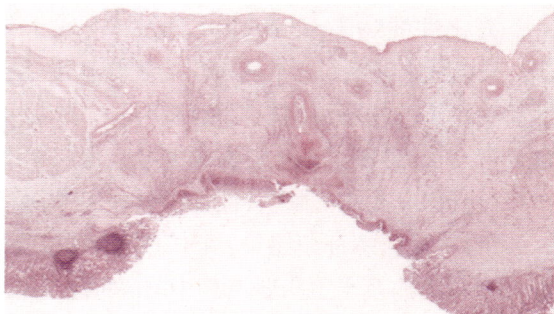

图 30-6　慢性胃溃疡（表层为炎性渗出物，其下方为坏死层，再下方为肉芽组织及瘢痕组织）

十二指肠溃疡与胃溃疡病变相似，但十二指肠溃疡多发生在球部的前壁或后壁，溃疡一般较小，直径常 ≤ 1 cm，溃疡较浅且易愈合。

3. 结局及并发症 如果溃疡不再发生，渗出物及坏死组织逐渐被吸收、排出，已被破坏的肌层不能再生，由底部的肉芽组织增生形成瘢痕组织充填修复。同时周围黏膜上皮再生覆盖溃疡面而愈合。主要并发症有：出血、穿孔、幽门狭窄、癌变（一般小于1%）。

4. 临床病理联系 溃疡病患者常出现周期性上腹部疼痛是由于溃疡病胃液中的胃酸刺激溃疡局部的神经末梢；也与胃壁平滑肌痉挛有关系。十二指肠溃疡常出现半夜疼痛，与迷走神经兴奋性增高，刺激胃酸分泌增多有关。反酸、嗳气与胃幽门括约肌痉挛，胃逆蠕动，以及早期幽门狭窄，胃内容物排空受阻，滞留在胃内的食物发酵等因素有关。

三、阑尾炎

阑尾炎（appendicitis）的主要临床表现为转移性右下腹疼痛、呕吐，伴有体温升高及末梢血中性粒细胞升高。根据病程常分为急性和慢性两种。

1. 病因和发病机制 细菌感染和阑尾腔阻塞是阑尾炎发病的两个主要因素。阑尾炎因细菌感染引起，但无特定的病原菌。通常在阑尾腔内能找到大肠杆菌、肠球菌及链球菌等，但必须在阑尾黏膜发生损害后，这些细菌才能侵入引起阑尾炎。阑尾腔可因粪石、寄生虫等造成机械性阻塞，也可因各种刺激引起阑尾挛缩，致使阑尾壁的血液循环障碍造成黏膜损害，有利于细菌感染而引起阑尾炎。

2. 急性阑尾炎的病理变化

（1）急性单纯性阑尾炎（acute simple appendicitis）：阑尾轻度肿胀、浆膜面充血、失去正常光泽。病变常见黏膜上皮一个或多个缺损，并有中性粒细胞浸润和纤维素渗出。黏膜下各层有炎性水肿。

（2）急性化脓性阑尾炎（acute suppurative appendicitis）：常由单纯阑尾炎发展而来。阑尾显著肿胀，浆膜高度充血，表面覆以纤维素性渗出物。镜下可见炎性病变呈扇形由表层向深层扩延，直达肌层及浆膜层。阑尾壁各层皆为大量中性粒细胞弥漫浸润，并有炎性水肿及纤维素渗出。阑尾浆膜面为渗出的纤维素和中性粒细胞组成的薄膜所覆盖，即有阑尾周围炎及局限性腹膜炎表现。

（3）急性坏疽性阑尾炎（acute gangrenous appendicitis）：阑尾因内腔阻塞、积脓、腔内压力增高及阑尾系膜静脉受炎症波及而发生血栓性静脉炎等，均可引起阑尾壁血液循环障碍，以至阑尾壁发生坏死。此时，阑尾呈暗红色或黑色，常导致穿孔，引起弥漫性腹膜炎或阑尾周围脓肿（图30-7）。

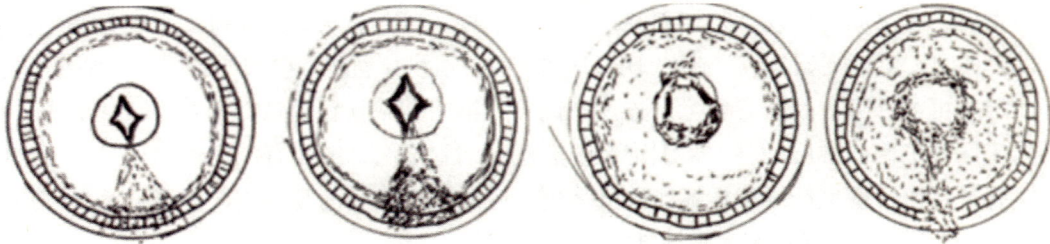

图30-7 阑尾炎的发展过程模式图（图中点状区示炎性细胞浸润）

3. 急性阑尾炎的结局及并发症 急性阑尾炎经过外科治疗，预后良好。只有少数病例因治疗不及时或机体抵抗力过低，出现并发症或转变为慢性阑尾炎。

并发症主要有因阑尾穿孔引起的急性弥漫性腹膜炎和阑尾周围脓肿。有时因并发阑尾系膜静脉的血栓性静脉炎，细菌或脱落的含菌血栓可通过门静脉血流入肝而形成肝脓肿。如果阑尾近端发生阻塞，远端常高度膨胀，形成囊肿，其内容物可为脓汁（阑尾积脓）或为黏液（阑尾黏液囊肿）。黏液囊肿破裂，黏液进入腹腔，可在腹膜上形成假黏液瘤。

4. 慢性阑尾炎 多为急性阑尾炎转变而来，也可开始即呈慢性经过。主要病变为阑尾壁的不同程度纤维化及慢性炎细胞浸润等。临床上有时有右下腹疼痛。慢性阑尾炎可急性发作。

四、非特异性肠炎

非特异性肠炎包括肠多种非特异性炎症性疾病，大都病因不明，在病理学上无特异性变化，故称为非特异性肠炎。

（一）局限性肠炎

局限性肠炎（regional enteritis）又称Crohn病，是一种病因未明的主要侵犯消化道的全身性疾病。病变主要累及回肠末端，其次为结肠、回肠近端和空肠等处。临床主要表现为腹痛、腹泻、腹部肿块、肠溃疡穿孔、肠瘘形成及肠梗阻。还可出现肠外免疫性疾病，如游走性多关节炎、强直性脊柱炎等。本病呈慢性起病，经治疗后可缓解，但常复发。慢性病例肠黏膜上皮细胞可由不典型增生发生癌变，但癌变率明显小于溃疡性结肠炎。

1. 病因和发病机制 病因不明。本病常伴免疫异常。在患者的血液中可检测到抗结肠抗体。在病变部位用免疫荧光和酶标方法证明有免疫复合物沉积。

2. 病理变化 ①肉眼观：病变呈节段性，由正常黏膜分隔。病变处肠壁变厚、变硬，肠黏膜高度水肿。

皱襞呈块状增厚，黏膜面有纵行溃疡并进而发展为裂隙，重者可引起肠穿孔及瘘管形成。病变肠管常因纤维化而狭窄并易与邻近肠管或肠壁粘连。肠壁可黏合成团，与回盲部增殖型结核相似。②镜下：病变复杂多样，裂隙状溃疡表面被覆坏死组织，其下肠壁各层可见大量淋巴细胞、巨噬细胞与浆细胞浸润称为穿壁性炎症，可见淋巴组织增生并有淋巴滤泡形成，约半数以上病例出现结核样肉芽肿，但无干酪样坏死改变。肠黏膜下层增厚、水肿，其中有多数扩张的淋巴管。

（二）慢性溃疡性结肠炎

慢性溃疡性结肠炎（chronic ulcerative colitis，CUC）是一种原因不明的慢性结肠炎症，可累及结肠各段，偶见于回肠。本病也常伴肠外免疫性疾病，如游走性多关节炎、葡萄膜炎、原发性硬化性胆管炎等。临床上有腹痛、腹泻和血性黏液便等症状。

1.病因和发病机制 病因不明，多认为是一种自身免疫病。在不到半数的患者血清中可查出抗自身结肠细胞抗体，可引起肠黏膜的免疫性损伤。

2.病理变化 ①肉眼观：最初结肠黏膜充血并出现点状出血，黏膜隐窝有小脓肿形成。脓肿逐渐扩大，局部肠黏膜表层坏死脱落，形成表浅小溃疡并可累及黏膜下层。溃疡可融合扩大或相互穿通形成窦道。病变进一步发展，肠黏膜可出现大片坏死并形成大的溃疡。残存的肠黏膜充血、水肿并增生形成息肉样外观，称假息肉。假息肉细长，其蒂与体无明显区别。有时溃疡穿通肠壁引起结肠周围脓肿并继发腹膜炎。病变局部的结肠可与邻近腹腔器官发生粘连。②镜下：早期可见肠黏膜隐窝处有小脓肿形成，黏膜及黏膜下层可见中性粒细胞、淋巴细胞、浆细胞及嗜酸性粒细胞浸润，继而有广泛溃疡形成。溃疡底部有时可见急性血管炎，血管壁呈纤维素样坏死。溃疡边缘假息肉形成处的肠黏膜上皮可见不典型增生，提示有癌变的可能。晚期病变区肠壁有大量纤维组织增生。

3.并发症 本病除可引起结肠周围脓肿、腹膜炎外，尚可合并肠癌，且一般为多发性肠癌。癌变率取决于病程长短及病变范围。一般病变仅限于左侧结肠，癌变率低，而全结肠均有病变，病程达20年者癌变率为10%，30年者为15%～25%。此外，在暴发型病例中，结肠可因中毒丧失蠕动功能而发生麻痹性扩张，故有急性中毒性巨结肠之称。

（三）急性出血性坏死性肠炎

急性出血性坏死性肠炎（acute hemorrhagic necrotizing enteritis）或简称坏死性肠炎，是以小肠急性出血性坏死性炎症为主要病变的儿科急症。常发生于婴儿，临床主要表现为腹痛、便血、发热、呕吐、腹泻等，重者常引起休克致死。

1.病因和发病机制 病因不明。本病是一种非特异性感染，是细菌、病毒或其分解产物所引起激烈的变态反应（Schwartzman反应）性疾病。此外，有学者在本病患者肠腔中发现一种可产生剧烈毒素的F型厌气菌，其B毒素有引起强烈的溶血、坏死作用。但此种细菌的病因作用尚待进一步证实。

2.病理变化 肠壁发生明显的出血及坏死，常呈节段性分布，以空肠及回肠最为多见且严重。病变肠壁增厚，黏膜肿胀，广泛出血、坏死，表面常被覆假膜。病变黏膜与正常黏膜分界清楚，常继发溃疡形成，溃疡深者可引起肠穿孔。黏膜下层除广泛出血外，可发生严重水肿及炎症细胞浸润。肌层平滑肌纤维断裂并可发生坏死。

五、胃癌

胃癌（gastric carcinoma）是胃黏膜上皮和腺上皮发生的恶性肿瘤。占我国恶性肿瘤的第四位（男性）和第六位（女性）。多发年龄在40～60岁，男性多于女性。好发于胃窦部小弯侧。

1.病因 尚未完全阐明，可能与下述因素有关：①胃癌的发生有一定的地理分布特点，如日本、智利、哥伦比亚、哥斯达黎加、匈牙利、中国的胃癌发病率是美国和西欧的4～6倍。移民流行病学调查显示，从高发区移民到低发区，其下一代胃癌的发病率相应降低；然而，由低发区移民到高发区，其下一代胃癌的发病率也相应升高。提示胃癌的发生可能与生活饮食习惯以及环境因素有关。②动物实验证明，用亚硝基胍类（nitroguanidine）化合物饲喂大鼠、小鼠和犬等动物，均可成功诱发胃癌。如食物中不含这种亚硝基化合物，但含有二级胺及亚硝酸盐，在胃酸的作用下其可转变为有致癌性的亚硝基化合物。③流行病学调查揭示，幽门螺杆菌感染与胃癌发生可能有关。研究表明幽门螺杆菌感染可以导致胃黏膜上皮细胞肿瘤相关基因的CpG岛甲基化、诱导细胞凋亡等。④某些长期未治愈的慢性胃疾病如慢性萎缩性胃炎、胃息肉、胃溃疡病伴有异型增生、胃黏膜大肠型肠上皮化生是胃癌发生的病理基础。

2. 病理变化　分为早期胃癌与中晚期胃癌。

（1）早期胃癌。日本学者认为早期胃癌是指癌组织浸润仅限于黏膜下层以内，不论有无淋巴结转移。早期胃癌中，癌组织直径小于0.5 cm者称为微小癌，直径0.6～1.0 cm者称小胃癌。内镜检查时在该癌变处钳取活检确诊为癌，但手术切除标本未发现癌，称为一点癌。早期胃癌大体分为以下三种类型。

①隆起型：肿瘤从黏膜面明显隆起或呈息肉状。此型较少见。

②表浅型：肿瘤呈扁平状，稍隆起于黏膜表面。

③凹陷型：系溃疡周边黏膜的早期癌。此型最多见。

镜下早期胃癌以原位癌及高分化管状腺癌多见，其次为乳头状腺癌，最少见者为未分化癌（图30-8）。

（2）中晚期胃癌（进展期胃癌）。指癌组织浸润超过黏膜下层或浸润胃壁全层的胃癌。癌组织侵袭越深，预后越差，肉眼形态可分以下三型。

①息肉型或蕈伞型：癌组织向黏膜表面生长，呈息肉状或蕈伞状，突入胃腔内。

②溃疡型：癌组织坏死脱落形成溃疡，溃疡一般比较大，边界不清，多呈皿状，也可隆起如火山口状，边缘清楚，底部凹凸不平（图30-9）。良、恶性溃疡的大体形态鉴别见表30-1。

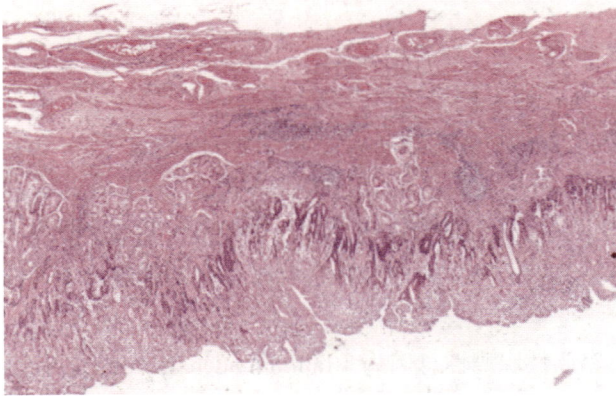

图30-8　早期胃癌

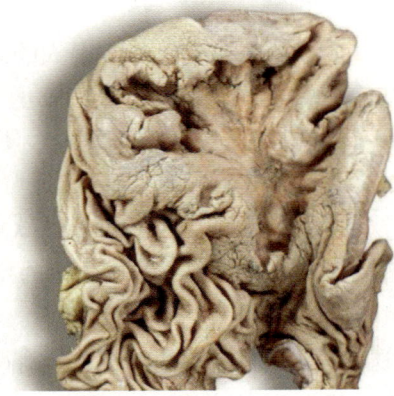

图30-9　溃疡型胃癌（肿块中央溃烂，形成边缘隆起、形状不规则的溃疡）

表30-1　良、恶性溃疡的大体形态鉴别表

	良性溃疡（胃溃疡）	恶性溃疡（溃疡型胃癌）
外形	圆形或椭圆形	不整形，皿状或火山口状
大小	溃疡直径一般 < 2 cm	溃疡直径常 > 2 cm
深度	较深	较浅
边缘	整齐，不隆起	不整齐，隆起
底部	较平坦，凹凸不平	有坏死，出血明显
周围黏膜	黏膜皱襞向溃疡集中	黏膜皱襞中断，呈结节状肥厚

③浸润型：癌组织向胃壁内局限性或弥漫性浸润，与周围正常组织分界不清楚。其表面胃黏膜皱襞大部分消失，有时可见浅表溃疡。如为弥漫性浸润，可导致胃壁增厚变硬，胃腔变小，状如皮革，因而有"皮革样胃"之称（图30-10）。

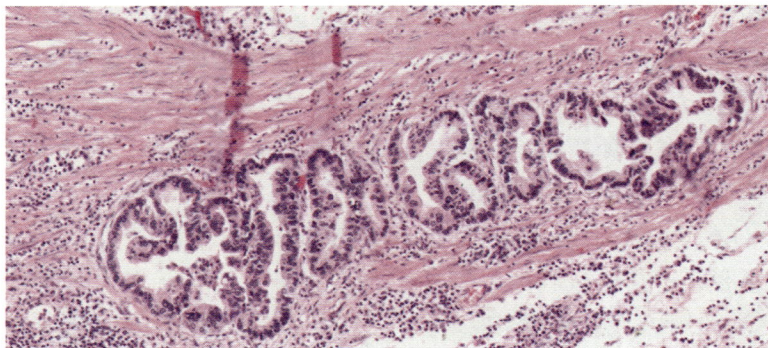

图30-10 浸润型胃癌（癌组织呈腺样结构，弥漫浸润于胃壁内）

3.扩散 ①直接蔓延：癌组织向胃壁各层浸润，当穿透浆膜后，癌组织可不断地向周围组织和邻近器官广泛蔓延生长，例如向肝脏、大网膜等部位浸润蔓延。②转移：淋巴转移为主要的转移途径，首先转移到局部淋巴结，最常见于幽门下胃小弯的局部淋巴结。进一步转移至腹主动脉旁淋巴结、肝门或肠系膜根部淋巴结。晚期可经胸导管转移至左锁骨上淋巴结。血行转移多发生于胃癌晚期，常经门静脉转移至肝，也可转移到肺、脑、骨等器官。此外，胃癌特别是胃黏液癌癌细胞浸润至胃浆膜表面时可脱落至腹腔，种植于腹腔及盆腔器官的浆膜上。常在双侧卵巢形成转移性黏液癌，称库肯伯格瘤（Krukenberg tumor）。

六、大肠癌

大肠癌（colorectal carcinoma）是大肠黏膜上皮和腺体发生的恶性肿瘤，包括结肠癌与直肠癌。其发病率呈上升趋势，尤其是结肠癌发病率增长速度迅猛，这可能与生活水平提高、饮食结构发生改变密切相关。临床上患者常有贫血、消瘦、大便次数增多、黏液血便、腹痛、腹块或肠梗阻等表现。

1.病因

（1）饮食习惯：高营养而少纤维的饮食与本病发生有关。这种饮食结构往往导致食物在消化过程中产生的残渣较少，从而不利于形成规律的排便习惯。延长了肠黏膜与食物中可能含有的致癌物质的接触时间。

（2）遗传因素：遗传性大肠癌主要有两类。①家族性腺瘤性息肉病（familial adenomatous polyposis，FAP）癌变，其发生是由于APC基因的突变；②遗传性非息肉病性大肠癌（hereditary nonpolyposis colorectal cancer，HNPCC），其发生是由于错配修复基因（mismatch repair gene）的突变，如hMSH2，hMLH1等。

（3）某些伴有肠黏膜增生的慢性肠疾病：如肠息肉状腺瘤、增生性息肉病、幼年性息肉病、绒毛状腺瘤、慢性血吸虫病及慢性溃疡性结肠炎等由于黏膜上皮过度增生而发展为癌。

（4）大肠黏膜上皮逐步癌变的分子生物学基础：除少数遗传性肿瘤外，在大肠癌发生发展过程中，需要众多基因改变的相互作用如APC、C-myc、Ras、p53、p16、DCC、MCC、DPC4、错配修复基因等。其中约90%的大肠癌中可见C-myc癌基因的过度表达，多数大肠癌有p53基因的突变、VHL基因的缺失等。

2 病理变化 多发部位以直肠最多见（50%），其余依次为乙状结肠（20%）、盲肠及升结肠（16%）、横结肠（8%）、降结肠（6%）。肉眼观大体形态分以下四型。

①隆起型：肿瘤呈息肉状或盘状向肠腔凸出，可伴表浅溃疡，多为分化较高的腺癌。

②溃疡型：肿瘤表面形成较深溃疡或呈火山口状，本型较多见。

③浸润型：癌组织向肠壁深层弥漫浸润，常累及肠管全周，导致局部肠壁增厚，变硬，若同时伴有肿瘤间质结缔组织明显增多，则使局部肠管周径明显缩小，形成环状狭窄。

④胶样型：肿瘤表面及切面均呈半透明、胶冻状。此型肿瘤预后较差。

大肠癌肉眼形态在左右结肠略有不同，左侧大肠癌浸润型多见，易引起肠壁狭窄，早期出现梗阻症状。右侧结肠癌隆起息肉型多见。

镜下组织学类型如下。①乳头状腺癌：细乳头状，乳头内间质很少；②管状腺癌（根据分化程度可分为三级）；③黏液腺癌或印戒细胞癌：以形成大片黏液湖为特点；④未分化癌；⑤腺鳞癌；⑥鳞状细胞癌。大肠癌主要以高分化管状腺癌及乳头状腺癌多见，少数为未分化癌或鳞状细胞癌，后者常发生于直肠肛门附近（图30-11、图30-12）。

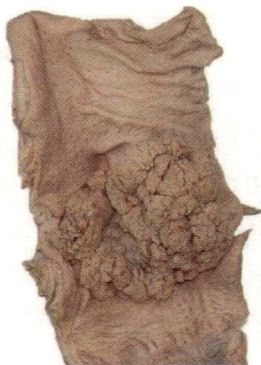

图 30-11　直肠癌（隆起息肉型）

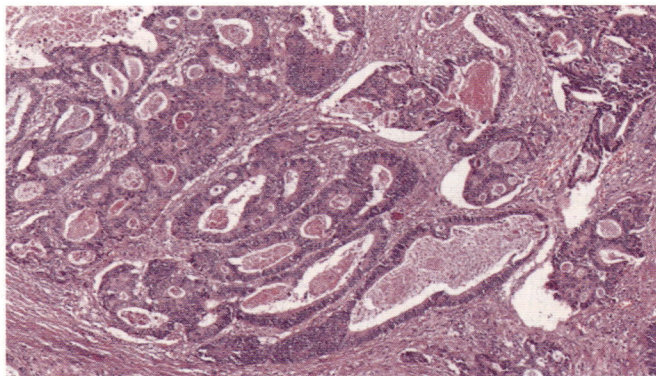

图 30-12　直肠腺癌（癌细胞分化较好，癌巢大多呈腺样结构）

WHO 肿瘤分类对大肠癌的定义已有明确的界定，大肠肿瘤组织只有侵犯黏膜肌层到达黏膜下层才称为癌。只要不超过黏膜肌层，则称为上皮内瘤变。

3 扩散　①直接蔓延：当癌组织浸润肌层达浆膜层后，可直接蔓延至邻近器官，如前列腺、膀胱及腹膜等处。②转移：癌组织未穿透肠壁肌层时，较少发生淋巴转移。一旦穿透肌层，则转移率明显增加。一般先转移至癌所在部位的局部淋巴结，再沿淋巴引流方向到达远隔淋巴结，偶尔可侵入胸导管而达锁骨上淋巴结。晚期癌细胞可沿血行转移至肝，甚至肺、脑等。癌组织穿破肠壁浆膜后，到达肠壁表面，癌细胞脱落，播散到腹腔内形成种植性转移。

第三节　肝胆疾病

一、病毒性肝炎

病毒性肝炎（viral hepatitis）是指由一组肝炎病毒引起的以肝实质细胞变性、坏死为主要病变的一种常见传染病。目前已证实引起病毒性肝炎的肝炎病毒有甲型（HAV）、乙型（HBV）、丙型（HCV）、丁型（HDV）、戊型（HEV）及庚型（HGV）6 种。病毒性肝炎发病率较高且有不断升高趋势，流行地区广泛，各种年龄及不同性别均可罹患，严重危害人类的健康。

共同感染（coinfection）是指 HDV 与 HBV 同时感染；重叠感染（Superinfection）是指在慢性 HBV

感染的基础上重叠感染 HDV。

1. 病因及发病机制　病毒性肝炎的发病机制比较复杂，至今尚未完全阐明，取决于多种因素，尤其是与机体的免疫状态有密切关系。

（1）甲型肝炎病毒（HAV）：引起甲型肝炎，特点为经消化道感染，潜伏期短（2～6周），可散发或造成流行。甲肝病毒通过肠道上皮经门静脉系统而达肝脏，病毒在肝细胞内复制，分泌入胆汁，故粪便中可查到病毒。甲型肝炎病毒并不直接损伤肝细胞，而可能通过细胞免疫机制导致肝细胞损伤。甲型肝炎病毒一般不引起携带者状态，也不导致慢性肝炎。通常急性起病，大多数可痊愈，极少发生暴发性肝炎。

其病理改变特点：以急性肝炎病变为主，也可引起淤胆型肝炎和重型肝炎。主要病理变化：①肝细胞变性坏死。最常见早期肝细胞肿胀呈气球样变，伴有肝细胞嗜酸性变及嗜酸性小体形成，肝窦消失，引起肝小叶内肝细胞排列紊乱。肝小叶中央静脉周围的肝细胞呈溶解性坏死。②汇管区可见炎性细胞浸润，主要为大淋巴单核细胞。③肿瘤血窦壁 Kupffer 细胞增生。以上病变为可逆性，当黄疸消退 1～2 个月后恢复正常。无黄疸型与黄疸型病变相似，但程度较轻。

（2）乙型肝炎病毒（HBV）：完整的乙肝病毒颗粒呈球形，具有双层衣壳，HBV 基因组是环状双链结构，长链为负链，长度固定，短链为正链，长度可变。在 3.2 kb 的 HBV 基因组内，主要有 S、C、P 与 X 基因。X 基因编码的 X 蛋白在肝细胞癌发生中起很重要的作用。HBV 有一糖蛋白外壳称 B 型肝炎表面抗原（HBsAg）；在感染的肝细胞表面可分泌大量 HBsAg，使机体免疫系统，尤其是 CD8[+] T 细胞识别并杀伤感染细胞，导致肝细胞坏死或凋亡。在机体缺乏有效的免疫反应的情况下则表现为携带者状态。HBV 的核壳体有"核心蛋白"（乙型肝炎核心抗原，HBcAg）；在核心区还有一多肽转录物（HBeAg）。HBcAg 一直在感染的肝细胞内，而 HBeAg 则分泌到血液中。HBV 在中国是慢性肝炎的主要致病原因，最终导致肝硬化，也可引起急性乙型肝炎、暴发性肝炎和无症状携带者状态。HBV 主要经血流、血液污染的物品、吸毒或密切接触传播。在高发区，母婴传播也很明显。

其病理改变特点：HBsAg 携带者和慢性肝炎患者的肝组织 HE 染色，常可见部分肝细胞质内充满嗜酸性颗粒，胞质不透明似毛玻璃样，故称此种细胞为毛玻璃样肝细胞。免疫组织化学和免疫荧光检查 HBsAg 反应呈阳性。电镜下见细胞质滑面内质网增生，内质网池内可见较多的 HBsAg 颗粒。毛玻璃样细胞是乙型肝炎一种特殊的形态学特征。

（3）丙型肝炎病毒（HCV）：其传播途径主要是注射或输血。HCV 是单链 RNA 病毒，有 6 个主要的基因型，最常见的为 1a、1b、2a 和 2b，1b 基因型与肝细胞癌的发生关系密切，饮酒可促进病毒的复制、激活和促进肝纤维化的发生。HCV 病毒可直接破坏肝细胞，较多实验证明免疫因素也是肝细胞损伤的重要原因。约 3/4 的丙型肝炎病毒感染者可演变成慢性肝炎。其中 20% 可进展为肝硬化，部分可发生肝细胞性肝癌。

其病理改变特点：镜下，HCV 除了有慢性肝炎的典型病理特征外，还有一些独特改变。①脂肪样变：由感染的肝细胞脂质新陈代谢的改变或胰岛素抵抗即所谓的代谢综合征引起；②汇管区淋巴细胞浸润：有时可见到完整的淋巴滤泡；③胆管损伤：可能与病毒直接感染胆管上皮细胞相关。

（4）丁型肝炎病毒（HDV）：为一复制缺陷型 RNA 病毒，它必须依赖 HBV 复合感染才能复制。其感染可以通过两种途径进行：与 HBV 同时感染，约 90% 可恢复，仅少数演变成慢性 HBV/HDV 复合性慢性肝炎，少数发生暴发性肝炎；另一种是在 HBV 携带者中再感染 HDV，约 80% 可转变成慢性 HBV/HDV 复合性慢性肝炎。发生暴发性肝炎的比例亦较高。

丁型肝炎的病理特点：肝细胞嗜酸性变及小泡状脂肪性变，伴以炎性细胞浸润及汇管区炎症反应。慢性 HBV 感染者重叠感染 HDV 后，有加重肝组织病变现象。

（5）戊型肝炎病毒（HEV）：单链 RNA 病毒，戊型肝炎主要通过消化道传播，易在雨季和洪水过后流行，多见于秋冬季（10—11 月）。在环境与水源卫生状况差的地区，全年都有散发病例。HEV 多感染 35 岁以上的中老年人，妊娠期戊型肝炎发生重症肝炎的比例较高。HEV 一般不导致携带者状态和慢性肝炎。大多数预后良好，但在孕妇中死亡率可达 20%。

戊型肝炎病理学特征：①门脉区炎症改变，可见大量 Kupffer 细胞和白细胞，但淋巴细胞少见。②有胞浆和毛细胆管胆汁淤积。③肝细胞坏死表现为灶状或小片状至亚面积或大面积坏死，特别是在门脉周围区。

（6）庚型肝炎病毒（HGV）：HGV 感染主要发生在透析患者中，主要通过污染的血液或血制品传播，也可能经性传播。部分患者可变成慢性。此型病毒是否为肝炎病毒尚有争议，目前认为 HGV 能在单核细胞中复制，因此不一定是嗜肝病毒。

其病理学特征：单一 HGV 感染的庚型肝炎病理特征通常较轻。急性肝炎以肝细胞肿胀和汇管区炎症细胞浸润为主。慢性肝炎以肝细胞肿胀、小叶点状或灶状坏死、汇管区炎症细胞浸润以及纤维组织轻度增生为主。

2. 基本病理变化　各型病毒性肝炎病变基本相同，都是以肝细胞的变性、坏死为主，同时伴有不同程度的炎症细胞浸润、肝细胞再生和间质纤维组织增生。病变包括：

（1）肝细胞变性坏死。

1）肝细胞变性：常见两种类型。

①细胞水肿：为最常见的病变。光镜下见肝细胞明显肿大，胞质疏松呈网状、半透明，称为胞质疏松化。进一步发展，肝细胞体积更加肿大，由多角形变为圆球形，胞质几乎完全透明，呈气球样变（图 30-13）。电镜下见内质网不同程度扩张，线粒体明显肿胀，溶酶体增多。

②嗜酸性变：此种变性一般仅累及单个或数个肝细胞，散在于肝小叶内。光镜下见病变肝细胞由于胞质水分脱失浓缩使肝细胞体积变小，胞质嗜酸性增强，故红染。细胞核染色亦较深（图 30-14）。

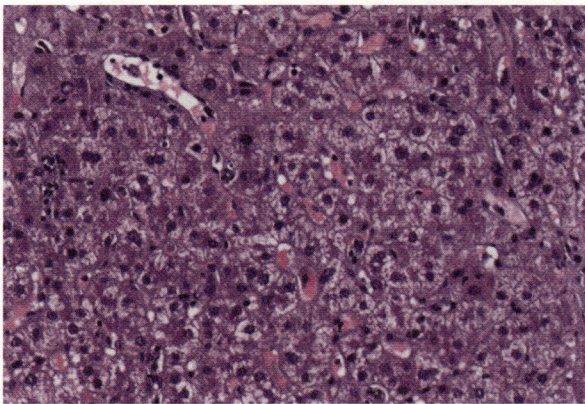

图 30-13　急性病毒性肝炎（肝细胞胞浆疏松化和气球样变，肝窦受压变窄）

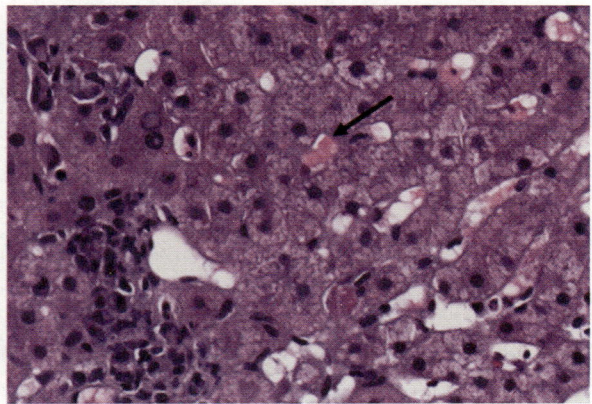

图 30-14　急性病毒性肝炎（游离于肝窦内的嗜酸性小体，即箭头处，窦内皮细胞肿胀增生）

2）肝细胞坏死：一般也有两种类型。

①嗜酸性坏死：由上述的嗜酸性变发展而来，胞质进一步浓缩，核也浓缩消失，最终形成深红色浓染的圆形小体，称为嗜酸性小体。为单个肝细胞的死亡，属细胞凋亡。

②溶解性坏死：由严重的细胞水肿发展而来。不同类型的病毒性肝炎此种坏死的范围和分布不同，可分为：点状坏死（spotty necrosis），指单个或数个肝细胞的坏死，常见于急性普通型肝炎（图 30-15）；碎片状坏死（piecemeal necrosis），指肝小叶周边部界板肝细胞的灶性坏死和崩解，常见于慢性肝炎（图 30-16）；桥接坏死（bridging necrosis），指中央静脉与汇管区之间，两个汇管区之间，或两个中央静脉之

间出现的互相连接的坏死带，常见于中度与重度慢性肝炎；大片坏死，指几乎累及整个肝小叶的大范围肝细胞坏死，常见于重型肝炎。

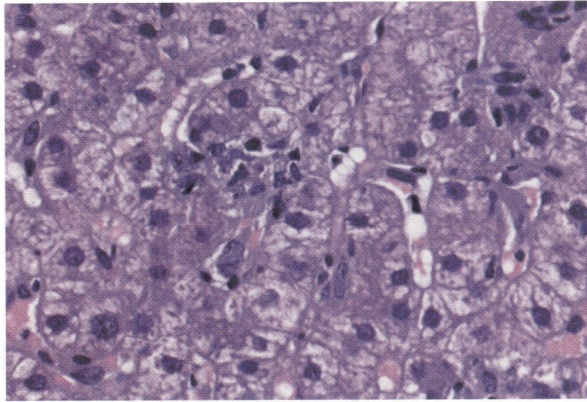

图 30-15 病毒性肝炎（肝细胞呈点状坏死，坏死灶内有炎性细胞浸润）

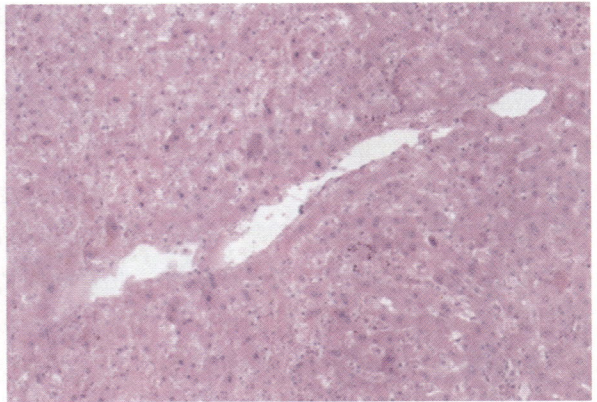

图 31-16 慢性活动性肝炎（肝细胞明显气球样变和嗜酸性变，小叶界板破坏呈现碎片状坏死，门管区见炎性细胞浸润）

此外，毛玻璃样肝细胞多见于 HBsAg 携带者及慢性肝炎患者的肝组织。光镜下，HE 染色切片上，此等肝细胞浆内充满嗜酸性细颗粒状物质，不透明似毛玻璃样，故称毛玻璃样肝细胞（图 30-17）。这些细胞内含大量 HBsAg，电镜下呈线状或小管状积存在内质网池内。用免疫酶标法或免疫荧光法可呈 HBsAg 阳性反应。

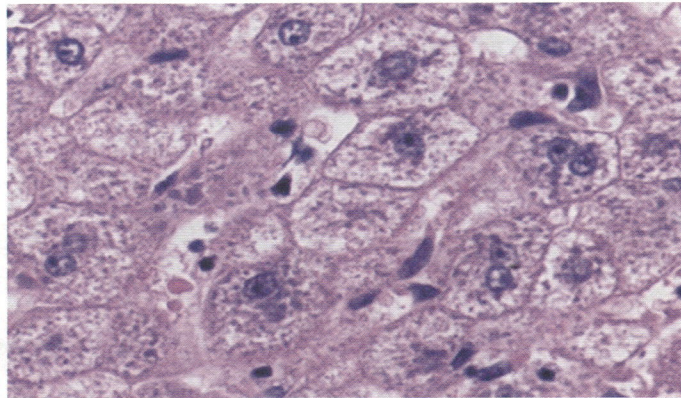

图 30-17 毛玻璃样肝细胞

（2）炎症细胞浸润：主要为淋巴细胞和单核细胞呈散在性，或灶状浸润于肝小叶内或汇管区。

（3）肝细胞再生：坏死的肝细胞由周围的肝细胞通过直接或间接分裂再生而修复。再生的肝细胞体积较大，胞质略呈嗜碱性，核大深染，有时可见双核。这种再生的肝细胞可沿原有的网状支架排列。但如坏死严重，原小叶内的网状支架塌陷，再生的肝细胞则呈团块状排列，称为结节状再生。

（4）间质反应性增生和小胆管增生。间质反应性增生包括：①Kupffer 细胞增生，并可脱入窦腔内变为游走的吞噬细胞，参与炎症细胞浸润；②间叶细胞和成纤维细胞增生参与损伤的修复。慢性且坏死较严重的病例，在汇管区或大片坏死灶内，可见小胆管增生。

3. 临床病理类型

（1）普通型病毒性肝炎：分急性及慢性两种类型。

①急性（普通型）肝炎：最常见，临床根据患者是否出现黄疸而分为黄疸型及无黄疸型两种。我国以无黄疸型多见，且主要为乙型病毒性肝炎，一部分为丙型。黄疸型肝炎病变稍重，病程较短，多见于甲型、丁型和戊型肝炎。黄疸型与无黄疸型肝炎病理变化基本相同。

病理变化：肉眼观，肝脏肿大，质较软，表面光滑。镜下见肝细胞出现广泛变性，以细胞水肿为主，表现为肝细胞胞质疏松淡染和气球样变，因而肝细胞体积增大，排列紊乱拥挤，肝窦受压而变窄，肝细胞内可见淤胆现象。肝细胞坏死轻微，肝小叶内可见点状坏死与嗜酸性小体。肝小叶内与汇管区可见轻度炎细胞浸润。黄疸型坏死往往稍重，毛细胆管内常有淤胆和胆栓形成。

临床病理联系：弥漫性肝细胞肿大，使肝脏体积变大，包膜紧张，引起肝区疼痛。肝细胞变质性改变，造成肝细胞内酶释放入血，血清谷丙转氨酶（glutamic-pyruvic transaminase，GPT）升高，同时还可引起多种肝功能异常，病变严重者出现黄疸。

结局：本型肝炎患者多数在 6 个月内治愈，点状坏死肝细胞能完全再生修复。但乙型、丙型肝炎往往恢复较慢，其中乙型肝炎约 5%～10%、丙型肝炎约 70% 可转变为慢性肝炎。

②慢性（普通型）肝炎：病毒性肝炎病程持续半年以上者即为慢性肝炎。导致肝炎慢性化的因素有：感染的病毒类型、治疗不当、营养不良、同时又患其他传染病、饮酒、服用对肝有损害的药物，以及免疫因素等。以往将慢性肝炎分为慢性持续性肝炎与慢性活动性肝炎。目前学者们注意到 HCV 患者由慢性肝炎演变为肝硬化的概率极高，与最初的肝病变程度无关。因而慢性肝炎的病原分型更为重要。根据炎症、坏死、纤维化程度，将慢性肝炎分为下述三型。

轻度慢性肝炎：点状坏死，偶见轻度碎片状坏死，汇管区慢性炎细胞浸润，周围有少量纤维组织增生。肝小叶界板无破坏，小叶结构清楚。

中度慢性肝炎：肝细胞变性、坏死较明显，中度碎片状坏死，出现特征性桥接坏死。小叶内有纤维间隔形成，但小叶结构大部分保存。

重度慢性肝炎：重度的碎片状坏死与大范围的桥接坏死。坏死区出现肝细胞不规则再生，纤维间隔分割肝小叶结构。

晚期逐步转变为肝硬化。若在慢性肝炎的基础上，发生新鲜的大片坏死，即转变为重型肝炎。

（2）重型病毒性肝炎：是最严重的一型病毒性肝炎，较少见。根据发病缓急及病变程度的不同，又分为急性重型和亚急性重型两种。

①急性重型肝炎：少见，起病急骤，病程短，大多为 10 天左右，病变严重，死亡率高。临床上将本型肝炎称为暴发型。

病理变化：肉眼观，肝体积明显缩小，重量减至 600～800 g，尤以左叶为甚。被膜皱缩，质地柔软，切面呈黄色或红褐色，部分区域呈红黄相间的斑纹状，因而又称急性黄色肝萎缩或急性红色肝萎缩（图 30-18）。镜下见肝细胞坏死广泛而严重，肝细胞索解离，肝细胞溶解，出现弥漫性大片坏死。肝细胞坏死多从肝小叶中央开始并迅速向四周扩展，仅小叶周边部残留少许变性的肝细胞。溶解坏死的肝细胞很快被清除，仅残留网状支架。肝窦明显扩张，充血甚至出血，Kupffer 细胞增生肥大，吞噬活跃。肝小叶内及汇管区大量炎症细胞浸润，其中以淋巴细胞、巨噬细胞浸润为主。数日后网状支架塌陷，残留的肝细胞无明显再生现象。

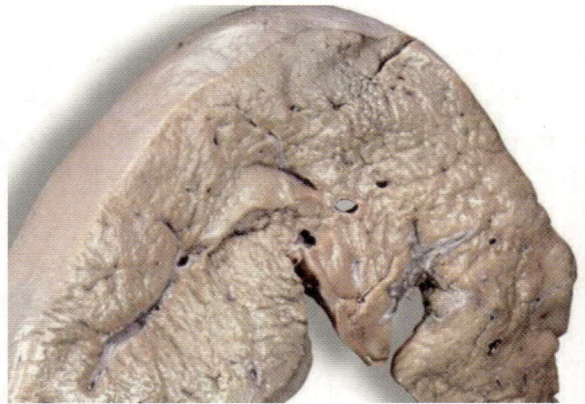

图 30-18 急性重型肝炎（肝体积显著缩小，表面被膜皱缩）

临床病理联系：大量肝细胞溶解坏死可导致下列情形。a. 胆红素大量入血引起严重的肝细胞性黄疸；b. 凝血因子合成障碍导致明显的出血倾向；c. 肝功能衰竭，出现肝性脑病。此外，由于胆红素代谢障碍及血液循环障碍等，还可诱发肾功能衰竭（肝肾综合征，hepatorenal syndrome）。

结局：本型肝炎大多数患者在短期内死亡，死亡原因主要为肝功能衰竭（肝昏迷），其次为消化道大出血、肾功能衰竭、DIC 等。少数迁延而转为亚急性重型肝炎。

②亚急性重型肝炎：起病较急性重型稍慢，病程较长（数周至数月），大多数系由急性重型肝炎迁延而来，少数由急性普通型肝炎恶化进展而来。

病理变化：肉眼观，肝体积缩小，表面包膜皱缩不平，质地软硬不一，部分区域呈大小不一的结节状。切面见坏死区呈红褐色或土黄色，再生的结节因胆汁淤积而呈现黄绿色。本型肝炎的镜下特点为既有肝细胞的大片坏死，又有结节状肝细胞再生。坏死区网状纤维支架塌陷和胶原化（无细胞硬化），因而使残存的肝细胞再生时不能沿原有支架排列，而呈结节状。肝小叶内外可见明显的炎症细胞浸润，主要为淋巴细胞、单核细胞，肝小叶周边部有小胆管增生，较陈旧的病变区有明显的结缔组织增生。

结局：如治疗得当且及时，病变可停止发展并有治愈可能。多数常继续发展而转变为坏死后性肝硬化。

二、酒精性肝病

酒精性肝病（alcoholic liver disease）为慢性酒精中毒的主要表现之一。我国的酒精性肝病发病率尚没有确切的统计资料，但近年有明显增加的倾向。

1. 病理变化　慢性酒精中毒主要引起肝的三种损伤，即脂肪肝、酒精性肝炎和酒精性肝硬化。三者可单独出现，也可同时并存或先后移行。

（1）脂肪肝：酒精中毒最常见的肝脏病变是脂肪变性。肉眼观，肝大而软，黄色。肝细胞肿大变圆，当肝细胞含有相当大的脂滴时，可将胞核推挤到细胞一侧。小叶中央区受累明显，同时伴有各种程度的肝细胞水样变性。单纯的脂肪肝常无症状。如病变未发展到纤维化，戒酒可使脂肪肝恢复。

（2）酒精性肝炎（alcoholic hepatitis）：在有临床肝症状表现的病例中，常出现三种病变，即肝细胞脂肪变性、酒精透明小体（alcoholic hyaline，AH）形成和灶状肝细胞坏死伴中性粒细胞浸润。

（3）酒精性肝硬化（alcoholic cirrhosis）：一般认为是由脂肪肝和酒精性肝炎进展而来。酒精性肝炎时肝细胞发生坏死，最终引起纤维化。相邻肝小叶的纤维化条索相互连接，导致肝小叶的正常结构被分割破坏，发展成假小叶，形成酒精性肝硬化。

2. 发病机制　肝脏是酒精代谢、降解的主要场所。酒精对肝有直接损伤作用。其机制如下：进入肝内的酒精在乙醇脱氢酶和微粒体乙醇氧化酶系的作用下转变为乙醛，再转变为乙酸。后一反应使辅酶Ⅰ（NAD）转变为还原型辅酶Ⅰ（NADH），导致NADH对NAD比值增高的效应，从而抑制肝细胞线粒体三羧酸循环，造成肝细胞对脂肪酸的氧化能力降低，引起脂肪在肝内堆积而发生脂肪肝；NADH增多还可造成乳酸增多；耗氧增多影响肝脏代谢。酒精在肝细胞内受线粒体氧化系统作用产生自由基损伤膜系统；酒精中间代谢产物乙醛具有强烈的脂质过氧化反应和毒性，可破坏肝细胞结构，并诱导产生免疫反应。此外，嗜酒者常有营养不良，尤其是蛋白质、维生素缺乏。

三、肝硬化

肝硬化（liver cirrhosis）是由于肝细胞弥漫性变性、坏死、纤维组织增生和肝细胞结节状再生，这三种病变反复交错而致肝脏变形变硬的一种常见的慢性肝脏疾病。晚期患者临床常表现有不同程度的门静脉压力升高和肝功能障碍，对人体危害较大。大多数发病年龄在 20 ~ 50 岁，男女发病率无明显差异。由于引起肝硬化的病因及其发病较为复杂，因而至今尚无统一分类方法。一般是按照病因或依据形成结节的大小进行分类。国际纯形态分类将肝硬化分为大结节型、小结节型、大小结节混合型及不全分割型四型；我国常采用的是结合病因、病变特点以及临床表现的综合分类方法。下面主要介绍我国分类法中常见的三种肝硬化类型。

（一）门脉性肝硬化

门脉性肝硬化（portal cirrhosis）是最常见的一型肝硬化，遍布世界各地，相当于国际纯形态分类中的小结节性肝硬化。

1.病因及发病机制　尚未完全清楚。常见的因素有：①病毒性肝炎，这是我国肝硬化的主要原因，尤其是乙型和丙型病毒性肝炎与肝硬化的发生有密切关系。②慢性酒精中毒，长期酗酒是引起肝硬化的另一个重要因素。③营养不良，如食物中长期缺乏蛋氨酸或胆碱类物质时，使肝脏合成磷脂障碍而经过脂肪肝逐渐发展为肝硬化。④有毒物质的损伤作用，许多化学物质可以损伤肝细胞，例如四氯化碳、辛可芬等，长期作用可致肝脏损伤而引起肝硬化。

上述各种因素均可引起肝细胞弥漫性损害，如长期作用，反复发作，可导致肝内广泛的胶原纤维增生。这种增多的胶原纤维有两种来源：其一是为肝细胞坏死后，肝小叶内原有的网状支架塌陷、聚积、胶原化（又称无细胞硬化）或由肝星状细胞转变为肌成纤维细胞样细胞（myofibroblast-like cell）产生胶原纤维；其二为汇管区的成纤维细胞增生并分泌产生胶原纤维。肝小叶内网状支架塌陷后，使再生的肝细胞不能沿原有支架排列，而形成不规则的再生肝细胞结节。广泛增生的胶原纤维一方面向肝小叶内伸展，分割肝小叶，另一方面与肝小叶内的胶原纤维结成纤维间隔包绕原有的或再生的肝细胞团，形成假小叶。这些病变随着肝细胞不断坏死与再生而反复进行，最终形成弥漫全肝的假小叶，并导致肝内血液循环改建和肝功能障碍而形成肝硬化。

2.病理变化　肉眼观，早期肝体积可正常或稍增大，重量增加，质地正常或稍硬。晚期肝体积明显缩小，重量减轻，硬度增加。表面和切面呈弥漫全肝的小结节。结节大小相仿，直径多在 0.15 ~ 0.5 cm 之间，一般不超过 1 cm（图 30-19）。肝被膜增厚。切面见有圆形或类圆形岛屿状结构，其大小与表面的结节一致，周围有灰白色纤维组织条索或间隔包绕。镜下见：①正常肝小叶结构破坏，被假小叶所取代。假小叶是指由广泛增生的纤维组织分割原来的肝小叶并包绕成大小不等的圆形或类圆形的肝细胞团。假小叶内的肝细胞排列紊乱，可有变性，坏死及再生的肝细胞。中央静脉常缺如，偏位或两个以上。也可见再生的肝细胞结节（也可形成假小叶）（图 30-20），其特点是肝细胞排列紊乱，再生的肝细胞体积大，核大且深染，或有双核。②包绕假小叶的纤维间隔宽窄比较一致，内有少量淋巴细胞和单核细胞浸润，并可见小胆管增生（图 30-21）。

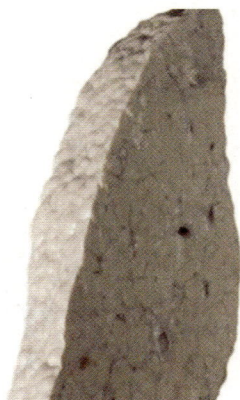

图 30-19　门脉性肝硬化（肝缩小变硬，表面呈弥漫的细颗粒状）

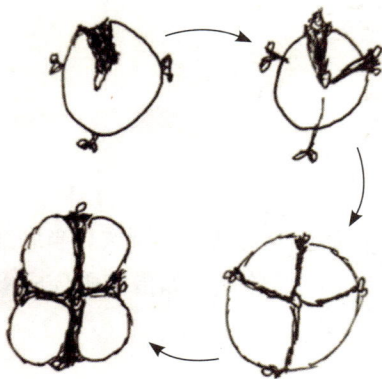

图 30-20　门脉性肝硬化假小叶形成过程示意图

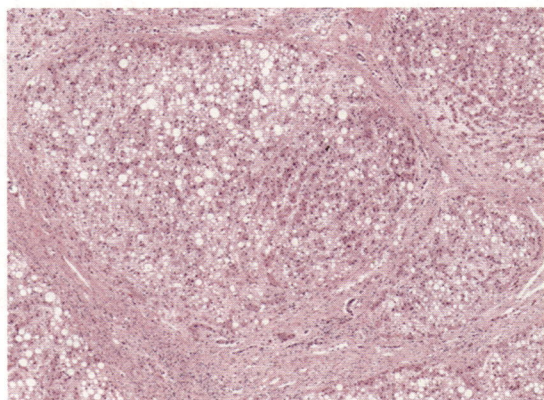

图 30-21　门脉性肝硬化（图中央的肝细胞团由增生的结缔组织所包绕，为一个典型的假小叶）

3.临床病理联系

（1）门静脉高压症。门静脉压力增高的原因有：①肝内广泛的结缔组织增生，肝血窦闭塞或窦周纤维化，使门静脉循环受阻（窦性阻塞）；②假小叶压迫小叶下静脉，使肝窦内血液流出受阻，进而影响门静脉血流入肝血窦（窦后性阻塞）；③肝内肝动脉小分支与门静脉小分支在汇入肝窦前形成异常吻合（图 30-22），使高压力的动脉血流入门静脉内（窦前性）。门静脉压力升高后，患者常出现一系列的症状和体征，主要表现为：慢性淤血性脾肿大，腹水，侧支循环形成，胃肠淤血、水肿。

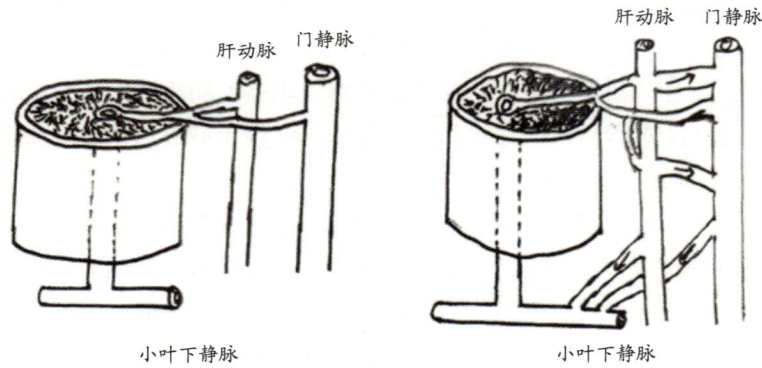

图 30-22　肝硬化时肝内血液循环变化示意图（左：正常时肝内血液循环；右：肝硬化时肝内血管异常吻合）

主要的侧支循环与合并症如：食管下段静脉丛曲张，如破裂可引起大呕血，是肝硬化患者常见的死因之一；直肠静脉丛曲张，破裂常发生便血，长期便血可引起贫血；脐周围静脉网曲张，临床上出现"海蛇头"（caput medusae）现象（图 30-23）。

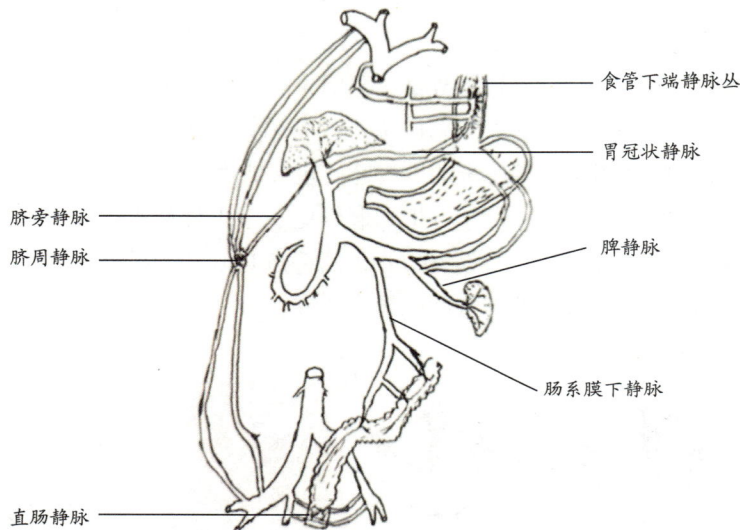

图 30-23　肝硬化时侧支循环模式图

（2）肝功能障碍：主要是肝实质（肝细胞）长期反复受到损伤所致。当肝细胞不能完全再生补充和代偿损伤肝细胞的功能时，则可出现肝功能不全的症状及体征，如蛋白质合成障碍，出血倾向，胆色素代谢障碍，对激素的灭活作用减弱，肝性脑病（肝昏迷）。

（二）坏死后肝硬化

坏死后肝硬化（postnecrotic cirrhosis）相当于国际纯形态分类中的大结节型和大小结节混合型肝硬化，是在肝细胞发生大片坏死的基础上形成的。

1. 病因及发病机理　①病毒性肝炎：多由亚急性重型肝炎迁延而来。慢性肝炎的反复发作过程中，若坏死严重，也可发展为本型肝硬化。②药物及化学物质中毒：某些药物或化学物质可引起肝细胞弥漫性中毒性肝坏死，继而出现结节状再生而发展为坏死后肝硬化。

2. 病理变化　肉眼观，肝脏体积缩小，变硬，以左叶为甚，与门脉性肝硬化不同之处在肝脏变形明显，结节大小悬殊，最大结节直径可达 5～6 cm，切面纤维结缔组织间隔宽，且厚薄不均。镜下见肝细胞坏死范围及其形状不规则，故假小叶形态大小不一，可呈半月形、地图形，也可见圆形及类圆形，较大的假小叶内有时可见数个完整的肝小叶，有的可见残存的汇管区集中现象；假小叶内的肝细胞有不同程度的变性、坏死，若是由病毒性肝炎引起，常可见肝细胞水肿，嗜酸性变或有嗜酸小体形成。纤维间隔较宽，其内有多量炎细胞浸润及小胆管增生。

3. 结局　坏死后性肝硬化因肝细胞坏死较严重，病程也较短，因而肝功能障碍较门脉性肝硬化明显且出现较早，而门静脉高压症较轻且出现较晚。本型肝硬化的癌变率也较门脉性肝硬化高。

（三）胆汁性肝硬化

胆汁性肝硬化（biliary cirrhosis）是由于胆道阻塞，胆汁淤积引起的肝硬化，较少见。根据病因不同，分原发性和继发性两种。原发性胆汁性肝硬化在我国少见，原因不明，可能与自身免疫反应有关，可由肝内小胆管的慢性非化脓性胆管炎引起。继发性胆汁性肝硬化的原因与长期肝外胆管阻塞和胆道上行性感染两种因素有关。长期的胆管阻塞，胆汁淤积，使肝细胞变性、坏死，继发结缔组织增生而导致肝硬化。

肉眼观，肝脏缩小不如前两型肝硬化明显（早期肝脏常肿大），质中等硬度，表面较光滑呈细小结节或无明显结节，相当于国际纯形态分类中的不全分割型。颜色呈深绿色或绿褐色。镜下见原发性胆汁性肝硬化早期小叶间胆管上皮细胞水肿、坏死，周围有淋巴细胞浸润，最后由小胆管破坏而致结缔组织增生并伸入肝小叶内，假小叶呈不完全分割型。继发性胆汁性肝硬化镜下见肝细胞明显淤胆而变性坏死，坏死肝细胞肿大，胞质疏松呈网状，核消失，呈网状或羽毛状坏死，假小叶周围结缔组织的分割包绕不完全。

四、肝代谢性疾病与循环障碍

（一）肝代谢性疾病

1. 肝豆状核变性（hepatolenticular degeneration）　又称威尔逊病（Wilson's disease）。本病为位于第13号染色体的隐性基因传递的遗传性疾病，家族性多发。患者多为儿童及青少年。本病的特点是铜代谢障碍，铜不能正常排出而蓄积于各器官。首先累及肝，待肝饱和后再沉积于中枢神经系统，故出现神经症状。铜也可蓄积于角膜，在角膜周围出现绿褐色环（Kayser-Fleischer 环）。肝病变表现在肝细胞中可见有脂褐素、铜结合蛋白、铁等沉着。铜或铜结合蛋白可由组织化学染色检出。早期见肝细胞线粒体基质中有大颗粒或晶体沉着。可伴发急、慢性肝炎及肝硬化等病变。中枢神经系统病变以纹状体、丘脑及苍白球最显著。

2. 含铁血黄素沉着症（hemosiderosis）　是指肝组织内有可染性铁的色素沉着。含铁血黄素沉积的原因，主要是由于大量红细胞破坏，血红蛋白分解所引起，如引起溶血及肝内出血的疾病（慢性溶血性贫血）。含铁血黄素主要沉积于肝细胞内，Kupffer 细胞内亦常有该色素沉着，但一般较肝细胞轻。因输血引起的 Kupffer 细胞色素沉着则明显。

3. 血色病（hemochromatosis）　是一种先天性铁代谢异常的全身性疾病。发病机制不明。肝病变为全身病变的一部分，表现为肝内重度含铁血黄素沉积，全肝呈铁锈色。后期伴有肝纤维化或肝硬化。

4. 糖原沉积症（glycogenosis）　为先天性常染色体隐性遗传所引起的组织内糖原质的异常和量的增多，而引起沉积。主要累及肝、心、肾及肌组织，有低血糖、酮尿及发育迟缓等表现。肉眼可见肝脏肿大，有的可达正常肝的 3 倍以上，颜色变淡。镜下，肝细胞明显肿大，胞质淡染，呈疏松的颗粒状并有空亮区。冷冻切片，PAS 染色可见肝细胞内红色的糖原颗粒，对淀粉酶的消化反应稳定。后期，多种类型可伴有肝纤维化或肝硬化。需要指出的是，确诊糖原沉积症及分型，不能单凭病理组织学改变，必须结合临床及用肝穿获取的新鲜标本作酶类分析。

5. 类脂质沉积症（lipoidosis）　是先天缺陷性脂质代谢障碍所致的组织内类脂质增多并沉积。主要有糖脂、磷脂及胆固醇等沉积。其发生机制大都是由于作用于脂质分解代谢某些环节上的酶类的遗传性缺失，使其相应的底物（脂质）分解代谢不能进行而沉积在组织内。

（1）糖脂沉积症：糖脂是指不含磷酸的脑苷脂及神经苷脂等脂类。它们的分解代谢障碍可分别引起脑苷脂沉积症（如高雪病）和神经节苷脂沉积症。

高雪（Gaucher）病，也称脑苷脂沉积症，是由于常染色体隐性遗传所致体内 β-葡萄糖苷酶缺乏而引起的脑苷脂分解代谢障碍。主要累及肝、脾、淋巴结及骨髓等单核吞噬细胞系统。常发生于婴儿，为致命性疾病。主要病变为肝、脾肿大，脾大尤为明显，可达正常脾重的 20 倍。镜下，肝内聚集大量高度胀大的载脂巨噬细胞，有的胞质呈泡沫状，有的胞质出现红染条纹，后者排列成皱纹纸样外观，胞核小，圆形或椭圆形居于细胞中央，称为高雪细胞。这些细胞主要分布于小叶中央静脉附近的肝窦内和汇管区。偶见发生肝纤维化和肝硬化。

（2）磷脂沉积症：主要表现为不含甘油成分的神经磷脂的增多、蓄积，又称尼曼-皮克病（Niemann-Pick disease），或称神经磷脂沉积症。系由于常染色体隐性遗传所致的神经磷脂酶缺乏，使神经磷脂不能被水解而沉积于组织内所致。另外还可伴有其他脂质贮积。本病主要累及肝、脾、骨髓及淋巴结等器官，在儿童也侵犯神经系统。主要病变为肝肿大，镜下见在肝窦内和汇管区有大量 Kupffer 细胞和巨噬细胞聚集，细胞体积肿大，胞质呈泡沫状，核小居中，称为 Pick 细胞。肝细胞内也可见有脂肪，主要为中性脂肪及胆固醇。电镜下可见 Pick 细胞内充满呈年轮样层状排列的球形包涵体。本病常发生于幼儿，预后不佳。

（二）肝血管循环障碍

1. 门静脉阻塞 较为少见。多由于肝、胰疾病如肝硬化、肝癌、胰腺癌等压迫、侵袭肝内门静脉，以及化脓性腹膜炎，新生儿脐带感染化脓等引起门静脉的血栓形成或栓塞。门静脉完全而广泛的阻塞甚为少见。其肝内分支的一支或多支阻塞可引起梗死（Zahn 梗死）。Zahn 梗死又称萎缩性红色梗死，为肝内少见的循环障碍性病变。病变以局部肝淤血为主，而不是真性梗死。病变区呈圆形或长方形，暗红色，境界清楚。镜下为肝小叶中央区的高度淤血并有出血。局部肝细胞萎缩、坏死或消失。病变恢复期可见阻塞的门静脉周围出现新吻合支。本病变对机体无大影响，偶可成为腹腔内出血的来源。

2. 肝静脉阻塞 一般分为两类：一类为肝静脉干至下腔静脉的阻塞，称 Budd-Chiari 综合征；另一类为肝内肝静脉小分支阻塞，称肝小静脉闭塞病（hepatic veno occlusive disease）。Budd-Chiari 综合征是指肝静脉干和 / 或下腔静脉的肝静脉入口处有一段完全或不完全阻塞而引起的综合征。本综合征的病因分为原发及继发。原发性主要是先天性血管异常，如下腔静脉膜性阻塞所致的肝静脉阻塞。继发性可由血液凝固性升高疾病（如红细胞增多症），肝癌及腹腔肿瘤，腹部创伤及某些口服避孕药等引起的该段静脉血栓形成所致。病理变化主要为肝淤血，肝细胞萎缩、变性以至坏死。此外，还有肝出血，即淤于肝窦内的红细胞进入窦外压力较低的 Disse 腔及萎缩的肝板内。慢性病例则发展为淤血性肝硬化。

五、胆囊炎

胆囊炎（cholecystitis）多由细菌引起，且多有胆汁淤滞作为发病的基础。主要感染的细菌为大肠杆菌、葡萄球菌等。炎症主要累及胆囊者称胆囊炎，若主要累及胆管者则称为胆管炎（cholangitis）。其病理变化如下。

（1）急性胆管炎和胆囊炎：黏膜充血水肿，上皮细胞变性、坏死脱落，管壁内不同程度的中性粒细胞浸润。发生在胆囊者常为卡他性胆囊炎，病变可继续发展成为蜂窝织炎性胆囊炎。浆膜面常有纤维素脓性渗出物覆盖。如胆囊管阻塞，可引起胆囊积脓。痉挛、水肿、阻塞及淤胆等导致胆管或胆囊壁的血液循环障碍时，可发生坏疽性胆囊炎，甚至发生穿孔，引起胆汁性腹膜炎。

（2）慢性胆管炎和胆囊炎：多由急性反复发作迁延所致。此时胆管及胆囊黏膜多发生萎缩，各层组织中均有淋巴细胞、单核细胞浸润和明显纤维化。

六、胆石症

在胆道炎系统中，胆汁的某些成分（胆色素、胆固醇、黏液物质及钙等）可以在各种因素作用下析出、凝集而形成结石。发生于各级胆管内的结石称胆管结石，发生于胆囊内的结石称胆囊结石，统称胆石症（cholelithiasis）。其病因和发病机制如下。

（1）胆汁理化性状的改变：正常胆汁中的胆红素多与葡萄糖醛酸结合成酯类而不游离。游离胆红素浓度增高可与胆汁中的钙结合形成不溶性的胆红素钙而析出。大肠杆菌等肠道细菌中的葡萄糖醛酸酶则有分解上述酯类使胆红素游离出来的作用。胆汁中如胆固醇含量过多，呈过饱和状态，则易析出形成胆固醇结石。某些肠疾病丢失胆盐，则促进胆固醇的析出形成结石。

（2）胆汁淤滞：胆汁中水分被过多吸收，胆汁过度浓缩，可使胆色素浓度增高，胆固醇过饱和都可促进胆石形成。

（3）感染：胆道感染时的炎性水肿和慢性期的纤维增生可使胆道壁增厚，从而引起胆汁淤滞。炎症时渗出的细胞或脱落上皮、蛔虫残体及虫卵等也可作为结石的核心，促进胆石形成。

七、原发性肝癌

原发性肝癌（primary liver cancer）是肝细胞或肝内胆管上皮细胞发生的恶性肿瘤。在我国发生率较高，为我国常见肿瘤之一，多在中年后发病，男性多于女性。肝癌发病隐匿，早期无临床症状，故临床发现时多已为晚期，死亡率较高。近年来，由于广泛应用甲胎蛋白（AFP）、影像学检查使早期肝癌的检出率明显提高。

1. 病因 尚不完全清楚，相关因素如下。

（1）病毒性肝炎与肝癌：流行病学及病理学资料均表明乙型肝炎病毒与肝癌关系密切，其次为丙型肝炎。有报道肝癌高发地区高达 60% ~ 90% 的肝癌患者有 HBV 感染。目前学者们已发现，肝癌患者常见有 HBV 基因整合到肝癌细胞基因组内。HBV 基因组编码的 HBx 蛋白能够抑制 P53 蛋白功能，还能激活有丝分裂原活化的蛋白激酶（MAPK）和 Janus 家族酪氨酸激酶（JAK）信号转导和转录激活因子通路（STATA），活化原癌基因，诱导肝癌发生。

（2）肝硬化与肝癌的关系：两者关系密切，在我国尤为明显。约 84.6% 肝癌中合并有肝硬化，大多数为坏死后肝硬化。据统计，一般需经 7 年左右肝硬化可发展为肝癌。

（3）霉菌及其毒素：黄曲霉菌、青霉菌等可以引起肝癌，尤其是黄曲霉素与 B1 肝细胞肝癌的密切关系受到人们的高度重视。

2. 病理变化

（1）早期肝癌（小肝癌）：指单个癌结节最大直径 < 3 cm 或两个癌结节合计最大直径 < 3 cm 的原发性肝癌。形态特点多呈球形，边界清楚，切面均匀一致，无出血及坏死。

（2）晚期肝癌：肝脏体积明显增大，重量显著增加（常达 2000 ~ 3000 g 以上），大体形态分以下三型。①巨块型：肿瘤体积巨大，圆形，右叶多见。切面中心部常有出血坏死。瘤体周围常有多少不一的卫星状癌结节。本型不合并或仅合并轻度肝硬化（图 30-24）。②多结节型：最常见，通常合并有肝硬化。癌结节散在，圆形或椭圆形，大小不等，如融合则形成较大结节（图 30-25）。③弥漫型：癌组织弥散于肝内，结节不明显，常发生在肝硬化基础上，形态上与肝硬化易混淆。此型较少见。

镜下有以下三种组织类型。

（1）肝细胞癌：发生于肝细胞，最多见。分化程度差异较大。分化程度较高者癌细胞类似于肝细胞，分泌胆汁，癌细胞排列呈巢状，血管多（似肝血窦），间质少。分化程度较低者癌细胞异型性明显。癌细胞大小不一，形态各异（图 30-26）。

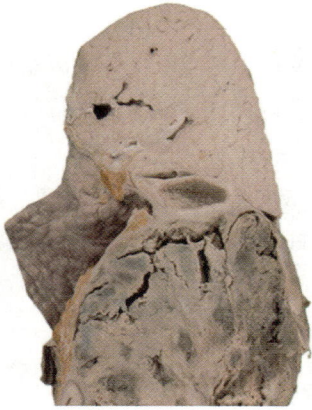

图 30-24　肝癌（巨块型，中央为巨大的灰白色癌块，外围可　　图 30-25　原发性肝癌（结节型，肝切面见多数圆形、椭圆形、
　　　　　　见散在的小型癌结节）　　　　　　　　　　　　　　　　　　　　　　　大小不等的癌结节）

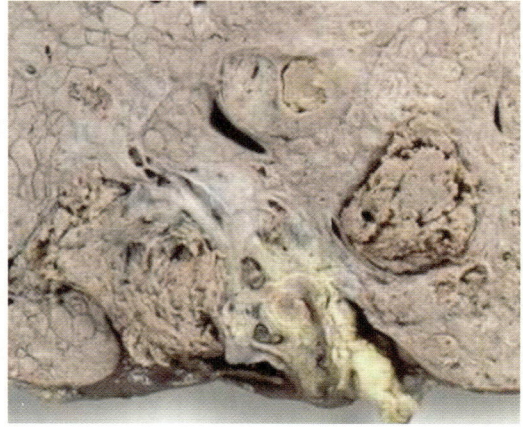

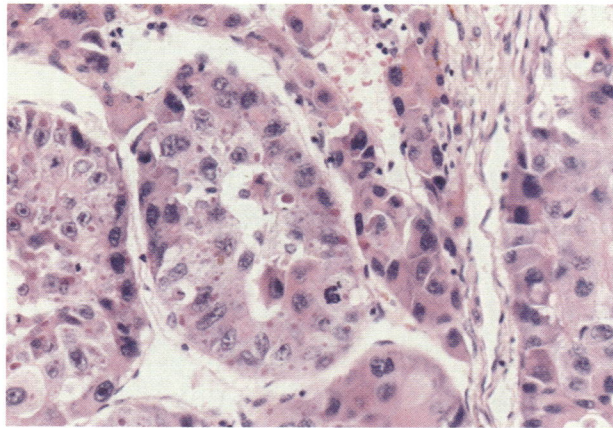

图 30-26　原发性肝细胞癌（左下：肝细胞区；右上：坏死崩解的癌细胞；中间区：索状型肝细胞癌，癌细胞有明显的异型性）

　　（2）胆管细胞癌：发生于肝内胆管上皮的恶性肿瘤。细胞呈腺管状排列，可分泌黏液，癌组织间质较多。一般不会并发肝硬化。

　　（3）混合细胞型肝癌：癌组织中具有肝细胞癌及胆管细胞癌两种成分，最少见。

　　3. 扩散　　癌组织首先在肝内直接蔓延，易经肝内沿门静脉分支播散、转移，使肝内出现多处转移结节。肝外转移通过淋巴道，可转移至肝门淋巴结、上腹部淋巴结和腹膜后淋巴结。晚期通过肝静脉转移至肺、肾上腺、脑及肾等处。侵入到肝表面的癌细胞脱落后可形成种植性转移。

八、胆道肿瘤

1. 肝外胆管癌（extrahepatic cholangiocarcinoma）

病变特点：以胆总管和肝管、胆囊管汇合处多见。肉眼可见其呈息肉状、结节状或胆管壁深部浸润的硬化状。镜下绝大多数为腺癌，包括乳头状腺癌、黏液性腺癌及伴有丰富的纤维性间质的硬化性胆管癌，少数为腺鳞癌或鳞癌。

临床表现：多见于老年人，以梗阻性黄疸、腹痛和包块等为主。

2. 胆囊癌（gallbladder carcinoma）

病变特点：胆囊癌多发生于胆囊底部和颈部。肉眼见囊壁增厚、变硬、灰白色（多呈弥漫浸润性生长）。也可呈息肉状生长，基底部较宽。镜下见大多数为腺癌，部分为腺鳞癌或鳞癌。

临床表现：女性及老年人多发。由于不易早期发现，因此预后较差。其发生与胆石症、慢性胆囊炎等有关。

九、胃肠道间质瘤

胃肠道间质瘤（gastrointestinal stromal tumor，GIST）是一类起源于胃肠道间叶组织的肿瘤，主要见于老年人。

病变特点：最常见于胃，其次小肠，较少见于大肠与食管，偶见发生于网膜与肠系膜。表现为圆形肿物，大多数肿瘤没有完整的包膜，可伴随囊性变、坏死和局灶性出血。其恶性程度与肿瘤大小、核分裂以及发生部位相关。直径大于 5 cm 多为恶性，发生于小肠的 GIST 风险比胃部的要高。镜下约 70% 的胃肠道间质肿瘤呈现梭形细胞，20% 为上皮样细胞，胃肠道间质肿瘤的免疫组织化学的诊断特征是 CD117、DOG1 等阳性，约 60% ~ 70% 的胃肠道间质肿瘤中 CD34 阳性。

第四节　胰腺疾病

一、胰腺炎

胰腺炎（pancreatitis）一般是指各种原因引起胰腺酶的异常激活导致胰腺自我消化所造成的胰腺炎性疾病。

（一）急性胰腺炎

急性胰腺炎（acute pancreatitis）好发于中年男性暴饮暴食之后或患胆道疾病后。

1. 病理类型

（1）急性水肿性（间质性）胰腺炎：较多见。病变多局限在胰尾。胰腺肿大，变硬，间质充血水肿并有中性粒细胞及单核细胞浸润。有时可发生局限性脂肪坏死。腹腔可有少量渗出液。预后较好。少数病例也可转变为急性出血性胰腺炎。

（2）急性出血性胰腺炎：此型发病急骤，病情危重。以广泛出血坏死为特征。肉眼观，胰腺肿大，质软呈无光泽暗红色，胰腺原有的分叶状结构模糊消失；胰腺、大网膜及肠系膜等处可见散在混浊的黄白色斑点（脂肪被酶解为甘油及脂肪酸后，又可与组织液中的钙离子结合成不溶性的钙皂），或小灶状脂肪坏死（由胰液从坏死的胰组织溢出后，引起脂肪组织酶解坏死）。镜下见胰腺组织大片凝固性坏死，细胞结构不清，间质小血管壁也有坏死，故有大量出血。在坏死胰腺组织的四周，或可见轻度炎细胞浸润。除死亡外，可有如下转归：炎性渗出及出血均可吸收，或可纤维化痊愈，或转为慢性胰腺炎。

2. 临床病理联系

（1）休克：或由于胰液外溢刺激腹膜招致剧烈腹痛所致；或由于大量出血及呕吐造成大量体液丢失及电解质紊乱所致；或由组织坏死，蛋白物质分解导致机体中毒所致。

（2）腹膜炎：常由胰液外溢刺激所致，故有急性腹膜炎之剧痛并可向背部放散。

（3）酶的改变：由于胰液外溢其中所含的大量淀粉酶及脂酶，可被吸收入血并由尿排出，临床常规检测患者血和尿中此酶含量升高以助诊断。

（4）血清离子改变：患者血清中钙、钾、钠离子水平下降。胰腺炎时由于胰岛 α 细胞受刺激，分泌胰高血糖素致使甲状腺分泌降钙素，抑制钙从骨质内游离，使本病由于结合钙皂而消耗的钙得不到补充，故血钙降低。由于持续呕吐则发生血中的钾、钠含量降低。

（二）慢性胰腺炎

慢性胰腺炎（chronic pancreatitis）由急性胰腺炎反复发作，经久迁延而来。患者常伴有胆道系统疾患，有时伴有糖尿病。此外，慢性酒精中毒也常致本病发生。

肉眼观，胰腺呈结节状萎缩，质较硬。切面可见弥漫性纤维化间质增生，胰管扩张，管内偶见有结石形成。有时可见胰腺内灶状坏死，或被纤维包裹的假性囊肿。镜下可见胰腺组织内广泛纤维化，腺泡和胰腺组织萎缩、消失，间质有淋巴细胞、浆细胞浸润。

二、胰腺癌

胰腺癌（pancreatic cancer）在我国恶性肿瘤中排第十位。但近年来有逐渐增多的趋势，患者年龄多在 40 ～ 70 岁间，男性多于女性。约 90% 的患者出现 KRAS 基因点突变，此外还可有 C-myc 过度表达、p53 基因突变等。

1.病理变化　胰腺癌可发生于胰头（60%）、胰体（15%）、胰尾部（5%）或累及整个胰腺，尤其常见于胰头部。

肉眼观，胰腺癌大小和形态不一，有时肿瘤呈硬性结节突出于胰腺表面，有时则埋于胰腺内，无法从胰腺外观上看出，不深部取材难以确诊。癌周组织常见硬化，以致全腺变硬，甚至剖腹探查时都很难与慢性胰腺炎相鉴别。镜下常见组织学类型有导管腺癌、囊腺癌、黏液癌、实性癌等。还可见未分化癌或多形性癌，少见类型有鳞状细胞癌或腺鳞癌。

2.扩散及转移　胰头部癌早期可直接蔓延至邻近组织和器官，如胆管、十二指肠等。稍后即转移至胰头旁及胆总管旁淋巴结。经门静脉肝内转移最为常见，尤以体尾部癌为甚，进而侵入腹腔神经丛周淋巴间隙，远位转移至肺、骨等处。体尾部癌常伴有多发性静脉血栓形成。

3.临床病理联系　胰头癌的主要症状为无痛性黄疸。体尾部癌的主要症状则为因侵入腹腔神经丛而发生的深部刺痛，因侵入门静脉而产生的腹水以及压迫脾静脉而发生的脾肿大。此外，可见贫血、呕血、便秘等症状，但常无黄疸，而有广泛血栓形成。如果不能早期发现确诊，则预后不佳，多在一年内死亡。

（重庆大学附属涪陵医院　张冲）

第三十一章 泌尿系统疾病

泌尿系统（urinary system）由肾脏、输尿管、膀胱和尿道组成，主要功能是排除新陈代谢产生的废物、多余的水分和无机盐等。上述物质随血液流经肾脏，在肾内形成尿液，最后通过尿道排出人体。肾脏的主要功能包括生成尿液、排泄代谢废物、调节水、电解质和酸碱平衡，同时肾脏还具有分泌肾素、前列腺素等内分泌功能。

泌尿系统疾病按病变类型可分为炎症、肿瘤、尿路梗阻、先天性畸形和血管性疾病等。按病变累及部位可分为肾小球疾病、肾小管疾病、肾间质疾病和血管性疾病等。肾脏的结构和功能相互依赖，一个部位病变可累及其他部位。不论何种原因引起的肾脏慢性病变最终均可发展为慢性肾衰竭。

第一节　肾小球疾病

肾小球疾病（glomerular diseases）是以肾小球损伤和病变为主的一组疾病，分为原发性、继发性和遗传性肾小球疾病。原发指肾作为唯一或主要受累器官的原发于肾脏的独立疾病。原发性肾小球疾病包括：急性弥漫增生性肾小球肾炎、急进型肾小球肾炎（新月体性）、膜性肾病、微小病变性肾病、局灶性节段性肾小球硬化、膜增生性肾小球肾炎、系膜增生性肾小球肾炎、IgA 肾病、慢性肾小球肾炎等。继发指由各种肾外疾病引起的肾小球病变，继发性肾小球疾病包括：狼疮性肾炎、糖尿病性肾病、淀粉样物沉积症、肺出血 - 肾炎综合征、多动脉炎、过敏性紫癜等。遗传性肾病指以肾小球改变为主的遗传性家族性基因异常的一组肾脏病变，遗传性疾病主要包括：Alport 综合征、薄基底膜肾病、Fabry 病等。本节主要讲述原发性肾小球疾病。

一、病因和发病机制

肾小球疾病的病因和发病机制目前尚未完全阐明，目前已知的主要机制为抗体介导的损伤、细胞介导的免疫损伤等。

肾小球疾病相关抗原分为内源性和外源性两类，其中内源性抗原又分为肾小球性抗原（即肾小球本身结构抗原）和非肾小球性抗原（肾小球本身结构抗原之外的人体抗原）；外源性抗原主要包括各种病原微生物、药物和异种血清等。

（1）循环免疫复合物（circulating immune complex）：是由Ⅲ型超敏反应引起的免疫性病变。抗体与非肾小球性抗原结合形成免疫复合物后，经血流沉积于肾小球，引发肾小球病变。免疫复合物引起的损伤常包括局部中性粒细胞浸润，内皮细胞、系膜细胞和脏层上皮细胞增生。免疫复合物在电镜下表现为高密度电子致密物，分别定位于：系膜区、内皮下（内皮细胞与基底膜之间）、上皮下（足细胞与基底膜之间）。免疫荧光检查可见免疫球蛋白抗体或补体抗体在病变处呈颗粒状沉积（图 31-1）。

（2）原位免疫复合物（in situ immune complex）：抗体直接与肾小球本身结构抗原或其他流经肾小球的抗原反应，形成原位免疫复合物，导致肾小球病变。例如抗肾小球基底膜抗体引起的肾炎，抗体沿GBM沉积，免疫荧光检查呈连续的线性荧光（图31-2）。

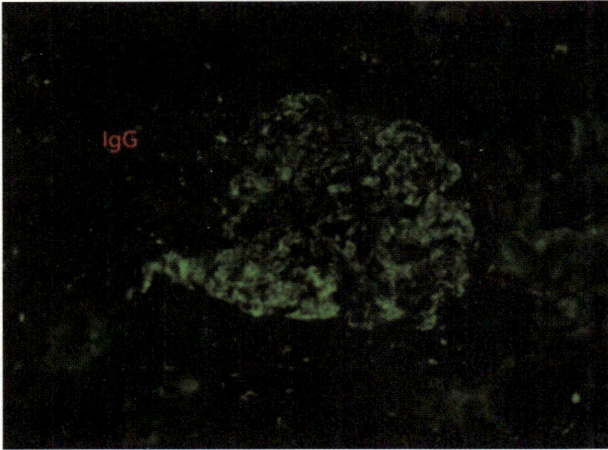

图 31-1　免疫荧光染色（不连续颗粒状荧光）

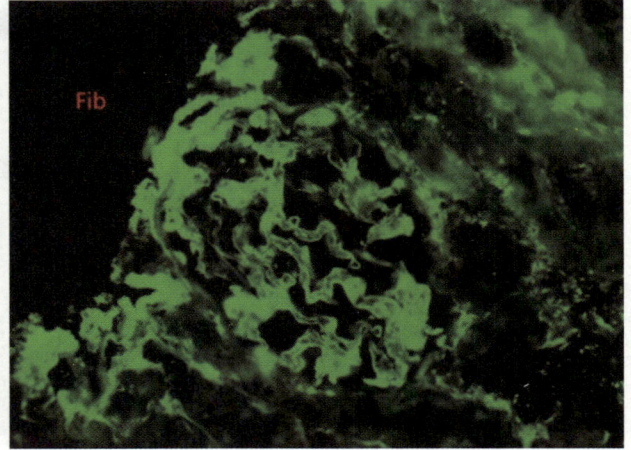

图 31-2　免疫荧光染色（连续线性荧光）

（3）补体激活介导的损伤（complement activation mediated injury）：补体-白细胞介导的损伤是引起肾小球病变的一个重要途径。

（4）细胞免疫（cellular immunity）：细胞免疫产生的致敏T淋巴细胞可引起肾小球损伤。

（5）肾小球损伤的介质（mediators of glomerular injury）：免疫复合物或致敏T淋巴细胞需要介质的参与才能导致肾小球的损伤。介质主要包括细胞成分和可溶性介质。细胞成分包括：中性粒细胞、淋巴单核细胞、巨噬细胞、T淋巴细胞和NK细胞、血小板和肾小球固有细胞等。可溶性介质包括：趋化性补体成分（C5b-C9）及其裂解产物C5A和C1q等、花生酸衍生物、CO、血管紧张素和内皮素等；细胞因子特别是IL-1和TNF等；生长因子，如PDGF、TGF-β、结缔组织生长因子、成纤维细胞生长因子和VEGF等；此外，凝血成分也是肾小球损伤的介质之一。

（6）肾小球细胞损伤：①抗肾小球细胞抗体可与肾小球细胞的抗原成分直接反应，通过细胞毒性反应引起病变，不需要依赖抗原抗体复合物。②抗足细胞抗原的抗体和毒素等因素均可导致足细胞损伤，足细胞损伤引起滤过隙膜丧失并导致蛋白尿形成。

二、基本病理改变

肾组织穿刺活检对明确诊断、指导治疗和预后判断起到了决定性作用。常见的检测手段包括光镜、免疫荧光和电镜检查。常见的染色方法除HE染色，还包括过碘酸希夫（PAS）染色、过碘酸六安银（PASM）染色和Masson三色染色等特殊染色。其中PAS染色可以将糖原和糖蛋白染成红色，还可以显示基底膜和系膜基质；PASM染色可以将基底膜、系膜基质及Ⅳ型胶原染成黑色，还可以更清晰地显示基底膜等结构；Masson染色可以将基底膜和胶原染成蓝色或绿色，免疫复合物、血浆和纤维蛋白染成红色，还可以显示免疫复合物和胶原纤维等。免疫荧光主要显示免疫球蛋白（IgG、IgA、IgM）和补体（C3、C1q、C4）等沉积。电镜主要用来观察超微结构和免疫复合物沉积状况和部位。

肾小球疾病的常见基本病理改变如下。

（1）细胞增生：主要表现为系膜细胞和内皮细胞增生，并可伴有中性粒细胞、淋巴单核细胞、嗜酸性粒细胞和巨噬细胞等浸润。壁层上皮细胞增生（≥2层）即为新月体形成。

（2）基底膜增厚和断裂：光镜下表现为毛细血管襻增厚，PAS和PASM可显示增厚和断裂的GBM。

（3）炎性渗出和坏死：急性肾炎的肾小球内可见中性粒细胞等炎症细胞和纤维蛋白渗出，毛细血管袢可发生纤维蛋白样坏死等。

（4）玻璃样变和硬化：玻璃样变指 HE 染色呈均质的嗜酸性物质沉积。电镜下表现为无定形物质。硬化指系膜区和（或）毛细血管袢细胞外胶原数量增多。玻璃样变和硬化是各种肾小球终末期病变的表现。

（5）肾小管和肾间质改变：肾小管上皮可出现变性，管腔内可出现各种管型。肾间质可发生充血、水肿和炎症细胞浸润等。

诊断肾小球疾病应标明病变分布的状况：弥漫性（diffuse）指病变累及 ≥ 50% 的肾小球；局灶性（focal）指病变累及 < 50% 的肾小球；球性（global）指病变累及肾小球及毛细血管袢范围 ≥ 50%；节段性（segmental）指病变累及肾小球毛细血管袢范围 < 50%。

三、临床病理联系

肾小球疾病常表现为具有结构和功能联系的症状组合的综合征。需要注意的是临床表现与病理类型并非完全一致，不同的病变可引起相同的临床表现，反之亦然。

1. 临床表现中常见的综合征

（1）肾炎综合征：常起病急，可见肉眼血尿、轻至中度蛋白尿，尿蛋白 < 3.5 g/d，常伴水肿和高血压。常见病理类型为急性增生性肾小球肾炎。若短期内迅速发展为少尿或无尿，伴氮质血症，并发急性肾损伤，即为急进性肾炎综合征，常见病理类型为急进性肾小球肾炎。

（2）肾病综合征：大量蛋白尿（尿蛋白定量 ≥ 3.5 g/d），明显水肿，低白蛋白血症（血浆蛋白 < 30 g/L），高脂血症和脂尿。多种肾小球疾病均可表现为肾病综合征。

（3）无症状血尿或蛋白尿：持续或反复发作的镜下或肉眼血尿，和（或）轻度蛋白尿（尿蛋白定量 < 1.5 g/d）。常见病理类型为 IgA 肾病。

（4）慢性肾炎综合征：多尿、夜尿、低比重尿、高血压、贫血、氮质血症和尿毒症等，常见于各型肾炎终末期。

2. 临床表现的病理学基础

（1）尿的变化：肾小球疾病时，主要因肾小球细胞增生肥大及数量增多或新月体形成使肾小球毛细血管受压、滤过率下降引起少尿或无尿。多尿、夜尿和低比重尿主要由于大量肾单位结构破坏，功能丧失所致，特别是肾小管结构受累、重吸收功能下降所致；血液流经残留肾单位时速度加快，肾小球滤过率增加，但肾小管重吸收功能有限，尿浓缩功能降低可形成低比重尿。肾小球毛细血管壁的损伤，血浆蛋白滤过增加，形成大量蛋白尿。如尿中主要为低分子量的白蛋白和转铁蛋白，则为选择性蛋白尿，提示滤过膜的损伤相对较轻；损伤严重时大分子量的蛋白也可滤过，形成非选择性蛋白尿。

（2）低白蛋白血症：长期大量蛋白尿使血浆蛋白含量减少，形成低白蛋白血症。

（3）水肿：主要原因是低白蛋白血症引起的血浆胶体渗透压降低；肾小球滤过下降，组织间液增多，血容量下降，醛固酮和抗利尿激素分泌增加，致使钠、水潴留，水肿加重；超敏反应引起的毛细血管通透性增高可使水肿加重。

（4）高脂血症：可能与低白蛋白血症时刺激肝脏脂蛋白合成有关，还可能与血液循环中脂质颗粒运送障碍和外周脂蛋白的分解障碍有关。

（5）高血压：原因可能是水钠潴留并使血容量增加；由于肾小球硬化和严重缺血，肾素分泌增多所致；高血压导致小动脉硬化，肾缺血加重，使血压持续增高。

（6）贫血：主要由于肾组织破坏，促红细胞生成素分泌减少引起；体内代谢产物堆积对骨髓造血功能的抑制也起到一定作用。

（7）氮质血症和尿毒症：肾小球病变可使肾小球滤过率下降、大量肾单位受损使代谢产物不能及时排出，水、电解质和酸碱平衡失调等，导致血尿素氮和血浆肌酐水平增高，形成氮质血症。尿毒症发生于急性和慢性肾衰竭晚期，除氮质血症的表现外，还具有一系列自体中毒的症状和体征。尿毒症时常出现胃肠道、神经、肌肉和心血管等系统的病理变化，如尿毒症性胃肠炎、周围神经病变、纤维素性心外膜炎等。急性肾衰竭表现为少尿和无尿，并出现氮质血症。慢性肾衰竭时持续出现尿毒症的症状和体征。

四、肾小球疾病的病理类型（以原发性肾小球疾病为主）

（一）急性弥漫增生性肾小球肾炎

急性弥漫增生性肾小球肾炎（acute diffuse proliferative glomerulonephritis）的主要特点为弥漫性毛细血管内皮细胞和系膜细胞增生，伴中性粒细胞和巨噬细胞浸润。病变由免疫复合物引起，又称为毛细血管内增生性肾小球肾炎、感染后性肾小球肾炎，临床简称急性肾小球肾炎，表现为急性肾炎综合征。

1. 病因和发病机制　主要由感染所致。分为链球菌感染和非链球菌感染。前者主要指 A 族乙型溶血性链球菌感染所致（发病大约在咽部或皮肤感染后 1 ~ 4 周后）；后者主要由葡萄球菌、肺炎球菌等细菌和肝炎、麻疹、水痘和 HIV 等病毒感染所致。大部分患者抗 "O" 阳性，提示近期有链球菌感染史；血清补体减低，提示补体激活和消耗；肾小球内有免疫复合物沉积，提示损伤由免疫复合物介导。

2. 病理变化　双侧肾脏轻至中度肿大，被膜紧张。表面充血，又称为 "大红肾"。切面见肾皮质增厚。光镜下可见肾小球系膜细胞及内皮细胞弥漫性增生，伴中性粒细胞和巨噬细胞等多形核细胞浸润。免疫荧光可见 IgG $\cdot$ C3 ± IgM 沿毛细血管壁呈颗粒样沉积。电镜下可见脏层上皮细胞下电子致密物呈 "驼峰样" 沉积，内皮下和系膜区有少量电子致密物沉积（图 31-3）。

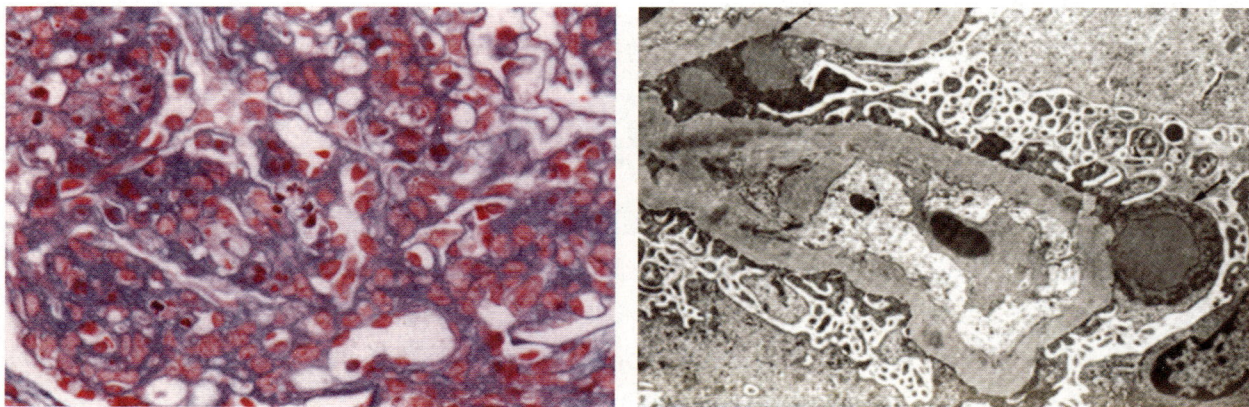

图 31-3　急性弥漫性增生性肾小球肾炎

3. 临床病理联系　该病主要发生在儿童及少年时期，临床主要表现为肾炎综合征。典型病例常于咽部或皮肤感染后 10 天左右出现发热、少尿和血尿等症状。约有 30% 患者出现肉眼血尿，多数患者可见镜下血尿。尿中可见红细胞管型及轻度蛋白尿。常见水肿和轻中度高血压。

儿童患者预后较好，大多数症状可逐渐消退、缓解和消失。成人患者预后较差，但约 2/3 病例病情可得到有效控制，部分病例则转变为慢性肾小球肾炎，或急进性肾炎。

（二）急进性肾小球肾炎

急进性肾小球肾炎（rapidly progressive glomerulonephritis，RPGN），又称为新月体性肾小球肾炎，临床表现为急进性肾炎综合征，病情危急，由蛋白尿、血尿等迅速发展为少尿和无尿。如不及时控制和治疗，患者常于数周至数月死于急性肾损伤（图 31-4）。

1. 分类和发病机制　急进性肾小球肾炎是一组病因不同但临床症状相似的疾病，分为原发性和继发性，可分为三个类型。

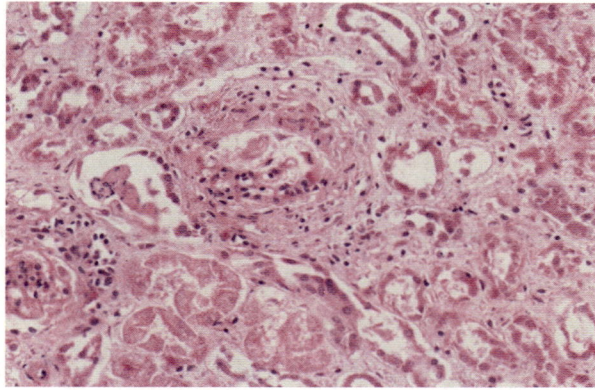

图 31-4　急进性肾小球肾炎

　　Ⅰ型为抗肾小球基底膜抗体引起的肾炎。免疫荧光主要为 IgG 线性荧光沉积，可伴 C3 沉积。肺出血 - 肾炎综合征指抗 GBM 抗体与肺泡基底膜发生交叉反应，引起肺出血，同时伴有急性肾炎表现。

　　Ⅱ型为免疫复合物性肾炎，且为我国常见急进性肾炎类型。由链球菌感染后性肾炎、系统性红斑狼疮、IgA 肾病和过敏性紫癜等导致的免疫复合物导致。免疫荧光显示颗粒状荧光，电镜下可见电子致密物沉积。

　　Ⅲ型又称为寡免疫反应型。免疫荧光及电镜下未发现抗原抗体复合物沉积。大多数患者血清内可检出抗中性粒细胞胞质抗体（antineutrophil cytoplasmic antibody，ANCA），常见于系统性血管炎等疾病。

　　三种类型均可导致严重的肾小球损伤，渗出的纤维蛋白是刺激新月体形成的主要因素，其他因素还包括炎症细胞和组织细胞因子的浸润等。

　　2. 病理变化　①双肾体积增大、苍白色，切面见肾皮质增厚。镜下见弥漫性肾小球新月体形成。新月体主要由壁层上皮细胞增生（≥ 2 层）伴单核细胞浸润，在鲍曼囊腔内形成新月形或环状结构。早期新月体以细胞成分为主，称为细胞性新月体（图 31-5 A）。随着胶原纤维增多，转变为细胞纤维性新月体（图 31-5 B、图 31-5C），最后发展为纤维性新月体（图 31-5 D）。②肾小管上皮细胞变性、玻璃样变。部分上皮细胞萎缩甚至消失。间质水肿伴炎症细胞浸润，后期可发生纤维化。③免疫荧光Ⅰ型为线性荧光，Ⅱ型为颗粒状荧光，Ⅲ型为阴性。④电镜下可见新月体，Ⅱ型病例可见电子致密物沉积。

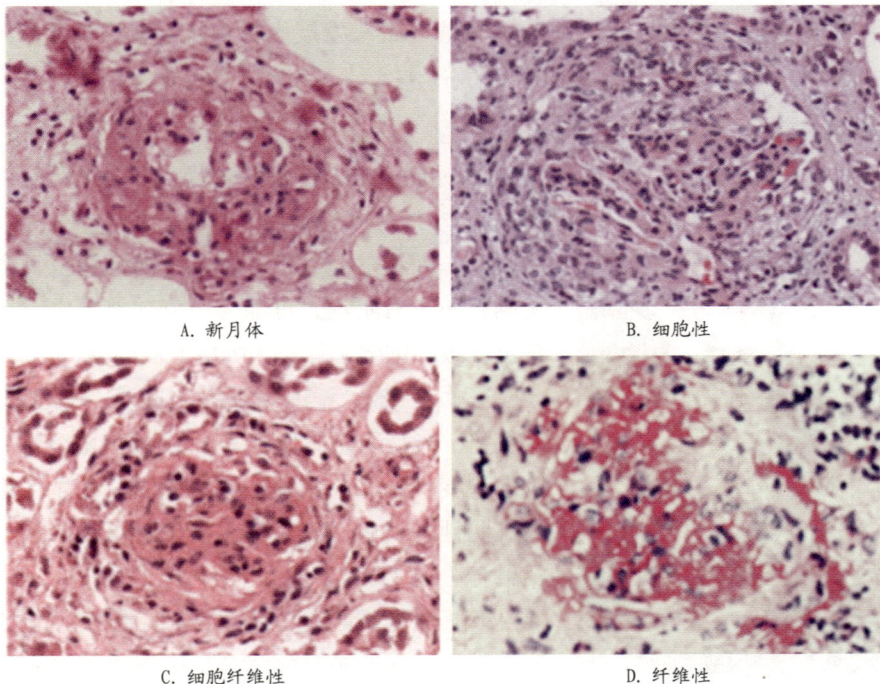

A. 新月体

B. 细胞性

C. 细胞纤维性

D. 纤维性

图 31-5　新月体

3. 临床病理联系　少尿、无尿和氮质血症的发生主要由于新月体形成和鲍曼囊腔阻塞所致。基底膜损伤、断裂等可导致血尿发生。随着新月体占比的增加，患者的预后会越来越差。

五、肾病综合征相关的肾小球疾病类型

（一）膜性肾病

膜性肾病（membranous nephropathy）是成人肾病综合征最常见的原因。病变特征是肾小球毛细血管襻弥漫性增厚，上皮下出现含免疫球蛋白的电子致密物沉积。大多数膜性肾病为原发性，少数为药物、肿瘤、系统性红斑狼疮等导致的继发性膜性肾病。

1. 病因和发病机制　膜性肾病为免疫复合物引起的肾小球疾病。自身抗体与肾小球上皮细胞抗原反应，在上皮下形成免疫复合物。肾小球内通常没有中性粒细胞和单核细胞浸润，但存在补体（C5b-C9）。C5b-C9 激活肾小球上皮细胞和系膜细胞，使之释放蛋白酶和氧化剂引起毛细血管壁损伤和蛋白漏出。

2. 病理变化　因为双肾肿大，颜色苍白，又称大白肾。光镜下可见肾小球基底膜弥漫性增厚，上皮下见嗜复红蛋白沉积（图 31-6 A）。免疫荧光可见 IgG 和 C3 沿毛细血管壁呈颗粒状荧光沉积（图 31-6 B）。电镜下可见脏层上皮细胞下小丘状电子致密物沉积，足突广泛融合（图 31-6 C）。

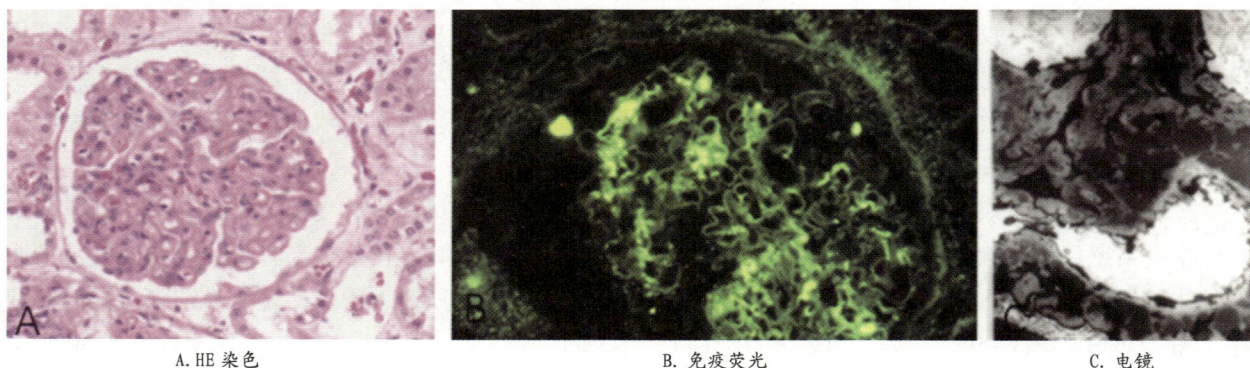

A. HE 染色　　B. 免疫荧光　　C. 电镜

图 31-6　膜性肾病

3. 临床病理联系　膜性肾病多见于成人，临床常表现为肾病综合征。由于 GBM 损伤严重，常见蛋白尿。部分患者可伴有血尿或轻度高血压。约 40% 的患者最终发展为肾功能不全。肾活检见肾小球硬化提示不良预后。

（二）微小病变性肾小球病

微小病变性肾小球病（minimal change glomerulopathy，MCD）是儿童肾病综合征最常见的原因。病变主要特点为弥漫性肾小球脏层上皮细胞足突消失。

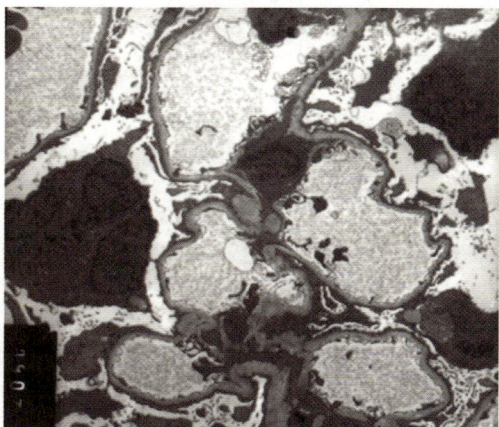

图 31-7　微小病变性肾小球病

1. 病因和发病机制　肾小球内无免疫复合物沉积，具体机制目前未有定论，可能与免疫功能异常有关。免疫功能异常可导致细胞因子释放和脏层上皮细胞损伤，引起蛋白尿。

2. 病理变化　肉眼可见双肾肿胀，颜色苍白。切面灰白、灰黄色。光镜下无明显病变，GBM 空泡变性，肾小管上皮细胞空泡变性，又叫脂性肾病。免疫荧光显示免疫球蛋白和补体等阴性，或偶见 IgM 阳性。电镜下见脏层上皮细胞足突广泛融合（图 31-7）。

3. 临床病理联系　儿童常见，可发生于呼吸道感染或免疫接种后。在儿童肾病综合征中占比超过 65%。水肿是最早出现的症状。预后较好，到青春期病情常可缓解。

（三）局灶性节段性肾小球硬化症

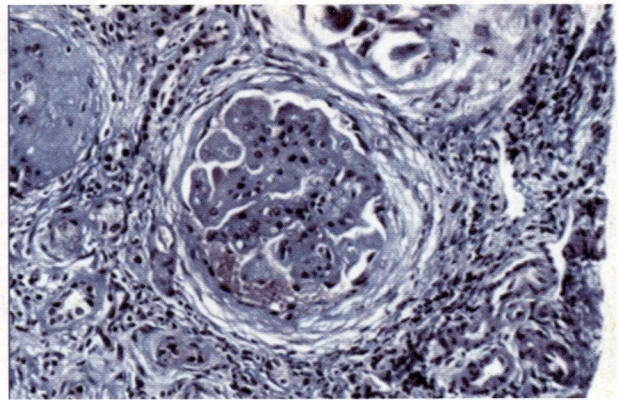

局灶性节段性肾小球硬化症（focal segmental glomerulosclerosis，FSGS）是一种临床病理综合征，临床表现为大量蛋白尿或肾病综合征，分为原发性和继发性。多种病因或肾脏疾病均可引起病理上呈局灶性肾小球的节段性硬化病变。

1. 病因和发病机制　本病机制尚未阐明。原发性 FSGS 可能是由于脏层上皮细胞损伤使局部通透性增加，随着循环因子、血浆蛋白和脂质沉积，进一步激活系膜细胞，导致节段性玻璃样变和硬化。继发性 FSGS 可能由于病毒感染、药物毒性、肾小球血流动力学改变等引起。家族遗传性 FSGS 是由于足细胞蛋白基因突变所致。

2. 病理变化　以局灶、节段分布的肾小球硬化病变和足细胞足突融合为主要病理学特征（图 31-8）。免疫荧光为阴性或 IgM 和 C3 系膜区沉积。电镜下见系膜基质增多，上皮细胞足突弥漫融合，无电子致密物。

3. 临床病理联系　大多表现为肾病综合征，少数仅表现为蛋白尿。多数呈慢性进展，一半患者在发病后十年内发展为终末期肾小球肾炎。小儿预后相对较好。

（四）膜增生性肾小球肾炎

膜增生性肾小球肾炎（membranoproliferative glomerulonephritis，MPGN）主要病理学特点为肾小球 GBM 增厚、肾小球细胞增生和系膜基质增多，多见于青壮年。

1. 发病机制　可分为原发性和继发性。其中原发性膜增生性肾小球肾炎分为 I 型和 II 型。I 型由循环免疫复合物沉积引起，伴有补体激活。II 型常出现补体替代途径异常激活。

2. 病理变化　肾小球系膜细胞及系膜基质弥漫性增生，沿毛细血管壁插入，GBM 增厚伴双轨征，可伴内皮细胞增生（图 31-9）。I 型免疫荧光可见 IgG、IgM 和 C3 沿毛细血管壁颗粒样、花瓣样沉积，可伴 C1q 和 C4 沉积。电镜下见内皮下和系膜区电子致密物沉积。II 型免疫荧光可见 C3 沉积，通常无 IgG、C1q 和 C4 出现。电镜下见基底膜有致密电子沉积物。

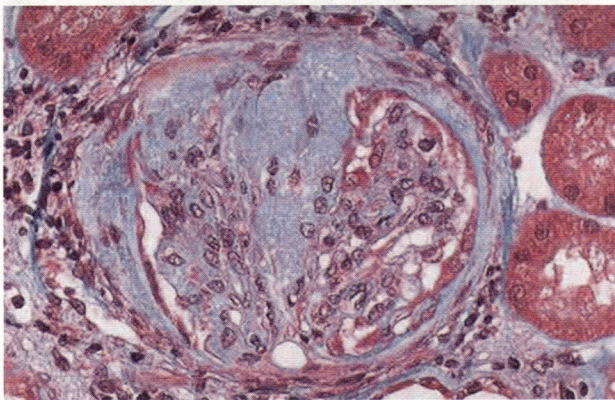

图 31-8　局灶性节段性肾小球硬化症　　　　图 31-9　膜增生性肾小球肾炎

3. 临床病理联系　本病多发于儿童和青年，主要临床表现为肾病综合征。本病进展较慢，多数患者预后较差。伴有大量新月体形成的患者可出现急进性肾炎的临床表现。约 50% 患者在 10 年内出现慢性肾衰竭。

（五）系膜增生性肾小球肾炎

系膜增生性肾小球肾炎（mesangial proliferative glomerulonephritis，MSPGN）是以弥漫性肾小球系膜细胞增生及不同程度系膜基质增多为主要病理学特征的一种肾小球疾病。亚洲人常见，欧美少见。

1. 病因和发病机制　病因和发病机制尚未明确，可能为循环免疫复合物沉积或原位免疫复合物形成刺激系膜细胞，导致系膜细胞和系膜基质增生。

2.病理变化　光镜下见弥漫性系膜细胞及系膜基质增生，系膜区增宽（图31-10）。免疫荧光常见IgG或IgM和C3系膜区沉积。电镜下可见系膜区电子致密物沉积。

3.临床病理联系　本病多见于青年男性，常有上呼吸道感染等前驱症状。病变较轻者疗效较好，病变严重者可出现肾衰竭，预后较差。

（六）IgA肾病

IgA肾病（IgA nephropathy，IgAN）的特点是免疫荧光显示IgA在系膜区沉积，临床通常表现为肾炎综合征、反复发作的镜下或肉眼血尿。IgA肾病约占我国原发性肾小球疾病的1/3，可分为原发性和继发性（过敏性紫癜、肝脏和肠道疾病等）。

1.病因和发病机制　IgA肾病患者血清IgA增高。IgA分为IgA1和IgA2两种亚型，其中仅IgA1可导致免疫复合物在肾脏系膜区内沉积。

2.病理变化　光镜下最主要的表现为系膜增生，或局灶性阶段性增生或硬化。可伴有新月体形成及炎症细胞浸润。免疫荧光下见系膜区IgA强阳性沉积（图31-11），常伴C3沉积，可见弱于IgA荧光的IgG和IgM沉积。电镜下可见系膜区电子致密物沉积。

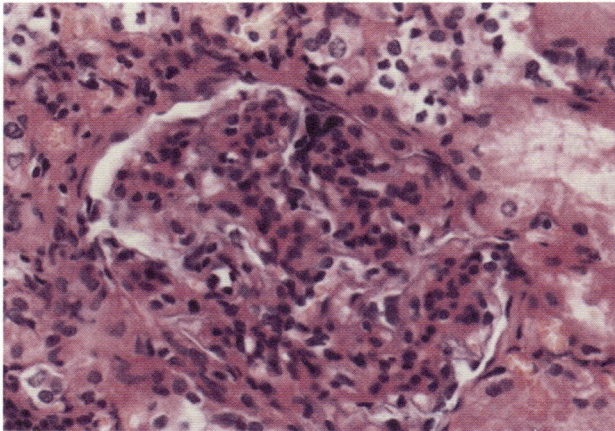

图31-10　系膜增生性肾小球肾炎

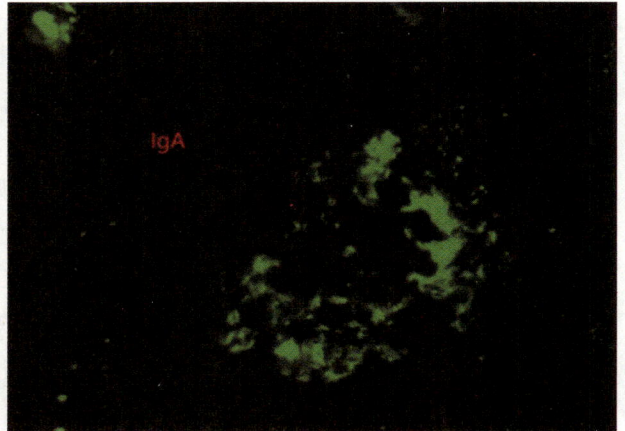

图31-11　IgA肾病

3.临床病理联系　IgA肾病多发于儿童和青年。常有上呼吸道感染或胃肠道、尿路感染等。预后差异较大，可长期维持正常，也可发展为慢性肾衰竭。年龄大、大量蛋白尿、高血压、血管硬化或新月体形成为患者预后不良指标。

（七）慢性肾小球肾炎

慢性肾小球肾炎（chronic glomerulonephritis）是各种类型肾小球肾炎的终末阶段，病变特点为大量肾小球发生玻璃样变和硬化。

1.病因和发病机制　不同类型的肾炎最后均可转归进入慢性阶段，引起肾小球玻璃样变、硬化和纤维化。

2.病理变化　大体观双肾体积缩小，表面呈细颗粒状。切片可见皮质变薄，皮髓交界不清。肾盂周围脂肪组织增多。组织学改变：病变早期肾小球具有相应类型肾炎的改变。随病情进展，球内嗜酸性玻璃样物质增多，细胞减少，毛细血管闭塞，最终发生玻璃样变和硬化。

3.临床病理联系　多尿、夜尿和低比重尿主要由于大量肾单位结构破坏，功能丧失。高血压主要由于肾小球硬化和严重缺血，肾素分泌增多所致。

第二节　肾小管－间质性疾病

肾小管-间质性疾病（tubulointerstitial disease，TID）是一组累及肾小管和肾间质的疾病。慢性 TID 可由肾小球病变、血管性病变、多囊肾和代谢性疾病等进展引起。原发 TID 主要是由病原微生物感染和药物、重金属中毒引起。TID 可分为急性和慢性。急性 TID 主要表现为间质水肿、间质和肾小管内中性粒细胞浸润，常伴局灶性肾小管坏死。慢性 TID 表现为淋巴单核细胞浸润，肾间质纤维化，肾小管萎缩。本节主要讲述肾盂肾炎导致的 TID。

肾盂肾炎（pyelonephritis）是肾盂、肾间质和肾小管的炎性病变。大部分尿路感染的病原体为肠道菌群，属于内源性感染，比如大肠杆菌、变形杆菌感染、克雷伯菌和肠杆菌等。大致通过两条途径累及肾脏。①血行性感染：指血液内细菌经肾脏停留于球后毛细血管，导致肾盂肾炎，多累及双肾，致病菌常为金黄色葡萄球菌。②上行性感染：指病原体经尿道、膀胱、输尿管和肾盂肾盏感染，导致肾盂肾炎，可累及单肾或双肾。女性由于生理原因较男性常见。其他医源性或先天畸形等原因亦可导致肾盂肾炎的发生。肾盂肾炎可分为急性和慢性。

一、急性肾盂肾炎

急性肾盂肾炎（acute pyelonephritis）指肾盂、肾间质和肾小管的化脓性炎症，主要由细菌感染引起。

1.病理变化　大体观肾脏体积增大，表面充血、脓肿，周边见紫红色充血带。髓质内可见黄色条纹，向皮质内延伸。肾盂黏膜可见充血水肿，表面有脓性渗出物。病变严重时内有脓汁潴留。镜下可见大量中性粒细胞浸润。随病情加重，中性粒细胞由肾间质逐渐累及肾小管。急性期后可见中性粒细胞减少，伴巨噬细胞、淋巴细胞和浆细胞增多。局部胶原纤维增多，形成瘢痕。

2.并发症　可见肾乳头坏死、肾盂积脓和肾周脓肿等。

3.临床病理联系　急性炎症表现，常伴腰部酸痛和肾区扣痛，并有尿频、尿急、尿痛等表现。急性肾盂肾炎一般不出现高血压、氮质血症和肾功能障碍等表现。病情严重的可发生败血症。并发肾乳头坏死时可发展为急性肾衰竭。

二、慢性肾盂肾炎

慢性肾盂肾炎（chronic pyelonephritis）是肾小管-间质发生的慢性炎症，常见纤维化及瘢痕形成。慢性肾盂肾炎是慢性肾衰竭的常见原因之一。

1.发病机制　①慢性反流性肾病为常见类型。先天性膀胱输尿管反流常反复发生感染，多见于儿童时期。②慢性阻塞性肾盂肾炎常由尿路阻塞导致尿液潴留，使感染反复发作，并有大量瘢痕形成。肾脏病变可因阻塞部位的不同而分别呈双侧或单侧性。

2.病理变化　慢性肾盂肾炎大体表现为一侧或双侧肾脏体积缩小，出现不规则瘢痕。常见双肾改变不对称。而慢性肾小球肾炎呈弥漫性颗粒状均匀分布，两肾病变对称。肾脏切面皮髓质界限模糊，肾乳头萎缩，常于肾脏上下两级见瘢痕区。

慢性肾盂肾炎为肾小管和肾间质发生的慢性非特异性炎症，镜下见局灶性淋巴细胞、浆细胞浸润及间质纤维化。肾小管可呈部分萎缩、部分扩张。扩张的肾小管内可见均质红染形似甲状腺滤泡的胶样管型。当慢性肾盂肾炎急性发作时可出现大量中性粒细胞，并有小脓肿形成。

3.临床病理联系　慢性肾盂肾炎常缓慢起病，也可为急性反复发作，伴腰背疼痛、发热及频发的脓尿与菌尿。晚期肾组织遭到严重破坏，可出现氮质血症和尿毒症。严重者可引起心衰危及生命，一般预后不佳。

第三节　泌尿系统肿瘤

肾脏肿瘤以恶性肿瘤为主，良性肿瘤（乳头状腺瘤、嗜酸细胞瘤等）少见。成人大多为各种类型的肾细胞癌，儿童主要为肾母细胞瘤和透明细胞肉瘤等。尿路上皮肿瘤为膀胱最常见的肿瘤。肾脏和泌尿道也可发生神经内分泌肿瘤、黑色素细胞肿瘤和淋巴造血系统肿瘤等。

一、肾细胞癌

肾细胞癌（renal cell carcinoma，RCC）是成人最常见的肾脏恶性肿瘤，多见于 40 岁以上男性，男女患病率比约为 2：1。

1. 病因　吸烟为最重要的危险因素，其次为接触砷、肥胖（女性）、透析、高血压、接触石棉和重金属等原因。

2. 细胞和分子遗传学　RCC 的散发性明显多于遗传性。散发性多为年龄大，多发生于一侧肾。遗传性多为年龄小，常发生于双侧肾。已知的遗传性肾细胞癌综合征包括 VHL 基因相关的 VHL 综合征，MET 基因相关的遗传性乳头状肾癌，FH 基因相关的遗传性平滑肌瘤病和肾细胞癌综合征以及琥珀酸脱氢酶（SDH）缺失性肿瘤综合征等。

3. 病理改变　RCC 常见于肾脏上下两极，以上极更为常见。常为单个圆形肿物。切面灰白、淡黄色，可伴出血、坏死及钙化等改变，切片常为"五彩色"。肿瘤边界清楚，可有假包膜。

（1）透明细胞肾细胞癌（clear cell renal cell carcinoma，CCRCC）：是最常见的 RCC 病理类型，约占 RCC 的 60%～85%。肿瘤细胞通常呈圆形或多边形，胞浆丰富，呈透明或颗粒状。细胞核大小和核仁是否可见及是否明显，是 CCRCC 分级的主要标准。间质富含毛细血管和血窦（图 31-12）。散发病例约占 95%。散发和遗传病例均可见染色体 3p 缺失。其中散发性在染色体 3p 上最常见的突变基因为 VHL，PBRM，SETD2 和 BAP1。VHL 综合征患者有 VHL 基因的胚系突变。

（2）乳头状肾细胞癌（papillary renal cell carcinoma，PRCC）：是 RCC 中第二常见的恶性肿瘤，约占 RCC 的 7%～14%。肿瘤细胞呈立方形或矮柱状，排列成乳头状结构（乳头具有纤细的纤维血管轴心），间质内可见巨噬细胞、砂砾体和胆固醇结晶（图 31-13）。散发性 PRCC 遗传学改变主要为 7、17 号染色体的三倍体及男性 Y 染色体丢失。家族性主要为 7 号染色体上的 MET 蛋白持续激活。

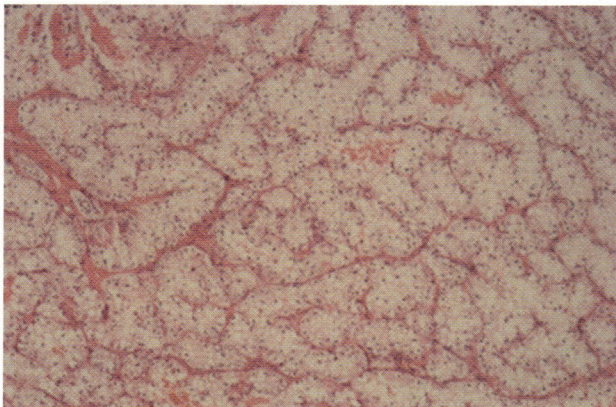

图 31-12　透明细胞肾细胞癌

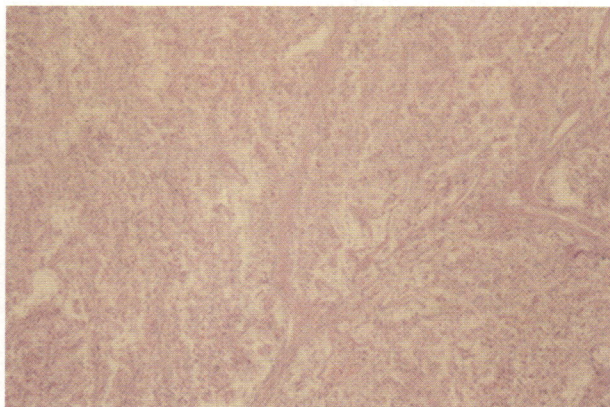

图 31-13　乳头状肾细胞癌

（3）肾嫌色细胞癌（chromophobe renal cell carcinoma，CRCC）：约占 RCC 的 5%。镜下见肿瘤细胞体积较大，多边形，有清晰的细胞膜（似植物细胞的细胞壁），胞质淡染，略呈网状，或嗜酸性。嗜酸性细胞的核周常见空晕，肿瘤内可见钙化和纤维间隔（图 31-14）。

4. 临床病理联系　RCC 早期症状不明显，发现时肿瘤体积通常较大。临床常见血尿、腰痛和肾区肿块三联征。其中间歇性无痛性血尿是 RCC 的主要症状。RCC 容易转移，常见转移部位为肺和骨，也可转移到局部淋巴结、肝、肾上腺和脑。

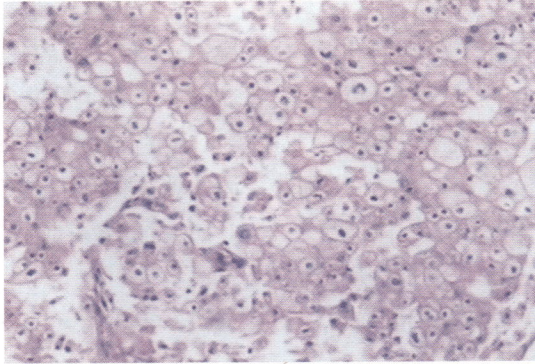

图 31-14　肾嫌色细胞癌

二、肾母细胞瘤

肾母细胞瘤（nephroblastoma）又称 Wilms 瘤，是儿童肾脏最常见的恶性肿瘤，多见于 10 岁以下儿童。多为散发，家族性少见，一般为常染色体显性遗传。

1. 细胞和分子遗传学　肾母细胞瘤为胚胎性肿瘤，主要包括 *WT1*、*CTNNB1* 和 *WTX*，也包括 *SIX1*、*SIX2*、*DROSHA*、*DGCR8*、*DICER1*、*MYCN* 等染色质修饰因子、转录因子以及 microRNA 加工基因等突变。

与肾母细胞瘤风险增加密切相关的遗传综合征包括：① 11p 缺失综合征（WAGR 综合征，WAGR syndrome），表现为 Wilms 瘤、虹膜缺如、泌尿生殖道畸形和智力迟钝。患者染色体 11p13 缺失，该区域含有与 Wilms 瘤相关的抑癌基因 *WT1*。②德尼 - 德拉什综合征（Denys-Drash syndrome，DDS），主要表现为男性假两性畸形和幼年发生的肾脏病变如弥漫性肾小球系膜硬化等导致肾衰竭。遗传学异常主要表现为 *WT1* 基因的突变。

2. 病理改变　肉眼观，Wilms 瘤表现为单个、实性肿物，体积较大，边界清楚，可有假包膜。肿瘤切片灰白灰红质软，呈鱼肉状，可有出血、坏死或者囊性变。

镜下可见未分化的胚芽成分，为小圆或卵圆形原始细胞，胞质稀疏，核分裂活跃，呈结节状、栅栏状排列；间叶成分多为纤维性、黏液样，细胞较小，呈梭形或星芒状，可出现横纹肌、平滑肌、软骨、骨和脂肪等方向分化；上皮成分多为小而多边形细胞形成巢团状、菊形团状、小管状等肾小球样结构。以上三种成分比例不一，表现形态多样。可发生间变（大而深染的核直径 ≥ 3 倍非间变细胞）并伴有多极核分裂像。

3. 临床病理联系　Wilms 瘤主要表现为腹部肿块。肿瘤可侵及肾周脂肪组织或肾静脉，可出现肺部转移。分期分化较好的组织学类型预后较好。

三、尿路上皮肿瘤

尿路上皮肿瘤（urothelial tumor）可发生于肾盂、输尿管、膀胱和尿道，以膀胱最为常见。约 95% 的膀胱肿瘤为尿路上皮肿瘤，其他类型肿瘤少见。膀胱癌是泌尿系统最常见的恶性肿瘤之一，好发于 50 岁以后男性，男女患病率比约为 3：1。

1. 病因　膀胱癌的发生与吸烟、职业暴露、血吸虫感染、辐射和膀胱黏膜慢性刺激有关。

2. 细胞和分子遗传学　约 30% ~ 60% 的病例 9 号染色体为单体或有 9p 或 9q 的缺失，累及 CDKN2A（p16）等抑癌基因，亦可发生 17p 缺失或 P53 突变、13q 缺失累及 RB 基因。

TERT 启动子突变是尿路上皮癌最常见的分子改变。非浸润性低级别乳头状肿瘤主要为 FGFR3 突变或融合。P53 或 CDKN2A 异常可导致非浸润性高级别肿瘤，而从原位癌发展而来的浸润性癌则以 P53 失活为特征。

3. 病理变化　肉眼观，尿路上皮癌常发生于膀胱三角区近输尿管开口处及膀胱侧壁，可单个或多个，呈乳头状、息肉状、扁平斑块状，或浸润性生长。

组织病理学分为非浸润性尿路上皮肿瘤和浸润性尿路上皮癌。尿路上皮乳头状瘤由形似正常尿路上皮的肿瘤细胞构成（图 31-15 A）。低度恶性潜能乳头状尿路上皮肿瘤上皮显著增厚，癌细胞缺乏异型性（图 31-15 B）。低级别非浸润性乳头状尿路上皮癌可见轻度极性紊乱，细胞轻度异型性，核深染，上皮中上 2/3 层偶见核分裂象（图 31-15 C）。高级别非浸润性乳头状尿路上皮癌异型性明显（图 31-15 D）。浸润性尿路上皮癌可见癌细胞侵犯固有层或肌层（图 31-16），可累及肌壁外组织和邻近器官，发生淋巴结转移或血行转移，累及区域淋巴结、肝、肺和骨等。

4. 临床病理联系　可伴镜下血尿或肉眼血尿，易复发。

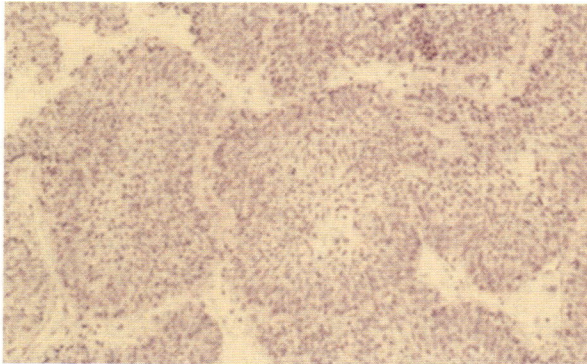

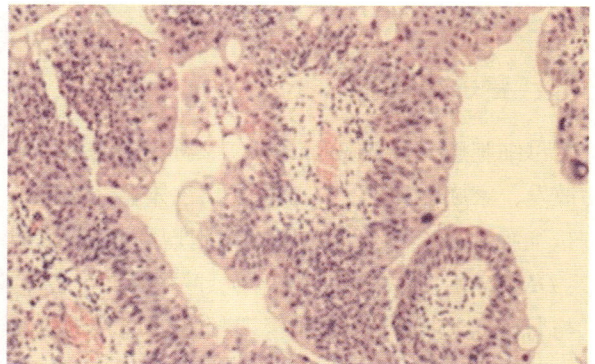

A. 尿路上皮乳头状瘤　　　　B. 低度恶性潜能乳头状尿路上皮肿瘤

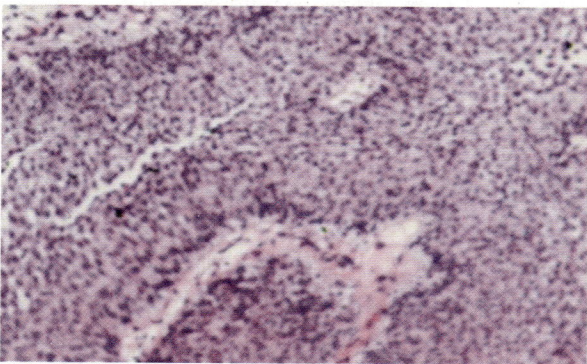

C. 低级别非浸润性乳头状尿路上皮癌　　　　D. 高级别非浸润性乳头状尿路上皮癌

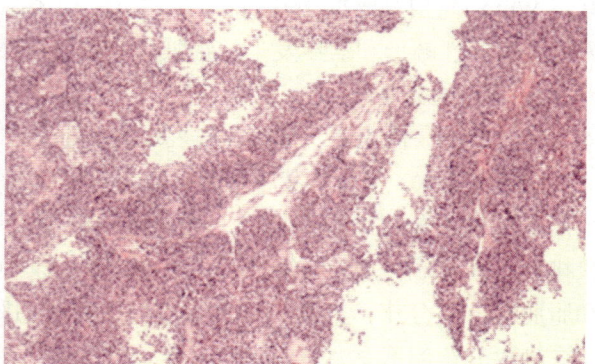

图 31-15　尿路上皮肿瘤

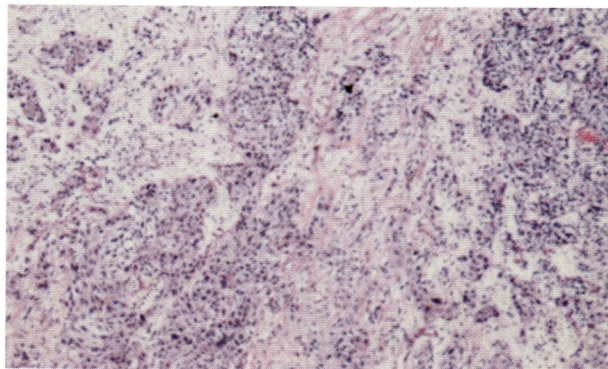

图 31-16　浸润性尿路上皮癌

（重庆大学附属涪陵医院　张冲）

第三十二章　生殖系统疾病和乳腺疾病

生殖系统疾病和乳腺疾病，常见的有炎症、肿瘤、内分泌紊乱引起的疾病及妊娠相关疾病。生殖系统炎症比较常见，可局限于单一部位，亦可累及多个器官。

第一节　男性生殖系统疾病

一、睾丸和附件炎症

1. 肉芽肿性睾丸炎（granulomatous orchitis）　比较少见，多发生于中年人。病因尚未阐明，患者常有睾丸损伤史，故可能为生殖细胞损伤后，产生或释放某种物质引起肉芽肿的形成，临床上可呈急性经过，睾丸呈明显的炎性肿痛，亦可进展缓慢，似睾丸肿瘤。

肉眼观，睾丸体积增大，鞘膜呈局灶性或弥漫性增厚，鞘膜腔积液。切面可见病变睾丸呈弥漫或局限性灰白或黄褐色。镜下观，细精管破坏，有由大量上皮样细胞、淋巴细胞、浆细胞、组织细胞和一些多核巨细胞与中性粒细胞形成的结核样结节，结节中央可见退化的精子，肉芽肿周围纤维组织增生，细精管的基底膜纤维性增厚，间质内有大量淋巴细胞和浆细胞浸润及纤维组织增生。

2. 流行性腮腺炎性睾丸炎（mumps orchitis）　约 1/4 的成人流行性腮腺炎可并发睾丸炎，而青春期前儿童患者合并睾丸炎者较少。病变的睾丸在急性期呈间质水肿及中性粒细胞、淋巴细胞和组织细胞浸润；细精管扩张，腔内含有同样炎细胞。40%～60% 的病例可转变为慢性，细精管造精细胞消失，间质淋巴细胞浸润，并发生纤维化和玻璃样变，因此睾丸萎缩而丧失生精功能。所幸本病大多数为单侧而不影响生育能力，如双侧睾丸受累，则可引起不育。

3. 睾丸树胶样肿　后天性梅毒第三期可侵犯睾丸，病变有两种：较常见的一种为树胶样肿（gumma）；另一种为弥漫性炎症与纤维化。睾丸树胶样肿呈睾丸进行性肿大，无明显疼痛。直径一般为 1～3 cm，质较韧，切面为黄色不规则的坏死组织，周围包围一厚层纤维组织。镜下可见坏死组织中仍保持原有组织结构的痕迹，周围的纤维组织中有大量淋巴细胞和浆细胞浸润，亦可见多核巨细胞。树胶样肿旁和小血管内常可见闭塞性动脉内膜炎。弥漫性炎与纤维化的睾丸无明显肿大。镜检为弥漫性纤维组织增生，其中有大量淋巴细胞和浆细胞浸润，细精管萎缩。

4. 精子性肉芽肿（spermatic granuloma）　是由于附睾炎症或外伤，损伤输精管道致精子溢出至间质内而引起的病变。

肉眼观，常在附睾的上极见一灰白色或灰黄色结节，直径一般在 0.5～3.0 cm。切面可见结节内含黄色或棕黄色物质。镜下观，病变主要发生在附睾间质，早期主要为中性粒细胞和巨噬细胞浸润，中央为溢出或退化的精子；晚期病灶为结核性肉芽肿，由类上皮细胞、淋巴细胞和组织细胞组成，可见多核巨细胞，肉芽肿中央为退化的精子及细胞碎片，周围纤维母细胞增生，最后肉芽肿可能为纤维组织代替，形成玻璃样变的纤维性结节。

输精管精子性肉芽肿可能与机械性阻塞（多有输精管结扎史）有关，常在输精管上形成多个硬结。其病变与附睾者相似。

5. 附睾结核　结核常侵犯附睾，梅毒常侵犯睾丸。附睾结核常为单侧，多系由肺结核、肠结核、泌尿系结核及精囊前列腺结核等散布所致。

肉眼观，附睾肿大。切面可见孤立或密集的灰黄色干酪样坏死灶。镜下可见典型的干酪样坏死及结核结节。晚期病变可发生纤维化及钙化。

二、前列腺增生症

良性前列腺增生（benign prostatic hyperplasia，BPH），又称结节状前列腺增生（nodular prostate hyperplasia）或前列腺肥大（hypertrophy），以前列腺上皮和间质增生为特征，是老年男性的一种常见病，主要发生于 50 岁以上的男性，发病率随年龄的增加而增加，60 ～ 69 岁为发病高峰，80 岁以上的男性约有 75% 发生不同程度的增生。

1. 病因及发病机制　良性前列腺增生与年龄增长、雄激素水平变化、遗传因素、慢性炎症刺激、生活方式等共同作用有关，上述因素导致前列腺细胞增殖与凋亡失衡，生长因子异常表达，进而引发前列腺增生。

2. 病理变化　肉眼观，病变呈结节状，结节大小不等，小到几毫米，大到数厘米。结节的颜色和质地与增生的成分有关，若以腺体增生为主，则质软，淡黄色，切面可见腺腔扩张呈海绵状，挤压可见乳白色液体流出。若以纤维间质增生为主，则结节为灰白色，质韧，编织状，和周围正常组织分界不清。有时呈弥漫性增生，结节形成不明显。

镜下观，主要为腺体、纤维组织和平滑肌增生形成的结节，因结节组成成分不同而有多种形态。①纤维肌腺瘤样型：最常见，腺体、平滑肌和纤维组织同时增生，为混合性增生结节。②腺瘤样型：以腺体增生为主（图 32-1）。③纤维肌型：以纤维组织和平滑肌增生为主。④肌型：以平滑肌增生为主，不见腺体。⑤纤维血管型：以纤维组织和小血管增生为主。增生腺体的上皮由两层细胞组成，内层细胞呈柱状，突入腔内形成乳头，外层为立方或扁平状，腔内可见淀粉样小体。可见鳞状上皮化生和小灶状梗死。

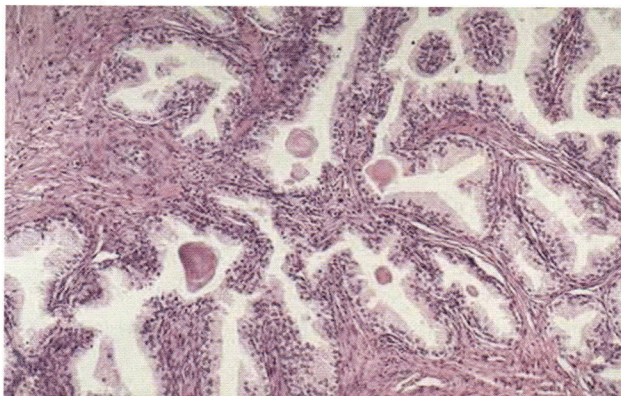

图 32-1　前列腺增生（腺体平滑肌和纤维组织均呈明显增生，有些形成乳头状突入腺泡腔内，有些腔内含有分泌物）

3. 临床病理联系　临床表现与尿道阻塞有关，表现为排尿困难、尿频、夜尿和尿流变细。病程长者可产生尿潴留和膀胱扩张。尿潴留伴细菌生长可诱发尿路感染和肾盂积水，严重者可导致肾功能衰竭。

三、前列腺癌

前列腺癌（prostatic cancer）是指发生于前列腺的上皮性恶性肿瘤。发病年龄在 55 岁前处于较低水平，

55 岁后逐渐升高，发病率随着年龄的增长而增长，高峰年龄是 70 ~ 80 岁。发病率和死亡率在欧美国家居肿瘤第二位，仅次于肺癌。我国发病率较低，但近年来呈上升趋势。

1. 病因及发病机制　前列腺癌的发生与遗传因素、种族、性活动、饮食习惯、激素等有关。黑种人发病率高于白种人，中国和日本最低；性活动较多者，患前列腺癌的风险增加。高脂肪饮食与发病也有一定关系。去势手术（切除睾丸）或服用雌激素可抑制肿瘤生长，说明雄激素和前列腺癌的发生相关。

2. 病理变化　肉眼观，约 70% 的肿瘤发生在前列腺外周区的腺体，质地硬韧，瘤体多呈结节状，境界不清。切面呈颗粒状，浅黄色，偶见出血坏死。

镜下观，95% 表现为腺癌，腺癌多数分化较好，腺体排列紊乱，大小形状不一，可见背靠背现象。腺体外层基底细胞层消失，由正常的两层上皮变为单层上皮，有时可呈乳头状。细胞核体积增大，呈空泡状，核仁显著，核分裂象少见，细胞异型性不明显。分化差的可呈筛状或实性、梁状结构，腺体较少或无明显腺体形成。5% 表现为鳞癌、移行上皮癌、脂肪肉瘤及恶性淋巴瘤（图 32-2、图 32-3）。

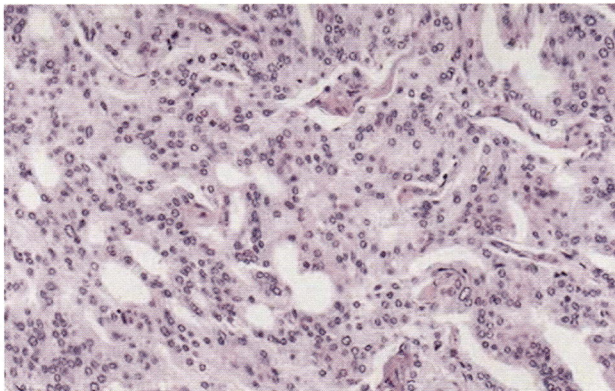

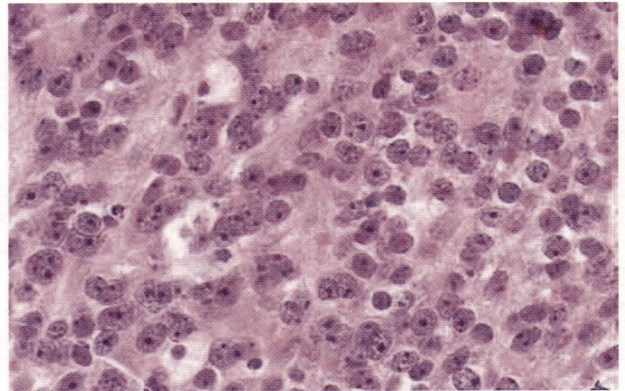

图 32-2　前列腺癌（高分化型：腺体密集，癌细胞体积较小，核深染，上皮细胞呈多层排列并较不规则，可见间质浸润）

图 32-3　前列腺癌（低分化型：癌细胞异型明显，并呈筛状结构）

3. 临床病理联系　前列腺癌多起源于前列腺的周边带，起病隐匿，生长缓慢，早期可无任何症状，筛查时发现血清前列腺特异性抗原（prostate specific antigen，PSA）升高和（或）直肠指检发现前列腺异常改变。晚期肿瘤局部进行性增大，压迫尿道前列腺部，可出现进行性排尿困难、尿频、尿急、尿痛、尿意不尽感等，严重时尿滴沥及发生尿潴留。经血行转移最常转移到骨，包括脊柱、髂骨、肋骨和肩胛骨，可引起转移部位骨痛。男性肿瘤骨转移应首先考虑前列腺癌的转移。淋巴结转移多发生在髂内、髂外、腹膜后、腹股沟、纵隔、锁骨上等部位。

直肠指诊、经直肠或会阴的细针穿刺活检，是诊断早期前列腺癌的最有效办法。骨骼 X 线和 CT 检查是诊断骨转移的有效方法。

4. 转移及扩散　前列腺癌的蔓延和转移与癌细胞的分化程度有一定关系。高分化腺癌蔓延和转移较晚，可长期局限于前列腺内，预后较好。分化较差的腺癌可直接侵犯周围器官，如膀胱底、精囊腺、尿道等，但很少直接侵入直肠，因癌组织不易穿透直肠膀胱筋膜。前列腺癌的淋巴结转移比较常见，最常侵犯的淋巴结有髂内、髂外、腹主动脉旁、腹股沟等淋巴结，也可侵入胸导管、锁骨下淋巴结等处。血行转移可转移至骨、肺、肝等处，特别是腰椎、骨盆及肋骨的转移较常见。

前列腺癌可分泌酸性磷酸酶，临床上常以此作为前列腺癌的一个检测指标。

四、阴茎癌

阴茎癌（penile cancer）与包茎、包皮过长以及吸烟有关。降低 HPV 的感染率，行包皮环切以保持生殖器的清洁，减少吸烟，均可有效防止阴茎癌的发生。

1. **病理变化**　肿瘤一般发生在龟头或包皮内接近冠状沟的区域。肉眼观，呈扁平状、菜花状或溃疡状。镜下观，为分化不一的鳞状细胞癌，一般分化较好，可见角化珠及细胞间桥。疣状癌大体和镜下均和尖锐湿疣相似，肿瘤呈乳头状生长，局部呈舌状向深部推进性浸润。

2. **临床病理联系**　阴茎癌常在包皮内生长，早期不易发现。进展缓慢，病变呈乳头状或扁平突起，溃疡周边隆起，分泌恶臭液体，并可穿破包皮露出癌肿。肿瘤早期即可发生双侧腹股沟淋巴结转移，血行及远处转移少见。

阴茎癌转移发生较早，且大多沿淋巴转移到腹股沟淋巴结，远处转移很少见。

阴茎鳞状细胞癌应与阴茎巨大尖锐湿疣鉴别。后者体积常较大，形成菜花状充满于包皮内，有时可穿出包皮或压迫阴茎头引起海绵体萎缩或破坏，可有继发感染，形成溃疡，而误认为阴茎鳞状细胞癌。但巨大尖锐湿疣的乳头隆起较大，棘细胞层明显增厚，角化不全显著，在上皮的中、表层可见空泡细胞，各层细胞的分化及极向保持良好，基底膜完整，其下间质内有较多淋巴细胞浸润等，可与阴茎癌鉴别。但阴茎巨大尖锐湿疣也有可能恶变为鳞状细胞癌。

第二节　女性生殖系统疾病

一、外阴疾病

1. **尖锐湿疣**（condyloma acuminatum）　主要是由人乳头状瘤病毒（human papilloma virus，HPV）6型及11型感染引起的良性疣状物。多数通过性接触传播，常有性伴侣同时患尖锐湿疣的病例。发病年龄高峰在20～30岁。少数病例也可通过其他方式交叉感染，偶见于接触感染的婴儿及青春期前儿童。多发部位为小阴唇、阴蒂、处女膜周围、尿道外口、阴道壁及宫颈等处，肛周及会阴部也可受累。潜伏期可长达数月。常有局部瘙痒。

肉眼观，典型病例呈多个小而尖的乳头，淡红色或灰色，较湿润。有些也可呈斑块状或互相融合成结节菜花状。镜下，上皮增生呈乳头状结构，典型者为细长的尖乳头，表面覆盖鳞状上皮，呈不全角化及轻度角化过度。棘细胞明显增生，伴上皮钉突增厚延长。在棘细胞层中，上部可见多少不等的空泡状细胞（koilocytotic cell），核大而且大小不一，染色质粗，深染，核周空晕，在空晕区内可见胞浆细丝（图32-4）。电镜下往往可检见核内病毒颗粒。目前，通过免疫组化法检测人乳头状瘤病毒核壳抗原及运用原位杂交技术检测HPV DNA，阳性结果有助于确诊。

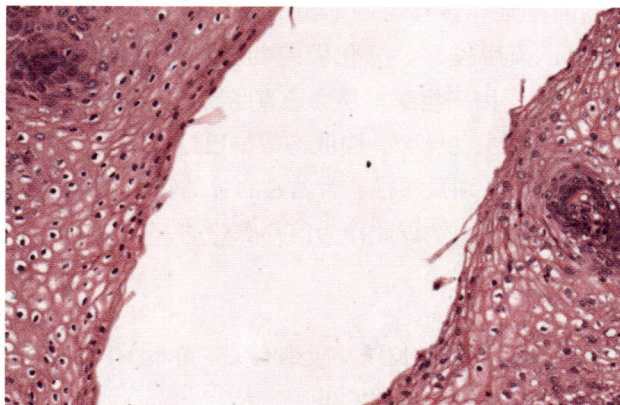

图32-4　尖锐湿疣（上皮增生呈细长尖乳头状，表皮不全角化，棘细胞增生，中表层有许多空泡状细胞）

本病临床经过一般慢而长，妊娠期病变发展迅速，分娩后可呈退行性变，也可重复感染及复发。治疗方法有药物、电灼、冷冻及激光疗法等。

2.外阴营养不良改变（vulvar dystrophy）　多不属癌前病变，病因未明，主要表现为外阴病损部呈白色，角化过度及色素脱失，伴有不同程度的瘙痒。组织改变可分为增生型、萎缩型及混合型三个基本类型。

（1）增生型营养不良（hyperplastic dystrophy）：多发生于 40 ~ 60 岁妇女，好发于阴蒂、小阴唇及阴唇沟等处。局部皮肤呈白色，少数呈粉红色，皮肤和黏膜均增厚，粗糙，弹性差，可有皲裂或溃疡形成。镜下，表皮增厚，常有角化过度，棘细胞增生，钉突延长，基底细胞层常见不等量黑色素脱失。真皮乳头水肿，有多少不等的慢性炎性细胞浸润。可伴有或不伴有不典型增生。本病属良性病变，不合并不典型增生者一般不会癌变，故不属癌前病变。用保守疗法和药物治疗可迅速收效。若伴有不典型增生，则有一定恶性潜能，应注意随访。

（2）硬化萎缩性苔藓（lichen sclerosus et atrophicus）：多见于绝经后妇女，好发于阴蒂、小阴唇、会阴和肛周。病变皮肤萎缩变薄、光亮、呈白色。镜下，角质层增厚，可见角栓形成。表皮变薄，上皮脚变短或消失，基底细胞空泡变性及液化，色素脱失。真皮浅层水肿，细胞成分减少，呈带状均质化为其特征，下方常有慢性炎性细胞浸润。硬化萎缩性苔藓一般不伴有不典型增生，多数不致发展为癌。

（3）混合型营养不良（mixed dystrophy）：外阴皮损区变白，增生与萎缩病变同时存在，可能伴有不典型增生，故应作多点活检才能确诊。

二、慢性子宫颈炎与附件炎

（一）慢性子宫颈炎

慢性子宫颈炎（chronic cervicitis）是病原微生物感染引起的子宫颈慢性炎症，是育龄期妇女最常见的妇科疾病。根据慢性子宫颈炎的临床病理特点，将其分为以下几种类型。①柱状上皮异位（columnar ectopy）：指子宫颈管黏膜柱状上皮下移，取代子宫颈阴道部损伤的鳞状上皮，由于覆盖的子宫颈管单层柱状上皮菲薄，其下间质突出呈红色，外观呈细颗粒状的红色区。由于肉眼观似糜烂，过去称"子宫颈糜烂"，实际上并非真性糜烂。若同时伴有异型增生，则有可能发展为鳞状细胞癌。②子宫颈息肉（cervical polyp）：由子宫颈黏膜上皮、腺体和间质结缔组织局限性增生而形成，常伴有充血、水肿及慢性炎细胞浸润。肉眼观察，它呈现出灰白色或粉红色，表面光滑，有蒂，直径从数毫米到数厘米不等。③子宫颈腺囊肿（Naboth cyst）：慢性子宫颈炎时，因长期慢性炎症刺激，可出现鳞状上皮化生。如增生的鳞状上皮覆盖和阻塞子宫颈管腺体的开口，使黏液潴留，腺体扩大呈囊状，称子宫颈腺囊肿，又称纳博特囊肿。

1.病因及发病机制　慢性子宫颈炎常由链球菌、肠球菌、葡萄球菌、沙眼衣原体、淋球菌、单纯疱疹病毒和人乳头状瘤病毒等引起。病原体感染与分娩、流产、性生活不洁、机械损伤以及长期慢性刺激有关。

2.病理变化　肉眼观，多为宫颈外口病变处黏膜呈鲜红色、肿胀和糜烂样，触之发硬。镜下观，子宫颈黏膜充血水肿，间质内有淋巴细胞、浆细胞及单核细胞等慢性炎细胞浸润。间质纤维组织增生，子宫颈柱状上皮和腺上皮常伴有不同程度的增生及鳞状上皮化生。

3.临床病理联系　主要表现为白带增多。由于病原菌种类及炎症程度的不同，白带的量、性质、气味及颜色也不同，如乳白色黏液状、淡黄色脓性等。有时有白带带血、腹坠、腰酸等症状。

（二）附件炎

女性内生殖器官中，输卵管和卵巢称为附件。附件炎是指输卵管和卵巢的炎症。但输卵管炎和卵巢炎常合并有宫旁结缔组织炎、盆腔腹膜炎，因此，盆腔腹膜炎、宫旁结缔组织炎也被划入附件炎范畴。

1.病理变化　附件炎常有以下几种类型。

（1）输卵管卵巢炎：输卵管炎是附件炎中最常见的一种类型，多为双侧性。炎症累及邻近的卵巢时，则称输卵管卵巢炎或附件炎。

上行感染累及输卵管内膜，引起炎症、黏膜水肿，有脓性渗出液。初期炎症局限于输卵管内膜，很快累及输卵管肌层，最后累及浆膜层，有纤维蛋白渗出，形成输卵管周围炎，导致输卵管充血、红肿、卷曲、伞端闭锁，输卵管内有脓液潴留。

（2）宫旁结缔组织炎：炎症沿宫旁淋巴管扩散，首先在宫旁组织及子宫阔韧带蜂窝组织发生炎症。

（3）输卵管卵巢脓肿：输卵管脓肿与卵巢脓肿贯通而形成输卵管卵巢脓肿，为盆腔脓肿中最常见的一种。

（4）输卵管积脓：两侧输卵管炎致使伞端闭锁，大量脓液潴留于输卵管内而形成输卵管积脓。因壶腹部肌层薄弱、易扩张，而峡部肌层较厚、较难扩大，形成的脓肿似烧瓶状，膨大处可达 12 ~ 15 cm。脓肿常与周围脏器粘连。输卵管间质部炎症可使输卵管壁明显增厚，输卵管变粗。

（5）盆腔积脓：附件炎急性期严重者，产生脓液常积存于子宫直肠窝而形成盆腔积脓。

2. 临床病理联系　附件炎分为急性和慢性两种。

（1）急性附件炎：症状明显，以急性下腹部疼痛为主，伴有发热、寒战，妇科检查时附件区有明显压痛和反跳痛，白细胞明显升高。急性附件炎如果治疗不及时或不彻底，可转为慢性附件炎。

（2）慢性附件炎：炎症反复发作，使盆腔充血，结缔组织纤维化，盆腔器官相互粘连。出现下腹部坠胀、疼痛及腰骶酸痛等症状，伴有白带增多、腰痛、月经失调等，在经期或劳累后加重。妇科检查时双侧或单侧附件区压痛，或出现压痛性的包块，白细胞数目常升高。输卵管的慢性炎症可导致输卵管纤维化、增粗甚至阻塞不通，与周围组织粘连。如输卵管两端闭塞，可形成输卵管积水，积水穿入到粘连于一起的卵巢中，就会形成输卵管卵巢囊肿，造成不孕或宫外孕。

三、输卵管妊娠

受精卵在子宫内膜以外的部位植入和发育生长，称异位妊娠（ectopic pregnancy），可发生于输卵管、卵巢、子宫颈、腹腔等处，最常见的是输卵管妊娠（tubal pregnancy）。导致输卵管妊娠的原因有 3 方面：①输卵管本身的疾病，如慢性输卵管炎，使受精卵在输卵管内受阻，延缓了进入子宫的时间而导致受精卵在输卵管内着床。②输卵管由于子宫内膜异位或蜕膜反应，增强了接受受精卵的能力，使受精卵在输卵管内着床。③受精卵本身的因素，如受精卵在经过输卵管的过程中还不成熟或过熟。

输卵管妊娠约 80% 发生于壶腹部，其他如峡部、漏斗部及间质部都比较少见。妊娠处输卵管肿大，壁增厚，腔内含胚胎组织（图 32-5）。使输卵管壁薄，内膜的蜕膜反应弱，不适合受精卵生长发育，故一般在妊娠早期即发生流产，导致输卵管破裂出血，引起腹腔内出血，胚胎可随血液进入腹腔而死亡。极少数情况下，由于胎盘剥离不多，胚胎仍可在腹腔内继续存活，形成继发性腹腔妊娠。镜下，可见妊娠部位的输卵管黏膜固有膜呈蜕膜变化，并可见滋养层细胞及胎盘绒毛。如胚胎在妊娠较晚期死亡，胚胎可发生木乃伊化或钙化形成石胎（lithopedion）。

四、子宫内膜增生与子宫内膜异位症

（一）子宫内膜增生

子宫内膜增生（endometrial hyperplasia）是内源性或外源性雌激素增高引起的子宫内膜腺体或间质增生，临床主要表现为功能性子宫出血或绝经后流血，表现为月经量过多、经期延长，育龄期妇女和更年期妇女均可发病。其发生与卵巢雌激素分泌过多、孕酮缺乏有关。子宫内膜增生、非典型增生和子宫内膜腺癌，在形态学和生物学上是连续的演变过程，病因和发病机制也极为相似。

病理变化：肉眼观，增生的子宫内膜呈弥漫性或局灶性增厚，由于细胞形态和腺体结构增生和分化

程度的不同，分型如下。

（1）单纯性增生（simple hyperplasia）：以往称腺囊性增生，腺体数量增加，腺体与间质的比例大于1∶1，但小于1∶3。细胞形态和排列与增生期子宫内膜相似（图32-6）。部分腺体扩张成小囊。腺体被覆上皮一般为单层或假复层，细胞呈柱状，无异型性。约1%的单纯性子宫内膜增生可进展为子宫内膜样腺癌。

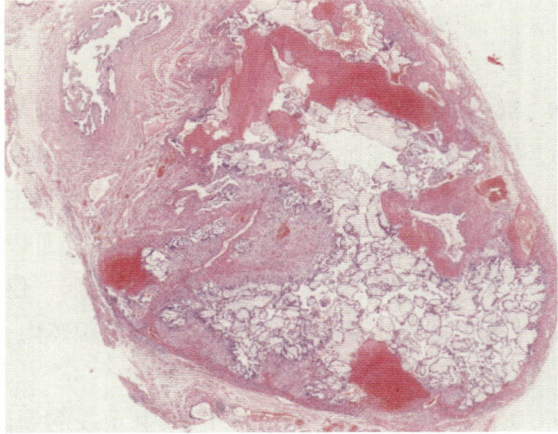

图32-5　输卵管妊娠（输卵管极度膨大，内含血块、胎盘组织和一小胎儿）

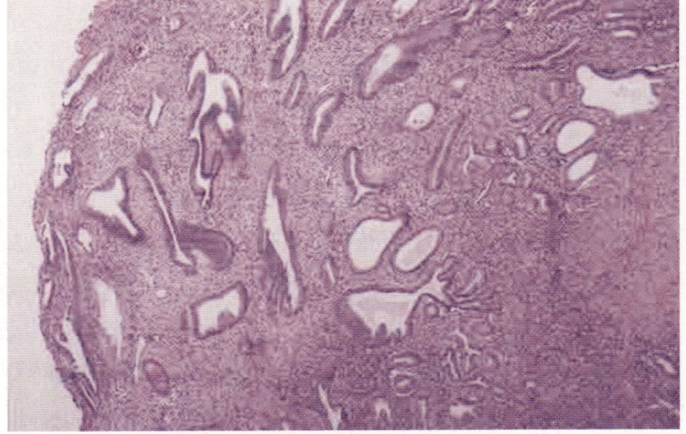

图32-6　子宫内膜增生（腺体明显增多、大小不一、分布不均，腺上皮多层，间质增生，排列紧密）

（2）复杂性增生（complex hyperplasia）：以往称腺瘤性增生，腺体明显增生，相互拥挤，出现"背靠背"现象。腺体结构复杂且不规则，由于腺上皮细胞增生，可向腺腔内呈乳头状或向间质内呈出芽样生长，细胞无异型性，内膜间质明显减少。约3%可发展为腺癌。

（3）非典型增生（atypical hyperplasia）：为癌前病变，表现为复杂性增生伴有上皮细胞异型性，细胞极性紊乱，体积增大，核浆比例增大，核深染，核仁明显，可见多少不等的核分裂象。重度非典型增生有时与宫内膜腺癌较难鉴别，若病变范围超过2mm或有间质浸润，则为宫内膜腺癌，往往需经子宫切除后全面检查才能确诊。约1/3的患者可发展为腺癌。

（二）子宫内膜异位症

子宫内膜异位症（endometriosis）是指子宫内膜腺体和间质出现于子宫内膜以外的部位，80%发生于卵巢，其余依次发生于以下组织或器官：子宫阔韧带、直肠阴道陷凹、盆腔腹膜、腹部手术瘢痕、脐部、阴道、外阴和阑尾等。子宫内膜异位症是一种常见的妇科疾病，多发生于育龄妇女，30～40岁多见，近年来发病率有明显增高的趋势。

1.病因及发病机制　病因未明，有以下几种学说：子宫内膜种植学说，即月经期子宫内膜经输卵管反流至腹腔器官，或子宫内膜因手术而种植在手术切口；淋巴及静脉播散学说；体腔上皮化生学说等。

2.病理变化　异位的子宫内膜受卵巢分泌的激素影响而出现周期性、反复性出血。肉眼观，紫红色，结节状，质软。因出血后机化，可与周围器官发生纤维性粘连。如发生在卵巢，反复出血可导致卵巢体积增大，形成囊腔，内含黏稠的咖啡色液体，称巧克力囊肿。镜下观，可见与正常子宫内膜相似的子宫内膜腺体、间质及红细胞、含铁血黄素，病程较长可见增生的纤维组织及含铁血黄素细胞，如子宫内膜腺体及间质异位于子宫肌层中（至少距子宫内膜基底层2～3mm），称子宫腺肌病（adenomyosis）。

3.临床病理联系　因子宫内膜异位的部位不同而出现不同的临床表现。主要表现为周期性发作的痛经、月经紊乱、不孕及性交痛等。

五、宫颈上皮内瘤变和宫颈癌

宫颈癌是女性常见的恶性肿瘤之一，多发生于30～60岁。由于子宫颈脱落细胞学检查的推广和普及，许多癌前病变和早期癌得到早期防治，宫颈癌的发生率较过去明显减少，5 年生存率和治愈率显著提高，但目前仍是女性肿瘤死亡的主要原因之一。

一般认为，宫颈癌的发生与早婚、早育、多产、性生活混乱、宫颈撕裂伤、局部卫生不良和包皮垢刺激等有关。流行病学资料显示，性生活过早和性生活混乱是宫颈癌发病的主要原因，经性传播的 HPV（尤其是 HPV16、18、31、33、58 型等高危型）感染可能是宫颈癌的主要致病因素之一。吸烟和免疫缺陷可增加致癌风险。

（一）宫颈上皮内瘤变

宫颈上皮内瘤变（cervical intraepithelial neoplasia，CIN）属癌前病变，是指子宫颈上皮被不同程度异型的细胞所取代，从上皮异型增生到原位癌的一系列连续过程。表现为细胞大小不一，形态各异，核大深染，核浆比例增大，核分裂象增多，细胞极性紊乱。病变由基底层逐渐向表层发展。依据病变程度的不同，分为三级：Ⅰ级指异型细胞局限于上皮的下 1/3；Ⅱ级指异型细胞超过上皮的下 1/3 至 2/3；Ⅲ级指异型细胞超过上皮全层的 2/3 和原位癌。子宫颈原位癌指异型增生的细胞累及子宫颈鳞状上皮全层，仅局限于上皮层内，未突破基底膜。原位癌的癌细胞可由表面沿基底膜通过宫颈腺口蔓延至子宫颈腺体内，取代部分或全部腺上皮，但仍未突破腺体的基底膜，称原位癌累及腺体，仍属于原位癌的范畴。

CIN Ⅰ 至 CIN Ⅱ 呈逐渐演化的连续过程，但 CIN Ⅰ 和 CIN Ⅱ 并不一定都发展为 CIN Ⅲ 甚至浸润癌，如治疗恰当，大多数 CIN Ⅰ 可逆转甚至治愈。发展为 CIN Ⅱ 和浸润癌的概率和所需时间与上皮内瘤变的程度有关，病变级别越高，其转化概率越高，所需时间越短。大约一半的 CIN Ⅰ 可自行消退，约 10% 的 CIN Ⅰ 可经 10 年以上由 CIN Ⅱ 发展到 CIN Ⅲ，仅有不到 2% 的 CIN Ⅰ 最终发展为浸润癌。而 CIN Ⅲ 在 10 年内发展为浸润癌的概率可高达 20%。CIN Ⅰ 可见低危型 HPV 感染；而 CIN Ⅱ、CIN Ⅲ 多数上皮基因内可见高危型 HPV 基因的整合。因此，为避免临床诊断的差异，新近的 WHO 分类将 CIN Ⅰ 归入低级别鳞状上皮内病变（low-grade squamous intraepithelial lesion，LSIL），将 CIN Ⅱ 和 CIN Ⅲ 归入高级别鳞状上皮内病变（high-grade squamous intraepithelial lesion，HSIL）。当原位癌累及腺体时，称高级别鳞状上皮内病变累及腺体。免疫组化 p16 和 Ki-67 染色有助于 LSIL 和 HSIL 的鉴别，HSIL 时，p16 和 Ki-67 免疫组化染色呈弥漫性强阳性（图 32-7）。

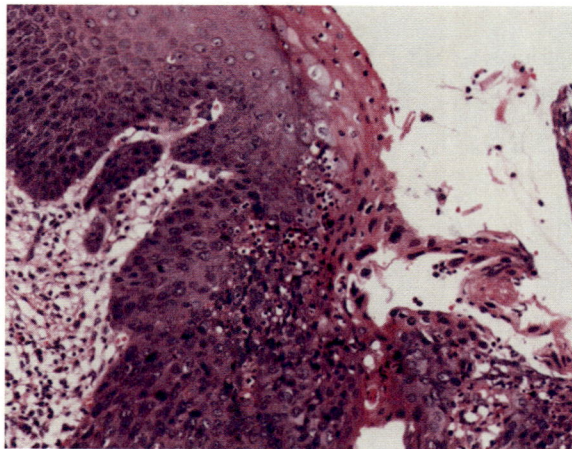

图 32-7　子宫颈原位癌（癌变限于上皮层内，细胞核肥大、深染，大小不一，形态不规则，核仁明显，核分裂象易见，且见巨细胞，这种细胞间变累及上皮全层，但基底膜完整，癌细胞未浸润到基底膜下间质）

宫颈上皮内瘤变在临床上多无自觉症状，肉眼观察无特殊形态改变，子宫颈鳞状上皮和柱状上皮交界处为高危部位。阴道涂片巴氏染色可发现早期病变。临床上的简易检查方法如 Schiller 试验（用碘涂子宫颈，变色者为正常，不变色提示有病变）和醋酸试验（子宫颈病变处变为白色斑块状）可用于查找病灶。阴道镜检查发现血管吻合或不规则分布出现"红白夹花"图像时，提示有病变。如要确诊，需进行脱落细胞学检查或组织病理学检查。宫颈脱落细胞学检查已成为普查宫颈癌的有效方法。

（二）宫颈癌

1. 病理变化　　肉眼观，可有四种不同类型。①糜烂型：环绕宫颈外口表面有粗糙的颗粒状糜烂区，或有不规则的溃疡面、潮红、质脆，直径多在 1 cm 以下，触之易出血，在组织学上多属早期浸润癌，对放射线尚敏感。②外生菜花型：癌组织向宫颈表面生长，形成乳头状或菜花状突起，表面常有坏死和浅表溃疡形成，质脆、易出血，对放射线敏感。③内生浸润型：癌组织向宫颈深部组织浸润生长，使宫颈前后唇增厚变硬，但表面仍光滑或仅有浅表溃疡，对放射线敏感性差，临床检查易漏诊。④溃疡型：癌组织向深部浸润，表面同时坏死脱落，形成溃疡，似火山口状，常可见坏死组织，易合并感染。

镜下观，组织学上可分为两类。①鳞状细胞癌：约 80% 的宫颈癌属于此型，常发生于宫颈鳞状上皮和柱状上皮的交界区。依据其进程，分为早期浸润癌和浸润癌。早期浸润癌或微小浸润癌指癌细胞突破基底膜，似泪滴状侵入基底膜附近的间质中，形成一些不规则的癌巢或条索，但浸润的深度不超过 5 mm。多数患者无明显症状，经阴道涂片检查中发现异型细胞而被发现。早期浸润癌一般肉眼不能判断，只有在显微镜下才能确诊。浸润癌是指癌细胞穿透上皮基底膜，向间质内浸润性生长，浸润深度超过 5 mm，往往有明显的临床症状。按癌细胞分化程度，分为角化型鳞癌和非角化型鳞癌。②腺癌：约占 15%，此种类型的癌多发于子宫颈管部，大多数为高分化或中分化腺癌，高分化的黏液腺癌易漏诊。（图 32-8）

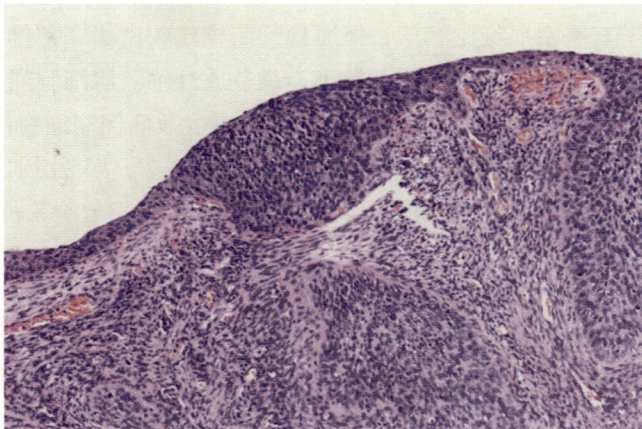

图 32-8　宫颈癌（细胞异型性明显，呈浸润性生长）

2. 扩散　　①直接蔓延：癌组织向上蔓延可破坏整段子宫颈，但很少侵犯宫体；向下可累及阴道穹窿及阴道壁；向两侧可侵及宫旁及盆壁组织。晚期可向前侵犯膀胱，向后侵犯直肠。②淋巴转移：是宫颈癌最重要和最常见的转移途径。癌组织首先转移到子宫旁淋巴结，然后闭孔、髂内、髂外、髂总、腹股沟及骶前淋巴结，晚期可转移至锁骨上淋巴结。③血行转移：较少见，晚期可经血行转移至肺、骨和肝。

3. 临床病理联系　　早期常无明显症状，随着病变发展，可出现一系列临床表现。

（1）阴道分泌物增多：癌组织刺激宫颈腺体致分泌亢进，产生黏液样白带，癌组织继发感染，白带可有特殊腥臭味。

（2）阴道不规则流血：早期主要为接触性出血，晚期由于癌组织侵蚀大血管，可引起阴道大出血。

（3）疼痛：癌组织浸润或压迫神经，可引起下腹部及腰骶部疼痛。

（4）其他症状：晚期癌组织侵犯膀胱，可引起尿频、尿痛，严重时可发生膀胱阴道瘘。若肿瘤侵犯或压迫输尿管，可引起肾盂积水和肾功能衰竭。肾功能衰竭是宫颈癌患者死亡的常见原因。若病变累及直肠，患者可出现里急后重、排便困难，甚至形成直肠阴道瘘。

六、子宫肿瘤

（一）子宫平滑肌瘤

子宫平滑肌瘤（leiomyoma of the uterus）是女性生殖器官中最常见的一种良性肿瘤，多见于 30～50 岁妇女，20 岁以下罕见，绝经后肌瘤可逐渐萎缩。其发生可能与过度的雌激素刺激有关。临床上多数患者可无症状，若出现症状，则表现为月经过多及局部肿块等。

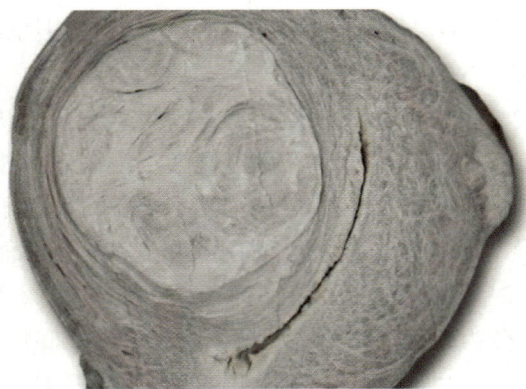

图 32-9　子宫平滑肌瘤（多个肌瘤结节，位于肌壁内、黏膜下及浆膜下，境界分明，宫腔受挤压呈裂隙状）

病理变化：肉眼观，肌瘤可以生长在子宫任何部位，常位于子宫壁内（肌层内肌瘤）、浆膜下（浆膜下肌瘤）或黏膜下（黏膜下肌瘤）。可单发或多发，常为多个，其数目多少不等，常见为数个乃至十数个或数十个，称多发性平滑肌瘤。肌瘤的大小可极为悬殊，小的在显微镜下才可检见，大的如成人拳头大小或更大，甚至可充满整个腹腔。肌瘤多呈球形或融合成不规则形，质较硬，界限明显，但无明显包膜（图 32-9）。切面上，瘤组织常呈灰白色，编织状或旋涡状，当肌瘤生长较快或供血不足时，可发生各种继发性改变，如玻璃样变、黏液变、囊性变、水肿及出血、坏死等。

镜下，瘤细胞与正常子宫平滑肌细胞相似，但肌瘤细胞核比较密集，常排列成纵横交错的不规则束状或成编织状。核大多呈长杆状、两端钝圆或圆锥形，染色质纤细。肌细胞间有不等量的结缔组织。每 10 个高倍（400 倍）视野核分裂象少于 5 个者一般为良性。有少数病例瘤细胞核增多、致密，核大活跃，染色质粗，无核分裂象，称细胞性平滑肌瘤（cellular leiomyoma）。子宫平滑肌瘤的恶变率很低，据报道为 0.2%～0.5%，多见于年龄较大、肌瘤生长较快与较大的患者。如果核分裂象每个高倍视野达 10 个以上，或有肌层及血管浸润者，可诊断平滑肌肉瘤。

（二）子宫体癌

子宫体癌又称为子宫内膜样腺癌（endometrioid adenocarcinoma），是发生于子宫内膜上皮细胞的恶性肿瘤。好发于围绝经期和绝经后女性，55～65 岁为发病高峰，40 岁前少见。

子宫内膜样腺癌的原因迄今尚不明确，根据发病机制和生物学行为特点可分为雌激素依赖型（Ⅰ型）和非雌激素依赖型（Ⅱ型）。Ⅰ型主要与子宫内膜增生和雌激素持续长期作用有关，更年期激素替代疗法、肥胖、糖尿病、不孕和吸烟都是高危因素。Ⅱ型主要发生在非活动性或萎缩的子宫内膜，可能与体内雌激素的高水平无关。

1. 病理变化　肉眼观，根据范围可将其分为局限型和弥漫型。①局限型：多位于子宫底或子宫角，呈乳头状或菜花状向腔内突出，常见出血、坏死或溃疡形成。若癌组织小而浅，可在诊断性刮宫时全部刮出，切除的子宫内找不到癌组织。②弥漫型：子宫内膜弥漫性增厚，色灰白，质脆，易有出血、坏死和溃疡形成，可浸润至肌层。

组织学类型表现为腺癌，分为三级：Ⅰ级分化良好，腺体结构清晰可见；Ⅱ级分化中等，腺体组织结构较好，可有实性片状癌巢；Ⅲ级分化差，基本无腺体结构，癌巢呈实性片状，细胞异型性大。

2. 扩散　以直接蔓延为主，晚期发生淋巴转移，血行转移少见。①直接蔓延：向上可蔓延至子宫角、输卵管和卵巢，向下至宫颈和阴道，向外可浸润肌层达浆膜层，可累及腹膜和大网膜。②淋巴转移：可转移到腹主动脉旁淋巴结及盆腔淋巴结。③血行转移：晚期可经血行转移至肺、肝和骨等处。

3. 临床病理联系　患者可出现阴道不规则流血，部分患者可出现淡红色阴道分泌物。癌组织坏死脱落可排出脓性、臭味物质。晚期，癌组织侵犯盆腔神经，可引起腰骶部及下腹部疼痛，可放射至腿部。

刮宫活检有利于早期发现肿瘤。

（三）滋养层细胞肿瘤

滋养层细胞肿瘤包括葡萄胎、侵蚀性葡萄胎、绒毛膜癌和胎盘部位滋养细胞肿瘤，其共同特征为滋养层细胞异常增生。患者血清和尿液中人绒毛膜促性腺激素（hCG）含量高于正常妊娠。检测患者 hCG 的水平，可以作为这组病变的临床辅助诊断及治疗效果的随访观察。

1. 葡萄胎（hydatidiform mole） 又称为水泡状胎块，是胎盘绒毛的一种良性病变，多发生于 20 岁以下和 40 岁以上女性，可能与卵巢功能不足或衰退有关。其发病率有明显的地区差异，东南亚国家的发病率约是欧美国家的 10 倍；在我国，23 个省、市和自治区的调查统计显示，葡萄胎的发病率为 1/150 次妊娠。葡萄胎分为完全性葡萄胎和部分性葡萄胎。

（1）病因及发病机制：病因未明。完全性葡萄胎可能与营养状况、社会经济及年龄等因素有关。完全性葡萄胎的遗传学特点为染色体基因组是父系来源。染色体核型为二倍体。其中，90% 核型为 46,XX，即精子在空卵中自我复制成纯合子，称空卵受精；10% 核型为 46,XY，是两个精子（23,X 及 23,Y）在空卵内结合，称双精子受精。部分性葡萄胎的遗传学特点为核型常是三倍体，表现为 69,XXX 或 69,XXY，为一个正常卵子与没有发生减数分裂的精子受精或与两个精子结合所致。

（2）病理变化：完全性葡萄胎所有绒毛均呈葡萄状，无胎儿；部分性葡萄胎仅累及胎盘一部分，可有部分正常绒毛，可伴有胎儿或其附属器官。

肉眼观，胎盘绒毛高度水肿，形成透明或半透明的薄壁水泡，内含清亮液体，有蒂相连，形似葡萄。病变局限于宫腔内，不侵入肌层（图 32-10）。

镜下观，主要有 3 个特点：绒毛间质高度水肿；间质内血管消失，或见少量无功能的毛细血管，内无红细胞；滋养层细胞有不同程度增生（图 32-11）。增生的细胞包括合体滋养层细胞（syncytiotrophoblast）和细胞滋养层细胞（cytotrophoblast），并有轻度异型性。滋养层细胞增生是葡萄胎最重要的特征。细胞滋养层细胞位于正常绒毛内层，胞质淡染，立方形或多边形，细胞间界限清楚。合体滋养层细胞位于正常绒毛外层，细胞体积大，不规则，胞质深红色，核深染，多个。正常绒毛在妊娠 3 个月后，仅剩合体滋养层细胞，而葡萄胎中这两种细胞持续存在，并增生活跃，失去正常排列，呈多层或成片聚集。

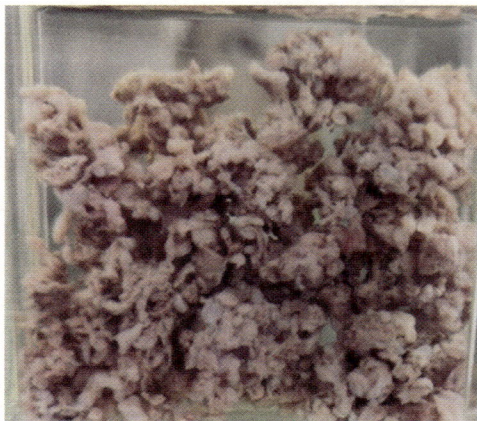

图 32-10 葡萄胎（子宫体积增大，子宫腔中充满肿胀成葡萄状的绒毛）　图 32-11 葡萄胎（绒毛肿大，间质水肿，血管消失，滋养层上皮增生）

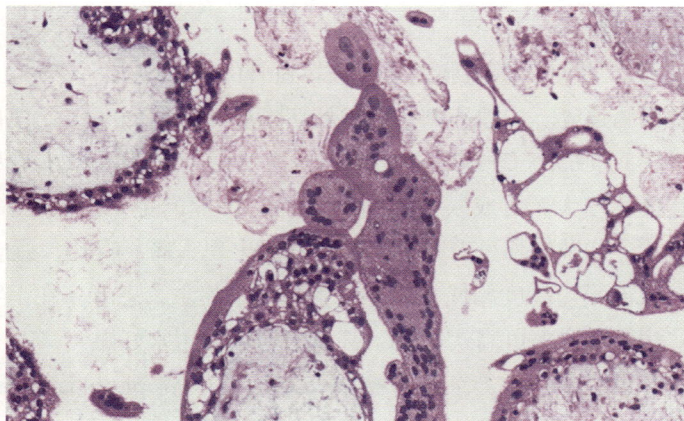

（3）临床病理联系：①停经史：停经 2～3 个月后可出现阴道反复不规则流血，可有水泡状物排出。流血主要由滋养层细胞侵蚀血管引起。②子宫体积异常增大：超过正常妊娠月份，主要由绒毛高度水肿引起。③无胎心胎动：妊娠 5 个月后仍听不到胎心，感觉不到胎动。④妊娠试验强阳性：由于滋养层细胞异常增生，患者血和尿液中 hCG 明显升高，检测 hCG 可协助诊断。

葡萄胎一经确诊，应立即彻底清宫。80%～90% 清宫后可痊愈，10%～15% 可发展为侵蚀性葡萄胎，大约有 2% 可恶变为绒毛膜癌。葡萄胎清宫后应密切随访，定期检测血清 hCG 水平。

2. 侵蚀性葡萄胎（invasive mole） 为介于葡萄胎和绒毛膜癌之间的交界性肿瘤。侵蚀性葡萄胎和葡萄胎的主要区别是前者水泡状绒毛侵入子宫肌层，引起子宫肌层坏死、出血。

（1）病理变化：肉眼观，子宫表面有紫蓝色出血结节。可累及子宫阔韧带，或经血行转移至肺、脑等处。镜下观，子宫肌层可见完整的绒毛，滋养层细胞增生程度和异型性比良性葡萄胎显著，常见出血、坏死。

（2）临床表现：葡萄胎清宫后，血或尿 hCG 持续阳性，阴道出现不规则流血。绒毛侵犯肌层大血管可引起大出血。原发灶切除后，转移灶可自行消退。大多数侵蚀性葡萄胎对化疗敏感，预后良好。

3. 绒毛膜癌（choriocarcinoma） 简称为绒癌，是起源于滋养层细胞的高度恶性肿瘤。绝大多数和妊娠有关，50% 继发于葡萄胎，25% 继发于自然流产，20% 发生于正常分娩后，5% 发生于早产和异位妊娠等。多发生于 20 岁以下和 40 岁以上女性。

（1）病理变化：肉眼观，癌结节单发或多发，侵入肌层，大者可突入腔内，可穿透宫壁达浆膜外。出血坏死，可出现暗红或紫蓝色结节（图 32-12）。镜下观，癌组织由细胞滋养层细胞和合体滋养层细胞两种瘤细胞组成，细胞异型性显著，易见核分裂象，癌组织无间质、无血管，侵犯正常血管获取营养。癌组织和周围正常组织有明显出血、坏死。癌细胞不形成绒毛状水泡状结构，这是与侵蚀性葡萄胎的区别。

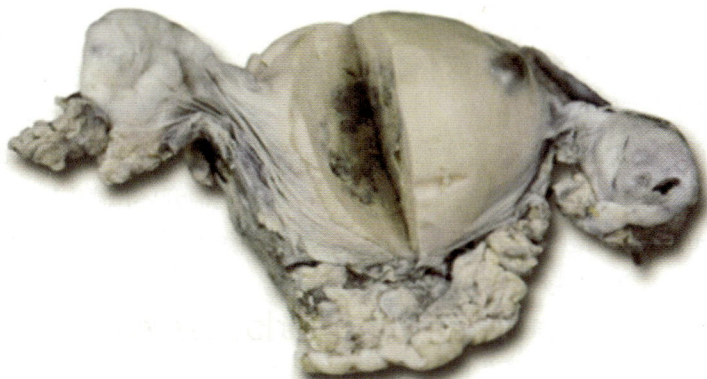

图 32-12　子宫绒毛膜上皮癌［原发癌位于子宫底部，呈暗红色（图中为黑色）血肿样结节，并转移到阴道壁］

（2）扩散：绒毛膜癌侵袭破坏血管的能力很强，易发生血行转移，最常转移到肺，其次为阴道、脑、肝和胃肠道等。少数病例在原发灶切除后，转移灶可自行消退。

（3）临床病理联系：主要表现为葡萄胎流产后和妊娠数月甚至数年后，阴道出现持续不规则流血，子宫体积增大，血或尿 hCG 持续阳性。绒癌的主要特点是容易发生血行转移，转移到不同部位可出现相应症状。如肺转移可有咯血，脑转移可出现头痛、呕吐、瘫痪甚至昏迷，肾转移可出现血尿等。

绒毛膜癌高度恶性，以往以手术治疗为主，患者多在 1 年内死亡。应用化疗后，大多数患者可治愈，转移病例治愈率可高达 70%，甚至治愈后可正常妊娠。

4. 胎盘部位滋养细胞肿瘤（placental site trophoblastic tumor） 起源于胎盘绒毛外中间型滋养细胞，罕见。核型多为双倍体，在妊娠几个月时发生。

（1）病理变化：肉眼观，子宫多增大，肿瘤可呈结节状（直径 1 ~ 10 cm）、息肉状（直径 1.0 ~ 1.5 cm）突入宫腔，或宫壁内界限清楚，或弥漫浸润宫壁使宫壁增厚。切面呈紫红色或棕褐色，质软，颗粒状，可伴微小出血灶。有时可浸润穿过肌层到浆膜或蔓延到子宫阔韧带、子宫附件。镜下观，由中间型滋养细胞组成，多呈圆形、多边形，少数为梭形，胞质丰富，嗜碱或透亮，细胞核多为单个圆形，核膜、核仁清楚，肿瘤细胞排列呈片块、条索状将平滑肌分隔开，而不造成广泛的肌组织损伤；侵犯血管，由瘤细胞和（或）纤维组织代替血管内皮细胞，保持其形态的相对完整性，血管内瘤栓不常见。

转移灶的病理学改变大多和原发灶相同。转移灶可见于肺、肝、脑、阴道、腹腔、肾、胃、脾、淋巴结。与绒毛膜上皮癌不同的是，胎盘部位滋养细胞肿瘤由单一增生的胎盘中间型滋养细胞组成，而绒毛膜癌由两种细胞构成。免疫组织化学染色，大多数中间型滋养细胞为人胎盘催乳素（human placental lactogen，HPL）阳性；而仅少部分细胞 hCG 阳性。少数情况下，肿瘤细胞可出现异型，细胞丰富密集，核分裂象多见，并伴有较广泛的坏死，呈恶性组织学表现。

（2）临床病理联系：胎盘部位滋养细胞肿瘤虽然在局部呈现浸润性生长，但一般较局限，临床表现多为良性，10% 的病例可发生转移，偶见患者死亡。若 hCG 持续阳性，则预后和绒毛膜上皮癌相似。

七、卵巢上皮性肿瘤

卵巢上皮性肿瘤指来源于卵巢表面的生发上皮的肿瘤，是卵巢肿瘤中最常见的肿瘤，占原发性卵巢肿瘤的 50% ~ 70%。卵巢上皮性肿瘤的生发上皮由胚胎发育时的原始体腔上皮衍生而来，具有分化为各种内生殖器上皮的潜能。这种上皮性肿瘤如果向输卵管上皮分化，就形成浆液性肿瘤；如果向宫颈黏膜分化，就形成黏液性肿瘤；如果向子宫内膜分化，就形成子宫内膜样肿瘤。各种上皮性肿瘤根据良性、恶性，又分为良性、恶性和交界性肿瘤。交界性肿瘤是指形态和生物学行为介于良性和恶性之间，具有恶变可能的肿瘤。

（一）浆液性肿瘤

1. 卵巢浆液性囊腺瘤（ovarian serous cystadenoma）　是卵巢最常见的肿瘤。约占浆液性肿瘤的 60%，多发生于 30 ~ 40 岁妇女，以单侧居多，也可双侧发生（约占 20%）。

病理变化：肉眼观，多为圆形或卵圆形囊肿，囊内充满稀薄、清亮的浆液，体积大小不一，小者直径仅数厘米，大者可达小儿头大或更大，表面光滑，多为单房性，少数可为多房性。囊内壁光滑，为单纯性浆液性囊腺瘤；部分伴有乳头状突起，称乳头状浆液性囊腺瘤（图 32-13）。镜下观，囊壁和乳头间质均有含血管的纤维结缔组织构成，被覆上皮呈单层低立方状、柱状、纤毛柱状或钉状，核多位于中央，染色质纤细，核仁缺如或不明显，无病理性核分裂象，有时在囊壁和乳头间质内可见圆形钙化小体（砂粒体）。

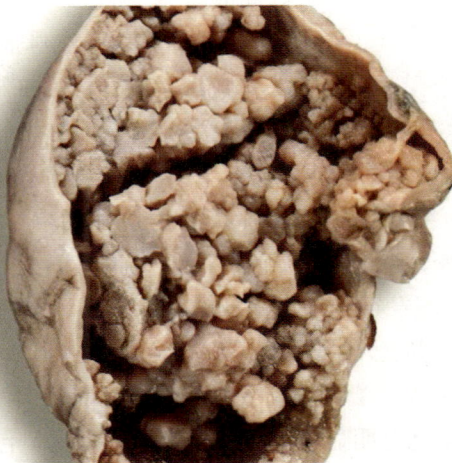

图 32-13　卵巢乳头状浆液性囊腺瘤［肿瘤为单房性，囊壁内面及外表面（右侧）有乳头状肿块形成，被覆囊壁的瘤细胞呈立方形，且呈乳头状生长，突向囊腔］

2. 交界性浆液性囊腺瘤（serous borderline cystadenoma）　约占浆液性肿瘤的 10%，其形态结构介于良性、恶性浆液性囊腺瘤之间，属低度恶性，预后比浸润癌为好。

病理变化：肉眼观，与良性乳头状浆液性囊腺瘤相似，但乳头状突起较多，常布满整个囊内表面。镜下观，主要表现为乳头上皮呈 2 ~ 3 层，乳头分支较稠密或有微乳头状突起，核异型和核分裂象易见（每高倍视野不超过 2 个），无间质浸润。

3. 浆液性囊腺癌（serous cystadenocarcinoma） 约占浆液性肿瘤的 30%，为卵巢恶性肿瘤中最常见的类型，约半数为双侧性。患者以 40～60 岁妇女为最多。浆液性囊腺癌分为高级别和低级别两种类型。囊腺癌的发生与 BRCA1 和 BRCA2 突变有关，具有二者突变的 70 岁以上的患者常为高级别浆液性囊腺癌，同时伴有 Tp53 突变。

病理变化：肉眼观，多数为多囊性，伴有实性区域，部分或大部囊内或囊外有乳头状突起，囊内多含混浊液体，乳头状物多为实性菜花状，常侵犯包膜并有出血坏死。镜下观，乳头分支多或呈实心团块，上皮细胞增生多呈 3 层以上，细胞有明显异型性，核分裂象常见，包膜和间质均有浸润是主要特征，砂粒体较多见。

扩散：可向腹腔种植，引起腹腔、盆腔腹水和粘连。淋巴转移可累及腹股沟淋巴结、纵隔淋巴结和锁骨上淋巴结。晚期经血行转移至肝、肺、骨等处。

（二）黏液性肿瘤

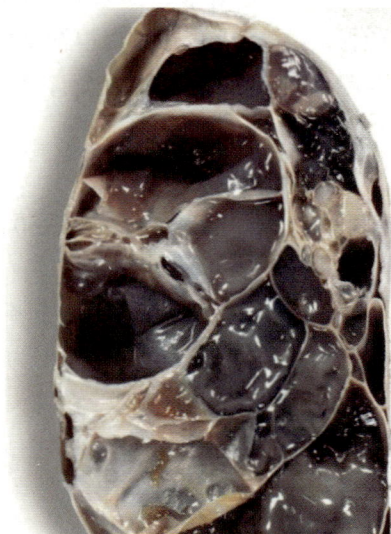

图 32-14　卵巢黏液性囊腺瘤（瘤组织腺体扩大成囊，被覆囊壁的瘤细胞呈高柱状，核位于基底部，胞浆含大量黏液，图中呈浅色透亮状）

1. 黏液性囊腺瘤（mucinous cystadenoma） 较浆液性肿瘤少见，约占黏液性肿瘤的 80%。主要来源于卵巢表面上皮，向宫颈内膜上皮分化；另一来源是良性囊性畸胎瘤的单胚叶生长，其上皮和肠上皮相似，并可见杯状细胞。多发生于 30～50 岁妇女，多数为单侧，少数为双侧（图 32-14）。

病理变化：肉眼观，囊性肿块大小不一，一般直径 15～30 cm，甚至达 50 cm 以上，小者直径仅 1 cm。圆或卵圆形，表面光滑，常为多房性，内含浓稠黏液。囊内壁光滑，很少有乳头。镜下观，上皮为单层高柱状黏液上皮，胞质含清亮黏液，核位于基底部，大小形状比较一致，染色质纤细，无明显核仁，亦无核分裂象。间质为纤维结缔组织。囊壁破裂时，上皮和黏液种植在腹膜上，在腹腔内形成胶冻样肿块，称腹膜假黏液瘤。

2. 交界性黏液性囊腺瘤（mucinous borderline cystadenoma） 为低度恶性，约占黏液性肿瘤的 10%，形态结构介于良性、恶性黏液性囊腺瘤之间。5 年存活率为 95%～98%。

病理变化：肉眼观，囊内壁有较多乳头状突起，6% 的交界性黏液性囊腺瘤为双侧性。镜下观，乳头上皮层次增多，有乳头状突起，细胞有不同程度的异型性，无间质浸润。

3. 黏液性囊腺瘤（mucinous cystadenocarcinoma） 约占黏液性肿瘤的 10%，与交界性黏液性囊腺瘤的区别在于有明显的间质浸润。多发年龄在 40～60 岁。

病理变化：肉眼观，肿瘤体积较大，表面光滑。黏液性囊腺瘤 20% 为双侧性，多为多房，伴有乳头状结构和实性区域，常有出血坏死。囊内含有黏液或血性浑浊液体。镜下观，腺体密集，形状不规则，上皮细胞增生多呈 3 层以上，细胞有明显异型性，核分裂象常见，包膜和间质均有浸润。癌组织种植到腹膜时，可产生血性腹水。

（三）卵巢子宫内膜样肿瘤

良性肿瘤少见，多为单房，囊壁内上皮似正常子宫内膜腺上皮，间质有含铁血黄素细胞。交界性肿瘤少见。卵巢子宫内膜样癌多为单侧，囊性或实性，有乳头生长，囊液呈血性。镜下与宫内膜腺癌相似，常并发宫内膜腺癌。

八、性索间质肿瘤

性索间质肿瘤（sex cord stromal tumor）起源于原始性腺中的性索和间质细胞。女性的性索间质细胞称为颗粒细胞（granulosa cell）和卵泡膜细胞（theca cell），形成颗粒细胞瘤和卵泡膜细胞瘤；男性的称为支持细胞（sertoli cell）和间质细胞（leydig cell），形成支持细胞瘤和间质细胞瘤。

（一）颗粒细胞瘤

颗粒细胞瘤（granular cell tumor）是最常见的一种具有内分泌功能（以雌激素为主）的卵巢肿瘤，为低度恶性肿瘤，以 50 岁左右的妇女常见。能分泌雌激素，有女性化作用，青春期前可出现假性性早熟，在生育年龄引起月经紊乱，绝经后妇女则有子宫内膜增生，甚至发生腺癌。

病理变化：肉眼观，肿瘤多为单侧性，大小不一，表面光滑或分叶状，切面实性，半数呈囊性变，黄色，为含脂质的黄素化的颗粒细胞，间质白色，常伴有出血。镜下观，瘤细胞大小一致，体积较小，圆形或椭圆形，核膜有皱褶或核沟为其特点，称咖啡豆样外观。肿瘤细胞呈团索状排列，可有腺腔样或花环样腔隙，排成卵泡样结构，中央为粉染的蛋白样物质或退化的细胞核，称为 Call-Exner 小体。

颗粒细胞瘤分为成人型颗粒细胞瘤和幼年型颗粒细胞瘤。预后一般良好，但肿瘤破裂或有卵巢外扩散者预后差。5 年存活率达 80% 左右。少数病例治疗后多年可复发，应长期随访。

（二）卵泡膜细胞瘤

卵泡膜细胞瘤（thecoma）的发病率为颗粒细胞瘤的 50%，大多数属良性，但有 2% ～ 5% 为恶性。多发生于绝经后，40 岁前少见。

病理变化：肉眼观，肿瘤多为单侧，大小不一，一般为中等大小，质硬，表面光滑，切面实性，灰白色，典型者有黄色脂质区。镜下观，瘤细胞由成束的短梭形细胞组成，核卵圆形，居中，胞质因含脂质成分而成空泡状。胶原纤维可以发生玻璃样变，从而分隔瘤细胞。瘤细胞发生黄素化，细胞大而圆，核圆居中，称黄素化的卵泡膜细胞瘤。

肿瘤可以分泌更多的雌激素，导致女性化症状比颗粒细胞瘤更为显著。常合并子宫内膜过度增生甚至子宫内膜腺癌。恶性卵泡膜细胞瘤可直接浸润邻近组织，并可发生远处转移，预后较一般卵巢癌好。

（三）支持 – 间质细胞瘤

支持 - 间质细胞瘤（Sertoli-Leydig cell tumor）主要发生在睾丸，较少发生于卵巢。任何年龄均可发病，多发于年轻育龄期妇女。该瘤可分泌少量雄激素，若大量分泌可有男性化表现。

病理变化：肉眼观，肿瘤多为单侧发生，表面光滑，实性分叶状，色黄或棕黄。镜下观，由支持细胞和间质细胞按不同比例混合而成。高分化者由和胎儿睾丸的曲细精管相似的腺管构成，细胞为柱状；腺管之间为纤维组织和数量不等的间质细胞，间质细胞体积大，胞质丰富嗜酸，核圆形或卵圆形，核仁明显。中分化者主要由未成熟的支持细胞组成，疏松结缔组织内有大量间质细胞；肿瘤细胞产生雄激素，临床上有男性化表现。低分化者又称为肉瘤样型，肿瘤细胞有中、重度异型性，核分裂象较多；临床上有明显的男性化。高分化者肿瘤手术切除可治愈，低分化者肿瘤可复发或转移。

九、生殖细胞肿瘤

来源于生殖细胞的肿瘤占所有卵巢肿瘤的 20% ～ 30%。生殖细胞肿瘤的组织类型复杂，原始生殖细胞未分化时可发生无性细胞瘤，生殖细胞未分化可发生胚胎癌，如发生胚胎分化可形成畸胎瘤；胚外组织分化可发生绒毛膜癌、卵黄囊瘤；间质肿瘤起源于卵巢或睾丸的性索，较少见的上皮性肿瘤来源于体腔上皮；而且，肿瘤发生部位多，不同部位的各种肿瘤形态相似，但组织类型及生物学特性不尽相同，各类肿瘤中既有良性成分又有恶性成分，恶性成分决定生物学行为。依据肿瘤的组织来源，可将生殖细胞肿瘤分为以下几类。

（一）畸胎瘤

畸胎瘤（teratoma）是来源于有多向分化潜能的生殖细胞的肿瘤，含有两个或三个胚层的多种组织成分，结构排列错乱。根据其外观，可分为囊性及实性两种；根据其组织分化成熟程度，可分为良性畸胎瘤和恶性畸胎瘤两类。最常发生于卵巢和睾丸。偶可见于纵隔、骶尾部、腹膜、松果体等部位。

1. 良性畸胎瘤　又称成熟畸胎瘤（mature teratoma），是最常见的生殖细胞肿瘤，多见于卵巢。

病理变化：肉眼观，肿瘤多为囊性、单房，囊腔内可有皮脂、毛发，甚至可见牙齿，也称皮样囊肿。囊壁常有结节状隆起，称头节。有时能见到小块骨、软骨等。镜下观，可见皮肤及其附件，还可见到脂肪、消化道腺体、纤毛柱状上皮、骨、软骨、脑、平滑肌等组织，各种组织分化成熟（图 32-15）。良性畸胎瘤预后好，约有 1% 可恶变，多发生在绝经后女性，主要为鳞状细胞癌。

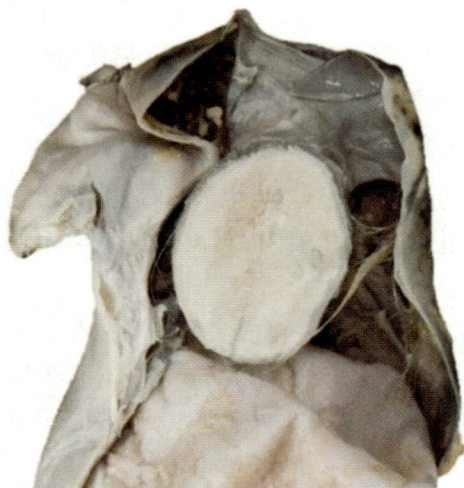
图 32-15　卵巢囊性畸胎瘤（囊内充满含有毛发的黄色油脂样物）

2. 恶性畸胎瘤　又称未成熟畸胎瘤（inmature teratoma），主要特点为在肿瘤中见到不等量地分化不成熟的胚胎样组织。

病理变化：肉眼观，肿瘤多为实体分叶状，可见许多小囊腔。镜下观，可见由未成熟神经组织组成的原始神经管和菊形团，未成熟的骨或软骨。预后和肿瘤分化程度有关，高分化者预后好，低分化或未分化者预后差。本瘤常发生转移，可转移至盆腔及远处器官。

（二）无性细胞瘤

无性细胞瘤（dysgerminoma）是由未分化、多潜能原始生殖细胞组成的恶性肿瘤。其中，发生在卵巢的，称卵巢无性细胞瘤，为中度恶性的生殖细胞肿瘤，占卵巢恶性肿瘤的 2% ～ 4%。发生在睾丸的，称睾丸精原细胞瘤（testicular seminoma），是睾丸最常见的肿瘤。高发年龄为 10 ～ 30 岁。无性细胞瘤常为单侧性，10% ～ 17% 为双侧性，这与未成熟畸胎瘤及卵黄囊瘤均为单侧性不同，手术时对保留卵巢应行剖开探查及活体组织检查。

病理变化：肿瘤为圆形、肾形或椭圆形，体积较大，多数直径为 15 ～ 20 cm。肿瘤为实性，表面光滑，呈分叶状，切面质软鱼肉样。约 50% 有坏死及出血区，偶见囊性间隙。肿瘤可与邻近组织粘连，可见血性腹水。镜下观，肿瘤细胞体积大，呈圆形、卵圆形，形态较为一致，界限清楚；细胞核大，圆形，居中，常见核分裂象；胞质丰富、透亮。瘤细胞常排列成巢状、片状或条索状。肿瘤间质结缔组织内常见多少不等的淋巴细胞浸润，有时可见到结核性肉芽肿样结构，结缔组织玻璃样变。肿瘤细胞碱性磷酸酶阳性有助于诊断。

无性细胞瘤对放疗和化疗敏感，5 年生存率可达 80% 以上。晚期经淋巴转移至髂部和主动脉旁淋巴结。

（三）胚胎性癌

胚胎性癌（embryonal carcinoma）好发于 20 ～ 30 岁的青年人。盆腔内发现肿块为最常见症状，肿瘤生长往往较迅速。常有腹痛，较轻者为隐痛。青春期以前的儿童常表现为性早熟；青春期后的患者，常表现为闭经、不孕、毛发增生等。

病理变化：肉眼观，肿瘤边界不清，切面呈灰白色或茶褐色，实质性，但有无数囊性间隙，其内含有黏性物质，常见出血坏死。镜下观，肿瘤细胞较大，呈圆形或多边形，细胞质多，细胞核圆而大且居中，类似无性细胞瘤。肿瘤细胞常排列呈片状、巢状、腺泡状、小管状、索条状或乳头状。腺管上皮呈柱型，黏液染色阳性。此外，肿瘤内可出现类似合体滋养层细胞的多核瘤巨细胞，孤立或成群地散布于肿瘤内。

（四）卵黄囊瘤

卵黄囊瘤（yolk sac tumor）又称为内胚窦瘤，是指形态上为各种内胚层样结构，包括原肠和胚体外分化（如卵黄囊泡）以及胚体内分化（如小肠、肝）的畸胎瘤样原始内胚层肿瘤。发病年龄多在30岁以下。

病理变化：肉眼观，肿瘤体积较大，质脆而软，灰白或灰黄色黏液样，微囊结构呈蜂窝状，常有大小不等的出血及坏死灶（图32-16）。镜下观，结构多样，包括：①微小囊状结构，被覆扁平或立方上皮；②内胚窦样结构，肿瘤细胞围绕厚壁血管，呈极向紊乱的乳头状，乳头外为球囊样结构；③实性结构，幼稚胚胎性实性上皮团索状；④腺泡或腺管样结构；⑤多囊状卵黄囊样结构；⑥间质疏松黏液样；⑦乳头状；⑧大囊状；⑨肝样结构，似肝癌；⑩原始内胚层，似肠型上皮分化。这些结构混合存在，常以2~3种结构为主要成分。

卵黄囊瘤对化疗敏感，分化较好的子宫内膜腺样结构预后较好。

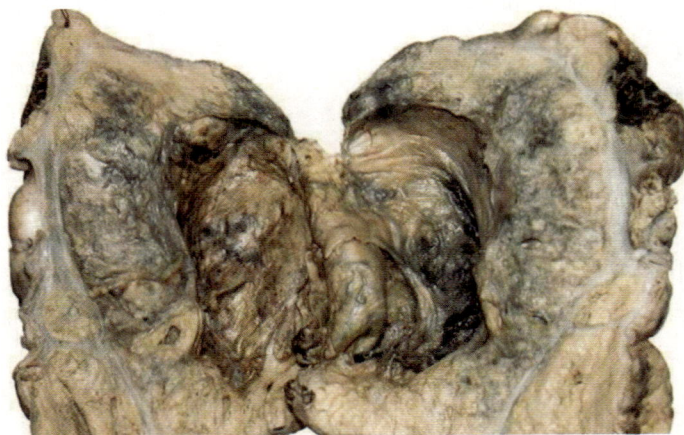

图32-16　卵黄囊瘤

第三节　乳腺疾病

乳腺疾病包括乳腺增生性病变、乳腺纤维腺瘤、乳腺癌和男性乳腺发育。

一、乳腺增生性病变

（一）乳腺纤维囊性改变

乳腺纤维囊性改变（fibrocystic change of the breast）是最常见的乳腺疾患，以末梢导管和腺泡扩张、间质纤维组织和上皮不同程度增生为特点，为非肿瘤性病变。多发于25~45岁的女性，绝经前达发病高峰，绝经后一般不再进展，极少在青春期前发病。发病多与卵巢内分泌失调有关，孕激素减少而雌激素分泌过多对此病的发生起一定的作用，但确切的发病机制仍不十分清楚。

1.病理变化　分为非增生型乳腺纤维囊性变和增生型乳腺纤维囊性变两种。

（1）非增生型乳腺纤维囊性改变：肉眼观，常为双侧，多灶小结节性分布，边界不清，囊肿大小不一、多少不等，相互聚集的小囊肿和增生的间质纤维组织相间交错，可产生斑驳不一的外观。大的囊肿因含有半透明浑浊液体，外表面呈蓝色，故称蓝顶囊肿（blue-domed cysts）。镜下观，囊肿被覆的上皮可为柱状或立方上皮，但多数为扁平上皮，上皮亦可完全缺如，仅见纤维性囊壁。腔内偶见钙化。如囊肿破裂，内容物外溢进入周围的间质，可致炎症性反应和间质纤维组织增生，纤维化的间质进一步发生玻璃样变。

囊肿上皮常可见大汗腺化生（apocrine metaplasia），细胞体积较大，胞质嗜酸性，胞质的顶部可见典型的顶浆分泌小突起，形态与大汗腺的上皮相似。

（2）增生型乳腺纤维囊性改变：除了囊肿形成和间质纤维组织增生外，增生型乳腺纤维囊性改变往往伴有末梢导管和腺泡上皮的增生。上皮增生使层次增多，并形成乳头突入囊内，乳头顶部相互吻合，构成筛状结构。囊肿伴有上皮增生，尤其是有上皮异型增生时，有演化为乳腺癌的可能，应视为癌前病变。

2. 分类　依据上皮增生程度的轻重不同，分为轻度增生、旺炽性增生、非典型性增生、原位癌。

非增生型乳腺纤维囊性改变无继发浸润性癌的危险性，旺炽性增生型纤维囊性变发生癌变的危险度增加 1.5 ~ 2 倍，导管和小叶的非典型性增生演变为浸润性癌的机会增加 5 倍，而导管和小叶的原位癌进一步为浸润性癌的可能性则增加至 10 倍。这说明，乳腺纤维囊性改变无论是临床、放射线影像还是病理变化，均与乳腺癌有某些相似之处，和癌的发生确有一定关系，但是否发展为乳腺癌主要取决于导管和腺泡上皮增生的程度和有无非典型性增生。

（二）乳腺硬化性腺病

乳腺硬化性腺病（selerosing adenosis of the breast）是一种伴有显著间质硬化的以小叶为中心的良性病变，少见。

病理变化：肉眼观，灰白质硬，与周围乳腺分界不清。镜下观，腺泡紧密排列，呈器官样增生并呈小叶状排，受累的腺泡由于间质挤压而拉长和扭曲；小管由腺上皮和肌上皮构成双层结构，肌上皮成分明显可见；病变中央处于早期阶段，细胞丰富，而周边部分细胞减少，硬化改变明显（图 32-17）。

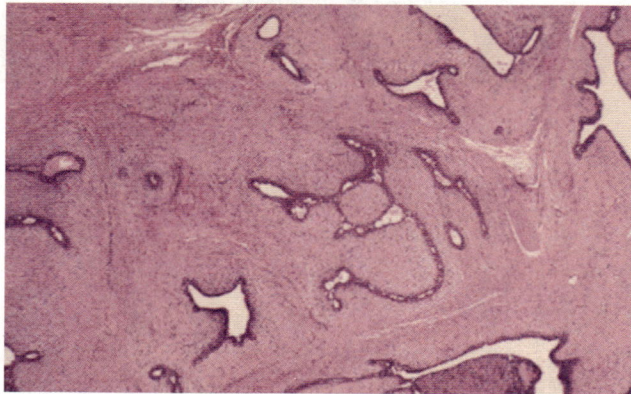

图 32-17　乳腺硬化性腺病（末梢导管、腺泡和间质均呈明显增生，部分腺泡及导管扩张，间质内有一些淋巴细胞浸润）

二、乳腺纤维腺瘤

乳腺纤维腺瘤（breast fibroadenoma）是发生于乳腺小叶内纤维组织和腺上皮的混合性肿瘤，是乳腺良性肿瘤中最常见的一种。可发生于青春期后的任何年龄的女性，但以 20 ~ 35 岁的青年女性多见。本病的发生与内分泌激素失调有关，如雌激素相对或绝对升高可引起本病。

病理变化：腺瘤常为单发，多发者少见。肉眼观，腺瘤呈圆形或卵圆形，直径以 1 ~ 3 cm 多见，偶可见巨大者。表面光滑，质地坚韧，边界清楚，与皮肤和周围组织无粘连，活动度大。镜下观，肿瘤由增生的纤维组织和腺体组成，腺体通常呈圆形或被周围的纤维结缔组织挤压呈裂隙状。间质通常较疏松，也可致密，发生玻璃样变性。

腺瘤多无痛感，其大小、形状一般不随月经周期而变化。通常生长缓慢，可以数年无变化，但在妊娠期和哺乳期可迅速增大，个别的可发生肉瘤样变。

三、乳腺癌

乳腺癌（breast cancer）是 40 岁以上的女性最常见的恶性肿瘤，起源于乳腺终末导管和小叶腺泡上皮。北欧和北美发病率最高，我国的发病率逐年上升，已居女性恶性肿瘤发病率第一位。乳腺癌大约有 50% 发生在乳腺外上象限，其次约 20% 发生在乳腺中央区，其余各个象限各约占 10%。多数为单侧乳腺发病，双侧发病者少见，约 1% 的乳腺癌为男性乳腺癌。

乳腺癌的病因和发病机制尚不明确，可能与遗传因素、雌激素的长期作用、长期大量接触辐射线、哺乳减少或不哺乳、环境因素及不良饮食习惯有关。5% ~ 10% 的乳腺癌患者有家族遗传倾向，研究发现，抑癌基因 BRCA1 与 BRCA2 突变或缺失与有遗传倾向的乳腺癌发病相关。BRCA1 基因突变主要发生在家族性乳腺癌人群中，其突变阳性率在家族性乳腺癌和卵巢癌人群中为 80% 左右；在无 BRCA1 基因突变的遗传性乳腺癌中，70% 的病例与 BRCA2 基因突变有关。

1. 病理变化　乳腺癌根据是否浸润，分为非浸润性癌和浸润性癌两类。

（1）非浸润性癌（noninvasive carcinoma）：分为导管内原位癌及小叶原位癌。

①导管内原位癌（ductal carcinoma in situ，DCIS）是指肿瘤局限于乳腺导管系统，未侵犯基底膜和周围间质阶段的乳腺癌，占所有乳腺癌的 15% ~ 30%，导管显著扩张，但癌细胞局限于导管内，未突破基底膜。随着影像学检查和普查的发展，导管内原位癌的检出率显著提高。钼靶 X 线检查多表现为簇状微小钙化灶。以核级为基础，兼顾坏死和核分裂象，将 DCIS 分为 3 级：低级别、中级别和高级别。低级别 DCIS，病变范围超过 2 mm，主要为小的单型性细胞构成，细胞形态、大小一致，核仁不明显，核分裂象少见。中级别 DCIS 结构多样，细胞异型性介于低级别和高级别之间。高级别 DCIS 多由较大的多形性细胞构成，核仁明显，核分裂象常见；管腔内常出现伴有大量坏死碎屑的粉刺样坏死。DCIS 可发展为浸润癌，但并不是所有病例都会发展成浸润癌。活检证实，如不经任何治疗，20 年后，其中 30% 可发展为浸润癌。转移概率与组织学类型有关，高级别 DCIS 远远高于低级别 DCIS（图 32-18）。

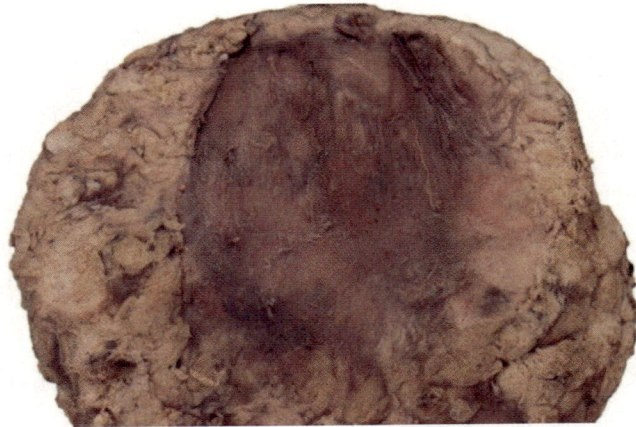

图 32-18　乳腺硬化性腺病（末梢导管、腺泡和间质均呈明显增生，部分腺泡及导管扩张，间质内有一些淋巴细胞浸润）

②小叶原位癌（lobular carcinoma in situ，LCIS）的癌细胞在乳腺小叶末梢导管及腺泡内呈实性排列，局限于腺泡内，未突破基底膜，小叶结构尚存。肉眼无明显特征，常在乳腺切除标本中无意发现。70% 为多中心性，30% 累及双侧乳腺。镜下观，癌细胞体积较小，大小形态比较一致，核圆形或卵圆形，核分裂象罕见。一般无坏死，间质无明显的纤维组织增生及炎症反应。LCIS 发展为浸润癌的风险相对较小，终身发生癌变的概率为 5% ~ 32%。

（2）浸润性癌（invasive carcinoma）：指癌细胞突破乳腺导管或腺泡的基底膜而侵入间质内，占乳腺癌的 85% 以上。

①浸润性导管癌（invasive ductal carcinoma）为非特殊型浸润性癌，由导管内癌突破基底膜发展而来，

是乳腺癌最常见的类型，占乳腺癌的 70% 左右。肉眼观，肿瘤呈灰白色，无包膜，与周围正常组织分界不清，活动度差，质硬，切面有砂样感。癌组织呈浸润性生长，侵入邻近正常组织。如果肿瘤累及乳头下，又伴有间质纤维组织大量增生，纤维组织收缩，可以使乳头内陷。如癌组织累及真皮淋巴管，可阻塞淋巴管，导致皮肤水肿，毛囊汗腺处皮肤相对下陷，呈橘皮样外观。晚期癌组织体积大，周围可形成多个卫星结节。癌组织穿破皮肤可形成癌性溃疡（图 32-19）。镜下观，癌组织及癌细胞形态多样。癌细胞可排列成条索状、巢状，可伴有少量腺样结构（图 32-20）。癌细胞大小不等，形态各异，异型性明显，易见核分裂象。肿瘤组织常有灶状坏死或钙化，间质纤维组织增生。

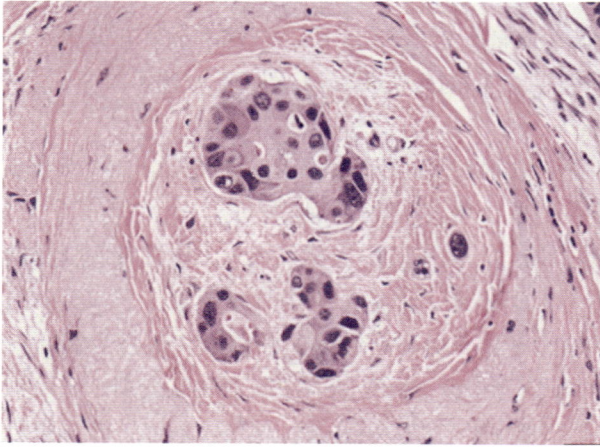

图 32-19　浸润性导管癌（单纯癌；癌细胞和间质量大致相等）

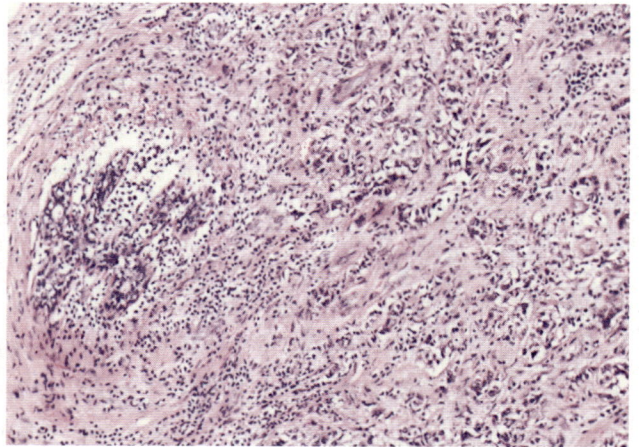

图 32-20　乳腺髓样癌（癌细胞排列成片团状，间质少）

②浸润性小叶癌（invasive lobular carcinoma）由小叶原位癌突破基底膜浸润发展而来，占乳腺癌的 5% ~ 10%，多见于老年妇女。肉眼观，肿瘤边界不清，质硬，色灰白。镜下观，癌细胞呈单行串珠状浸润于纤维间质，或环形排列在正常导管周围。癌细胞体积小，大小较为一致，胞质少，核分裂象少，核仁不明显。

（3）特殊类型癌：种类多，主要有 Paget 病、髓样癌伴大量淋巴细胞浸润、黏液癌、大汗腺癌、化生性癌、神经内分泌癌等。① Paget 病：指导管内癌的癌细胞沿乳腺导管向上扩散，累及乳头乳晕，在表皮内可见胞质透亮、体积大、明显异型的癌细胞。细胞可成簇分布，也可散在。乳头和乳晕可见渗出或形成浅表溃疡，呈湿疹样，又称湿疹样癌。②乳腺髓样癌：肿瘤癌巢较多，间质较少，癌细胞大，异型性明显，肿瘤间质内有大量淋巴细胞浸润。虽然该肿瘤细胞异型性明显，但一般生长速度较慢，局部淋巴结转移也较晚。③乳腺黏液癌：癌细胞分泌大量黏液，腺体崩解、黏液聚集可形成黏液湖，癌巢漂浮在黏液中。肉眼观，呈半透明胶冻状，又称胶样癌。

2. 扩散　①直接蔓延：癌细胞沿着乳腺导管或周围组织间隙累及乳腺小叶腺泡、脂肪组织、乳头、皮肤，体积大者可侵及胸肌和胸壁。②淋巴转移：是乳腺癌最常见的转移途径。最先转移至同侧腋窝淋巴结，晚期可转移到锁骨下淋巴结或锁骨上淋巴结。位于乳腺内上象限的乳腺癌常转移至乳内动脉旁淋巴结，进一步至纵隔淋巴结，偶尔可至对侧腋窝淋巴结。③血行转移：晚期乳腺癌经血行转移至肺、骨、肝、脑等组织器官。

3. 预后　乳腺癌的预后取决于多种因素，如乳腺原发肿瘤的大小、淋巴结累及的程度、肿瘤组织学类型和分级、雌激素和孕激素受体、人表皮生长因子受体 2（human epidermal growth factor receptor 2，HER2）是否过度表达以及肿瘤的血管生成等。

乳腺为雌二醇和孕酮的靶器官，正常的乳腺上皮细胞的细胞核内含有雌二醇受体（estrogen receptor，ER）和孕酮受体（progesterone receptor，PR）。激素在核内与受体形成复合物，使 DNA 复制，从而启动细胞分裂。通过阻断 ER 和 PR 的作用环节，可抑制乳腺癌的生长。大约 70% 的乳腺癌含有数量不等的雌激素受体，其中35%的乳腺癌同时含有孕激素受体。根据受体含量多少，大致分为激素受体阳性和激素受体阴性。对受体阳性患者，可应用内分泌治疗作为乳腺癌治疗的辅助手段，尤其是对两种受体阳性者，有效率可达77%以上。另外，受体阴性的瘤细胞常常是分化较差的，因而ER和PR与乳腺癌的预后有关，阳性者转移率低，无瘤存活时间长。

HER2过度表达者，细胞增殖活性高，预后差。可应用抗HER2基因的单克隆抗体Herceptin对HER2过度表达并有转移的乳腺癌进行靶向治疗。

目前，ER、PR和HER2生物学标记已经成为乳腺癌的常规检测手段，作为临床治疗和预后判断的重要依据。

（宁波大学医学部　张雁儒）

第三十三章 造血、内分泌及神经系统疾病

第一节 造血系统疾病

造血系统（hematopoietic system）包括造血器官和血液。胚胎时期，肝、骨髓、脾、淋巴结等都参与造血过程。出生后主要的造血器官为骨髓。在疾病或骨髓代偿功能不足时，肝、脾、淋巴结可恢复胚胎时期的造血功能称为髓外造血。传统习惯常将造血器官和组织分为髓样组织（myeloid tissue）和淋巴组织。髓样组织包括骨髓和骨髓中所产生的各种细胞，即红细胞、血小板、粒细胞和单核细胞。淋巴组织包括胸腺、脾、淋巴结和分散的淋巴组织。实际上这两种组织并不能截然分开，例如成熟的淋巴细胞通常不在骨髓内，但淋巴干细胞则由骨髓产生；白细胞的恶性肿瘤——白血病来源于骨髓但常累及淋巴结和脾。造血系统功能重要，淋巴细胞和单核细胞均属于免疫系统，对机体有重要的防御作用。机体内外环境中的刺激因素都能引起这些细胞和组织的反应，产生相应的变化。造血系统的疾病种类繁多，包括造血系统各种成分的量和质的变化。

一、淋巴结反应性增生

淋巴结是机体重要的免疫器官。各种损伤和刺激常引起淋巴结内的淋巴细胞和组织细胞反应性增生，使淋巴结肿大，称为淋巴结反应性增生。其原因很多，包括细菌、病毒、毒物、代谢的毒性产物、变性的组织成分及异物等，都可成为抗原或致敏原刺激淋巴组织引起反应。淋巴结肿大的程度不等，有时可达 10 cm。镜下，由于致病原因不同，淋巴结反应性增生的成分和分布情况也有所不同。刺激 B 细胞的抗原物质主要引起淋巴滤泡增生增大，生发中心扩大增生；刺激 T 细胞的抗原物质主要引起滤泡旁区淋巴细胞增生。有些抗原物质则主要引起淋巴窦内的组织细胞增生。淋巴结反应性增生为良性病变，但肿大的淋巴结无论肉眼观或镜下观都容易与淋巴结的肿瘤混淆，但其治疗和预后差别很大，应注意鉴别。

淋巴结增生的类型较多，现简述如下。

1. 非特异性反应性淋巴滤泡增生（nonspecific reactive follicular hyperplasia） 主要特点为淋巴结肿大，淋巴滤泡增生，生发中心明显扩大。淋巴滤泡数量增多，不仅分布于淋巴结皮质，并可散在分布于皮髓质交界处和髓质内。滤泡大小形状不一，界限明显。生发中心明显扩大、增生，内有多数各种转化的淋巴细胞，核较大，有裂或无裂，核分裂象多见，并有多数吞噬细胞，胞浆内含有吞噬的细胞碎屑。生发中心周围有小淋巴细胞环绕。在滤泡之间的淋巴组织内可见浆细胞、组织细胞及少数中性粒细胞和嗜酸性粒细胞浸润。淋巴窦内的网状细胞和内皮细胞增生。

反应性淋巴滤泡增生易与滤泡性淋巴瘤混淆，后者的淋巴结结构破坏，滤泡大小形状相似，界限不明显。滤泡内增生的细胞呈异型性，但类型比较一致，核分裂象较少，一般不见吞噬异物的巨噬细胞，增生的淋巴细胞为单克隆性；而反应性淋巴滤泡增生时增生的淋巴细胞为多克隆性。

2. 巨大淋巴结增生（giant lymph node hyperplasia） 又称血管滤泡性淋巴结增生（angiofollicular lymph node hyperplasia）或 Castleman 淋巴结增生症（lymph node hyperplasia of Castleman；Castleman

disease）。这是一种特殊类型的淋巴结增生，不是肿瘤也不是错构瘤。可发生于任何年龄。巨大淋巴结增生最常发生于纵隔淋巴结，也可见于肺门淋巴结及颈部、腋窝、肠系膜、阔韧带和腹膜后淋巴结。淋巴结明显肿大，大的直径 3 ~ 7 cm，可达 16 cm，常呈圆形，包膜完整，界限清楚，切面呈灰白色。

镜下可分为两种亚型。①玻璃样 - 血管型（hyaline-vascular type）：最多见。巨大淋巴结增生中约90% 以上属于这种类型。患者多无症状。淋巴结内淋巴滤泡增生，散在分布于淋巴结皮质和髓质内。一般淋巴滤泡和生发中心不大。淋巴结内毛细血管增生伸入淋巴滤泡。这些毛细血管内皮细胞肿胀，血管周围常有胶原纤维或玻璃样物质环绕，位于淋巴滤泡中央很像胸腺的 Hassall 小体。多数成熟的小淋巴细胞在生发中心周围呈向心性排列成葱皮样层状。滤泡之间的淋巴组织中也有多数血管，血管周围有纤维组织或胶原纤维环绕，并常伴有浆细胞、免疫母细胞、嗜酸性粒细胞和组织细胞浸润。有些病例增生的淋巴滤泡主要由小淋巴细胞组成，只有少数滤泡内有小生发中心，称为淋巴细胞型。这种类型最容易与滤泡性淋巴瘤混淆。②浆细胞型（plasma cell type）：较少，约占10%。患者常伴有全身症状，如发热、乏力、体重减轻、贫血、红细胞沉降率升高、血液丙种球蛋白增高和低白蛋白血症。淋巴结切除后症状可消失。

淋巴结内淋巴滤泡增生，生发中心明显扩大，周围的淋巴细胞较少。生发中心内各种细胞增生，核分裂象多见，并有许多吞噬了细胞碎屑的巨噬细胞。但中央没有血管，也没有玻璃样变物质。淋巴滤泡之间有大量浆细胞，其间也可有较少数淋巴细胞、免疫细胞和组织细胞浸润。

有些患者在同一淋巴结内两种亚型的变化可同时存在。因此有些研究者认为这二种亚型可能为一个过程的不同阶段。浆细胞型可能是早期病变，以后发展为玻璃样 - 血管型。

3. 血管免疫母细胞性淋巴结病（angioimmunoblastic lymphadenopathy）　又称免疫母细胞性淋巴结病（immunoblastic lymphadenopathy），多发生于中老年人。主要表现为发热，体重减轻，全身淋巴结肿大，肝、脾肿大，皮肤斑丘疹，瘙痒，并常有多克隆性高丙种球蛋白血症和溶血性贫血。

免疫母细胞性淋巴结病的主要病变为全身淋巴结肿大，淋巴结直径一般约为 2 ~ 3 cm，灰白色，质软，活动，有时有压痛。镜下可见淋巴结的结构消失，淋巴滤泡和淋巴窦不明显。淋巴结内有大量免疫母细胞和转化的淋巴细胞浸润。有时还有多数浆细胞、嗜酸性粒细胞、巨噬细胞和上皮样细胞。毛细血管后微静脉明显增生呈分支状。血管内皮细胞肿胀增生。淋巴结间质内可见无定形的伊红色蛋白样物质沉积。除淋巴结外，肝、脾、骨髓和肺内也可见类似病变。

该病的原因和性质尚不清楚。有些患者在上呼吸道病毒感染后发病，有些患者发病前有用某些药物如抗生素的病史。目前认为本病可能是免疫系统功能障碍引起的克隆性淋巴细胞增生，在此基础上出现恶性细胞株大量增生，发展成为恶性淋巴瘤。

本病预后差别很大。约半数患者不经任何治疗可生存 2 ~ 4 年，约25% 用激素治疗或并用其他化疗药物可缓解。有些病变为进行性，可发展为恶性淋巴瘤，预后不佳。到晚期由于免疫功能低下，多数死于继发感染。

二、组织细胞增生症 X

组织细胞增生症 X（histiocytosis X）包括 Letterer-Siwe 病、Hand-Schüller-Christian 病和嗜酸性肉芽肿（eosinophilic granuloma）。这三种疾病的临床表现和病理变化不同。Letterer-Siwe 病为急性弥漫性，发展快，常表现为恶性过程；Hand-Schüller-Christian 病为慢性进行性疾病；嗜酸性肉芽肿为良性局限性组织细胞增生。虽然这三种疾病的病变范围和预后不同，但它们的共同特点是都有一种特殊的组织细胞，即朗格汉斯细胞（Langerhans cell）增生。

朗格汉斯细胞属于单核吞噬细胞系统，来源于骨髓，由单核细胞转化而来。朗格汉斯细胞正常时分布于皮肤、口腔、食管和阴道黏膜，是一种树突状细胞，散在分布于上皮细胞之间，也存在于淋巴结、胸腺和脾等处。其直径约 12 μm，胞浆丰富，染伊红色，核形状不规则，有切迹或分叶状。朗格汉斯细胞具有 CD1，HLA-DR 和 S-100 蛋白等免疫标记。电镜下可见胞浆内有一特殊的细胞器称为朗格汉斯小体或 Birbeck 颗粒。这是一种呈杆状的管状结构，中央有一纵形条纹和横行平行排列的周期性条纹，形似一条小拉链。有时一端有泡状膨大似网球拍状。Birbeck 颗粒是朗格汉斯细胞所特有的超微结构特征。

　　组织细胞增生症 X 时，增生组织细胞的表型、细胞化学和功能等都与朗格汉斯细胞非常相似，因此目前认为组织细胞增生症 X 是朗格汉斯细胞或其前身的增生性疾病，故称为朗格汉斯细胞组织细胞增生症（Langerhans cell histiocytosis）。

　　1.Letterer-Siwe 病　又称急性弥散性组织细胞增生症（acute disseminated histiocytosis），是一种急性进行性全身性疾病，主要引起皮肤、内脏器官和广泛的骨组织损害，多见于 3 岁以下的婴幼儿，3 岁以上的儿童中很少见，很少发生于成人。发病急，进展快，病程短。主要症状为发热、皮疹及肝、脾和全身淋巴结肿大。常伴有进行性贫血、粒细胞和血小板减少。

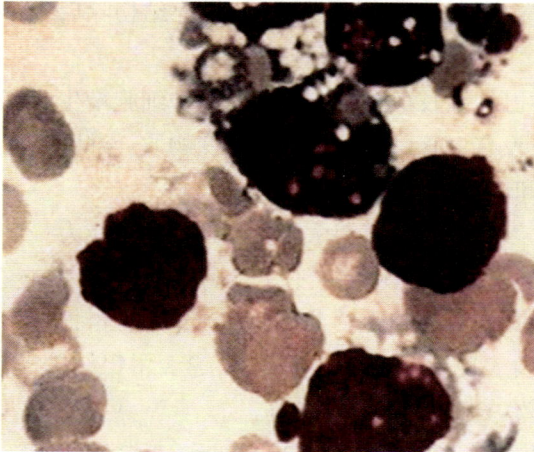

图 33-1　Letterer-Siwe 病未分化型骨髓片

病理变化：主要病变为全身性朗格汉斯细胞增生（图 33-1）。增生的朗格汉斯细胞多数分化较好，有些分化不成熟，体积大、大小、形状不等。胞浆丰富呈伊红色，核椭圆或肾形，常有纵行沟纹呈分叶状，核分裂象很少。有些增生的细胞可吞噬含铁血黄素，有少数吞噬红细胞，后期可吞噬脂类，故胞浆呈空泡状。同时可有少量嗜酸性粒细胞、巨噬细胞、浆细胞和淋巴细胞浸润，有时可见多核巨细胞。

朗格汉斯细胞大小不一，圆或不规则，核不规则畸形，染色质呈点网状，致密，着色深，核仁隐现不一，胞浆多少不一，蓝或深蓝，核及浆可见大量空泡，有吞噬红细胞现象。

　　病变范围很广，可累及全身各器官和组织，但以皮肤、脾、淋巴结和骨组织最为常见。皮肤病变多发生于胸背部，四肢较少。早期皮肤上出现少数红色或棕色小丘疹，以后可发展为广泛的斑丘疹或多数小结节，表面呈鳞片状，常溃破、出血。镜下可见皮肤表皮萎缩，过度角化，真皮表层有大量朗格汉斯细胞浸润。

　　淋巴结、肝和脾均明显肿大，切面可有出血和坏死区。淋巴窦、肝窦和脾红髓内朗格汉斯细胞大量增生呈弥漫性浸润，并可逐渐浸润邻近组织。

　　骨组织损害多发生于颅骨、盆骨和长骨。骨组织中有局限性的暗红色或灰红色肿块，骨组织破坏，再生不明显。X 线检查见骨质缺损。骨髓腔内可有大量成片的朗格汉斯细胞增生，胞浆内常含有多少不等的脂质。

　　肺也常被累及，增生的朗格汉斯细胞在肺组织内浸润形成结节状病灶，类似粟粒性结核，以后可引起肺纤维化和肺气肿。

　　Letterer-Siwe 病预后与发病年龄有关，小于 2 岁者病变进展很快，如无有效治疗，常在数周或数月内由于严重贫血和全血细胞减少并发感染或出血而死亡。

　　2.Hand-Schüller-Christian 病　又称慢性进行性组织细胞增生症（chronic progressive histiocytosis）。病程较长，多见于幼儿，一般多在 2 ~ 6 岁发病，也可见于青年人，大多数在 30 岁以下，年长者较少。病变为多发性，主要累及骨骼。皮肤、肺、肝、脾、淋巴结等也可受累。患者常有发热、皮疹、上呼吸道感染、轻度淋巴结肿大和肝、脾肿大。

　　病理变化：病变分布广泛，以骨组织最为突出，多发生在颅骨和上下颌骨，盆骨、长骨也可受累。

有时开始时为单发以后多处骨组织受累，也可一开始即为多发性。骨组织被大量增生的朗格汉斯细胞和肉芽组织破坏。病变侵犯颅骨、硬脑膜及邻近骨组织，可累及颅底、蝶鞍及眼眶。增生的组织侵犯压迫垂体后叶和下丘脑可引起尿崩症。病变累及眼眶可压迫眼球引起眼球突出。颅骨缺损、尿崩症和眼球突出是本病的三大特征。

镜下见骨髓腔内朗格汉斯细胞增生，胞浆丰富，内含大量脂质，主要为胆固醇及胆固醇酯，呈泡沫状。其间有多数嗜酸性粒细胞、淋巴细胞和浆细胞浸润，常有多数多核巨细胞。病灶周围纤维组织逐渐增生，形成慢性炎性肉芽肿。病灶中央可发生坏死，有时可有出血及胆固醇结晶沉积，最后病灶纤维化形成瘢痕。有些患者骨组织病灶内同时伴有大量嗜酸性粒细胞浸润，称为多发性嗜酸性肉芽肿。

Hand-Schüller-Christian 病的皮肤病变程度通常比 Letteer-Siwe 病更轻。肺、肝、脾、淋巴结等都可发生类似病变。

本病的病变呈进行性，原有病灶纤维化后，又可出现新的病灶，病程较长。病变广泛而严重者预后与 Letterer-Siwe 病相似，但一般预后较好，约半数可自动消退。小儿患者伴有贫血、血小板减少者预后较差，成年人预后较好。

3. 嗜酸性肉芽肿　是一种良性病变，多见于儿童和青年，也可见于其他年龄。男性多于女性。病变一般局限于骨骼，病灶多为单个，一般不累及皮肤或内脏。患者一般无明显症状，如病变破坏骨组织可引起疼痛。

病理变化：主要病变为骨组织内大量朗格汉斯细胞增生，细胞分化成熟，无明显异型性。其间有大量嗜酸性粒细胞和多数淋巴细胞、浆细胞及中性粒细胞浸润。有时可见多核巨细胞，形态与炎性肉芽肿相似，故称为嗜酸性肉芽肿。其后嗜酸性粒细胞逐渐减少，纤维组织增生，并出现大量吞噬脂类的泡沫细胞。最后大量纤维组织增生，病灶纤维化。骨组织内的病灶形成结节状肿块，呈灰红或灰黄色，部分可有出血，质软易碎，骨小梁被破坏，骨组织吸收，周围可有反应性新骨形成。

病变最常见于颅骨、面部骨骼、肋骨、脊柱、盆骨、肩胛骨和长骨，骨骼系统各部皆可受累。X 线检查可见局限性骨质破坏，须与骨囊肿或骨肿瘤鉴别。

本病多数预后良好，病变可自行消退或经治疗后消退。

三、恶性淋巴瘤

恶性淋巴瘤（malignant lymphoma）是原发于淋巴结和淋巴结外淋巴组织的恶性肿瘤。在我国，恶性淋巴瘤的发病率在各种恶性肿瘤中居第十一位。但在儿童和青少年中所占比例较高，是儿童最常见的恶性肿瘤之一。根据瘤细胞的特点和瘤组织的结构成分，可将恶性淋巴瘤分为霍奇金病（Hodgkin disease，HD）和非霍奇金淋巴瘤（non-Hodgkin lymphoma，NHL）两大类。

（一）霍奇金病

霍奇金病是恶性淋巴瘤的一个独特类型，与其他恶性淋巴瘤不同，具有以下特点：①病变往往从一个或一组淋巴结开始，逐渐由邻近的淋巴结向远处扩散。原发于淋巴结外淋巴组织者较少。②瘤组织成分多样，但都有一种独特的瘤巨细胞即里 - 施细胞（Reed-Sternberg cell，RS 细胞）。瘤组织内常有各种炎症细胞浸润。

本病是欧美各国青年人中最常见的恶性肿瘤之一。在我国发病率较低，大致占全部恶性淋巴瘤的 10% ~ 20%。

1. 病理变化　病变主要发生于淋巴结，以颈部淋巴结和锁骨上淋巴结最为常见，其次为纵隔、腹膜后、主动脉旁等淋巴结。病变常从一个或一组淋巴结开始，很少开始即为多发性。晚期可侵犯血管，累及脾、肝、骨髓和消化道等处。

肉眼观察，病变的淋巴结肿大，早期无粘连，可活动。瘤组织浸润淋巴结包膜，并侵入邻近组织时则不易推动。相邻的淋巴结常相互粘连，形成结节状巨大肿块。切面灰白色呈鱼肉状，可见散在的黄色小坏死灶。

镜下，淋巴结的正常结构破坏消失，由瘤组织取代。瘤组织内的细胞成分多样，有些是肿瘤成分，有些是非肿瘤成分。瘤组织中有一种独特的多核瘤巨细胞，体积大，直径约 15 ~ 45 μm，椭圆形或不规则形；胞浆丰富，双色性或呈嗜酸性；核大，可为双核或多核，染色质常沿核膜聚集成堆，核膜厚。核内有一大的嗜酸性核仁，直径约 3 ~ 4 μm，周围有一透明晕。这种细胞就是 RS 细胞。双核的 RS 细胞的两核并列，都有大的嗜酸性核仁，形似镜中之影故称镜影细胞（图 33-2）。这些双核和多核的 RS 细胞是诊断 HD 的重要依据。

霍奇金病的肿瘤成分中除典型的 RS 细胞外，还有一些肿瘤细胞，形态与 RS 细胞相似，但只有一个核，内有大型核仁，称为霍奇金细胞。这种细胞可能是 RS 细胞的变异型，不能作为诊断的依据。此外，还有一些变异的 RS 细胞常见于本病的某些特殊类型：①有些细胞体积较大，胞浆淡染，核大，常扭曲，呈折叠状或分叶状；核膜薄，染色质细，核仁小，可有多个小核仁。这种细胞常见于淋巴细胞为主型霍奇金病。②陷窝细胞（lacunar cell）多见于结节硬化型霍奇金病。细胞体积大，胞浆丰富，染色淡或清亮透明，核大呈分叶状，常有多个小核仁。用福尔马林固定的组织，细胞浆收缩与周围细胞之间形成透明的空隙，好似细胞位于陷窝内，故称陷窝细胞（图 33-3）。③多形性或未分化型细胞，多见于淋巴细胞消减型霍奇金病。细胞体积大，大小形态多不规则；核大，形状不规则，核膜厚，染色质粗，常有明显的大型核仁，核分裂象多见，并常有多极核分裂。

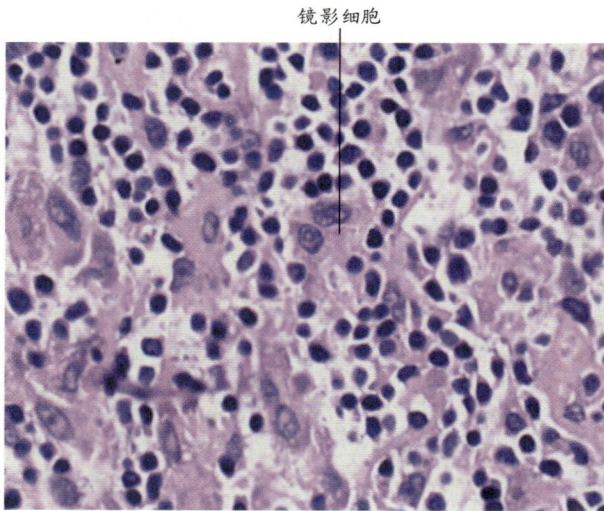

图 33-2　霍奇金病示镜影细胞

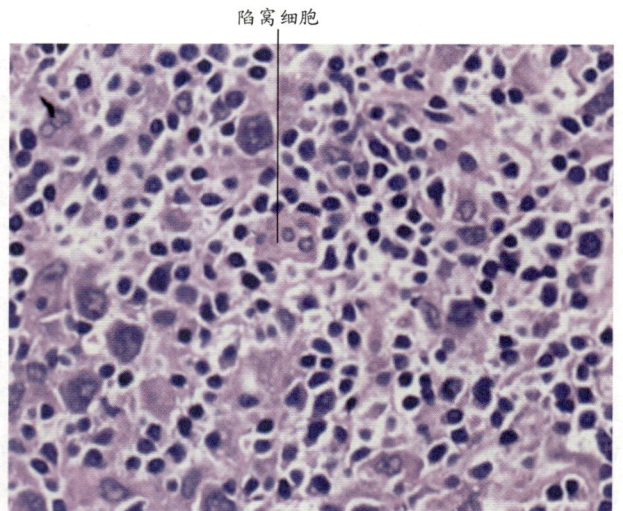

图 33-3　霍奇金病示陷窝细胞

除上述肿瘤细胞外，瘤组织间还有多数非肿瘤成分，包括淋巴细胞、浆细胞、中性粒细胞、嗜酸性粒细胞和组织细胞等，数量多少不等。除特征性的 RS 细胞外，必须同时伴有多样化的反应性非肿瘤性细胞背景，才能诊断为霍奇金病。瘤组织内的非肿瘤性成分主要是淋巴细胞，可反映机体的免疫状态。淋巴细胞的多少与霍奇金病的扩散和预后有密切关系。

关于 RS 细胞的来源意见不一。由于有些患者常有 T 细胞免疫功能缺陷，因而有人认为 RS 细胞可能由 T 细胞恶变而来。但是免疫标记和 T 细胞受体（TCR）及免疫球蛋白（Ig）的基因重组分析结果不一。有些 RS 细胞具有 T 细胞标记，有些具有 B 细胞标记，另有些则表现单核巨噬细胞或指突状网状细胞标记。

2. 组织类型　根据肿瘤组织内肿瘤细胞成分与非肿瘤细胞成分的不同比例，可将霍奇金病分为 4 种组织类型。

（1）淋巴细胞为主型（lymphocyte predominance type）：淋巴结内有大量淋巴细胞和数量不等的组织细胞，呈弥漫性浸润或形成结节状（图33-2、图33-3）。嗜酸性粒细胞、中性粒细胞和浆细胞数量很少，没有坏死或纤维组织增生。其间可见典型的 RS 细胞，但数量很少，可见较多数有多个小核仁的变异型 RS 细胞。此型 HD 一般只累及一个或一组淋巴结。患者一般无明显症状，预后良好。

（2）混合细胞型（mixed cellularity type）：此型是霍奇金病中最多见的类型（图33-4）。病变和预后都介于淋巴细胞为主型和淋巴细胞消减型之间，由多种细胞成分混合而成。淋巴结结构消失，内有多数嗜酸性粒细胞、浆细胞、组织细胞、淋巴细胞和少量中性粒细胞浸润。其间常有多数典型的 RS 细胞，部分可有小坏死灶和少量纤维组织增生，一般不形成胶原纤维束。

（3）淋巴细胞消减型（lymphocyte depletion type）：特点为淋巴细胞数量减少而 RS 细胞或其变异型多形性细胞相对较多（图33-5）。这种类型有两种不同的形态：①弥漫性纤维化，淋巴结内细胞少，主要由排列不规则的纤维组织和纤细的蛋白样物质替代。其间有少数 RS 细胞、组织细胞和淋巴细胞，并常有坏死灶。②网织型或肉瘤型，细胞丰富，由多数高度未分化的多形性细胞组成，其间可见少数典型的 RS 细胞。瘤组织内常有坏死灶。淋巴细胞消减型霍奇金病多发生于年长者，进展快，是本病各型中预后最差的。

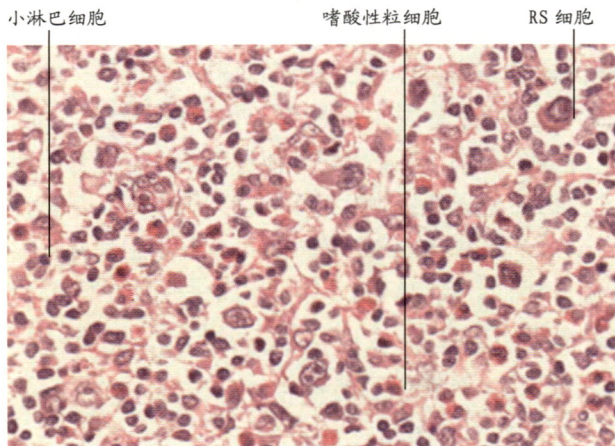

图 33-4　混合细胞型霍奇金病

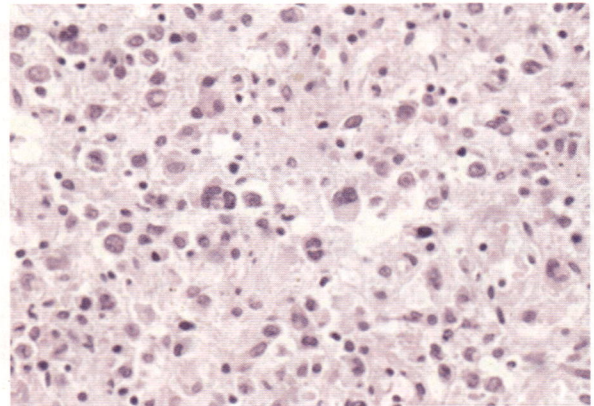

图 33-5　淋巴细胞消减型霍奇金病

（4）结节硬化型（nodular sclerosis type）：特点为淋巴结瘤组织内有陷窝细胞和增生的纤维组织条索（图33-6）。淋巴结内纤维组织增生，由增厚的包膜向内伸展，形成粗细不等的胶原纤维条索，将淋巴结分隔成许多大小不等的结节。其中有多数陷窝细胞和多少不等的典型的 RS 细胞。此外，还可见较多淋巴细胞、组织细胞、嗜酸性粒细胞、浆细胞和中性粒细胞浸润，部分可有坏死。本型为一特殊类型，多见于青年妇女，是霍奇金病中唯一多见于女性的类型。多发生于颈部，锁骨上和纵隔淋巴结，预后好。

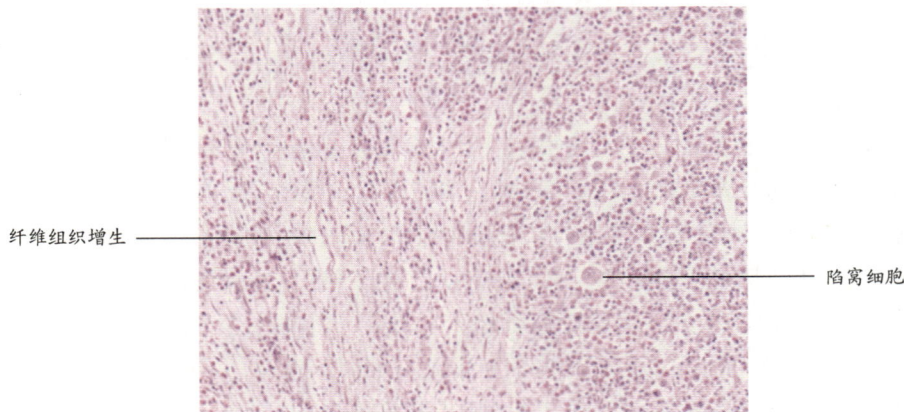

图 33-6　结节硬化型霍奇金病

上述组织类型在疾病过程中可以转化。淋巴细胞为主型可转变为混合细胞型或淋巴细胞消减型。混合细胞型可转变为淋巴细胞消减型。结节硬化型一般不转变为其他类型。

霍奇金病的组织类型与预后有密切关系，一般以淋巴细胞为主型预后最好，其次为结节硬化型和混合细胞型，淋巴细胞消减型预后最差。

3. 分期　霍奇金病扩散时多由近及远。根据病变范围可分为四期。Ⅰ期：病变限于一个淋巴结或限于一个淋巴结外器官。Ⅱ期：病变局限于膈的一侧。单独累及 2 个以上的淋巴结区或同时直接蔓延至相邻的淋巴结外器官或组织。Ⅲ期：膈两侧淋巴结都受累，可累及脾，并直接蔓延到邻近的淋巴结外器官。Ⅳ期：肿瘤扩散至淋巴结外，累及一个或多个淋巴结外器官或组织。

霍奇金病的病变范围与预后有密切关系，病变范围越广，预后越差。临床上常根据病变范围决定治疗方案。

4. 临床病理联系　本病的主要表现为无痛性淋巴结肿大。早期多无明显症状，较晚期病变扩散，患者常有发热、盗汗、体重减轻、乏力、皮肤瘙痒、贫血等全身症状，并常有免疫功能（主要是 T 细胞免疫功能）低下，容易并发感染，如疱疹病毒和隐球菌感染等。感染和肿瘤广泛扩散是导致霍奇金病患者死亡的重要原因。

（二）非霍奇金淋巴瘤

非霍奇金淋巴瘤多发生于表浅淋巴结，以颈部淋巴结最多见，其次为腋下和腹股沟淋巴结，并可累及纵隔、肠系膜和腹膜后等深部淋巴结（图 33-7）。近 1/3 的淋巴瘤发生于淋巴结外的淋巴组织，如咽淋巴环、扁桃体、胃肠和皮肤等。病变可从一个或一组淋巴结开始，逐渐侵犯其他淋巴结，也可开始即为多发性。淋巴结和结外淋巴组织的淋巴瘤都有向其他淋巴结和全身其他组织和器官如脾、肝、骨髓等扩散的倾向。有时淋巴瘤广泛播散，瘤细胞侵入血流，全身多数淋巴结和骨髓内都可有瘤细胞浸润，很难与白血病侵犯淋巴结相区别。非霍奇金淋巴瘤与霍奇金病不同，瘤组织成分单一，以一种细胞类型为主。故常根据瘤细胞的类型鉴别其来源，是非霍奇金淋巴瘤分类的基础。

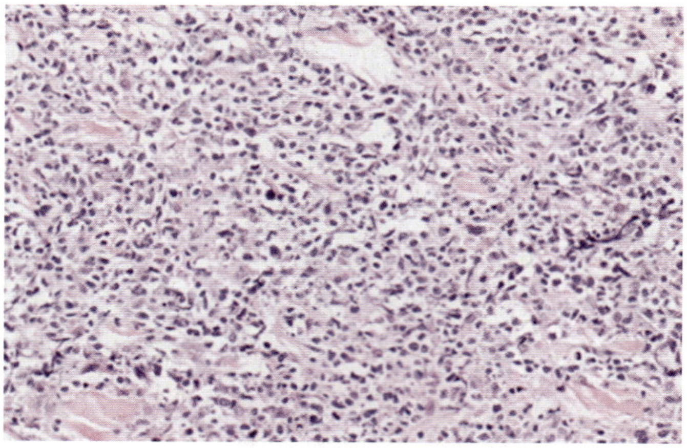

图 33-7　非霍奇金淋巴瘤

1. 分类　非霍奇金淋巴瘤的分类方法很多，但大多仍以 Lukes-Collins 淋巴瘤的免疫功能分类为基础。Lukes 等将近代免疫学的观念和新技术应用于淋巴瘤的研究，提出了形态与功能结合以瘤细胞来源为基础的免疫功能分类，并将本瘤分为 B 细胞、T 细胞和组织细胞型三大类及不同的亚型（表 33-1）。其中 B 细胞淋巴瘤最多见，T 细胞淋巴瘤次之，组织细胞淋巴瘤很少见。恶性淋巴瘤是免疫系统的肿瘤，淋巴细胞在分化、成熟和转化过程中的任何阶段都可能发生恶变，形成肿瘤。淋巴细胞发育过程不同时期发生的肿瘤，在形态和免疫功能方面都与其相应的正常细胞相似。因此，了解这些正常细胞在发育分化过程中的形态和功能变化，有助于理解各型淋巴瘤的发生及其特点。

表 33-1　非霍奇金淋巴瘤（Lukes-Collins 分类）

B 细胞型淋巴瘤	T 细胞型淋巴瘤
小淋巴细胞（B）型	小淋巴细胞（T）型
浆细胞样淋巴细胞型	曲折核淋巴细胞型
滤泡中心细胞型	脑回状核淋巴细胞型（蕈样霉菌病，Sézary 综合征）
小核裂滤泡中心细胞型	免疫母细胞型淋巴瘤（T）
大核裂滤泡中心细胞型	组织细胞型淋巴型
小无核裂滤泡中心细胞型	未定型淋巴瘤
Burkitt 淋巴瘤	
非 Burkitt 淋巴瘤	
大无核裂滤泡中心细胞型	
免疫母细胞型淋巴瘤（B）	

　　淋巴细胞和髓样细胞在发育分化、成熟以及接受抗原刺激后转化的过程中，细胞内和细胞表面的分子结构会发生一系列变化。这些细胞在发育分化各不同时期的标记可用细胞化学、免疫组织化学、单克隆抗体技术、流式细胞仪技术及分子生物学技术等加以识别。例如 B 细胞具有表面免疫球蛋白（SIg）。前 B 细胞表面无 SIg，但具有 CD19（B4）和 CD20（B1），这些是幼稚的 B 细胞最早出现的表面抗原。同时前 B 细胞浆内先后出现 μ 重链基因重组和 Ig 轻链重组，可用分子生物学方法，如聚合酶链反应技术检测。T 细胞具有羊红细胞受体（CD2）可与羊红细胞形成 E 花环。T 细胞分化的各个阶段表现不同的表面抗原，都可用特异性的单克隆抗体加以识别。此外，应用分子生物学技术分析 Ig 及 TCR 基因，对鉴别 B 细胞和 T 细胞及其克隆性提供了更为精确的方法。组织细胞除表面抗原外还含有多种酶类，如非特异性酯酶、α1- 抗胰蛋白酶和溶菌酶等，可用组织化学和免疫组织化学方法显示。成熟淋巴细胞在受抗原刺激后，转化为免疫母细胞和产生抗体的浆细胞的过程中，形态和功能也发生一系列变化。Lukes 等提出，B 细胞的转化过程在淋巴结的淋巴滤泡生发中心进行，大致可分为 4 个时期：小核裂细胞、大核裂细胞、小无核裂细胞和大无核裂细胞。成熟的 B 细胞接受抗原信息后体积逐渐增大，细胞核表面出现沟状凹陷似裂隙，称为小核裂细胞。细胞继续增大，核较大，周围有少量胞浆，称为大核裂细胞。以后核逐渐变为圆形或椭圆形，裂隙消失，核内出现核仁。胞浆增多，胞浆内 RNA 含量和蛋白质合成增多，派若宁染色阳性，称为小无核裂细胞。这时滤泡中心内可见多数核分裂象。细胞继续增大可达原来小淋巴细胞的 4 ~ 6 倍。核大，呈圆形或椭圆形，核内常有 1 ~ 3 个明显的核仁。胞浆丰富，派若宁染色阳性，称为大无核裂细胞，核分裂象多见。以上 4 种细胞都属于滤泡中心细胞（follicular center cell）。大无核裂细胞逐渐向淋巴滤泡外移动，进入滤泡间区，继续增大形成免疫母细胞，体积大，胞浆丰富，派若宁染色强阳性，核大，呈圆形或椭圆形，有明显的核仁，有些可表现浆细胞样的特点。免疫母细胞继续增殖形成浆细胞或转变为记忆细胞。应用免疫细胞化学和细胞表面标记检查证实，滤泡中心细胞属于 B 细胞（图 33-8）。

　　T 细胞分布于淋巴结的副皮质区，受抗原刺激后也发生相应的转化过程，形成 T 免疫母细胞。T 细胞在转化过程中与 B 细胞不同，没有核裂细胞到无裂细胞的各种变化。有些 T 细胞来源的淋巴瘤，瘤细胞胞浆少，核形状不规则，呈多角形，或有裂隙呈折叠状或分叶状，称为曲折核淋巴瘤。瘤细胞含有末端脱氧核苷酸转移酶，免疫表型为 CD2[+]、CD7[+]、CD5[+]，这些都是正常未成熟 T 细胞具有的标记，因此，说明瘤细胞来源于未成熟 T 细胞。

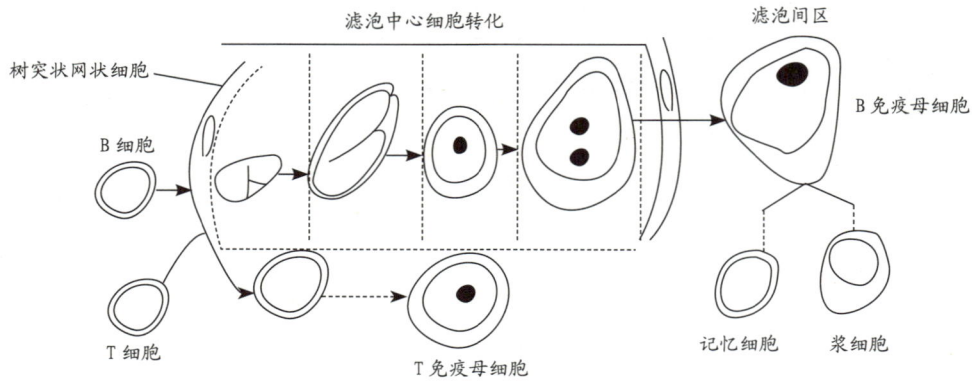

图 33-8　淋巴细胞转化过程示意图

各型非霍奇金淋巴瘤细胞的形态和免疫标记在不同程度上与其来源的相应的正常细胞相似，故对其形态不另做详细描述。病变淋巴结内有大量瘤细胞浸润将淋巴结的结构破坏。瘤细胞成分单一，以一种细胞类型为主，特点与其来源的细胞相似，但具有一定程度的异型性。可参阅正常淋巴细胞的形态及其分化抗原或表面标记来鉴别其类型。

2. 临床病理联系　多数患者起病缓慢，早期多无症状。主要表现为无痛性淋巴结肿大。晚期病变可累及多处淋巴结或其他器官。受累器官不同可引起不同的症状。NHL 的扩散途径与 HD 不同，多无一定规律。晚期患者常有发热、盗汗、消瘦及肝、脾肿大。

儿童淋巴瘤与成人淋巴瘤有些不同，淋巴结外器官的淋巴瘤比较多见。曲折核 T 细胞淋巴瘤伴纵隔肿块者和 Burkitt 淋巴瘤常见于儿童，前者常伴有急性淋巴细胞性白血病，预后很差。NHL 的预后与病变范围和肿瘤的组织类型有关。病变局限在一个部位者预后较好，多组淋巴结受累、肝脾肿大或侵犯其他器官者预后较差。肿瘤的组织类型中，一般以小淋巴细胞型、浆细胞样淋巴细胞型和有核裂的滤泡中心细胞型为主，尤其是早期瘤细胞呈滤泡样增生者比弥漫增生者预后较好；无核裂细胞型预后较差；免疫母细胞型和曲折核 T 细胞淋巴瘤预后最差。

3. 特殊类型的淋巴瘤

（1）Burkitt 淋巴瘤：是 1958 年 Burkitt 首先描述的发生于非洲儿童的一种淋巴瘤。现在世界各地都发现了类似的病例，我国也有少数病例报道。患者主要为儿童和青年人。男性多于女性。肿瘤常发生于颌骨、颅面骨、腹腔器官和中枢神经系统等。一般不累及外周淋巴结和脾，也很少发生白血病。颌骨和眼眶的肿瘤在局部生长，侵蚀破坏附近组织，造成面部畸形。肿瘤发生于腹腔，常形成巨大肿块，并可累及腹膜后淋巴结、卵巢、肾、肝、肠等。累及中枢神经系统的肿瘤可侵犯脑膜或压迫脊髓。

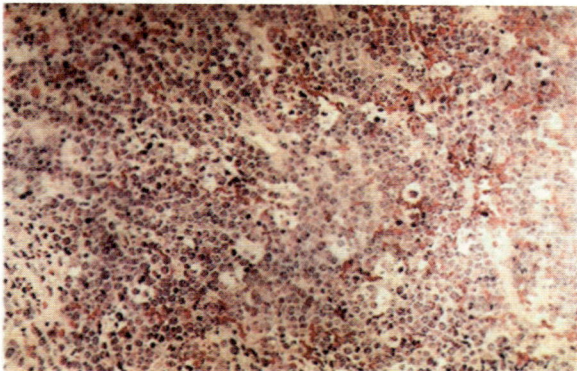

图 33-9　Burkitt 淋巴瘤（瘤细胞由小无核裂滤泡中心细胞组成，细胞大小相似，核圆形。瘤细胞间散在多数吞噬细胞呈"满天星"图像）

肿瘤由小无核裂滤泡中心细胞恶性增生而来。镜下见大量瘤细胞弥漫增生，细胞大小相似，形态单一，胞浆少，呈嗜碱性及明显的嗜派若宁性。胞浆内有一些脂肪小空泡。细胞核较大，圆或椭圆形，染色质细，常有 2~3 个明显的核仁，核分裂象多见。肿瘤细胞常变性、坏死。瘤细胞表面有单克隆性免疫球蛋白，多数为 IgM 伴 κ 轻链，证实瘤细胞来自 B 细胞。瘤细胞间散在多数吞噬各种细胞碎屑的巨噬细胞，形成所谓满天星图像（图 33-9）。

Burkitt 淋巴瘤对化疗效果较好，缓解期长。本病原因尚不清楚，由于常发生在温暖潮湿地带，故有人认为可能与蚊子或其他昆虫传播的病毒性感染有关。非洲流行区 EB 病毒感染率很高。约 95% 非洲 Burkitt 淋巴瘤细胞有 EB 病毒基因组，并且 Burkitt 淋巴瘤患者抗 EB 病毒抗体滴度增高。因此有人认为 EB 病毒与 Burkitt 淋巴瘤的发生有关。

此外，还有一组淋巴瘤也来源于小无核裂细胞，并具有与 Burkitt 淋巴瘤相似的细胞标记，但瘤组织结构和患者的预后与 Burkitt 淋巴瘤不同，称为非 Burkitt 淋巴瘤。非 Burkitt 淋巴瘤的瘤细胞呈多形性，大小不一，细胞核大小也不一致。核仁大而明显，有时只有一个大核仁。巨噬细胞造成的"满天星"现象不多见。非 Burkitt 淋巴瘤比较少见，多发生于成年人，治疗效果较差，预后也较差。

（2）蕈样霉菌病（mycosis fungoides）：是原发于皮肤的 T 细胞淋巴瘤。多发生于 40～60 岁，男性多于女性，约为 2：1。

肉眼观，皮肤病变早期表现为湿疹样病损，皮肤瘙痒，表面有不规则的红色或棕色斑疹，逐渐发展使皮肤增厚变硬呈斑块状。以后形成多数不规则的棕红色瘤样结节。有时可溃破。镜下可见皮肤表皮和真皮浅层及血管周围有多数瘤细胞和嗜酸性粒细胞、淋巴细胞、浆细胞和组织细胞浸润。瘤细胞体积较大，核大，染色深，高度扭曲，有深切迹，呈折叠状或脑回状。这些瘤细胞 SIg 阴性，与羊红细胞形成 E 花环，CD4$^+$，来自 T 辅助细胞。真皮内的瘤细胞常侵入表皮，在表皮内聚集成堆形似小脓肿称为 Pautrier 微脓肿。晚期表皮可溃破，并可向深部浸润及真皮深部。

蕈样霉菌病早期病变局限于皮肤，以后常扩散至淋巴结和内脏，多见于脾、肝、肺和骨髓等处。病变局限于皮肤者治疗效果较好，扩散至内脏者预后较差。

四、白血病

白血病（leukemia）是一种造血干细胞的恶性肿瘤。其特征为骨髓内异常的白细胞（白血病细胞）弥漫性增生取代正常骨髓组织，并常侵入周围血液，使周围血内白细胞出现量和质的改变。血液白细胞数量常明显增多，但有时亦可正常甚至减少。白血病细胞可广泛浸润肝、脾、淋巴结等全身各组织和器官，并常导致贫血和出血。

白血病在我国和世界各地都不少见。在我国各种恶性肿瘤死亡率中居第六或第七位。但在儿童和青少年的恶性肿瘤中，白血病则居第一位。

白血病有几种分类方法。

（1）根据成熟程度可分为急性与慢性白血病。急性白血病起病急，病程短，骨髓和周围血中以异常的原始及早期幼稚细胞为主，原始细胞常超过 30%。慢性白血病病程缓慢，骨髓及周围血中以异常成熟的白细胞为主，伴有幼稚细胞。原始细胞一般不超过 10%～15%。

（2）根据增生细胞的类型可分为淋巴细胞性和粒细胞性白血病。结合病情急缓和细胞类型，白血病可分为 4 种基本类型：①急性淋巴细胞性白血病（acute lymphoblastic leukemia，ALL），②慢性淋巴细胞性白血病（chronic lymphocytic leukemia，CLL），③急性粒细胞性白血病（acute myelocytic leukemia，AML）或急性非淋巴细胞性白血病（acute non-lymphocytic leukemia，ANLL），④慢性粒细胞性白血病（chronic myelocytic leukemia，CML）。

急性白血病与慢性白血病的临床表现、血象、骨髓象以及治疗原则都不相同。急性白血病经过治疗后可进入缓解期，一般不转变为慢性。慢性白血病后期常有急性病变，临床表现与急性白血病相似。

（3）根据周围血内白细胞的数量可分为白细胞增多性白血病（周围血内白细胞数量增多，＞15000/μL）和白细胞不增多性白血病（周围血内白细胞数量不增多，甚至减少）。

（4）根据白血病的免疫学分类，应用单克隆抗体和分子生物学技术检测白血病细胞的免疫标记可鉴别白血病细胞的来源，如急性淋巴细胞性白血病可分为 T 细胞型、B 细胞型、前 B 细胞型和无标记细胞型等。

在我国大多数地区，急性白血病比慢性白血病多见。无论急性或慢性白血病均以粒细胞性占多数，急性淋巴细胞性白血病次之，慢性淋巴细胞性白血病最少见。急性白血病多见于儿童和青少年，慢性粒细胞性白血病多见于 30 ～ 50 岁。慢性淋巴细胞性白血病多发生在 50 岁以上。各种类型的白血病都较多见于男性。

（一）急性白血病

急性白血病起病急，常表现为发热、乏力、进行性贫血、出血倾向、淋巴结及肝、脾肿大等。

1. 分类　急性白血病时造血干细胞或原始和幼稚的白细胞恶变，发生分化障碍，不能分化为成熟的细胞，使骨髓内原始和幼稚细胞大量堆积，成熟的细胞明显减少。大量异常的原始和幼稚细胞增生，抑制正常的造血干细胞和血细胞生成，引起红细胞、白细胞和血小板减少。多能造血干细胞分化过程中的任何阶段都可能发生恶变转化为白血病细胞。根据累及的细胞类型可分为急性淋巴细胞性白血病（ALL）和急性粒细胞性白血病（AML）。

（1）急性淋巴细胞性白血病：多见于儿童和青年人。根据形态学和免疫学特点可分为不同的亚型。

①国际上通用的是法、美、英合作组（French-American-Britiish cooperative group）提出的 FAB 分类，根据瘤细胞形态将急性淋巴细胞性白血病分为 L1、L2 和 L3 型。

L1 型：细胞较小，大小一致。核较大，圆形，染色质均匀、细致，核仁不明显。胞浆少，嗜碱性。这种类型多见于儿童。

L2 型：细胞较大，约为正常成熟小淋巴细胞的 2 倍。细胞大小不一，胞浆丰富，嗜碱性。细胞核形状不规则，有些有裂隙或切迹或呈折叠状，常有 1 ～ 2 个明显的核仁。这种类型多见于成人或大年龄儿童。

L3 型：细胞大，大小一致。胞浆丰富，嗜碱性，胞浆内常有小空泡。细胞核圆或椭圆形，外形规则。染色质致密、均匀，呈点彩状，常有一个或多个明显的核仁。

②应用免疫标记和 TCR 及 Ig 基因重组技术，根据白血病细胞的来源和分化的不同阶段进行分类，即免疫学分类。免疫学分类与预后有关，有助于指导临床治疗。

B 细胞性 ALL（B-ALL）：ALL 中约 80% 来源于 B 细胞。可分为 3 种亚型，其中 2 种来自原始 B 细胞。前 B 细胞 ALL，约占 ALL 的 60%，来自早期的原始 B 细胞，CD19$^+$、CD10$^+$，预后最好；前 B 细胞 ALL，约占 ALL 的 20%，CD19$^+$、CD10$^+$、CD20$^+$、Cμ$^+$，预后较好；较成熟的 B 细胞 ALL，很少见，约占 ALL 的 1% ～ 2%，CD19$^+$、CD20$^+$、SIg$^+$，预后最差。

T 细胞性 ALL（T-ALL）：约占 ALL 的 15%，来自原始 T 细胞，CD2$^+$、CD7$^+$、CD5$^+$，预后较差。

无标记（未分类）ALL：在 ALL 中 < 5%，没有 B 细胞和 T 细胞标记，预后较差。

（2）急性粒细胞性白血病：多见于成人，儿童较少。多能髓细胞样干细胞在分化过程的不同阶段都可发生恶变，因此 AML 的细胞来源不同，可分为多种类型。FAB 分类根据白血病细胞分化的程度和主要的细胞类型分为 M1 至 M7 七个类型。

M1 型：急性原粒细胞白血病未分化型，大多数瘤细胞为原粒细胞，少数为早幼粒细胞。

M2 型：急性原粒细胞白血病部分分化型，瘤细胞包括多数原始粒细胞和多数早幼粒细胞及多少不一的中幼粒以下的细胞。

M3 型：急性早幼粒细胞白血病，以早幼粒细胞为主，胞浆内充满髓过氧化物酶阳性颗粒。

M4 型：急性粒 - 单核细胞白血病，瘤细胞包括粒细胞及单核细胞两种方向分化。粒细胞同 M2 型，但同时有多数幼单核细胞和单核细胞。

M5 型：急性单核细胞白血病，以原单核细胞为主或以幼单核细胞为主。

M6 型：急性红白血病，瘤细胞以畸形、多核或分叶状核的原红细胞为主，同时有原单核细胞和早幼单核细胞。

M7 型：急性巨核细胞白血病，主要为多形性、未分化的原巨核细胞。

2. 病理变化　白血病的特点是骨髓内异常白细胞大量增生，进入周围血液，并可浸润肝、脾、淋巴结等全身各组织和器官。增生的白血病细胞形态与其来源的相应正常细胞相似，但分化不成熟，有一定的异型性。各种白血病类型虽然不同，但引起的病变有许多共同之处，包括大量白血病细胞增生直接引起的病变和白血病细胞浸润各组织、器官引起的继发性病变。

（1）周围血象早期即出现贫血，白细胞总数多少不等，白细胞增多性与不增多性者约各占一半。白细胞增多性者，白细胞总数多在 2 万 ~ 5 万 /μL，常呈进行性上升，可高达十万至数十万。其中有大量原始和幼稚细胞。白细胞不增多性白血病的白细胞计数可正常或减少，有时可降低至 1000 ~ 3000/μL，较难找到原始或幼稚细胞。血小板减少有时达 1 万 /μL 以下。

（2）骨髓内白血病细胞大量增生，可取代正常骨髓组织，并可侵蚀骨松质和骨皮质。病变以椎骨、胸骨、肋骨和盆骨最显著，严重者可侵犯长骨。急性白血病的骨髓增生极为活跃，其中主要为原始细胞，较成熟的白细胞不多，幼稚红细胞和巨核细胞生成受抑制，数量减少。有些急性粒细胞白血病，大量瘤细胞主要为原粒细胞，在骨组织、骨膜下或软组织中浸润，可聚集形成肿块，称为绿色瘤（chloroma），多见于颅骨和眼眶周围。瘤细胞浸润之处呈绿色，暴露于空气中后，绿色迅速消退。用还原剂（过氧化氢或亚硫酸钠）可使绿色重现。绿色色素的性质还不确定，有研究认为其中含有原卟啉、胆绿蛋白或绿色过氧化物酶，可能与瘤细胞的异常代谢产物有关。

（3）全身淋巴结都可有不同程度的肿大，以儿童 ALL 时较多见，也最明显，AML 时较轻。肿大的淋巴结一般不互相粘连，有弹性。切面呈均匀的灰白色。镜下可见淋巴结内有大量瘤细胞浸润。淋巴结结构可部分或全部被破坏。瘤细胞可侵犯淋巴结包膜及包膜外脂肪组织。AML 时淋巴结内瘤细胞浸润较少，部分淋巴结结构可保留。

（4）急性白血病时脾轻度至中度肿大。儿童 ALL 时脾肿大较多见，也较明显。成人 AML 时多为轻度肿大。肉眼观，肿大的脾包膜紧张，呈暗红色，质软。镜下，ALL 时红髓和血窦内有大量白血病细胞浸润，可形成结节状。脾小体可增大或消失。AML 时，主要累及红髓，原粒细胞增生，可压迫脾小体，严重时红髓和脾小体结构可被破坏。

（5）肝中度增大，表面光滑。镜下，AML 时瘤细胞主要沿肝窦在肝小叶内弥漫浸润。ALL 时瘤细胞主要浸润于汇管区及其周围的肝窦内。单核细胞性白血病较少累及肝，其浸润方式与粒细胞白血病相似。

除上述器官外，急性白血病时，白血病细胞还常浸润脑、脊髓、周围神经、心肌、肾、肾上腺、甲状腺、睾丸和皮肤等乃至全身各器官和组织。瘤细胞多首先出现在血管周围，逐渐向邻近组织浸润，可引起出血并可压迫和破坏邻近组织。

白血病的皮肤病多见于急性单核细胞白血病（M5 型）。病变多样，可局限于一处也可播散到身体大部，形成各种扁平或隆起的斑块或丘疹。瘤细胞多浸润于真皮内，一般不侵犯表皮。有时单核细胞白血病可浸润牙龈，使牙龈黏膜肿胀肥厚，常有出血，并可形成表浅溃疡，易引起继发感染。

（6）继发性变化。由于白血病细胞广泛浸润，常破坏相应的组织或器官，引起一系列继发性改变。①出血：白血病细胞浸润骨髓组织，引起贫血和血小板减少，故常易出血。皮肤可有出血点和瘀斑。牙龈、肾盂、肾盏和膀胱黏膜、浆膜都可有出血灶，有时脑组织出血可形成血肿。②感染：白血病时虽然白细胞大量增生但无抗病功能。患者免疫功能和抵抗力低下，常并发细菌和真菌感染，常见的有白色念珠菌、曲菌和毛霉菌感染等，成为白血病常见的致死原因。

急性白血病病情急，预后差，早期即出现贫血、出血和继发性感染，死亡率很高。近年来由于联合化疗的应用，对提高急性白血病的缓解率、延长生存期都取得了良好的效果，尤其是儿童 ALL 可长期缓解。

（二）慢性白血病

慢性白血病起病缓慢，病程长，早期多无明显症状。有些患者在体格检查或因其他疾病就诊时发现。主要症状为乏力、消瘦、发热、脾肿大等。

1. 分类　慢性白血病按细胞来源分为慢性粒细胞白血病（CML）和慢性淋巴细胞白血病（CLL）。

（1）慢性粒细胞白血病：来源于多能髓样干细胞。瘤细胞的成分以幼粒细胞为主。骨髓和脾内幼稚粒细胞明显增多。与急性白血病不同，CML 时髓样干细胞仍具有分化成熟的能力，周围血内可见大量成熟的粒细胞。原始粒细胞的异常增生与分化，可能与干细胞对调节造血细胞生长分化的反馈信号反应不足有关。

CML 患者中约 90% 伴有一种染色体异常，称为 Ph1 染色体，已确定为 CML 的标记染色体。Ph1 染色体指 22 号染色体的长臂易位至 9 号染色体长臂。Ph1 染色体的存在与 CML 的发生发展有关。典型的CML 患者，Ph1 阳性，多见于青壮年，化疗效果好。Ph1 阴性的 CML 多见于老人和小儿，预后不佳。

（2）慢性淋巴细胞白血病：为小淋巴细胞恶变而来。绝大多数 CLL 来源于 B 细胞，T 细胞性CLL 很少见。恶变的 B 细胞无免疫功能，不能转化为浆细胞，患者常有低丙种球蛋白血症。有时 CLL 与小淋巴细胞淋巴瘤不易区别。

2. 病理变化

（1）周围血白细胞显著增多，数量正常或减少者少见。CML 时白细胞增多尤为明显，多在 10 万 ~ 80万 /μL，少数甚至可超过 100 万 /μL，其中大多数为较成熟的中、晚幼和杆状核粒细胞，早幼粒和原粒细胞很少。嗜碱性和嗜酸性粒细胞也增多。CML 时中性粒细胞内碱性磷酸酶常缺如或降低，这有助于其与类白血病反应相区别。CLL 时白细胞总数多在 3 万 ~ 10 万 /μL。血象单一，绝大多数为成熟的小淋巴细胞，只有少数幼淋巴细胞。慢性白血病早期贫血较轻，血小板无明显减少。CML 时血小板常增多。晚期有明显贫血和血小板减少。

（2）CML 时骨髓增生活跃，各期粒细胞均可见到，以中、晚幼粒和杆状粒细胞占优势，幼红细胞和巨核细胞早期可增生，血小板增多，晚期则被抑制。CLL 骨髓内淋巴细胞增多，可呈结节状或弥漫性浸润，主要为成熟的小淋巴细胞，原及幼淋巴细胞很少。粒、红、巨核细胞系及血小板均减少。

（3）CLL 时淋巴结明显肿大。早期淋巴结可活动，晚期瘤细胞浸润包膜，肿大的淋巴结常相互融合，并与周围组织粘连。切面呈灰白色鱼肉状。镜下可见淋巴结内有大量瘤细胞浸润，严重者淋巴结构破坏消失。CML 时淋巴结轻至中度肿大，不如 CLL 明显。

（4）脾多明显肿大，CML 最显著，可达 4000 ~ 5000 g。肿大的脾占据腹腔大部，甚至可达盆腔。红髓脾窦内有大量白血病细胞浸润，可压迫血管引起梗死。CLL 时，脾肿大不如 CML 时严重，一般不超过 2500 g。肿大的脾包膜增厚，常有纤维性粘连，质较硬，切面暗红色，脾小体不明显，呈均质状。镜下见大量白血病细胞浸润，CLL 时主要累及白髓，严重者白血病细胞弥漫浸润，脾小体和脾髓结构消失。

（5）肝中度肿大，表面光滑。镜下，各型白血病的浸润方式不同。CLL 时，瘤细胞多浸润于汇管区及其周围；CML 时，瘤细胞多沿肝窦呈弥漫性浸润。

此外，慢性白血病时，白血病细胞常浸润胃肠、心、肾、皮肤等全身器官和组织。白血病细胞浸润处可破坏相应的组织和器官，引起出血、感染等继发性变化。

慢性白血病病变发展缓慢，病程较长。开始约 2 ~ 3 年病情稳定，对化疗有效，有时稳定期可达 10年以上。其后治疗无效，病情加重。CML 最终常发生急性病变，突然出现原因不明的高热，脾迅速肿大，贫血、血小板减少，出血症状加剧，骨及关节疼痛，骨髓和血中原粒和早幼粒细胞突然增加。急性变发生后病情常急转直下，预后很差。CLL 发生急性变者极少。CLL 患者平均寿命比 CML 长，最后多因低丙种球蛋白血症、免疫功能低下并发感染而致死。

3. 类白血病反应（leukemoid reaction） 通常是由于严重感染、某些恶性肿瘤、药物中毒、大量出血和溶血反应等刺激造血组织而产生的异常反应，表现为周围血中白细胞显著增多（可达 50000/μL 以上），并有幼稚细胞出现。类白血病反应的治疗和预后均与白血病不同。一般根据病史、临床表现和细胞形态可以与白血病鉴别，但有时比较困难。类白血病反应有以下特点可协助鉴别：①引起类白血病反应的原因去除后，血象可恢复正常；②类白血病反应时，一般无明显贫血和血小板减少；③类白血病反应时，粒细胞有严重毒性改变，胞浆内有毒性颗粒和空泡等；④类白血病反应时，中性粒细胞的碱性磷酸酶活性和积分明显增高，而粒细胞白血病时，两者均显著降低；⑤慢性粒细胞白血病细胞内可见 Ph1 染色体，类白血病反应时则无。

（三）毛细胞白血病

毛细胞白血病（hairy cell leukemia）是一种少见的慢性白血病，其主要特点为白血病细胞胞浆形成细长的凸起，形似绒毛，在扫描电镜、透射电镜或相差显微镜下清晰可见，在一般光学显微镜下也可见到，故称毛细胞。关于毛细胞的来源意见不一。过去曾认为毛细胞来源于单核巨噬细胞。细胞标记研究证明绝大多数毛细胞具有 B 淋巴细胞标记，少数具有 T 细胞标记。毛细胞胞浆内含有抗酒石酸的酸性磷酸酶，这与单核细胞和 T 细胞不同可供鉴别。应用 Ig 基因重组技术证实毛细胞来源于 B 细胞系。近来有学者提出毛细胞具有 B 细胞的特点，也有一些特点与单核吞噬细胞系统的树突状细胞（dendritic cell）相似，因而提出毛细胞可能由多能造血干细胞恶性增生而来，故具有 B 细胞和树突状细胞两者的特点。

毛细胞白血病主要累及骨髓、脾和周围血液。骨髓内瘤细胞弥漫性增生，细胞间网状纤维弥漫增生。骨髓内髓细胞系减少可引起周围血粒细胞和单核细胞减少。脾内常有大量瘤细胞弥漫浸润。脾肿大是最常见的症状，并常引起全血细胞减少。瘤细胞常侵入周围血管。大多数患者周围血及骨髓中可检见毛细胞，周围血白细胞数量可增加或减少；少数病例瘤细胞可浸润至肝和淋巴结。此外，偶尔瘤细胞可侵犯皮肤、肺及体腔（图 33-10）。

毛细胞白血病平均发病年龄约为 50 岁，多见于男性。起病缓慢，主要表现为贫血，粒细胞、单核细胞及血小板减少和脾肿大。常呈慢性病程，治疗效果不理想。近来应用 α 干扰素治疗效果良好。由于贫血、白细胞减少和免疫功能低下，晚期易并发感染。

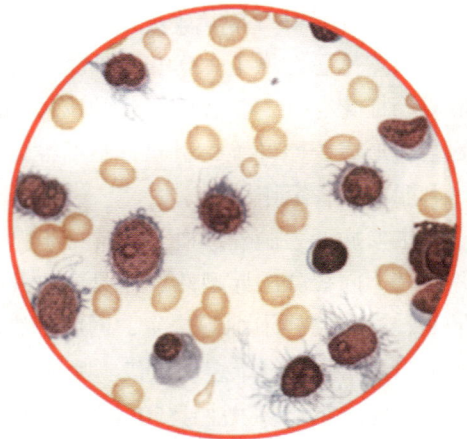

图 33-10　多毛细胞白血病骨髓象

五、骨髓增生性疾病

骨髓增生性疾病（myeloproliferative diseases）是多能髓样干细胞肿瘤性增生引起的一组疾病，常表现为多能髓样干细胞所属的细胞系（包括红细胞、血小板、粒-单核细胞系）中的一系或多系细胞恶性增生。根据增生的细胞成分不同，本组疾病可分为慢性粒细胞白血病、真性红细胞增多症、原发性血小板增多症和骨髓纤维化四种疾病。这四种疾病虽表现各不相同，但可相互转化（慢性粒细胞白血病已如前述）。

（一）真性红细胞增多症

真性红细胞增多症（polycythemia vera）是多能髓样干细胞恶性增生引起的疾病。骨髓内常同时有红细胞、粒细胞和巨核细胞系各种成分增生，但以红细胞系增生最突出，导致红细胞明显增多，可达 $(6 \sim 10) \times 10^6/\mu L$。由于血红细胞增多引起血容量增多，血黏度增高，全身组织和器官淤血，血流缓慢。常有血栓形成和梗死，多见于心、脾、肾。血管严重充血和血小板功能异常，常引起出血。肝、脾轻至中度肿大，可出现髓外造血灶。血栓形成和出血是造成部分患者死亡的原因。晚期有些患者可转变为骨髓纤维化或急性粒细胞白血病。

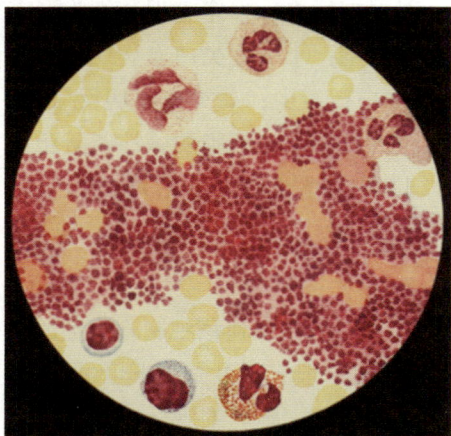

图 33-11　原发性血小板增多症血象

（二）原发性血小板增多症

原发性血小板增多症（essential thrombocytosis）少见，是骨髓增生性疾病中以巨核细胞系过度增生为主的疾病（图 33-11）。血小板数量明显增多，功能异常。多发生于中年人，主要表现为反复出血和血栓形成。骨髓内巨核细胞系显著增生。脾、肝及淋巴结内可见髓样化生灶，其中的细胞以巨核细胞系为主。部分病例可转化为真性红细胞增多症、骨髓纤维化或慢性粒细胞白血病，最终可转变为急性粒细胞白血病。重要器官血栓形成及出血为主要致死原因。

（三）骨髓纤维化

骨髓纤维化（myelofibrosis）是一种慢性骨髓增生性疾病。骨髓造血组织由纤维组织取代，脾、肝、淋巴结等有增生的髓样干细胞，故本病常称为骨髓纤维化伴髓样化生。骨髓纤维化可继发于其他骨髓增生性疾病、骨转移性癌、化学药物中毒和射线损伤等。多数骨髓纤维化原因不明，称为原发性骨髓纤维化。

原发性骨髓纤维化（primary myelofibrosis）是一种多能造血干细胞恶性增生性疾病。红、粒及巨核细胞系均呈恶性增生。病变由骨髓开始，以后侵入周围血，逐步侵犯脾、肝等其他器官，并在其中增殖，形成髓样化生灶。骨髓内增生的巨核细胞和血小板释放的生长因子（PDGF 和 TGF-β）可刺激纤维母细胞增生形成胶原纤维，引起骨髓纤维化。血小板释放的血小板因子 4（PF4）可抑制胶原酶，对骨髓纤维化可能也起一定作用。

主要病变为髓外造血。最常见于脾，多分布在红髓，其中可见红、粒和巨核细胞系各期的细胞增生，并常有不同程度的异型性。脾明显肿大可达 4000 g，包膜下可见梗死灶。肝和淋巴结内也可有髓外造血。早期骨髓内髓样干细胞增生，网状纤维增多，以后形成胶原纤维，引起骨髓弥漫纤维化，细胞减少，造血组织由增生的纤维组织取代。晚期可有新骨形成，骨小梁增粗引起骨硬化。

骨髓纤维化多发生于 50 岁以上的患者。病变进展慢，早期无症状，症状出现时骨髓已纤维化。主要表现为进行性贫血和脾肿大，周围血红细胞大小、形状不一，有泪滴状红细胞，并有不成熟的红细胞和白细胞。由于血小板异常和血小板减少，容易发生血栓及出血，常并发感染威胁生命。约 10% 的患者转变为急性粒细胞白血病。

六、多发性骨髓瘤

多发性骨髓瘤（multiple myeloma）是浆细胞的恶性肿瘤。骨髓内肿瘤性浆细胞增生，常侵犯多处骨组织，引起多发性溶骨性病损。肿瘤性浆细胞可合成并分泌免疫球蛋白。由于肿瘤性浆细胞为单克隆性，故所产生的免疫球蛋白为均一的、类型相同的单克隆免疫球蛋白，具有相同的重链和轻链。浆细胞除合成完全的免疫球蛋白外，也可合成过多的轻链或重链。多发性骨髓瘤时血液内的这种单克隆 Ig 称为 M 蛋白或 M 成分。有时肿瘤性浆细胞只合成轻链或重链而没有完整的 Ig，这种游离的轻链称为本周蛋白（Bence-Jones protein），其分子小，可通过肾由尿排出。99% 的多发性骨髓瘤患者血液内都有一种免疫球蛋白增高。M 蛋白多数为 IgG 和 IgA，少数为 IgM、IgD 或 IgE。约 15% ～ 20% 患者尿中有本周蛋白，但血中无 M 蛋白；约 80% 的骨髓瘤患者血中 M 蛋白和尿液中本周蛋白两者都有。这是诊断多发性骨髓瘤的重要指标。本病发病年龄多在 50 ～ 60 岁，40 岁以前少见。男性多于女性。

1. 病理变化 最突出的病变为骨髓内大量浆细胞增生，可占骨髓内细胞总数的 15% ~ 90%。瘤细胞多聚集成堆，有些像成熟的浆细胞，有些分化不成熟，具有不同程度的异型性。有些细胞体积大，有 2 或 3 个核，并有瘤巨细胞形成。电镜下可见骨髓瘤细胞胞浆内有高度发达的粗面内质网，其池内常充满无定形物质（免疫球蛋白）（图 33-12）。

多发性骨髓瘤病变为多发性，常引起多处骨组织破坏，可累及骨骼系统的任何部位，以脊柱、肋骨、颅骨最多见，盆骨、股骨、锁骨和肩胛骨次之。瘤组织在骨髓腔内形成灰红色结节。瘤细胞产生破骨细胞活化因子，激活破骨细胞使骨质溶解吸收。瘤细胞首先侵蚀骨松质，逐渐破坏骨皮质。X 线片上可见骨质缺损，受累的骨组织可发生自发性骨折或脊柱塌陷。瘤组织广泛增生可引起骨质疏松。晚期，瘤细胞可浸润至软组织，并可侵犯脾、肝、肾、肺和淋巴结等。

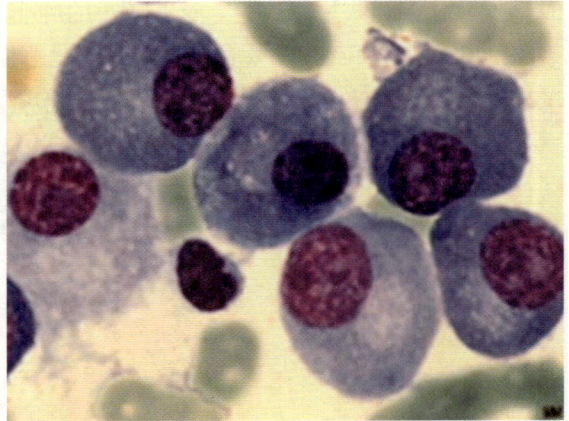

图 33-12 多发性骨髓瘤骨髓象

约半数以上的患者骨髓瘤侵犯肾，引起骨髓瘤肾病。肾体积正常或轻度肿大，色苍白，晚期因肾间质纤维化体积缩小。镜下见肾间质内有多数异常的浆细胞和慢性炎性细胞浸润。肾远曲小管和集合管内有蛋白管型，有些均匀红染，有些呈分层状或颗粒状，内含免疫球蛋白、κ 或 λ 轻链、白蛋白等。管型周围有巨噬细胞形成的多核巨细胞环绕。肾小管上皮细胞常萎缩、坏死。由于骨组织破坏，血钙增高，可引起肾组织内转移性钙化。继发感染可引起肾盂肾炎。

2. 临床病理联系 多发性骨髓瘤起病缓慢，早期多无明显症状。骨髓瘤细胞破坏骨组织可引起骨痛、骨质疏松和病理性骨折；破坏骨髓内造血组织可引起贫血、白细胞减少和血小板减少。瘤细胞产生的异常免疫球蛋白会影响凝血因子和血小板功能，导致凝血障碍。加之血小板减少，患者常有出血倾向。骨髓瘤细胞产生的 Ig 过多及 Ig 聚合可使血液黏度增高，引起血黏度过高综合征，表现为紫癜、视网膜出血、出血时间延长等。血黏度过高影响血液循环引起组织缺氧，以脑、眼、肾、肢端最明显，可引起头昏、眩晕、意识障碍等神经症状。肾损伤可引起肾功能不全。由于异常的免疫球蛋白明显增多，正常的免疫球蛋白减少，患者免疫功能降低，容易并发感染，常发生肺炎和肾盂肾炎。感染和肾功能衰竭是造成死亡的主要原因。

七、恶性组织细胞增生症

恶性组织细胞增生症（malignant histiocytosis）是组织细胞及其前身细胞进行性恶性增生引起的一种全身性疾病。可发生于任何年龄，较多见于儿童和青壮年。男性比女性多见，约为（2 ~ 3）：1。临床表现为不规则发热，乏力，消瘦，全身淋巴结肿大，肝、脾肿大，有时可有皮肤损害。晚期可出现黄疸、贫血、白细胞和血小板减少和进行性衰竭。

1. 病理变化 恶性组织细胞增生症主要侵犯淋巴结、脾、肝、骨髓和皮肤。此外，全身其他器官和组织如肺、肾、心、胃、肠、胰和中枢神经系统等都可受累。各病例累及的器官和组织多少不等，即使在同一器官或组织内，病变分布情况也很不一致。一般至少有两个不同器官和组织同时受累，以淋巴结、脾、肝、骨髓为最常见也最严重。淋巴结和肝、脾肿大。镜下可见淋巴结、肝、脾等组织内异常的肿瘤性组织细胞呈弥漫性增生。肿瘤细胞分化程度很不一致，有些分化程度较高，几乎接近正常的组织细胞。有些分化差，呈明显的异型性，肿瘤细胞大小、形态不一。有些肿瘤细胞体积大，核大，圆形或椭圆形，染色质稀疏，染色较淡，胞浆丰富，伊红色，有吞噬现象。胞浆内可见被吞噬的红细胞、淋巴细胞、浓缩的细胞核、细胞残屑、含铁血黄素和脂类物质。有些瘤细胞体积大，核也大，可呈双核或多核，核膜厚，核染色质分布不均匀，核仁大而明显，呈嗜碱性。还有些瘤细胞体积较小，核相对较大，染色很深，有时呈折叠状，胞浆呈伊红色。这些较小的肿瘤细胞多无吞噬现象。此外，常见多数典型和不典型的核分裂象。肿瘤性组织细胞吞噬红细胞的现象是恶性组织细胞增生症的重要特征（图33-13）。

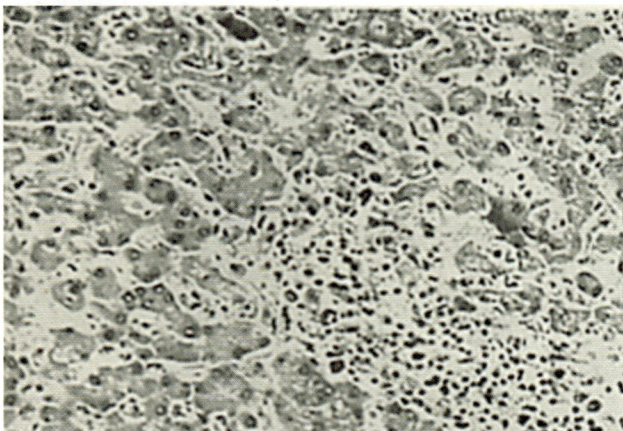

图33-13　恶性组织细胞增生症（镜下见肿瘤细胞呈弥漫性增生，分化程度很不一致，可见肿瘤组织细胞吞噬红细胞现象）

应用组织化学和免疫组织化学反应显示肿瘤细胞内非特异性酯酶、α-萘酚醋酸酯酶、酸性磷酸酶和溶菌酶皆为阳性，说明这些肿瘤细胞来源于单核吞噬细胞系统的组织细胞。

瘤细胞在体内各组织和器官内的分布情况不同，在淋巴结内的瘤细胞多浸润于包膜下淋巴窦和髓质淋巴窦，可逐渐浸润至髓质、淋巴索和皮质。瘤细胞呈弥漫性浸润，不形成团块。除肿瘤性组织细胞增生外，淋巴结内常有多少不等的浆细胞浸润，部分可有出血和坏死。早期淋巴结的包膜和结构多完整，晚期瘤细胞可浸润淋巴结包膜，淋巴结结构可部分或全部被破坏。脾内瘤细胞主要浸润于红髓，有时由于脾窦高度淤血，可将瘤细胞掩盖。晚期，瘤细胞大量增生可破坏脾小体。肝内瘤细胞主要浸润于汇管区和肝细胞索之间，甚似Kupffer细胞增生。瘤细胞大量增生可破坏邻近的肝细胞。骨髓内的瘤细胞多呈灶性分布。有些患者可有皮肤损害，表现为丘疹样病损，瘤细胞多浸润于真皮皮肤附件周围。

2. 临床病理联系　本病可累及全身各器官，病变分布和范围各不相同，因此临床表现多样。淋巴结、肝、脾因大量瘤细胞浸润而肿大。骨髓内造血组织被瘤组织破坏，异型组织细胞常吞噬红细胞，故患者常有全血细胞减少和严重的进行性贫血，并常有出血和各种继发感染。晚期，瘤细胞损伤肝细胞可引起黄疸。肺部受累可引起咳嗽、咯血，严重者可出现呼吸衰竭。消化道的病变可引起腹泻和消化道出血。中枢神经受累时，根据病变部位不同可引起脑膜炎、失明、尿崩症、眼球突出和截瘫等。本病起病较急，进展迅速，预后较差。

第二节　内分泌系统疾病

内分泌系统（endocrine system）包括各内分泌腺体及弥散分布的神经内分泌细胞（即APUD细胞）。激素的合成与分泌一方面受神经系统的调控，同时也受下丘脑-垂体-靶器官之间的调节机制所控制。下丘脑的神经内分泌细胞分泌多种肽类激素，控制垂体许多激素的合成与分泌，垂体的激素又控制着靶器官激素的合成与分泌；反过来，靶器官所分泌的激素在血中的水平又对垂体及下丘脑相关激素的合成及分泌起反馈调节作用。通过上述调节，保持着各种激素的水平相对恒定。

各内分泌器官的肿瘤、炎症、血液循环障碍、遗传疾病及其他病变均能引起该器官激素分泌的增多或不足。但由于有上述调节机制，机体的激素水平仍然可以保持在正常范围内，只有超过了机体的调节能力，或者调节机制异常，机体内的激素水平才会失去平衡，临床表现为相应器官功能亢进或低下。可见，内分泌系统疾病实际上包括内分泌器官的病变和由此引起的相应靶器官腺体的增生肥大或萎缩。例如，垂体破坏性病变引起 ACTH 及 TSH 分泌不足，可导致肾上腺皮质及甲状腺腺体的萎缩及功能低下；垂体腺瘤时某种激素常分泌增多，引起靶器官腺细胞的肥大增生和激素分泌增多，后者又可反馈性抑制腺瘤外垂体正常部分某种激素的合成、分泌，并出现该腺细胞的萎缩；如果靶器官遭到破坏致功能低下，血中该激素水平下降，通过反馈机制使垂体相关激素分泌增多，进而使靶器官未受累的腺体肥大增生。

一、下丘脑和垂体疾病

下丘脑和垂体在解剖与功能上有密切关系。下丘脑与神经垂体实际为一个解剖功能单位。下丘脑的视上核和室旁核神经细胞的轴突，经漏斗进入神经垂体的神经部（即垂体后叶），该神经细胞合成加压素，即抗利尿激素（antidiuretic hormone，ADH）及催产素（oxytocin，OT），其分泌颗粒沿轴突运送到神经部，然后释放。下丘脑结节漏斗核等处的神经细胞，合成多种释放激素及抑制激素，其分泌颗粒在漏斗处释放入血，调节腺垂体功能。腺垂体包括远侧部（即垂体前叶）、中间部及结节部。垂体前叶在 HE 染色切片中可见三种细胞：嗜酸性细胞、嗜碱性细胞及嫌色细胞。电镜下，在细胞的胞浆中均可见有或多或少、不同大小的分泌颗粒，用免疫细胞化学方法可将前叶的细胞进一步分为：①促生长素细胞，分泌生长素（GH）；②催乳素细胞，分泌催乳素（PRL）；以上两种细胞多嗜酸性；③促甲状腺素细胞，分泌促甲状腺素（TSH）；④促性激素细胞，分泌促卵泡素（FSH）及促黄体素（LH）；⑤促肾上腺皮质激素细胞，分泌促肾上腺皮质激素（ACTH）及促脂解激素（LPH）。第③—⑤种细胞多嗜碱性。大约有一半的嫌色细胞有稀少的分泌颗粒，另一半不见分泌颗粒，无内分泌功能。中间部及结节部也有一些含分泌颗粒的细胞，其功能尚不太清楚。

（一）下丘脑及垂体后叶疾病

下丘脑 - 垂体后叶轴任何部位发生功能性或器质性病变时，不论其病因及病变性质如何，都会引起自主神经功能紊乱及内分泌功能异常，致使一种或数种激素的分泌过多或减少，临床上表现为各种综合征，例如尿崩症、性早熟、肥胖性生殖无能综合征等。

1. 尿崩症（diabetes insipidus）　由于 ADH 缺乏，使肾远曲小管对水分再吸收功能显著降低，因而表现为多尿（一昼夜可排尿 5 ~ 20 L）、尿比重显著低下（多在 1.001 ~ 1.005）及由于大量水分丧失而出现的烦渴和多饮。其病因多为下丘脑 - 垂体后叶轴的肿瘤、外伤及感染引起的脑炎或脑膜炎；少数病因不明，找不出器质性病变。另外还有一种肾性尿崩症，是肾小管对 ADH 缺乏反应能力所致。

2. 性早熟（precocious puberty）　表现为女孩 6 ~ 8 岁、男孩 8 ~ 10 岁前出现性发育，病因为脑肿瘤、脑积水或遗传异常，使下丘脑过早分泌促性腺激素释放激素。

3. 肥胖性生殖无能综合征（dystrophia adiposogenitalis）　表现为生殖器官、生殖腺体发育不全，无生殖能力，第二性征差，明显肥胖，常并发智能及精神上的缺陷。病因多为颅咽管瘤、垂体嫌色细胞瘤、神经胶质瘤及脑膜炎等引起的丘脑破坏，进而引起促性腺激素分泌障碍及肥胖。

（二）垂体前叶功能亢进

垂体前叶病变引起的功能亢进绝大多数见于前叶良性肿瘤，即腺瘤。该腺瘤一般过多地分泌某一种激素，出现该激素功能亢进症状，偶尔同时分泌两种激素，如 GH 及 PRL。肿瘤周围的正常细胞因受压而萎缩，分泌激素减少，临床表现为功能低下。

1. 垂体性巨人症及肢端肥大症　垂体生长激素细胞腺瘤分泌过多的生长激素，使生长激素介质增多，促进 DNA、RNA 及蛋白的合成，在青春期以前，即骨骺未闭合时，引起垂体性巨人症（pituitary gigantism）；在青春期后骨骺已闭合时，则引起肢端肥大症（acromegaly）。垂体性巨人症表现为骨骼、肌肉、内脏器官及其他组织的过度生长，致使身材异常高大，内脏器官也按比例增大，但生殖器官如睾丸、卵巢等发育不全，女性患者常无月经，有的并发糖尿病。肢端肥大症发病呈隐匿性，就诊时病程常已有数年至十年之久，表现为头颅骨增厚，下颌骨、眶上嵴及颧骨弓增大突出，鼻、唇、舌由于软组织增生而增厚变大，皮肤粗糙增厚，呈现特有面容；四肢肢端骨、软骨及软组织增生使手足宽而粗厚，手指及足趾粗钝，内脏器官亦肥大。约有半数患者伴有其他内分泌功能障碍，如高胰岛素血症、糖耐量减低或性功能减退。

2. 高催乳素血症（hyperprolactinemia）　一部分是由于垂体催乳激素细胞瘤所致，另一部分是下丘脑的病变或雌激素、多巴胺能阻断剂等药物所引起，临床表现为溢乳 - 闭经综合征（galactorrhea-amenorrhea syndrome）。女性患者有闭经、不育及溢乳，男性患者有性功能降低，少数亦可溢乳。

3. 垂体性库欣综合征　主要由 ACTH 细胞腺瘤所引起，少数由于下丘脑异常分泌过多的皮质激素释放因子（corticotropin releasing factor，CRF）所致。由于 ACTH 分泌过多，使两侧肾上腺皮质增生，分泌过多的糖皮质激素。

（三）垂体前叶功能低下

垂体前叶功能低下多由于腺垂体严重破坏所致，少数由于下丘脑遭肿瘤破坏，使各种释放激素的分泌减少所引起。垂体前叶功能低下多数表现为全部激素的分泌低下，少数只表现为某一种激素的分泌低下。

1. 希恩综合征（Sheehan syndrome）　是分娩后垂体坏死，使垂体前叶激素全部分泌减少的一种临床表现。多由于分娩时大出血或休克引起。妊娠期垂体增生肥大，压迫自身的血管，血流供应相对不足，因此对任何原因引起的局部血液灌注降低十分敏感，易发生梗死。当坏死面积超过垂体前叶的 60%，可出现轻度功能障碍，超过 90% 时出现功能衰竭。典型病例在分娩后 2 ~ 3 周出现乳腺急骤退缩，乳汁分泌停止，以后出现生殖器官萎缩、闭经，再过一段时间出现甲状腺功能低下及肾上腺皮质功能低下，皮肤色素脱失，阴毛、腋毛、眉毛脱落，进而表现为全身萎缩与老化。

2. Simond 综合征　Simond 综合征也是垂体前叶全部激素分泌障碍的一种综合征，呈慢性经过，病程可达 30 ~ 40 年，以出现恶病质和过早衰老为特征。各种激素分泌低下出现的早晚不同，大体按以下顺序出现：GH、FSH/LH、TSH、ACTH、PRL。Simond 综合征的病因多为无功能性垂体腺瘤，此外也可以是炎症、循环障碍等引起垂体大面积坏死所致。其他内分泌器官在形态上将先后出现腺体萎缩、间质纤维组织增生及淋巴细胞浸润。

3. 垂体性侏儒（pituitary dwarfism）　是在青春前期的儿童垂体前叶发育障碍或各种病因破坏垂体，引起 GH 分泌低下所致。表现为骨骼发育障碍，身材矮小，身体各部位比例保持儿童期状态。皮肤及颜面出现老人状皱纹，智力发育正常。常伴有一定程度的性腺、甲状腺及肾上腺发育障碍。

（四）垂体肿瘤

1. 垂体神经内分泌肿瘤　腺垂体中分泌激素的细胞所发生的肿瘤，传统上被归类为垂体腺瘤。然而，这些肿瘤可能具有局部浸润性，并可转移。根据 WHO/IARC 关于神经内分泌肿瘤治疗方法的建议，建议改变命名法则。现在更名为垂体神经内分泌肿瘤（pituitary neuroendocrine tumor，PitNET）。PitNET 反映了来自六种腺垂体细胞类型，每种肿瘤类型具有多种形态学特征。现已明确，3 种转录因子（TPIT，PIT1，SF1）的表达决定了的 3 个细胞家族，包括 PIT1 细胞谱系、TPIT 细胞谱系、SF1 细胞谱系。此外，还存在一类尚未明确具体细胞谱系的 PitNETs。常规免疫组化方法检测垂体转录因子（PIT1、TPIT、SF1、GATA3 和 ERα）和激素种类，是该分类必不可少的工具。

（1）生长激素 PitNET：是由 PIT1 谱系垂体细胞组成的分化良好的垂体神经内分泌肿瘤，大多数生长激素细胞瘤位于鞍区，临床上可引起肢端肥大症和（或）巨人症。包括两种亚型：致密颗粒型生长激素细胞瘤，稀疏颗粒型生长激素细胞瘤。致密颗粒型生长激素细胞瘤体积较小，较少侵袭海绵窦，患者平均年龄为 50 岁；而稀疏颗粒性肿瘤往往较大且浸润性强，患者平均年龄 40 岁。镜下致密颗粒型生长激素细胞瘤具有丰富嗜酸性细胞质，免疫组化 PIT1、GH 弥漫强阳性，低分子量角蛋白（CAM5.2 或 CK18）通常在胞质内核周阳性。而稀疏颗粒性肿瘤中，低分子量角蛋白表达于大多数肿瘤细胞中的纤维小体。

（2）泌乳素生长激素 PitNET：是由具有泌乳素生长激素细胞分化的 PIT1 谱系腺垂体细胞组成的高分化垂体神经内分泌肿瘤。临床表现因性别而异，常引起生育和性功能障碍。包括两种亚型：稀疏颗粒性泌乳素细胞瘤，致密颗粒性泌乳素细胞瘤。镜下肿瘤由嫌色性或轻度嗜酸性细胞组成，一般呈弥漫性、实性排列，一些肿瘤出现显著的间质玻璃样变或刚果红染色阳性的淀粉样物质沉积，免疫组化 PRL 阳性。

（3）促甲状腺激素细胞 PitNET：是由具有促甲状腺激素细胞分化的 PIT1 谱系腺垂体细胞组成的高分化垂体神经内分泌肿瘤。临床上常表现为甲状腺肿和甲状腺功能亢进。镜下肿瘤细胞梭形或多边形呈弥漫性和窦状生长，伴有不同程度间质纤维化，免疫组化 TSH 阳性。

（4）促肾上腺皮质激素 PitNET：是由促肾上腺皮质激素细胞分化 TPIT 谱系腺垂体细胞组成的高分化垂体神经内分泌肿瘤。临床上常表现为库欣综合征。包括三种亚型：致密颗粒型促肾上腺皮质激素细胞肿瘤、稀疏颗粒型促肾上腺皮质激素细胞肿瘤、Crooke 细胞瘤。镜下肿瘤细胞排列呈有特色的小梁状或窦状结构，嗜碱性。免疫组化方面，ACTH 在致密颗粒型中弥漫阳性，在稀疏颗粒型中局灶阳性或阴性，在 Crook 细胞型中呈包膜下环状阳性。

（5）促性腺激素细胞 PitNET：是由具有促性腺激素细胞分化的 SF1 谱系腺垂体细胞组成的垂体高分化神经内分泌肿瘤。肿瘤大多数位于鞍内，临床上大多数是无功能性的。镜下肿瘤细胞通常为嫌色性或嗜酸性，这些细胞呈弥漫性或乳头状排列，呈假菊形团结构。免疫组化 FSH、LH 阳性。

（6）无明显谱系分化的 PitNETs：包括零细胞 PitNET 和多激素 PitNET。零细胞 PitNET 是一种垂体神经内分泌肿瘤，通过垂体激素和转录因子 PIT1、SF1、TPIT 的免疫组化检测，没有显示腺垂体分化的证据。多激素 PitNET 是一种垂体神经内分泌肿瘤，产生 2 种或 2 种以上激素，可以是同一个肿瘤细胞产生多种激素，也可以由多种细胞克隆构成，每种细胞产生不同的激素。

2. 颅咽管瘤（craniopharyngioma） 约占颅内肿瘤的 1.8% ~ 5.4%，是胚胎期颅咽囊残留上皮发生的肿瘤，肿瘤有的位于蝶鞍内，也可位于蝶鞍外沿颅咽管的各部位。肿瘤大小不一，从小豆大到拳大，瘤体为实性或囊性（单囊或多囊），囊内有暗褐色液体。镜下与造釉细胞瘤相似，瘤细胞排列成巢，细胞巢的周边有 1 ~ 2 层柱状细胞，稍内为棘细胞，中心部逐渐变成星状细胞。细胞巢中心部常有坏死，有胆固醇结晶及钙盐沉着，或液化成囊腔。囊性肿瘤的囊壁由鳞状上皮构成。肿瘤压迫垂体或下丘脑，可引起垂体功能低下；压迫第三脑室可引起脑积水；压迫视神经可引起视野缺失。

二、甲状腺疾病

（一）非毒性甲状腺肿

非毒性甲状腺肿（nontoxic goiter）亦称单纯性甲状腺肿，是由于甲状腺素分泌不足，促使 TSH 分泌增多引起的甲状腺肿大。根据地理分布可分为地方性（endemic）和散发性（sporadic）两种。地方性甲状腺肿以远离海岸的内陆山区和半山区多见，人群中约有 10% 以上的人患有该病，其发病人数是散发性的 10 倍以上。

1. 病因和发病机制 地方性甲状腺肿的主要病因是缺碘，由于饮水及土壤中缺碘，人体碘摄入不足，导致甲状腺素的合成减少，出现轻度的甲状腺功能低下，通过反馈机制使垂体 TSH 分泌增多，使甲状腺滤泡上皮细胞增生肥大，因而甲状腺肿大，同时摄取碘的功能增强，通过提高甲状腺合成分泌甲状腺素的能力，可以使血中甲状腺素水平恢复到正常水平，同时增生的上皮也会逐渐复旧到正常状态。如果长期持续缺碘，一方面滤泡上皮持续增生，另一方面所合成的甲状腺球蛋白不能充分碘化，不能被上皮细胞吸收利用，从而堆积在滤泡内，使滤泡腔显著扩大，使甲状腺进一步肿大。

机体对碘或甲状腺素需求量的增加（例如青春期、妊娠期、授乳期），使机体内甲状腺素相对缺乏，也可导致甲状腺肿。此外，有些物质可使甲状腺素合成过程的某个环节发生障碍，也是引起甲状腺肿的附加因素。如长期摄入大量钙，不仅影响碘在肠道的吸收，还能使滤泡上皮的细胞膜钙离子增加，抑制甲状腺素的分泌。氟、硼、硅也有类似作用。某些食品如卷心菜、甘蓝、芹菜中含有硫氰酸盐或有机氯酸盐，能够妨碍碘向甲状腺集聚，硫脲能影响一碘酪氨酸向二碘酪氨酸转化，磺胺类药能妨碍酪氨酸的缩合等。

散发性甲状腺肿在女性中显著多于男性，其病因不太清楚，除上述因素外，可能与遗传因素有关。

2. 病变　按其发展过程，分为3个时期。

（1）增生期：甲状腺呈弥漫性肿大，表面光滑。镜下滤泡上皮增生肥大，呈立方形或柱状，保持小滤泡新生，胶质含量少，间质充血。甲状腺功能无明显变化。此期可称为弥漫性增生性甲状腺肿。

（2）胶质贮积期：长期缺碘使滤泡上皮反复增生、复旧，少数滤泡上皮仍呈现增生肥大，保持小型滤泡增生状态，但大部分滤泡显著扩大，内积多量浓厚的胶质，上皮细胞受压变扁平。肉眼见甲状腺弥漫性肿大，可达200～300 g（正常20～40 g），表面光滑，无结节形成，质地较软，切面呈淡褐色，半透明胶冻状（图33-14）。此期可称为弥漫性胶样甲状腺肿（diffuse colloid goiter）。

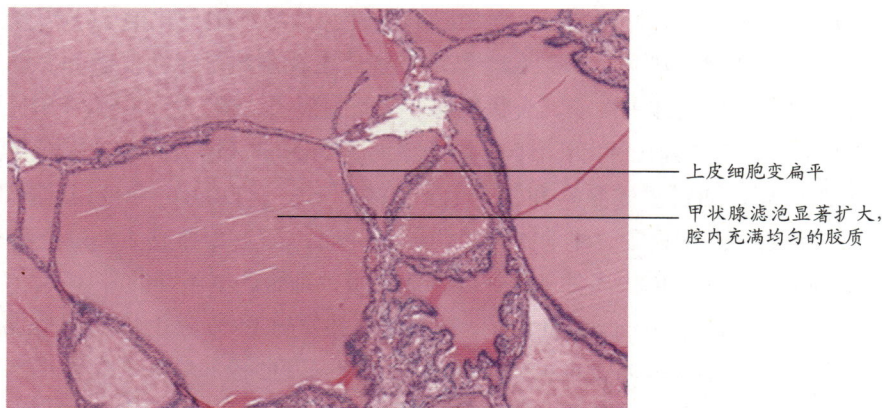

图33-14　弥漫性胶样甲状腺肿

（3）结节期：随着病程的发展，由于甲状腺内不同部分滤泡上皮增生与复旧变化不一致，于是形成不规则的结节。镜下与上一期基本相同，只是有的滤泡过度扩大，直径可达300～400 μm以上，使滤泡大小差别更大，有的地方亦有滤泡上皮增生，有的增生呈乳头状，可发生癌变。肉眼观甲状腺更加肿大，有许多结节，数量及大小不一，大者直径可达数厘米，结节境界清楚，但无包膜或包膜不完整，这是与腺瘤明显不同之处。常发生出血性坏死及囊性变，出血和坏死灶可被机化而导致纤维化。

（二）毒性甲状腺肿

毒性甲状腺肿（toxic goiter）是具有甲状腺毒症的甲状腺肿。甲状腺毒症（thyrotoxicosis）是由于血中甲状腺素过多作用于全身组织所引起的综合征，其原因：① 90%为甲状腺功能亢进，即甲状腺素的合成及分泌增多，如毒性甲状腺肿、毒性腺瘤、毒性结节性甲状腺肿；②甲状腺素释放增多，如某些类型的甲状腺炎；③极少数情况见于垂体促甲状腺细胞腺瘤或下丘脑促甲状腺素释放激素的增多，引起继发性甲状腺功能亢进。

毒性甲状腺肿患者年龄常在30～40岁，女性发病比男性高4倍或以上。临床主要表现为甲状腺肿大、甲状腺功能亢进引起的代谢增高、心悸、多汗、多食、消瘦等症状，约有1/3伴有眼球突出，故又称为突眼性甲状腺肿（exophthalmic goiter）。

1. 病因和发病机制　病因虽不太清楚，但已有以下证据说明本病为自身免疫性疾病：①与桥本甲状腺炎有许多相似之处，如血中球蛋白增高，并有多种抗甲状腺抗体；常与其他自身免疫性疾病如重症肌无力、血小板减少性紫癜、溶血性贫血等合并发生。②在诸多的抗各种甲状腺成分的抗体中，最重要的是能与 TSH 受体结合的自身抗体。因为具有类似 TSH 的作用，其中可分两种：一种是能促进甲状腺素分泌的甲状腺刺激免疫球蛋白（thyroid-stimulating immunoglobulins，TSI），另一种是促进滤泡上皮生长的甲状腺生长刺激免疫球蛋白（thyroid growth-stimulating immunoglobulins，TGI）。③本病有家族性素质，有研究者推测 HLA-DR3 人群中抑制性 T 细胞功能是有基因缺陷的，因而辅助性 T 细胞增强，使自身免疫性抗体生成增多。

2. 病变　肉眼观，甲状腺对称性弥漫肿大，一般为正常的 2～4 倍，质较软，切面灰红，胶质含量少。镜下，以滤泡增生为主要特征，滤泡大小不等，以小型滤泡为主。小型滤泡上皮呈立方形，大型滤泡上皮多为高柱状，常向腔内形成乳头状突起。滤泡腔内胶质少而稀薄，胶质的周边部即靠近上皮处出现大小不等的空泡，有的滤泡内甚至不见胶质。间质中血管丰富，显著充血，有多量淋巴细胞浸润并有淋巴滤泡形成（图 33-15）。经碘治疗的病例，由于碘能阻断含甲状腺素胶质的分解和促进胶质的储存，故胶质增多变浓，上皮增生受抑制，间质充血减轻，淋巴细胞也减少。与此相反，经硫脲嘧啶等阻断甲状腺素合成的药物治疗者，由于血中 TSH 代偿性增加，故滤泡增生更明显，上皮呈高柱状，胶质更稀少甚至消失。

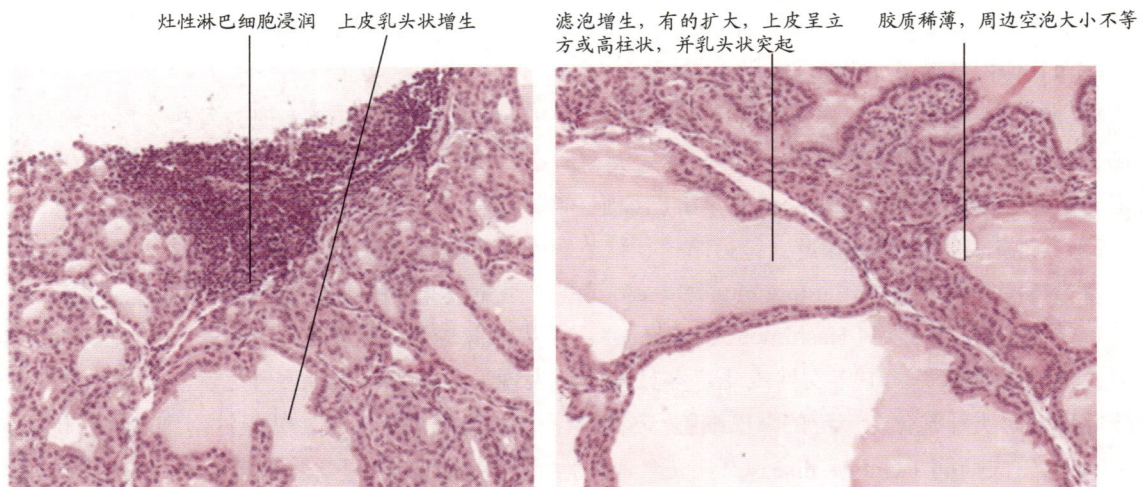

图 33-15　毒性甲状腺肿

除甲状腺病变外，患者常有全身淋巴组织增生，胸腺肥大和脾肿大；心脏肥大、扩大，心肌可有灶状坏死及纤维化；肝细胞脂肪变性，空泡变性，甚至可有坏死和纤维增生。部分病例有眼球突出，其原因是眼球外肌水肿及淋巴细胞浸润；球后脂肪纤维组织增生，淋巴细胞浸润及大量氨基多糖积聚而形成的黏液水肿，目前认为系自身免疫反应所引起。

（三）甲状腺功能低下

甲状腺功能低下（hypothyroidism）是甲状腺素分泌缺乏或不足而出现的综合征，其病因包括：①甲状腺实质性病变，如甲状腺炎、外科手术或放射性同位素治疗造成的腺组织破坏过多、发育异常等；②甲状腺素合成障碍，如长期缺碘、长期抗甲状腺药物治疗、先天性甲状腺素合成障碍、可能由于一种自身抗体（TSH 受体阻断抗体）引起的特发性甲状腺功能低下等；③垂体或下丘脑病变。根据发病年龄不同，本病可分为克汀病及黏液水肿。

1. 克汀病（cretinism）　又称呆小症，是新生儿或幼儿时期甲状腺功能低下的表现，多见于地方性甲状腺肿病区。主要病因是缺碘。在胎儿时期，母亲通过胎盘提供的甲状腺素不足，而胎儿甲状腺及出生之后本身也不能合成足够的激素。散发病例多由于先天性甲状腺素合成障碍。

主要表现为大脑发育不全，智力低下，因为甲状腺素对胎儿及新生儿的脑发育特别重要。此外尚有骨形成及成熟障碍，表现为骨化中心出现延迟，骨骺化骨也延迟，致四肢短小，形成侏儒。头颅较大，鼻根宽且扁平，呈马鞍状，眼窝宽，加上表情痴呆，呈特有的愚钝颜貌。应该指出，在出生后数月内不易察觉智力低下及骨骼发育障碍，而这时又正是脑发育的关键时期，到症状出现再给予甲状腺素治疗已无济于事，因此出生后应及早查血，如果 T4、T3 降低及 TSH 增高，可确定为甲状腺功能低下。

2. 黏液水肿（myxedema） 是少年及成年人甲状腺功能低下的表现，患者基础代谢显著低下并由此带来各器官功能降低，组织间隙中有大量氨基多糖（透明质酸、硫酸软骨素）沉积而引起黏液水肿，可能是由于该物质分解减慢所致。患者开始表现为怕冷、嗜睡、女性患者有月经不规则，以后动作、说话及思维均减慢，出现黏液水肿。皮肤发凉、粗糙，手足背部及颜面尤其是眼睑苍白浮肿。氨基多糖沉着在声带可导致声音嘶哑，沉着在心肌可引起心室扩张，沉着在肠管可引起肠蠕动减慢及便秘等。

（四）甲状腺炎

甲状腺炎（thyroiditis）分为急性甲状腺炎、肉芽肿性甲状腺炎、自身免疫性甲状腺炎。

1. 急性甲状腺炎（acute thyroiditis） 是以白细胞浸润为特点的甲状腺急性炎症。常见的致病菌包括溶血性链球菌、金黄色葡萄球菌和肺炎球菌。甲状腺可轻度增大，可伴有局灶或弥漫脓肿形成。镜下以中性粒细胞浸润为主，可伴有坏死。

2. 肉芽肿性甲状腺炎（granulomatous thyroiditis） 是以肉芽肿形成为特点的甲状腺炎，包括亚急性甲状腺炎和其他肉芽肿性甲状腺炎。

（1）亚急性甲状腺炎：病毒感染可能是发病原因，女性多见，患者表现为发热，触诊时甲状腺明显压痛，血沉加快。大体甲状腺常呈不对称增大，质韧，橡皮样，切面结节状灰白色。镜下以多核巨细胞为主的肉芽肿围绕滤泡生长，间质多量淋巴细胞和浆细胞，局部可见纤维化。

（2）其他肉芽肿性甲状腺炎：包括结核、结节病或真菌感染所致。

3. 自身免疫性甲状腺炎（antoimmune thyroiditis） 是免疫介导的甲状腺特异性炎症性疾病，包括：

（1）桥本氏甲状腺炎（Hashimoto disease）：因抗甲状腺球蛋白抗体及抗甲状腺过氧化物酶抗体导致的自身免疫性甲状腺炎。中年女性或儿童多见，通常表现为双侧甲状腺弥漫性增大，质实。镜下滤泡上皮嗜酸性变，间质纤维化，广泛的淋巴细胞，浆细胞浸润伴淋巴滤泡形成，偶见滤泡细胞鳞状化生。

（2）格雷夫斯病（Graves disease）：又名毒性弥漫性甲状腺肿，是自身免疫性甲状腺疾病。30～40岁女性多见，大体甲状腺弥漫性对称性增大，切面均匀一致，棕红色，质实，镜下滤泡细胞增生显著并形成无分枝的乳头突入滤泡腔内，腔内胶质减少，胶质周围形成许多空泡。上皮高柱状，核位于基底，胞质透明，间质可见淋巴细胞浸润及淋巴滤泡形成。

（3）木样甲状腺炎（Riedel thyroiditis）：又称 Riedel 甲状腺炎，因纤维组织增生活跃并广泛侵袭甲状腺至甲状腺压迫气管造成呼吸困难。大体甲状腺呈弥漫结节状，质地坚硬，切面没有正常甲状腺分叶状结构。镜下广泛纤维化伴有明显淋巴细胞，浆细胞浸润，残留的滤泡呈不同程度萎缩。

（五）甲状腺肿瘤

1. 滤泡性腺癌（follicular adenoma，FA） 是一种良性有包膜且无浸润性的肿瘤，显示甲状腺滤泡细胞分化，但无甲状腺乳头状癌的核型特征，是常见的甲状腺良性肿瘤。大多数滤泡性腺癌是散发性的，辐射暴露和碘缺乏是已知的危险因素。在儿童和青少年时期进行放射暴露会使滤泡性腺癌发病的风险增加 15 倍。滤泡性腺癌多见于青、中年妇女，出现功能亢进者不超过 1%。肿瘤绝大多数为单发，大小从直径数毫米到 3～5 cm。肿瘤中心有时可见囊性变、纤维化或钙化。借助以下特点可与结节性胶样甲状腺肿中的结节相区别：有完整的包膜，压迫周围组织，瘤内组织结构比较一致，其形态与周围甲状腺组织不同。病理组织学上可分为以下亚型。

（1）毒性腺瘤（toxic adenoma）：也称为高功能腺瘤，是一种与甲状腺功能亢进有关的腺瘤，这是由于肿瘤细胞自主产生甲状腺素引起的。组织学上，这些肿瘤类似于常规滤泡性腺癌，或者滤泡可以由柱状细胞排列，通常在滤泡腔内有细小的乳头状突起。

（2）伴乳头样增生的腺瘤（follicular adenoma with papillary hyperplasia）：儿童和年轻人多见，乳头组织短钝，不分支，肿瘤细胞呈长方体至柱状，细胞核均匀、圆形、深染，位于基底部规则排列。

（3）腺脂瘤和腺软骨瘤（adenolipoma and adenochondroma）：成熟的脂肪细胞散布在整个肿瘤中，腺软骨瘤的间质成分由成熟的软骨成分构成。

（4）伴怪异核的腺瘤（follocular adenoma with bizarre nuclei）：这种变体的特征是在典型的滤泡性腺癌内可见单个或成群具有非常大、形状不规则的核深染的肿瘤细胞，有丝分裂象罕见，无肿瘤坏死。

（5）梭形细胞腺瘤（spindle cell follicular adenoma）：在极少数情况下，滤泡性腺癌主要由梭形细胞组成。免疫组化显示细胞角蛋白、甲状腺球蛋白和TTF1阳性，以及降钙素阴性证实了这些肿瘤来源于滤泡细胞。

2. 甲状腺低风险肿瘤 低风险肿瘤是指形态学和临床上介于良性和恶性肿瘤之间的交界性肿瘤。这些肿瘤有发生转移的潜力，但转移的发生率极低。2022年新版WHO将其分为三种类型。

（1）恶性潜能未定的甲状腺肿瘤（thyroid tumors of uncertain malignant potential，UMP）：根据其核改变分为两种亚型。缺乏乳头状癌核型特征的恶性潜能不确定的滤泡性肿瘤，和具有或多或少明显的乳头状癌核型特征恶性潜能不确定的分化良好的肿瘤。

（2）具有乳头状癌核特点的非浸润性甲状腺滤泡性肿瘤（non-invasive follicular thyroid neoplasm with papillary-like nuclear features，NIFTP）：是一种非浸润性甲状腺滤泡细胞肿瘤，具有滤泡生长模式和甲状腺乳头状癌核型的特点，具有极低的恶性潜能。诊断此肿瘤需要满足以下特点：完整的包膜或肿瘤与邻近甲状腺组织有明确界限、无浸润、滤泡生长模式，甲状腺乳头状癌核型的特征。

（3）透明变梁状肿瘤（hyalinizing trabecular tumour，HTT）：是一种滤泡来源的肿瘤，肿瘤细胞排列呈小梁状或巢状，其间有间质分隔，小梁内可见大量嗜酸性透明无定形物质。肿瘤细胞大或中等，拉长形态，垂直于小梁，胞质嗜酸性或透明变。

3. 甲状腺癌（carcinoma of thyroid） 在不同地区发病率差别很大。虽然本病恶性程度不同，但与其他器官癌相比，发展较缓慢。值得注意的是，有的原发灶很小，临床上常首先发现转移病灶。

（1）乳头状甲状腺癌（papillary thyroid cancer，PTC）是一种具有独特细胞核特征的显示滤泡细胞分化的恶性上皮肿瘤。PTC通常是浸润性的，有乳头状结构或无。乳头状甲状腺癌是最常见的甲状腺恶性肿瘤，女性高发，患者平均年龄31～49岁，临床上，几乎所有患者都表现为颈部肿块。从大体上看，通常表现为浸润性肿瘤，边缘不清晰，实性或囊实性，切面呈颗粒状灰白色、黄色或灰红色，有时钙化可能很明显。大小变化很大，平均直径为2～3cm。镜下、观，经典乳头状癌的两个主要特征是乳头状结构和细胞核的改变。乳头状结构是由被覆肿瘤上皮细胞的纤维血管轴心组成，有些乳头细长，平行排列，有些乳头短粗，或拥挤在一起。乳头状癌细胞核显示出特征性的改变，包括三个方面。①大小和形状的改变：核的拉长，重叠；②核膜的不规则：常见核沟及核内假包涵体；③染色质的改变：细胞质透明或毛玻璃样（图33-16）。

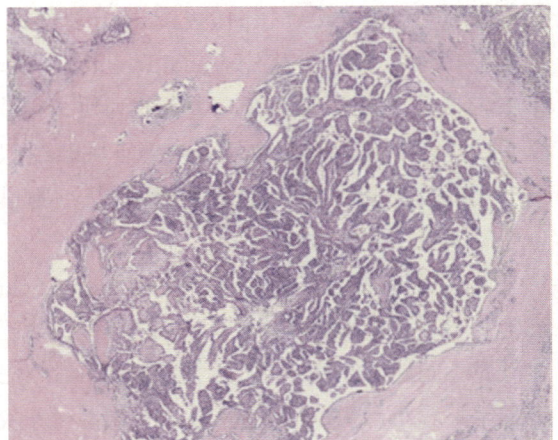

图33-16 甲状腺乳头状癌（中央组织显示癌组织呈乳头状生长）

大约 50% 的经典型乳头状甲状腺癌中可见沙砾体，虽然沙砾体不是乳头状癌特有，但在其他甲状腺良性肿瘤或甲状腺癌中非常少见，因此，沙砾体对乳头状癌有提示作用。乳头状甲状腺亚型包括：①包裹亚型（encapsulated variant），占乳头状癌的 10%，是一种结构和细胞学上典型的乳头状甲状腺，完全被纤维囊包围，纤维囊可完整或仅局灶被肿瘤浸润。②滤泡亚型（follicular variant），肿瘤完全或几乎完全由滤泡组成，有浸润型和包膜浸润型，该型具有经典型乳头状甲状腺癌细胞核的特征。③弥漫硬化型（diffuse sclerosing variant），女性多见，临床表现为甲状腺弥漫性肿大。镜下癌组织呈弥漫性纤维组织增生及硬化，含有大量沙砾体和淋巴细胞浸润。淋巴结转移及甲状腺外扩散多见，常转移至肺。④高细胞亚型（tall cell variant），此亚型细胞高度是宽度的至少 3 倍，细胞质丰富嗜酸性，核位于基底部且具有经典乳头状癌细胞核的特征。常见甲状腺外浸润及转移。⑤柱状细胞亚型（columnar cell variant），该型具有假复层柱状上皮细胞，可有核上或核下空泡，类似于分泌期子宫内膜，核缺乏经典乳头状癌核的特征。⑥鞋钉样型（hobnail variant），以 >30% 的细胞具有鞋钉样表现为特征。镜下表现为乳头及微乳头结构，核浆比增大，细胞黏附性差。可见少量沙砾体，坏死、有丝分裂、血管淋巴浸润和甲状腺外扩散及远处转移在此型很常见。⑦乳头状癌伴纤维瘤病样 / 筋膜炎样间质（papillary thyroid carcinoma with fibromatosis/fasciitis-like stroma），在极少数情况下，乳头状癌的基质非常丰富以至于肿瘤类似于结节性筋膜炎、纤维瘤病或其他肌成纤维细胞样间质。⑧嗜酸细胞亚型（oncocytic variant）：嗜酸性滤泡上皮，核具有经典乳头状癌核的特点，预后较差。⑨实性 / 小梁型（solid/trabecular variant）：儿童多见，几乎所有肿瘤细胞呈实性，小梁状或巢状时才可归入此亚型，成人中此亚型预后较差。

（2）甲状腺滤泡癌（folicullar carcinoma of the thyroid）：是一种由滤泡细胞分化的甲状腺恶性肿瘤，不存在甲状腺乳头状癌（PTC）的诊断性核特征。病变通常有包膜并显示出侵袭性生长。滤泡癌成年女性多见，通常表现为无痛性颈部肿块，肿块较大时可表现为吞咽困难或呼吸困难，偶然情况下以远处骨或肺转移为首发症状。镜下，诊断滤泡癌必须要有包膜和（或）血管侵犯。滤泡癌通常有一个厚而不规则的纤维包膜，诊断时要求肿瘤细胞穿透包膜；血管浸润是浸润静脉，无论血管大小如何。肿瘤细胞应黏附在血管壁上，要么被血管内皮覆盖，要么在血栓或纤维蛋白的环境中，且血管浸润必须发生在肿瘤包膜内或外的血管中。2017 年新版 WHO 将滤泡癌分为三型：微小浸润型、包裹型血管浸润型、广泛浸润型。当本癌中肿瘤全部或大部分（>70%）由嗜酸细胞组成时称为嗜酸细胞瘤。

（3）甲状腺低分化癌（poorly differentiated thyroid carcinoma）：是一种滤泡细胞分化的恶性肿瘤，女性多见，发病年龄平均为 55 岁，生物学行为上介于分化型癌（滤泡癌和乳头状癌）和间变癌之间。大体上肿物实性灰白色，多为浸润性边界，可见部分包膜或没有包膜。镜下组织病理学诊断标准参考都灵会议提案：滤泡细胞来源癌；实性、小梁或岛状生长模式；不存在状乳头状甲状腺癌的核特征；以下三个特征中的至少一个，扭曲的核、核分裂象每 2 mm^2 有 3 个或以上、肿瘤性坏死。

（4）甲状腺未分化癌（undifferentiated carcinoma of thyroid gland）：是高度侵袭性肿瘤，生长快，老年患者多见，常表现为迅速增大的肿块，很快侵犯周围器官引起呼吸和吞咽困难。大体肿块通常较大，浸润性生长，常伴有出血坏死。镜下肿瘤组织形态多样、呈上皮样，梭形、多边形，梭形细胞型有时很像分化差的肉瘤。可见瘤巨细胞和鳞状细胞巢、肿瘤细胞间常见大量炎症细胞浸润。未分化癌病理性核分裂象多见，可见大片坏死。

（5）甲状腺髓样癌（medullary thyroid carcinoma）：是一种甲状腺恶性肿瘤，由具有滤泡旁细胞（C细胞）分化的恶性肿瘤。髓样癌占所有甲状腺恶性肿瘤的 2% ～ 3%，散发形式的肿瘤约占病例的 70%，在世界不同地区发病率相似，发病高峰年龄为 50 ～ 60 岁，女性略占优势。大约 30% 的髓样癌是可遗传的，患者年龄较小，由 RET 原癌基因功能性种系突变引起的常染色体显性遗传模式。甲状腺髓样癌在 2 型多发性内分泌肿瘤（MEN2）综合征患者中多见。大体观察肿瘤的大小从直径 <0.1 cm 到替代整个甲状腺叶的肿瘤不等。散发性髓样癌通常表现为单个、界限清楚但没有包膜，灰褐色至黄色的结节，遗传性肿瘤

通常是双侧和多中心。镜下组织学形态多样，呈滤泡样、实性、小叶、小梁或岛叶生长模式。肿瘤细胞大小不一，圆形、多边形、浆细胞样或纺锤形，细胞核圆形，染色质粗可见小核仁，偶尔可见核内假包涵体。可见多核巨细胞，核分裂象少见。90% 的病例可见间质有淀粉样物沉积，用刚果红染色在偏振光镜下可呈现苹果绿的双折光。

三、甲状旁腺疾病

（一）甲状旁腺功能亢进症及甲状旁腺增生

1. 甲状旁腺功能亢进症（hyperparathyroidism） 分为原发性及继发性两种。

原发性甲状旁腺功能亢进是由于甲状旁腺疾病时分泌过多的甲状旁腺激素所致。临床表现为血钙增高及无机磷降低。血钙增高的机制是：①通过破骨细胞的作用引起骨组织脱钙；②肾小管增加钙的吸收；③胃肠增加钙的吸收。引起本症的主要疾病为甲状旁腺腺瘤与原发性甲状旁腺增生症，其次为甲状旁腺腺瘤。

2. 原发性甲状旁腺增生（primary hyperplasia of the parathyroid gland） 病因不明，4 个甲状旁腺几乎都增生，重量可达正常的数百倍。然而增生并非均匀分布，一般以上部甲状旁腺增生较显著。肿大的甲状旁腺由大小不一的红褐色结节组成。镜下，增生的细胞以主细胞为主，排列成条索状；有时以水样透明细胞为主，常呈腺泡状或腺腔排列。

继发性甲状旁腺功能亢进是由于持续性低钙血症引起的继发性甲状旁腺增生症所致，是一种代偿性变化，最常见于慢性肾功能衰竭，也可见于佝偻病、骨软化病、骨髓瘤等。临床上血钙低而血磷高。此时全部甲状旁腺增生肿大，亦可超过正常的数百倍，下部腺体常较上部肿大明显。镜下，增生的细胞主要是主细胞，亦有水样透明细胞和嗜酸性细胞混杂。由于甲状旁腺的代偿作用，血钙可升高到接近正常水平。

（二）甲状旁腺腺瘤

甲状旁腺腺瘤是一种良性肿瘤，由主细胞、嗜酸细胞以及过渡型嗜酸细胞中的一种或几种构成。占原发性甲状旁腺功能亢进症的 85% 左右，可发生在任意年龄，多见于 50 ~ 60 岁。通常下极多见，光滑有包膜，切面灰白灰褐色，可出血，囊性变。镜下肿瘤富于细胞，呈巢状，滤泡状或假乳头状结构。腺瘤细胞以主细胞为主，细胞稍增大，胞浆嗜酸，核居中深染，核仁不明显。分三种亚型。①嗜酸性腺瘤：75% 以上的肿瘤细胞为嗜酸性细胞，胞质丰富，嗜酸，呈颗粒状。②甲状旁腺脂肪腺瘤：由增生间质以及实质成分共同构成，间质由成熟脂肪组织构成，实质成分以主细胞为主。③水样清细胞腺瘤：肿瘤细胞胞质透亮呈空泡状。

1. 非典型甲状旁腺肿瘤 满足以下任意条件之一可诊断：①增厚结缔组织中的细胞巢；②肿瘤细胞侵入包膜；③紧贴邻近结构而不直接侵入；④带状纤维化；⑤小梁状生长；⑥核分裂 >5 个 /10 mm^2；⑦非典型核分裂；⑧凝固性坏死；⑨ PFIB 表达缺失；⑩ Ki-67>5%；其他免疫组化表达异常。

2. 甲状旁腺癌 是甲状旁腺实质细胞来源的恶性肿瘤，可发生在任意年龄，男女发病相当。临床上患者多表现为甲状旁腺功能亢进，大体肿瘤一般较大，没有明确的边界。镜下需要有以下情况之一可诊断甲状旁腺癌：①血管侵犯；②淋巴侵犯；③神经周围（或神经内）侵犯；④局部侵犯邻近解剖结构；⑤组织学上确定的转移。

四、肾上腺疾病

（一）肾上腺皮质功能亢进

肾上腺皮质分泌糖皮质激素（在人类主要是皮质醇）、盐皮质激素及肾上腺雄激素。肾上腺皮质功能亢进（hyperadrenalism）根据何种激素分泌过多可分为不同的综合征，以下两种较为常见。

1. 库欣综合征（Cushing syndrome）　库欣综合征时，糖皮质激素长期分泌过多，促进蛋白异化，继发脂肪沉着。表现为满月脸、向心性肥胖、皮肤变薄并出现紫纹、多毛、痤疮、高血压、糖耐量降低、月经失调及性功能减退、骨质疏松、肌肉无力等。其病因有以下几种。

（1）垂体性库欣综合征，主要由垂体 ACTH 细胞腺瘤所引起，少数由于下丘脑异常分泌过多的促皮质释放因子所致。血清中 ACTH 增高，双侧肾上腺呈弥漫性中度肥大，重量可达 20 g（正常 8 g 左右），切面皮质厚度可超过 2 mm，呈脑回状。镜下主要是网状带及束状带细胞增生。

（2）异位分泌 ACTH 或 CRF 肿瘤肾上腺变化，同上。

（3）肾上腺皮质结节性增生（adrenocortical nodular hyperplasia），其原因不明，有的呈家族性。双侧肾上腺明显肥大，重量可超过 50 g，在弥漫增生的基础上又有许多增生的结节，大小不等，直径从数毫米至 2.5 cm。镜下，弥漫增生者主为网状带及束状带细胞，而结节内多为束状带细胞，常见多量脂褐素，致结节呈棕褐色。患者血清 ACTH 水平下降。

（4）功能性肾上腺肿瘤，除肿瘤变化外，血清中 ACTH 减少，致使肾上腺非肿瘤部分萎缩。

（5）长期使用糖皮质激素类药物，例如地塞米松（dexamethasone），由于反馈抑制垂体前叶释放 ACTH，故血清中 ACTH 等减少，双侧肾上腺皮质萎缩。

2. 醛固酮增多症　原发性醛固酮增多症（primary hyperaldosteronism）是肾上腺皮质增生的细胞分泌过多的醛固酮所致，引起高血钠症、低血钾症及高血压。本症血清中肾素降低，是由于钠潴留使血容量增多，抑制了肾素的释放。本病 80% 是由于功能性肾上腺肿瘤引起，其余为原因不明的两侧肾上腺皮质增生等。这种增生常呈弥漫性，有时也呈结节状，镜下主要为球状带细胞增生，有时也混杂束状带细胞。

继发性醛固酮增多症（secondary hyperaldosteronism）是由于各种疾病造成肾素分泌增多所致，肾素可使血浆中的血管紧张素原转变为血管紧张素，后者刺激球状带细胞使醛固酮的分泌增多。

（二）肾上腺皮质功能低下

1. 急性肾上腺皮质功能低下症（acute adrenocortical insufficiency）　病因主要有：①皮质大片出血、双侧肾上腺静脉血栓形成，多为败血症的合并症，可能由于毒素损伤了血管，或者由于 DIC 所致；②在慢性肾上腺皮质功能低下的基础上，由于重症感染、外伤引起了应激反应；③长期皮质激素治疗后突然停药。临床表现为血压下降、休克、昏迷等症状，严重时可致死亡。

2. 慢性肾上腺皮质功能低下症　又称艾迪生病（Addison disease），乃由两侧肾上腺皮质严重破坏所致，当破坏超过 90% 时才出现临床症状，否则为亚临床型。发病呈隐匿性，主要症状是皮肤和黏膜以及瘢痕处的黑色素沉着增加，这是由于肾上腺皮质激素减少，促进垂体 ACTH 及 β-LPH 分泌增加，而 ACTH 及 β-LPH 在氨基酸排列顺序上有相当一部分与 α 或 β 黑色素细胞刺激素（α-MSH、β-MSH）氨基酸顺序相同，故有 MSH 活性（成人垂体不合成 MSH），促进黑色素细胞制造黑色素。ACTH 分泌不足而导致的继发性肾上腺皮质功能低下时无黑色素沉着，可与本症相鉴别。此外还有低血糖、低血压、肌力低下、易疲劳、食欲不振、体重减轻等症状。

引起本病的原因主要有双侧肾上腺结核和特发性肾上腺萎缩，偶尔也可因转移癌引起。特发性肾上腺萎缩（idiopathic adrenal atrophy）是自身免疫性炎症，故又称自身免疫性肾上腺炎（autoimmue adrenalitis），多见于青年，女性显著多于男性。患者血中常有抗肾上腺皮质细胞线粒体或微粒体抗体，常与其他自身免疫性疾病合并。双侧肾上腺高度萎缩，共重 2.5 g 以下；皮质菲薄，镜下除皮质萎缩外，有大量淋巴细胞和浆细胞浸润。

（三）肾上腺肿瘤

1. 肾上腺皮质腺瘤　是发生于肾上腺皮质细胞的良性肿瘤。可发生于任何年龄，女性略多见，多为单侧单发。大体为界限清楚的肾上腺肿块，有些有包膜，切面伴原发性醛固酮增多症的腺瘤常呈亮黄色，伴库欣综合征的腺瘤常呈棕褐色。镜下各种临床功能类型的肾上腺皮质腺瘤没有组织学差异。腺瘤与周围组织界限清楚，血管丰富，细胞排列呈巢状或条索状结构，由三种细胞成分不同比例混合而成，包括类似束状带的富含脂质的透明细胞，嗜酸性类似网状带的致密细胞，以及类似球状带的胞质空泡化的细胞，核分裂缺乏或较低，看不到非典型核分裂及坏死。有些肾上腺皮质腺瘤中可出现髓脂肪瘤和脂肪瘤样改变，但没有临床意义。一些肾上腺皮质腺瘤主要由嗜酸性细胞构成，部分细胞核有多形性，称嗜酸细胞瘤，为良性生物学行为。

2. 肾上腺皮质癌 指来源于肾上腺皮质细胞的恶性上皮性肿瘤。发病率较低，呈双峰年龄发病，儿童中位发病年龄为 4 岁，成人中位发病年龄为 45 岁，女性多见。肿瘤体积通常较大，直径大于 5 cm，切面常为黄褐色，可伴有出血，坏死呈斑驳色彩。镜下肿瘤排列呈宽梁状，大巢状或实性，少数呈假腺样，常伴有侵犯（包膜侵犯、淋巴管侵犯、血管侵犯），核分裂增高（>5 个 /10 mm^2），其中嗜酸型皮质癌要求嗜酸性细胞成分 >90%。目前公认的诊断肾上腺皮质肿瘤的标准采用由 Weiss 提出，Aubert 进行改良的组织学标准；诊断嗜酸型肾上腺皮质肿瘤采用 Lin Weiss-Bisceglia 标准（表 33-2）。

表 33-2 Weiss 标准和 Lin-Weiss-Bisceglia 标准

Weiss 标准	Lin-Weiss-Bisceglia 标准
高细胞核分级（参考 Fuhman 标准）	
<25% 透明细胞	
弥漫生长	主要标准
高核分裂象（>5 个 /10 mm^2）	高核分裂象（>5 个 /10 mm^2）
病理性核分裂象	病理性核分裂象
静脉浸润	静脉浸润
	次要标准
肿瘤性坏死	肿瘤性坏死
窦状隙浸润	窦状隙浸润
包膜浸润	包膜浸润
	大小 >10 cm，和 / 或重量 >200 g

注：① Weiss 诊断标准：出现其中任何一条评分为 1，缺乏为 0。总评分为 0～2，肾上腺皮脂腺腺瘤；总评分 3～6，可疑恶性；总评分 >6，肾上腺皮质癌。
② Lin-Weiss-Bisceglia 标准：主要标准中出现任何一条，提示恶性；次要标准中出现任何一项，提示恶性潜能未定。

3. 肾上腺髓质肿瘤 肾上腺髓质来自神经嵴，原始细胞为交感神经母细胞，以后分化为神经节细胞及嗜铬细胞，因此可形成神经母细胞瘤、神经节细胞瘤及嗜铬细胞瘤。

（1）嗜铬细胞瘤（pheochromocytoma）：又称肾上腺内副神经节瘤，较为少见，多发生于 30～50 岁，男女发病相当。最近研究发现相当多的病例具有遗传学背景，且于 40 岁之前发病较多，家族性肿瘤是双侧性或多中心的，散发病例多为单侧性。嗜铬细胞瘤临床表现变化多端，一般主要表现为儿茶酚胺升高（去甲肾上腺素和 / 或肾上腺素）引起症状和体征，主要表现为持续性或阵发性高血压，除此之外还表现为头痛、出汗、心悸、焦虑、高血糖、胸痛以及体重减轻，这些症状是由于儿茶酚胺抑制胰岛素分泌，刺激肝糖原产生，降低胃肠道动力和刺激甲状腺功能亢进所致。约 25% 的患者出现高血压、心动过速 /心悸、出汗三联征。

大体上家族性嗜铬细胞瘤发病年龄较早，双侧性或多中心性，每一个家族中发生嗜铬细胞瘤的患者年龄和部位常常相同，常染色体显性遗传外显率较高。非家族性肿瘤一般为单侧性，界限清楚的实性肿瘤，伴有纤维性假包膜，切面常因接触空气或光线形成黄褐色肾上腺色素或非肾上腺色素而导致肿瘤颜色变深。常伴有出血、坏死、囊性变。镜下肿瘤细胞排列成腺泡状、小梁状或实性结构，在伴有腺泡状排列的肿瘤中，肿瘤细胞团周围围绕着丰富的毛细血管网，形成特征性的细胞球（Zellballen）样表现。肿瘤细胞由中等至较大的多角形细胞组成，少数细胞呈梭形或柱状，亦可有透明或嗜酸性细胞，细胞质丰富，根据固定液不同，细胞质可以嗜酸、双染或嗜碱性，经福尔马林固定的组织瘤细胞胞质呈嗜碱性，一般呈细颗粒状。瘤细胞的细胞核呈圆形或卵圆形，有明显核仁，可见核内假包涵体或胞质内耐淀粉酶的 PAS 阳性透明球。有些瘤细胞呈明显多形性和核深染，但这与肿瘤恶性行为无关。嗜铬细胞瘤除了含有嗜铬细胞瘤外还含有支持细胞，这些细胞位于细胞巢周边呈 S-100 免疫蛋白阳性。

目前认为所有嗜铬细胞瘤均具有转移潜能，一些形态学特征与较差的预后有密切关系：①浸润（血管、肾上腺包膜和肾上腺周围软组织的浸润）；②结构的改变（不规则、增大的和融合的细胞巢）；③细胞的改变（梭形细胞、小细胞、细胞密度增高、细胞一致和高度多形性）；④坏死（细胞巢内局灶，融合性或粉刺样坏死）；⑤增殖活性高；⑥其他有关因素包括肿瘤最大直径 >5 cm，粗大结节，缺少透明小球，血管分布异常，支持细胞减少或缺失。

（2）肾上腺外副神经节瘤：主要发生在沿后颈部到盆底的交感神经链，以腹膜后和后纵隔多见，大体为境界清楚结节，部分有完整包膜，直径从几厘米到 20 cm 不等。有些肿瘤切面为红棕色伴有出现囊性变。镜下形态与嗜铬细胞瘤相似。值得一提的是，膀胱原发的副神经节瘤很罕见，随着膀胱膨胀或排尿，患者会出现晕厥或高血压的可能。这些肿瘤通常位于膀胱三角区或近尿道口处，肿瘤可在平滑肌束之间呈小梁状生长，需与膀胱恶性肿瘤鉴别。

五、胰岛疾病

（一）糖尿病

糖尿病（diabetes mellitus）是由于胰岛素缺乏或（和）胰岛素的生物效应降低而引起的代谢障碍，为以持续的血糖升高和出现糖尿为主征的常见病，发病率为 1% ～ 2%。

1. 病因及发病机制　糖尿病依病因可分为原发性及继发性两类。继发性糖尿病是由于炎症、肿瘤、手术等已知疾病造成胰岛广泛破坏，或其他内分泌的异常影响胰岛素的分泌所导致的糖尿病。

2. 分类　日常所称糖尿病是指原发性糖尿病，按其病因、发病机制、病变、临床表现及预后的不同可分为以下两种。

（1）胰岛素依赖型糖尿病（insulin-dependent diabetes，IDDM）：又称 1 型糖尿病（图 33-17），占糖尿病的 10% ～ 20%，患者多为青少年，发病时年龄小于 20 岁，胰岛 B 细胞明显减少，血中胰岛素明显降低，易合并酮血症甚至昏迷，治疗依赖胰岛素。目前认为其发病是在遗传易感性素质的基础上，胰岛感染了病毒（如腮腺炎病毒、风疹病毒及柯萨奇 B4 病毒等）或受毒性化学物质（如吡甲硝苯脲等）的影响，使胰岛 B 细胞损伤，释放出致敏蛋白，引起自身免疫反应（包括细胞免疫及体液免疫），导致胰岛的自身免疫性炎症，进一步引起胰岛 B 细胞的严重破坏。

遗传易感性素质的主要根据是：一卵性双生的一方得病，另一方也得病的概率为 50%；与 HLA 类型有明显关系，在中国此型患者中 DR3 及 DR4 的分布频率明显增加。这些人存在免疫缺陷，一方面对病毒的抵抗力降低，另一方面抑制性 T 细胞的功能低下，易发生自身免疫反应。

自身免疫反应的主要根据是：患者早期胰岛中有大量淋巴细胞浸润（胰岛炎），其中包括 CD4[+]T 细胞，与 1 型糖尿病动物模型所见一致，从 1 型糖尿病动物中提取的 CD4[+]T 细胞转移给正常动物可引发该病；90% 患者发病后一年内血中可查出抗胰岛细胞抗体；10% 的患者同时患有其他自身免疫性疾病。

（2）非胰岛素依赖型糖尿病（noninsulin-dependent diabetes，NIDDM）：又称 2 型糖尿病，发病年龄多在 40 岁以上，没有胰岛炎症，胰岛数目正常或轻度减少（图 33-18）。血中胰岛素开始下降，甚至增高，无抗胰岛细胞抗体，无其他自身免疫反应的表现。本型虽然也有家族性，一卵性双生同时发病者达 90% 以上，但未发现与 HLA 基因有直接联系。其发病机制不如 1 型糖尿病清楚，一般认为是与肥胖有关的胰岛素相对不足及组织对胰岛素不敏感（胰岛素抵抗）所致。

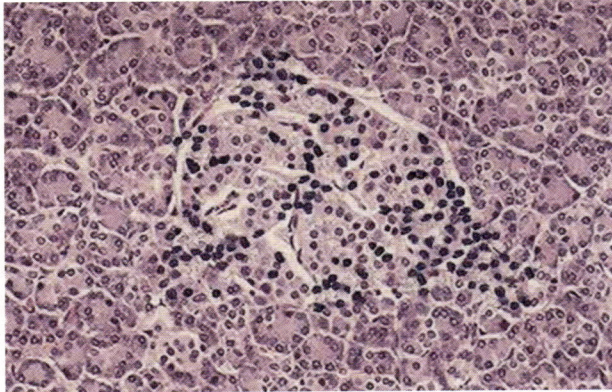

图 33-17　1 型糖尿病胰岛常发生淀粉样变

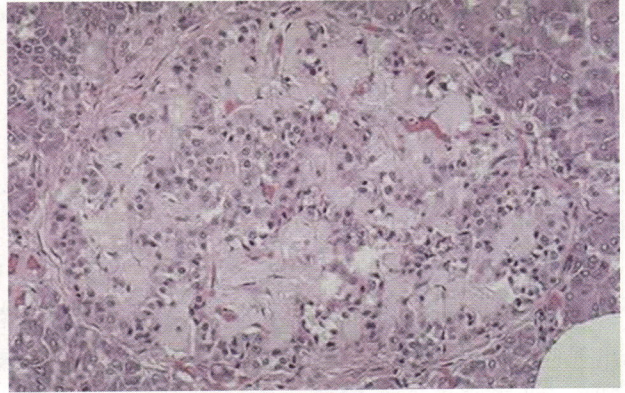

图 33-18　2 型糖尿病胰岛

肥胖是本型发生的重要因素，患者 85% 以上明显肥胖，只要减少进食，降低体重，血糖就可下降，疾病就可得到控制。引起发病有两个重要环节：①胰岛素相对不足及分泌异常。长期高热量食物，刺激胰岛 B 细胞，引起高胰岛素血症，但与同样肥胖的非糖尿病者相比，血中胰岛素水平较低，因此胰岛素相对不足。此外对葡萄糖等刺激，胰岛素早期呈现延缓反应，说明胰岛 B 细胞本身也有缺陷。长期过度负荷可使胰岛 B 细胞衰竭，因此本病晚期可有胰岛素分泌绝对缺乏，不过远比 1 型糖尿病为轻。②组织胰岛素抵抗，脂肪细胞越大，其对胰岛素就越不敏感，脂肪细胞及肌细胞的胰岛素受体减少，故对胰岛素反应差，这是高胰岛素血症引起胰岛素受体负调节的表现；此外营养物质过剩的细胞还存在胰岛素受体后缺陷（defect of postreceptor signaling by insulin），使葡萄糖及氨基酸等不能通过细胞膜进入细胞内，事实上营养过剩的细胞（也包括肝细胞及肌细胞）已失去正常处理血液中营养物质的能力。

非肥胖型 2 型糖尿病患者对葡萄糖早期胰岛素反应比肥胖型患者更差，提示胰岛 B 细胞缺陷更严重，同时组织也呈胰岛素抵抗，其原因不明，可能与基因异常有关。

糖尿病患者在临床上不仅存在糖代谢障碍，也有脂肪及蛋白代谢障碍。胰岛素的不足（绝对或相对）及组织胰岛素抵抗使葡萄糖利用及糖原合成减少，导致高血糖。血糖超过肾阈值则出现尿糖及高渗性利尿（多尿）。这将引起水及电解质的丢失，进一步导致细胞内水减少，故患者会出现口渴。由于营养物质得不到利用，患者食欲常增强，而体重却减轻（主要见于 1 型及严重的 2 型糖尿病）。

在胰岛素严重缺乏情况下（见于 1 型糖尿病），蛋白及脂肪分解代谢增强而生成氨基酸及脂肪酸，氨基酸在肝内作为糖异生的原料被利用，而脂肪酸则在肝内氧化生成酮体（乙酰乙酸、β-羟丁酸及丙酮），出现酮血症（ketonemia）及酮尿症（ketonuria），前者可导致糖尿病昏迷。部分患者胰岛 A 细胞分泌的高血糖素（glucagon）增高，能加速脂肪酸的氧化。

3. 病理变化

（1）胰岛的不同类型病变的糖尿病及其不同时期，病变差异甚大。1 型糖尿病早期可见胰岛炎，胰岛内及其周围有大量淋巴细胞浸润，偶见嗜酸性粒细胞。胰岛细胞进行性破坏、消失，胰岛内 A 细胞相对增多，进而胰岛变小，数目也减少，有的胰岛纤维化；2 型糖尿病用常规方法检查时，早期几无变化，以后可见胰岛 B 细胞有所减少。常见变化为胰岛淀粉样变，在 B 细胞周围及毛细血管间有淀粉样物质沉着，该物质可能是胰岛素 B 链的分解产物。

（2）其他组织变化及合并症。①动脉病变：动脉粥样硬化，比非糖尿病患者出现较早且较严重；细动脉玻璃样变，表现为基底膜增厚，富于Ⅳ型胶原的物质沉着，由于通透性增高致蛋白质漏出增多，故动脉壁有蛋白质沉积，造成管腔狭窄，引起组织缺血。合并高血压者，此变化更明显。②肾病变：肾小球硬化，有两种类型，一种是弥漫性肾小球硬化（diffuse glomerulosclerosis），肾小球毛细血管基底膜弥漫增厚，血管系膜细胞增生及基质增多；另一种为结节性肾小球硬化（nodular glomerulosclerosis），其特点是部分系膜轴有多量透明物质沉着，形成结节状，结节外周为毛细血管祥；动脉硬化及小动脉硬化性肾硬化；急性和慢性肾盂肾炎，易伴有肾乳头坏死，后者是由于在缺血的基础上对细菌感染更加敏感；肾近曲小管远端上皮细胞有糖原沉积。

（3）糖尿病性视网膜病。可分两种，一种是背景性视网膜病（background retinopathy），视网膜毛细血管基底膜增厚，小静脉扩张，常有小血管瘤形成，继而有水肿、出血；另一种是由于血管病变造成视网膜缺氧，刺激引起血管新生及纤维组织增生，称为增殖性视网膜病（proliferative retinopathy）。视网膜病变引起失明。除视网膜病变外，糖尿病易合并白内障。

（4）神经系统病变。周围神经包括运动神经、感觉神经和植物神经都可因血管变化引起缺血性损伤，出现各种症状，如肢体疼痛、麻木、感觉丧失、肌肉麻痹以致足下垂、腕下垂、胃肠及膀胱功能障碍等；脑细胞也可发生广泛变性。

（5）其他器官病变。肝细胞核内糖原沉积；由于高脂血症，皮肤可出现黄色瘤结节或斑块。

（6）糖尿病性昏迷。其原因有酮症酸中毒、高血糖引起脱水及高渗透压。

（7）感染。由于代谢障碍及血管病变使组织缺血，极易合并各种感染。

（二）功能性胰腺神经内分泌肿瘤

已知的功能性胰腺神经内分泌肿瘤（functional pancreatic neuroendocrine neoplasm）有6种，包括胰岛素瘤、胃泌素瘤、高血糖素瘤、生长抑素瘤、血管活性肠肽瘤和分泌5-羟色胺的胰腺神经内分泌肿瘤。这些肿瘤在形态上很相似，在HE切片中很难确定其类型，需借助组织化学染色、免疫组化和电镜技术来加以鉴别。大体上，肿瘤体积一般较小，约1~5 cm，包膜完整或不完整，界限清晰，切面颜色取决于间质的数量，血管的多少从浅灰白色到粉色或黄色以及褐色。镜下高柱状或立方细胞排列成3种主要结构：①带状、小梁状或脑回状结构；②腺泡样或导管样结构；③实性、弥漫性或髓样结构。细胞通常呈圆形或多角形，大小和形状彼此类似，细胞核与正常胰岛细胞核相似，细胞质呈"胡椒盐"样结构，核仁不明显或显著。肿瘤中间质数量差异很大，有些间质致密和透明样，有些可见钙化。

（1）胰岛素瘤（insulinoma）：是一种由胰岛素分泌细胞组成，功能性高分化神经内分泌肿瘤，由于胰岛素分泌失控引起低血糖综合征。可发生于任何年龄，常见于成人，约10%的胰岛素瘤可发生转移，临床上出现Whipple三联征，即低血糖症状，发作时血糖水平低（<2.8 mmol/L）以及摄入葡萄糖后症状缓解。大体肿瘤通常较小（10~20 mm），单发，边界清楚，有时伴有出血囊性变，肿瘤>30 mm时出现播散的风险升高。镜下由分化良好的神经内分泌细胞组成，排列呈梁状、实性或管状，部分病例间质可见显著玻璃样变，胰淀素过度蓄积时可导致间质特征性的淀粉样物质沉积。

（2）胃泌素瘤（gastrinoma）：源于非胰岛B细胞的肿瘤，以高胃酸和顽固性消化性溃疡为主要症状。常见于40~50岁男性，肿瘤好发于胰头部，大多为单发，常大于2 cm，边界清晰。镜下肿瘤呈实性，腺样，小梁状排列，细胞温和，核分裂象少见。电镜下部分胃泌素瘤含典型的胃窦G细胞颗粒。胃泌素瘤具有较高的恶性行为风险，伴有频繁的淋巴结和肝转移。

（3）胰高血糖素瘤（glucagonoma）：由胰岛A细胞形成的具有分泌胰高血糖素功能的肿瘤，出现高血糖素增多症状，包括：皮疹（约70%患者出现坏死松解性游走性红斑），口炎，糖尿病，体重减轻及贫血。肿瘤通常较大（7~8 cm）多数位于胰尾。镜下肿瘤细胞呈实性，巢状或小梁状排列，偶见灶状坏死。

（4）生长抑素瘤（somatostatin tumor）：由胰岛 D 细胞形成的具有分泌生长抑素功能的肿瘤，伴有生长抑素过度分泌而引起临床表现（生长抑素瘤综合征）。中老年女性多见，好发于胰头，常伴转移。

（5）血管活性肠肽瘤（vasoactive intestinal peptide polypeptidoma）：由胰岛 D1 细胞形成的良性或恶性内分泌肿瘤。临床表现的功能性肿瘤，可造成顽固性腹泻，代谢紊乱（低钾血症，低钠或胃酸缺乏）以及偶发性皮疹。40 ~ 50 岁多见，好发于胰尾。

（6）分泌 5- 羟色胺的胰腺神经内分泌肿瘤：为肿瘤产生过多 5- 羟色胺的高分化肿瘤，也称胰腺类癌。出现类癌综合征表现（脸红、腹泻、支气管痉挛），大多数患者在有肝转移时才出现类癌综合征，故预后较差。

六、APUD 系统肿瘤

APUD（amine precursor uptake and decarboxylation）系统是来源于神经嵴的一系列内分泌细胞，弥散在许多器官及内分泌腺体内，能够从细胞外摄取胺的前体，并通过细胞内氨基脱羧酶的作用，使胺前体形成相应的胺（如多巴胺、5- 羟色胺等）和多肽激素。现在又把这种细胞称为弥散神经内分泌细胞（diffuse neuroendocrine cells），并已发现 40 余种之多：在中枢存在于下丘脑 - 垂体轴和松果体，在周围存在于胃、肠、胰、呼吸系统、泌尿生殖系统、甲状腺、甲状旁腺及肾上腺髓质。如甲状腺有分泌降钙素的 C 细胞，胃有分泌胃泌素的 G 细胞、胰岛有分泌胰岛素的 B 细胞及分泌高血糖素的 A 细胞、十二指肠有分泌肠促胰肽（secretin）的 S 细胞和分泌胃性抑制肽（gastric inhibitory peptide）的细胞等。从这种细胞发生的肿瘤可以统称为 APUD 瘤。目前由于免疫组化和免疫细胞化学技术的进步，已能加以鉴别并起用各自的名称，如 ACTH 瘤、胃泌素瘤、血管活性肠肽瘤等。

（一）多发性内分泌肿瘤

多发性内分泌肿瘤（multiple endocrine neoplasia，MEN）是指在两个以上内分泌腺发生肿瘤或增生，出现多种内分泌功能障碍，有明显的家族遗传性。根据不同组合可分为 MEN- Ⅰ（Wermer 综合征）、MEN- Ⅱ（Sipple 综合征）及 MEN- Ⅲ（表 33-3）。

表 33-3　MEN 分类

	MEN- Ⅰ	MEN- Ⅱ	MEN- Ⅲ
垂体前叶	腺瘤		
甲状旁腺	增生 +++	增生 ++	
	腺瘤 +		
胰岛	增生 +		
	腺瘤 ++		
	癌 +++		
肾上腺	皮质增生 ++	嗜铬细胞瘤 ++	嗜铬细胞瘤 +++
甲状腺	C 细胞增生 ±	髓样癌 +++	髓样癌 ++
其他			黏膜下神经纤维瘤
			Marfan 样体型 ★
染色体基因突变点	11q13	10	不明

注：+ 不常见；+++ 常见。★Marfan 样体型，患者消瘦，四肢及指骨细长，肌肉不发达，张力低，关节伸展过度，脊柱后凸，足外翻，弓形足，漏斗胸等畸形，是结缔组织异常的遗传性疾病。

（二）异位产生激素的肿瘤

正常情况下，不产生激素的组织或器官发生能分泌激素的肿瘤，称为异位产生激素的肿瘤（ectopic hormone producing tumor）。常分泌的激素有 ACTH、ADH、PTH、CT、hCG 等。

异位性分泌 ACTH 的肿瘤，如肺的燕麦细胞癌、腺癌、未分化癌，其次如胰腺癌、支气管类癌、消化道类癌、嗜铬细胞瘤及甲状腺髓样癌等。

异位性分泌 ADH 的肿瘤，如肺癌（燕麦细胞癌、未分化癌）、胰腺癌、十二指肠肿瘤、前列腺癌等。

异位性分泌 PTH 的肿瘤，如肺癌（鳞癌）、肾癌、卵巢癌、胰腺癌、肝癌、膀胱癌等。

异位性分泌 hCG 的肿瘤，如肺癌（大细胞癌、鳞癌），患者多为老年男性，临床上可有乳腺发育症。由肝癌引起者多为男性幼儿，临床上可出现性早熟。

异位性分泌红细胞生成素的肿瘤，如肾癌、肺癌、小脑血管母细胞瘤、子宫腺纤维瘤、嗜铬细胞瘤等。临床上出现红细胞增多症。

第三节　神经系统疾病

由于神经系统解剖生理学上的某些特殊性，故在病理方面具有和其他实质性器官（如肝、肾）不同的一些特殊规律：①病变定位和功能障碍之间的关系密切，例如一侧大脑额叶前中央回病变可导致对侧肢体偏瘫；②相同的病变发生在不同的部位，可出现不同的综合征及后果，如额叶前皮质区（联络区）的小梗死灶可不产生任何症状，而如发生在延髓则可导致严重后果，甚至致命；③对各种致病因子的病理反应较为刻板，同一种病变可出现在许多不同的疾病中，例如炎症渗出过程往往表现为血管套的形成；④某些解剖生理特征具有双重影响，如颅骨虽具保护作用，但又是引起颅内高压和脑疝的重要因素。

一、神经系统对损伤的基本反应

（一）神经元与胶质细胞反应

1. 神经元　是中枢神经系统的基本结构和功能单位，由细胞体和胞突（树突、轴突）构成。其数目估计在百亿以上。神经元常见的病变为：

（1）中央尼氏体溶解（central chromatolysis）：一种可逆性变化，病因一旦去除，就可恢复正常，如病变继续发展，则可导致细胞的萎缩和死亡。常见的病因有病毒感染（如脊髓灰质炎病毒）、B 族维生素缺乏、坏血病和神经元与轴突断离。病变表现为神经细胞肿胀，丧失典型的多极形状而变为圆形，胞核偏位，胞浆中央的尼氏体崩溃成为细尘状颗粒，进而完全溶解消失，或仅在细胞周边部有少量残余。胞浆着色浅而呈苍白均质状。

切断实验动物的轴突后，相关的神经细胞即发生典型的中央尼氏体溶解，此现象又称轴突反应。此时神经细胞粗面内质网的核蛋白体解聚，成为游离核蛋白体，蛋白质合成加快，因此认为其与轴突再生有关。

（2）神经元急性坏死：缺血、缺氧、严重急性中毒或感染可引起神经元的死亡。表现为神经细胞核固缩，胞体缩小变形，胞浆尼氏体消失，呈深伊红色，称为红色神经细胞。如细胞坏死后的酶性分解过程继续发展，则可导致细胞溶解和消失。隐约可见轮廓的死亡细胞被称为鬼影细胞（ghost cell）。因缺血引起的神经细胞坏死最常见于大脑皮质的锥体细胞和小脑蒲肯野（Purkinje）细胞。

（3）神经元的慢性病变：为一组特殊的病变，如单纯性萎缩、神经元纤维的缠结、神经细胞胞浆中出现特殊的包含体（如路易小体）等。

（4）轴索和髓鞘的变化：Waller变性是指神经纤维被切断后，轴索与神经元胞体断离，其远端和部分近端的轴索及其所属髓鞘发生变性、崩解和被吞噬细胞吞噬的过程。与此同时，受累神经元的胞体发生中央性尼氏体溶解。除机械性损伤外，任何其他原因只要能造成神经元胞体与轴索断离者（如循环障碍所致的大脑皮质梗死）均可发生Waller变性，其整个过程包括：①轴索变性，表现为远端轴索肿胀、断裂、崩解、被吞噬细胞吞噬消化；近端的轴索则随后再生并向远端延伸。②髓鞘脱失，髓鞘崩解所形成的脂质和中性脂肪，可被苏丹Ⅲ染成红色。③细胞反应，表现为吞噬细胞反应性增生，吸收崩解产物。周围神经断端远侧施万细胞（Schwann cell）反应性增生；而在中枢神经系统则为少突胶质细胞增生，两者均参与再生轴突的重新髓鞘化过程。

2. 神经胶质细胞 包括星形胶质细胞、少突胶质细胞和室管膜细胞，其总数是神经元的5倍，基本病变概括如下：

（1）星形胶质细胞：①星形胶质细胞增生，缺氧、低血糖、感染、中毒等均能引起脑组织的损伤而导致星形胶质细胞增生。反应性星形胶质细胞增生是脑组织损伤的修补愈合反应，主要表现为纤维型星形胶质细胞增生，最后成为胶质瘢痕，胶质纤维酸性蛋白（GFAP）染色呈强阳性。胶质瘢痕与纤维瘢痕不同之处在于星形胶质细胞并不产生胶原纤维及相应间质蛋白。胶质瘢痕是由星形胶质细胞突起构成，其机械强度不如胶原瘢痕。②星形胶质细胞肥大，表现为细胞体积增大，胞浆丰富，呈伊红着色，胞核偏位。电镜下可见胞浆中充满线粒体、内质网、空泡、高尔基器、溶酶体和胶质纤维。肥胖星形胶质细胞（gemistocytic astrocyte）多发生在脑的局部缺氧、水肿、梗死、脓肿或肿瘤周围。

（2）少突胶质细胞：病变常表现为髓鞘的改变，白质营养不良（髓鞘形成障碍）和脱髓鞘疾病如多发性硬化为其代表。此类胶质细胞对各种损害（缺氧、中毒等）所表现的急性肿胀、核周空晕，目前认为可能是一种自溶性变化。此外神经元胞体周围被5个以上少突胶质细胞围绕称为卫星现象（satellitosis），与神经元损害的程度和时间并无明显的关系，其意义尚不清楚。

（3）室管膜细胞：覆盖在脑室系统内面，各种致病因素均可引起局部室管膜细胞丢失，随之室管膜下的星形胶质细胞增生，充填缺损，并形成多数小颗粒向脑室突出，称为颗粒性室管膜炎。巨细胞病毒感染时，室管膜细胞中往往可有病毒包含体出现。

3. 小胶质细胞 属单核吞噬细胞系统，其对损害的反应表现为：①激活形成巨噬细胞，包围、浸润和吞噬坏死神经元，称为噬神经细胞现象（neuronophagia），吞噬后胞浆中常出现大量小脂滴，常规石蜡切片，HE染色呈空泡状，又称格子细胞或泡沫细胞，苏丹染色呈阳性反应；②局灶性增生形成胶质结节，常见于各种炎症，特别是病毒性脑炎；③杆状细胞形成，见于慢性进行性损害（如脑晚期梅毒），表现为细胞增生、胞体变窄、胞突减少并呈双极杆状。

（二）常见的并发症

中枢神经系统疾病最常见而重要的并发症为颅内压升高、脑水肿和脑积水，其中脑水肿和脑积水可引起或加重颅内压升高，三者可合并发生，互为因果，后果严重可导致死亡。

1. 颅内压升高及脑疝形成 侧卧位的脑脊液压超过2 kPa（正常为0.6 ~ 0.8 kPa）即为颅内压增高，这是由于颅内容物的容积增加，超过了颅腔所能代偿的极限所致。颅内压增高的主要原因是颅内占位性病变和脑脊液循环阻塞所致的脑积水。常见的占位性病变为脑出血和血肿形成（如创伤、高血压脑出血等）、脑梗死、肿瘤、炎症（如脑膜脑炎、脑脓肿等）、脑膜出血等。其后果与病变的大小及其增大的速度有关。脑水肿可加重病变的占位性。颅内压升高可区别为3个不同的时期：

（1）代偿期：通过反应性血管收缩以及脑脊液吸收增加和形成减少，使血容量和脑脊液容量相应减少，颅内空间相对增加，以代偿占位性病变引起的脑容积增加。

（2）失代偿期：占位性病变和脑水肿使颅内容物容积继续增大，超过颅腔所能容纳的程度，可引起头痛、呕吐、眼底视乳头水肿、意识障碍、血压升高及反应性脉搏变慢和脑疝形成。

（3）血管运动麻痹期：颅内压严重升高使脑组织灌流压降低，致脑缺氧造成脑组织损害和血管扩张，继而引起血管运动麻痹，加重脑水肿，引起昏迷及并发症，后果严重，可导致死亡。

升高的颅内压可引起脑移位、脑室变形，使部分脑组织嵌入颅脑内的分隔（大脑镰、小脑天幕）和颅骨孔道（如枕骨大孔等）导致脑疝形成（herniation）。常见的脑疝有以下类型。

（1）扣带回疝：又称大脑镰下疝，是因一侧大脑半球特别是额、顶、颞叶的血肿或肿瘤等占位性病变，引起中线向对侧移位，同侧扣带回从大脑镰的游离边缘向对侧膨出，形成扣带回疝。疝出的扣带回背侧受大脑镰边缘压迫形成压迹，受压处的脑组织发生出血或坏死。此外，大脑前动脉的胼胝体支也可受压引起相应脑组织梗死。大脑冠状切面上可见对侧的侧脑室抬高，第三脑室变形，状如新月。

（2）小脑天幕疝：又称海马沟回疝。位于小脑天幕以上的额叶或颞叶内侧的肿瘤、出血、梗死等病变引起脑组织体积增大，导致颞叶的海马沟回经小脑天幕孔向下膨出。海马沟回疝可导致以下后果：①同侧动眼神经在穿过小脑天幕裂孔处受压，引起同侧瞳孔一过性缩小，继之散大固定，及同侧眼上视和内视障碍。②中脑及脑干受压后移，可导致意识丧失；导水管变狭，脑脊液循环受阻加剧颅内压的升高；血管牵伸过度，引起中脑和桥脑上部出血梗死，可导致昏迷死亡。③中脑侧移，使对侧中脑的大脑脚抵压于该侧小脑天幕锐利的游离缘上，形成 Kernohan 切迹。严重时该处脑组织（含锥体索）出血坏死，导致与天幕上原发病变同侧的肢体瘫痪，引起假定位症。④压迫大脑后动脉引起同侧枕叶距状裂脑组织出血性梗死。

（3）小脑扁桃体疝：又称枕骨大孔疝，主要由于颅内高压或后颅凹占位性病变将小脑和延髓推向枕骨大孔并向下移位而形成小脑扁桃体疝。疝入枕骨大孔的小脑扁桃体和延髓呈圆锥形，其腹侧出现枕骨大孔压迹。由于延髓受压，生命中枢及网状结构受损，严重时可引起呼吸变慢甚至骤停，接着心脏停搏而猝死。

2. 脑水肿（brain edema）　脑组织中由于液体过多贮积而形成脑水肿，这是颅内压升高的一个重要原因。许多病理过程如缺氧、创伤、梗死、炎症、肿瘤、中毒等均可伴发脑水肿。

脑组织易发生水肿与下列解剖生理特点有关：①血脑屏障的存在限制了血浆蛋白通过脑毛细血管的渗透性运动；②脑组织无淋巴管以运走过多的液体。常见脑水肿的类型包括：

（1）血管源性脑水肿：最为常见，是血管通透性增加的结果，当毛细血管内皮细胞受损，血脑屏障发生障碍时，或新生毛细血管尚未建立血脑屏障时（如转移性肿瘤及脑脓肿周围有大量的新生毛细血管），血液中的液体大量渗入细胞外间隙，引起脑水肿。白质水肿较灰质更为明显。此型水肿常见于脑肿瘤、出血、创伤或炎症时。水肿液较富于蛋白质。

（2）细胞毒性脑水肿：多见于缺血或中毒引起的细胞损害。由于细胞膜的钠-钾依赖性 ATP 酶失活，细胞内水、钠潴留，引起细胞（神经细胞、胶质细胞、内皮细胞）肿胀，细胞外间隙减小。此型水肿可同样累及灰质和白质。

上述两型水肿常同时存在，尤其在缺血性脑病时更为显著。

脑水肿的肉眼形态为脑体积和重量增加，脑回宽而扁平，脑沟狭窄，白质水肿明显，脑室缩小，严重的脑水肿常同时有脑疝形成。镜下，脑组织疏松，细胞和血管周围空隙变大，白质中的变化较灰质更加明显。电镜下，细胞外间隙增宽，星形胶质细胞足突肿胀（血管源性水肿），或无间隙增宽仅有细胞肿胀（细胞毒性水肿）。

3. 脑积水（hydrocephalus）　脑脊液量增多伴脑室扩张称为脑积水。脑积水发生的主要原因是脑脊液循环的通路被阻断。引起脑脊液循环受阻的原因很多，诸如先天畸形、炎症、外伤、肿瘤、蛛网膜下腔出血等。脑室内通路阻塞引起的脑积水称阻塞性或非交通性脑积水；如脑室内通畅而因蛛网膜颗粒或绒毛吸收脑脊液障碍所致的脑积水称交通性脑积水。此外，脉络丛乳头状瘤分泌过多脑脊液也可导致脑积水。

轻度脑积水时，脑室轻度扩张，脑组织呈轻度萎缩。严重脑积水时，脑室高度扩张，脑组织受压萎缩、变薄，脑实质甚至可菲薄如纸，神经组织大部分萎缩而消失。

婴幼儿颅骨缝闭合前如发生脑水肿，患儿可出现进行性头颅变大，颅骨缝分开，前囟扩大；颅内压增高较轻，头痛、呕吐、视乳头水肿也出现较晚。由于大脑皮质萎缩，患儿的智力减退，肢体瘫痪。成人脑积水，因颅腔不能增大，颅内压增加的症状发生较早也较严重。

二、感染性疾病

中枢神经系统的感染性疾病，按病因分有病毒、细菌、立克次体、螺旋体、真菌、寄生虫等引起的疾病。病原体可通过下列途径入侵中枢神经系统。①血源性感染：如脓毒血症、感染性栓子等；②局部扩散：如颅骨开放性骨折、乳突炎、中耳炎、鼻窦炎等；③直接感染：如创伤或医源性（腰椎穿刺等）感染；④经神经感染：某些病毒，如狂犬病病毒可沿周围神经，单纯疱疹病毒可沿嗅神经、三叉神经入侵中枢神经而引起感染。神经系统的免疫部署特点在于：①血脑屏障和血管周围间隙（Virchow-Robin space，V-R 间隙）不仅构筑了一条天然防线，而且在一定程度上限制了炎症反应向脑实质伸展；②无固有的淋巴组织和淋巴管，免疫活性 T、B 细胞均须由周围血液输入。

（一）细菌性疾病

1. 脑膜炎（meningitis）　可累及硬脑膜、蛛网膜和软脑膜。硬脑膜炎（pachymeningitis）多继发于颅骨感染。自从抗生素广泛应用以来，此病的发病率已大为下降。软脑膜炎包括蛛网膜和软脑膜炎症，则颇为常见。因此，目前脑膜炎实际上是指软脑膜炎（leptomeningitis）。脑膜炎绝大部分由病原体引起，由脑膜炎双球菌引起的流行性脑膜炎是其中最主要的类型；少数由刺激性化学药品（如普鲁卡因、氨甲蝶呤）引起。脑膜炎有 3 种基本类型：化脓性脑膜炎、淋巴细胞性脑膜炎（多由病毒引起）、慢性脑膜炎（可由结核杆菌、梅毒螺旋体、布氏杆菌及真菌引起）。

急性化脓性脑膜炎是软脑膜的急性炎症，大量炎性渗出物积聚于蛛网膜下腔。其中流行性脑膜炎多在冬春季流行，其余病原的脑膜炎则多为散发性。

（1）病因和发病机制：急性化脓性脑膜炎的致病菌类型随患者的年龄而异。在青少年患者中以脑膜炎双球菌感染为主。该菌存在于患者和带菌者的鼻咽部，借飞沫经呼吸道传染，细菌进入上呼吸道后，大多数只引起局部炎症，成为健康带菌者；仅小部分机体抵抗力低下的患者，细菌可从上呼吸道黏膜侵入血流，并在血液中繁殖，到达脑脊膜后引起脑膜炎。在冬春季可形成流行，称为流行性脑膜炎。

新生儿脑膜炎最常见的病因是大肠杆菌，感染多来自产道。由于体内缺乏能中和病菌的 IgM，入侵的大肠杆菌得以繁殖而致病。

流感杆菌脑膜炎多见于 3 岁以下的婴幼儿。肺炎球菌脑膜炎在幼儿和老年人常见，其中幼儿的脑膜感染多来自中耳炎，而在老人则常为大叶性肺炎的一种并发症。

（2）病理变化：肉眼观，脑脊膜血管高度扩张充血，病变严重的区域，蛛网膜下腔充满灰黄色脓性渗出物，覆盖着脑沟脑回，以致结构模糊不清，边缘病变较轻的区域，可见脓性渗出物沿血管分布。在渗出物较少的区域，软脑膜往往略带混浊。脓性渗出物可累及大脑凸面矢状窦附近或脑底部视神经交叉及邻近各池。由于炎性渗出物的阻塞，使脑脊液循环发生障碍，可引起不同程度的脑室扩张。

镜下，蛛网膜血管高度扩张充血，蛛网膜下腔增宽，其中有大量中性粒细胞及纤维蛋白渗出和少量单核细胞、淋巴细胞浸润。通过革兰氏染色，在细胞内外均可找到致病菌。脑膜及脑室附近脑组织小血管周围可见少量中性粒细胞浸润。病变严重者，动、静脉管壁可受累并进而发生脉管炎和血栓形成，从而导致脑实质的出血性梗死（图 33-19）。

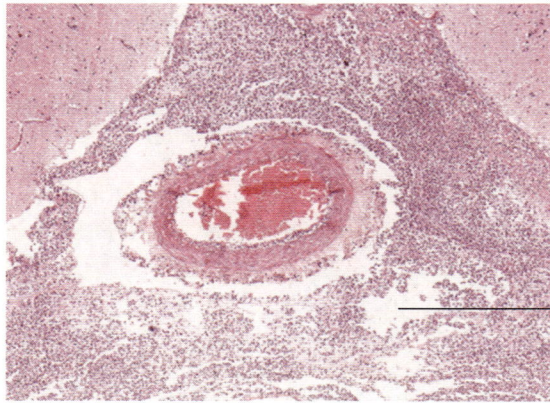

蛛网膜下腔大量炎症细胞渗出

图 33-19　化脓性脑膜炎

（3）临床病理联系：急性化脓性脑膜炎在临床上除了发热等感染性全身性症状外，常有一系列神经系统症状，表现如下。

①颅内压升高症状：头痛，喷射性呕吐，小儿前囟饱满等。这是由于脑血管充血，蛛网膜下腔渗出物堆积，蛛网膜颗粒因脓性渗出物阻塞而影响脑脊液吸收所致，如伴有脑水肿，则颅内压升高更加显著。

②脑膜刺激症状：颈项强直。炎症累及脊髓神经根周围的蛛网膜、软脑膜及软脊膜，致使神经根在通过椎间孔处受压，当颈部或背部肌肉运动时可引起疼痛，颈项强直是颈部肌肉对上述情况所发生的一种保护性痉挛状态。在婴幼儿，由于腰背肌肉发生保护性痉挛可引起角弓反张（opisthotonos）的体征。此外，Kerning 征（屈髋伸膝征）阳性，是由于腰骶节段神经后根受到炎症波及而受压所致，当屈髋伸膝试验时，坐骨神经受到牵引，腰神经根因压痛而呈现阳性体征。

③颅神经麻痹：由于基底部脑膜炎累及自该处出颅的Ⅲ、Ⅳ、Ⅴ、Ⅵ、Ⅶ对颅神经，因而引起相应的神经麻痹征。

④脑脊液的变化：压力上升，混浊不清，含大量脓细胞，蛋白增多，糖减少，经涂片和培养检查可找到病原体。脑脊液检查是本病诊断的一个重要依据。

（4）结局和并发症：由于及时治疗和抗生素的应用，大多数患者可痊愈，病死率已由过去的70% ～ 90% 降低到50% 以下。如治疗不当，病变可由急性转为慢性，并可发生以下后遗症：①脑积水，由于脑膜粘连，脑脊液循环障碍所致；②颅神经受损麻痹，如耳聋、视力障碍、斜视，面神经瘫痪等；③脑底脉管炎致管腔阻塞，引起相应部位脑缺血和梗死。

暴发性脑膜炎球菌败血症是暴发性流行性脑脊髓膜炎的一种类型，多见于儿童。本病起病急骤，主要表现为周围循环衰竭、休克和皮肤大片紫癜。与此同时，两侧肾上腺严重出血，肾上腺皮质功能衰竭，称为沃 - 弗综合征（Waterhouse-Friederichsen syndrome），其发生机制主要是大量内毒素释放所引起的弥散性血管内凝血，患者脑膜变化轻微，病情凶险，一般在起病 24 小时内死亡。

2. 脑脓肿（brain abscess）　细菌、真菌或寄生虫侵入脑实质引起的化脓性炎症，继而形成脓肿，脑实质内形成脓腔的疾病。临床上表现为颅内压增高、局部定位体征和感染性症状。

（1）感染途径：①直接蔓延病菌通过颅骨骨折伤口或局部感染灶直接蔓延至脑而引起的脑脓肿，其中常见的局部感染灶为中耳炎、乳突炎和鼻窦炎。头皮炎症有时也可成为感染源。抗生素广泛应用以来，上述病灶的发病率已显著下降，脑脓肿来源于直接蔓延的感染者也明显减少。②血源性感染病菌来自体内感染灶（肺脓肿、细菌性心内膜炎等）经血流至脑而引起脑脓肿。特别值得注意的是，在紫绀性先天性心脏病患者中，脑脓肿的发生率较高，这一情况可能与左右心之间短路的存在以及肺过滤细菌的作用不良有关。

（2）病理变化：脑脓肿的部位与数目因感染途径不同而异。一般由局部炎症灶直接蔓延所致的脑脓肿常为单个，其中耳源性（中耳炎、乳突炎）脑脓肿多见于颞叶或小脑；鼻窦（额窦）炎引起的脑脓肿多见于额叶。血源性感染所致者常为多发性，可分布于大脑各部。

脑脓肿的发展规律和形态与全身其他器官的脓肿相似。急性脓肿发展迅速，境界不清，无包膜形成，可向四周扩大，甚至破入蛛网膜下腔或脑室，引起脑室积脓，可迅速致死。慢性脓肿边缘毛细血管和纤维母细胞（源于血管壁）增生明显，并伴有淋巴细胞和巨噬细胞浸润，形成炎性肉芽组织和纤维包膜，境界清楚。脓肿周围脑组织水肿明显，并伴有星形胶质细胞增生。

（3）临床病理联系：脑脓肿的临床表现主要有两个方面。

①颅内压升高：由脓肿占位性效应及其周围明显的脑水肿所致，临床表现为头痛、呕吐、昏迷、抽搐，小儿前囟饱满。

②局灶性症状：局部脑组织破坏可引起相应的功能障碍，临床表现按病变部位而异，如大脑脓肿可引起半瘫、抽搐，小脑脓肿可引起共济失调等。

（4）结局：脓肿小，治疗及时，病灶可被完全吸收而消散。脓肿大，发展迅速，可引起颅内压增高和脑疝形成，后果严重。如脓肿破裂引起脑室炎和脑膜炎，其后果严重，常可致死，如及时进行手术和抗菌治疗，可使死亡率减少到 20% 以下。

（二）病毒性疾病

引起中枢神经系统病毒性疾病的病毒种类繁多，病变可累及软脑膜、脑、脊髓，其中脑脊髓疾病常伴有脑膜反应，故脑脊液中亦可有多少不等的炎性细胞。中枢神经系统病毒性疾病发病前，临床上可有原发感染的前驱症状，如脊髓灰质炎时的非特异性胃肠炎；有的前驱症状不明显，如多灶性白质脑病。

中枢神经系统病毒性疾病有以下几种基本变化。

（1）炎性细胞浸润：以淋巴细胞、巨噬细胞、浆细胞为主，常环绕血管形成血管套。

（2）胶质结节形成：这是病毒性脑炎的特征性病变之一。由小胶质细胞和（或）星形胶质细胞增生所致。

（3）包含体形成：多位于神经细胞核中，呈圆形，嗜酸性染色，周围有空晕，核仁被挤向一侧（如单纯疱疹病毒包含体）；有的位于胞浆中（如狂犬病内氏小体）。在各种包含体中只有内氏小体具有确诊意义。除神经元外，有些病毒（如进行性多灶性白质脑病的乳多泡病毒）可在少突胶质细胞核中形成包含体。

（4）病变的定位：某种病毒对特定的神经元有一定的亲和性，故病变的定位在中枢神经系统病毒性疾病中是一种较突出的现象，如脊髓灰质炎病毒之于脊髓前角神经元，狂犬病病毒之于海马回神经元，单纯疱疹病毒之于颞叶神经元等。定位的机制尚不明确，可能与细胞表面受体有关。

中枢神经系统病毒感染可借血和（或）脑脊液中抗体、病变组织中病毒颗粒（电镜观察）、特异性病毒抗原（免疫组化法）以及病毒核酸片段（原位分子杂交及聚合酶链反应等）的检出予以确诊。

1.疱疹病毒感染　疱疹病毒为 DNA 病毒，其中能引起中枢神经系统感染者至少有 4 种：单纯疱疹病毒（HSV）、带状疱疹病毒、EB 病毒、巨细胞病毒，其中以单纯疱疹病毒感染最为多见。

单纯疱疹病毒脑炎是欧美常见的散发性脑炎，可见于新生儿（HSV Ⅱ型）或见于儿童和青年（HSV Ⅰ型）。发生在成人中的急性坏死性脑炎病情凶险，死亡率为 30% ～ 70%。病变多累及一侧或双侧颞叶或额叶下部，早期病变以坏死性脉管炎和局限性坏死较为突出，进而坏死、出血严重，邻近的脑膜和脑组织炎症反应明显，分别表现为弥漫性淋巴细胞性脑膜炎和血管套形成，胞核中包含体见于神经元及胶质细胞（少突胶质细胞、星形胶质细胞）。存活患者因颞叶损害常引起明显的记忆力丧失，导致严重的痴呆。

2.肠原病毒感染　最重要的肠原病毒为脊髓灰质炎病毒、柯萨奇（Coxackie）病毒及埃可（ECHO）病毒。它们都是小型 RNA 病毒，可引起淋巴细胞性脑膜炎及瘫痪性疾病。后者如脊髓前角灰质炎，多为脊髓灰质炎病毒所致，也可由其他病毒引起。近年来，因积极开展脊髓灰质炎病毒免疫预防，柯萨奇病毒成为此病的常见病因。

脊髓灰质炎（poliomyelitis）又称脊髓前角灰质炎，临床上常伴有肢体瘫痪，故又有小儿麻痹症之称。本病是脊髓灰质炎病毒所引起的散发性或流行性传染病，患者多为儿童。

（1）病因及传染途径：脊髓灰质炎病毒有 3 种亚型，3 型间并无交叉免疫。其中Ⅰ型是麻痹性脊髓灰质炎的常见病因。此病毒存在于患者的粪便和鼻咽分泌物中，主要经消化道传染，少数也可借飞沫经呼吸道传染。

病毒由消化道侵入机体后，在黏膜上皮内繁殖，然后入血产生暂时性的病毒血症。在机体免疫功能低下时，病毒可侵入中枢神经系统，最后到达靶细胞（运动神经元，特别是脊髓前角运动细胞）。人体感染后，绝大多数表现为隐性感染，少数显性感染病例按其受侵及病变程度之不同，可有 3 种表现。①轻型：暂时性病毒血症阶段，中枢神经系统未受累，临床上仅有头痛、发热及咽部和肠道症状；②非麻痹型：病毒到达中枢神经系统但仅引起轻微病变，如颈背部肌肉强直，脑脊液中细胞及蛋白质增加（反应性脑脊膜炎），无瘫痪征象；③麻痹型：病毒损害运动性神经元，以脊髓前角运动神经元受损最严重，引起下运动神经元的瘫痪。以上 3 型中以麻痹型最少见，仅占显性感染的 0.1% ～ 1%。

（2）病理变化。

①病变的定位分布：脊髓运动神经元受累最重，以脊髓颈、腰膨大为甚，其次为大脑前中央回的锥体细胞。除脊髓外，依次而上，病变愈上愈轻。大脑皮质除前中央回外，很少受累，脊髓后角感觉神经元偶尔也可被累及，但病变轻微。

②组织变化：脊膜显示广泛的充血和炎性细胞浸润，以淋巴细胞和浆细胞为主，有时也可见中性粒细胞；脊髓前角充血、水肿明显，运动神经元有不同程度的变性和坏死（中央性尼氏体溶解，核浓缩、溶解，鬼影细胞出现，大量神经元脱失）伴淋巴细胞、巨噬细胞、中性粒细胞浸润和小胶质细胞增生。病变晚期噬神经细胞现象突出，并有多量泡沫细胞形成和星形胶质细胞增生，形成胶质瘢痕。

③肉眼观：脊髓充血明显，脊髓前角充血，病变严重者可显示出血和坏死。晚期，前角萎缩，前根（运动神经根）萎缩、变细。瘫痪的肌肉明显萎缩，肌纤维变小，其间为脂肪组织和结缔组织所填充。

（3）临床病理联系：由于病变部位和严重程度的不同，临床表现各异。神经元损害须达到一定程度才会出现瘫痪症状，本病以脊髓腰膨大的病变最为严重，瘫痪常发生在下肢；其次为颈膨大，引起上肢瘫痪。脑干的运动神经核受累，可引起颅神经麻痹，如面神经麻痹（Ⅶ对）、软腭瘫痪（Ⅸ对）、声音嘶哑（Ⅹ对）、吞咽困难（Ⅻ对）等。延髓网状结构受累可引起呼吸、血管运动中枢障碍，导致中枢性呼吸衰竭和循环衰竭而致死。

一般病例发病后 1 ～ 2 周即进入临床恢复期，瘫痪肢体开始有不同程度的恢复。未能完全恢复者，患者肌肉逐渐萎缩，成为后遗症。

（三）虫媒病毒感染

目前已知的虫媒病毒有数百种之多，均为 RNA 病毒，其中能引起较严重疾病者有十余种。在我国常见的是由蚊传播的乙型脑炎和蜱传播的森林脑炎。

流行性乙型脑炎（epidemic encephalitis type B）是乙型脑炎病毒感染所致的急性传染病，多在夏季流行，儿童发病率明显高于成人，尤以 10 岁以下儿童为多，约占乙型脑炎的 50% ～ 70%。

1. 病因及传染途径　乙型脑炎病毒为 RNA 病毒，其传播媒介为蚊（在我国主要为三带喙库蚊）和长期贮存宿主。在自然界，其循环规律为动物—蚊—动物，在牛、马、猪等家畜中隐性感染率甚高，一般仅出现病毒血症，成为人类疾病的传染源和贮存宿主。带病毒的蚊叮人吸血时，病毒可侵入人体，先在局部血管内皮细胞及全身单核吞噬细胞系统中繁殖，然后入血引起短暂性病毒血症。病毒能否进入中枢神经系统，取决于机体免疫反应和血脑屏障功能状态。凡免疫能力强，血脑屏障功能正常者，病毒不能进入脑组织致病，故成为隐性感染，多见于成人。在免疫功能低下，血脑屏障功能不健全者，病毒可侵入中枢神经系统而致病，由于受染细胞表面有膜抗原存在，从而激发体液免疫与细胞免疫，导致损伤和病变的发生。

2.病变　本病病变广泛累及整个中枢神经系统灰质，但以大脑皮质及基底核、视丘最为严重，小脑皮质、延髓及脑桥次之，脊髓病变最轻，常仅限于颈段脊髓。

肉眼观，脑膜充血，脑水肿明显，脑回宽，脑沟狭；切面上在皮质深层、基底核、视丘等部位可见粟粒大小的软化灶，其境界清楚，弥漫分布或聚集成群。镜下，可出现以下病变。

（1）血管变化和炎症反应：血管高度扩张充血，可发生明显的淤滞，血管周围间隙增宽，脑组织水肿，有时可见环状出血。灶性炎性细胞浸润多以变性和坏死的神经元为中心，或围绕血管周围间隙形成血管套。浸润的炎性细胞以淋巴细胞、单核细胞和浆细胞为主，仅在早期有为数不多的中性粒细胞。

（2）神经细胞：变性、坏死病毒在神经细胞内增殖，导致细胞的损伤，表现为细胞肿胀，尼氏体消失，胞浆内空泡形成，核偏位等。病变严重者神经细胞可发生核浓缩、溶解、消失，为增生的少突胶质细胞所环绕，出现卫星现象（图33-20）。此外，噬神经细胞现象也很常见（图33-21）。

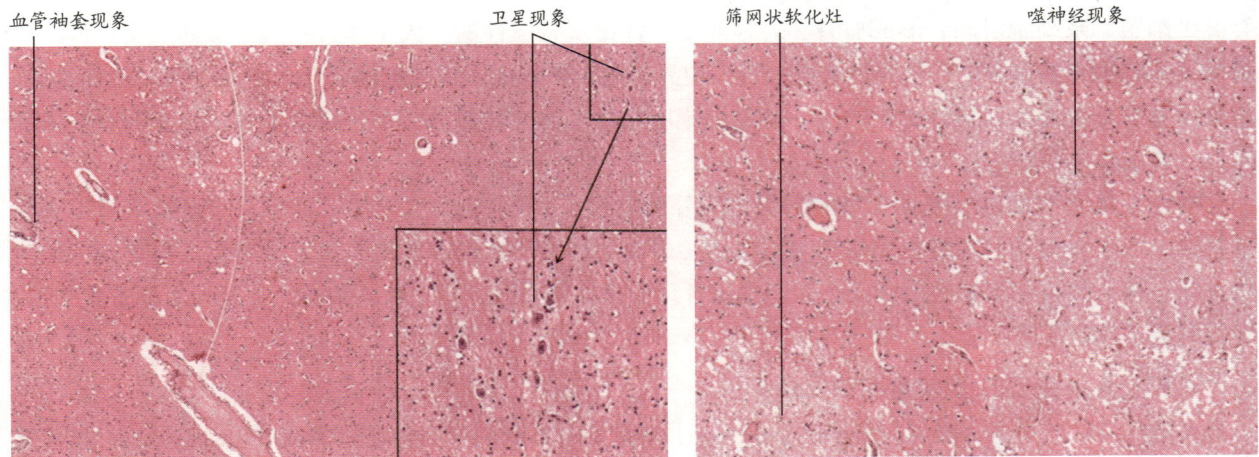

图 33-20　流行性乙型脑炎

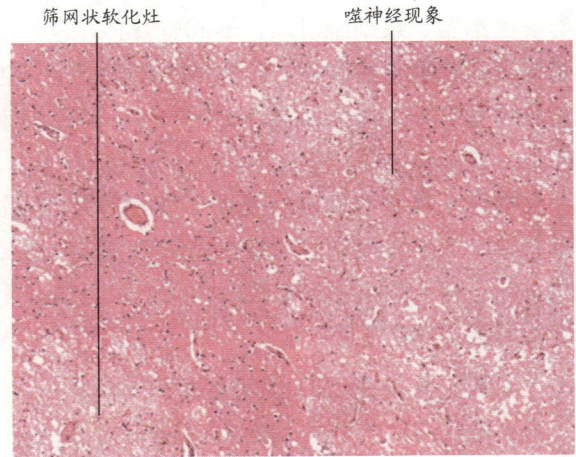

图 33-21　流行性乙型脑炎

（3）软化灶形成：灶性神经组织的坏死、液化，形成镂空筛网状软化灶，对本病的诊断具有一定的特征性。病灶呈圆形或卵圆形，边界清楚，分布广泛，除大脑（顶叶、额叶、海马回）皮质灰、白质交界处外，丘脑、中脑等处也颇常见。关于软化灶发生的机制至今尚未能肯定，除病毒或免疫反应对神经组织可能造成的损害外，病灶的局灶性分布提示，局部循环障碍（淤滞或小血管中透明血栓形成）可能也是造成软化灶的一个因素。

（4）胶质细胞增生：小胶质细胞增生明显，形成小胶质细胞结节，后者多位于小血管或坏死的神经细胞附近。少突胶质细胞的增生也很明显。星形胶质细胞增生和胶质瘢痕形成，在亚急性或慢性病例中较为多见（图33-22）。

3.临床病理联系　本病病变分布广泛，神经细胞广泛受累，患者常出现嗜睡、昏迷以及颅神经核受损所致的颅神经麻痹症状。由于脑内血管扩张充血，血流淤滞、血管内皮细胞受损，致血管通透性增高而引起脑水肿和颅内压升高，患者常出现头痛、呕吐。严重的颅内压增

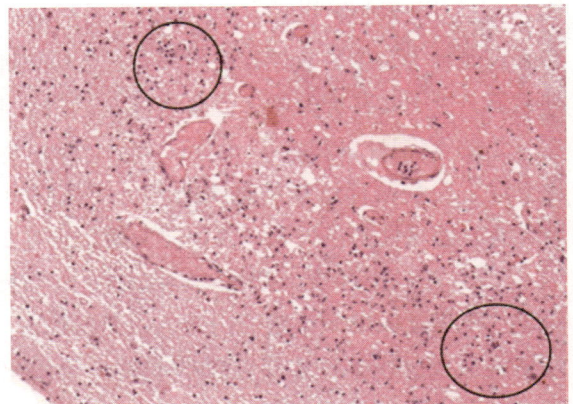

图 33-22　流行性乙型脑炎（胶质结节）

高可引起脑疝，其中小脑扁桃体疝可致延髓呼吸中枢受压而致死。由于脑膜有不同程度的反应性炎症，临床上有脑膜刺激症状和脑脊液中细胞数增多的现象。

本病患者经过治疗，大多数在急性期后可痊愈，脑部病变逐渐消失。病变较重者，可出现痴呆、语言障碍、肢体瘫痪及颅神经麻痹引起的吞咽困难、中枢神经性面瘫、眼球运动障碍等，这些表现经数月之后多能恢复正常。少数病例病变不能完全恢复而留下后遗症。

（四）狂犬病

狂犬病（rabies）是狂犬病毒引起的传染病。狂犬病的流行于犬、猫等（狼、蝙蝠等亦可感染），成为狂犬病毒的贮存宿主。人被病犬（或病猫等）咬伤，其唾液中的病毒经伤口侵入人体，沿周围神经（主要是感觉神经）至背根节经脊髓入脑而致病。

狂犬病的潜伏期随伤口的部位而异，如面部被咬伤者的潜伏期较下肢被咬伤者要短得多。本病临床表现为创口疼痛、头痛、发热、不安、怕风，饮水时反射性咽喉痉挛，故有恐水症（hydrophobia）之称。后期可出现昏迷、呼吸衰竭。

病理变化：脑和脊髓充血明显，病变一般在神经根节、脑干下端、下丘脑等部位最为显著。镜下，可见弥漫性急性脑脊髓炎变化，有不同程度的神经元损害，从变性到坏死及神经细胞被吞噬；血管周围有淋巴细胞、浆细胞浸润，形成血管套。神经细胞内出现特征性的内氏小体具有病理诊断意义。该小体是神经细胞浆内的包含体，呈圆形或椭圆形，边界清楚，体积大，呈嗜酸性着色，多见于海马锥体细胞、小脑浦肯野细胞和大脑锥体细胞。每一神经细胞胞浆中小体的数目从一个到数个不等。炎症病变严重的部位，内氏小体数目往往不多。

内氏小体含有病毒核壳体（核酸与蛋白质外膜组成），可用免疫组化加以显示，但电镜下看不到病毒颗粒。由于中枢神经系统中的病毒可沿周围神经离心性播散而侵入其他组织，故用免疫组化染色法可从皮肤活检或角膜细胞中检出内氏小体。当患者疑为疯狗咬伤时，应保留该狗数天，处死后检查其脑部，寻找内氏小体以帮助确诊。

（五）人类免疫缺陷病毒感染

人类免疫缺陷病毒（human immunodeficiency virus，HIV）除选择性地破坏 $CD4^+T$ 细胞外，中枢神经系统也是其靶器官，约有 70% 的艾滋病（acquired immunodeficiency syndrome，AIDS）患者出现中枢神经系统症状。与 AIDS 相关的神经系统病变有下列数种。

（1）病毒性脑膜炎通常出现在 HIV 感染的早期，通常没有明显的临床症状，或者症状可以自行缓解。具体表现为蛛网膜淋巴细胞和巨噬细胞浸润，脑脊液中单个核细胞数目增加，并出现 HIV 特异抗体。目前认为中枢神经系统的 HIV 感染是由受病毒感染的血源性巨噬细胞带入所致，因此感染早期的病毒性脑膜炎为 HIV 日后引起中枢神经系统病变创造了条件。

（2）周围神经病变：主要表现为脱髓鞘，严重时可伴有轴索的破坏，导致感觉和（或）运动障碍。临床表现可为自限性吉兰-巴雷综合征（Guillain-Barre syndrome），颅神经或周围神经炎；如累及背根神经节，可引起共济失调。约有 90% 处于潜伏期的 HIV 感染者可以周围神经损害为其唯一表现。

（3）空泡性脊髓病（vacuolar myelopathy）：病变主要累及脊髓后索和侧索。可见局部髓鞘肿胀，出现空泡、脱髓鞘伴巨噬细胞浸润和反应性星形胶质细胞增生，偶见多核巨细胞。患者可呈现进行性下肢瘫痪，感觉性共济失调和大小便失禁。约有 20%～30% 的 AIDS 尸检病例可检出此病变。

（4）亚急性脑炎：是 AIDS 的主要中枢神经系统病变，约有 30% 的 AIDS 尸检病例可检出此病变。病变主要累及大脑和小脑的白质，以及深部皮质。在程度不等的脱髓鞘病灶中可见巨噬细胞浸润，多核巨细胞形成，在某些多核巨细胞胞浆中可检出 HIV 病毒颗粒或病毒蛋白（如 P24）。淋巴细胞浸润程度较轻，主要在血管周围，且多为 $CD8^+T$ 细胞。此外，还可有反应性星形胶质细胞增生，神经元也有一定程度的缺失。临床上可出现进行性精神和行为异常，精神淡漠，共济失调，震颤，终致出现 AIDS 痴呆综合征。然而痴呆的确切发病机制尚待阐明。

（六）慢病毒感染

大多数慢病毒感染疾病均发生在中枢神经系统，其临床特点为潜伏期长（数月至数十年不等），起病缓慢，呈进行性、致死性发展。这类疾病有十余种，发生在人类者有 4 种。

1. 亚急性硬化性全脑炎 本病是中枢神经系统持续性麻疹病毒感染所致，患者多为儿童和青少年（4～20岁），有麻疹病史，临床表现为精神和运动障碍、肌阵挛、抽搐，最后出现痴呆和去皮质强直。

病理变化：肉眼观，脑质地较坚硬，部分区域呈颗粒状。镜下，神经细胞被吞噬，血管周围单核细胞浸润；星形胶质细胞增生，神经元和少突胶质细胞核内包含体形成；电镜下可见包含体内有类似麻疹病毒的颗粒。

脑组织中持续存在病毒颗粒可能与宿主 T 细胞抑制有关，也可能由于病毒本身 M 蛋白的缺乏，致病毒的装配、释放发生障碍，使感染持续存在。M 蛋白缺乏的原因至今尚不明确。由于麻疹疫苗的广泛使用，因缺陷麻疹病毒引起的本病已极为少见。

2. 进行性多灶性白质脑病 是一种由乳多泡病毒引起的机会性中枢神经系统感染，通常见于晚期造血系统恶性肿瘤，应用免疫抑制剂、免疫缺陷病和慢性消耗性疾病（结核病、结节病、类风湿性关节炎）等患者。临床上，本病往往出现在上述各类疾病后数月或数年，患者多为中年人，但也可见于儿童。

病理变化：脑白质中不对称分布的多发性不规则形灰色透明凹陷病灶，质地软，严重者病灶可融合，甚至呈囊性变。镜下可见大小不一的脱髓鞘病灶，其中有数量不一的泡沫细胞。特异性变化包括：①少突胶质细胞的异常是本病有诊断意义的变化，表现为核大而深染，其中有紫色或嗜伊红色包含体。电镜下可见核内有多量乳多泡病毒样颗粒。②星形胶质细胞大而奇异，多核浓染。与本病有关的乳多泡病毒为 JC、BK 和 SV40 病毒。由于约 65% 正常人血清中可检出其特异性抗体，本病的发生究竟是陈旧感染复燃，还是易感宿主被感染尚未阐明。

3. 海绵状脑病 本病为一组疾病，其共同特点是脑灰质疏松，呈海绵状，其中亚急性海绵状脑病和库鲁病（Kuru disease）可见于人类和灵长类。此类疾病的病原体为小分子量（60000）的糖蛋白，称为 Prion（Pr）。Pr 是正常神经元的膜蛋白，本身并不致病。如其结构发生一个氨基酸的变异，形成 Pr5C 则不能被蛋白酶完全降解，形成 Pr27-30。后者形成类淀粉，蓄积于神经元胞体内，造成神经元死亡。Pr27-30 感染（接种）于另一个体可起模板作用，进行大量复制，造成疾病蔓延。库鲁病仅发生在大洋洲巴布亚新几内亚，由于食人尸脑而传播，革除陋习后此病几乎已绝迹。

4. 亚急性海绵状脑病 又名 Creutsfield-Jacob 病（CJD disease），是少见的世界性散发性疾病，表现为进行性痴呆。预后差，无有效治疗。在人类中其传播途径尚不清楚，经角膜移植所致的医源性感染的病例已有报道。本病最突出的病理变化是大脑各叶（以额叶、颞叶为甚）均有极明显的神经细胞脱失，伴星形细胞高度增生，而无炎症反应。脑皮质疏松呈海绵状，白质大多正常。有时纹状体、丘脑、小脑表层等处亦可发生类似变化。电镜下可见海绵空隙由神经元和胶质细胞突起中的空泡形成。

三、缺氧与脑血管病变

脑血管疾病的发病率和死亡率在国内外均名列前茅。脑重量仅为体重的 2%，但其耗氧量则占全身耗氧量的 20%，其所需血供占心输出量的 15%。加之脑组织不能储存能量，也不能进行糖的无氧酵解，因此其对氧和血供的要求特别高。缺血缺氧 4 分钟即可造成神经元的死亡。尽管机体存在一系列的代偿调节机制（如脑底动脉环的存在可使局部缺血区域得到一定程度的供血补偿；缺血缺氧时脑血管扩张，全身其他器官血管收缩以进行血液重新分配等），但这种调节机制仍有一定的限度，一旦超过此极限，即可造成神经元损伤。

（一）缺血性脑病

缺血性脑病（ischemic encephalopathy）是指由于低血压、心脏骤停、失血、低血糖、窒息等原因引起的脑损伤。

（1）影响病变的因素：脑的不同部位和不同的细胞对缺氧的敏感性不尽相同。大脑较脑干各级中枢更为敏感，大脑皮质较白质敏感。各类细胞对缺氧的敏感性由高至低依次为：神经元、星形胶质细胞、少突胶质细胞、内皮细胞。神经元中以皮质第3、5、6层细胞，海马锥体细胞和小脑浦肯野细胞最为敏感，在缺血（氧）时首先受累。

脑损伤程度取决于缺血（氧）的程度和持续时间以及患者的存活时间。轻度损伤往往无明显病变，重度损伤患者仅存活数小时者尸检时也可无明显病变。只有中度损伤，存活时间在12小时以上者才出现典型病变。

此外，损伤的部位还与局部的血管分布和血管的状态有关。在发生缺血（氧）时，动脉血管的远心端供血区域最易发生灌流不足。大脑分别由来自颈内动脉的大脑前动脉、大脑中动脉和来自椎动脉的大脑后动脉供血。其中大脑前动脉供应大脑半球的内侧面和大脑凸面的额叶、顶叶近矢状缝宽约1.0～1.5 cm的区域；大脑中动脉供应基底核、纹状体、大脑凸面的大部分区域；而大脑后动脉则供应颞叶的底部和枕叶。在3支血管的供应区之间存在一个"C"形分布的血供边缘带，该带位于大脑凸面，与矢状缝相平行，且旁开矢状缝1.0～1.5 cm。一旦发生缺血性脑病，该区域则最易受累。然而并非每例缺血性脑病病灶都呈"C"形，病灶的形状还受局部血管管径的影响，如果某支血管管径相对较小，或局部动脉粥样硬化，则其供血区较易受累。

（2）病理变化：脑缺血的组织学变化在缺血12小时以后才较明显：神经元出现中央性尼氏体溶解和坏死（红色神经元）；髓鞘和轴突崩解；星形胶质细胞肿胀。1～2天出现脑水肿，中性粒细胞和巨噬细胞浸润，并开始出现泡沫细胞。第4天星形胶质细胞明显增生，出现修复反应。30天左右形成蜂窝状胶质瘢痕。

缺血性脑病的常见类型：①层状坏死。大脑皮质第3、5、6层神经元坏死、脱失、胶质化，引起皮质神经细胞层的中断。②海马硬化。海马锥体细胞损伤、脱失、胶质化。③边缘带梗死。梗死的范围与血压下降的程度和持续的时间有关，如血压持续下降，则梗死区自远心端向次远心端扩大，称为向心性发展，即"C"形梗死区向其两侧扩大，并自大脑顶部向颅底发展。大脑缺血性脑病边缘带梗死的极端情况是全大脑的梗死，但脑干的各核团由于对缺血（氧）的敏感性较低仍可存活。患者靠呼吸器以维持生命，但意识丧失，成为植物人。如何处置这样的患者则成为目前医学伦理学和医疗实践的难题。一旦这种患者死亡，其大脑乃成为由脑膜包裹，灰暗无结构的坏死组织，称为呼吸器脑。

（二）脑梗死

脑梗死是因血管阻塞引起局部血供中断所致。大动脉，如颈内动脉、椎动脉之间存在脑底动脉环，故其中一支阻塞时一般不致引起梗死。中等大动脉，如大脑前动脉、大脑中动脉等，其终末支之间仅有部分吻合，血管管腔阻塞可导致梗死，但梗死区小于该血管供应区。小动脉，如豆纹动脉、皮质穿支则少有吻合支，一旦发生阻塞，则梗死的范围和血管供应区基本一致。

引起脑梗死的血管阻塞，可以是血栓性阻塞，也可以是栓塞性阻塞。①血栓性阻塞发生在动脉粥样硬化的基础上，粥样硬化好发于颈内动脉与大脑前动脉、中动脉分支处，及后交通动脉、基底动脉等处。粥样斑块本身、斑块内出血、附壁血栓均可阻塞血管。这种阻塞发展较慢。在发生血管阻塞以前患者可有一过性的局部的神经系统症状或体征，称为短暂性脑缺血发作（transient ischemic attack，TIA）。血栓性阻塞所致脑梗死其症状常在数小时或数天内不断发展，表现为偏瘫、神志不清、失语等。②栓塞性阻塞的栓子可来源于全身各处，但以心源性栓子居多。病变常累及大脑中动脉供应区。其发生往往比较突然，以致临床表现急骤，预后也较差。

脑梗死有贫血性和出血性之分。由于局部动脉血供中断引起的梗死一般为贫血性。但如果其后梗死区血供又有部分恢复（如栓子碎裂并随再通血流运行），则再灌流的血液可经遭缺氧损害的血管壁大量外溢，使贫血性梗死转变成出血性。大静脉（如矢状窦）血栓形成先引起组织严重淤血，继之发展为淤血性梗死，亦属出血性梗死。

病理变化：脑梗死的肉眼观变化要在数小时后才能辨认。梗死区灰质暗淡，灰质与白质界限不清。2～3天后局部水肿，夹杂有出血点。一周后坏死组织软化，最后液化形成蜂窝状囊腔。组织学变化与缺血性脑病基本一致。值得指出的是，由于脑膜和皮质之间有吻合支存在，故梗死灶内皮质浅层的分子层结构常保存完好，这是脑梗死和脑挫伤的形态学鉴别要点。

腔隙状坏死是直径小于1.5 cm的囊型病灶，常呈多发性。可见于基底核、内囊、丘脑、脑桥基底部与大脑白质。引起腔隙状坏死的原因，可以是在高血压基础上引起的小出血，也可以是深部细动脉阻塞（栓塞或高血压性血管玻璃样变）引起的梗死。除非发生在特殊的功能区，腔隙状坏死可无临床表现。

（三）脑出血

颅内出血（intracranial hemorrhage）包括硬脑膜外出血、硬脑膜下出血和脑出血。脑出血可分为脑内出血、蛛网膜下腔出血和混合性出血。

1. 脑内出血　高血压病是脑内出血的最常见原因，其发生机制详见高血压病。此外，此类出血也可见于血液病、血管瘤破裂等。

大块型脑出血常急骤起病，患者突感剧烈头痛，随即频繁呕吐、意识模糊，进而昏迷，神经系统体征依出血的部位和出血范围而定。基底核外侧型出血常引起对侧肢体偏瘫，内侧型出血易破入侧脑室和丘脑，脑脊液常为血性，预后极差。脑桥出血以两侧瞳孔极度缩小呈针尖样为特征。小脑出血则出现出血侧后枕部剧痛及频繁呕吐。脑内出血的直接死亡原因多为并发脑室内出血或严重的脑疝。

2. 蛛网膜下腔出血　自发性蛛网膜下腔出血（subarachnoid hemorrhage）约占脑血管意外的10%～15%。临床表现为突发剧烈头痛、脑膜刺激症状和血性脑脊液，其常见的原因为先天性球性动脉瘤，好发于基底动脉环的前半部，并常呈多发性，因此有些患者可多次出现蛛网膜下腔出血。先天性球性动脉瘤常见于动脉分支处，由于该处平滑肌或弹力纤维的缺如，在动脉压的作用下膨大形成动脉瘤。动脉瘤一旦破裂，则可引起整个蛛网膜下腔积血。大量出血可导致患者死亡，机化的蛛网膜下腔出血则可造成脑积水。

3. 混合性出血　常由动静脉畸形（arteriovenous malformation）引起，动静脉畸形是指走向扭曲，管壁结构异常，介于动脉和静脉之间的一类血管，其管腔大小不一，可以成簇成堆出现。约90%动静脉畸形分布于大脑半球浅表层，因此，其破裂常导致脑内和蛛网膜下腔的混合性出血。患者除有脑出血和蛛网膜下腔出血的表现外，常可有癫痫史。

四、创伤

颅脑损伤（craniocerebral injury）多见于男性青壮年，是严重创伤的主要死因。颅脑损伤包括颅骨骨折、脑膜损伤和脑实质损伤。

（一）脑膜损伤

脑膜损伤主要引起出血。

1. 硬脑膜外出血（epidural hemorrhage，EDH）　以颞部较多见。创伤局部或颞骨骨折导致脑膜中动脉撕裂出血。血肿常引起颅骨与局部硬脑膜分离，压迫局部脑组织，形成平整而边界不清的压迹。典型的临床表现是患者在因创伤所致的短时意识丧失后，有6～8小时的清醒期，随着血肿的形成和发展，患者再次陷入进行性昏迷状态。患者常因脑疝、呼吸衰竭而死亡，因此应及时确诊并进行手术处理。

2. 硬脑膜下出血（subdural hemorrhage，SDH） 多因桥静脉（连接脑皮质和上矢状窦）撕裂所致，因此出血位置多在大脑背侧部，在硬脑膜和蛛网膜之间。血肿大小与机体的凝血机能和出血的次数等有关。局部大脑受压，由于血肿直接压迫脑组织，致使压迹凹陷呈不规则状，轮廓分明。

急性硬脑膜下血肿可伴有脑挫伤或撕裂。临床症状出现较缓慢，有不同程度的意识障碍。其后果取决于出血程度及局部脑损伤等因素。

慢性硬脑膜下血肿常发生在轻微脑损伤后，多见于具有脑萎缩的老年人。起病缓慢，往往到血肿发展至相当体积后才出现症状。可表现为精神错乱，注意力不集中，偶可出现癫痫和缓慢进行的昏迷。血肿表面有起源于硬脑膜的肉芽组织包围。轻微损伤又可使其中的毛细血管破裂导致少量出血，这种出血、机化的过程可反复进行，使肉芽组织机化呈层状增厚，并使血肿进行性增大。未经治疗者多死于因颅压升高所致的脑损害。

3. 蛛网膜下腔出血（subarachnoid hemorrhage，SAH） 可伴发于脑挫伤，也可单独存在。通常出血范围有限，少数可为广泛、弥漫的出血。广泛弥漫的蛛网膜下腔出血、机化，可引起脑积水。

（二）脑实质损伤

1. 脑震荡（concussion） 是头部创伤后的暂时性意识丧失。其发生可能与中脑旋转所致网状系统一过性功能障碍有关。一般无明显的结构变化。必须指出的是，临床医生单凭症状作脑震荡的诊断须相当慎重。不少有脑震荡史的患者，在其尸检时可发现程度不同的脑挫伤。

2. 脑挫伤（contusion of brain） 脑挫伤和撕裂是最常见的局限性脑损伤。脑损伤发生在直接受外力冲击之处称为冲击伤（blast injury），发生在其对侧者称为对冲伤（contra coup）。后者的发生和脑在受损过程中的旋转和位移有关。对冲伤易发生在额叶、颞叶，而枕叶甚少见。这与颅底不规则骨性粗糙面有关。

脑挫伤多累及脑回的冠部，脑沟深部大多完好。病变呈楔形，底朝表面，尖端位于深层。局部软脑膜和皮层全层坏死（皮质分子层坏死是与脑梗死相区别的特征），并伴皮层血管撕裂出血。挫伤灶最后由增生的星形胶质细胞和由软脑膜纤维母细胞增生形成的纤维胶质瘢痕加以修复，病灶和硬脑膜粘连。

3. 脑撕裂（laceration） 是由头部重度钝器伤造成，除脑皮质外，病灶还累及深部脑组织。

4. 弥漫性轴突损伤（diffuse axonal injury） 患者在颅脑损伤后即出现深昏迷和植物状态。肉眼观脑无明显病变。镜下，轴突广泛肿胀，以大脑白质、胼胝体和脑干上部最为显著。继之出现髓鞘变性、灶性出血坏死和小胶质细胞增生。本病的发病机制可能与加速或减速过程中对脑造成的剪切力（shearing force）损伤轴突有关。多见于汽车车祸。约有 20% 患者经治疗可恢复正常意识。

5. 脑出血 损伤性脑出血常伴发于脑挫伤、撕裂伤和急性轴突损伤，一般为点状或灶性出血，如大血管撕裂则可导致大出血或血肿形成。

五、肿瘤

原发性中枢神经系统肿瘤发病率约（2～5）/10 万，占肿瘤尸检率的 13%，其中 85% 为颅内肿瘤，15% 为椎管内肿瘤。

原发性颅内肿瘤以胶质瘤最为多见，约占 40%，其次为脑膜瘤（13%～19%），听神经瘤（神经鞘瘤）（8%～9%）。胶质瘤中，恶性星形胶质细胞瘤（胶质母细胞瘤）占 50%～60%，良性星形胶质细胞瘤约占 25%～30%。

儿童的颅内肿瘤发病率甚高，仅次于白血病，为小儿恶性肿瘤的第 2 位。除胶质瘤外，髓母细胞瘤最常见，而脑膜瘤和神经鞘瘤罕见。约 70% 的肿瘤位于天幕下（成人 70% 发生在天幕上），脊髓肿瘤罕见。常见神经系统肿瘤包括：中枢神经系统肿瘤、胶质瘤、星形胶质细胞瘤、少突胶质细胞瘤、室管膜细胞瘤、脉络丛乳头状瘤、原始神经上皮源性肿瘤、髓母细胞瘤、脑膜瘤、松果体肿瘤、垂体肿瘤、周围神经肿瘤、神经鞘膜肿瘤、神经鞘瘤、神经纤维瘤、神经细胞源性肿瘤、神经母细胞瘤、节细胞神经瘤、转移性肿瘤等。

颅内肿瘤可引起以下症状：①肿瘤压迫或破坏周围脑组织所引起的局部神经症状，如癫痫、瘫痪、视野缺损等。②颅内占位病变引起颅内压增高的症状，表现为头痛、呕吐、视神经乳头水肿等。

（一）中枢神经肿瘤

1. 胶质瘤（glioma） 具有特异的不同于其他部位肿瘤的生物学特性。

（1）良恶性的相对性：无论高度分化或低度分化的胶质瘤均呈浸润性生长，更无包膜形成。生长迅速、间变程度高的肿瘤，与周围组织截然不同，故边界往往较清楚。第三脑室分化良好的幼年型星形胶质细胞瘤，由于位于手术禁区，无法进行切除，因此预后不佳。

（2）局部浸润：胶质瘤的浸润性生长主要累及血管周围间隙、软脑膜、室管膜、神经纤维束间。

（3）转移：①脑脊液转移是颅内肿瘤常见的转移方式，相当于颅外恶性肿瘤细胞的淋巴浸润和转移，特别是位于脑室旁、脑池旁的肿瘤发生这种转移的机会更多。②颅外转移极少见，其中80%以上均有颅脑外科手术史。

2. 星形胶质细胞瘤（astrocytoma） 本瘤约占颅内肿瘤的30%，占神经胶质瘤的70%以上，男性较多见。最近研究表明该肿瘤中原癌基因 sis 有过度表达，erb-B1 则有放大。

肉眼观，肿瘤为数厘米的结节至巨大块状。分化较好的肿瘤，境界不清；而分化程度较低的肿瘤则境界分明。瘤体呈灰白色。质地视肿瘤内胶质纤维多少而异，或硬或软，或呈胶冻状外观，并可形成大小不等的囊腔。由于肿瘤的生长、占位和邻近脑细胞的肿胀，脑的原有结构因受挤压而扭曲变形（图33-23）。

镜下观，肿瘤细胞形态多样，可相似于纤维型星形胶质细胞、原浆型星形胶质细胞和肥胖型星形胶质细胞，故分别称为纤维型、原浆型和肥胖型星形胶质细胞瘤。前二者为良性肿瘤，后者性质介于良恶性之间。如肿瘤细胞出现间变，细胞密度增大，异型性明显，核深染，出现核分裂像，毛细血管内皮细胞增生，则为间变性星形胶质细胞瘤，为恶性肿瘤。

高度恶性的星形胶质细胞瘤又被称为多形性胶质母细胞瘤（glioblastoma multiforme），多见于成人。肿瘤好发于额叶、颞叶白质，浸润范围广，常可穿过胼胝体到对侧，呈蝴蝶状生长（图33-24）。瘤体因常有出血坏死而呈红褐色。镜下，细胞密集，异型性明显，可见怪异的单核或多核瘤巨细胞。出血坏死明显，是其区别于间变性星形胶质细胞瘤的特征。毛细血管明显增生，内皮细胞增生、肿大，可导致管腔闭塞和血栓形成。肿瘤发展迅速，预后极差，患者多在2年内死亡。

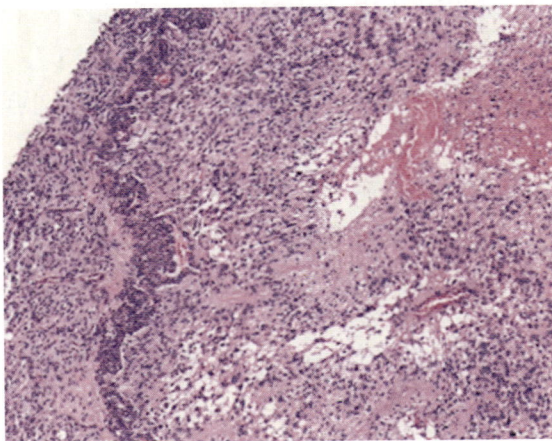

图33-23 星形胶质细胞瘤（肿瘤边界不清，部分呈胶冻状，血管内皮细胞增生呈球状）

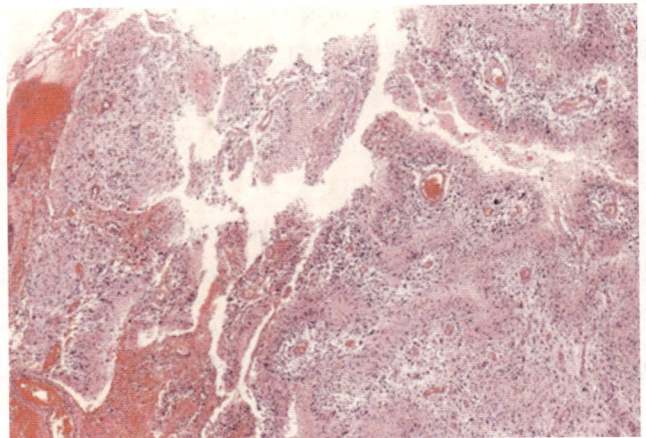

图33-24 多形性胶质母细胞瘤（肿瘤呈蝴蝶状，边界不清，切面间有出血、坏死及液化）

发生于儿童、青少年的毛发细胞型星形胶质细胞瘤，生长极为缓慢。有报道称患者在不完全切除肿瘤后有带瘤存活达40年者。该瘤常位于小脑、第四脑室底部、第三脑室、丘脑和视神经。其形态特点是由双极性的肿瘤细胞两端发出纤细的毛发状突起。即使有毛细血管增生，本瘤的预后仍相对较好。

应该指出，同一肿瘤的不同区域，瘤细胞可有不同的形态特征，且分化程度也不尽相同，因此肿瘤的分型仅具有相对的意义。

星形胶质细胞瘤的细胞骨架含有胶质纤维酸性蛋白（glial fibrillary acidic protein，GFAP），免疫组织化学染色呈阳性反应，是该肿瘤的特异标志。

3. 少突胶质细胞瘤（oligodendroglioma） 约占颅内胶质瘤的5%，主要见于30～40岁的成人，男女发病的机会相等。本瘤绝大部分位于大脑半球皮质的浅层，尤以左额叶为多见。

肉眼观，肿瘤呈灰红色边界清楚的球形肿块，位于白质和邻近的皮质，并可累及软脑膜。囊性变、出血和钙化颇为常见，其中钙化灶对X线诊断有一定帮助。

镜下，瘤细胞大小均匀，形态单一，弥漫排列，胞核居中着色深，胞浆空，环绕胞核形成空晕。间质富有血管，有不同程度的内皮细胞增生。约有20%病例可出现瘤细胞钙化，其范围大小不一，其中7%为镜下钙化，有时钙化灶较大，可在X线片上显示出来。如果肿瘤组织中混有星形胶质细胞瘤成分达到50%，则称为混合性少突星形胶质细胞瘤。

本瘤生长缓慢，病程可长达10～30年，临床表现多为癫痫和局部性瘫痪。少数生长迅速，酷似多形性胶质母细胞瘤，预后不佳。

4. 室管膜（细胞）瘤（ependymoma） 起源于室管膜细胞，患者多为儿童和青少年。本瘤占颅内胶质瘤的5%～6%，多见于第四脑室，其次为侧脑室、第三脑室和导水管。脊髓病变多发生于腰骶及马尾部。

肉眼观，颅内室管膜瘤呈膨胀性生长，边界清楚，呈球形、分叶状或乳头状，肿瘤多在脑室内生长。切面灰白色，呈均匀或颗粒状，可发生灶性出血甚至坏死或囊性变，有时也可发现点状钙化。

镜下，瘤细胞大小形态一致，呈梭形或胡萝卜形，胞核圆或椭圆，染色质呈细颗粒状，核膜清楚，有核仁。瘤细胞胞浆丰富，突起明显。瘤细胞的排列有两种特征，一是环绕空腔排列成腺管状，形态上与室管膜腔相似，称为菊形团形成；另一种是环绕血管形成假菊形团结构，瘤细胞有细长的胞浆突起与血管壁相连。细胞中有神经胶质纤维，以PTAH染色在个别细胞的腔面或胞核旁可见纤毛体，后者与纤毛运动有关，是室管膜细胞的特征性结构。此外，有时还可形成乳头状结构。发生在脊髓圆锥和终丝的肿瘤，乳头状结构轴心中的结缔组织往往富含黏液。

（二）髓母细胞瘤

髓母细胞瘤（medulloblastoma）好发于儿童，仅次于星形胶质细胞瘤而占第2位，其发生率占儿童颅内肿瘤的25%，发病年龄为15岁以下的患儿占75%，偶见于成人，男性较女性为多（2～3：1）。

本瘤来源于小脑蚓部的原始神经上皮细胞或小脑皮质的胚胎性外颗粒层细胞，故本瘤主要见于小脑，在儿童多发生于小脑蚓部，在成人则多见于小脑半球。

肉眼观，瘤组织呈鱼肉状，色灰红。镜下，肿瘤由圆形、椭圆形或胡萝卜形细胞构成，胞核着色深，胞浆少而边界不清楚，有多少不等的核分裂象。细胞密集，间质中有纤细的纤维，血管不多。瘤细胞环绕一个嗜银性纤细的神经纤维中心作放射状排列形成典型的菊形团，这对髓母细胞瘤的病理诊断有一定的意义。瘤细胞具有向神经元及神经胶质双向分化的潜能，既能向神经母细胞、节神经细胞分化，也能向胶质母细胞、星形胶质细胞分化。如瘤细胞侵入软脑膜，可在蛛网膜下腔脑脊液中广泛播散转移。

（三）脑膜瘤

脑膜瘤（meningioma）可来源于脑膜的各组成成分如蛛网膜细胞，纤维母细胞或血管，其中多数来源于蛛网膜颗粒中的蛛网膜细胞。本瘤大多生长缓慢，良性类型可完全无症状，在70岁以上老人的尸检中，发现无症状的脑膜瘤不在少数，无症状脑膜瘤占颅内肿瘤的14%。脑膜瘤患者多为40～50岁中年人，女性较男性多。

肿瘤的好发部位与蛛网膜颗粒所在部位相同，常见于上矢状窦旁大脑镰两侧、蝶骨嵴、嗅沟、小脑脑桥角；在脊髓则以胸段为多见，一般颅内脑膜瘤较脊髓脑膜瘤多2倍。

肉眼观，肿瘤呈球形，分叶状或不规则形，质实或硬，边界清楚，周围脑组织受压成凹陷切迹。少数肿瘤呈斑块状覆盖较广泛区域，甚至整个脑半球，称为斑块型脑膜瘤。肿瘤质地硬，切面灰白色，呈颗粒状、条索旋涡状，由于有多量砂粒体存在，有的质地似砂砾样（图33-25）。

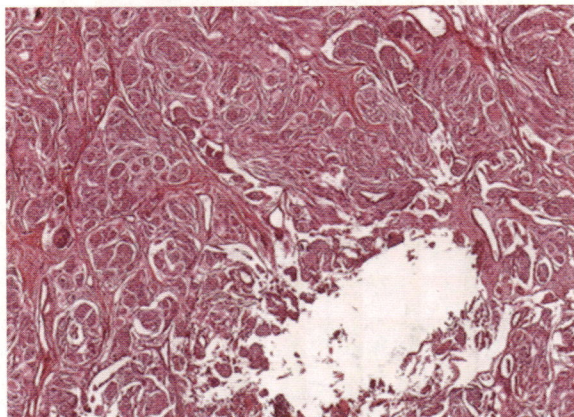

图33-25　脑膜瘤（瘤细胞呈同心圆或漩涡状生长，瘤组织成片分布）

由于脑膜瘤的组织来源复杂，其组织学图像也可呈现下列基本类型：

（1）脑膜细胞型（融合细胞型）：瘤细胞胞浆丰富，边界不清楚，胞核椭圆形，细胞排列呈分叶状或旋涡状，为纤维间质条索所分隔。

（2）纤维细胞型：瘤细胞呈长梭形，排列成致密的交织束状结构，其间有网状纤维及胶原纤维，有时胞核呈栅状排列。

（3）过度（混合）型：脑膜细胞与纤维细胞混合，排列成分叶状，中央为脑膜细胞，周围为纤维细胞，常形成旋涡状结构，其中常包含有同心层状结构的砂粒体，为变性肿瘤细胞及钙盐沉积。肿瘤质地坚硬，似砂砾状。

（4）血管母细胞型：肿瘤细胞丰富，胞浆模糊，胞核椭圆，多排列在毛细血管旁，并有较多的网状纤维。

各型脑膜瘤中均可有不同程度的出血、钙化，有些并有黄色瘤细胞、软骨、骨、黑色素及黏液样变。

大多数脑膜瘤为良性，瘤细胞可引起邻近颅骨的骨质增生，或肿瘤浸润，但不引起广泛播散或转移，也不侵入邻近的神经组织。一般手术后复发率可达15%，其中血管母细胞型有复发和播散倾向，预后较差。少数脑膜瘤细胞间变明显，与梭形细胞肉瘤难以区分，可发生颅外转移，主要累及肺及淋巴结。

（四）周围神经肿瘤

1. 神经鞘膜肿瘤　神经鞘膜肿瘤有神经鞘瘤（neurilemmoma）和神经纤维瘤（neurofibroma）两类。两者均为神经鞘细胞来源，但临床表现和组织形态有一定差别，故分别叙述。

（1）神经鞘瘤：可发生在周围神经、颅神经或交感神经。颅神经鞘瘤占颅内肿瘤的5%～10%，发生于听神经，所以又称听神经瘤（acoustic neuroma），因位于小脑脑桥角，故又称小脑脑桥角瘤（cerebello-pontine angle tumor），其次见于三叉神经。其他颅神经则极少受累，患者多为中、老年，女多于男（2∶1）。

肉眼观，神经鞘瘤有完整的包膜，大小不一，质实，呈圆形或结节状，常压迫邻近组织，但不发生浸润，与其所发生的神经粘连在一起。切面为灰白或灰黄色略透明，切面可见旋涡状结构，有时还有出血和囊性变。

镜下，肿瘤有两种组织形态。一型为束状型（Antoni A型），细胞细长，梭形，境界不清，核长椭圆形，互相紧密平行排列呈栅状或不完全的旋涡状，称 Verocay 小体（图 33-26）。另一型为网状型（Antoni B 型），细胞稀少，排列成稀疏的网状结构，细胞间有较多的液体，常有小囊腔形成。以上两型结构往往同时存在于同一肿瘤中，其间有过渡形式，但多数以其中一型为主。约 10% 病程较长的肿瘤，表现为细胞少，胶原纤维多，形成纤维瘢痕并发生玻璃样变，只在部分区域可见少量典型的神经鞘瘤的结构。

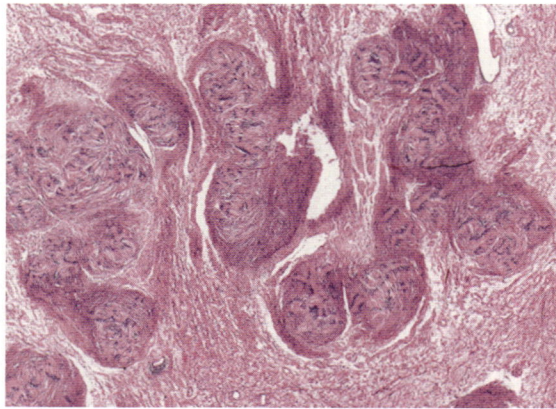

图 33-26　神经鞘瘤（瘤组织呈束状，编织状排列，图中显示栅栏状结构）

临床表现随其大小与部位而异，小肿瘤可无症状，较大者因受累神经受压而引起麻痹或疼痛，并沿神经放射。颅内听神经瘤可引起听觉障碍或耳鸣等症状。大多数肿瘤能手术根治，极少数与脑干或脊髓等紧密粘连未能完全切除者可复发，复发肿瘤仍属良性。

（2）神经纤维瘤：多发生在皮下，可单发也可呈多发性，多发性神经纤维瘤又称神经纤维瘤病（neurofibromatosis，von Recklinghausen' disease）。

肉眼观，皮肤及皮下单发性神经纤维瘤境界明显，无包膜，质实，切面灰白略透明，常不能找到其发源的神经。如发生肿瘤的神经粗大，则可见神经纤维消失于肿瘤中。肿瘤质实，切面可见旋涡状纤维，极少发生变性、囊腔形成或出血。

镜下，肿瘤由增生的神经鞘膜细胞和纤维母细胞构成，排列紧密，成小束并分散在神经纤维之间，伴多量网状纤维和胶原纤维及疏松的黏液样基质。

以上两型肿瘤均可发生恶变，但较多见于神经纤维瘤，尤其是神经纤维瘤病有较高的恶变倾向。表现为瘤细胞数目增多，出现多形性及核分裂象并伴有血管增生，肿瘤的形态颇似纤维肉瘤，称为神经纤维肉瘤。患者男多于女（4∶1），从幼儿至老年均可发生，病程长，一般在 5 年以上。

2. 交感神经肿瘤　神经源性肿瘤中最原始而低分化的恶性肿瘤为神经母细胞瘤，高分化的良性肿瘤为节细胞神经瘤。这些肿瘤在中枢神经极为罕见，而较多发生在交感神经节与肾上腺髓质。

（五）转移性肿瘤

中枢神经系统的转移性肿瘤可累及脑和脊髓，其中以脑的转移性肿瘤较多见。在临床脑肿瘤中估计约有 20% 为转移性，而在恶性肿瘤死亡的病例中约有 10% ～ 15% 有脑转移。

1. 脑转移性肿瘤的来源　以支气管肺癌最常见，其中约 40% 发生脑转移，其次为乳腺癌，约 25%。其他肿瘤如胃癌、结肠癌、肾癌和黑色素瘤等均可发生脑转移，特别是黑色素瘤的脑转移可达 15%。

2. 脑转移瘤的形成

（1）脑实质转移结节：转移性肿瘤结节界限清楚，单个或多个，呈实性或部分囊性，内含黏液性物质、血性液体或坏死碎屑。脑的转移性肿瘤多数位于皮质白质交界处，少数可位于脑的深部，各区域的转移率可能与其容积成正比。在白质中的转移肿瘤，周围水肿明显，有的甚为广泛，其程度与瘤结节大小不成比例。肿瘤的广泛出血常见于黑色素瘤、绒毛膜上皮癌和肺癌。

（2）软脑膜癌病（leptomeningeal carcinomatosis）：又称癌性脑膜炎（carcinomatous meningitis）。肿

瘤细胞发生弥漫性蛛网膜下腔浸润，以脑底部或脊髓背侧腰、骶、马尾部最为多见，同时累及其中的颅神经或脊髓神经根。肉眼观，病变轻微者，脑膜近乎正常或略混浊；严重者脑膜灰白，有大小不等的结节或斑块。由于蛛网膜下腔阻塞，脑积水明显。瘤细胞可循脑膜播散而累及脑室壁，通过血管周围间隙进而侵入脑实质。单纯的软脑膜癌病颇少见，多由于脑实质癌结节累及软脑膜所致。

（3）实质脑炎性转移：弥漫型血管周围瘤细胞浸润可形成局限性瘤结节或广泛浸润，常伴发软脑膜癌病。

3. 转移性肿瘤的组织形态 与原发癌相似，癌组织有不同程度的坏死、液化、囊性变或出血。癌结节周边部常可见癌细胞沿血管周围浸润，脑组织水肿明显，有时并有变性坏死和淋巴细胞、巨噬细胞浸润及泡沫细胞形成。

六、脱髓鞘疾病

原发性脱髓鞘（primary demyelination）是指髓鞘脱失但轴索相对完好，是由于少突胶质细胞受损影响髓鞘形成，或由于免疫或毒性因素损害髓鞘所致。继发性脱髓鞘常继发于轴突变性（如 Waller 变性）。脱髓鞘疾病是中枢神经系统以广泛原发性脱髓鞘为主的一组疾病。感染、缺氧和代谢障碍，以及其他一些先天性代谢障碍（如白质营养不良）、病毒感染（如进行性多灶性白质脑病）及某些原因不明的少见疾病（如脑桥中央白质溶解）时亦可出现脱髓鞘病变。

（一）多发性硬化症

多发性硬化症（multiple sclerosis，MS）是常见的脱髓鞘疾病，患者以 20～40 岁女性为多。临床病程数年至十余年不等。以反复发作与缓解交替为其特点，缓解期长短不一。神经系统的症状因累及部位不同而颇为多样。

1. 病理变化 经典型 MS 病变分布广泛，可累及大脑、脑干、脊髓、视神经等处，其中以白质，特别以脑室角或室旁白质的病变最突出，但灰质也可受累。病灶呈圆形或不整形，大小不一，直径从 0.1 cm 到数厘米不等，数目多少不一。新鲜病灶呈浅红色或半透明状，陈旧病灶呈灰白色，质地较硬。

镜下，脱髓鞘是本病的主要变化，早期多从静脉周围开始（又名静脉周脱髓鞘）伴血管周围单核细胞或淋巴细胞浸润。进行性脱髓鞘病灶的边缘常有多量单核细胞浸润，病灶中髓鞘变性崩解成颗粒状，并被吞噬细胞吞噬，形成泡沫细胞。轴索大多保存，部分可因变性而发生肿胀、扭曲断裂，甚至消失。此外，少突胶质细胞明显减少，甚至脱失；星形胶质细胞反应性增生十分明显，有时可出现肥胖细胞。晚期病灶胶质化，成为硬化斑。

如脱髓鞘区与有髓鞘区相互交替，形成同心圆样结构，则称为同心圆性硬化，又名 Balo 病，在我国东北和西南地区有散发病例的报道。近年观察发现，同心圆硬化和一般的脱髓鞘病灶可出现于同一病例，因此 Balo 病可能仅是经典型 MS 的某一阶段表现。Schilder 病则表现为大脑皮质下白质广泛的融合性脱髓鞘病变，皮质下弓状纤维的髓鞘保存完好是其特征。

部分病例病变主要累及脊髓和视神经，引起视力损害和脊髓症状，此即视神经脊髓炎，又名 Devic 病，此型在远东常见。

2. 病因和发病机制 病因不明，可能和下列因素有关。①遗传因素：在欧美白人患者中 HLA-A3、-B7 和 -DW2 抗原阳性者较多。②人文地理因素：本病在寒温带多见，热带则较少。欧洲人发病率高，而亚洲人、非洲人患病率较低。③感染因素：曾怀疑麻疹病毒、疱疹病毒和 HIV 与本病有关，但即使应用分子生物学方法检测病灶内及周围脑组织中的病毒基因组，也未能得出明确的结论。

动物实验表明，注射脑组织成分或狂犬病疫苗均可引起脱髓鞘病变，提示本病可能为多种因素诱发的变态反应疾病。在脱髓鞘病灶内可检出 CD4$^+$T（辅助）和 CD8$^+$T（抑制）细胞，然而确切的发病机制仍不清楚。

3.临床病理联系　本病病变分布广泛且轻重不等，故临床表现多样，有大脑、脑干、小脑、脊髓和视神经损害等症状，如肢体无力、感觉异常、痉挛性瘫痪、共济失调、眼肌麻痹、膀胱功能障碍等，病情发作和缓解可交替进行多年。

（二）急性播散性脑脊髓炎

急性播散性脑脊髓炎可见于病毒（如麻疹、风疹、水痘等）感染后或疫苗（如牛痘疫苗、狂犬病疫苗等）接种后，临床表现为发热、呕吐、嗜睡、昏迷。一般在病毒感染后 2 ～ 4 天或疫苗接种后 10 ～ 13 天发病。

病变的特点为静脉周围脱髓鞘伴炎性水肿和以淋巴细胞和巨噬细胞为主的炎性细胞浸润。本病的脱髓鞘进展迅速，轴突一般不受累。病变呈多发性，累及脑和脊髓各处，特别是白质深层和脑桥腹侧。软脑膜中可有少量淋巴细胞、巨噬细胞浸润。

本病并非直接由病毒所致，在患者的中枢神经组织中不能检出病毒，加之病变与实验性过敏性脑脊髓炎十分相似，故目前认为本病髓鞘的损伤与髓鞘碱性蛋白所致的自身免疫反应有关。

（三）急性坏死出血性白质脑炎

本病是一种罕见的发展迅速且凶险的疾病，常是败血性休克、过敏反应（哮喘等）的一种严重并发症。可能是一种由于免疫复合物沉积和补体激活所致的超急性播散性脑脊髓炎。病变的特点为脑肿胀伴白质点状出血，与脑脂肪栓塞颇相似。镜下变化特点为小血管（小动脉、小静脉）局灶性坏死伴周围球形出血；血管周围脱髓鞘伴中性粒细胞、淋巴细胞、巨噬细胞浸润；脑水肿和软脑膜炎。与急性播散性脑脊髓炎的区别在于本病的坏死较广泛，急性炎性细胞浸润以及血管周围出血较明显。病变在大脑半球和脑干较多见，呈灶性分布。

（四）吉兰 – 巴雷综合征

吉兰 - 巴雷综合征（Guillian-Barre syndrome，GBS），又称急性炎性脱髓鞘性多发性神经根神经炎（acute inflammatory demyelinating polyradiculoneuropathy，AIDP），是常见的脊神经和周围神经的炎性脱髓鞘性病变，不属原发性脱髓鞘疾病。临床上表现为进行性上升性麻痹、四肢软瘫、伴不同程度的感觉障碍。病变严重者，可引起致死性呼吸麻痹和两侧面瘫。脑脊液出现典型的蛋白细胞分离现象，即蛋白增加而细胞数正常。

本病可由多种病因引起，大多数病例在发病前先有诸如巨细胞病毒、EB 病毒、支原体或 HIV 的感染，约 20% 病例的病因不明。本病的发生可能与免疫性损伤有关。以患者血清注射于动物的神经可产生静脉周围脱髓鞘病变。此外，患者的神经组织内有 C3b 免疫球蛋白（主要是 IgG 或 IgM）存在。以上事实提示，本病的发生可能与体液免疫损伤有关。

病变可累及运动和感觉神经根、背根节及周围神经，主要表现为：①神经节和神经内膜水肿和灶性炎细胞浸润；②节段性脱髓鞘，崩解的髓鞘为巨噬细胞吞噬；③在严重病例，轴索可发生肿胀或断裂。轴索破坏严重时，相关的肌群可发生去神经性萎缩。在反复发作的慢性病例中，节段性脱髓鞘和受累神经纤维的修复过程反复进行，病变处神经鞘膜细胞突起与胶质纤维作同心圆状层层包绕，称为洋葱球形成。

七、变性疾病

变性疾病是一组原因不明的中枢神经系统疾病，病变特点在于选择性地累及某 1 ～ 2 个功能系统的神经细胞而引起受累部位特定的临床表现，如累及大脑皮层神经细胞的病变，主要表现为痴呆；累及基底核椎体外运动神经系统则引起运动障碍，累及小脑可导致共济失调等。本组疾病的共同病理特点为受累部位神经元的萎缩、死亡和星形胶质细胞增生，此外不同的疾病还可有各自特殊的病变，如在细胞内形成包含体或发生神经原纤维缠结等病变。几种主要的变性疾病见表33-4。

表 33-4　常见的变性疾病

病变主要累及部位	疾病	病变主要累及部位	疾病
大脑皮质	阿尔茨海默病	基底核及脑干	夏-得综合征
	皮克病	脊髓与小脑	橄榄体脑桥小脑萎缩
基底核及脑干	亨廷顿病		弗里德赖希共济失调
	震颤麻痹		共济失调性毛细血管扩张症
	纹状体黑质变性	运动神经元	肌萎缩侧索硬化
	进行性核上麻痹		脊髓性肌萎缩

（一）阿尔茨海默病

阿尔茨海默病（Alzheimer disease，AD）又称初老期痴呆，是以进行性痴呆为主要临床表现的神经系统退行性疾病，多在50岁以后起病。随着人类寿命的延长，本病的发病率呈增高趋势。按照美国的诊断标准，上海60岁以上人群发病率为3.46%，65岁以上人群为4.61%。临床表现为进行性精神状态衰变，包括记忆、智力、定向、判断能力、情感障碍和行为失常甚至发生意识模糊等。患者通常在发病后5～6年内死于继发感染和全身衰竭。

（1）病理变化：肉眼观，脑萎缩明显，脑回窄、脑沟宽，病变以额叶、顶叶及颞叶最显著，脑切面可见代偿性脑室扩张。镜下，本病最主要的组织病变包括：

①老年斑：为细胞外结构，直径为20～150 μm，最多见于内嗅区皮质、海马CA-1区，其次为额叶和顶叶皮质。银染色显示，斑块中心为一均匀的嗜银团，刚果红染色呈阳性反应，提示为淀粉样蛋白，含该蛋白的前体 β/A-4蛋白及免疫球蛋白成分。中心周围有空晕环绕，外围有不规则嗜银颗粒或丝状物质。电镜下可见该斑块主要由多个异常扩张变性的轴索突触终末构成。

②神经原纤维缠结：神经原纤维增粗扭曲形成缠结，在HE染色中往往较模糊，呈淡蓝色，而银染色最为清楚。电镜下证实其为双螺旋缠绕的细丝构成，多见于较大的神经元，尤以海马、杏仁核、颞叶内侧、额叶皮质的锥体细胞最为多见。此外，前脑底Meynert基底核及蓝斑中也可见到。这一变化是神经元趋向死亡的标志。而脑皮质锥体细胞神经原纤维缠结增粗呈焰状（Bielschowsky银染色）。

③颗粒空泡变性：表现为神经细胞胞浆中出现小空泡，内含嗜银颗粒，多见于海马Sommer区的锥体细胞。

④平野小体（Hirano小体）：为神经细胞树突近端棒形嗜酸性包涵体，生化分析证实大多为肌动蛋白，多见于海马锥体细胞。

上述变化均非特异性，可见于无特殊病变的老龄脑，仅当其数目多并具特定的分布部位时才能作为阿尔茨海默病的诊断依据。

（2）病因和发病机制：不明。对于本病究竟是一独立的疾病，还是一种加速的老化尚有不少争议。本病的发病可能与下列因素有关。①受教育程度：上海的人群调查资料以及随后世界大多数地区的调查资料证实，本病的发病率与受教育程度有关。文盲及初小文化人群中发病率最高，受到高中以上教育人群中发病率较低。病理研究表明，大脑皮质突触的丧失先于神经元的丧失，突触丧失的程度和痴呆的相关性较老年斑、神经原纤维缠结与痴呆的相关性更加明显。人的不断学习可促进突触的改建，防止突触的丢失。②遗传因素：对初老期痴呆病中具有家属遗传史的患者（遗传性阿尔茨海默病仅为本病一个少见类型）的研究表明，其控制基因在第21对染色体上，具有多个位点，某些位点与先天愚型（Down症）

位点甚接近，因此后者的阿尔茨海默病的发病率较高。③神经细胞的代谢改变：老年斑中的淀粉样蛋白的前体 β/A-4 蛋白是正常神经元膜上的一个跨膜蛋白，何以在本病中会发生不溶性沉淀的原因尚待探讨。缠结的神经原纤维中神经微丝、τ 蛋白等细胞骨架蛋白呈现过度的磷酸化。某些患者病脑中铝的含量可高于正常。④继发性的递质改变：其中最主要的改变是乙酰胆碱的减少。由于 Meynert 基底核神经元的大量缺失致其投射到新皮质、海马、杏仁核等区域的乙酰胆碱能纤维减少。总之，目前已发现了本病的形态、生化、遗传等各方面的异常改变，但病因和发病机制尚有待阐明。

（3）病理诊断：由于阿尔茨海默病的病理变化均为非特异性，故必须根据老年斑和神经原纤维缠结的数目及部位，结合患者的年龄和临床表现才能作出判断。参考 Khachaturian 执笔的美国约定诊断标准（表33-5），并除外其他引起痴呆的原因，如血管源性痴呆以及其他变性疾病等，方可作出诊断。

表 33-5　美国诊断阿尔茨海默病的标准

患者年龄	老年斑数（×200，/mm²）	神经原纤维缠结（×200，/mm²）
< 50 岁	> 2 ~ 5	> 2 ~ 5
≤ 60	> 8	> 2 ~ 5
≤ 75	> 10	> 2 ~ 5
> 75	> 15	有或无

（二）亨廷顿病

亨廷顿病（Huntington disease），又称遗传性舞蹈症（hereditary chorea）、大舞蹈病（chorea major），是一种常染色体显性遗传病，突变基因位于第4对染色体。患者的子女中半数可得病，男女患病机会均等，多在 20 ~ 50 岁开始发病。临床表现为舞蹈样动作及进行性痴呆。

脑明显缩小，重量小于1000 g，最突出的是两侧尾状核和壳核的萎缩，以致侧脑室明显扩张。大脑皮质特别是额、顶叶萎缩显著，白质也减少。镜下可见尾状核和壳核中选择性小神经细胞丢失，伴星形胶质细胞增生和胶质纤维化，类似的病变可见于丘脑腹侧核和黑质。本病呈进行性发展，病程多为 10 ~ 15 年，最后死于并发症。

（三）震颤麻痹

震颤麻痹（tremor paralysis）又称帕金森病（Parkinson disease），是一种缓慢进行性疾病，多发生在 50 ~ 80 岁。临床表现为震颤、肌强直、运动减少、姿势及步态不稳、起步及止步困难、假面具样面容等。

本病的发生与纹状体黑质多巴胺系统损害有关，最主要的是原因不明性（特发性）帕金森病，其他如甲型脑炎后，动脉硬化，及一氧化碳、锰、汞中毒等，均可产生类似震颤性麻痹症状或病理改变。这些情况统称为帕金森综合征。

病理变化：黑质和蓝斑脱色是本病肉眼变化的特点。镜下可见该处的黑色素细胞丧失，残留的神经细胞中有路易小体（Lewy body）形成，该小体位于胞浆内，呈圆形，中心嗜酸性着色，折光性强，边缘着色浅。电镜下，该小体由细丝构成，中心细丝包裹致密，周围则较松散。

由于黑质细胞的变性和脱失，多巴胺合成减少，以致多巴胺（抑制性）与乙酰胆碱（兴奋性）的平衡失调而致病。近年来用左旋多巴（多巴胺的前体）来补充脑组织中多巴胺不足或用抗胆碱能药物以抑制乙酰胆碱的作用，对本病有一定的疗效。

（四）肌萎缩侧索硬化

肌萎缩侧索硬化（amyotrophic lateral sclerosis，ALS）的病变累及锥体束上、下神经元，上神经元在大脑皮质，其轴索经过内囊、脑干及皮质脊髓束与脑运动神经核或脊髓前角下运动神经元相联系。本病发病年龄在 40 ~ 50 岁，男多于女，临床起病缓慢，表现为进行性上、下肢肌萎缩，无力，锥体束损害及脑干运动神经核受损，一般无感觉障碍，病程一般 2 ~ 6 年。

本病的病变多自脊髓向上发展，波及脑干乃至大脑的运动区。下运动神经元变性消失，以颈、腰膨大区最为显著，脊髓前根及其支配的肌肉萎缩。上运动神经元大量变性消失伴星形胶质细胞增生。肉眼观，中央前回萎缩明显。在延髓麻痹型病例中，脑运动神经核特别是第 5、9、10、11、12 神经核的神经细胞变性脱失，偶见神经细胞被吞噬，提示持续性神经细胞丢失。残留的神经元皱缩成鬼影状。

八、代谢性疾病

（一）代谢性脑病

代谢性脑病（metabolic encephalopathy）是系统性疾病在脑的表现，由于血脑屏障发生障碍，脑组织受生化内环境的影响，发生代谢变化，导致脑功能障碍。常见的病因有糖尿病、尿毒症、高血钙症及肝功能衰竭等。往往脑功能障碍显著，但病理形态变化不明显。提示本型脑病的性质主要是生化性障碍。

肝性脑病（hepatic encephalopathy）是严重肝病引起的中枢神经系统的综合征，临床上以扑击样震颤、精神和行为改变、意识障碍终至昏迷为主要表现。由于本病晚期常出现昏迷，又称为肝性昏迷（hepatic coma）。

本病的发病机制甚为复杂，表现为下列诸方面的代谢紊乱：①氨中毒与供能衰竭。肝硬化时，由于门腔静脉的侧支循环分流，肠道内的氨（胺）类物质未经肝解毒而直接进入中枢神经系统。在星形胶质细胞和神经元中，氨与 α - 酮戊二酸生成谷氨酸，后者与氨又生成谷氨酰胺。在此过程中消耗了大量的ATP 和 α - 酮戊二酸，使细胞不能维持糖的正常有氧代谢和能量供应。神经细胞中的谷氨酸除可形成谷氨酰胺外还可在谷氨酸脱羧酶的作用下形成抑制性递质 γ - 氨基丁酸（GABA）。此外过多的氨还可抑制丙酮酸脱氢酶的活力、抑制 Na-K-ATP 酶活力、改变 Na^+、K^+ 在神经细胞膜上的正常分布，从而干扰神经传导活动。②递质紊乱。包括原有递质的失衡和伪递质的产生。食物中的芳香氨基酸经肠道细菌脱羧后形成酪胺和苯乙胺。它们进入神经系统后，在脑内经 β - 羟化酶作用，分别形成鳝胺（octopamine）和苯乙醇胺。两者的结构与去甲肾上腺素和多巴胺很相似，但传递神经冲动功能仅为原递质的十分之一。去甲肾上腺素和多巴胺为兴奋性递质，如兴奋冲动不能传递，则可出现意识障碍和昏迷。此外，多巴胺被替代后，锥体外系的乙酰胆碱递质占优势，于是出现扑击样震颤。如前所述，由于解氨毒的结果抑制性递质 GABA 增多，与肝性昏迷也有一定关系。③其他因素。如短链脂肪酸增多，胰岛素 / 血浆氨基酸失衡，低血糖等因素对肝性昏迷的发生也起了一定的作用。

肝性脑病患者约有半数可出现不同程度的脑水肿。慢性肝性脑病患者的主要病变见于大脑和小脑的灰质、基底核、丘脑、红核和黑质。这些部位的星形胶质细胞增生，神经细胞无明显形态改变。增生的星形胶质细胞胞浆不明显，核大扭曲，核膜增厚，核浆内含有糖原（PAS 染色呈阳性反应），HE 染色显得核浆苍白，并有 1 ~ 2 个明显核仁，此种细胞称为 Alzheimer II 型细胞，其 GFAP 染色则从阳性转为阴性，反映了此类细胞在解氨毒过程中其自身代谢发生了紊乱。这种在自身代谢紊乱基础上发生的细胞增生被称为营养不良性星形胶质细胞增生。长期严重的肝性脑病还可导致神经元和神经纤维丧失，大脑皮质变薄，皮质深部层状坏死，可累及大脑、小脑和基底核。

（二）先天性代谢障碍

先天性代谢障碍常导致多系统受累。临床上有些以神经系统表现为主，有些则以神经系统外的表现为突出。如肝豆状核变性（Wilson 病）患者中，有的主要表现为肝功能障碍，神经系统症状轻微；而另一些患者则有突出的神经系统症状，表现为舞蹈征、手足徐动或痴呆。又如苯丙酮尿症（phenylketonuria）患者，代谢障碍遍及全身各组织，但临床上神经系统的症状特别显著。值得注意的是，同一种代谢障碍可产生不同的临床表现，而不同的代谢障碍也可产生相同的临床现象，故本组疾病至今尚无明确的分类。属于先天性代谢障碍病者尚有系统性贮积病（如神经鞘脂贮积症）、神经元贮积病（如 Tay-sack 病、尼曼 - 皮克病）、脑白质营养不良等。其他累及神经系统者尚有黏多糖沉积症、糖原沉积症等。现以脑白质营养不良为例，简述如下。

脑白质营养不良（leukodystrophy）是一种因遗传性神经鞘磷脂代谢障碍而影响髓鞘形成的疾病。包括异染性脑白质营养不良、球样细胞白质营养不良、肾上腺白质营养不良、Alexander 病、海绵状脑白质营养不良和 Pelizaeus-Merzbacher 病等。本组疾病多见于婴儿及儿童，预后不良。其中以异染性脑白质营养不良和球形细胞脑白质营养不良较为常见。

（1）异染性脑白质营养不良（metachromatic leukodystrophy）：常染色体隐性遗传病，由于硫酸脂酶缺乏使硫酸脑苷酯沉积于中枢神经系统的白质和周围神经中。以甲苯胺蓝或结晶紫染色，不呈紫色而呈黄褐色，具有异染性，故而得名。脑外形与重量大致正常，切面见白质灰白色，质硬，皮质下弓状纤维不被累及。镜下见白质中髓鞘广泛形成不良，轴突变性，星形胶质细胞增生，少突胶质细胞减少，可见异染性脂质沉积于神经元和巨噬细胞胞浆中。视网膜、视神经和周围神经常被严重累及，施万细胞、肝枯否细胞和肾小管上皮细胞也可有异染性脂滴存在。

（2）球形细胞脑白质营养不良（globoid cell leukodystrophy）：又称 Krabbe 病，为常染色体隐性遗传病，由于 β - 半乳糖脑苷酶缺乏致使 β - 半乳糖脑苷沉积。病变表现为大脑和脊髓白质广泛髓鞘形成不良，但皮质下弓状纤维不被累及。在白质中出现特征性的上皮样及球样细胞，后者直径 20 ~ 40 μm，胞浆中的半乳糖脑苷呈 PAS 染色阳性，苏丹黑 B 染色弱阳性。电镜观察可见该细胞含有空管状包含体，其中有不规则结晶。此外，可见局灶性神经元丢失，轴索消失和反应性星形胶质细胞增生。周围神经轻度灶性髓鞘形成不良，施万细胞和巨噬细胞含有 PAS 阳性物质，但很少形成典型球样细胞。

（宁波市病理中心　丁祺；宁波大学医学部　张雁儒）

第三十四章 传染病病理学

在病理学领域，传染病作为一类复杂而多变的疾病，一直是深度探索的重点。其病原体种类繁多，传播机制复杂，临床表现各异，对公共卫生构成严重威胁。对传染病的深入研究，不仅有助于揭示病原体与宿主间的相互作用，还能为疾病防控和治疗提供科学依据。

第一节 传染病基础

一、传染病的基本概念与分类

传染病，作为医学领域一个古老而复杂的分支，其定义是指由各种病原体（包括病毒、细菌、真菌、寄生虫等）引起的，能在人与人、动物与动物或人与动物之间相互传播的一类疾病。这类疾病的特点在于其传染性，即病原体能够从一个宿主通过特定途径转移到另一个宿主，导致后者发病。传染病的这一特性不仅威胁个体健康，还常常引发公共卫生危机，影响社会稳定。

从特点上看，传染病具有流行性、季节性、地方性和易感性等特点。流行性体现在疾病能迅速在人群中扩散，形成疫情；季节性则是指某些传染病的发生与季节变化密切相关，如流感在冬季高发；地方性反映了某些传染病在某些地区或特定环境下更为常见，如血吸虫病多见于水乡地带；而易感性则是指人群对某种传染病缺乏天然或后天免疫力时，容易感染发病。

传播途径是传染病防控的关键所在，主要包括直接接触传播（如通过握手、亲吻）、飞沫传播（如感冒病毒）、空气气溶胶传播（如新冠病毒）、粪-口途径传播（如霍乱）、媒介传播（如蚊子传播疟疾）以及血液和体液传播（如艾滋病病毒）。了解并掌握这些传播途径，对于切断传染链、控制疫情扩散至关重要。

从病理学意义上讲，传染病的研究不仅关乎个体疾病的发生发展机制，更涉及公共卫生体系的建立与完善。通过对病原体致病机制、宿主免疫反应、病理损伤过程等方面的深入研究，可以为开发有效疫苗、抗病毒药物及制订精准防控策略提供科学依据。此外，传染病的历史教训也促使人们更加重视全球卫生合作，共同应对新发、突发传染病威胁，维护人类健康安全和社会稳定。

二、病原体的种类、特性与致病机制

在病理学领域，病原体是导致人们生病的微小生物或物质。它们小到我们无法用肉眼看见，但威力却不容小觑。简单来说，病原体就像是"疾病制造者"。它们通过各种方式进入身体，引发各种健康问题。病毒、细菌、真菌和寄生虫是生活中常接触的 4 种病原体。

（一）病毒

病毒作为微生物界中一类独特的非细胞生物体，以其微小的体积、简单的结构（由遗传物质 DNA 或 RNA 与蛋白质外壳构成）和复杂的生命活动方式，成为传染病研究领域的焦点。病毒依赖宿主细胞进行复制和增殖，展现出高度的传染性和变异性，通过多种途径感染宿主，引发广泛的传染病。

1. 病毒的种类　根据遗传物质的不同，病毒主要分为DNA病毒和RNA病毒两大类，进一步又可细分为双链DNA病毒、单链DNA病毒、正链RNA病毒、负链RNA病毒以及逆转录病毒等。这些病毒在形态、大小、结构、复制方式及致病机制上各具特色，如双链DNA病毒通常结构稳定，复制过程复杂；而RNA病毒则因复制错误率高，往往具有较高的变异性和进化速度，给疫苗开发和疾病防控带来挑战。病毒种类的多样性不仅丰富了生物圈的基因库，也构成了传染病防控领域中复杂多变的挑战。病毒种类繁多，根据其遗传物质和感染特性，可以将其分为多个科和属。常见的病毒科如下。

（1）冠状病毒科：如SARS冠状病毒、MERS冠状病毒和新型冠状病毒等，这些病毒主要感染呼吸道，引起严重的呼吸系统疾病。

（2）正黏病毒科：如流行性感冒病毒，这是导致流感疫情的主要病原体。

（3）副黏病毒科：包括麻疹病毒、流行性腮腺炎病毒、副流感病毒等，这些病毒主要通过飞沫传播，引起呼吸道疾病。

（4）黄病毒科：如流行性乙型脑炎病毒、登革热病毒、黄热病毒等，这些病毒主要通过蚊虫叮咬传播，引起严重的神经系统疾病。

（5）反转录病毒科：如人类免疫缺陷病毒（HIV），这种病毒主要攻击人体免疫系统，导致艾滋病。

此外，还有疱疹病毒科、痘病毒科、腺病毒科、人乳头瘤病毒科、细小病毒科、呼肠病毒科以及嗜肝病毒（如乙肝病毒、丙肝病毒等）等多个病毒科。

2. 病毒的特性　病毒以其独特的非细胞结构、遗传物质（DNA或RNA）为核心，依赖宿主细胞进行复制和生存。它们具有高度传染性、变异性和潜伏性，能通过多种途径传播并感染宿主，引发广泛的传染病。以下几点是病毒的主要特性。

（1）形体微小：病毒是非常微小的颗粒，通常在20～300 nm，这使得它们在光学显微镜下不可见，需使用电子显微镜才能观察到形态和细节。

（2）缺乏细胞结构：病毒没有细胞膜、细胞质和细胞核等细胞结构，通常由核酸（DNA或RNA）和蛋白质外壳组成。

（3）寄生性：病毒是寄生性微生物，必须寄生在宿主细胞内才能存活和繁殖。它们利用宿主细胞的代谢机制和生物机制来复制自己的遗传物质。

（4）感染性：病毒一旦进入宿主细胞，会释放其遗传物质和其他蛋白质成分，利用宿主细胞的代谢机制来复制自身，合成新的病毒。

3. 病毒的致病机制　病毒的致病机制涉及多个复杂环节，其核心在于病毒如何入侵宿主细胞、如何利用宿主细胞的生物合成机制进行复制，以及如何通过破坏宿主细胞功能或触发免疫反应来导致疾病，具体机制主要包括以下几个方面。

（1）直接损害：病毒在机体内进行复制时，会消耗寄生的细胞，与细胞竞争营养，影响细胞的代谢。同时，病毒复制过程中产生的酶和毒素也会直接破坏宿主细胞的结构和功能，导致组织和器官损伤。

（2）间接损害：病毒作为一种外来物质，会刺激机体产生相应的抗体。这些抗体与病毒结合后形成的复合物可能沉积在血管壁、肾小球基底膜等部位，引发免疫反应和炎症损伤。此外，病毒还可能通过分子模拟作用打破免疫耐受，导致自身免疫现象的发生。

（3）免疫逃逸：一些病毒具有免疫逃逸能力，能够逃避宿主的免疫防御机制。它们可能通过变异、隐藏或伪装等方式来避免被免疫系统识别和清除。

综上，病毒首先通过表面蛋白与宿主细胞受体结合，实现细胞入侵；随后，其遗传物质被注入宿主细胞，利用细胞的酶和原料合成病毒组件，组装成新的病毒颗粒；这一过程往往伴随着宿主细胞功能的损害或干扰，如抑制细胞凋亡、干扰细胞信号传导等。同时，病毒的复制和释放还会触发宿主的免疫反应，包括先天性免疫和适应性免疫，过度的免疫反应有时也会导致组织损伤和疾病加重。这些综合作用共同构成了病毒致病的复杂机制。

（二）细菌

细菌作为微生物世界中的重要成员，广泛存在于自然界的各种环境中，包括土壤、水体、空气以及生物体内。它们以单细胞形式存在，形态多样，大小各异，有的呈杆状、球状或螺旋状。细菌不仅参与地球的物质循环，还在生态系统中扮演着关键角色，如促进植物生长、分解有机物等。然而，部分细菌也能引起人类和动物的疾病，对公共卫生和食品安全构成威胁。

1.细菌的种类　细菌在生态系统中发挥着不可或缺的作用，部分细菌也是人类和动物疾病的重要病原体。细菌种类繁多，形态各异。根据其形态、细胞壁成分、对氧气的需求程度以及生活方式等特征，可以将其分为多个类别。

（1）按形态分类：①球菌，外形呈球形或近似球形，如金黄色葡萄球菌、链球菌等。②杆菌，外形呈杆状或近似杆状，如大肠杆菌、变形杆菌、枯草杆菌等。③螺旋菌，外形呈螺旋状或弧形，如幽门螺杆菌、脑膜炎奈瑟菌等。

（2）按细胞壁成分分类：①革兰氏阳性菌，细胞壁较厚，肽聚糖含量较高，如金黄色葡萄球菌、链球菌等。②革兰氏阴性菌，细胞壁较薄，肽聚糖含量较低，但含有较多的脂多糖，如大肠杆菌、沙门氏菌等。

（3）按对氧气的需求程度分类：①需氧菌，在有氧环境中才能生长繁殖，如结核分枝杆菌。②厌氧菌，在无氧或低氧环境中才能生长繁殖，如破伤风梭菌。

（4）按生活方式分类：①自养菌，能够利用无机物合成有机物，如硝化细菌。②异养菌，不能合成自身所需的有机物，必须摄取现成的有机物，如大多数致病菌。

2.细菌的特性　细菌通常无处不在，适应性强，能在各种极端环境中生存。细菌具有以下几个主要特性。

（1）微小性：细菌体积微小，通常需要在显微镜下才能观察到。

（2）多样性：细菌种类繁多，形态各异，分布广泛。

（3）适应性：细菌对环境具有很强的适应能力，能够在各种极端条件下生存和繁殖。

（4）代谢方式多样：细菌可以进行发酵、有氧呼吸、无氧呼吸等多种代谢方式。

（5）易培养性：许多细菌可以在人工培养基上迅速生长繁殖，便于实验室研究和应用。

3.细菌的致病机制　细菌作为微生物界的重要成员，部分细菌具备致病能力，通过复杂的致病机制引发感染性疾病，对人类健康构成威胁。这些机制涉及细菌如何入侵宿主细胞、如何逃避宿主免疫系统的清除、如何在体内繁殖并释放毒素等多个环节。细菌的致病机制复杂多样，主要包括以下几个方面。

（1）感染与定植：细菌通过呼吸道、消化道、接触、血液等途径进入机体后，能够在特定部位定植并大量繁殖，进而引发感染。

（2）毒素作用：许多细菌能够产生外毒素或内毒素，这些毒素能够破坏宿主细胞的结构和功能，引发组织损伤和炎症反应。

（3）侵袭性酶类：细菌还能产生一些侵袭性酶类，如透明质酸酶、胶原酶等，这些酶能够降解宿主组织的成分，有利于细菌在组织中的扩散和感染。

（4）免疫逃避：一些细菌能够逃避宿主的免疫防御机制，如形成荚膜、产生抗吞噬因子等，从而避免被免疫系统识别和清除。

（5）内毒素血症与脓毒症：在某些情况下，细菌能够释放大量内毒素进入血液循环，引发内毒素血症和脓毒症等严重感染。

（6）超敏反应：部分细菌成分（如胞壁成分）可作为抗原，刺激机体产生特异性抗体，进而引发超敏反应，如过敏性休克等。

（三）真菌

真菌作为生物界中一个独特而庞大的类群，以其独特的细胞壁结构、多样的形态特征和广泛的生态分布，在自然界中扮演着举足轻重的角色。从森林中的蘑菇、土壤中的菌丝体，到人体内的益生菌和致病菌，真菌无处不在，与我们的生活息息相关。它们不仅参与生态系统的物质循环、促进植物生长，还在食品发酵、医药制造等领域发挥着重要作用。然而，部分真菌也能引起人类和动物的疾病，对公共卫生构成潜在威胁。

1. 真菌的种类 真菌界是一个极其丰富多样的生物类群，形态万千，种类繁多。根据形态学、生态学和遗传学特征，真菌大致可以分为不同的类群。每一类真菌都有其独特的生态角色和经济价值，从食品工业中的发酵剂，到医药领域的抗生素生产，再到生态环境保护中的分解者，真菌以其独特的方式在自然界中发挥着不可替代的作用。常见的真菌种类如下。

（1）霉菌：如青霉、曲霉、根霉等。它们通常生长在潮湿的环境中，如土壤、食物和空气中。霉菌的菌丝体发达，能够产生大量的孢子进行繁殖。

（2）酵母菌：如酿酒酵母、面包酵母等。它们是单细胞真菌，具有细胞壁、细胞膜、细胞质和细胞核等结构。酵母菌在食品工业中具有重要的应用价值，如酿造啤酒、制作面包等。

（3）大型真菌：如香菇、木耳、灵芝等。它们是多细胞真菌，具有较为复杂的结构和生长习性。大型真菌在食用和药用方面具有较高的价值。

2. 真菌的特性 真菌在自然界中有着不可替代的地位，其主要特性如下。

（1）细胞结构：真菌细胞具有细胞壁、细胞膜、细胞质和细胞核等结构，与动植物细胞相似，但真菌细胞中没有叶绿体，因此不能进行光合作用。真菌的细胞壁主要由几丁质和（或）纤维素构成，这与动物细胞的细胞膜和植物细胞的纤维素壁都有所不同。这种独特的细胞壁结构赋予了真菌在干燥、酸碱等极端环境下的生存能力。

（2）营养方式：真菌的营养方式主要是异养型，它们通过分解有机物来获取能量和营养物质。真菌能够利用多种有机物作为碳源和氮源，包括木质素、纤维素等难以分解的物质。这种分解作用不仅有助于生态系统的物质循环，还能将有机废弃物转化为有价值的资源，因此具有较强的适应性和生存能力。

（3）生长方式：真菌的生长方式主要是菌丝体的生长和繁殖。菌丝体由许多细长的菌丝组成，这些菌丝能够相互交织形成复杂的菌丝网络。真菌通过菌丝体的生长来扩展领地和获取营养物质，还能与植物形成共生关系，如菌根共生，促进植物的生长和发育。此外，菌丝网络还能在土壤中形成稳定的结构，改善土壤质量。

（4）繁殖方式：真菌可以通过无性繁殖（如孢子形成）和有性繁殖（如通过配子结合形成担孢子）两种方式繁殖。其中，孢子是无性繁殖的主要产物，它们形态多样，数量庞大，能够随风飘散，实现远距离传播，有助于真菌种群的扩散和繁衍。

（5）生态分布：真菌广泛分布于自然界中，从陆地到水域，从森林到草原，从土壤到空气中都能找到它们的踪迹。它们在不同的生态系统中扮演着不同的角色，如森林中的蘑菇是生态系统中的分解者和养分循环者，而海洋中的真菌则参与海洋生态系统的物质循环和能量流动。

3. 真菌的致病机制 真菌的致病机制揭示了这些微小生物体如何通过各种策略逃避宿主免疫系统的监视，进而在人体内定殖并引发疾病。近年来，随着对真菌致病机制研究的深入，科学家们逐渐认识到真菌在感染过程中采用的多种策略，包括直接破坏宿主组织、调节自身表面结构以逃避免疫识别、形成生物膜以增强耐药性等。这些机制不仅增加了真菌感染的严重程度和治疗难度，也为我们理解宿主与病原体之间的相互作用提供了新的视角。真菌的致病机制主要涉及以下几个方面。

（1）侵入途径：真菌通常通过皮肤、黏膜或呼吸道等途径侵入人体。在侵入过程中，真菌能够利用自身的酶和毒素来破坏宿主组织的屏障功能，从而进入机体内部。

（2）感染部位：根据真菌侵犯人体部位的不同，临床上可将真菌分为浅部真菌、皮下组织真菌和深部真菌。浅部真菌主要侵犯皮肤、指甲和毛发等部位，引起癣病等疾病。皮下组织真菌感染则常形成肉芽肿和化脓性损害，临床表现为疣状或菜花状增生。深部真菌则能够侵犯皮下组织、黏膜和内脏等部位，引起严重的感染性疾病。

（3）致病因子：真菌的致病因子主要包括毒素、酶和凋亡诱导因子等。真菌毒素能够直接作用于宿主组织和细胞，引起细胞死亡、组织损伤和免疫反应等。真菌酶则能够分解宿主组织的蛋白质、多糖和脂质等，并促进真菌的侵袭和生长。凋亡诱导因子则能够干扰宿主细胞的凋亡过程，从而抑制宿主对真菌的清除。

（4）宿主易感性：真菌感染的临床表现和感染严重程度往往与宿主的免疫状态密切相关。免疫功能正常的宿主通常可以通过机体自身的免疫系统迅速清除真菌感染，并出现轻微的症状。然而，免疫功能受损的宿主（如免疫抑制、长期使用免疫抑制剂等）往往更容易感染真菌并发展为严重的真菌病。

（四）寄生虫

寄生虫是一种古老而普遍存在的生物群体，长久以来一直与人类及其他生物体的生活息息相关。它们以宿主体内或体表为生存环境，从中获取营养并繁衍后代。这一生活方式既体现了寄生虫的生存智慧，也给宿主带来了不同程度的健康威胁。

1.寄生虫的种类　每一种寄生虫都有其特定的宿主范围、生活史和致病特点，对宿主健康产生着不同程度的影响。寄生虫种类繁多，根据其与宿主的关系和生活习性，可以将其分为以下几类。

（1）专性寄生虫：这类寄生虫在其生活史的各个时期或某个阶段必须营寄生生活，否则不能生存。例如，疟原虫的各个发育阶段都必须在人体和蚊体内进行，否则不能完成其生活史。

（2）兼性寄生虫：这类寄生虫主要在外界营自生生活，但在某种情况下可侵入宿主进行寄生生活。例如，粪类圆线虫在土壤内过自生生活，但也可侵入人体，寄生于肠道营寄生生活。

（3）体内寄生虫：这类寄生虫寄生于宿主体内器官或组织细胞内。例如，寄生于肠道的蠕形住肠线虫幼虫、寄生于横纹肌组织的旋毛形线虫、寄生于各种有核细胞内的刚地弓形虫等。

（4）体外寄生虫：这类寄生虫主要指一些昆虫，如蚊、白蛉、虱蚤、蜱等。它们刺吸血液时与宿主体表接触，吸血后便离开，因此也可称为暂时性寄生虫。

（5）机会性致病寄生虫：这类寄生虫在宿主免疫功能正常时处于隐性感染状态，但当宿主免疫功能低下时，虫体大量繁殖、致病力增强，导致宿主出现临床症状。例如，刚地弓形虫、微小隐孢子虫等。

2.寄生虫的特性　寄生虫的主要特性如下。

（1）寄生性：寄生虫必须依赖宿主才能生存和繁殖。它们通过吸取宿主的营养、破坏宿主的组织细胞或利用宿主提供的环境进行生长和发育。

（2）适应性：寄生虫在长期演化过程中逐渐适应了寄生环境，形成了独特的形态结构和生理功能。例如，猪带绦虫的新皮、带钩和吸盘的头节等结构有助于其固定在宿主体内；跳蚤身体左右侧扁平，以便行走于皮毛之间；寄生于肠道的蠕虫多为长形，以适应窄长的肠腔。

（3）繁殖能力：寄生虫具有强大的繁殖能力，能够在短时间内迅速增殖。例如，雌蛔虫日产卵约24万个；牛带绦虫日产卵约72万个；日本血吸虫每个虫卵孵出毛蚴进入螺体内，经无性的蚴体增殖可产生数万条尾蚴。

（4）宿主特异性：寄生虫对宿主的选择性称为宿主特异性。不同种类的寄生虫对宿主有不同的适应性，只能选择性地寄生于某种或某类宿主。这种特异性反映了寄生虫对所寄生的内环境适应力增强的表现。

3. 寄生虫的致病机制 从寄生虫的入侵、定殖到其在宿主体内的生存与繁衍，每一步都蕴含着与宿主免疫系统、生理机能之间的微妙博弈。寄生虫通过其特有的感染策略，如穿透宿主皮肤或黏膜屏障、逃避或抑制宿主免疫应答、调节宿主生理功能等，成功地在宿主体内建立感染网络，进而引发从轻微不适到严重疾病的一系列临床表现。

（1）掠夺营养：寄生虫侵入宿主后，在生长发育及大量繁殖过程中掠夺宿主体内的营养。例如，阔节裂头绦虫选择性地摄取消化道内的维生素 B12，重度感染可导致患者巨幼细胞性贫血。

（2）机械性损伤：寄生虫在移行、定居或运动的过程中会对宿主组织造成损伤或破坏。例如，钩虫成虫寄生于人体小肠时，会借其钩齿或板齿咬附在肠黏膜上，造成黏膜的散在性出血点、局部溃疡等。

（3）免疫病理反应：寄生虫在宿主体内排泄的过程中，其排泄物、分泌物等可引起组织病理改变和免疫病理反应。例如，疟原虫的排泄物、红细胞碎片、血红蛋白崩解产物等可刺激大脑体温调节中枢，引起发热。

（4）传播疾病：部分寄生虫可作为传播媒介，将病原体传播给人类或其他动物。例如，蚊子是疟疾、登革热等疾病的传播媒介；蜱虫是莱姆病、森林脑炎等疾病的传播媒介。

三、感染过程中的病理学变化

传染病感染过程中的病理学变化是病原体与宿主相互作用下的一系列复杂反应，这些变化不仅揭示了感染的本质，也是理解疾病发生、发展和转归的关键。当病原体，如细菌、病毒、真菌或寄生虫侵入机体时，它们会触发宿主的免疫反应，引发局部和全身的病理改变。这些变化可能包括组织的炎症反应、细胞的损伤与修复、免疫细胞的浸润与活化，以及可能伴随的血管、神经和代谢系统的功能紊乱。感染过程中的病理学变化不仅决定了疾病的临床表现和严重程度，也是评估治疗效果和预测疾病预后的重要依据。深入研究感染过程中的病理学变化，不仅有助于揭示病原体与宿主相互作用的分子机制，也为开发新的治疗策略、提高感染性疾病的诊疗水平提供了理论支持和实践指导。

（一）感染过程

感染，又称传染，是病原体（主要是病原微生物和寄生虫）侵入人体并与之相互作用、相互斗争的过程。这个过程通常伴随着一系列病理学变化，包括病原体的入侵、机体的防御反应以及可能导致的组织损伤等。

（1）病原体的入侵：病原体可以通过多种途径进入人体，如呼吸道、消化道、皮肤黏膜等。在入侵过程中，病原体需要克服机体的各种防御机制，如皮肤黏膜的屏障作用、胃酸的杀菌作用、组织细胞的吞噬作用及体液的溶菌作用等。

（2）机体的防御反应：一旦病原体突破机体的防御机制，机体会立即启动一系列防御反应，包括非特异性免疫和特异性免疫。非特异性免疫是机体对进入体内的异物的一种清除机制，包括天然屏障（如皮肤和黏膜）、吞噬作用（由单核 - 吞噬细胞系统和粒细胞完成）、体液因子（如补体、溶菌酶等）等。特异性免疫则是指机体对抗原具有特异性识别能力并产生免疫应答反应，包括细胞免疫和体液免疫。

（3）组织损伤：在感染过程中，病原体可能通过直接损伤、毒素作用或免疫机制等方式导致组织损伤。直接损伤是指病原体借助其机械运动及所分泌的酶直接破坏组织。毒素作用是指病原体分泌毒力很强的外毒素或内毒素，导致靶器官的损害或功能紊乱。免疫机制则是指病原体侵入机体后，通过病原体本身或其代谢产物诱发机体免疫反应，引起组织损伤。

（二）免疫应答的病理学基础

免疫应答的病理学基础是连接免疫学理论与临床实践的重要桥梁，它揭示了机体在面对外来病原体或异常细胞时，如何通过复杂而精细的免疫机制维护内环境的稳定。免疫应答涉及多种免疫细胞和分子的相互作用，这些细胞和分子在识别、清除病原体、促进组织修复及调节免疫反应等方面发挥着关键作用。

1. 保护性免疫 保护性免疫包括非特异性免疫和特异性免疫。非特异性免疫是机体先天遗传而来的免疫反应，对多种病原体均可引起一种免疫反应。特异性免疫则是机体对抗原具有特异性识别能力并产生免疫应答反应，包括细胞免疫和体液免疫。细胞免疫主要由 T 淋巴细胞介导，体液免疫则主要由 B 淋巴细胞介导，产生抗体来中和病原体。

2. 变态反应 变态反应是机体对某些抗原初次应答后，再次接受相同抗原刺激时，发生的一种以机体生理功能紊乱或组织细胞损伤为主的特异性免疫应答。变态反应有Ⅰ型（速发型）、Ⅱ型（细胞溶解型）、Ⅲ型（免疫复合物型）、Ⅳ型（迟发型）四种类型。其中，Ⅰ型变态反应是临床最常见的一种，可见于寄生虫感染时的过敏反应。

四、传染病的流行过程与病理学防控

传染病流行是指传染病在人群中发生、传播和终止的过程，即病原体从感染者排出，经过一定的传播途径，侵入易感者机体而形成新的感染，并不断发生、发展的过程。

（一）传染病的流行过程

传染病的流行过程是指传染病在人群中发生、传播和终止的过程。在这个过程中，病原体通过特定的传播途径（如空气飞沫、血液、体液、食物和水等）从感染者传播到易感者，引发新的感染。而感染者的发病情况、传播能力和疾病的严重程度，又受到病原体毒力、宿主免疫状态、环境因素等多种因素的影响。其中涉及的三个基本环节，即流行病学三要素：传染源、传播途径和易感人群。

1. 传染源 是指体内带有病原体，并不断向体外排出病原体的人和动物。病人、病原携带者和受染动物都是常见的传染源。病人是大多数传染病中的重要传染源，尤其在发病期传染性最强。病原携带者包括病后病原携带者和无症状病原携带者，他们不易被发现，但具有重要流行病学意义。受染动物作为传染源传播的疾病，称为动物性传染病，如狂犬病、布鲁氏菌病等。

2. 传播途径 是指病原体离开传染源到达另一个易感者的途径。常见的传播途径有水与食物传播、空气飞沫传播、虫媒传播和接触传播。水与食物传播是指病原体通过污染的水和食物传播给易感者。空气飞沫传播是指病原体通过咳嗽、喷嚏、谈话等方式散播至空气中，易感者吸入后感染。虫媒传播是指病原体在昆虫体内繁殖，通过不同的侵入方式使病原体进入易感者体内。接触传播包括直接接触和间接接触两种传播方式。

3. 易感人群 是指人群对某种传染病病原体的易感程度或免疫水平。新生人口增加、易感者的集中或进入疫区等易引起传染病流行。人群免疫力的变化会影响传染病的流行。例如，病后获得免疫、人群隐性感染、人工免疫等都会使人群易感性降低，不易引起传染病流行或终止其流行。

（二）传染病预防措施的病理学依据

传染病的预防，从根本上讲，是阻断病原体与宿主之间的接触，或减少宿主对病原体的易感性。因此，预防措施的设计，往往针对这些关键环节，特别是流行病学三要素，通过控制传染源、切断传播途径和保护易感人群，可以有效预防传染病的流行。旨在通过减少病原体的数量、降低其致病能力，或增强宿主的免疫防御能力，从而有效防止感染的发生。

1. 控制传染源 ①及时发现并隔离病人，防止病原体进一步传播。②对病原携带者进行筛查和管理，降低其传播风险。③对受染动物进行捕杀或隔离，防止动物性传染病的传播。

2. 切断传播途径 ①改善环境卫生，减少病原体在环境中的存活和传播。②加强食品安全管理，防止病原体通过食物和水传播。③采取防蚊、防虫措施，减少虫媒传播的风险。④加强个人卫生习惯的培养，如勤洗手、戴口罩等，减少接触传播的风险。

3. 保护易感人群　①提高人群的免疫力，通过接种疫苗等方式增强人群的免疫水平。②对易感人群进行健康教育，提高其预防传染病的意识和能力。③对特定人群进行保护，如孕妇、儿童、老年人等易感人群，减少其接触病原体的机会。

第二节　病毒感染性疾病

一、病毒性传染病概述与病理学特征

病毒性传染病的发病机制复杂多样，涉及病毒与宿主细胞之间的相互作用、病毒的复制与传播、宿主免疫应答的调节等多个层面。近年来，随着全球化进程的加速和人口流动的频繁，病毒性传染病的跨国传播风险显著增加，新发和再发传染病疫情时有发生，给全球公共卫生安全带来了前所未有的挑战。

（一）病毒性传染病概述

病毒性传染病作为一类由病毒引起的、能在人与人、动物与动物或人与动物之间相互传播的一类感染性疾病，一直以来都是全球公共卫生领域面临的重大挑战。病毒作为一类非细胞型微生物，它必须寄生在其他生物的活细胞内才能进行生命活动，以其独特的感染机制、广泛的宿主范围和高效的传播能力，对人类健康构成了严重威胁。病毒通过呼吸道、消化道、皮肤、血液、母婴等途径侵入人体，并在人体内复制和传播，导致人体发病或侵袭器官的病变。病毒性传染病的流行，不仅导致了大量病例的出现和死亡，还对社会经济、教育体系及全球公共卫生体系产生了深远的影响。

（二）病毒的致病机制

1. 侵入与感染　病毒通过特定的途径（如呼吸道、消化道等）进入人体，并找到适合的宿主细胞进行感染。病毒通过吸附、注入遗传物质、复制等步骤，在宿主细胞内大量复制，导致细胞损伤和死亡。

2. 免疫应答　人体在病毒感染后会引发免疫反应，包括非特异性免疫和特异性免疫。非特异性免疫是天然存在的，针对一切入侵的异体物质；而特异性免疫则是针对特定病毒的免疫反应，包括产生抗体和激活T细胞等。然而，在某些情况下，病毒的感染可能会抑制或破坏人体的免疫反应，导致病毒持续感染或免疫逃逸。

（三）临床表现

病毒性传染病的临床表现因病毒种类和感染部位的不同而有所差异。常见的临床表现如下。

（1）发热、头痛、全身不适：这是病毒感染的常见症状，可能与病毒在体内复制和引发免疫反应有关。

（2）呼吸道症状：如咳嗽、流涕、喉咙痛等，常见于呼吸道病毒感染。

（3）胃肠道症状：如恶心、呕吐、腹泻等，常见于消化道病毒感染。

（4）皮疹：某些病毒感染会导致皮肤出现皮疹，如麻疹、水痘等。

（5）神经系统症状：如头痛、昏迷、抽搐等，常见于中枢神经系统病毒感染。

（四）病理学共性

病毒性传染病的病理学共性如下。

（1）细胞损伤与坏死：病毒感染会导致宿主细胞发生损伤和坏死。病毒在细胞内复制过程中会破坏细胞的正常结构和功能，导致细胞死亡。此外，病毒还可能引发细胞凋亡或细胞自噬等程序性死亡方式。

（2）炎症反应：病毒感染后，人体会引发炎症反应以清除病毒和修复受损组织。炎症反应包括局部充血、水肿、渗出等病理变化，以及白细胞浸润和吞噬作用等免疫反应。然而，过度的炎症反应也可能导致组织损伤和器官功能障碍。

（3）免疫病理反应：在某些情况下，病毒感染可能引发免疫病理反应，如自身免疫性疾病或过敏反应等。这些反应可能与病毒感染导致的免疫调节失衡或免疫耐受破坏有关。

（4）器官损伤与功能障碍：长时间的病毒感染或严重的免疫反应可能导致器官损伤和功能障碍。例如，长期乙肝病毒感染可能导致肝硬化和肝癌；流感病毒感染可能导致心肌炎和肺炎等（图34-1）。

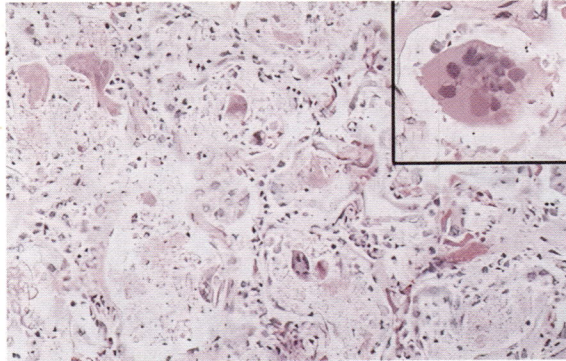

图 34-1　呼吸道合胞体病毒肺炎

二、典型病毒性传染病案例分析

（一）流感

流感，即流行性感冒，是一种由流感病毒引起的急性呼吸道传染病。其与人类历史紧密相连，周期性爆发和全球大流行的特性，使其成为公共卫生领域最为关注的疾病之一。流感病毒，以其高度的变异性和广泛的宿主范围，不断挑战着人类的防控能力，对全球公共卫生安全构成了持续威胁。

1. 流感的病理学表现　主要体现在呼吸道和肺部。流感病毒感染后，会引起呼吸道纤毛上皮细胞的脱落、上皮细胞的化生以及固有层黏膜细胞的充血和水肿，并伴有单核细胞浸润等病理变化。在严重的流感病毒性肺炎病例中，病理改变更为显著，包括出血、严重的气管支气管炎症和肺炎。这些变化以支气管和细支气管细胞的广泛坏死为特征，伴有纤毛上皮细胞脱落、纤维蛋白渗出、炎性细胞浸润、透明膜形成等。此外，肺泡和支气管上皮细胞充血、间质水肿和单核细胞浸润也是流感病理学的典型表现。

2. 病原学特点与病理学改变

（1）病原学特点：流感病毒是一种 RNA 病毒（图34-2），可分为甲、乙、丙、丁四型，其中甲型和乙型流感病毒是引起季节性流行的主要病原体。流感病毒具有易变异和传染性强的特点，能够在短时间内迅速传播。

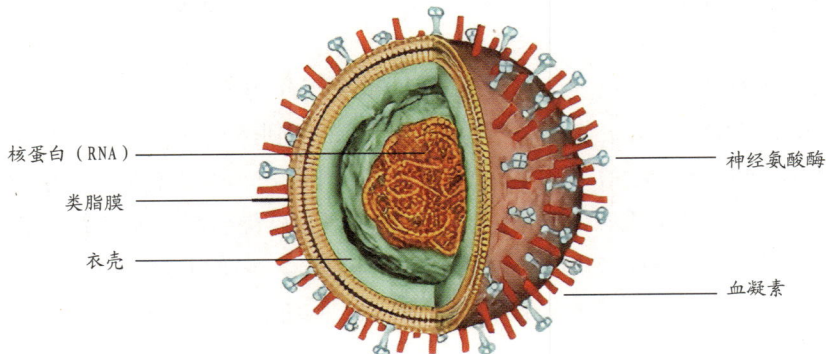

核蛋白（RNA）　　　　　　　　　　　　　神经氨酸酶

类脂膜

衣壳　　　　　　　　　　　　　　　　　　血凝素

图 34-2　流感病毒示意图

（2）病理学改变：流感病毒主要通过飞沫传播进入人体，然后通过与呼吸道黏膜细胞表面的糖蛋白结合并侵入细胞内。病毒在细胞内复制过程中，会引起上皮细胞的破坏和脱落，导致呼吸道症状的出现。在肺部，病毒感染还会导致肺泡壁的破坏，引发肺炎和进一步的炎症反应。

3. 临床表现　　流感的临床表现因个体差异而异，但通常包括以下几个方面。

（1）全身症状：起病急，前驱期即出现乏力、高热、寒战、头痛、全身酸痛等全身中毒症状。

（2）呼吸道症状：可伴或不伴流涕、咽痛、干咳等局部症状。

此外，其他类型流感简述如下。①轻型流行性感冒：轻症患者只有相当轻微的呼吸道症状，如咳嗽而无发热，这与普通感冒相似。②肺炎型流行性感冒：多发生于老年人、婴幼儿、慢性病患者及免疫力低下者。病初有类似典型流行性感冒的症状，1天后病情迅速加重，出现高热、咳嗽、呼吸困难及发绀，可伴有心、肝、肾衰竭。③特殊类型流感：患病期间，患者除流行性感冒的症状体征外，还伴有其他肺外表现，主要有胃肠型与脑炎型。胃肠型伴呕吐、腹泻等消化道症状；脑炎型的表现为意识障碍、脑膜刺激征等神经系统症状。

4. 病理诊断与鉴别诊断

（1）病理诊断：病理诊断主要依赖于组织病理学检查。通过取患者的呼吸道或肺部组织进行病理检查，可以观察到流感病毒的病理改变，如上皮细胞的脱落、炎性细胞的浸润等。

（2）鉴别诊断：流感需要与以下疾病进行鉴别诊断。①普通感冒：普通感冒的呼吸道局部症状较重，而流感的全身症状较重。②其他呼吸道病毒感染：如鼻病毒、呼吸道合胞病毒等，这些病毒感染也可引起呼吸道症状，但流行病学特点和临床表现与流感有所不同。

5. 病理学在预防与治疗中的应用

（1）预防：①疫苗接种，接种流感疫苗是预防流感的最有效手段。疫苗可以诱导机体产生免疫反应，提高人体对流感病毒的抵抗能力。②个人防护，保持良好的个人卫生习惯，如勤洗手、避免触摸眼睛、口鼻等。在流感高发季节，避免去人群密集且密闭或通风不良的场所，佩戴口罩有助于防止流感病毒的传播。

（2）治疗：①抗病毒治疗，流感患者应尽早进行抗病毒治疗，以减轻症状、缩短病程并降低并发症的风险。抗病毒药物可以抑制病毒的复制和传播，从而减轻病情。②对症治疗，针对流感患者的不同症状，可以采取相应的对症治疗措施，如退热、止咳、补液等。③支持治疗，对于重症流感患者，需要进行支持治疗，包括氧疗、机械通气等，以维持患者的生命体征和稳定病情。

（二）艾滋病

艾滋病，全称为获得性免疫缺陷综合征（AIDS），是一种由人类免疫缺陷病毒（HIV）引起的严重传染病，它以其独特的感染机制、漫长的潜伏期以及对免疫系统的毁灭性打击，成为全球公共卫生领域面临的重大挑战之一。人类免疫缺陷病毒通过血液、精液、阴道分泌物等体液传播，一旦感染，病毒将逐渐破坏宿主的免疫系统，导致机体对病原体失去抵抗力，从而引发各种机会性感染和肿瘤，严重威胁患者的生命健康。

1. 艾滋病的病理学表现　　多样且复杂，主要体现在以下几个方面。

（1）机会性感染和肿瘤：由于艾滋病患者的免疫系统受到严重损害，他们容易遭受各种机会性病原体的感染。这些感染可能包括：①皮肤黏膜病变，如单纯疱疹、带状疱疹和真菌感染，以及口腔白念珠菌感染等。②肺部病变，如卡氏肺孢子菌肺炎，由肺孢子虫感染引起。③肠道病变，如溃疡性结肠炎，由巨细胞病毒感染引起。④结核病变，由分枝杆菌属感染引起，表现为肺结核等症状。

此外，艾滋病患者还可能发生多种恶性肿瘤，如卡波西肉瘤、淋巴瘤等。这些肿瘤的发生与免疫系统的严重缺陷密切相关。

（2）淋巴结病变：艾滋病患者的淋巴结也可能发生病变，包括反应性病变和肿瘤性病变。①反应性病变：早期表现为滤泡增生性淋巴结肿大，主要是淋巴结生发中心发生淋巴滤泡增生、增大、融合。随后可能出现弥漫性淋巴细胞增生，滤泡生发中心模糊不清，大量淋巴细胞浸润。最终，淋巴结可能发生纤维性变，正常结构消失，代之以纤维水肿或纤维变，含有浆细胞、免疫母细胞性组织细胞、少量淋巴细胞。②肿瘤性病变：包括卡波西肉瘤及其他淋巴瘤，这些病变意味着病情已发展至艾滋病晚期。

（3）中枢神经系统病变：HIV 常侵犯中枢神经系统，导致胶质细胞增生、灶状坏死、血管周围炎性浸润、合胞体形成及脱髓鞘现象等病理变化。这些病变可能导致患者出现头晕、头痛、反应迟钝、智力减退、精神异常、抽搐、偏瘫、痴呆等神经系统症状。

2. 艾滋病的病原学特点与病理学改变

（1）艾滋病的病原体是人类免疫缺陷病毒，其病原学特点如下。

①病毒类型与结构：HIV 是一种单链 RNA 病毒，属于反转录病毒科慢病毒属。病毒颗粒呈球形，直径约为 100～120 nm。HIV 病毒体由核心和包膜两部分组成，核心包括两条单股正链 RNA、逆转录酶和蛋白酶等；包膜则来自宿主细胞，并嵌有病毒的糖蛋白 gp120 和 gp41。

②复制与传播：HIV 具有极强的复制能力，且复制速度较快。病毒通过性接触、血液接触以及母婴垂直传播等途径进行传播。一旦进入人体，HIV 会迅速感染并破坏免疫系统中的关键细胞——$CD4^+T$ 淋巴细胞，这些细胞在免疫应答中起着至关重要的作用。

③变异与耐药性：HIV 在复制过程中容易发生变异，这为其逃避宿主免疫应答和抗病毒药物的治疗提供了可能。因此，艾滋病的治疗需要不断更新和调整抗病毒药物的组合，以应对病毒的变异和耐药性。

④环境敏感性：HIV 病毒相对脆弱，只能在活体的淋巴细胞中生存。一旦离开活体细胞，病毒在干燥环境下很快会失去活力。同时，HIV 对一般的消毒剂也很敏感，如碘伏、酒精等。

（2）艾滋病的病理学改变主要体现在以下几个方面。

①免疫系统的损伤：HIV 主要侵犯人体的免疫系统，特别是 $CD4^+T$ 淋巴细胞。随着病毒的复制和扩散，$CD4^+T$ 淋巴细胞的数量逐渐减少，导致免疫调节障碍和全面的免疫功能受损。此外，单核巨噬细胞等免疫细胞也可能受到 HIV 的侵袭，成为病毒的贮存场所。

②机会性感染与肿瘤：由于免疫系统的严重损伤，艾滋病患者容易发生各种机会性感染，如肺孢子菌肺炎、隐球菌性脑膜炎等。同时，患者还可能发生多种恶性肿瘤，如卡波西肉瘤、淋巴瘤等。这些感染和肿瘤的发生与免疫系统的缺陷密切相关。

③病理组织的改变：在艾滋病的病理组织中，可以观察到多种改变。例如，淋巴结可能出现反应性增生、淋巴细胞稀少、生发中心破裂等病理变化。脾脏小动脉周围 T 细胞减少，无生发中心。胸腺可能发生萎缩和退行性或炎性病变。此外，中枢神经系统也可能发生病变，如胶质细胞增生、灶状坏死等。

3. 艾滋病的临床表现 因其分期不同而有所差异，通常分为急性期、无症状期和艾滋病期。以下是各期的临床表现：

（1）急性期：通常发生在初次感染 HIV 的 2～4 周，部分感染者会出现以下症状。

①发热：通常是持续性或反复性的，可能伴有寒战、乏力等症状。这是机体对病毒感染的免疫反应，体温升高是免疫系统对病毒的一种防御机制。

②淋巴结肿大：尤其是颈部、腋窝或腹股沟的淋巴结，可能增大并产生炎症反应，触摸时可能有疼痛或压痛。

③咽喉痛：艾滋病病毒可以感染口腔和咽喉黏膜，导致炎症和疼痛，可能伴有吞咽困难，并且可能是免疫系统减弱的迹象。

④皮疹：常出现在胸部、背部或面部，也可能出现在四肢和生殖器上，多为散在，有时也会连接成片，可能伴有瘙痒、灼热感或疼痛。

⑤神经系统症状：如头痛、肌肉和关节痛，以及盗汗、恶心、呕吐、腹泻等。

这些症状一般持续 1 ~ 3 周后缓解，但并非每个感染者都会出现，且症状轻重不一。

（2）无症状期：急性期过后，感染者会进入一个相对较长的无症状期，也称为潜伏期。此期可持续 6 ~ 8 年，甚至更长，其间感染者可能没有任何症状，但体内的 HIV 病毒仍在不断复制，并逐渐破坏免疫系统。

（3）艾滋病期：当感染者体内的免疫系统被严重破坏，无法有效抵抗外界病原体时，就会进入艾滋病期。此期的临床表现多样且严重，主要表现如下。

①持续发热：发热时间超过 1 个月，可能伴有盗汗。

②体重减轻：无明显原因的体重下降，通常超过 10% 的体重。

③神经系统症状：如手脚麻木或刺痛、行走困难、癫痫发作等，这可能是由于 HIV 病毒影响了神经系统。

④各种机会性感染：如肺孢子菌肺炎、真菌性肺炎、隐球菌性脑膜炎等，这些感染在免疫系统正常的人群中很少发生。

⑤肿瘤：如卡波西肉瘤、淋巴瘤等，这些肿瘤的发生与免疫系统的缺陷密切相关。

此外，艾滋病患者还可能伴有其他症状，如鹅口疮（一种真菌感染，可发生在口腔、喉咙或阴道）、口腔溃疡、视力下降、持续性腹泻等。

需要注意的是，艾滋病的临床表现并非一成不变，且存在个体差异。因此，对于疑似艾滋病的患者，应尽早到医院进行艾滋病病毒检测以确诊。及早发现和治疗艾滋病对于改善预后和延长生存期非常重要。

4. 艾滋病的病理诊断与鉴别诊断

（1）病理诊断：HIV/AIDS 的诊断需结合流行病学史、临床表现和实验室检查等进行综合分析。实验室检测包括 HIV 抗体检测、HIV 核酸定性和定量检测、$CD4^+T$ 淋巴细胞计数等。

（2）鉴别诊断：鉴别诊断需要排除其他可能导致类似症状和体征的疾病，如其他类型的免疫缺陷疾病、恶性肿瘤等。

5. 病理学在预防与治疗中的应用　预防艾滋病的措施包括正确使用安全套、不共用针具、推行无偿献血并进行 HIV 筛查、预防职业暴露与感染、控制母婴传播等。治疗上，抗逆转录病毒治疗（anti-retroviral therapy，ART）是主要的治疗手段，通过联合使用多种抗病毒药物来抑制病毒复制，恢复免疫功能，减少机会性感染和肿瘤的发生。对于高风险人群，可以提供暴露前预防（PrEP）和暴露后预防（PEP）措施，以降低 HIV 感染的风险。早期诊断和治疗对于改善预后、减少传播具有重要意义。

（三）乙型肝炎

乙型肝炎，一种由乙型肝炎病毒（HBV）引起的肝脏疾病，是全球范围内公共卫生领域面临的重大挑战之一。HBV 是一种嗜肝 DNA 病毒，具有高度的传染性和潜伏性，通过血液、母婴传播及性接触等多种途径在全球范围内广泛传播。乙型肝炎的发病机制复杂，病毒进入人体后，会在肝细胞内复制并引起免疫反应，导致肝细胞损伤和炎症，进而可能发展为慢性肝炎、肝硬化乃至肝癌，对患者的生命健康构成严重威胁。

1. 乙型肝炎的病理学表现　乙型肝炎在肝脏组织中引起了一系列病理学变化，主要表现如下。

（1）肝细胞损伤与坏死：感染后，肝细胞会表现为气球样变，严重时可出现类似植物细胞样改变。肝细胞坏死包括凝固性坏死和溶解性坏死，这些变化会进一步影响肝脏功能。

（2）肝细胞脂肪变性：乙型肝炎还可能引起肝细胞脂肪变性，导致肝细胞结构和功能异常。

（3）肝内淤胆：乙型肝炎会引起胆汁排泄受阻，导致胆汁在肝细胞内淤积，进一步加重肝细胞损伤。

（4）肝纤维化与肝硬化：长期的炎症反应会导致肝脏组织中纤维组织的增生，逐渐形成肝纤维化。

若纤维化程度持续加重，最终可能发展为肝硬化。

（5）肝细胞癌：在肝纤维化和肝硬化的基础上，乙型肝炎患者易发生肝细胞异常增生和癌变。

2.乙型肝炎的病原学特点与病理学改变

（1）病原学特点。

①病毒形态与结构：HBV为专一的嗜肝病毒，其基因组为双链不完全环形结构的DNA，由负链（长链）及正链（短链）组成。病毒颗粒包括Dane颗粒（HBV颗粒）、小球形颗粒和管形颗粒（图34-3）。

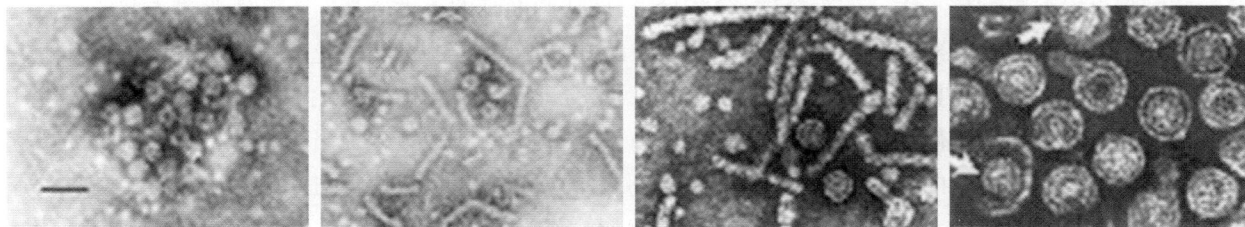

图34-3 乙型肝炎病毒颗粒

②传播方式：HBV主要通过血液、母婴和性接触进行传播。

③基因型与变异：HBV至少有9种基因型，我国以B、C、D型为主。HBV复制过程中易发生变异，导致病毒逃避宿主免疫反应或产生抗药性。

（2）病理学改变：HBV感染肝细胞后，会在其中复制自身，引起细胞的损伤和炎症反应。这些变化包括肝细胞的变性、坏死、炎性细胞浸润以及纤维组织的增生等。随着病情的进展，可能出现肝纤维化、肝硬化甚至肝细胞癌等病理改变。

3.乙型肝炎的临床表现　乙型肝炎的临床表现因个体差异而异，但通常包括以下几个方面。

（1）全身症状：如乏力、食欲减退、恶心、上腹部不适等。

（2）消化道症状：如恶心、呕吐、腹胀等。

（3）肝区症状：如肝区疼痛、肝大等。

（4）黄疸：部分患者可能出现黄疸，表现为巩膜和皮肤黄染。

（5）其他症状：如发热、关节痛、荨麻疹等。

4.乙型肝炎的病理诊断与鉴别诊断

（1）病理诊断：乙型肝炎的病理诊断主要依赖于肝脏组织的病理学检查。通过取患者的肝脏组织进行活检，可以观察到肝细胞的变性、坏死、炎性细胞浸润以及纤维组织的增生等病理改变。同时，还可以结合免疫学检测和分子生物学检测等方法，进一步确认HBV的感染。

（2）鉴别诊断：乙型肝炎需要与以下疾病进行鉴别诊断。

①甲型肝炎：甲型肝炎起病较急，病程较短，与乙型肝炎的临床表现有所不同。

②丙型肝炎：丙型肝炎主要通过血液传播，其临床表现与乙型肝炎相似，但病毒学检测可加以区分。

③药物性肝炎：药物性肝炎是由药物引起的肝脏损害，其临床表现与乙型肝炎相似，但患者通常有明确的服药史。

5.病理学在乙型肝炎预防与治疗中的应用

（1）预防：①疫苗接种，接种乙肝疫苗是预防乙型肝炎的最有效手段。疫苗可以诱导机体产生保护性抗体，从而防止HBV的感染。②切断传播途径，通过加强血液制品的管理、推广安全注射、避免母婴传播等措施，切断HBV的传播途径。

（2）治疗：①抗病毒治疗，其是乙型肝炎治疗的核心，通过抑制HBV的复制，减轻肝脏的炎症反应和纤维化程度，从而改善患者的预后。常用的抗病毒药物包括干扰素、核苷类药物等。②保肝治疗，其旨在减轻肝脏的损害，促进肝细胞的修复和再生。常用的保肝药物包括多烯磷脂酰胆碱、甘草酸制剂等。③对症治疗，针对乙型肝炎患者的不同症状，采取相应的对症治疗措施，如退热、止咳、补液等。④肝移植，对于终末期肝病患者，肝移植是一种有效的治疗手段。通过移植健康的肝脏，替代病变的肝脏，从而恢复患者的肝功能。

三、新发与再发病毒性传染病的病理学挑战

新发与再发病毒性传染病，作为全球公共卫生领域持续面临的重大挑战，不断考验着人类的智慧与应对能力。从曾经的 SARS、埃博拉病毒，到近年来的 COVID-19、猴痘等，这些病毒的突然出现和迅速传播，不仅揭示了病毒变异与进化的复杂性，也暴露了全球公共卫生体系的脆弱性。这些新发与再发病毒性传染病，不仅给人类健康带来严重威胁，也对病理学研究和防控策略提出了新的挑战。病毒的快速变异、跨物种传播、高效的人传人能力，以及可能引发的严重并发症，使得对病毒的认识、诊断、治疗和预防都面临着前所未有的困难。

1. 病毒变异的病理学影响　病毒变异是指病毒在复制过程中，由于遗传信息的改变而导致病毒特性的变化。这种变化可能使病毒更加适应宿主体内环境，提高致病性、传播效率或逃避宿主免疫系统的攻击。

（1）提高致病性：病毒变异可能导致病毒毒力的增强，使其能够引起更严重的疾病。例如，流感病毒和冠状病毒的变异经常导致新的疫情暴发。其中一些变异株的致病性更强，可能导致更高的死亡率和更严重的临床症状。

（2）增强传播效率：病毒变异也可能改变其传播方式，使其更容易在人群中传播。例如，某些冠状病毒变异株可能通过空气传播，使得病毒在人际的传播更加迅速和广泛。

（3）逃避免疫攻击：病毒变异还可能导致其逃避宿主免疫系统的攻击。这种逃避机制可能包括病毒表面蛋白的变异，使其能够逃避抗体的中和作用，或者改变病毒在细胞内的复制方式，使其能够逃避细胞免疫的识别。

2. 跨物种传播的病理学影响　跨物种传播是指病毒从一种宿主跳到另一种宿主的过程。这种传播可能导致病毒在新宿主中引发新的疫情，甚至可能引发全球大流行。

（1）引发新发传染病：跨物种传播是引发新发传染病的主要原因之一。例如，HIV 病毒最初是从黑猩猩传播到人类的，而 SARS 和 COVID-19 等冠状病毒则可能起源于蝙蝠等野生动物。这些新发传染病对人类健康构成了严重威胁。

（2）增加防控难度：跨物种传播的病毒往往具有更高的不确定性，这使得疫情防控更加困难。由于对新病毒的认识有限，疫苗和药物的研发可能需要更长时间，而病毒的传播速度和范围也可能更加难以控制。

（3）破坏生态平衡：跨物种传播的病毒还可能对生态平衡造成破坏。例如，某些病毒可能导致野生动物的大量死亡，从而破坏食物链和生态平衡。此外，病毒在野生动物中的传播也可能使其成为潜在的病毒库，对人类健康构成长期威胁。

3. 应对策略　为了应对病毒变异和跨物种传播带来的病理学挑战，可采取以下策略。

（1）加强病毒监测和预警：建立完善的病毒监测和预警系统，及时发现和报告新发和再发传染病疫情。这有助于快速响应疫情，减少病毒传播和扩散的风险。

（2）推动疫苗和药物研发：加大对疫苗和药物研发的投入，提高疫苗的有效性和药物的疗效。这有助于降低病毒的致病性和传播效率，减轻疫情对人类社会的影响。

（3）加强国际合作：加强国际合作和交流，共同应对全球性的传染病挑战。通过分享信息、技术和资源，提高全球应对传染病的能力。

第三节　细菌感染性疾病

一、细菌性传染病概述与病理学基础

细菌性传染病作为人类历史上长期存在的公共卫生挑战，至今仍在全球范围内造成重大的健康威胁和经济负担。从常见的结核病、伤寒、霍乱，到近年来频发的耐药菌感染，细菌性传染病以其多样的传播途径、复杂的致病机制及多变的临床表现，持续考验着医学界的智慧与应对能力。

细菌性传染病的病理学基础，是理解其发生、发展与转归的关键。细菌作为一类单细胞微生物，通过不同的感染途径侵入人体，利用宿主细胞提供的营养与生存环境进行繁殖，进而引发局部或全身性的炎症反应。细菌的毒力、数量、感染部位以及宿主的免疫状态，共同决定了疾病的严重程度与预后。在病理学层面，细菌性传染病可引起从轻微的皮肤感染到严重的败血症、脑膜炎等多种病理改变，这些变化不仅揭示了细菌与宿主细胞之间的相互作用，也为疾病的诊断与治疗提供了重要的线索。

（一）细菌性传染病概述

细菌性传染病是由细菌引起的，能在人与人、动物与动物或人与动物之间相互传播的一类疾病。这些疾病具有广泛的传播性，可通过多种途径，如呼吸道、消化道、皮肤黏膜创伤、节肢动物媒介和性传播等方式进行传播。常见的细菌性传染病包括霍乱、结核、伤寒、痢疾等，它们对人类健康构成了严重威胁。

（二）细菌致病机制

细菌的致病机制是一个复杂的过程，涉及多个方面的因素。

（1）侵袭力：指病原菌突破机体的免疫防御机制，在体内黏附定植、繁殖和扩散的能力。这包括菌体的表面结构（如荚膜、鞭毛等）和侵袭性物质（如侵袭性酶、侵袭素等）。

（2）毒素：细菌在生长繁殖过程中产生的损伤宿主细胞并干扰其生理功能的毒性物质。毒素按来源、性质和作用可分为外毒素和内毒素。外毒素主要来源于多数革兰氏阳性（G^+）菌和少数革兰氏阴性（G^-）菌，具有毒性作用极强、免疫原性强、毒性作用有组织选择性的特点；内毒素则主要来源于 G^- 菌，其毒性较外毒素弱，免疫原性也弱，且毒性作用无组织特异性。

（3）侵入数量：有一定毒力和足够数量的病原菌才能引起感染。

（4）侵入途径：不同的细菌有不同的侵入途径。例如，脑膜炎奈瑟菌经呼吸道吸入，伤寒沙门菌经口进入，破伤风梭菌须经深部创伤在厌氧环境下才能发芽繁殖。

（三）抗菌药物的作用原理及病理学意义

抗菌药物是指具有杀菌或抑菌活性的药物，通常包括各种抗生素、磺胺类、喹诺酮类等化学合成药物。抗菌药物的作用原理主要是通过干扰细菌的生理过程来达到杀菌或抑菌的目的。

（1）抑制细菌细胞壁的合成：青霉素类抗生素（如氨苄西林、阿莫西林）和头孢菌素类抗生素（如头孢呋辛、头孢克洛）通过与青霉素结合蛋白结合，抑制转肽作用，破坏细胞壁，使其丧失屏障作用，导致细胞肿胀坏死，从而达到杀菌的作用。

（2）改变胞浆膜的通透性：多肽类抗生素（如多黏菌素 B）可以与胞浆膜中的磷脂结合，破坏胞浆膜，使膜通透性改变，导致细胞质内的蛋白质、氨基酸等外泄，从而导致细菌死亡。

（3）抑制蛋白质的合成：氯霉素、林可霉素等抗生素可以抑制肽酰基转移酶，从而影响细菌蛋白质的合成而不影响人体细胞的功能，达到杀菌的目的。

（4）影响核酸和叶酸代谢：细菌不能利用环境中的叶酸，必须自身合成叶酸供菌体使用。抗菌药物（如盐酸莫西沙星、磺胺嘧啶等）可以影响 DNA 和叶酸的合成，导致细菌生长繁殖不能进行。

抗菌药物的病理学意义在于它们能够干扰细菌的生理过程，从而抑制或杀灭细菌，减轻或消除细菌性传染病对机体的损害。然而，抗菌药物的使用也需要注意合理用药，避免滥用和误用，以免导致细菌耐药性的产生和药物不良反应的发生。

二、典型细菌性传染病案例分析

（一）结核病

1.病原学特点与病理学改变

（1）病原学特点：结核病是由结核分枝杆菌（Mycobaterium tuberculosis，MTB）引起的一种慢性传染病，在世界范围内具有较高的发病率（图34-4）。结核分枝杆菌复合群包括结核分枝杆菌、牛分枝杆菌、非洲分枝杆菌和田鼠分枝杆菌等，其中大多数患者都是由结核分枝杆菌致病。该菌具有较强的传染性和致病性，主要通过呼吸道传播，如排菌的肺结核患者在咳嗽、打喷嚏、大声说话时，会把带有结核菌的飞沫播散到空气中，周围人群吸入带菌飞沫即可能受到传染。

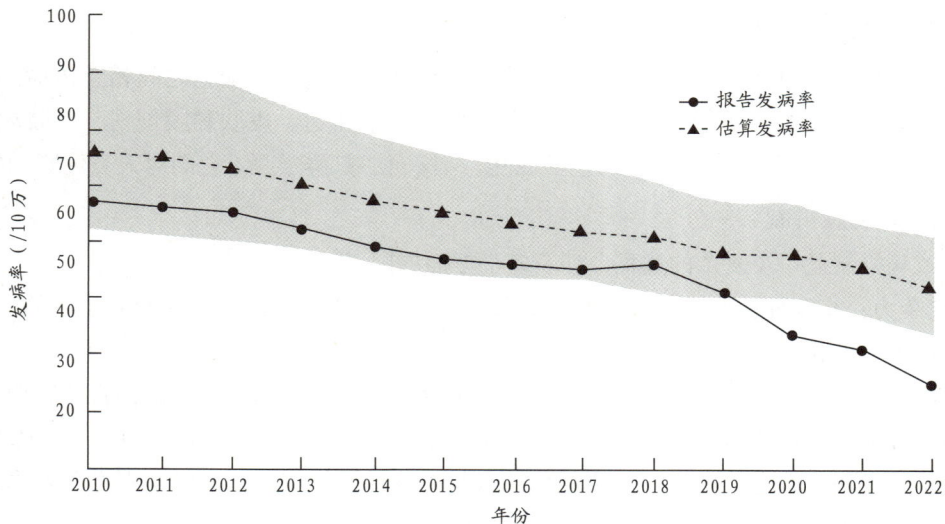

图 34-4　结核病发病率趋势变化图

（2）病理学改变：结核病的病理结果可呈现3种不同的病变类型。

①以渗出为主的病变：通常出现在炎症的早期或机体免疫力低的情况下，菌量多、毒力强或变态反应较强时，病变主要表现为浆液性或浆液纤维素性炎。此型变化好发于肺、浆膜、滑膜和脑膜等处，渗出物可完全被吸收不留痕迹，或转变为以增生为主或以坏死为主的病变。

②以增生为主的病变：发生在菌量较少、毒力较低或机体免疫反应较强时，可形成具有诊断价值的结核结节。当有较强的变态反应发生时，典型的结核结节中央可出现干酪样坏死。

③以坏死为主的病变：出现在菌量大、毒力强、机体抵抗力低或变态反应强烈时，上述两种病变均可继发干酪样坏死或结核坏死灶，对结核病的病理诊断具有一定的意义。坏死灶内含有大量抑制酶活性的物质，有时可因中性粒细胞及巨噬细胞释放大量溶解酶，使干酪样坏死物发生软化和液化，病菌可随液化大量繁殖，更进一步促进液化。液化虽有利于干酪样坏死物的排出，但也可成为病菌在体内蔓延扩散的有利条件，是结核病恶化进展的原因。

2.临床表现　结核病的临床表现与病灶的类型、性质和范围以及机体反应性有关，主要表现如下。

（1）全身症状：发热为结核最常见的全身性症状，常提示结核病的活动和进展。临床多数起病缓慢，长期低热，多见于午后或傍晚，可伴有疲倦、盗汗、食欲下降、体重减轻等。病变扩展时可出现高热、咳嗽、胸痛或全身衰竭等。

（2）呼吸系统症状：主要表现为咳嗽、咳痰、咯血和胸痛等。咳嗽是肺结核的常见症状，一般咳嗽轻微、干咳或少量黏液痰，继发细菌感染时痰呈脓性。肺结核患者可有不同程度的咯血。当炎症波及壁层胸膜时，相应胸壁有刺痛，一般并不剧烈，可随呼吸和咳嗽加重（图34-5）。

（3）其他系统表现：淋巴结结核常出现无痛性淋巴结肿大，可坏死液化、破溃、瘘管形成等（图34-6）。

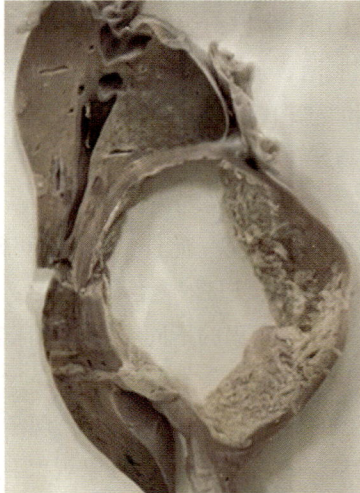
图34-5 开放性继发性肺结核（空洞腔大，与外界相通，壁灰白，有颗粒物残留，呈干酪样坏死）

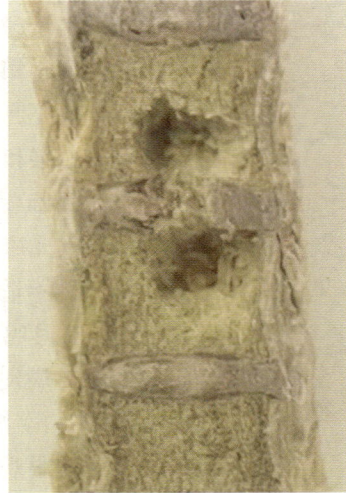
图34-6 椎骨结核（坏死物排出后形成脓腔，"冷脓肿"，镜下大片组织坏死，无超微结构）

此外，结核病还可能侵犯神经系统、消化系统、泌尿生殖系统等，导致相应的症状。

3. 病理诊断与治疗原则

（1）病理诊断：主要通过经皮肺穿刺活检或经支气管镜肺活检或手术活检获取组织标本，通过病理进行诊断。结核病典型的病理表现为肉芽肿伴干酪样坏死。同时，还可结合临床症状、体征和影像学检查等多方面信息进行诊断。

（2）治疗原则：结核病的治疗原则为早期、规律、全程、适量、联合。主要采用化学治疗，常用的抗结核药物包括异烟肼、利福平、吡嗪酰胺、乙胺丁醇等。整个治疗方案分强化期和巩固期两个阶段。针对不同类型的肺结核，治疗疗程和时间也是不同的。一般来说，经验性治疗为2个月，以后治疗根据临床症状和病程进行调整。经验治疗结束后，一般需要继续治疗至少4个月，以确保病情稳定。

4. 抗生素耐药性的病理学机制
结核分枝杆菌的耐药性是一个严重的问题，其病理学机制主要包括原发性耐药和获得性耐药。

（1）原发性耐药：主要包括细胞壁结构与组分变化，使细胞壁通透性改变，药物通透性降低；产生降解或灭活酶类，改变了药物作用靶位；以及存在活跃的药物外排泵系统，能将菌体内药物泵出，使胞内药物浓度不能有效抑制或杀死分枝杆菌。

（2）获得性耐药：主要包括基因突变或获得外源性耐药基因，导致结核分枝杆菌对药物的敏感性降低；以及通过补偿性进化来回补耐药突变导致的适应性代价，提高耐药菌株的生存能力。

耐药性的产生使得结核病的治疗更加困难。因此，需要加强对结核分枝杆菌耐药性的监测和研究。制订合理的治疗方案，以减少耐药性的产生和传播。同时，也需要加强结核病的防控工作，降低结核病的发病率和死亡率。

（二）伤寒

伤寒是一种由伤寒杆菌（又称伤寒沙门菌）引起的急性肠道传染病。

1. 病原学特点与病理学改变

（1）病原学特点：伤寒杆菌为伤寒的病原体，属于沙门菌属中的 D 群。菌体呈短杆状，革兰氏染色阴性。伤寒杆菌在自然界中抵抗力较强，耐低温，但对阳光、热、干燥抵抗力差，加热至 60 ℃ 15 分钟或煮沸后即可杀灭；对一般化学消毒剂敏感，5% 苯酚 5 分钟即可杀灭。菌体裂解时释放出内毒素，在发病过程中起重要作用。

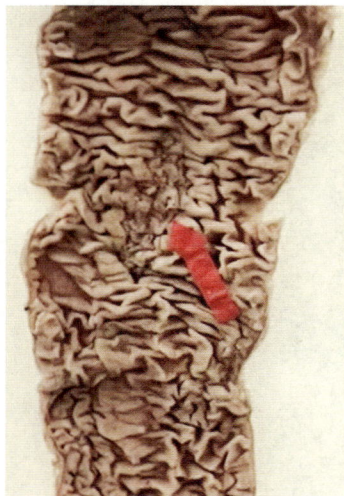

图 34-7　肠伤寒（伤寒杆菌导致增生为主，呈肉芽肿性炎，伤寒溃疡长轴与肠管长轴平行）

（2）病理学改变：伤寒的基本病理特征为持续性菌血症和毒血症，单核吞噬系统的增殖反应。主要病理改变为回肠下段淋巴组织增生、肿胀、坏死和溃疡形成。病程第 1 周，淋巴组织增生肿胀；第 2 周肿大的淋巴结发生坏死；第 3 周坏死组织脱落，形成溃疡；第 4 周后溃疡逐渐愈合，不留瘢痕。病变多局限于黏膜和黏膜下层，若坏死和溃疡累及血管可引起肠出血，侵入肌层和浆膜层可引起肠穿孔（图 34-7）。

2. 临床表现　伤寒的典型临床表现为持续发热、表情淡漠、相对缓脉、玫瑰疹、肝脾大和白细胞减少等。此外，患者还可能出现消化道症状，如腹部不适、腹胀、便秘或腹泻，以及神经系统症状，如精神恍惚、反应迟钝、耳鸣、听力减退等。根据病程的不同阶段，临床表现也会有所差异。

3. 病理诊断与治疗原则

（1）病理诊断：伤寒的病理诊断主要依据病理学检查，包括肠道病变的肉眼观察和显微镜检查。在显微镜下，可以观察到伤寒细胞（吞噬细胞吞噬淋巴细胞、红细胞和伤寒杆菌及坏死组织碎片）和伤寒肉芽肿（伤寒细胞聚集成团形成的小结节）。此外，细菌学检查也是诊断伤寒的重要方法，包括血培养、骨髓培养、粪便培养等。其中，血培养是最常用的确诊方法，骨髓培养阳性率高于血培养，尤其适用于已用抗生素或血培养阴性者。

（2）治疗原则：伤寒的治疗原则包括一般治疗、对症治疗和病原治疗。一般治疗包括卧床休息、隔离、饮食与补液等。对症治疗主要针对患者的具体症状进行，如降温、镇静、止血等。病原治疗是伤寒治疗的关键，应尽早使用有效的抗生素，首选药物为第三代喹诺酮类药物，如左氧氟沙星、环丙沙星等。对于儿童、孕妇以及哺乳期妇女等不宜使用喹诺酮类药物的患者，可选用第三代头孢菌素等其他有效抗生素。

4. 抗生素耐药性的病理学机制　伤寒杆菌通过多种机制对抗生素产生耐药性，包括改变细胞壁结构、改变药物靶位、增加药物外排泵等。常见的伤寒抗生素耐药类型包括耐氯霉素、耐氟喹诺酮类、耐 β - 内酰胺类等。这些耐药性的产生与抗生素滥用、不规范使用等因素有关。抗生素耐药性使得伤寒的治疗变得更加困难，增加了患者的发病率和死亡率，也增加了医疗成本和社会负担。

（三）细菌性痢疾

细菌性痢疾（bacillary dysentery），亦称志贺菌病（shigellosis），是一种由志贺菌属（痢疾杆菌）引起的肠道传染病。

1. 病原学特点与病理学改变

（1）病原学特点：引起细菌性痢疾的病原菌为志贺菌，又称痢疾杆菌，属于肠杆菌科志贺菌属，为兼性厌氧的革兰氏阴性杆菌。志贺菌有菌毛、无鞭毛、荚膜及芽孢，不具动力，最适宜于需氧生长。按抗原结构和生化反应不同，志贺菌可分为 4 群（痢疾志贺菌、福氏志贺菌、鲍氏志贺菌、宋氏志贺菌）和 51 个血清型。我国以福氏和宋氏志贺菌占优势，某些地区仍有痢疾志贺菌流行。

志贺菌进入机体后是否发病与细菌数量、致病力和人体抵抗力有关。其中，痢疾志贺菌的毒力最强，可引起严重症状；宋氏志贺菌感染多呈不典型发作；福氏志贺菌感染易转为慢性。所有志贺菌均能产生内毒素和外毒素，内毒素可引起全身反应，如发热、毒血症、感染性休克及重要脏器功能衰竭；外毒素有肠毒素、神经毒素和细胞毒素，可导致相应的临床症状。

（2）病理学改变：志贺菌经消化道感染人体后，主要侵犯结肠黏膜，引起炎症反应和小血管循环障碍，导致肠黏膜炎症、坏死及溃疡。病变主要累及直肠、乙状结肠，严重时可波及整个结肠和回肠末端。志贺菌产生的内毒素和外毒素可诱发局部组织坏死和溃疡形成，同时炎症反应加剧了毛细血管通透性的增加，导致血液渗出至肠道内容物中（图34-8、图34-9）。

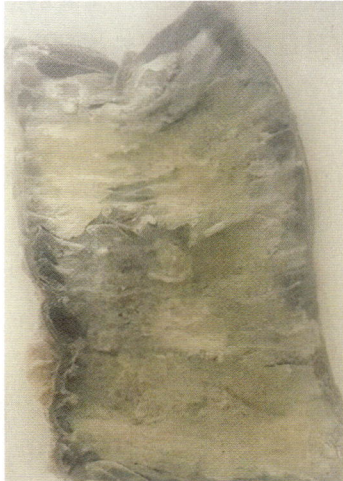

图34-8 急性细菌性痢疾（结肠黏膜纤维素性炎，或假膜性炎，伪膜脱落后有溃疡）

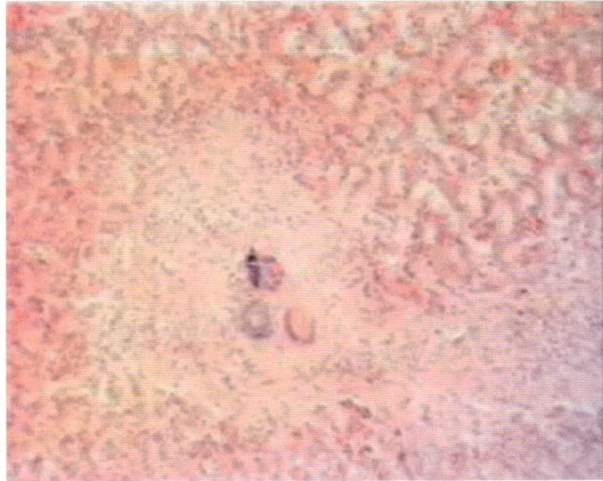

图34-9 急性细菌性痢疾病理学

2. 临床表现 细菌性痢疾的临床表现多样，可分为普通型、轻型、重型和中毒型四种类型。

（1）普通型：起病急，有中度毒血症表现，如畏寒、发热（可达39 ℃）、乏力、食欲减退、恶心、呕吐、腹痛、腹泻、里急后重等。稀便转成脓血便，每日数十次，量少，失水不显著。一般病程为1～2周。

（2）轻型：全身中毒症状、腹痛、里急后重均不明显，可有低热、糊状或水样便，混有少量黏液，无脓血，一般每日10次以下。一般病程3～6天，少数可转为慢性。

（3）重型：有严重全身中毒症状及肠道症状。起病急、高热、恶心、呕吐，剧烈腹痛及腹部（尤为左下腹）压痛，里急后重明显，脓血便，便次频繁，甚至失禁。病情进展快，患者明显失水，四肢发冷，极度衰竭，易发生休克。

（4）中毒型：此型多见于2～7岁儿童。起病急骤，全身中毒症状明显，高热达40 ℃以上，而肠道炎症反应极轻。这是由于痢疾杆菌内毒素的作用，可能与某些儿童的特异性体质有关。

3. 病理诊断与治疗原则

（1）病理诊断：根据流行病史、症状、体征及实验室检查结果，可初步作出诊断。病原学检查可以确诊，例如粪便培养志贺菌阳性。

（2）治疗原则：①抗菌药物治疗，抗菌药物的选择需要根据细菌培养、药敏试验的结果，以及当地细菌的耐药性来选择。常用的有喹诺酮类药物，如环丙沙星、氧氟沙星，以及头孢菌素类药物，如头孢呋辛、头孢克肟等。但由于细菌耐药性的不断增强，抗菌药物的使用也会越来越广泛，建议遵医嘱用药。②对症药物治疗，患者出现腹痛、腹泻等胃肠道症状时，可服用一些解痉止痛的药物，如颠茄片、阿托品等；出现高热时可使用一些退热药物，如对乙酰氨基酚、布洛芬等。③补液治疗，细菌性痢疾患者可出现腹泻、呕吐等症状，大量脱水时，要及时补充水分，必要时可进行静脉输液，避免出现水电解质紊乱。④其他，由于细菌性痢疾具有一定的传染性，因此在诊断后，患者应采取隔离治疗，以免传染给他人。同时要对患者的生活环境进行消毒，注意手部卫生，饭前便后勤洗手。

4. 抗生素耐药性的病理学机制 细菌有两种方法保护自己免受外来有毒分子的伤害：一是分裂时积累有利基因突变，改变抗生素的作用靶点或阻止其进入细胞，使其无效；二是通过抗生素耐药性基因转移，让一个细胞的 DNA 片段转移到另一个细胞中。质粒的基因转移作用十分惊人，可以在不同物种之间转移遗传物质，而且一个质粒能同时携带多种耐药性的基因。共生细菌接收到的质粒，不仅含有耐药性基因，而且不适应肠道生态系统，导致了耐药性在微生物群中传播。

三、抗生素的合理使用与病理学指导

抗生素作为对抗细菌感染的重要武器，其合理使用直接关系到疾病的治疗效果、患者的康复进程乃至公共卫生安全。然而，随着抗生素的广泛应用，细菌耐药性问题日益严峻，不仅挑战着现有的医疗体系，也对人类健康构成了新的威胁。在抗生素的使用过程中，病理学不仅为细菌感染的诊断提供了金标准，还通过深入分析感染部位的组织病理变化，指导了抗生素的选择、疗程的确定以及疗效的评估。此外，病理学研究还揭示了细菌耐药性的产生机制，为开发新型抗生素、优化治疗方案提供了科学依据。

（一）抗生素的耐药机制

抗生素耐药性（antibiotic resistance）是耐药性（即抗药性）的一种，具体指的是部分微生物（尤其是病原微生物）对原本敏感的抗生素产生高度耐受的特性，使得抗生素失去或减少了对细菌的杀灭或抑制作用。耐药机制主要包括以下几个方面。

（1）基因突变：细菌的基因可以在繁殖过程中发生变异，导致细菌获得对抗生素的耐受性。这些基因突变可以改变细菌的代谢途径、药物靶点结构或药物转运系统，使抗生素难以对其产生作用。

（2）氨基酸替代：细菌可以通过改变其蛋白质的氨基酸序列，改变抗生素与其药物靶点的结合方式，使抗生素难以发挥作用。

（3）横向基因转移：鞭毛运动和转座子是细菌在横向基因转移中起到重要作用的元素。细菌通过鞭毛运动或质粒中的转座子，能够传递耐药基因给其他细菌，从而使整个群体对抗生素产生耐药性。

（4）产生灭活酶：细菌通过产生灭活酶来使抗菌药物失活是耐药性产生的最重要机制之一。这种机制使得抗菌药物在作用于细菌之前就被酶破坏，从而失去抗菌活性。

（5）抗菌药物作用靶位改变：细菌可以改变细胞内膜上与抗生素结合部位的靶蛋白，降低与抗生素的亲和力，使抗生素不能与其结合，导致抗菌失败。

（6）改变细菌外膜通透性：细菌接触抗生素后，可以通过改变通道蛋白性质和数量来降低细菌的膜通透性而产生获得性耐药性。

（7）细菌生物被膜的形成：当细菌以生物被膜形式存在时耐药性明显增强，抗生素应用不能有效清除，还可诱导耐药性产生。

（二）耐药现状的病理学分析

目前，抗生素耐药性问题已经成为全球性的公共卫生挑战。耐药现状的病理学分析显示：

（1）耐药菌株日益增多。抗生素的滥用和不合理使用，导致耐药菌株的数量不断增加。这些耐药菌株对多种抗生素都产生了抵抗力，使得传统的抗生素治疗难以取得良好的效果。

（2）感染难以治愈。耐药菌株的出现导致感染难以治愈，患者的病程延长，治疗费用增加。在某些情况下，耐药菌株甚至可能导致患者死亡。

（3）新药研发困难。耐药基因的产生及传播，导致研发新型抗生素的过程变得更加复杂和耗时。药理学家需要探索新的分子靶点，开发更为有效的化合物，以应对不断出现的抗生素耐药性。

（三）抗生素的合理使用与病理学指导

为了应对抗生素耐药性问题，必须合理使用抗生素，并遵循病理学指导。

（1）明确诊断：在使用抗生素前，应对感染病原体进行明确诊断，以便有针对性地选择合适的抗生素。

（2）药物选择：根据感染病原体的种类、病情严重程度及患者的药物过敏史等因素，选择合适的

抗生素。避免盲目使用广谱抗生素，以减少耐药性的风险。

（3）剂量与疗程：按照医生的建议，使用适量的抗生素，并遵循完整的疗程。不要自行增减剂量或提前停药，以免影响治疗效果和增加耐药性的风险。

（4）联合用药：在必要情况下，可根据医生建议采用联合用药策略，以提高治疗效果。但需注意避免无意义的联合用药，以减少耐药性的产生。

（5）加强监管：政府应加强对抗生素生产、销售和使用的监管力度，减少抗生素滥用现象。同时，医疗机构也应建立有效的感染监控体系，及时发现和遏制耐药菌株的传播。

（6）促进新药研发：政府和企业应加大对新型抗菌药物研究的投入力度，开发新的药物品种和作用机制，以应对耐药性挑战。

第四节　真菌感染性疾病

一、真菌性传染病概述与病理学特点

真菌性传染病作为一类由真菌病原体引起的感染性疾病，近年来在全球范围内呈现出日益严峻的趋势，不仅威胁着人类的健康与生命安全，也对现有的医疗体系提出了严峻考验。

（一）真菌致病条件

真菌作为一类独特的微生物，真菌致病条件主要包括以下几个方面。

（1）温暖潮湿环境：真菌喜温暖潮湿的环境，浅部真菌最适宜的温度为 22 ～ 28 ℃。在夏季，特别是梅雨季节，真菌变态反应的发病增多，尤其在南方地区更为显著。

（2）氧气与营养物质：大多数真菌需要氧气进行繁殖，且需要碳、氮和各种矿物质作为营养物质。这些条件在人体皮肤、黏膜等部位容易得到满足，从而引发感染。

（3）机体抵抗力降低：长期使用激素、患有慢性病或长期多次照射 X 线的人，由于机体抵抗力降低，真菌容易有机可乘，导致感染。

（4）局部皮肤情况：局部皮肤的不透气、潮湿、不干净等条件，如经常穿胶鞋或皮鞋、双手长时间浸泡在水中等，都容易引发真菌感染。

（二）感染类型

真菌性传染病根据感染部位和病原体的不同，可以分为多种类型。

（1）浅部真菌感染：主要侵犯皮肤、毛发和指（趾）甲，如足癣、股癣、甲癣等。这些感染通常表现为皮肤瘙痒、红肿、水疱等症状，严重时可引起皮肤溃烂。

（2）深部真菌感染：能侵犯人体皮肤、黏膜、深部组织和内脏，甚至引起全身播散性感染。如念珠菌病、霉菌病等，这些感染可能表现为发热、咳嗽、胸痛、皮肤发炎、疼痛等症状。

（三）病理学意义

真菌性传染病的病理学意义主要体现在以下几个方面。

（1）组织损伤与炎症反应：真菌感染后，真菌菌丝和孢子会侵入组织细胞，导致组织损伤。同时，机体会产生炎症反应，如中性粒细胞浸润、巨噬细胞吞噬等，以清除病原体和修复受损组织。

（2）免疫应答与病理变化：真菌感染可引发机体的免疫应答，包括体液免疫和细胞免疫。然而，过度的免疫应答也可能导致病理变化，如组织坏死、炎症反应加剧等。

（3）传播与流行：真菌性传染病可通过接触传播、呼吸道传播和消化道传播等多种途径传播。在特定条件下，如温暖潮湿的环境、机体抵抗力降低等，真菌性传染病容易在人群中传播和流行。

（4）诊断与治疗：了解真菌性传染病的病理学特点有助于诊断与治疗。通过病理学检查，可以确定感染部位、病原体种类及感染程度。同时，根据病理学特点选择合适的抗真菌药物和治疗方法，以提高治疗效果和减少并发症的发生。

二、典型真菌性传染病案例分析

（一）深部真菌病

深部真菌病，即由深部真菌引起的感染性疾病，因其发病隐匿、诊断困难、治疗棘手而备受医学界关注。这类疾病不仅侵袭范围广泛，涉及皮肤、黏膜下层、肌肉、骨骼乃至内脏等多个器官系统，而且往往在患者免疫力低下、存在基础疾病或接受侵入性医疗操作时悄然发生，严重威胁着患者的生命质量与安全。深部真菌病的病原体多样，包括念珠菌属、隐球菌属、曲霉属、肺孢子菌属等，它们各自拥有独特的生物学特性与致病潜能。这些真菌在特定条件下，能够突破人体防御屏障，侵入深部组织或血液，引发一系列复杂的病理生理过程。从轻微的局部感染到危及生命的全身性播散，深部真菌病的临床表现多样，诊断与治疗均需基于详尽的病史询问、体格检查、实验室检测及影像学评估，综合考量。

1. 病理学特点与病理学改变

（1）深部真菌病的病理学表现多种多样，根据感染部位和病原体的不同，可能呈现不同的症状。

①精神状态改变：如昏睡、淡漠或谵语、一过性意识障碍。

②体温变化：体温可能呈稽留热或不规则热，有的高达 40 ℃，也有的因同时使用激素及免疫抑制剂而体温不高。

③呼吸道感染：表现为胶冻样痰，黏稠，可抽出长丝。晚期可能出现呼吸浅快、困难，肺部可有啰音，有的表现为哮喘样发作。咯血常见于肺曲霉病，占 50% ~ 85%。

④消化道感染：可能出现腹泻等症状。

⑤皮肤黏膜受损：好发于新生儿和肥胖多汗小婴儿的皮肤皱褶处，尤其是肛周、臀部、外阴及腹股沟等尿布包裹区最易受损。黏膜受损最常表现为鹅口疮。

（2）病理学改变：深部真菌病的病原学特征主要包括多种致病性真菌，如假丝酵母菌、隐球菌、曲霉菌等。这些真菌在人体内可引起不同的病理学改变。

①假丝酵母菌：可引起假丝酵母菌病，其病理改变包括炎症、化脓和肉芽肿等。黏膜病变可形成假膜，假膜脱落后形成灶性糜烂和出血性溃疡；内脏病变多呈肉芽肿改变（图34-10）。

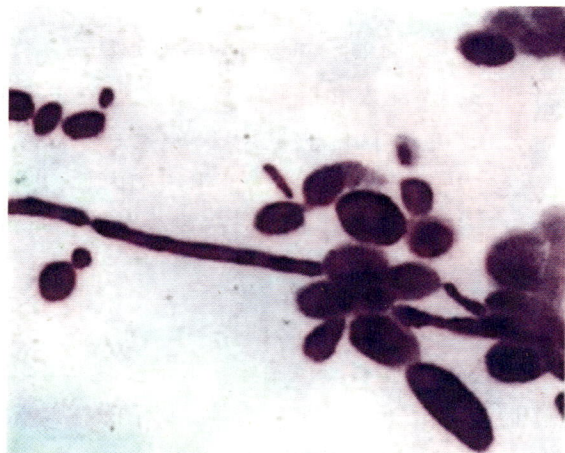

图 34-10　假丝酵母菌

②隐球菌：引起隐球菌病，其病理改变在早期为弥漫性浸润渗出性病变，晚期为肉芽肿形成。新型隐球菌广泛存在于土壤、干鸽粪、水果、蔬菜、正常人皮肤和粪便中，可经呼吸道或皮肤黏膜破损处侵入人体（图 34-11）。

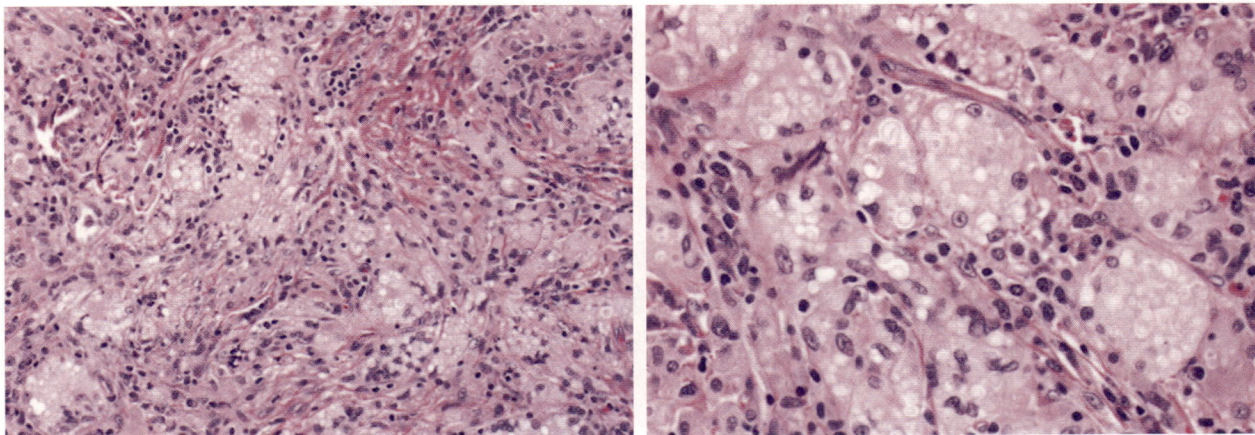

图 34-11 隐球菌（导致大量巨细胞肉芽肿，巨细胞胞质呈泡沫状）

③曲霉菌：引起曲霉菌病，其病理学改变可能包括菌丝和孢子在组织中的扩散，导致组织坏死和炎症反应（图 34-12）。

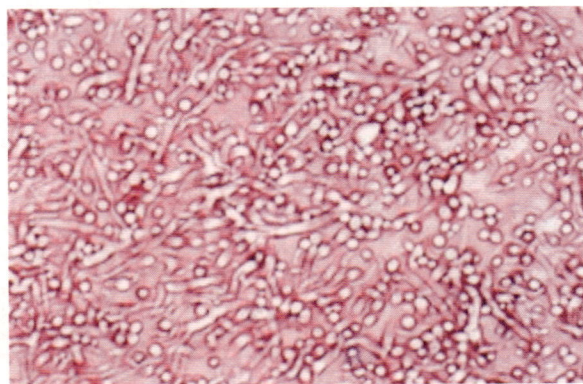

图 34-12 曲霉菌

2. 诊断　深部真菌病的诊断通常需要通过多种检查手段进行综合判断。

（1）病原学检查：如痰液直接涂片、抗酸染色镜检、支气管肺泡灌洗液培养、体腔积液或者分泌物培养等。如果在上述样本中发现有典型的病原体形态，则可初步诊断为该疾病。

（2）影像学检查：如胸部 X 线、CT、超声、核磁共振等，有助于医生了解患者病变部位的情况，并辅助判断是否存在其他并发症。

（3）实验室检查：包括外周血常规、肝肾功能、电解质、血糖、血沉、C 反应蛋白等指标的检测，可以帮助医生评估患者的病情严重程度并指导相应的治疗。

（4）免疫学检查：常用的有抗真菌抗体检测、细胞因子释放试验等方法，可以协助诊断某些类型的真菌感染。

（5）病理活检：通过对病变组织进行取样和病理学分析，以确定是否存在真菌感染及其类型和范围。

3. 治疗与预防的病理学依据

（1）治疗：治疗深部真菌病的关键是早期有效的抗真菌治疗。常用的抗真菌药物包括三唑类抗真菌药（如氟康唑、伊曲康唑和伏立康唑）、棘球白素类（如卡泊芬净）等。治疗方案应根据患者的具体情况进行选择，并遵循医嘱进行治疗。对于局限性黏膜假丝酵母菌病，如口腔或食管真菌感染无并发症者，可局部治疗；对于侵袭性假丝酵母菌病，应选择全身性抗真菌治疗。

（2）预防：预防深部真菌病的关键在于加强个人卫生、保持皮肤清洁干燥、避免用手抓挠等。同时，对于长期使用免疫抑制剂或广谱抗生素的患者，应定期进行真菌检测，及时发现并处理真菌感染。此外，对于存在真菌感染风险的患者，如糖尿病患者、慢性病患者等，应积极治疗原发病，提高机体抵抗力，以减少真菌感染的发生。

（二）浅部真菌病

作为一类由皮肤癣菌等浅表真菌引起的感染性疾病，浅部真菌病以其高发性、易复发性及广泛传播性，成为皮肤科门诊最常见的疾病之一。这类疾病不仅给患者带来瘙痒、疼痛、脱屑等不适症状，还可能因皮损影响美观，造成心理负担，甚至在某些情况下，成为传染源，威胁公共卫生安全。浅部真菌病的病原体主要包括毛癣菌属、小孢子菌属及表皮癣菌属等，它们通过直接接触感染、间接接触传播或自身接种等方式，在人与人之间、人与动物之间以及人与污染环境之间传播。这些真菌喜温暖潮湿环境，常侵犯皮肤角质层、毛发及甲板，引发足癣、手癣、股癣、体癣、头癣及甲癣等多种临床表现。

1. 病理学表现与病理学表现

（1）病理学特点：浅部真菌病的病理学特点主要体现在皮肤、毛发和指甲等浅表组织的感染上。常见症状如下。

①皮肤感染：表现为皮肤瘙痒、红肿、脱屑、水疱等症状。这些症状可能单独出现，也可能同时出现。例如，头癣可能导致头皮瘙痒、脱屑和水疱，而足癣则可能导致足部皮肤瘙痒、脱屑和水疱，并可能伴有难闻的恶臭（图34-13）。

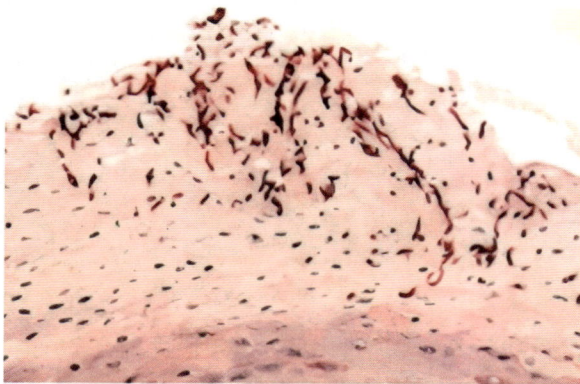

图34-13　念珠菌病变部上皮斑

②毛发感染：毛发可能变得干枯、弯曲，并出现断发现象。例如，头癣患者的头发可能变得干枯，失去光泽，并在距离头皮一定距离处折断。

③指甲感染：指甲可能增厚、变色、变形，甚至脱落。例如，甲癣患者的指甲可能变得浑浊、增厚，并出现裂纹。

（2）病理学改变：浅部真菌病的病原学特征主要由多种皮肤丝状菌引起，这些真菌侵犯皮肤、毛发、指甲等角化组织，引起癣症。常见的致病菌包括毛癣菌属、表皮癣菌属和小孢子癣菌属等。这些真菌在感染部位产生菌丝和孢子，菌丝深入角化组织内生成营养菌丝体，纵横交织成网状，孢子可排列成链状或零散分布。浅部真菌病病灶可见有隔菌丝和关节孢子，菌丝深入角化组织内生成营养菌丝体，纵横交织成网状。孢子可排列成链状或零散分布，在病发上可见孢子在毛干外排成厚鞘（毛外型感染）或毛干内排列成串（毛内型感染）。

2. 诊断　浅部真菌病的诊断主要依据病史、临床表现和实验室检查。具体诊断方法如下。

（1）真菌显微镜检查：选取皮损边缘的鳞屑或病发进行显微镜检查，观察菌丝和孢子的形态和排列方式，以确诊真菌感染。

（2）真菌培养：从病灶取来的鳞屑、毛发或疱膜接种在培养基上，进行真菌培养，观察菌落的生长情况和形态特征，以进一步确认病原菌的种类。

（3）滤过紫外线灯检查：利用滤过紫外线灯照射病灶，观察真菌在紫外线下的荧光反应，为诊断提供重要参考。

3. 治疗与预防的病理学依据　浅部真菌病的治疗与预防需要基于病理学依据进行。

（1）治疗：①外用抗真菌药物，如利拉萘酯乳膏、联苯苄唑霜、特比萘芬乳膏等。这些药物可以直接作用于病灶，抑制真菌的生长和繁殖。②口服抗真菌药物，对于病情较重或局部治疗效果不佳的患者，可考虑使用口服抗真菌药物，如伊曲康唑、氟康唑等。这些药物可以通过血液循环到达病灶，发挥全身性的治疗作用。③物理治疗，如紫外线照射、激光治疗等，可以辅助药物治疗，提高疗效。

（2）预防：①保持个人卫生。勤洗澡、勤换洗衣物，保持皮肤清洁干燥。避免穿紧身衣物，以减少皮肤与衣物的摩擦和潮湿环境。②避免接触感染源。避免与患有浅部真菌病的人或动物接触，避免使用公共物品，如毛巾、拖鞋等。③提高免疫力。均衡饮食，多吃蔬菜水果，少吃油腻食物；保证充足的睡眠和适量的运动；保持乐观积极的心态，避免过度紧张和焦虑。这些措施可以增强机体抵抗力，减少真菌感染的发生。

三、真菌感染的预防、控制与病理学评估

在微生物与人体共生的复杂生态系统中，真菌感染以其独特的致病机制与广泛的传播路径，对人类健康构成了不容忽视的威胁。从浅部皮肤感染到深部系统性感染，真菌感染不仅影响患者的生活质量，更在特定情况下，如免疫系统受损或接受医疗干预时，引发严重甚至致命的并发症。因此，构建有效的真菌感染预防控制体系，成为维护公共卫生安全、保障个体健康的重要任务。

（一）真菌感染的预防

预防真菌感染的关键在于切断感染途径，提高机体抵抗力。具体措施包括改善生活习惯、合理饮食、增强免疫力、避免滥用药物等几个方面。长时间或大量使用抗生素、糖皮质激素等容易诱发真菌感染，如需使用，应在医生指导下进行。

（二）真菌感染的控制

一旦感染真菌，应尽快采取措施进行控制，防止病情恶化。

（1）早期诊断与治疗：真菌感染的症状可能较轻，但也可能迅速发展为全身感染。因此，一旦出现相关症状，如皮肤瘙痒、红肿、水疱等，应及时就医进行诊断和治疗。

（2）抗真菌药物治疗：根据病情选择合适的抗真菌药物，如外用抗真菌药物（克霉唑、酮康唑等）或内服抗真菌药物（氟康唑、伊曲康唑等）。这些药物能有效地抑制真菌生长繁殖，缓解症状，促进痊愈。

（3）保持患部清洁干燥：保持感染部位的清洁和干燥对治疗真菌感染至关重要。患者应每天清洗患部，使用温水和中性肥皂，避免使用刺激性强的清洁产品。洗净后要彻底擦干，避免水分残留，以免为真菌提供生长环境。

（4）隔离与消毒：对于具有传染性的真菌感染，如体癣、股癣等，应进行隔离治疗，避免与健康人接触。同时，对患者的衣物、床单等物品进行消毒处理，防止交叉感染。

（三）真菌感染的病理学评估

病理学评估是诊断真菌感染的重要手段，有助于了解病情严重程度、制订治疗方案和评估治疗效果。

（1）真菌培养与鉴定：采集患者标本进行真菌培养，观察菌落形态、生长速度等特征，以鉴定真菌种类。这是诊断真菌感染的金标准。

（2）组织病理学检查：通过活检或刮取病变组织进行病理学检查，观察组织细胞的变性、坏死和凋亡情况，以及真菌菌丝和孢子的形态和分布。这有助于了解病情严重程度和制订治疗方案。

（3）免疫学检测：利用特异性抗体检测患者标本中的真菌抗原，如念珠菌抗原等，辅助诊断真菌感染。同时，检测机体的免疫应答情况，评估机体的抵抗力。

（4）影像学检查：如 X 线、CT、MRI 等，有助于发现真菌感染引起的肺部、脑部等部位的病变，评估感染范围及严重程度。

第五节　寄生虫感染性疾病

一、寄生虫病概述与病理学基础

寄生虫病是由寄生虫侵入人体或其他动物体内，并在其中生长、发育和繁殖所引起的疾病。寄生虫种类繁多，分布广泛，对人类健康构成严重威胁。寄生虫病不仅影响患者的身体健康，还可能导致心理障碍和社会问题。

（一）寄生虫病概述

寄生虫病是一类由寄生虫侵入人体而引起的疾病，这些寄生虫可以是原生动物、蠕虫或节肢动物，它们通过不同的途径如消化道、皮肤、血液等进入宿主体内。这类疾病在全球范围内广泛分布，尤其在热带和亚热带地区更为常见，对公共卫生构成严重威胁。寄生虫在宿主体内寄生时，可通过吸取营养、产生毒素、机械性损伤等方式对宿主造成损害，引发多种多样的临床症状，从轻微的消化不适到严重的器官功能衰竭乃至死亡。

（二）寄生虫生活史

寄生虫生活史指寄生虫生长、发育和繁殖的全过程。寄生虫的特点是其发育过程复杂，繁殖能力极强，对各种环境有很高的适应性和抵抗力。寄生虫生活史可概括为两类。

1. 土源性寄生虫　土源性寄生虫的生活史相对简单，发育过程中不需要经过中间宿主。这类寄生虫的卵壳通常很厚，能够抵抗不良环境。它们在地面发育成感染性虫卵后，直接感染宿主。例如：蛔虫寄生于人体小肠内，以肠道内半消化的食物为食，其卵壳较厚，能抵抗不良环境，繁殖能力非常强，在地面发育成感染性虫卵后直接感染宿主。鞭虫同样具有很厚的卵壳，能在地面发育成感染性虫卵后直接感染宿主。钩虫卵壳很薄，发育迅速，在很短的时间内即孵出幼虫，幼虫在地面继续发育成感染性幼虫后直接感染宿主。

2. 生物源性寄生虫　生物源性寄生虫的生活史比较复杂，发育过程中需要经过中间宿主。这类寄生虫通常通过某种媒介（如吸血昆虫、螺类等）来传播。例如：疟原虫通过蚊子的吸血传播，当蚊子叮咬感染疟原虫的人时，疟原虫会进入蚊子体内，并在蚊子体内繁殖；当蚊子再次叮咬其他人时，疟原虫就会进入新的宿主体内。血吸虫由钉螺作为中间宿主，并在钉螺体内还有胞蚴、雷蚴等几期发育，最后放出尾蚴来感染宿主。华支睾吸虫不但须有沼螺等作为第一中间宿主，还须有鱼作为第二中间宿主；由螺体内放出的尾蚴不直接侵害宿主，先侵入鱼体并在鱼的肌肉内形成囊蚴，宿主吃了没有熟透的鱼而感染。猪带绦虫寄生到人体内时，必须通过带有猪囊虫（豆肉）的猪肉才能感染，而猪必须吃了有绦虫病人的粪便才染上猪囊尾蚴病。

（三）寄生虫感染途径

寄生虫感染途径是指寄生虫侵入人体的各种方式，这些途径多种多样，且不同寄生虫的感染途径可能有所不同。以下是寄生虫的几种主要感染途径。

（1）经口感染：是最常见的寄生虫感染途径。感染阶段的寄生虫通过被污染的食物、饮水等经口进入人体。例如：①蛔虫、鞭虫的虫卵在土壤中发育为感染期含蚴卵，人误食含该虫卵的食物而感染。②食用未煮熟的猪肉可能导致绦虫感染。③饮用未经消毒的井水可能引发血吸虫感染。④溶组织内阿米巴、蓝氏贾第鞭毛虫的包囊污染水源，人在饮水时可感染。

（2）经皮肤感染：有些寄生虫可以通过人体皮肤侵入体内。例如：①血吸虫尾蚴、钩虫丝状蚴等寄生虫在感染阶段可通过皮肤侵入人体。②与患者共用剃须刀可能会导致疥疮感染。

（3）经节肢动物传播：一些寄生虫需要节肢动物作为传播媒介。这些寄生虫在节肢动物体内发育至感染阶段，然后通过节肢动物的叮咬或接触侵入人体。节肢动物传播分为机械性传播和生物性传播两种。①机械性传播：蠕虫卵、原虫包囊等通过蟑螂、苍蝇等机械携带，造成病原体的传播，病原体在其体表或体内不增殖。②生物性传播：疟原虫、利什曼原虫、丝虫等寄生虫在蚊、白蛉等节肢动物体内发育至感染阶段，然后通过节肢动物的叮咬侵入人体。

（4）自体感染：有些寄生虫在宿主体内寄生时可造成宿主的再感染。例如，猪带绦虫脱落的孕节由于肠道逆蠕动进入胃，虫卵孵化出六钩蚴而感染。

（5）接触感染：一些寄生虫可以通过人与人之间的直接接触或间接接触传播。例如：①阴道毛滴虫、疥螨、齿龈内阿米巴等可通过性交、同床睡眠、接吻等直接接触感染。②通过共用洗浴用品、衣物等间接接触感染。

（6）经空气传播：某些寄生虫的感染性虫卵或包囊可随空气或飞沫传播。例如，蛲虫卵可飘浮在空气中，并可随呼吸进入人体。弓形虫等也可能通过空气传播。

（7）经胎盘感染：有些寄生虫可通过胎盘屏障由母体传播给胎儿，造成先天性感染。例如，弓形虫、疟原虫等寄生虫可能通过胎盘感染胎儿。

（四）寄生虫病的病理学意义

寄生虫病的病理学意义主要体现在以下几个方面。

（1）了解致病机制：通过研究寄生虫生活史和感染途径，可以深入了解寄生虫的致病机制，为制订有效的防控策略提供科学依据。

（2）指导诊断与治疗：寄生虫病的病理学特征有助于医生进行准确的诊断。同时，了解寄生虫的生物学特性和致病机制，可以指导医生制订合理的治疗方案，提高治疗效果。

（3）预防与控制：了解寄生虫的感染途径和传播方式，可以采取有效的预防措施，如加强个人卫生、避免接触感染源等，以降低寄生虫病的发病率。此外，对于已经感染的患者，可以通过隔离治疗、消毒等措施控制病情的传播。

（4）评估病情与预后：寄生虫病的病理学评估有助于了解病情的严重程度和预后情况。通过观察病理变化、检测相关指标等，可以评估患者的健康状况和治疗效果，为制订后续治疗方案提供依据。

二、典型寄生虫病案例分析

（一）疟疾

疟疾是由疟原虫感染引发的血液寄生虫病，长久以来一直是全球公共卫生领域的重要挑战。作为蚊媒传播疾病的典型代表，疟疾通过按蚊叮咬将疟原虫注入人体，从而在热带和亚热带地区广泛流行，特别是在非洲和东南亚等疟疾高流行区，其影响尤为显著。疟疾不仅导致患者经历发冷、发热、出汗等典型症状，还可能引发脾肿大、贫血，严重时甚至导致脑、肝、肾等多器官损害，危及患者生命。

1.病理学特点与病理学改变

（1）病理学特点：主要体现在疟原虫在人体内的寄生和繁殖过程中，对红细胞和内脏器官的破坏。疟原虫在红细胞内寄生并繁殖，导致红细胞破裂，释放出裂殖子和代谢产物，这些物质刺激机体产生免疫反应，引发发热、寒战等症状。同时，疟原虫还可能侵犯内脏器官，如脑、肝、脾等，导致相应的病理学改变。

（2）病理学改变：疟原虫是一种单细胞原生动物，寄生于人体红细胞内。疟原虫生活史复杂，包括红细胞外期和红细胞内期。红细胞外期主要在肝细胞内进行，红细胞内期则在红细胞内进行。疟原虫通过疟蚊叮咬传播给人类，疟蚊吸血时，将含有疟原虫的子孢子注入人体（图34-14）。病理学改变如下。

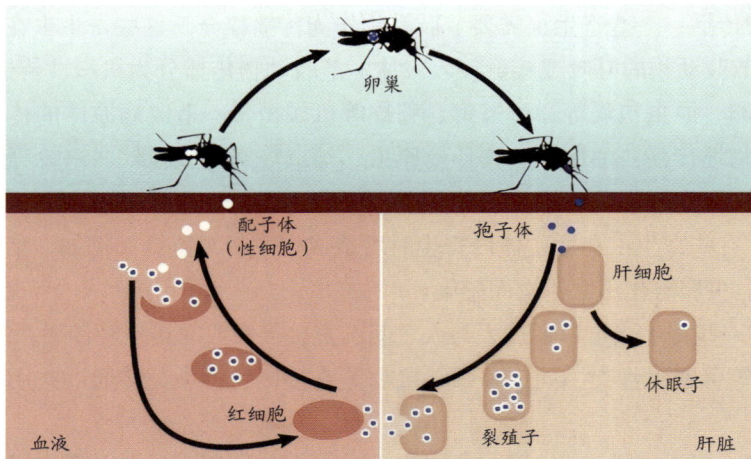

图 34-14　疟疾的传播

①红细胞破裂：疟原虫在红细胞内繁殖，导致红细胞破裂，释放出裂殖子和代谢产物。

②脾脏肿大：疟疾患者脾脏常肿大，脾内巨噬细胞增生，吞噬大量含疟色素的衰老红细胞。

③内脏器官病变：疟原虫可侵犯内脏器官，如脑、肝、肾等，导致炎症、水肿、出血等病变。

2.疟疾的免疫学特点　主要体现在人体对疟原虫感染的免疫反应上，这些反应既包括先天性的非特异性免疫，也包括适应性的特异性免疫。

（1）先天性免疫：是人体对疟原虫感染的第一道防线。皮肤、黏膜等物理屏障能够阻挡疟原虫进入体内。同时，吞噬细胞（如巨噬细胞、中性粒细胞）和自然杀伤细胞（NK细胞）等免疫细胞能够非特异性地识别并杀伤疟原虫或其感染的细胞，从而限制疟原虫在体内的扩散。

（2）适应性免疫：是人体对疟原虫感染的主要免疫反应，包括体液免疫和细胞免疫两个方面。①体液免疫：人体在感染疟原虫后，会产生针对疟原虫及其代谢产物的特异性抗体。这些抗体能够中和疟原虫的毒性，阻止其进入红细胞或阻止其在红细胞内的繁殖。此外，抗体还能够促进吞噬细胞对疟原虫的吞噬和杀伤。②细胞免疫：人体在感染疟原虫后，还会激活T细胞等免疫细胞。这些细胞能够特异性地识别并杀伤被疟原虫感染的细胞，从而清除体内的疟原虫。此外，T细胞还能分泌细胞因子等免疫调节物质，调节机体的免疫反应。

然而，疟疾的免疫学特点也具有一定的复杂性。一方面，人体对疟原虫的免疫反应往往不够强烈或不够持久，导致疟疾容易复发或再感染。另一方面，疟原虫也能够通过变异等方式逃避人体的免疫反应，从而继续在体内繁殖和扩散。因此，在疟疾的防治中，除依靠人体的免疫反应外，还需要采取其他措施，如使用抗疟药物、接种疫苗等，以便有效地控制疟疾的传播和流行。

3.临床表现

（1）周期性发作：疟疾的典型症状包括突发性寒战、高热和大量出汗，这些症状呈周期性发作。寒战期表现为畏寒、全身发抖，持续约 10 分钟至 1 小时；发热期体温迅速上升，可达 40 ℃以上，持续 2 ~ 6 小时；出汗期则表现为全身大汗淋漓，体温降低。

（2）贫血和脾肿大：长期多次发作后，疟疾可引起贫血和脾肿大。脾肿大是由于脾内大量吞噬细胞吞噬含疟原虫的红细胞及被疟原虫破坏的红细胞碎片与疟色素所致。

（3）并发症：疟疾的并发症包括肺水肿、肝肾衰竭、贫血、昏迷等。特别是恶性疟，可引起严重的并发症并波及肾、肝、脑等器官。

4. 病理诊断 疟疾的病理诊断主要依据患者的临床表现、流行病学资料、实验室检查等。其中，实验室检查是确诊疟疾的关键，包括血涂片检查、骨髓涂片检查等。血涂片检查是最常用的方法，通过显微镜观察红细胞内的疟原虫，可确诊疟疾。骨髓涂片检查则适用于血涂片检查阴性但临床高度怀疑疟疾的患者。

5. 防治策略

（1）预防：加强个人防护，避免蚊虫叮咬。在疟疾流行区居住或旅行时，应采取防蚊措施，如使用蚊帐、驱蚊剂等。对疟疾患者进行及时治疗，以减少传染源。

（2）治疗：疟疾的治疗应尽早进行，以控制病情进展。常用的抗疟药物包括氯喹、青蒿素等，应根据疟原虫的种类和患者的具体情况选择合适的药物。对于凶险型疟疾患者，应采取综合治疗措施，包括抗疟药物治疗、对症支持治疗等。

（3）控制传播：加强疟疾防治知识的宣传教育，提高公众的防病意识。消灭疟蚊滋生地，如清理积水、喷洒杀虫剂等。对疟疾流行区进行疫情监测和防控，及时发现并处理疫情。

（二）血吸虫病

血吸虫病是一种由血吸虫属寄生虫感染引发的慢性寄生虫病，一直是全球特别是热带和亚热带地区公共卫生领域的重大挑战。血吸虫主要通过受污染的水源传播，当人类接触含有血吸虫尾蚴的水体时，尾蚴会穿透皮肤进入人体，进而发育为成虫，寄生于门静脉系统，引发一系列复杂的病理生理过程（图 34-15）。该病不仅导致患者出现发热、皮疹、肝脾肿大等急性期症状，还可能进展为慢性期，表现为肝硬化、腹水、肠道病变等严重并发症，严重影响患者的生活质量和预期寿命。

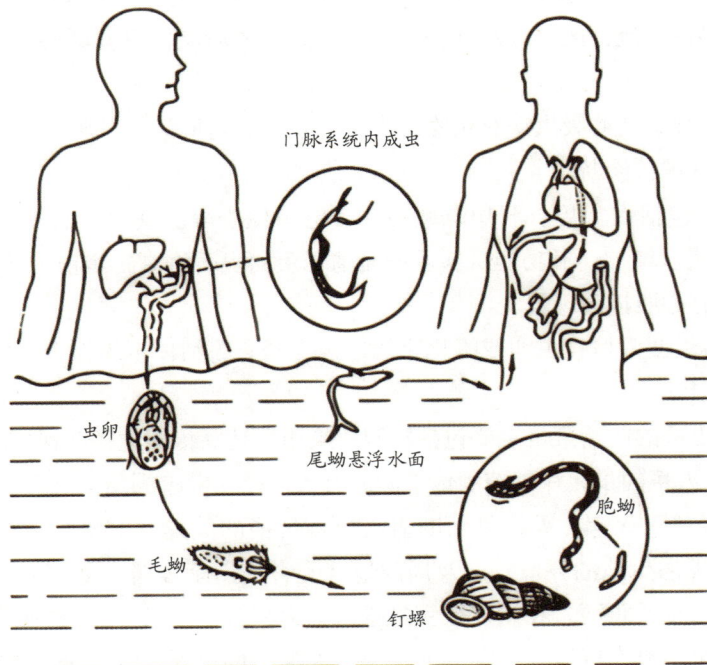

图 34-15　血吸虫生活史

1.病理学特点与病理学改变

（1）病理学特点：血吸虫病的基本病变是由虫卵沉着于组织中所引起的虫卵结节。这些结节分为急性和慢性两种。①急性虫卵结节：由成熟活虫卵引起，结节中央为虫卵，周围为嗜酸性包绕，聚积大量嗜酸性细胞，并有坏死，称为嗜酸性脓肿。脓肿周围有新生肉芽组织与各种细胞浸润。②慢性虫卵结节：急性虫卵结节形成10天左右，卵内毛蚴死亡，虫卵破裂或钙化，其周围绕以类上皮细胞、异物巨细胞和淋巴细胞，形成假结核结节。以后肉芽组织长入结节内部，并逐渐被类上皮细胞所代替，形成慢性虫卵结节。最后结节发生纤维化。

病变部位主要在结肠及肝脏，较多见的异位损害则在肺及脑。

（2）病理学改变：血吸虫是一种裂体吸虫，寄生于人或多种哺乳动物、鸟类的血管中。寄生于人体的血吸虫种类较多，主要有六种，其中日本血吸虫、曼氏血吸虫和埃及血吸虫引起的血吸虫病流行范围最广，危害最大。血吸虫的生活史包括成虫、虫卵、毛蚴、尾蚴和童虫等阶段。尾蚴侵入皮肤可引起尾蚴性皮炎，童虫移行到肺时可引起点状出血及白细胞浸润，并有血管炎改变。成虫在门静脉系统内发育成熟后，其代谢产物可使机体发生贫血、嗜酸性粒细胞增多、脾肿大、静脉内膜炎及静脉周围炎等。但成虫本身在静脉内不引起宿主反应，因为其表膜内含有宿主的抗原，被宿主认为是"自我"组织而逃避了免疫攻击。然而，成虫死亡后，多在肝内分解，产生毒性，可引起明显的静脉炎和静脉周围炎。

2.临床表现　血吸虫病的症状包括发热、腹痛腹泻、皮肤异常、水肿和脾脏肿大等。

（1）发热：患者通常会出现体温升高的情况，同时伴有全身无力、精神萎靡等症状。

（2）腹痛腹泻：通常会出现下腹部疼痛的症状，同时伴有排便次数增多、粪便稀薄、肛门不适感等症状。

（3）皮肤异常：通常会出现全身皮疹，并伴有风团、瘙痒、红肿等症状。尾蚴性皮炎是其中一种常见的表现。

（4）水肿：在患病晚期，通常会出现腹腔内游离液体过量聚积，并伴有腹部膨出的情况。随着疾病的发展，可能会出现下肢水肿等症状。

（5）脾脏肿大：患者会出现脾脏肿大的情况，通常伴有肝区按压疼痛的症状。

3.病理诊断　血吸虫病的诊断主要包括流行病学资料、临床表现、实验室检查和病原诊断等方面。

（1）流行病学资料：在流行区有疫水接触史者均有感染的可能，患者籍贯、职业伴有疫水接触史对诊断有参考价值。

（2）临床表现：结合急性血吸虫病有尾蚴皮炎史、发热、荨麻疹、肝肿大与压痛、腹泻、血中嗜酸性粒细胞显著增多等症状进行诊断。

（3）实验室检查：包括血常规、肝功能试验、心电图检查等。其中，血常规检查可见白细胞计数及嗜酸粒细胞百分数均明显增加；肝功能试验可见血清球蛋白显著增高，蛋白电泳显示丙种球蛋白增高；心电图检查可见约半数有心肌损害现象。

（4）病原诊断：从粪便内检查虫卵或孵化毛蚴以及直肠黏膜活体组织检查虫卵。直肠黏膜活体组织检查的阳性率在90%以上。

4.防治策略　血吸虫病的防治策略主要包括控制传染源、切断传播途径和保护易感者等方面。

（1）控制传染源：人畜同步化疗是控制传染源的有效途径。吡喹酮是治疗血吸虫病的首选药物。

（2）切断传播途径：①灭螺。灭螺是切断血吸虫病传播的关键，主要措施是结合农田水利建设和生态环境改造，改变钉螺滋生地的环境，以及局部地区配合使用杀螺药。②粪便管理。管好人、畜粪便在控制血吸虫病传播方面至关重要。在重疫区实施推广"以机代牛"，即用机械代替耕牛，可以有效减少家畜粪便污染。同时，采用粪、尿混合贮存的方法杀灭粪便中的虫卵。③安全供水。建设安全供水设施，避免水体污染和减少流行区居民直接接触疫水的机会。家庭用水可采用加温的方法杀灭尾蚴。④保护易感者：加强健康教育，引导人们改变自己的行为和生产、生活方式。对难以避免接触疫水者，可使用防护药具。同时，对已接触过疫水者进行早期治疗。

（三）阿米巴病

阿米巴病是由溶组织阿米巴原虫所引起的一种肠道传染病，主要通过粪-口途径传播，包括摄入被污染的食物或水，以及接触被病原体污染的物品。该病在全球范围内广泛分布，感染率因地区而异，且小儿随年龄增长感染率逐渐上升。

1.病理学特点与病理学改变

（1）病理学特点：阿米巴病多发生于盲肠或阑尾，也可以累及乙状结肠、升结肠，偶尔可累及回肠。典型的病理变化是形成口小底大的烧瓶样溃疡，溃疡间的黏膜正常或稍有充血水肿。除重症外，原发病灶仅局限于黏膜层，镜下可见组织坏死，伴少量的炎症细胞，以淋巴细胞和浆细胞浸润为主，中性粒细胞极少见。急性病例滋养体可突破黏膜肌层引起液化性坏死灶，形成溃疡可深达肌层并可与邻近的溃疡融合，引起大片的黏膜脱落。

（2）病理学改变：阿米巴原虫属肉足鞭毛虫门、叶足纲、阿米巴目，由于生活环境不同可分为内阿米巴和自由生活阿米巴，前者寄生于人和动物，后者生活在水和泥土中，偶尔侵入动物机体。溶组织内阿米巴有滋养体和包囊两种存在形式。滋养体有大小两种，大滋养体为致病型，小滋养体为无害寄生型。包囊多呈球形，具有保护性外壁，无致病性，当其发育成四核包囊时，就成为感染性包囊。

阿米巴主要经口传播，一旦被感染，它就会以二分裂体方式迅速增殖。其生活史归结起来就是"包囊→滋养体→包囊"的循环过程。滋养体时期是摄食、活动和增殖的生活时期，包囊期是具有保护性外壁的生活阶段，多在宿主粪便和分泌物中找到。阿米巴病的主要病理学改变体现在阿米巴滋养体侵入肠壁组织，引起液化性坏死，形成口小底大的烧瓶状溃疡。

2.临床表现 阿米巴病的主要症状包括腹泻、腹痛、体重下降、发热和便血。

（1）腹泻：典型症状，患者会出现水样或泥浆样便，可能持续数天至数周，可能导致脱水、电解质失衡等并发症。

（2）腹痛：通常位于下腹部，可能是间歇性或持续性的，程度从轻微到严重不等，可能与肠道炎症和痉挛有关。

（3）体重下降：由于腹泻和食欲不振，患者可能会出现体重下降，在慢性阿米巴病中更为明显。

（4）发热：体温可达到 38 ℃以上，可能与肠道炎症和全身感染反应有关。

（5）便血：阿米巴病可能导致肠道出血，表现为便血，可能是鲜红色或暗红色，有时与粪便混合，不易察觉。

此外，阿米巴病的其他症状可能包括恶心、呕吐、腹胀、乏力等。部分患者可能没有明显症状，尤其是慢性阿米巴病患者。

3.病理诊断 阿米巴病的诊断主要依据病史、临床表现、实验室检查、影像学检查和组织病理学检查。

（1）病史：详细询问病史是诊断阿米巴病的重要步骤，重点关注患者是否有阿米巴病流行区的居住史或旅行史，以及是否有与患者密切接触的病史。

（2）临床表现：阿米巴病的临床表现多样，医生需根据患者的具体症状和体征进行初步判断。

（3）实验室检查：主要包括粪便检查、血清学检查和分子生物学检测。粪便检查可发现阿米巴原虫或包囊，但阳性率不高；血清学检查可检测患者血清中的阿米巴抗体；分子生物学检测可针对阿米巴DNA 进行检测，具有较高的敏感性和特异性。

（4）影像学检查：主要包括腹部超声、CT 和 MRI 等，可显示阿米巴病肝脏、肠道等部位的病变，有助于诊断和鉴别诊断。

（5）组织病理学检查：对于疑似阿米巴病患者，可通过内镜或手术切除病变组织进行病理学检查，以明确诊断阿米巴病，并与其他疾病进行鉴别。

4. 防治策略

（1）预防：保持良好的个人卫生习惯，如饭前便后洗手，避免用不干净的手触摸口腔、鼻腔和眼睛等部位。改善环境卫生，定期清理垃圾，避免污水横流，加强粪便管理，对粪便进行无害化处理，防止污染水源和食物。合理饮食，注意食物的新鲜和卫生，不食用未煮熟的食物，尤其是蔬菜和水果要彻底清洗干净，避免食用生肉、生蛋等可能含有阿米巴原虫的食物。

（2）治疗：阿米巴病的治疗应尽早进行，以控制病情进展。常用的药物包括甲硝唑等，应根据患者的具体情况选择合适的药物和疗程。对于出现并发症的患者，如肠穿孔、肠出血等，应及时进行手术治疗。

（3）监测与控制：在阿米巴病高发地区，应加强疫情监测和防控工作，及时发现并处理疫情。对已感染阿米巴原虫的患者进行积极治疗和管理，减少传染源。

（四）弓形虫病

弓形虫病是由刚地弓形虫（Toxoplasma gondii）引起的一种重要的人兽共患寄生虫病，广泛分布于世界各地，能够感染包括哺乳动物及鸟类在内的几乎所有的温血动物。该病主要通过摄入被弓形虫包囊污染的食物或水，尤其是未煮熟的肉类、蛋、乳制品，以及接触感染动物的粪便等途径传播。弓形虫病在人体内的表现复杂多样，可能呈现为隐性感染，也可能导致发热、皮疹、肌肉和关节疼痛、淋巴结肿大、脑膜脑炎、眼部病变等一系列临床症状。更为严重的是，弓形虫可通过胎盘感染胎儿，引发先天性弓形虫病，导致胎儿畸形、死胎及流产等严重后果。

1. 病理学特点与病理学改变

（1）病理学特点：弓形虫，又称弓形体，属原生动物门、孢子虫纲，是一种广泛寄生于人和多种动物的除红细胞外的所有有核细胞内的机会性致病原虫。其组织病理学特征如下。

①中枢神经系统：存在局灶性或弥漫性脑膜脑炎的表现，常伴随坏死灶和小神经胶质细胞结节，单核细胞、淋巴细胞和浆细胞可在周围浸润。

②眼部：早期常表现为视网膜单个或多个坏死灶。炎症反应包括淋巴细胞、浆细胞和单核巨噬细胞的浸润，后继发脉络膜病变多表现为肉芽肿性炎症。

③淋巴结：可出现上支样网状细胞的滤泡样增生，包膜下和小梁窦局灶性膨胀，可存在单核细胞浸润。

④其他组织：肌肉被侵犯时可出现灶性坏死；心脏、肺和肝脏被侵犯时将发生灶性或广泛坏死和炎性反应。

（2）病理学改变：弓形虫病最基本的病理表现为细胞破坏和组织坏死，坏死组织周围有急性炎症反应，表现为水肿和单核细胞浸润，有时也会有少量白细胞浸润。其在人体内的病理学改变如下。

①寄生范围：人体内所有的有核细胞内都可以寄生，80% 寄生于大脑，其次是心脏，再次是眼睛，最后是身体各个器官。

②繁殖方式：无性繁殖以寄生态和致病态交替存在。

③传播方式：借各种吞噬细胞达到全身各个部位，进行不规则周期播散。

④感染特性：一旦感染终身携带，且不能被各种吞噬细胞消灭。弓形虫以寄生形式潜住大脑、心脏、眼睛等器官，表面不造成大的危害，但表现为寄生虫病，大脑工作效率下降。

2. 临床表现
弓形虫病的症状表现因个体差异而有所不同，有些患者可能没有症状，有些患者则可能出现淋巴结肿大、发热、乏力、肌肉疼痛等症状。具体来说有如下表现。

（1）淋巴结肿大：弓形虫感染后，机体的免疫系统会作出反应，使得淋巴结内的免疫细胞增多，进而导致淋巴结肿大，尤其是颌下和颈后的淋巴结。

（2）发热：由于弓形虫感染触发的免疫反应，患者可出现发热，体温多在37.5～38.5℃，持续时间一般不超过10天。

（3）乏力：感染弓形虫后，机体会消耗大量的能量用于抗击弓形虫，所以患者会感觉乏力。

（4）肌肉疼痛：弓形虫在肌肉组织中繁殖可能引起肌细胞的破坏，进而导致肌肉疼痛。

（5）其他：弓形虫感染不同部位会引起不同的症状。例如，眼部感染可能导致视力模糊和眼痛；肝脏感染可能引起食欲减退和肝区疼痛；肺部感染可能导致咳嗽、咳痰和胸痛。

此外，弓形虫病还有以下特殊类型的临床表现。①先天性弓形虫病：系弓形虫感染的孕妇将虫体经胎盘传给胎儿。受染孕妇约90%无任何临床表现，但不论有无临床症状，均可通过胎盘将弓形虫传给胎儿。胎儿感染后，可出现脉络网膜炎、小头症、脑内产生钙化点、抽筋、持续性黄疸、肝脾肿大、皮疹、白内障、视神经萎缩、肺炎及贫血等症状。若感染较严重，可能会造成胎死腹中或出生后不久就发生死亡。存活的婴儿可能出现发育迟缓、智障及失明等后遗症。②获得性弓形虫病：系指出生后从外界获得的感染，占绝大多数。获得性弓形虫病比先天性弓形虫病临床表现更复杂，更无特异性。淋巴结肿大是最常见的类型，约占90%，常累及颈部或腋窝，质韧、大小不一（不超过3cm）、无压痛、不化脓，可伴低热、头痛、咽痛、肌痛、乏力等全身症状。此外，病变还可累及心脏、呼吸道、肝脏、肌肉等器官和系统，引起相应的症状。

3.病理诊断　弓形虫病的诊断主要依据流行病学史、临床表现、体格检查、病原学检查、免疫学检查等。

（1）流行病学史：询问患者是否有与弓形虫感染相关的流行病学史，如与猫等动物的密切接触史、食用未煮熟的肉类或饮用被污染的水等。

（2）临床表现：根据患者的临床症状和体征，如淋巴结肿大、发热、乏力、肌肉疼痛等，进行初步判断。

（3）体格检查：对患者进行全面的体格检查，观察是否有淋巴结肿大、肝脾肿大等体征。

（4）病原学检查：通过直接镜检、动物接种或细胞培养等方法，从患者的血液、脑脊液、尿液等标本中分离出弓形虫滋养体或包囊，以确诊弓形虫病。

（5）免疫学检查：采用血清学方法检测患者血清中的弓形虫特异性抗体，如IgM、IgG等，以辅助诊断弓形虫病。

4.防治策略

（1）预防：加强对动物的管理，尤其是猫等弓形虫的终末宿主，避免与它们的粪便直接接触。注意饮食卫生，不吃未煮熟的肉类和蛋类，不饮用被污染的水。孕妇应进行弓形虫常规检查，以避免先天性弓形虫病的发生。保持良好的个人卫生习惯，勤洗手，避免用不干净的手触摸口腔、鼻腔和眼睛等部位。

（2）治疗：对于确诊的弓形虫病患者，应在医生的指导下使用抗虫药物进行治疗，如乙胺嘧啶联合磺胺嘧啶等。对于孕妇等特殊人群，应根据具体情况制订个性化的治疗方案，以确保母婴安全。在治疗过程中，应密切监测患者的病情变化，及时调整治疗方案。

（3）监测与控制：在弓形虫病高发地区，应加强疫情监测和防控工作，及时发现并处理疫情。对已感染弓形虫的患者进行积极治疗和管理，减少传染源。加强公众对弓形虫病的认识和了解，提高自我防护意识。

三、寄生虫病的流行、控制与病理学评估

（一）寄生虫病的流行

寄生虫病在全球范围内广泛流行，尤其在热带和亚热带地区以及贫穷落后、卫生条件差的地区更为常见。非洲、亚洲的发展中国家是寄生虫病的高发区，感染的人群主要是接触疫源较多的劳动人民及免

疫力较低的儿童。

寄生虫病的流行环节主要包括经口感染、胎盘感染等。经口感染是感染土源性寄生虫的主要途径，如寄生蛲虫等。而胎盘感染则如弓形虫病，孕妇在孕期感染弓形虫后，可能通过胎盘将病原体传给胎儿，导致先天性弓形虫病。

此外，寄生虫病的流行还受到多种因素的影响，如饲养管理条件、地理分布、气候、季节等。不同的寄生虫病具有不同的流行特点，如地区性、季节性、散发性等。

（二）寄生虫病的控制

寄生虫病的控制需要采取综合措施，包括控制传染源、切断传播途径和保护易感人群。

（1）控制传染源：在流行区要加强对传染源的管理，发现并积极治疗患者和带虫者，以减少病原体的传播。同时，对动物宿主也要进行管理和控制，防止其成为传染源。

（2）切断传播途径：应根据不同寄生虫病的传播途径，采取合适的措施将其切断。例如，加强粪便管理，普及农村的无害化厕所，搞好环境卫生和个人卫生，控制或杀灭中间媒介节肢动物等。

（3）保护易感人群：人类对各种人体寄生虫感染大多缺乏特异性免疫，因此对人群采取必要的保护措施是防止寄生虫感染的最直接手段。主要的保护措施包括加强健康教育，提高公众的卫生意识和自我防护能力；强化机体和个人的防护措施，如避免接触疫源、不食用未煮熟的肉类和蛋类等；改进生产方式、改变饮食习惯和行为方式等。

（三）寄生虫病的病理学评估

寄生虫病的病理学评估主要包括对病原体的检测、对宿主组织的病理学检查和诊断以及对疾病的治疗和预后评估。

（1）病原体的检测：通过体液或分泌物中查找虫体、血液检查、组织活检等方法，可以确定是否存在寄生虫感染以及感染的虫种和数量。

（2）宿主组织的病理学检查和诊断：通过对宿主组织的病理学检查，可以观察寄生虫在宿主组织内的生长和繁殖情况，以及宿主组织的病理变化。这些变化包括虫体对宿主组织的机械性损伤、虫体分泌的毒素或酶引起的组织坏死以及宿主反应引起的炎症反应等。根据病理学检查结果，可以作出寄生虫病的诊断。

（3）疾病的治疗和预后评估：寄生虫病的治疗主要根据虫种采用最有效的驱虫药物。在治疗过程中，需要密切监测患者的病情变化，及时调整治疗方案。同时，对疾病的预后进行评估，包括患者的恢复情况、并发症的发生情况等，以便及时调整治疗方案和采取必要的预防措施。

（重庆医科大学　陈承志）

第四部分

神经解剖学及
头颈局部解剖学

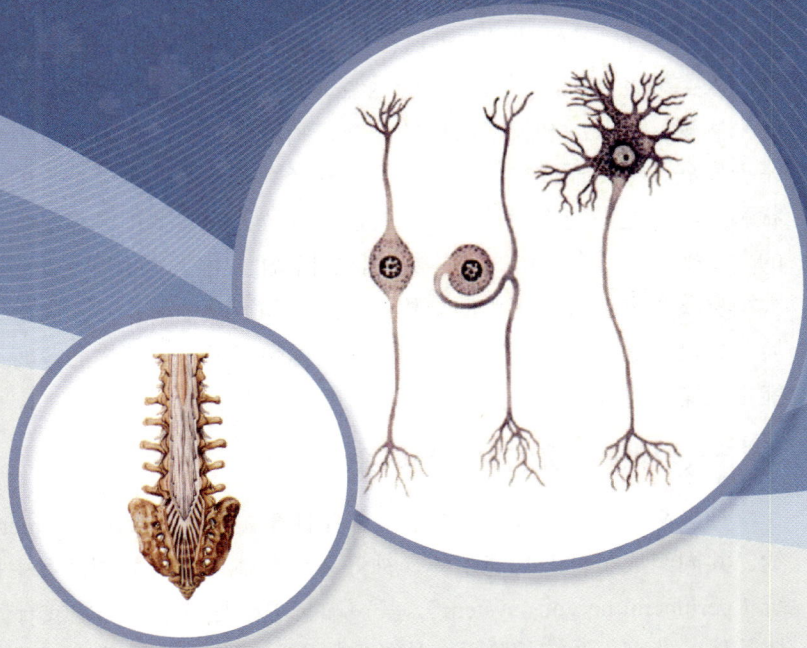

第三十五章 神经系统总论

神经系统（nervous system）包括脑、脊髓和与它们相连的周围神经，是人体结构和功能最复杂的系统，由数以亿万计的高度分化且相互联系的神经细胞所组成，在九大系统中起主导作用。其主要功能包括：①主导其他系统的活动，使人体成为一个有机的整体。②调节并维持机体与外环境间的统一。③通过情感、记忆等高级功能，进行精神与思想活动。例如，在古人狩猎时，人的眼、耳、鼻、本体觉等感受器感受着不断变化着的人与环境之间的信息，这些信息通过传入神经传递至中枢（脊髓和脑）的不同部位。经过中枢神经系统的整合后，发出相应的神经冲动，经传出神经将冲动传至相应的效应器。这不仅会引起肌肉的强烈收缩与关节的活动，还会导致精神紧张、呼吸加深加快、心跳加速、出汗等一系列的生理变化，同时其他内脏活动受到抑制。在静息状态下，情绪平稳，机体则表现出相反的生理反应。天气寒冷时，猎人通过神经系统的调节，使周围小血管收缩以减少散热，并增强体内能量代谢，从而维持体温在正常水平。此外，猎人狩猎时，可以在脑内规划如何将猎物带回家与家人分享、与其他部族物物交换，以及用于祭祀等事宜。在上述活动过程中，神经系统不仅通过直接调控其他系统发挥作用，还通过内分泌系统、免疫系统以及中国传统医学记载的"精气神"对人体进行调节。因此，有学者提出"神经—内分泌—免疫—精气神网络"这一新的学说。

神经活动可以分为三类：①意识性神经活动，多发生于躯体部分，故称为躯体性神经活动。例如，当感受到痛觉时，人们会有意识地做出各种动作以应对疼痛。②非意识性神经活动，与内脏器官活动或新陈代谢关系密切，故称为内脏或植物性神经活动。例如，人体管理内脏器官或心血管系统的神经活动，这些活动通常不受意识控制。③下意识性神经活动，常不自觉地进行，但一经注意，人们又可有意识地影响该活动；如膝跳反射等，熟练到常不自知的呼吸、行走的活动；还有如光线的镜面反射般自然地引发的保护性动作，这些反应迅速且不需要经过思考，因此也被称为"反射性神经活动"。

人类神经系统的形态和功能是经过漫长的演化过程而获得的。从单细胞生物借助胞质（体液）的流动来实现接受刺激和发生反应的能力，到腔肠动物出现了网状神经系统以完成应激功能，再到链状神经系统发展，最终形成脊椎动物的管状神经系统，构成神经系统的高级部位，即中枢神经系统。同时，网状和链状神经系统作为神经系统的低级部位，即周围神经系统，也被保留下来。所有脊椎动物神经系统的发生来源和形态结构的基本模式都是相似的；但人类由于生产劳动、语言交流和社会生活的发生和发展，大脑皮质不仅含有与高等动物相似的感觉和运动中枢，还发展出了语言分析的中枢。因此，人类大脑皮质是思维、意识活动的物质基础，它远远超越了一般动物的范畴，不仅能被动地适应环境的变化，而且能主观能动地认识世界和改造世界，使自然界为人类服务。

一、神经系统的区分与联系

神经系统的各个部分虽有分工，并且存在功能等级递阶（hierarchy），但它们之间相互联系、相互制约，共同组成了神经功能整体。神经系统总体可分为周围部和中枢部（图35-1）。周围部即周围神经系统（peripheral nervous system），其一端与中枢神经系统的脑或脊髓相连，另一端通过各种末梢装置与身体其他各器官、系统相联系。从与中枢不同部位联系的角度，可以把周围神经系统中与脑相连的部分称为脑神经（cranial nerve），共12对；而把与脊髓相连的周围神经叫脊神经（spinal nerve），共31对。如果从周围神经系统在各器官、系统中的不同分布对象考虑，又可把周围神经分为躯体神经（somatic nerve）和内脏神经（visceral nerve）。躯体神经分布于体表、骨、关节和骨骼肌；内脏神经则主要支配内在脏器。由于躯体神经和内脏神经都需经脑、脊神经与中枢部相连，因此脑、脊神经内均含有躯体神经和内脏神经的成分。为了叙述简便，一般可把周围神经系统分为三部分，即脑神经、脊神经和内脏神经。在脑神经、脊神经和内脏神经中，各自都包含有感觉和运动成分。

中枢部即中枢神经系统（central nervous system），可分为四大部分，其下为脊髓，中为脑干，上为前方的脑干和后方的小脑。脊髓、脑干和前脑均有周围神经与之相连。因此，周围神经的纤维在中枢内走行的这一段，以及与这些纤维直接相连的中枢结构，称为与周围神经直接相关的结构，这是中枢神经内的第一种构成部分。中枢神经来自神经管，除小脑以外，脊髓、脑干和前脑均可分为数段：脊髓可分为颈、胸、腰、骶及尾共 31 个节段，脑干可分为延髓、脑桥和中脑 3 段，前脑可分为端脑与间脑 2 段；这种原始神经管早已具有节段性很强的神经活动的结构，可称为固有结构，这便是中枢神经内的第二种构成部分。中枢神经系由低级部位脊髓向高级部位脑上行传导冲动，用以整合信息；脑下行传导冲动至低级部位，用以调控脊髓。在进化过程中，脑干和前脑内出现了感觉—运动联合中枢，这些中枢后来发展为传导路

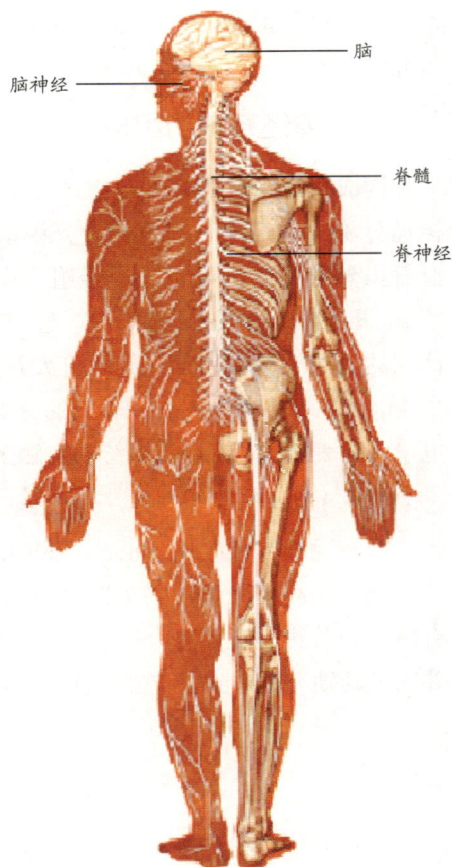

图 35-1　神经系统的区分

上的中继结构。脊髓内没有出现过感觉—运动联合中枢，因此脊髓内无中继结构。这些超越节段的传导结构与中继结构，即是中枢神经内的第三种构成部分。这三种构成部分互相联系，完成反射性、传导性等各种神经活动。此外，小脑从神经管后壁的一部分发生而来，不与周围神经直接相连，所以其内部结构较为特殊。

神经系统活动的基本形式是反射，反射的形态学基础是反射弧（reflex arc）。反射弧由 5 个主要部分组成：①感受器，包括内脏感受器、躯体的外部感受器和本体感受器，它们分为一般与特殊两类，负责接收环境中能量变化所产生的刺激。②神经的传入部，与感受器相连，将感受器所接收到的刺激转换为神经冲动，并将这些神经冲动传递向中枢，故称为传入神经（afferent nerve），又称感觉神经。③神经的中枢部，对传入的神经冲动进行分析与整合。④神经的传出部，将经过整合作用后产生的神经冲动自中枢部传向周围，并作用于效应器，故称为传出神经（efferent nerve），又称为运动神经。内脏神经中的传出部分又称为自主神经系统（autonomic nervous system）或植物神经系统（vegetative nervous system），它们进一步与分为交感神经和副交感神经。⑤效应器，包括骨骼肌、内在脏器（心血管、平滑肌、腺体、免疫组织、代谢组织如脂肪和骨髓等），在神经冲动的作用下产生活动。这种活动可以是动态的，即产生动作；也可以是静态的，即只调整效应器的状态而无明显动作。

人类大多数反射弧中间神经元多，线路最复杂，是人类神经系统最复杂、最高级的原因之一。反射弧之外，神经元之间还存在非线性联系：①神经元之间的非反射联系，如自分泌、旁分泌及内分泌等相互作用形式。②神经元参与免疫反应，在神经元胞膜上，可能有多种免疫活性分子的受体，经过激活后神经元还可以产生并释放免疫活性分子。③在上行的感觉传导通路与下行的运动传导通路之间，均有侧支联系，如用手将一杯热茶送到嘴唇边，其实包含了许多感觉传导通路（温热觉、触觉、运动觉、

平衡觉、嗅觉和味觉）和运动传导通路（锥体系和锥体外系）的活动，涉及泛脑网络的活动。④ γ-振荡与混沌现象。

二、神经系统的组成

构成神经系统的基本组织主要是神经组织，神经组织由神经元（neuron）、神经胶质（neuroglia）和神经分泌细胞组成。其中神经分泌细胞既有神经元的特征，又有内分泌细胞的特征（多见于下丘脑）。血管虽然随结缔组织进入神经组织中，但和神经元不直接发生关系，而是为胶质细胞的细胞膜和基膜（basement membrane）所分隔。经 HE 或 Nissl 染色法染色，在光镜下可以观察到脑和脊髓灰质中神经元胞体间的区域结构较均匀，其内有大量轴突终末、树突、神经胶质细胞和毛细血管。在浸银法染色的标本中，这一区域主要由树突和轴突的分支交织成的密网构成。其分布看似杂乱无章，被称神经毡（neuropil）。电镜研究表明，中枢神经系统的突触多数存在于神经毡中，且神经毡中神经元的突触各有特点，分布精细。

（一）神经元

神经元即神经细胞（nerve cell），由胞体（代谢中心）和突起（信息处理中心）两个彼此依赖的部分构成，是高度分化、兴奋性极高、具有极性的细胞；也是神经系统结构、功能和发生的最小单元；具有感受和收集刺激、整合信息、发生冲动、传导冲动，以及合成化学物质（如神经激素、神经递质等）并通过其轴突输送到特定部位释放的功能（图 35-2）。

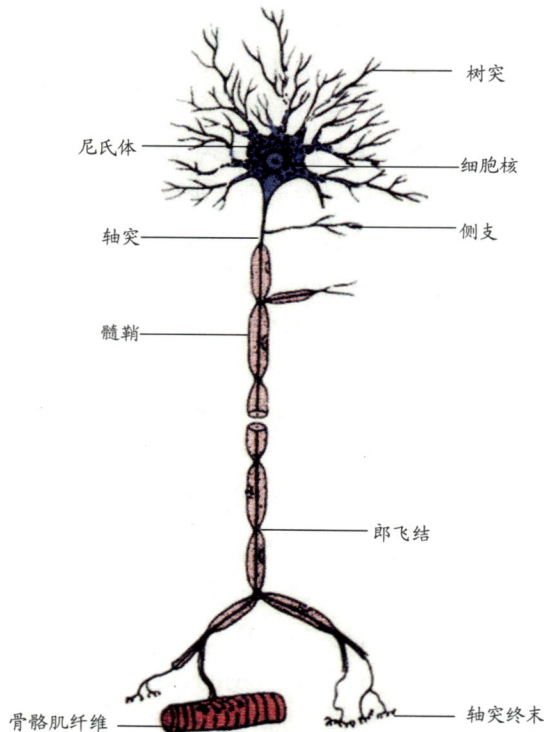

图 35-2　神经元模式图

每个神经元都由单独的一个成神经细胞的分化。在同一个神经元内的冲动无方向限制（即无极性）；然而，当冲动传导至另一神经元，则必须经突触，并遵循一定方向性。其中，轴突反射最能体现节省时间和空间定律。

1. 神经元的构造　人类神经系统中含有数目多达 1011 个神经元，能够分辨出超过 10000 种形态各异的不同类型神经元。神经元是一个完整的神经细胞，不可分割。神经元的胞体分为胞核和核周体两部分；从胞体发出的突起一般有树突和轴突两类。

神经元的树突通常有多个，呈树枝状。实验资料表明，树突不仅被动接受传入信息，而且是神经元信息加工、整合的主要场所。轴突通常只有一条，但可进一步发出不同分支。不同类型神经元的轴突粗细长短悬殊，直径可从 0.2 μm 到 20 μm，长度则可从 10 μm 到 1 m 以上。轴突是神经元的主要传导装置，它能不衰减地把电信号从轴突的起始部传到很远的末端。轴突因缺乏核糖体而不能合成蛋白质，新合成大分子并组装成细胞器的过程都是在胞体内完成的，但是这些细胞器可以在胞体与轴突之间进行单向或双向的流动，这种现象称为轴浆运输。如果神经元胞体受到伤害，轴突就会变性甚至死亡。

稍大一点的神经元轴突常被髓鞘和神经膜所包裹，以起到绝缘作用，这对保证轴突具有能高速传导电信号的功能有重要意义。髓鞘本身并不是神经元的一部分，它是附近的神经胶质细胞的突起卷绕神经元轴突所形成的多层膜结构；神经膜由神经胶质细胞最外面的一层胞膜与其表面的基膜构成；髓鞘与神经膜之间是神经胶质细胞的胞质（在周围神经还含有细胞核）。由于一条轴突上的髓鞘往往由多个神经胶质参与构成，因此，髓鞘往往沿轴突呈有规律的分节排列状态，而间断处轴突"裸露"的部分称为郎飞结。有些相对细小的轴突表面虽也有胶质细胞覆盖，但并不旋卷形成髓鞘。习惯上，人们把神经元较长的突起连同其外表所包被的结构称为神经纤维（nerve fiber）。根据胶质细胞是否卷绕轴突形成髓鞘，神经纤维可分为有髓纤维和无髓纤维两种。一般来说，神经纤维（包括髓鞘）的直径越粗，其传导电信号的速度就越快（图 35-3）。

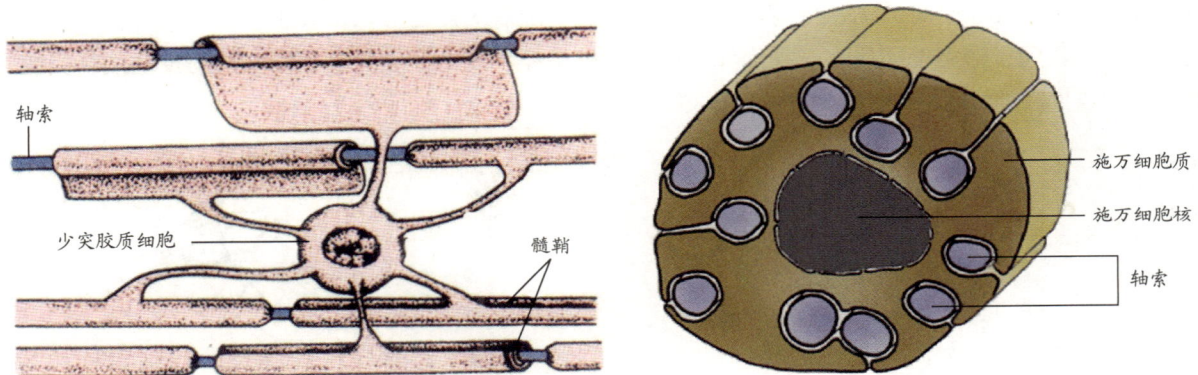

图 35-3　有髓与无髓纤维构成模式图

轴突在接近其终末处常常分成若干细支，细支的末端膨大形成突触前末梢，或称终扣。突触前末梢可与其他神经元或效应器细胞的表面相接触形成传递信息的特殊的接触区域，即突触（synapse），神经元的末梢可经过突触把信息传到另一个神经元或效应器去。因此，发出突触前末梢，即向外传出信息的神经元称为突触前细胞，而接受信息的神经元则称为突触后细胞。突触前与突触后细胞并不直接相融合，其间一般有一狭窄的裂隙，称突触间隙。也就是说，神经元之间的信息交流是必须要跨过细胞间空隙的。根据连接方式可分为轴—树突触、轴—体突触、轴—轴突触、树—树突触、树—体突触和体—体突触等。根据传递方式可分为化学突触和电突触。一个神经元可以与一个或多个神经元发生突触，如人的大脑皮质每个神经元平均有 30000 个突触。

化学突触（chemical synapse）是神经系统内信息传递的主要方式，是以释放化学递质为中介的突触。化学突触包括三个部分：突触前部（presynaptic element）、突触后部（postsynaptic element）和突触间隙（synaptic cleft）。突触前部有密集的突触小泡（synapse vesicle），小泡内含有高浓度的神经递质。当神经冲动沿轴突传到突触前部时，小泡向突触前膜（presynaptic membrane）移动，与其融合，神经递质被释放到突触间隙。突触间隙约为 30 ~ 50 nm。神经递质作用于突触后膜（postsynaptic membrane）上的受体，使受体蛋白或离子通道构型发生改变，产生电位变化从而影响突触后神经元或效应细胞的活性。化学突触的传递为单向性，并在时间上存在突触延迟（图 35-4）。

电突触（electrical synapse）是以电位扩布的方式进行信息传递的突触，突触间隙约为 3.5 nm。在低等脊椎动物和某些无脊椎动物有丰富的电突触。在哺乳动物的上橄榄核、前庭核、大脑和小脑皮质、中脑、嗅球和视网膜也存在电突触。电突触的结构基础是缝隙连接（gap junction）。在缝隙连接处，相邻细胞借膜上的跨膜结构连接子（connexon）对合连接构成相邻细胞间的水相通道。每个连接子由 6 个蛋白亚单位接合素（connexin）呈环形排列而成，中间有一小孔，直径 2 nm，因此，通道允许分子量小于 1.2 kD 的物质自由通过。电突触的电阻低，传导速度快，传导为双向性。这种特性可使相接触的神经元或细胞的功能能够同步，形成功能合胞体。

2. 神经元的分类　根据神经元突起的数目，可将神经元分成 3 类：①假单极神经元，即从胞体向外只发出一个突起，但很快呈"T"字分叉，一支至周围的感受器，称为周围突，另一支进入脑或脊髓，称为中枢突。这种细胞见于神经节、三叉神经中脑核和中脑蓝斑中的初级感觉神经元。②双极神经元，即从胞体相对两端各发出一个突起，其中一个伸向感受器，另一个进入中枢部。例如，位于嗅黏膜、视网膜前庭神经节和内耳螺旋器内的感觉神经元。③多极神经元，具有多个树突和一条轴突，分布广泛，中枢部内的神经元绝大多数属于此类。

依据神经元的功能及其在神经兴奋的传导方向上的作用，也可把神经元分为 3 类：①感觉神经元或传入神经元，是将内、外环境的各种刺激传向中枢部，上述的假单极和双极神经元即属此类。②运动神经元或传出神经元，是将冲动从中枢部传向周围部，支配效应器的活动，属于多极神经元。③联络神经元或中间神经元，形态上亦属多极神经元，位于中枢神经系统内形成复杂程度不同的神经网络系统，此类神经元数量占神经元总数的 99.99%（图 35-5）。

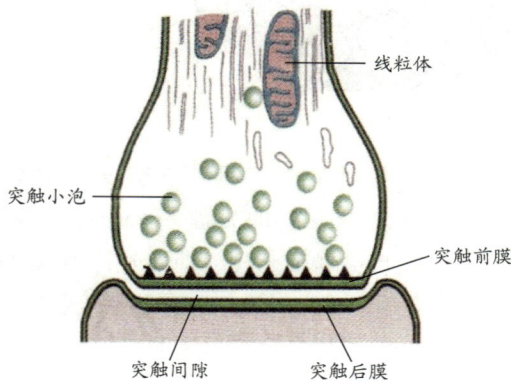

图 35-4　神经细胞突触

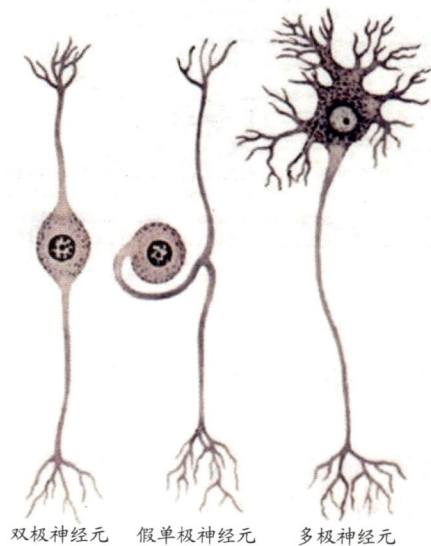

双极神经元　　假单极神经元　　多极神经元

图 35-5　各种类型的神经元

需要注意的是，当人们描述神经元功能的时候，常常不把"感觉"和"运动"这两个概念局限于感觉神经元和运动神经元，而往往把位于中枢内但与感觉或运动功能相关的神经元也称为"感觉的"或"运动的"，然而它们在本质上都是中间神经元。

根据神经元轴突的长短，还可以把数量最大的中间神经元分成两类：①高尔基 I 型细胞，轴突较长，可把冲动从中枢神经系统某一部分输送到距离较远的其他部位，因此也可称为接替或投射性中间神经元。②高尔基 II 型细胞，轴突较短，常在特定局限的小范围内传递信息，也可称为局部中间神经元。

3. 神经元的化学递质　大多数神经元之间的信息传递依赖于神经元向突触部位释放特定的化学物质，以影响下一个神经元。因此，能合成、贮存、运输并释放用作信息传递的化学物质（即化学递质）是神经元的基本功能之一。现已发现，神经系统中用作传递信息的化学物质主要有两大类：小分子递质及神经活性肽。小分子递质又分为乙酰胆碱类、生物胺类和氨基酸类 3 类。目前已从不同神经元内发现 50 种以上具有功能活性的神经活性肽。这些神经活性肽能引起不同神经元的兴奋或抑制作用。在大多数情况下，神经活性肽可与小分子递质在同一神经元内共存或一同释放。

（二）神经胶质

神经系统中，神经胶质细胞（neuroglial cell）简称神经胶质，是间质或支持细胞，通常不具备传递冲动的功能。其数量是神经元的 10～50 倍。神经胶质除了对神经元起着支持、营养、保护和修复等作用外，还因拥有许多神经递质的受体和离子通道，对调节神经系统活动起着十分重要的作用。此外，神经胶质始终保持其分裂能力，在病理情况下，星形胶质细胞增殖可形成瘢痕。

中枢内的神经胶质主要包括星形胶质细胞（astrocyte）、少突胶质细胞（oligodendrocyte）、室管膜细胞（ependymal cell）、小胶质细胞（microglia），如图 35-6 所示。星形胶质细胞数量最多，功能也最复杂。星形胶质细胞又分为原浆性星形细胞和纤维性星形细胞，前者分布于灰质，后者分布于白质。少突胶质细胞形成中枢神经系统的髓鞘，有时与神经元胞体接触而有卫星细胞样作用。室管膜细胞，衬附于脑室腔面和脊髓中央管内面，其功能是帮助神经组织与脑室腔内的液体之间进行物质交换。小胶质细胞实际上是中枢神经的巨噬细胞，在神经系统病变时增多。周围神经系统内的神经胶质包括施万细胞（Schwann cell）和卫星细胞（satellite cell）。施万细胞形成周围神经系统的髓鞘；施万细胞的胞质与细胞核围绕在髓鞘周围，故施万细胞又称为神经膜细胞（neurilemmal cell）。卫星细胞亦称被囊细胞，包裹脑、脊神经节内假单极神经元的胞体及其盘曲的突起。

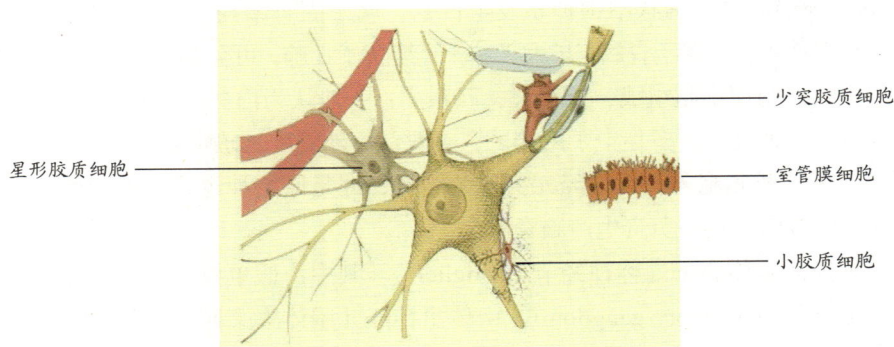

图 35-6　神经胶质细胞

三、神经系统的常用术语

在中枢和周围神经系统中，神经元胞体和突起在不同部位有不同的组合编排方式，故用不同的术语表示。

在中枢部，神经元胞体及其树突的集聚部位称灰质（gray matter），因富含血管而在新鲜标本中色泽灰暗。灰质在大、小脑表面连续地成层分布，称为皮质（cortex）。灰质在中枢内部呈团块或柱状分布，称为神经核（nucleus）。灰质在演化发生中具有了新、旧和古共存的特点，如新、旧和古纹状体共存，新、旧和古皮质共存。神经核还有同类相聚，各类又分群的特点，如传入性和传出性神经元分类相聚，传出性一类又分为支配屈肌和伸肌的两群。神经核分为 3 种：①与周围神经直接相连的神经核，包括躯体传出性、内脏传出性、内脏传入性和躯体传入性，它们在中枢神经管腔外侧，依次从前向后排列；如某些部位管腔后份敞开，则变为依次从前内侧向后外侧的排列关系。②固有灰质，是由中间神经元聚成的一些散在核团，联系于传入、传出纤维之间，参与形成反射通路，而不参与形成传导路。③上、下行传导路的中继核团，常分别位于各级曾作过神经系高级部位的中枢灰质的后、前份，分别保证冲动一站一站地向上、下传导。

神经纤维在中枢部集聚的部位称白质（white matter），因髓鞘富含类脂质，色泽白亮而得名。白质纤维总体行程是平行的，避免不必要交叉地走行；但在特定部位的左右交叉，可能是为了充分发挥协调、代偿和保护作用。位于大脑和小脑的白质因被皮质包绕而位于深部，称为髓质（medulla）。在白质中，凡起止、行程和功能基本相同的神经纤维集合在一起称为纤维束（fasciculus），亦分为3类：①与周围神经直接相连的纤维束，其位置与相连的周围神经根相近；进一步分为躯体传出性、内脏传出性、内脏传入性和躯体传入性；前两者直达效应器，后两者可终止于相应传入性灰质、传出性灰质或固有灰质，躯体传入性纤维甚至直至脑的高级部位；所有这些纤维均在白质内走行一段距离。②固有性纤维束，性质古老，位置最深，位于中枢内在灰质的周围，常分散存在，联系于传入、传出灰质之间，参与反射通路，不参与组成传导路径。多来自固有灰质核，少数来自传入纤维本身或其侧支。可终于同侧传出性灰质，参与同侧节段内或节段间的反射通路；或终于对侧的传出性灰质，参与对侧本节段内或节段间的反射通路。③躯体性的传导性纤维束，各有其特定作用，彼此境界常是清晰的（内脏性传导束纤维的起止不详）；分为上行与下行传导束，位于前两类纤维束之间。上行传导束在背侧部髓质内和外侧部髓质的边缘地带；多数起源于中枢内部的传入性灰质或发自有关中继灰质，少数为周围神经传入纤维进入中枢后的直接延续。上行传导束在脑部皆经过中继；最终在端脑皮质产生特定感觉的传导束，又称为特异性纤维束。下行传导束在腹侧部髓质内和外侧部髓质中上行传导束的内侧，发自端脑皮质或有关中继灰质，可终止于低级部位的传出性灰质、固有灰质或下行传导路的中继灰质，进一步为效应器输送冲动。

在中枢部，除了界线明显的神经核和纤维束之外，还有一些区域内灰、白质纵横交织成网状，称网状结构（reticular formation）。网状结构种系发生古老，属于固有结构，发生于神经管基板与翼板之间，具有多突联系的形态特点；出现于脊髓，扩大于脑干，终止于丘脑；可分为内侧（2/3区）与外侧（1/3区）。内侧区灰质多，由大、中型细胞组成，轴突长，联系广；一般认为内侧区为整合效应区。外侧区白质多，由中、小型细胞组成，轴突短，多集中于内侧区；一般认为外侧区是感觉联络区。

在中枢部，既无神经元胞体又无神经元突起的结构，即是原始神经管腔的遗留，其中腔隙较大的部分称为脑室。脑室内有脉络丛，负责生产脑脊液。

在周围部，神经元胞体集聚处称神经节（ganglion）。其中由假单极或双极神经元等感觉神经元胞体集聚而成的为感觉神经节（senory ganglion）。由传出神经元胞体集聚而成、与支配内脏活动有关的神经节称内脏运动神经节。神经纤维在周围部集聚在一起称为神经（nerve）。包绕在每条神经外面的结缔组织，称神经外膜；结缔组织伸入束内将神经分为若干小束，并包围之，称神经束膜；包在每根神经纤维外面的结缔组织称神经内膜。一条神经内的若干神经束，在神经全程中常反复编排、组合，了解一条神经内神经束的编排，对于神经缝合是很重要的。

（昆明医科大学　孟步亮）

第三十六章　周围神经系统

周围神经系统（peripheral nervous system）是指中枢神经系统（脑和脊髓）以外的神经成分，由神经、神经节、神经丛、神经终末装置等构成。根据其与中枢相连的部位和分布区域的不同，通常把周围神经系统分为 3 部分：①与脊髓相连的脊神经，主要分布于躯干和四肢。②与脑相连的脑神经，主要分布于头面部。③与脑和脊髓相连，主要分布于内在脏器的内脏神经。

周围神经系统的分布特点：①人体胚层的轴对称以及随后的体节分化，导致周围神经总体上是成对和分节分布，局部吻合成丛起到代偿或保护的作用。②走行于关节的屈侧、或躯体的隐蔽侧，以及纤细而无髓鞘内脏神经呈网状攀附于动脉，体现出安全原则。③多是就近分布，与效应器或感觉器的近端相连；即使是走行较远者如膈神经，也体现着胚胎发生时的位置关系。④常与工作目标一致的脉管伴行，并被结缔组织包绕形成脉管神经束。由于组织坚韧性较高，所以在胚胎结构分化时神经即已在脉管神经束中占据了最直接的走行路径。人体器官结构的位置与形态都体现着胚胎发生的历史、相互作用的结果和安全高效的原则。⑤较大的神经干一般都分为皮支、肌支和关节支。发出支配运动某关节肌肉分支的神经干，必然发出该关节的感觉分支。⑥内脏神经常呈网状、交感神经的主干呈链状，体现着原始演化的遗迹。

第一节　脊神经

脊神经（spinal nerves）共 31 对。每对脊神经由前根（anterior root）和后根（posterior root）组成。前、后根均由神经纤维束组成的 18 ～ 20 条根丝所构成，前根属运动性，后根属感觉性，后根较前根略粗，二者在椎间孔处合成一条脊神经干，感觉和运动纤维在干中混合。后根在椎间孔附近有椭圆形膨大，称脊神经节（spinal ganglion）。31 对脊神经中包括 8 对颈神经（cervical nerves），12 对胸神经（thoracic nerves），5 对腰神经（lumbar nerves），5 对骶神经（sacral nerves），1 对尾神经（coccygeal nerve）。第 1 颈神经干在寰椎与枕骨之间的间隙离开椎管，第 2 ～ 7 颈神经干都通过同序数颈椎上方的椎间孔穿出椎管，第 8 颈神经干则通过第 7 颈椎下方的椎间孔穿出椎管；12 对胸神经干和 5 对腰神经干都通过同序数椎骨下方的椎间孔穿出；第 1 ～ 4 骶神经通过同序数的骶前、后孔穿出，第 5 骶神经和尾神经由骶管裂孔穿出。由于脊髓短而椎管长，所以各节段的脊神经根在椎管内走行的方向和长短不同。颈神经根较短，行程近水平，胸部的斜行向下，而腰骶部的神经根则较长，在椎管内近乎垂直下行，并形成马尾（cauda equina）。在椎间孔内，脊神经有重要的毗邻关系。其前方是椎间盘和椎体，后方是椎间关节及黄韧带。因此脊柱的病变，如椎间盘脱出和椎骨骨折等常可累及脊神经，出现感觉和运动障碍。

脊神经是混合性神经，其感觉纤维始于脊神经节的假单极神经元。假单极神经元的中枢突组成后根入脊髓；周围突加入脊神经，分布于皮肤、肌、骨膜、关节以及内脏的感受器等，将躯体与内脏的感觉冲动传向中枢。运动纤维由脊髓灰质的前角、胸腰部侧角和骶副交感核运动神经元的轴突组成，分布于骨骼肌和内在脏器（心血管、平滑肌、腺体、免疫组织、代谢组织如脂肪和骨髓等）。因此，根据脊神经的分布和功能，可将其组成的纤维成分分为4类：躯体感觉纤维、躯体运动纤维、内脏运动纤维和内脏感觉纤维（图36-1）。

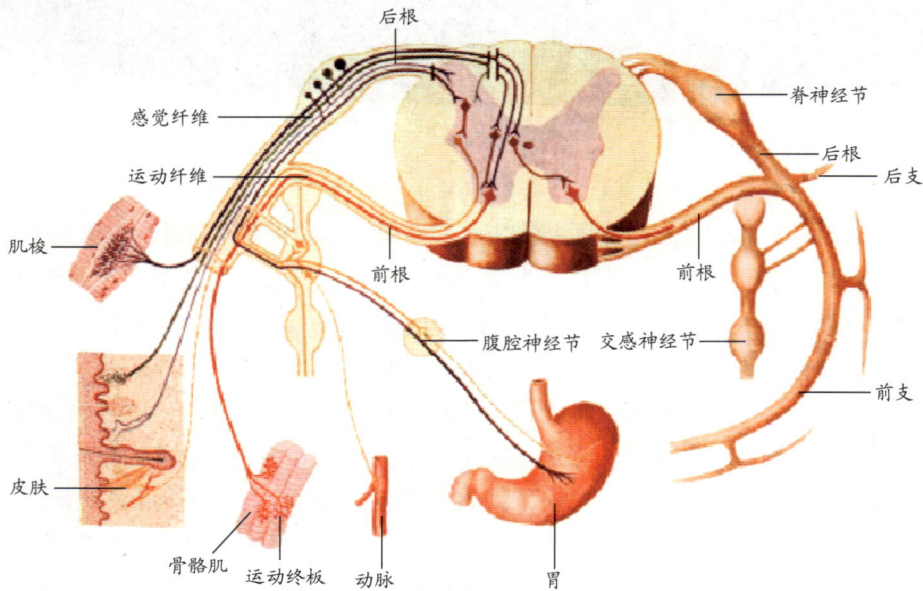

图 36-1　脊神经的组成、分支和分布示意图

　　脊神经干很短，出椎间孔后立即分为前支、后支、脊膜支和交通支。①脊膜支（meningeal branch）细小，经椎间孔返回椎管，分布于脊髓的被膜和脊柱。②交通支（communicating branch）为连于脊神经与交感干之间的细支。其中发自脊神经连至交感干的叫白交通支，而来自交感干连于每条脊神经的叫灰交通支（详见内脏神经）。③后支（posterior branch）较细，是混合性的，经相邻椎骨横突之间向后行走（骶部的出骶后孔），都有肌支和皮支分布于项、背及腰骶部深层的肌和枕、项、背、腰、臀部的皮肤，其分布有明显的节段性。其中，第2颈神经后支的皮支粗大，称枕大神经，穿斜方肌腱至皮下，分布于颈和项部的皮肤。腰神经后支分为内侧支和外侧支。内侧支细小，经横突下方向后，分布于腰椎棘突附近的短肌与长肌。在腰椎骨质增生患者，可因横突附近软组织骨化，压迫此支而引起腰痛。第1～3腰神经后支的外侧支较粗大，分布于臀上区的皮肤，称臀上皮神经。第1～3骶神经后支的皮支分布于臀中区域，称臀中皮神经。④前支（anterior branch）粗大，是混合性的，分布于躯干前外侧和四肢。在人类，胸神经前支保持着明显的节段性，其余的前支分别交织成丛，由丛再分支分布于相应的区域。除12对胸神经外，其余脊神经前支形成的神经丛有颈丛、臂丛、腰丛和骶丛。

　　在胚胎发育的早期阶段，每个脊髓节段所属的脊神经都分布到特定的体节，包括肌节和皮节。此后，随着发育过程的不断进行，相应的肌节和皮节以及由此分化和演变的肌群和皮肤发生了形态改变和位置迁移。但是不论这些肌群和皮肤的位置怎样变化，它们与对应的脊神经以及所属的脊髓节段并不会由此改变。因此，每对脊神经的分布范围都是恒定的，存在特定的规律。了解和掌握这些规律，尤其是脊神经后支的节段性分布规律，具有相当大的临床价值。如前述及，大部分出现于躯干背面的脊神经后支具有相对恒定的节段性分布规律。同时，胸神经前支的外侧皮支和前皮支在胸、腹壁的皮肤区也存在明显的节段性分布的特点。

　　由于四肢在胚胎发育过程中肌节和皮节的位置变化很大，因此其典型的节段性分布现象消失，形成了特有的分布规律。胚胎发生过程中肢芽的生长具有方向特点，从而导致了肢体皮神经分布的特殊性。概括地讲，由相邻数支脊神经前支编织组成的脊神经丛发支分布至相应肢体，组成该神经丛的最上一支脊神经和最下一支脊神经前支的纤维，往往分布于所支配肢体的近侧端靠近躯干处，而组成该神经丛中间部分的诸支脊神经的纤维则分布于肢体的远侧部分。每一支脊神经皮支的分布区并不是与相邻脊神经皮支的分布区绝对分开的，相反，相邻两条皮神经的分布区域存在一定程度的相互重叠。因此，当一条皮神经受损时，一般不会出现该皮神经分布区的感觉丧失，而仅仅表现为感觉迟钝。当两条以上相邻的皮神经受到损伤时，才会出现损伤神经分布区的感觉完全消失的体征。

一、颈丛

1. 颈丛的组成和位置　颈丛（cervical plexus）由第 1 ～ 4 颈神经的前支构成，位于胸锁乳突肌上部的深面，中斜角肌和肩胛提肌起始端的前方。

2. 颈丛的分支　颈丛的分支有浅支和深支。浅支由胸锁乳突肌后缘中点附近穿出，位置表浅散开行向各方。其穿出部位，是颈部皮肤浸润麻醉的一个阻滞点。主要的分支如图 36-2 所示。

（1）枕小神经（lesser occipital nerve）（C_2）：沿胸锁乳突肌后缘勾绕副神经上升，分布于枕部及耳郭背面上部的皮肤。

（2）耳大神经（great auricular nerve）（C_2、C_3）：沿胸锁乳突肌表面向耳垂方向上行，至耳郭及其附近的皮肤。耳大神经由于其位置表浅，附近亦无重要结构，是临床神经干移植的理想替代物；该神经长 5.5 ～ 7.4 cm，直径为 2 ～ 4 mm。

（3）颈横神经（transverse nerve of neck）（C_2、C_3）：横过胸锁乳突肌浅面向前走行，分布于颈部皮肤。颈横神经与面神经分支之间有交通支存在。

（4）锁骨上神经（supraclavicular nerve）（C_3、C_4）：有 2 ～ 4 分支行向外下方，有时穿过锁骨，分布于颈侧部、胸壁上部和肩部的皮肤。

以上四条均为皮支，颈丛另外还发出深支支配颈部深肌、肩胛提肌、舌骨下肌群和膈。

（5）膈神经（phrenic nerve）（C_3 ～ C_5）：是颈丛最重要的分支。膈神经先在前斜角肌上端的外侧下行，而后沿该肌前面下行至其内侧，在锁骨下动、静脉之间经胸廓上口进入胸腔，经过肺根前方，在纵隔胸膜与心包之间下行达膈肌。膈神经支配膈肌的运动与感觉；膈神经感觉纤维还分布于纵隔胸膜、心包、膈下面的部分腹膜。一般认为，右膈神经的感觉纤维还分布到肝、胆囊和肝外胆道等。膈神经损伤的主要表现是同侧的膈肌瘫痪，腹式呼吸减弱或消失，严重者会有窒息感。膈神经受刺激时可发生呃逆（图 36-3）。

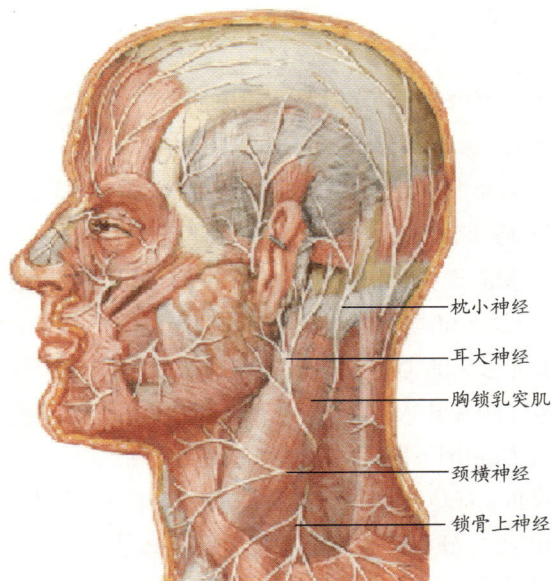

图 36-2　颈丛的皮支分布

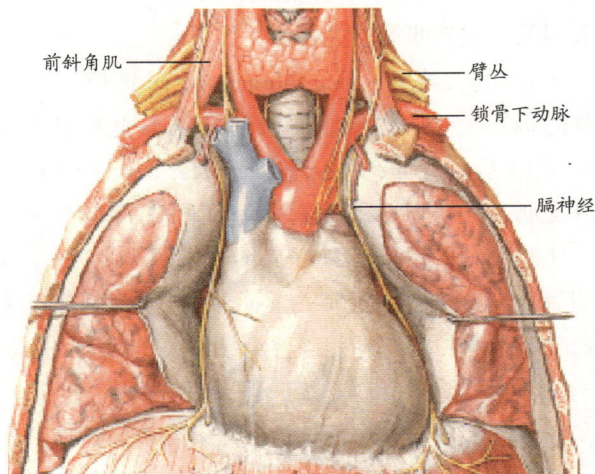

图 36-3　膈神经

有时膈神经还在锁骨下静脉的上方或下方，接受一支来自第 4、5 或 6 颈神经前支的分支，该支被称为副膈神经。

颈丛与颈部的其他神经存在一些交通，其中重要者有颈袢（cervical ansa），由第 1 颈神经前支的部分纤维随舌下神经走行，在颈动脉三角内离开此神经，称为颈袢上根。第 2、3 颈神经前支的纤维发出降支，称为颈袢下根。上、下两根在肩胛舌骨肌中间腱上缘，在颈动脉鞘浅面合成颈袢。

二、臂丛

1. **臂丛的组成和位置**　臂丛（brachial plexus）因其支配上肢而得名，是由第 5 ～ 8 颈神经前支和第 1 胸神经前支的大部分组成，经斜角肌间隙行于锁骨下动脉后上方，经锁骨后方进入腋窝。臂丛的支分布于胸上肢肌、上肢带肌、背浅部肌（斜方肌除外）以及臂、前臂和手的肌、关节、骨和皮肤。组成臂丛的神经根先合成上、中、下三个干，每个干在锁骨上方或后方又分为前、后两股，由上、中干的前股合成外侧束，下干前股自成内侧束，三干后股汇合成后束。三束因分别位于腋动脉的内侧、外侧、后方而得名。

臂丛在锁骨中点后方比较集中，位置浅表，容易摸到，常作为臂丛阻滞麻醉的部位。

2. **臂丛的分支**　臂丛的分支可依据其发出的局部位置分为锁骨上分支、下分支（图 36-4）。

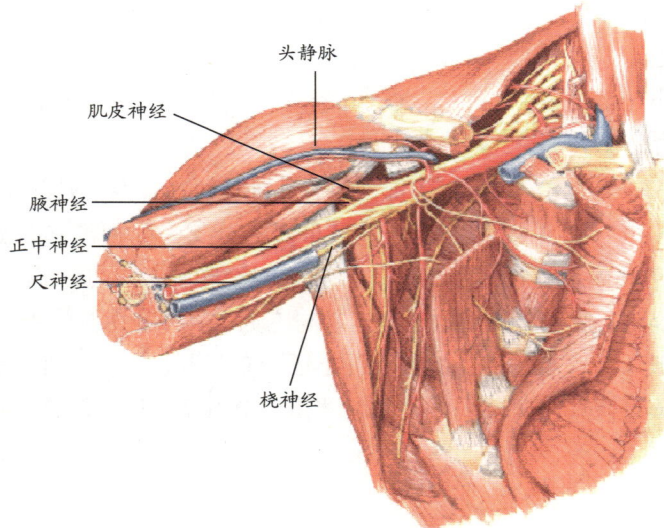

图 36-4　臂丛及其分支

锁骨上部分支是一些短的肌支，发自臂丛的根和干，分布于颈深肌、背浅肌（斜方肌除外），部分胸上肢肌及上肢带肌等。主要分支如下。

（1）胸长神经（long thoracic nerve）（$C_5 \sim C_7$）：起自神经根，经臂丛后方进入腋窝，沿前锯肌表面伴随胸外侧动脉下降，支配此肌。损伤此神经可导致前锯肌瘫痪，出现"翼状肩"体征。

（2）肩胛背神经（dorsal scapular nerve）（C_4、C_5）：自相应脊神经根发出后，穿中斜角肌向后越过肩胛提肌，在肩胛骨和脊柱之间伴肩胛背动脉下行，分布至菱形肌和肩胛提肌。

（3）肩胛上神经（suprascapular nerve）（C_5、C_6）：起自臂丛的上干，向后外侧跨过颈后三角，行经肩胛上切迹进入冈上窝，继而伴肩胛上动脉一起绕肩胛冈外侧缘转入冈下窝，分布于冈上肌、冈下肌和肩关节。肩胛上切迹处该神经最易损伤，损伤后表现出冈上肌和冈下肌无力、肩关节疼痛等症状。

（4）锁骨下肌支（C_5、C_6）：起自臂丛的上干，在锁骨后面，臂丛与锁骨下动脉的前面，至锁骨下肌。

锁骨下部分支发自臂丛的三个束，多为长支，分肌支和皮支，分布于肩、胸、臂、前臂和手。

（1）肩胛下神经（subscapular nerve）（$C_5 \sim C_7$）：发自后束，常为上、下两支，沿肩胛下肌前面下降。上支支配肩胛下肌上部，下支支配肩胛下肌下部和大圆肌。

（2）胸内侧神经（medial pectoral nerve）（$C_8 \sim T_1$）：分别起自内侧束，于腋动、静脉之间进入胸小肌深面，支配胸小肌和部分胸大肌。

（3）胸外侧神经（lateral pectoral nerve）（$C_5 \sim C_7$）：分别起自外侧束，穿喙锁胸筋膜至胸肌深面，主要支配胸大肌，也发出胸内侧神经祥支支配胸小肌。

（4）胸背神经（thoracodorsal nerve）（$C_6 \sim C_8$）：起自后束，由肩胛下神经上、下支之间发出，循肩胛骨外侧缘伴肩胛下血管下降，支配背阔肌。在乳癌根治术中，清除腋淋巴结群时，应注意勿损伤此神经。

（5）腋神经（axillary nerve）（C_5、C_6）：发自臂丛后束，穿经腋窝后壁的四边孔后，绕肱骨外科颈至三角肌深方。其肌支主要支配三角肌和小圆肌。皮支（臂外侧上皮神经）由三角肌后缘穿出，分布于肩部和臂外侧上部的皮肤。肱骨外科颈骨折或肩关节脱位，都可能损伤腋神经而导致三角肌瘫痪，表现为臂不能外展，三角肌区皮肤感觉丧失。由于三角肌萎缩，患者的肩部骨突耸起，失去圆隆的外观。

（6）肌皮神经（musculocutaneous nerve）（$C_5 \sim C_7$）：自臂丛外侧束发出后，向外侧斜穿喙肱肌，经肱二头肌和肱肌间下降，发出肌支支配行进途中的三肌。其终支（皮支）在肘关节稍下方穿出深筋膜延续为前臂外侧皮神经，分布于前臂外侧的皮肤。

（7）正中神经（median nerve）（$C_6 \sim T_1$）：由分别发自内、外侧束的内、外侧两根汇合而成。两根神经夹持着腋动脉向下呈锐角汇合成正中神经干。在臂部，正中神经沿肱二头肌内侧沟下行，由外侧向内侧跨过肱动脉前面下降至肘窝。从肘窝向下穿旋前圆肌和指浅屈肌腱弓，继而在前臂正中下行于指浅、深屈肌之间达腕部，然后自桡侧腕屈肌腱和掌长肌腱之间进入腕管，在掌腱膜深面到达手掌。正中神经在臂部一般无分支，在肘部、前臂发出许多肌支，支配除肱桡肌、尺侧腕屈肌和指深屈肌尺侧半以外的所有前臂屈肌和旋前肌。在屈肌支持带下缘的桡侧发出一粗短的返支，行于桡动脉掌浅支的外侧并进入鱼际，支配拇收肌以外的鱼际肌。在手掌发出数支指掌侧总神经，每一指掌侧总神经下行至掌骨头附近，又分为两支指掌侧固有神经，循手指的相对缘至指尖，支配第 1、2 蚓状肌以及掌心、鱼际、桡侧三个半指的掌面及其中节和远节手指背面的皮肤（图 36-5）。

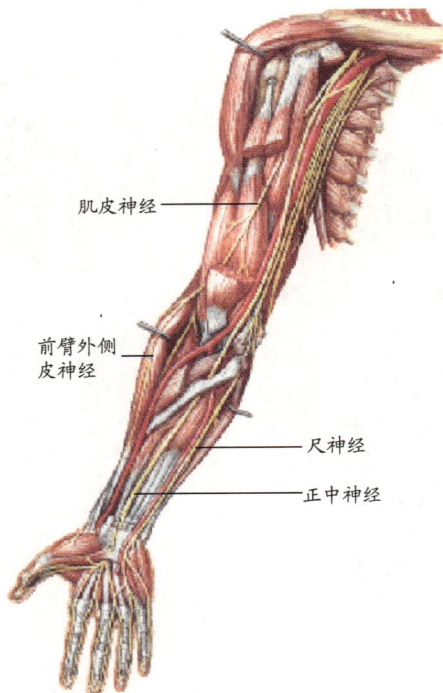

图 36-5 肌皮神经、正中神经和尺神经

正中神经穿过旋前圆肌、指浅屈肌腱弓处及穿经腕管时，均易受到卡压，导致其支配的区域麻木，其支配的肌瘫痪。在腕管内，正中神经因周围结构的炎症、肿胀和关节病变而出现腕管综合征后，若令患者握拳，则呈现出"枪手"或"祈福"手形。

（8）尺神经（ulnar nerve）（C_8、T_1）：发自臂丛内侧束，在肱动脉内侧下行，至三角肌止点高度穿过内侧肌间隔至臂后面，再下行至内上髁后方的尺神经沟。在此处，其位置表浅又贴近骨面，膈皮肤可触摸到，易受损伤。而后，尺神经再向下穿过尺侧腕屈肌起端转至前臂掌面内侧，继于尺侧腕屈肌和指深屈肌之间、尺动脉的内侧下降，在桡腕关节上方发出手背支后，主干下行于豌豆骨的桡侧，经屈肌支持带的浅面分为浅深两支，经掌腱膜深面进入手掌。

尺神经在臂部无分支，在前臂上部发出肌支支配尺侧腕屈肌和指深屈肌的尺侧半。其手背支转向背侧，分布于手背尺侧半和小指、环指及中指尺侧半背面的皮肤。浅支分布于小鱼际、小指和环指尺侧半掌面的皮肤。其深支支配小鱼际肌、拇收肌、骨间肌及第3、4蚓状肌（图36-6）。尺神经主干损伤会导致其支配的区域麻木，其支配的肌肉瘫痪；令患者握拳，则呈现为"爪形手"。正中神经与尺神经合并损伤后，手肌萎缩，呈"猿手"形状。

（9）桡神经（radial nerve）（$C_5 \sim T_1$）：由后束发出，是臂丛中最粗大的神经，在腋窝内位于腋动脉的后方，并与肱深动脉一同行向外下，先经肱三头肌长头与内侧头之间，然后沿桡神经沟绕肱骨中段背侧旋向外下，在肱骨外上髁上方穿外侧肌间隔，至肱桡肌与肱肌之间，继续下行于肱肌与桡侧腕长伸肌之间。桡神经在肱骨外上髁前方分为浅、深二支。桡神经浅支（superficial branch）为皮支，经肱桡肌深面，沿桡动脉外侧下降，在前臂中、下1/3交界处浅出并转向背面，并下行至手背，分布于手背桡侧半和桡侧两个半手指近节背面的皮肤。桡神经深支（deep branch）较粗，主要为肌支，经桡骨颈外侧穿旋后肌至前臂骨间膜背面，改称为骨间后神经，在前臂伸肌群的浅深层之间下行，支配前臂的伸肌；继续下行支配腕部诸关节。

桡神经在臂部发出的较多分支，其中肌支主要分布于肱三头肌、肘肌、肱桡肌和桡侧腕长伸肌。皮支有3支：在腋窝发出的臂后皮神经、在三角肌支点远侧发出的臂外侧下皮神经，以及自臂中份外侧浅出的前臂后皮神经（图36-7）。

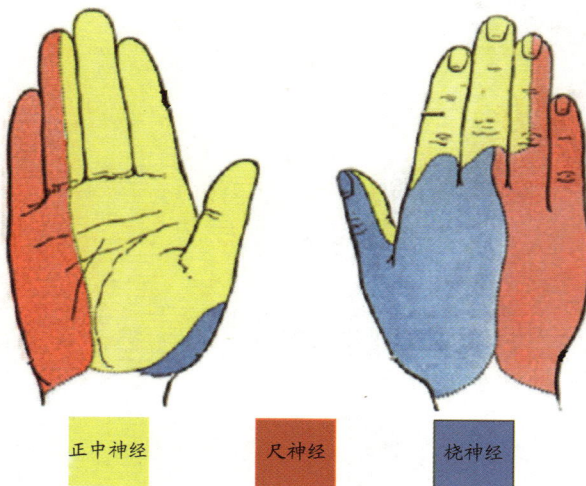

正中神经　尺神经　桡神经

图36-6　手部皮肤的神经分布

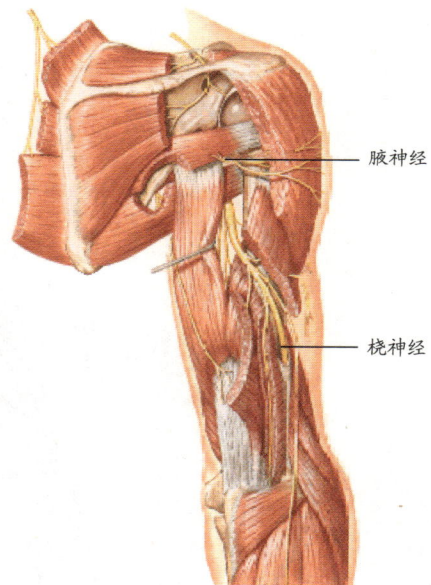

腋神经

桡神经

图36-7　腋神经和桡神经

桡神经在起始处损伤表现为患侧上肢下垂于躯干后外侧，所有关节均呈屈曲、旋前位，相应皮区麻木。肱骨中断骨折导致桡神经损伤后的主要运动障碍是前臂伸肌瘫痪，表现为抬前臂时呈"垂腕"状态，各手指掌指关节不能背伸，拇指不能伸，前臂旋后障碍，手臂桡侧皮肤感觉减退或消失。感觉障碍以第1、2掌骨间隙背面"虎口区"皮肤最为明显。桡骨颈骨折时，也可损伤桡神经深支，其主要症状是伸腕能力弱和不能伸指。

（10）臂内侧皮神经（medial brachial cutaneous nerve）（C_8、T_1）：发自臂丛内侧束，分布于臂内侧皮肤，该神经在腋窝底常与肋间臂神经交通。

（11）前臂内侧皮神经（medial antebrachial cutaneous nerve）（C_8、T_1）：发自臂丛内侧束，分布于前臂前内侧面的皮肤，该神经主干较臂内侧皮神经更粗。

三、胸神经前支

胸神经前支共12对（图36-8）。第1～11对各自位于相应的肋间隙中，称肋间神经（intercostal nerves），第12对胸神经前支位于第12肋下方，故名肋下神经（subcostal nerve）。肋间神经在肋间内、外肌之间，肋间血管的下方，沿各肋沟前行，在腋前线附近离开肋骨下缘，行于肋间隙中，并在胸腹壁侧面发出外侧皮支，其主干继续前行。上6对肋间神经到达胸骨侧缘处穿至皮下，则称前皮支。下5对肋间神经和肋下神经斜向下内，行于腹内斜肌与腹横肌之间，并进入腹直肌鞘，前行至腹白线附近穿至皮下，成为前皮支。肋间神经的肌支配肋间肌和腹肌的前外侧群，皮支分布于胸、腹壁的皮肤以及胸、腹膜壁层。其中第4～6肋间神经的外侧皮支和第2～4肋间的神经的前皮支，均有分支布于乳房。

胸神经前支在胸、腹壁皮肤的节段性分布最为明显，由上向下按神经序数依次排列。如T_2相当于胸骨角平面，T_4相当于乳头平面，T_6相当于剑突平面，T_8相当于肋弓平面，T_{10}相当于脐平面，T_{12}则分布于耻骨联合与脐连线中点平面。临床上常以上述胸骨角、肋骨、剑突、脐等为标志检查感觉障碍的节段。

四、腰丛

1.腰丛的组成和位置　腰丛（lumbar plexus）由第12胸神经前支的一部分、第1～3腰神经前支和第4腰神经前支的一部分组成。第4腰神经前支的余部和第5腰神经前支合成腰骶干（lumbosacral trunk）向下加入骶丛；因此腰神经、骶神经、尾神经的前支互相密切联络。从第1腰神经至第1骶神经（为所有脊神经中的最粗者）依次增粗，以后则逐渐变细。腰丛位于腰大肌深面，除发出肌支支配髂腰肌和腰方肌外，还从腰大肌周围发出分支分布于腹股沟区及大腿的前部和内侧部（图36-9）。

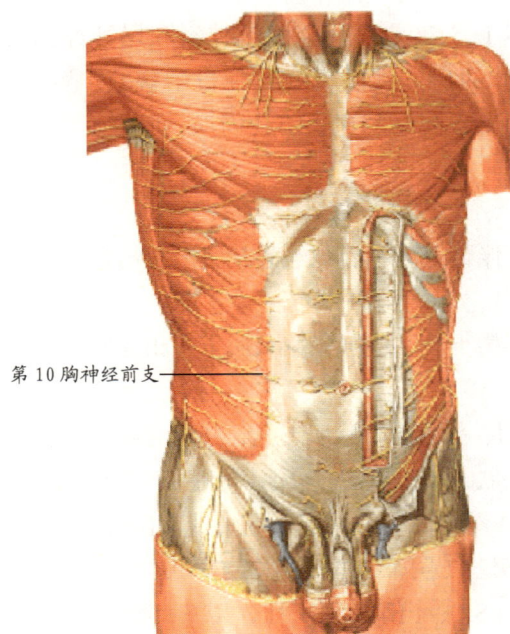

图36-8　胸神经

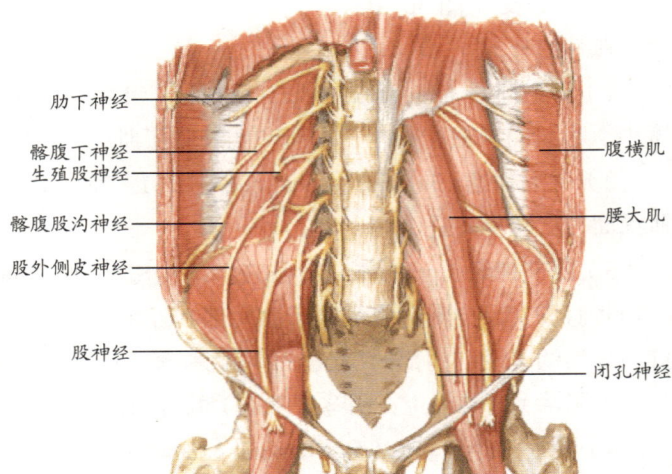

图36-9　腰骶丛的组成模式图

2. 腰丛的分支

（1）髂腹下神经（iliohypogastric nerve）（T_{12}、L_1）：自腰大肌外缘传出，经肾后面和腰方肌前行向外下行，在髂嵴上方进入腹内斜肌和腹横肌之间，继而在腹内、外斜肌间前行，终支在腹股沟管浅环上方约 3 cm 处穿腹外斜肌腱膜至皮下。其皮支分布于臀外侧区、腹股沟区及下腹部皮肤，肌支支配腹壁肌。

（2）髂腹股沟神经（ilioinguinal nerve）（L_1）：在髂腹下神经的下方，走行方向与该神经略同，穿行于腹壁肌之间，沿精索（或子宫圆韧带）浅面前行，终支自腹股沟管浅环外出，分布于腹股沟部和阴囊或大阴唇皮肤，肌支支配腹壁肌。

（3）股外侧皮神经（lateral femoral cutaneous nerve）（L_2、L_3）：自腰大肌外缘走出，斜越髂肌表面，达髂前上棘内侧，经腹股沟韧带深面至大腿外侧部的皮肤。

（4）股神经（femoral nerve）（$L_2 \sim L_4$）：是腰丛中最大的神经，发出后，先在腰大肌与髂肌之间下行，在腹股沟中点稍外侧，经腹股沟韧带深面、股动脉外侧到达股三角，随即分为数支：①肌支，支配耻骨肌、股四头肌和缝匠肌。②皮支，有数条较短的前皮支，分布于大腿和膝关节前面的皮肤。最长的皮支称隐神经（saphenous nerve），是股神经的终支，伴随股动脉入收肌管下行，至膝关节内侧浅出至皮下后，伴随大隐静脉沿小腿内侧面下降至足内侧缘，分布于髌下、小腿内侧面和足内侧缘的皮肤。股神经损伤后，屈髋无力，坐位时，不能伸小腿，行走困难，股四头肌萎缩，髌骨突出，膝反射消失，大腿前面和小腿内侧面皮肤感觉障碍。

（5）闭孔神经（obturator nerve）（$L_2 \sim L_4$）：自腰丛发出后，于腰大肌内侧缘穿出，循小骨盆侧壁前行，穿闭膜管出小骨盆，分前、后两支，分别经短收肌前、后面进入大腿内收肌群，其肌支支配闭孔外肌、大腿内收肌群。皮支分布于大腿内侧面的皮肤。闭孔神经前支发出支配股薄肌的分支先入长收肌，约在股中部，从长收肌穿出进入股薄肌。临床上，在用股薄肌代替肛门外括约肌的手术中，应注意保留此支。

（6）生殖股神经（genitofemoral nerve）（L_1、L_2）：自腰大肌前面穿出后，在该肌浅面，输尿管后方沿腹膜，倾斜着向前下方走行，于腹股沟韧带上方分成生殖支和股支。生殖支分布于阴囊（大阴唇），并支配提睾肌。股支支配腹股沟韧带下方的部分皮肤。

五、骶丛

1. 骶丛的组成和位置 骶丛（sacral plexus）由腰骶干（L_4、L_5）以及全部骶神经和尾神经的前支组成。骶丛位于盆腔内，在骶骨及梨状肌前面，髂内动脉的后方。骶丛分支分布于盆壁、臀部、会阴、股后部、小腿以及足。骶丛除直接发出许多短小的肌支支配梨状肌、闭孔内肌、股方肌等外，还发出以下分支（图 36-10）。

2. 骶丛的分支

（1）臀上神经（superior gluteal nerve）（L_4、L_5、S_1）：伴臀上动、静脉经梨状肌上孔出盆腔，行于臀中、小肌间，支配臀中、小肌和阔筋膜张肌。

（2）臀下神经（inferior gluteal nerve）（L_5、S_1、S_2）：伴臀下动、静脉经梨状肌下孔出盆腔，达臀大肌深面，支配臀大肌。

（3）阴部神经（pudendal nerve）（$S_2 \sim S_4$）：伴阴部内动、静脉出梨状肌下孔，绕坐骨棘经坐骨小孔入坐骨直肠窝，向前分支分布于会阴部和外生殖器的肌和皮肤，其分支有：①肛（直肠下）神经分布于肛门外括约肌及肛门部的皮肤。②会阴神经（perineal nerve）分布于会阴诸肌和阴囊或大阴唇的皮肤。③阴茎（阴蒂）背神经走在阴茎（阴蒂）的背侧，主要分布于阴茎（阴蒂）的海绵体与皮肤。

（4）股后皮神经（posterior femoral cutaneous nerve）（$S_1 \sim S_3$）：出梨状肌下孔，至臀大肌下缘浅出，发出返支向上成为臀下皮神经；支主干向下分布于股后部和腘窝的皮肤。

（5）坐骨神经（sciatic nerve）（L$_4$、L$_5$、S$_1$～S$_3$）：是全身最粗大的神经，经梨状肌下孔出盆腔，在臀大肌深面，经坐骨结节与股骨大转子之间至股后，在股二头肌深面下降，一般在腘窝上角处分为胫神经和腓总神经。在股后部发出肌支以支配大腿后群肌。自坐骨结节与大转子之间的中点到股骨内、外髁之间中点的连线的上 2/3 段为坐骨神经的体表投影。坐骨神经痛时，常在此投影线上出现压痛。坐骨神经的变异主要有：①分支平面差异较大，有的分支平面很高，甚至在盆腔内就分为二支。②与梨状肌的关系多变，根据统计资料，坐骨神经以单干出梨状肌下孔者占 66.3%；而以单干穿梨状肌或以两根夹持梨状肌，一支出梨状肌下孔，另一支穿梨状肌等变异型者占 33.7%（图 36-11）。

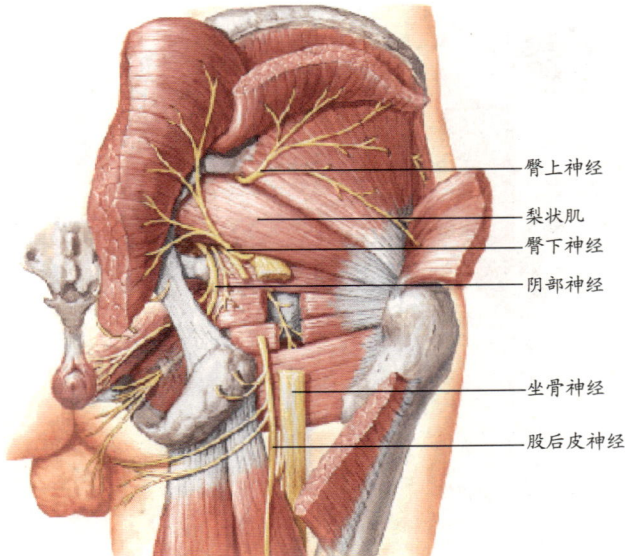

图 36-10 骶丛的组成及其分支

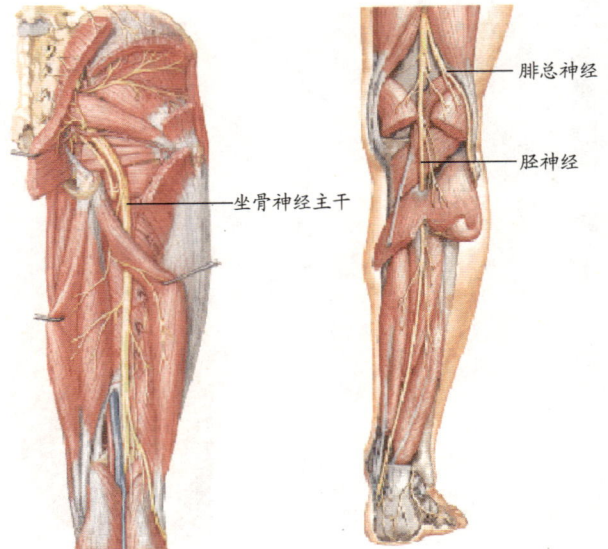

图 36-11 坐骨神经

（6）胫神经（tibial nerve）（L$_4$、L$_5$、S$_1$～S$_3$）：为坐骨神经本干的直接延续。在腘窝内伴行于腘血管的浅面，在小腿经比目鱼肌深面伴胫后动脉下降，过内踝后方，在屈肌支持带深面的踝管内分为足底内侧神经（medial plantar nerve）和足底外侧神经（lateral plantar nerve），两终支入足底。胫神经在腘窝及小腿还发出肌支支配小腿肌后群。胫神经发出腓肠内侧皮神经，伴小隐静脉下行，在小腿下部与腓肠外侧皮神经（发自腓总神经）吻合成腓肠神经，经外踝后方弓形向前，分布于足背和小趾外侧缘的皮肤。胫神经损伤的主要运动障碍是足不能跖屈，内翻力弱，不能以足尖站立。由于小腿前外侧群肌过度牵拉，致使足呈背屈及外翻位，出现"钩状足"畸形。感觉障碍区主要在足底面。

（7）腓总神经（common peroneal nerve）（L$_4$、L$_5$、S$_1$、S$_2$）：自坐骨神经发出后沿股二头肌内侧走向外下，绕腓骨颈外侧向前，穿腓骨长肌分为腓浅和腓深神经。腓总神经的分布范围是小腿前、外侧、足背和趾背。腓浅神经（superficial peroneal nerve）在腓骨长、短肌与趾伸肌之间下行，分出肌支支配腓骨长、短肌，在小腿下 1/3 处浅出为皮支，分布于小腿外侧，足背和第 2～5 趾背侧皮肤。腓深神经（deep peroneal nerve）与胫前动脉相伴而行，先在胫骨前肌和趾长伸肌间，后在胫骨前肌与拇长伸肌之间下行至足背；分布于小腿肌前群、足背肌及第 1、2 趾背面的相对缘皮肤。

腓总神经损伤引起腓骨长、短肌及胫骨前肌群的瘫痪和萎缩。腓总神经损伤后，患者足不能背屈或外翻、趾不扬，呈"马蹄内翻足"畸形。步行时，患者高举足，使髋关节、膝关节过度屈曲，当足落地时先足尖下垂，接着用整个足跖着地，似马或鸡的步态，呈"跨阈步态"。

第二节　脑神经

　　脑神经（cranial nerve）是与脑相连的周围神经，共 12 对，其排列顺序通常用罗马数字标示；该顺序也是与其相连的中枢节段的高低次序。脑神经的顺序代号及名称为：Ⅰ 嗅神经，Ⅱ 视神经，Ⅲ 动眼神经，Ⅳ 滑车神经，Ⅴ 三叉神经，Ⅵ 展神经，Ⅶ 面神经，Ⅷ 前庭蜗神经，Ⅸ 舌咽神经，Ⅹ 迷走神经，Ⅺ 副神经，Ⅻ 舌下神经。嗅神经与视神经由原始脑发展而来，其他 10 对神经则较晚由脊神经分化而来，副神经与舌下神经最后才转折走行到颅部（图 36-12）。

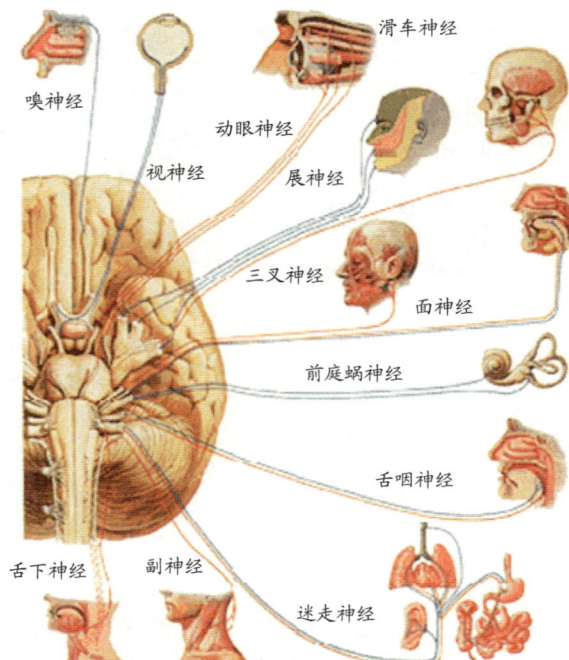

图 36-12　脑神经概观（红色为运动纤维；黄色为副交感纤维；蓝色为感觉纤维）

　　在发育过程中，头、面部和颈部分化产生了一些躯体和四肢所没有的感觉器官，如嗅器、味器、视器、听器、平衡器和味器等，分布于这些结构的感受器的神经纤维是脊神经所没有的。另外，头、面部和颈部横纹肌的胚胎来源与分布在躯干和口四肢的横纹肌相比，除了来自肌节外，尚有来自胚胎鳃弓的部分。通常把分布到视器、听器和平衡器的神经纤维视为与躯体感觉有关的成分，把分布到嗅器和味器的神经纤维视为与内脏感觉有关的成分，而把分布到胚胎鳃弓衍化来的横纹肌的神经纤维视为与内脏运动有关的成分（鳃弓是某些内脏发生的原基），因此，脑神经比脊神经多了这 3 种"特殊"的纤维成分。现将脑神经的 7 种纤维成分归纳如下。①一般躯体感觉纤维：分布于皮肤、肌腱和大部分口、鼻腔黏膜。②特殊躯体感觉纤维：分布于视器、前庭蜗器等特殊感受器。③一般内脏感觉纤维：分布于头、颈和胸、腹腔的脏器。④特殊内脏感觉纤维：分布于嗅器、味蕾。⑤一般内脏运动纤维：支配平滑肌、心肌、腺体、免疫与代谢组织。⑥特殊内脏运动纤维：支配咀嚼肌、面肌、咽喉肌等（鳃弓肌）。⑦躯体运动纤维：支配眼外肌、舌肌。

　　脑神经与脊神经在基本方面大致相同，但也有一些具体差别：①每一对脊神经都是混合性的，所含有的纤维成分是恒定的；每一对脑神经所含有的纤维成分的多少是不同的，但并不是每一对脑神经都含有 7 种纤维。有些脑神经所含的纤维种类丰富，可达 5 种之多，而有些则非常单一，只含有 1 种纤维成分。有些脑神经所含的纤维成分既有运动纤维又有感觉纤维，称为混合性神经，如 Ⅴ、Ⅶ、Ⅸ 和 Ⅹ 四对脑神经；有些脑神经仅含有感觉纤维，称为感觉神经，如 Ⅰ、Ⅱ 和 Ⅷ 三对脑神经；还有些脑神经仅含有运动纤维，称为运动性神经，如 Ⅲ、Ⅳ、Ⅵ、Ⅺ 和 Ⅻ 五对脑神经。②脑神经中的一般内脏运动纤维，属于副交感成分，且仅Ⅲ、Ⅶ、Ⅸ、Ⅹ四对脑神经中含有。而脊神经所含有的内脏运动纤维，主要是交感成分，且每对脊神经中都有，仅在第2～4骶神经中含有副交感成分。③脑神经中的躯体感觉和内脏感觉纤维的胞体绝大多数是假单极神经元，在脑外聚集成神经节，有Ⅴ三叉神经节、Ⅶ膝神经节、Ⅸ和Ⅹ的上神经节、下神经节。其性质与脊神经节相同。由双极神经元胞体聚集成节的有Ⅷ前庭神经节和蜗神经节，它们是与平衡、听觉感觉传入相关的神经节。与Ⅲ、Ⅶ、Ⅸ、Ⅹ对脑神经中的内脏运动纤维相连属的有四对副交感神经节，它们是内脏运动性的。内脏运动纤维由中枢发出后，先终止于这些副交感神经节，节内的神经元再发轴突分布于内在脏器。与第Ⅹ对脑神经内脏运动纤维相连属的副交感神经节多位于所支配器官的壁内。

脑神经概要见表36-1。

表36-1　脑神经概要

顺序和名称	核的名称和性质	神经根出入脑部位	出入颅部位	分布范围	损伤后的主要表现
Ⅰ嗅神经		嗅球	筛孔	嗅黏膜	嗅觉障碍
Ⅱ视神经		外侧膝状体	视神经孔	视网膜	视觉障碍
Ⅲ动眼神经	动眼神经核（运） 动眼神经副核（副）	脚间窝	眶上裂	1. 眼外肌（上斜肌、外直肌除外） 2. 睫状肌及瞳孔括约肌	1. 眼向外下斜视 2. 上睑下垂 3. 对光反射消失
Ⅳ滑车神经	滑车神经核（运）	下丘下方	眶上裂	上斜肌	眼不能向外下斜视
Ⅴ三叉神经	三叉神经运动核（运） 三叉神经中脑核（感） 三叉神经脑桥核（感） 三叉神经脊束核（感）	脑桥基底部与小脑中脚交界处	眼神经：眶上裂 上颌神经：圆孔 下颌神经：卵圆孔	1. 额部、顶部及颜面部皮肤 2. 眼球及眶内结构，口、鼻黏膜、舌、牙齿 3. 咀嚼肌等	1. 头面部感觉障碍 2. 角膜反射消失 3. 咀嚼肌瘫痪，张口时下颌偏向患侧
Ⅵ展神经	展神经核（运）	延髓脑桥沟锥体上方	眶上裂	外直肌	眼球不能向外转
Ⅶ面神经	面神经核（运） 上泌涎核（副） 孤束核（感） 三叉神经脊束核（感）	延髓脑桥沟展神经根外侧	内耳门→内耳道→面神经管→茎乳孔	1. 面部表情肌等 2. 下颌下腺、舌下腺、泪腺及鼻腔和腭部腺体 3. 舌前2/3黏膜与味蕾 4. 耳部小片皮区	1. 表情肌等瘫痪 2. 患侧角膜、结膜干燥 3. 患侧舌前1/3味觉障碍 4. 耳部小片皮区麻木
Ⅷ前庭蜗神经	蜗神经核（感） 前庭神经核（感）	面神经外侧	内耳门	1. 耳蜗螺旋器 2. 半规管壶腹嵴、球囊及椭圆囊斑	1. 听力障碍 2. 眩晕、眼球震颤
Ⅸ舌咽神经	疑核（运） 下泌涎核（副） 孤束核（感） 三叉神经脊束核（感）	橄榄后沟上部	颈静脉孔	1. 茎突咽肌 2. 舌后1/3黏膜与味蕾 3. 咽壁、鼓室黏膜、颈动脉窦、颈动脉小球 4. 腮腺 5. 耳后皮区	1. 咽反射消失 2. 舌后1/3味觉消失、一般感觉障碍 3. 内脏感觉障碍 4. 腮腺分泌障碍 5. 耳部皮区麻木
Ⅹ迷走神经	疑核（运） 迷走神经背核（副） 孤束核（感） 三叉神经脊束核（感）	橄榄后沟中部	颈静脉孔	1. 咽、喉的横纹肌 2. 胸、腹腔脏器 3. 耳郭、外耳道皮肤	1. 咽、喉肌运动障碍 2. 内脏运动与感觉障碍 3. 耳郭、外耳道皮肤感觉障碍
Ⅺ副神经	疑核（运） 副神经脊髓核（运）	橄榄后沟下部	颈静脉孔	1. 咽喉肌 2. 胸锁乳突肌 3. 斜方肌	1. 不能向健侧转脸 2. 不能上提患侧肩胛骨
Ⅻ舌下神经	舌下神经核（运）	锥体外侧	舌下神经管	1. 舌内肌 2. 部分舌外肌	患侧舌肌瘫痪、萎缩，伸舌时舌尖偏向患侧

注：（运）——运动；（感）——感觉；（副）——副交感。

一、嗅神经

Ⅰ嗅神经（olfactory nerve）为特殊内脏感觉纤维，由上鼻甲上部和鼻中隔上部黏膜内的嗅细胞中枢突聚集成 20 多条嗅丝（即嗅神经），穿筛孔入颅，进入嗅球，传导嗅觉。颅前窝窝底骨质薄而脆，外伤易致其骨折；当骨折延及筛板时，可撕脱嗅丝和脑膜，造成嗅觉障碍；脑脊液也可流入鼻腔。

二、视神经

Ⅱ视神经（optic nerve）由特殊躯体感觉纤维组成，传导视觉冲动。由视网膜节细胞的轴突在视神经盘处汇聚，再穿过巩膜而构成视神经。视神经在眶内行向后内，穿视神经管入颅窝，连于视交叉。在视交叉中，来自两眼视网膜鼻侧半的纤维交叉，交叉后加入对侧视束；来自视网膜颞侧半的纤维不交叉，进入同侧视束。视束大部分纤维止于间脑的外侧膝状体；由外侧膝状体发出视辐射到达视觉中枢，产生视觉。视束有少数纤维到达视觉反射和瞳孔对光反射的中枢，参与反射。由于视神经是胚胎发生时间脑向外突出形成视器过程中的一部分，故视神经的组织性质为中枢神经；视神经外面包有由三层脑膜延续而来的三层被膜，脑蛛网膜下腔也随之延续到视神经周围。所以颅内压增高时，常出现视神经盘水肿。

三、动眼神经

Ⅲ动眼神经（oculomotor nerve）为运动性神经，含有躯体运动和一般内脏运动两种纤维。躯体运动纤维起于中脑动眼神经核，一般内脏运动纤维起于动眼神经副核。动眼神经自脚间窝出脑，紧贴小脑幕缘及后床突侧方前行，进入海绵窦侧壁上部，再经眶上裂，立即分为上、下两支。上支细小，支配上直肌和上睑提肌。下支粗大，支配下直、内直和下斜肌。由下斜肌支分出一个小支叫睫状神经节短根，它由一般内脏运动纤维（副交感）组成，进入睫状神经节交换神经元后，分布于睫状肌和瞳孔括约肌，参与瞳孔对光反射和视物的调节反射（图 36-13）。

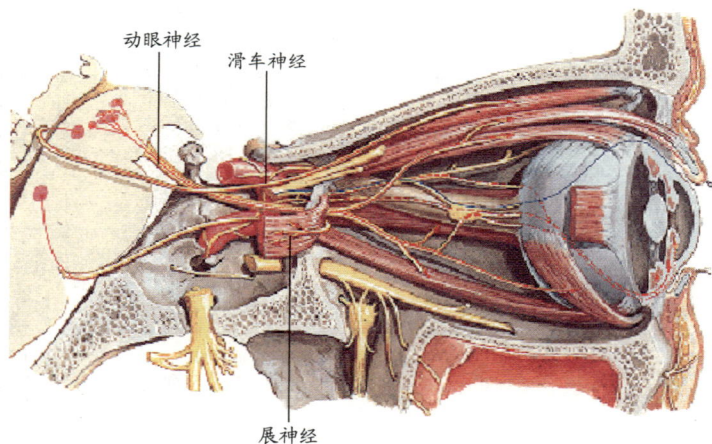

图 36-13　动眼神经、滑车神经、展神经

睫状神经节（ciliary ganglion）为副交感神经节，位于视神经与外直肌之间，长约 2 mm，距眶尖约 1 cm，有感觉、交感、副交感 3 个根进入此节。①副交感根即睫状神经节短根，来自动眼神经，在此节交换神经元。自节内神经细胞发出节后纤维加入睫状短神经。②交感根来自颈内动脉交感丛。③感觉根即睫状神经节短根，来自鼻睫神经。由神经节发出 6 ~ 10 条睫状短神经，向前进入眼球。其副交感纤维支配睫状肌和瞳孔括约肌；交感纤维支配瞳孔开大肌和眼血管；感觉纤维接受眼球的一般感觉。眼内手术时施行球后麻醉，阻断该神经节，对眼球组织有镇痛作用；还可使眼内血管收缩，从而降低眼内压。

动眼神经损伤，可致上睑提肌、上直肌、下直肌、内直肌及下斜肌瘫痪；出现上睑下垂、瞳孔斜向外下方以及瞳孔对光反射消失，瞳孔散大等症状。

四、滑车神经

Ⅳ滑车神经（trochlear nerve）仅含有躯体运动纤维，为运动性神经。起于滑车神经核，由中脑的下丘下方出脑后，绕大脑脚外侧前行，穿入海绵窦的外侧壁，经眶上裂入眶，越过上直肌和上睑提肌向前内走行，支配上斜肌。滑车神经是唯一来自脑干背侧的神经；也是唯一来自对侧脑神经核的神经。

三叉神经根、动眼神经、滑车神经以及展神经穿过硬脑膜与颅骨的位置不相对应；为方便描述其行程，特称其穿过硬脑膜的孔分别为：三叉神经根孔、动眼神经孔、滑车神经孔以及展神经孔。

五、三叉神经

Ⅴ三叉神经（trigeminal nerve）为混合性神经，含有一般躯体感觉和特殊内脏运动两种纤维。特殊内脏运动纤维始于三叉神经运动核，组成三叉神经运动根，由脑桥与脑桥臂交界处出脑，位于感觉根的前内侧，后并入下颌神经，经卵圆孔出颅，分布于咀嚼肌等。运动根内尚含有三叉神经中脑核发出的纤维，传导分布于头面部的咀嚼肌、眼外肌、下颌关节、牙周膜和硬腭等处的本体感觉和压力觉。躯体感觉纤维的胞体位于三叉神经节（半月神经节）（trigeminal ganglion）内。该节位于颞骨岩部尖端的三叉神经节压迹处，为两层硬脑膜所包裹；由假单极神经元组成，其中枢突聚集成粗大的三叉神经感觉根，由脑桥与脑桥臂交界处入脑，止于三叉神经脑桥核和三叉神经脊束核；其周围突组成三叉神经三条大的分支，称为眼神经、上颌神经和下颌神经，分布于部分皮肤，眼、口腔、鼻腔、鼻旁窦的黏膜、牙齿、脑膜等，传导痛、温、触等多种感觉。自头顶—外耳门—下颌角连线以后部分的皮肤感觉则归颈神经后支管理（图36-14、图36-15）。

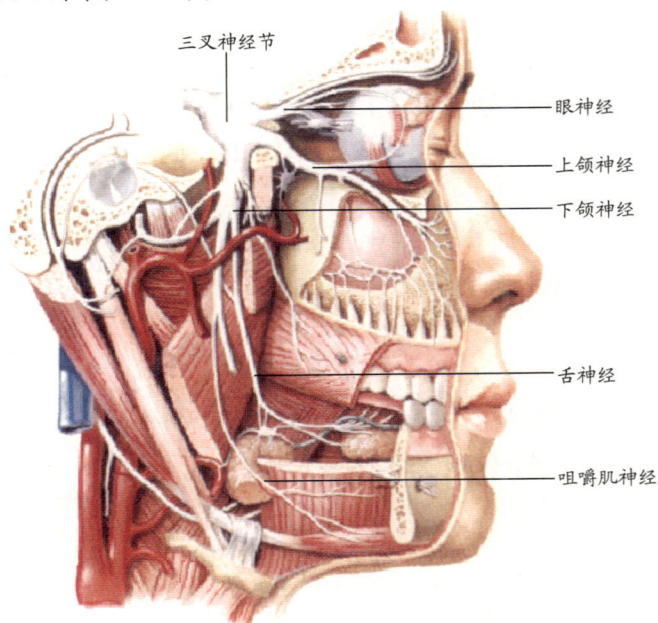

图 36-14　三叉神经的分支与分布

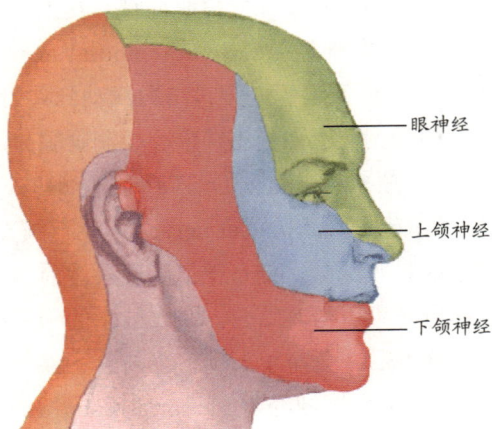

图 36-15　头部三叉神经分布区示意图

1. 眼神经（ophthalmic nerve）

眼神经自三叉神经节发出后，穿入海绵窦外侧壁，在动眼及滑车神经下方经眶上裂入眶，其分支分布于硬脑膜、眼眶、眼球、泪腺、结膜和部分鼻腔黏膜及额顶部，以及上睑和鼻背的皮肤。眼神经分支如下：

（1）泪腺神经（lacrimal nerve）：细小，沿眶外侧壁、外直肌上方行向前外，分布于泪腺、上睑和外眦。

（2）额神经（frontal nerve）：较粗大，在上睑提肌上方前行，分2～3支。其中眶上神经（supraorbital nerve）较大，经眶上切迹上行；另一支经滑车上方出眶，称滑车上神经（supratrochlear nerve）；二者均分布于额顶部皮肤。

（3）鼻睫神经（nasociliary nerve）：在上直肌和视神经之间前行达眶内侧壁，发出许多分支。其分支有：滑车下神经（infratrochlear nerve）为鼻睫神经的较大分支，行于上斜肌下方，在滑车下方出眶，分布于鼻背和眼睑的皮肤和泪囊；筛前神经和筛后神经主要分布于筛窦、鼻腔黏膜和硬脑膜；睫状长神经不经过睫状神经节，而在眼球后方穿入眼球，分布于角膜、睫状体和虹膜等处。此外，鼻睫神经尚有小支连于睫状神经节，构成该神经节的感觉根。

2. 上颌神经（maxillary nerve） 自三叉神经节发出后，进入海绵窦外侧壁，经圆孔出颅，进入翼腭窝，再经眶下裂入眶，延续为眶下神经。上颌神经分布于硬脑膜、眼裂和口裂间的皮肤、上颌牙齿以及鼻腔和口腔黏膜。其主要分支包括：

（1）眶下神经（infraorbital nerve）：较大，为上颌神经的主支，经眶下裂入眶、眶下沟、眶下管，出眶下孔分成数支，分布于下睑、鼻翼、上唇的皮肤和黏膜。临床上做上颌部手术时，常在眶下孔进行麻醉。

（2）颧神经（zygomatic nerve）：细小，在翼腭窝处分出，经眶下裂入眶，分两支穿眶外侧壁，分布于颧、颞部皮肤。来自面神经的副交感节前纤维在翼腭神经节内换元后，发出节后纤维经翼腭神经、颧神经、交通支和泪腺神经控制泪腺分泌。

（3）翼腭神经（pterygopalatine nerve）：也称神经节支，为2~3支细小的神经。从上颌神经主干行经翼腭窝上方的一段发出，向下连于翼腭神经节（副交感神经节）。穿过神经节后分布于腭和鼻腔的黏膜及腭扁桃体，传导这些区域的感觉冲动。

（4）上牙槽神经（superior alveolar nerve）：分为上牙槽后、中、前三支，其中上牙槽后支，在翼腭窝内自上颌神经本干发出，在上颌骨体后方穿入骨质；上牙槽中、前支分别在眶下沟及眶下管内发自眶下神经，三支互相吻合形成上牙槽丛，分支分布于上颌牙、牙龈及上颌窦黏膜。

3. 下颌神经（mandibular nerve） 是三支中最粗大的分支，为混合性神经，自卵圆孔出颅后，在翼外肌的深面分为前、后两干。前干细小，除支配咀嚼肌、鼓膜张肌和腭帆张肌外，还分出一感觉支颊神经。后干粗大，除分布于硬脑膜、下颌牙及牙龈、舌前2/3及口腔底黏膜、耳颞区和口裂以下的皮肤外，尚有一支支配下颌舌骨肌和二腹肌前腹。其主要的分支还包括以下几支。

（1）耳颞神经（auriculotemporal nerve）：以两根起于下颌神经后干，其间夹持脑膜中动脉，向后合成一干，经下颌颈内侧，与颞浅动脉伴行，穿腮腺上行分布于颞部皮肤，并分支至腮腺，此支含有来自舌咽神经副交感性分泌纤维，控制腮腺分泌。

（2）颊神经（buccal nerve）：沿颊肌外面前行，分布于颊部皮肤和黏膜。

（3）舌神经（lingual nerve）：在下颌支内侧下降，沿舌骨舌肌外侧，呈弓状越过下颌下腺上方向前达口腔底黏膜深面，分布于口腔底及舌前2/3的黏膜。舌神经行程中有来自面神经的鼓索（含有副交感纤维和味觉纤维）与其结合。来自鼓索的味觉纤维，接受舌前2/3的味觉；来自鼓索的副交感纤维经下颌下神经节换元后，分布于下颌下腺与舌下腺。

（4）下牙槽神经（inferior alveolar nerve）：为混合性，在舌神经后方，沿翼内肌外侧下行，经下颌孔入下颌管，在管内分支组成下牙丛，分支分布于下颌牙龈和牙。其终支自颏孔穿出称颏神经，分布于颏部及下唇的皮肤和黏膜。下牙槽神经入下颌管之前，其运动纤维离开主干，并组成下颌舌骨肌神经，支配下颌舌骨肌和二腹肌前腹。

（5）咀嚼肌神经：属运动性，均是在颞下窝处离开下颌神经干的较短的分支，包括咬肌神经、颞深神经、翼内肌神经和翼外肌神经，分别支配同名的咀嚼肌。

六、展神经

Ⅵ展神经（abducent nerve）属躯体运动性，起于展神经核，从延髓脑桥沟中部出脑，前行至颞骨岩部尖端入海绵窦。在窦内沿颈内动脉外下方前行，穿海绵窦外侧壁及眶上裂入眶，经睫状神经节外侧，分布于外直肌内侧面。展神经损伤可引起外直肌瘫痪，产生内斜视。

七、面神经

Ⅶ面神经（facial nerve）为混合性神经，含有 3 种主要纤维成分。特殊内脏运动纤维起于面神经核，主要支配面部表情肌的运动。一般内脏运动纤维起于上泌涎核，属副交感节前纤维，换神经元后的节后纤维分布于泪腺、舌下腺、下颌下腺及鼻、腭的黏膜腺，是这些腺体的分泌神经。特殊内脏感觉纤维，即味觉纤维，其胞体位于膝神经节（geniculate ganglion），其周围突分布于舌前 2/3 的味蕾，中枢突止于孤束核。此外，面神经可能含有少量躯体感觉纤维，传导耳部皮肤的躯体感觉和表情肌的本体感觉。

面神经由两个根组成，一个是较大的运动根，另一个是较小的中间神经（感觉和副交感纤维），中间神经位于运动根的外侧。两根自小脑中脚下缘出脑后进入内耳门，遂合成一干，穿过内耳道底进入面神经管，由茎乳孔出颅，向前穿过腮腺到达面部。在面神经管转弯处有膨大的膝神经节（图 36-16）。

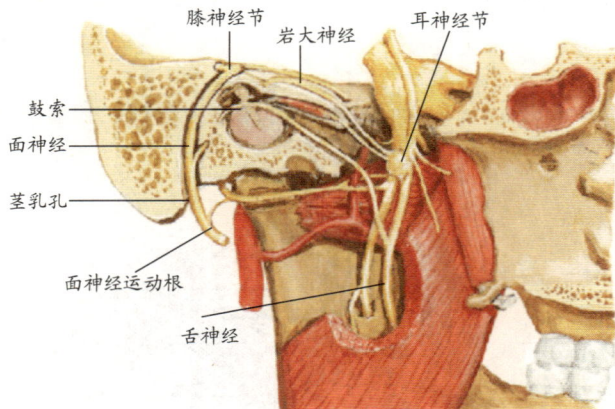

图 36-16　鼓索、膝神经节与耳神经节

1. 在面神经管内的分支　面神经在面神经管内，起初向前外侧方向走行较短距离，此后急转向后，掠过鼓室内侧壁前庭窗上方到达鼓室后壁，此段又称为面神经的水平部。在此段的转折处有膝神经节存在，岩大神经即由此发出。在鼓室后壁处，面神经又转折向下，最后出茎乳孔至面部。此段几呈垂直位下降，故又称面神经的垂直部。镫骨肌神经在垂直部的上段发出，鼓索则在垂直部的中、下段交界处，距茎乳孔上方约 6 mm 处发出。

（1）岩大神经（greater petrosal nerve）：含有副交感性的分泌纤维，自膝神经节处分出，出岩大神经管裂孔前行，与来自颈内动脉交感丛的岩深神经在破裂孔处合成翼管神经，穿翼管至翼腭窝，进入翼腭神经节，副交感纤维在节内交换神经元后，支配泪腺、腭及鼻腔黏膜的腺体分泌。

（2）镫骨肌神经（stapedial nerve）：发出后分布于鼓室内的镫骨肌，支配该肌的运动。镫骨肌瘫痪时，镫骨不稳可致听觉过敏或耳鸣。耳在受到过强声波刺激时，镫骨肌收缩，增加中耳传导途径的劲度，而阻止过大声音传入内耳避免损伤内耳，称为镫骨肌反射。

（3）鼓索（chorda tympani）：在面神经出茎乳孔前约 6 mm 处发出，行向前上进入鼓室，经锤骨柄内侧，然后穿岩鼓裂出鼓室，至颞下窝，行向前下并入舌神经。鼓索含有两种纤维：味觉纤维随舌神经分布于舌前 2/3 的味蕾司味觉；副交感纤维进入下颌下神经节，在节内交换神经元后，分布于下颌下腺和舌下腺，支配腺体分泌。

2. 在颅外的分支　面神经出茎乳孔后即发出三个小分支，支配枕肌、耳周围肌、二腹肌后腹和茎突舌骨肌。面神经主干进入腮腺实质，在腺内分支组成腮腺内丛。丛发分支从腮腺前缘呈辐射状分布，支配面肌。

颞支（temporal branch）常为 3 支，支配额肌和眼轮匝肌等。颧支（zygomatic branch）3 ～ 4 支，支配眼轮匝肌及颧肌。颊支（buccal branch）2 ～ 3 支，支配颊肌、口轮匝肌及其他口周围肌。下颌缘支

（marginal mandibular branch）沿下颌下缘向前，支配下唇诸肌。颈支（cervical branch）在颈阔肌深面向前下，支配该肌。

与面神经相联系的副交感神经节有两对。

（1）翼腭神经节（pterygopalatine ganglion）：副交感神经节，位于翼腭窝内，上颌神经下方，为一不规则的扁平小结，有 3 个根：①副交感根，来自面神经的岩大神经，在节内交换神经元；②交感根，来自面动脉交感丛；③感觉根，来自上颌神经的翼腭神经。由翼腭神经节发出一些分支，分布于泪腺、腭和鼻甲的黏膜，支配黏膜的一般感觉和腺体的分泌。

（2）下颌下神经节（submandibular ganglion）：副交感神经节，呈椭圆形，位于下颌下腺和舌神经之间，有 3 个根：①副交感根，来自鼓索，经舌神经到达此节，在节内交换神经元；②交感根，来自面动脉的交感丛；③感觉根，来自舌神经，自下颌下神经节发出分支，分布于下颌下腺和舌下腺，支配腺体分泌及一般感觉。

八、前庭蜗神经

Ⅷ前庭蜗神经（vestibulocochlear nerve）又称为听神经，由蜗神经和前庭神经组成，属特殊躯体感觉性（图 36-17）。

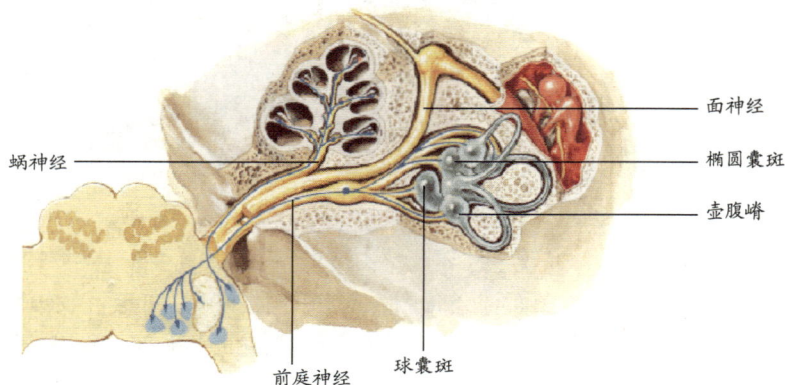

图 36-17　前庭蜗神经

1. **前庭神经（vestibular nerve）** 传导平衡觉。感觉神经元的胞体在内耳道底聚集成前庭神经节（vestibular ganglion），其周围突穿内耳道底，分布于内耳球囊斑、椭圆囊斑和壶腹嵴中的毛细胞。中枢突组成前庭神经，经内耳门入脑，终于脑干的前庭核群和小脑的绒球小结叶。

2. **蜗神经（cochlear nerve）** 传导听觉。其双极神经元的胞体在蜗轴内聚集成蜗神经节（蜗螺旋神经节）（cochlear ganglion），其周围突分布至内耳螺旋器上的毛细胞，中枢突组成蜗神经，经内耳门入颅腔，于脑桥延髓沟入脑，终于脑干蜗神经前、后核。

听觉的感受装置、螺旋器的毛细胞还接受来自上橄榄核及其附近的传出纤维的控制；球囊斑、椭圆囊斑和壶腹嵴接受来自前庭神经核群的传出纤维的控制。这些纤维可能对听觉和平衡觉的传入信息进行负反馈调节。

当颞骨岩部骨折波及内耳道时，会出现前庭蜗神经合并面神经的损伤。前庭蜗神经损伤后表现为伤侧耳聋和平衡功能的障碍。如果损伤轻微，前庭受到刺激后会出现眩晕和眼球震颤等症状，多伴有呕吐症状。这可能因前庭神经核群与网状结构和植物性神经结构有密切的关系。

九、舌咽神经

Ⅸ舌咽神经（glossopharyngeal nerve）为混合性神经，含 4 种纤维成分：①特殊内脏运动纤维，起于疑核，支配茎突咽肌。②副交感纤维，在耳神经节交换神经元后分布于腮腺，司腺体分泌。③一般内脏感觉纤维的胞体位于颈静脉孔处的下神经节，中枢突终于脑干孤束核，周围突分布舌后 1/3 处的味蕾；特殊内脏感觉纤维的胞体也位于下神经节，中枢突终于孤束核，周围突分布于咽、舌后 1/3 处、咽鼓管、鼓室等处的黏膜以及颈动脉窦和颈动脉小球。④躯体感觉纤维，胞体位于上神经节内，分布于耳后皮肤（图 36-18）。

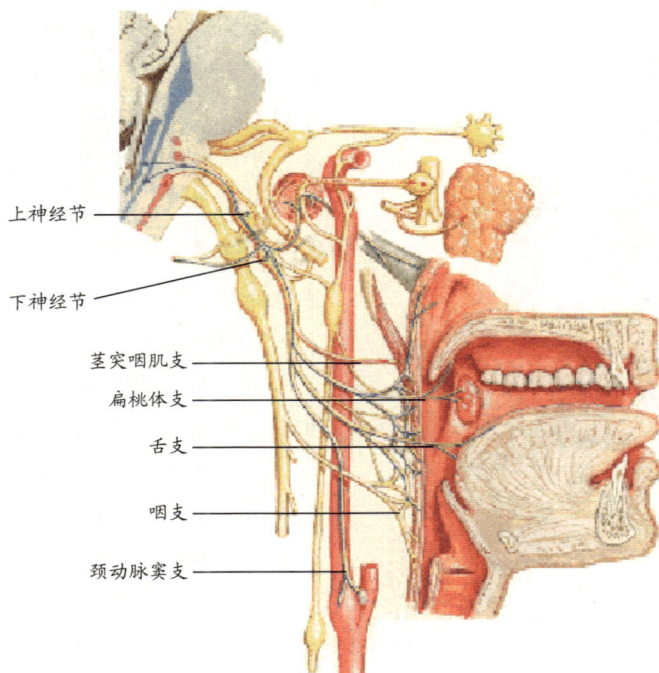

图 36-18　舌咽神经

舌咽神经的根丝，自延髓橄榄后沟上部出脑，与迷走神经和副神经同出颈静脉孔。在孔内，这三对神经均位于颈静脉球的内侧，自前而后顺序排列；舌咽神经干上有膨大的上神经节（superior ganglion），出孔时又形成一稍大的下神经节（inferior ganglion）。舌咽神经出颅后先在颈内动、静脉间，然后在茎突咽肌后外侧下降，并呈弓形向前，经舌骨舌肌内侧达舌根。

1. 鼓室神经（tympanic nerve）　发自下神经节，由一般感觉纤维和来自下泌涎核的副交感纤维组成，经鼓室小管向上进入鼓室，在鼓室内侧壁的黏膜内与交感神经纤维共同形成鼓室丛，发出许多小支，分布至鼓室、乳突小房和咽鼓管的黏膜。来自下泌涎核的大部分纤维在出鼓室之前还接受少量经面神经传来的上泌涎核的纤维，成为鼓室神经的终支岩小神经（lesser petrosal nerve）。岩小神经经鼓室盖出鼓室，走行于岩小神经沟内，通过卵圆孔出颅，入耳神经节，交换神经元后，经耳颞神经分布于腮腺，控制其分泌。

2. 颈动脉窦支（arotid sinus branch）　1～2 支，在颈静脉孔下方发出，沿颈内动脉下降，分布于颈动脉窦和颈动脉小球。颈动脉窦是压力感受器，颈动脉小球是化学感受器，分别感受血压和血液中 PO_2、$PCO2$ 和 H^+ 浓度的变化，反射性地调节血压和呼吸。

3. 舌支（lingular branch）　为舌咽神经的终支，经舌骨舌肌深面，分布舌后 1/3 处的黏膜和味蕾，司黏膜的一般感觉和味觉。

此外，舌咽神经还发出咽支、扁桃体支和茎突咽肌支等。

耳神经节（otic ganglion）为副交感神经节，在卵圆孔的下方，贴附于下颌神经的内侧。有 4 个根：①副交感根，来自岩小神经，在节内交换神经元，由节发出的副交感节后纤维经耳颞神经至腮腺，司腮腺的分泌；②交感根，来自脑膜中动脉交感丛；③运动根，来自下颌神经，分布于鼓膜张肌和腭帆张肌；④感觉根，来自耳颞神经，分布于腮腺。

一侧舌咽神经损伤表现为同侧舌后 1/3 部味觉丧失，舌根和咽峡区痛觉消失以及同侧咽肌收缩无力。舌咽神经损伤时多不出现咽反射和吞咽反射障碍，可能因为还有其他神经传导咽部的感觉信息。

十、迷走神经

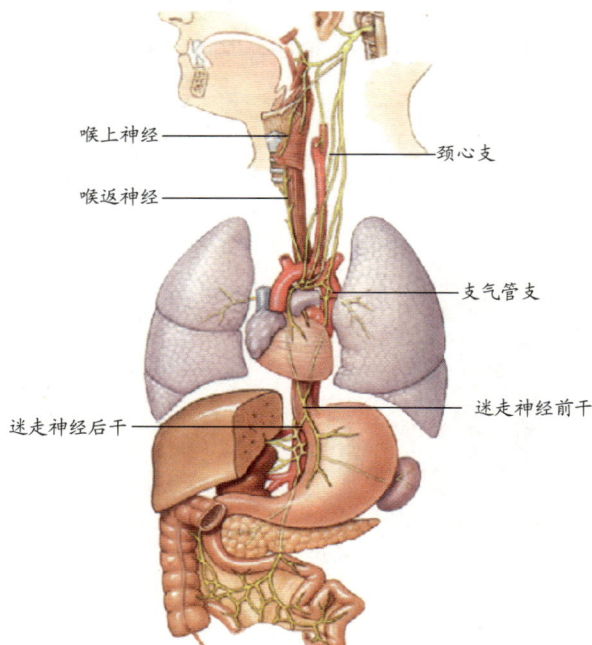

喉上神经
颈心支
喉返神经
支气管支
迷走神经前干
迷走神经后干

图 36-19　迷走神经

X迷走神经（vagus nerve）为混合性神经，是行程最长、分布范围最广的脑神经；如同迷路远行而得名。迷走神经含有4种纤维成分：①副交感纤维，起于迷走神经背核，主要分布于颈、胸和腹部的多种脏器，控制平滑肌、心肌、腺体、免疫组织和代谢组织的活动；②一般内脏感觉纤维，其胞体位于下神经节（结状神经节）（inferior ganglion）内，中枢突终于孤束核，周围突分布于颈、胸和腹部的脏器；③一般躯体感觉纤维，其胞体位于上神经节（superior ganglion）内，其中枢突止于三叉神经脊束核，周围突主要分布于耳郭、外耳道的皮肤和硬脑膜；④特殊内脏运动纤维，起于疑核，支配咽喉肌（图36-19）。

迷走神经以根丝自橄榄后沟中部出脑，经颈静脉孔出颅，在此处有膨大的上、下神经节。迷走神经干在颈部位于颈动脉鞘内，在颈内静脉与颈内动脉或颈总动脉之间的后方下行达颈根部，由此向下，左、右迷走神经的行程略有差异。左迷走神经在颈总动脉与左锁骨下动脉间，越过主动脉弓的前方，经左肺根的后方至食管前面分散成若干细支，构成左肺丛和食管前丛，在食管下端延续为迷走神经前干（anterior vagal trunk）。右迷走神经经过锁骨下动脉前方，沿气管右侧下行，经右肺根后方达食管后面，分支构成右肺丛和食管后丛，向下延为迷走神经后干（posterior vagal trunk）。迷走前、后干再向下与食管一起穿膈肌的食管裂孔进入腹腔，分布于胃前、后壁。前干的终支为肝支，参加肝丛；后干的终支为腹腔支，参加腹腔丛。迷走神经在颅、胸和腹部发出许多分支，其中较重要的分支如下。

（1）颈部的分支：①喉上神经（superior laryngeal nerve）：起自下神经节，在颈内动脉内侧下行，在舌骨大角处分内、外支。外支配环甲肌。内支与喉上动脉一同穿甲状舌骨膜入喉，分布于声门裂以上的喉黏膜以及会厌、舌根等。②颈心支：有上、下两支，下行入胸腔与交感神经一起构成心丛。上支有一支称主动脉神经或减压神经，分布至主动脉弓壁内，感受压力和化学刺激。

（2）胸部的分支：①喉返神经（recurrent laryngeal nerve）。右喉返神经在右迷走神经经过右锁骨下动脉前方处发出，并向后上勾绕此动脉，返回至颈部。左喉返神经在左迷走神经经过主动脉弓前方处发出，并绕主动脉弓下方，返回至颈部。在颈部，两侧的喉返神经均上行于气管与食管之间的沟内，至甲状腺侧叶深面、环甲关节后方进入喉内称为喉下神经（inferior laryngeal nerve），分数支分布于喉。其特殊内脏运动纤维支配除环甲肌以外所有的喉肌以及腭舌肌，感觉纤维分布至声门裂以下的喉黏膜。喉返神经在行程中发出心支、支气管支和食管支，分别参加心丛、肺丛和食管丛。②支气管支和食管支是左、右迷走神经在胸部分出的一些小支，与交感神经的分支共同构成肺丛和食管丛，自丛发细支至气管、肺及食管，除支配平滑肌和腺体外，也传导脏器、胸膜及部分心包的感觉。

（3）腹部的分支：①胃前支（anterior gastric branch）和肝支（hepatic branch）在贲门附近发自迷走前干。胃前支沿胃小弯向右，沿途发出4～6个小支，分布到胃前壁，其终支以"鸦爪"形的分支分布于幽门部前壁。肝支有1～3条，参加肝丛，随肝固有动脉分支分布于肝、胆囊等处。②胃后支（posterior gastric branch）在贲门附近发自迷走后干，沿胃小弯深部走行，沿途发支至胃后壁。终支与胃前支同样以"鸦爪"形分支，分布于幽门窦及幽门管的后壁。③腹腔支（celiac branch）发自迷走神经后干，向右行，与交感神经一起构成腹腔丛，伴随腹腔干、肠系膜上动脉及肾动脉等分布于肝、胆、胰、脾、肾以及结肠左曲以上的腹部消化管道及其相关腹膜。

迷走神经主干损伤所致内脏活动障碍的主要表现为脉速、心悸、呼吸深慢甚至窒息、恶心、呕吐、腹泻等。由于咽喉感觉障碍和肌肉瘫痪，可出现声音嘶哑、发呛、发音和吞咽障碍，软腭瘫痪及腭垂偏向患侧等。

十一、副神经

XI副神经（accessory nerve）由脑根和脊髓根组成。脑根起自延髓内的疑核，为运动性脑神经，含特殊内脏运动纤维，自迷走神经根下方出脑后与脊髓根合并，经颈静脉孔出颅，加入迷走神经，支配咽喉肌。副神经因此种从属于迷走神经的情形而得名。脊髓根起自脊髓颈部的副神经核，为特殊内脏运动纤维，由脊神经后根与齿状韧带之间出脊髓，在椎管内上行，经枕骨大孔入颅腔，与脑根合一，经颈静脉孔出颅腔，又与脑根分开，绕颈内静脉前外侧行向后下；经胸锁乳突肌深面后，终支在胸锁乳突肌后缘上、中 1/3 交界处继续向外下方斜行，于斜方肌前缘中、下 1/3 交界处进入斜方肌深面。副神经分支支配此二肌。从胸锁乳突肌后缘上、中 1/3 交点处跨过枕小神经后继续行向外下，至斜方肌前缘中、下 1/3 交点处，副神经在此位置表浅且恒定，周围无其他重要结构毗邻，因此临床常在此处经手术方法获取部分副神经用于面神经的修补吻合，以治疗面肌的瘫痪（图 36-20）。

副神经脊髓根损伤时，胸锁乳突肌和斜方肌的收缩功能会受到影响。由于胸锁乳突肌的瘫痪，患者头部会出现该肌损伤的典型症状：不能向患侧侧曲，也不能使面部转向对侧。斜方肌的瘫痪则会导致患侧肩胛骨的下垂。颈静脉孔是舌咽神经、迷走神经和副神经穿出颅腔的共同通道，因此，颈静脉孔处的病变常累及以上 3 条神经，使其功能受损，出现所谓"颈静脉孔综合征"。

十二、舌下神经

XII舌下神经（hypoglossal nerve）主要由躯体运动纤维组成，由舌下神经核发出，自延髓的前外侧沟（橄榄前沟）出脑，经舌下神经管出颅后，位于颈内动、静脉之间，继续跨过颈动脉表面，弓形向前下达舌骨舌肌的浅面，在舌神经和下颌下腺管的下方穿颏舌肌入舌，支配全部舌内肌和舌外肌（迷走神经支配的腭舌肌除外）（图 36-21）。

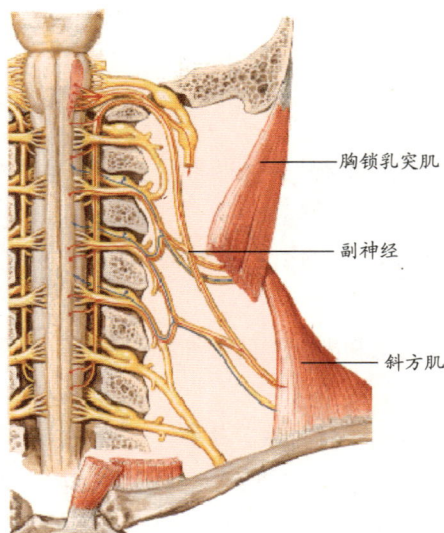

图 36-20　副神经

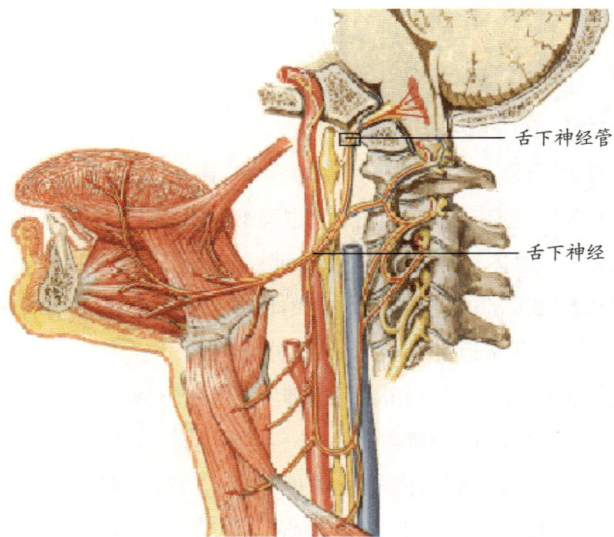

图 36-21　舌下神经

一侧舌下神经完全损伤时，患侧半舌肌瘫痪。此时患者伸舌时，舌尖偏向患侧，这是由于患侧颏舌肌收缩功能丧失，无力向前牵拉舌体，而健侧颏舌肌的牵拉力量相对过大所致。舌肌瘫痪时间过长，终成舌肌萎缩。

第三节　内脏神经

内脏神经系统（visceral nervous system）是整个神经系统的一个重要组成部分，主要分布于内在脏器。按照分布部位不同，可分为中枢部和周围部。内脏神经和躯体神经由共同的胚胎发生起源，也均处于大脑皮质的控制之下，也都含有感觉和运动两种纤维成分。但内脏运动神经调节内在脏器活动通常不受人的意志控制，是不随意的，故有人将内脏运动神经称为自主神经系统（autonomic nervous system）；又因它主要是控制和调节动、植物共有的物质代谢活动，并不支配动物所特有的骨骼肌的运动，所以也称之为植物神经系统（vegetative nervous system）。内脏感觉神经如同躯体感觉神经，其初级感觉神经元也位于脑神经和脊神经节内，周围支则分布于内在脏器的内感受器，把感受到的刺激传递到各级中枢，也可到达大脑皮质。内脏感觉神经传来的信息经中枢整合后，通过内脏运动神经调节这些器官的活动，从而在维持机体内、外环境的动态平衡，保持机体正常生命活动中，发挥重要作用。内脏神经系统组成如图36-22所示。

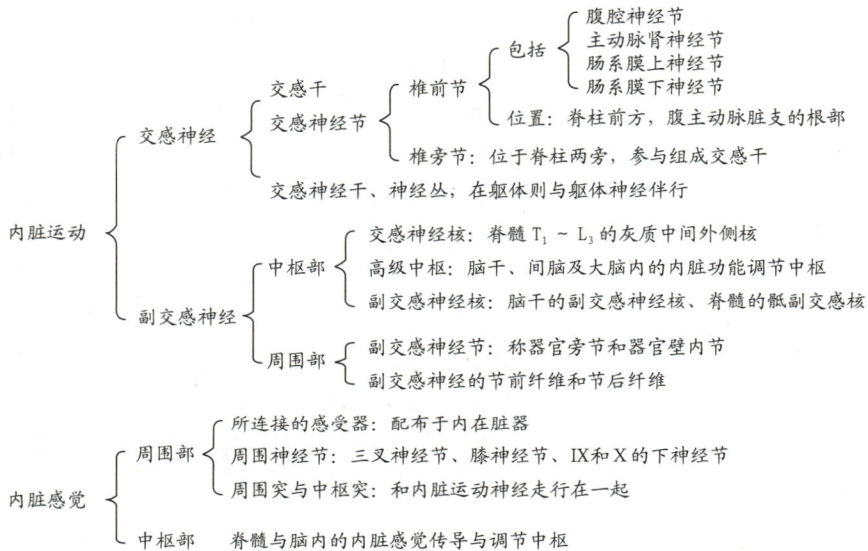

图 36-22　内脏神经系统组成

一、内脏运动神经

根据形态、机能和药理的特点，内脏运动神经分为交感神经和副交感神经两部分。内脏运动神经与躯体运动神经在结构和功能上也有较大差别，现就其形态结构上的差异简述如下。

（1）躯体运动神经支配骨骼肌，内脏运动神经则支配内在脏器（心血管、平滑肌、腺体、免疫组织、代谢组织如脂肪和骨髓等）。人体的皮脂腺是由激素管理的，无神经支配。

（2）躯体运动神经只有一种纤维成分，内脏运动神经则有交感和副交感两种纤维成分，而多数内脏器官又同时接受交感和副交感神经的双重支配，二者互相拮抗。

（3）躯体运动神经自躯体神经运动核至骨骼肌只有一个神经元。而内脏运动神经自内脏神经运动核发出后并在周围部的内脏运动神经节（植物性神经节）交换神经元，再由节内神经元发出纤维达到效应器。因此，内脏运动神经从内脏神经运动核到达所支配的器官须经过两个神经元（肾上腺髓质例外，只需一个神经元）。第一个神经元称节前神经元，胞体位于脑干和脊髓内，其轴突称节前纤维。第二个神经元称节后神经元，胞体位于周围部的植物性神经节内，其轴突称节后纤维。节后神经元的数目较多，一个节前神经元可以和多个节后神经元构成突触（图36-23）。

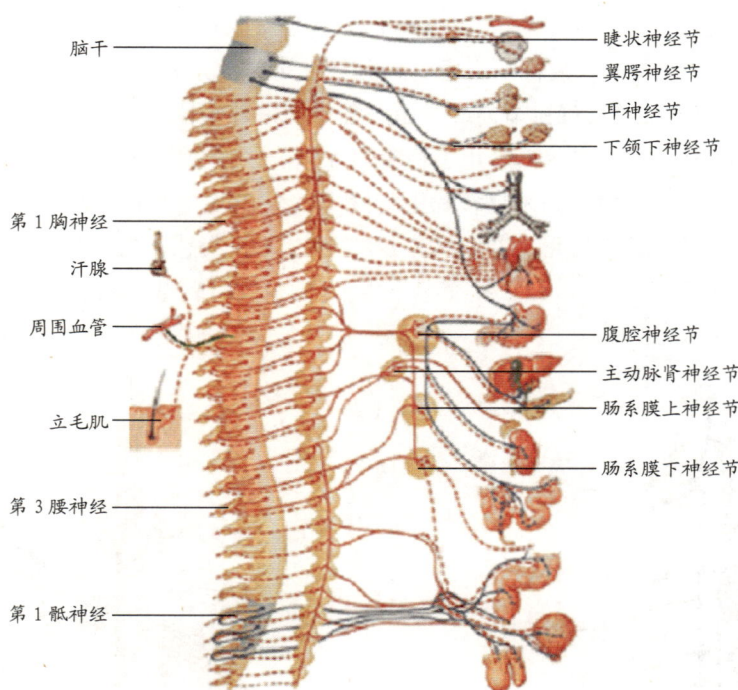

图 36-23　内脏运动神经概况示意图

（4）内脏运动神经节后纤维的分布形式和躯体神经亦有不同。躯体神经以神经干的形式分布，而内脏神经节后纤维常攀附脏器或血管形成神经丛或网，再进一步分支至效应器。

（5）躯体运动神经纤维一般是比较粗的有髓纤维，而内脏运动神经纤维则是薄髓（节前纤维）和无髓（节后纤维）的细纤维。

（6）躯体运动神经对效应器的支配，一般都受意志的控制；而内脏运动神经对效应器的支配则在一定程度上不受意志的控制。

（一）交感神经

1. 交感神经概观

（1）交感神经（sympathetic nerve）：其交感神经运动核位于脊髓 T_1 ~ L_3 节段的灰质侧柱的中间带外侧核。交感神经节前纤维即起自此核的细胞，因此交感部也叫胸腰部。交感神经的周围部包括交感干、交感神经节，以及由节发出的分支和交感神经丛等。交感神经节因其所在位置不同，又可分为椎旁节和椎前节；交感神经节内有中间神经元，为小细胞，负责信号调节（图 36-24）。

（2）椎旁神经节：又称交感干神经节（ganglion of sympathetic trunk），位于脊柱两旁，借节间支连成左右两条交感干（sympathetic trunk）。交感干上至颅底，下至尾骨，于尾骨的前面两干合并。交感干分颈、胸、腰、骶、尾 5 部。各部交感神经节的数目，除颈部有 3 ~ 4 个节和尾部为 1 个节外，其余各部均与该部椎骨的数目近似，每一侧交感干神经节的总数为 19 ~ 24 个。交感干神经节由多极神经元组成，大小不等，部分交感神经节后纤维即起自这些细胞。

（3）椎前神经节：呈不规则的节状团块，位于脊柱前方，腹主动脉脏支的根部，故称椎前节。椎前神经节包括腹腔神经节（celiac ganglion），肠系膜上神经节（superior mesenteric ganglion），肠系膜下神经节（inferior mesenteric ganglion）及主动脉肾神经节（aorticorenal ganglion）等。

（4）交通支（communicating branch）：每个交感干神经节与相应的脊神经之间有交通支相连。交通支分为白交通支和灰交通支。白交通支主要由具有髓鞘的节前纤维组成，呈白色，故称白交通支。节前神经元的细胞体仅存在于脊髓 T_1 ~ L_3 节段的脊髓侧角，白交通支也只存在于 T_1 ~ L_3 各脊神经的前支与相应的交感干神经节之间。灰交通支连于交感干与 31 对脊神经前支之间，由交感干神经节细胞发出的节后纤维组成，多无髓鞘，色灰暗，故称灰交通支。白交通支常在灰交通支的近侧，且较粗。

（5）交感神经节前纤维的行程：节前纤维由脊髓中间带外侧核发出，经脊神经前根、脊神经干、白交通支进入交感干后，有 3 种去向。①终止于相应的椎旁节，并交换神经元。②在交感干内上升或下降，终止上方或下方的椎旁节。一般认为来自脊髓上胸段（$T_1 \sim T_6$）中间带外侧核的节前纤维，在交感干内上升至颈部，在颈部椎旁神经节换元；中胸段者（$T_6 \sim T_{10}$）在交感干内上升或下降，至其他胸部交感神经节换元；下胸段和腰段者（$T_{11} \sim L_3$）在交感干内下降，在腰骶部交感神经节换元。③穿椎旁节走出，至椎前节换神经元（图 36-25）。

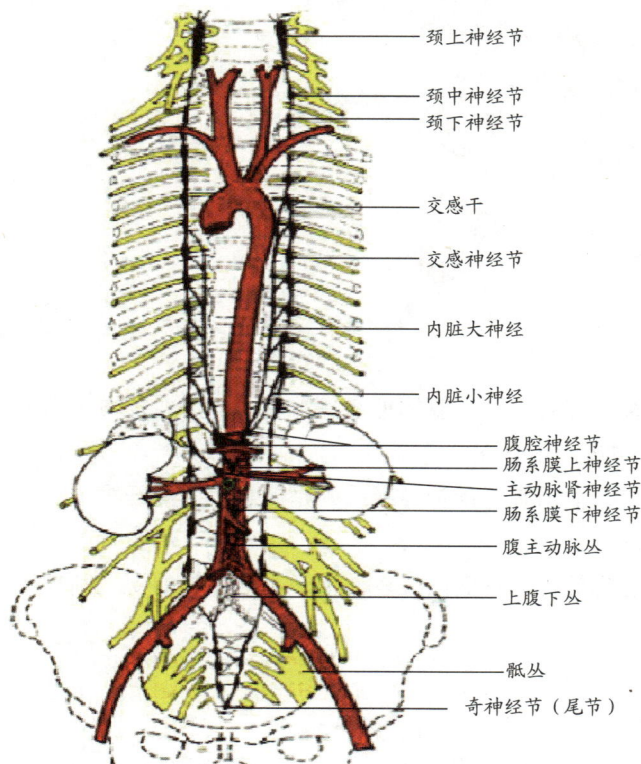

图 36-24　交感干与交感神经节

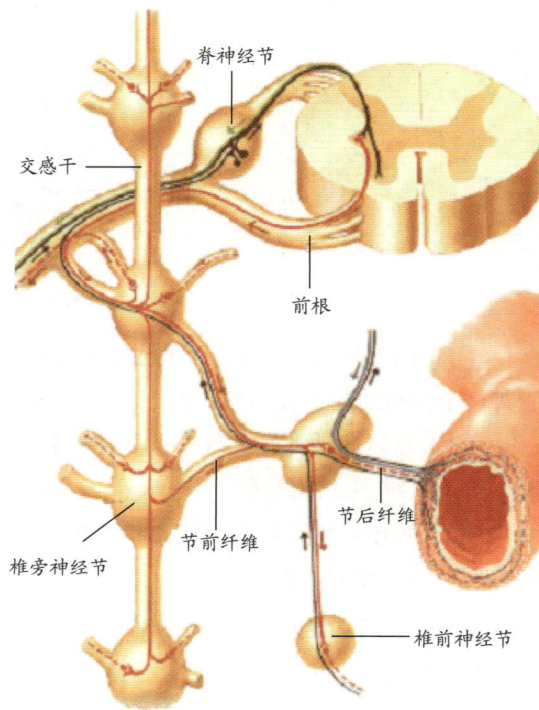

图 36-25　交感神经纤维走行模式图

（6）交感神经节后纤维的行程：有 3 种去向。①发自交感干神经节的节后纤维经灰交通支返回脊神经，随脊神经分布至头颈部、躯干和四肢的血管、汗腺和竖毛肌等。31 对脊神经与交感干之间都有灰交通支联系，其分支一般都含有交感神经节后纤维。②攀附动脉走行，在动脉外膜形成相应的神经丛（如颈内、外动脉丛、腹腔丛、肠系膜上丛等），并随动脉分布到所支配的器官。③由交感神经节直接分布到所支配的脏器。

2. 交感神经的分布

（1）颈部：颈交感干位于颈血管鞘后方，颈椎横突的前方。一般每侧有 3 ～ 4 个交感节，分别称颈上、中、下节。

颈上神经节（superior cervical ganglion）最大，呈梭形，位于第 2、3 颈椎横突前方，颈内动脉后方。颈中神经节（middle cervical ganglion）最小，有时缺如，位于第 6 颈椎横突处。颈下神经节（inferior cervical ganglion）位于第 7 颈椎处，在椎动脉的始部后方，常与第 1 胸神经节合并成颈胸神经节（cervicothoracic ganglion），又称星状神经节（stellate ganglion）。

颈部交感干神经节发出的节后神经纤维的分布，可概括如下：①经灰交通支连于 8 对颈神经，并随颈神经分支分布至头颈和上肢的血管、汗腺、竖毛肌等。②由神经节发出分支至邻近的动脉，形成颈内动脉丛、颈外动脉丛、锁骨下动脉丛和椎动脉丛等，伴随动脉的分支至头颈部的腺体（泪腺、唾液腺、口腔和鼻腔黏膜内腺体、甲状腺等）、竖毛肌、血管、瞳孔开大肌等。③神经节发出的咽支，直接进入咽壁，与迷走神经、舌咽神经的咽支共同组成咽丛。④3对颈交感干神经节分别发出心上、心中和心下神经，下行进入胸腔，加入心丛（cardiac plexus）。

（2）胸部：胸交感干位于肋骨小头的前方，每侧有 10～12 个（以 11 个最为多见）胸神经节（thoracic ganglion）。胸交感干发出下列分支：①经灰交通支连接 12 对胸神经，并随其分布于胸腹壁的血管、汗腺、竖毛肌等。②从上 5 对胸神经节发出许多分支，参加胸主动脉丛、食管丛、肺丛及心丛等。③内脏大神经（greater splanchnic nerve）起自第 5 或第 6～9 胸神经节，由穿过这些神经节的节前纤维组成，向前下方走行中合成一干，并沿椎体前面倾斜下降，穿过膈脚，主要终于腹腔节。④内脏小神经（lesser splanchnic nerve）由穿过第 10～12 胸神经节的节前纤维组成，下行穿过膈脚，终止于主动脉肾神经节。由腹腔神经节、主动脉肾神经节等发出的节后纤维，分布至肝、脾、肾等实质性脏器和结肠左曲以上的消化管。⑤内脏最小神经（least splanchnic nerve）常缺如，由穿过最末胸神经节的节前纤维组成，与交感干伴行，行经膈脚入腹，加入肾神经丛（图 36-26）。

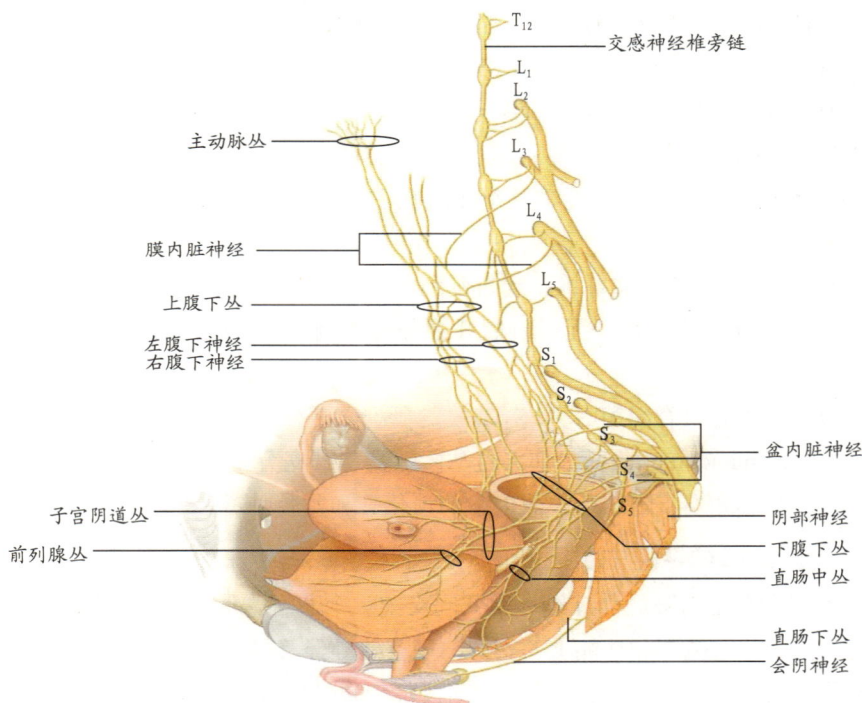

图 36-26　腹腔内脏神经丛及盆内脏神经丛

（3）腰部：约有 4 对腰神经节，位于腰椎体前外侧与腰大肌内侧缘之间。其分支有：①灰交通支连接 5 对腰神经，并随腰神经分布。②腰内脏神经（lumbar splanchnic nerve）由穿过腰神经节的节前纤维组成，终于腹主动脉丛和肠系膜下丛内的椎前神经节，并交换神经元；节后纤维分布至结肠左曲以下的消化管及盆腔脏器，并有纤维伴随血管分布至下肢。当下肢血管痉挛时，可手术切除腰交感干以获得缓解。

（4）盆部：盆交感干位于骶骨前面，骶前孔内侧，有 2～3 对骶神经节（sacral ganglion）和一个奇神经节（impar ganglion）。其分支有：①灰交通支，连接骶尾神经，分布于下肢及会阴部的血管、汗腺和竖毛肌等。②一些小支加入盆丛，分布于盆腔器官。

综上，交感神经节前、节后纤维分布均有一定规律，即来自 T_1～T_5 中间带外侧核的节前纤维，更换神经元后，其节后纤维支配头、颈、胸腔脏器和上肢的血管、汗腺和竖毛肌等；来自 T_5～T_{12} 中间带外侧核的节前纤维，更换神经元后，其节后纤维支配肝、脾、肾等实质性器官和结肠左曲以上的消化管；来自脊髓上腰段中间带外侧核的节前纤维，更换神经元后，其节后纤维支配结肠左曲以下的消化管，盆腔脏器和下肢的血管、汗腺和竖毛肌等。

（二）副交感神经

副交感神经（parasympathetic nerve）的副交感神经运动核位于脑干的副交感神经核和 $S_2 \sim S_4$ 的骶副交感核，节前纤维即起自这些核的细胞。周围部的副交感神经节，称器官旁节和器官内节，位于颅部的副交感神经节较大，肉眼可见，有睫状神经节、下颌下神经节、翼腭神经节和耳神经节等。颅部副交感神经节前纤维即在这些神经节内交换神经元，然后发出节后纤维随相应脑神经到达所支配的器官。节内并有交感神经及感觉神经纤维通过（不换神经元），分别称为交感根及感觉根。位于身体其他部位的副交感神经节很小，借助显微镜才能看到。例如位于心丛、肺丛、膀胱丛和子宫阴道丛内的神经节，以及位于支气管和消化管壁内的神经节等。副交感神经元属于胆碱能神经元，其中多数还含有神经肽类物质。

颅部副交感神经的节前纤维行于第Ⅲ、Ⅶ、Ⅸ、Ⅹ对脑神经内，现概括介绍如下。

（1）随动眼神经走行的副交感神经节前纤维，起自中脑的动眼神经副核，进入眶腔后到达睫状神经节内交换神经元，其节后纤维进入眼球壁，分布于瞳孔括约肌和睫状肌。

（2）随面神经走行的副交感神经节前纤维，起自上泌涎核，一部分经岩大神经至翼腭窝内的翼腭神经节换神经元，节后纤维分布于泪腺、鼻腔、口腔以及腭黏膜的腺体。另一部分节前纤维经鼓索，加入舌神经，再到下颌下神经节交换神经元，节后纤维分布于下颌下腺和舌下腺。

（3）随舌咽神经走行的副交感节前纤维，起自下泌涎核，经鼓室神经至鼓室丛，由丛发出岩小神经（包含少量经面神经传来的上泌涎核的纤维）至卵圆孔下方的耳神经节换神经元，节后纤维经耳颞神经分布于腮腺。

（4）随迷走神经行走的副交感节前纤维，起自延髓的迷走神经背核，随迷走神经的分支到达胸、腹腔脏器附近或壁内的副交感神经节换神经元，节后纤维分布于胸、腹腔脏器（降结肠、乙状结肠和盆腔脏器除外）。

骶部副交感神经节前纤维起自脊髓第 $S_2 \sim S_4$ 节段的骶副交感核，随骶神经出骶前孔，又从骶神经分出组成盆内脏神经（pelvic splanchnic nerve）加入盆丛，随盆丛分支分布到盆部脏器附近或脏器壁内的副交感神经节交换神经元，节后纤维支配结肠左曲以下的消化管和盆腔脏器。

（三）交感神经与副交感神经的主要区别

交感神经和副交感神经都是内脏运动神经，常共同支配一个器官，形成对内脏器官的双重神经支配。但在神经来源、形态结构、分布范围和功能上，交感与副交感神经又各有其特点。

（1）内脏神经运动核的部位不同：交感神经运动核位于脊髓胸腰部灰质的中间带外侧核，副交感神经运动核则位于脑干和脊髓骶部的副交感核。

（2）周围部神经节的位置不同：交感神经节位于脊柱两旁（椎旁神经节）和脊柱前方（椎前神经节），副交感神经节位于所支配的器官附近（器官旁神经节）或器官壁内（器官内节）。因此副交感神经节前纤维比交感神经长，而其节后纤维则较短。

（3）节前神经元与节后神经元的比例不同：一个交感节前神经元的轴突可与许多节后神经元组成突触，而一个副交感节前神经元的轴突则与较少的节后神经元组成突触。所以交感神经的作用范围较广泛，而副交感神经的作用范围则较局限。

（4）分布范围不同：交感神经在周围的分布范围较广，除至头颈部、胸、腹腔脏器外，尚遍及全身血管、腺体、竖毛肌等。副交感神经的分布则不如交感神经广泛，一般认为大部分血管、汗腺、竖毛肌、肾上腺髓质均无副交感神经支配。

（5）释放的神经递质不同：交感与副交感神经的节前纤维末梢释放的递质均为乙酰胆碱（acetylcholine，Ach）。副交感神经的节后纤维也释放 Ach。大部分交感神经节后纤维释放的递质为去甲肾上腺素（noradrenaline，NA）及少量的肾上腺素（adrenaline，AD），但也有小部分交感神经的节后纤维，如汗腺及骨骼肌内舒血管的交感神经节后纤维，释放的是 Ach。凡释放 Ach 的神经纤维称为胆碱能纤维（cholinergic fibers），释放交感素的神经纤维称为肾上腺素能纤维（adrenergic fibers）。

（6）对同一器官所起的作用不同：交感与副交感神经对同一器官的作用既是互相拮抗又是互相统一的。交感神经兴奋有利于肌体奋发有为，如搏斗、逃跑等；副交感神经兴奋有利于肌体休养生息，如睡眠、消化等。

（四）内脏神经丛

交感神经、副交感神经和内脏感觉神经在分布于脏器的过程中，常互相交织共同构成内脏神经丛（自主神经丛或植物神经丛）。这些神经丛主要攀附于头、颈部和胸、腹腔内动脉的周围，或分布于脏器附近和器官之内。除颈内动脉丛、颈外动脉丛、锁骨下动脉丛和椎动脉丛等，没有副交感神经参加外，其余的内脏神经丛均由交感和副交感神经组成。另外，在这些丛内也有内脏感觉纤维通过。

（1）心丛（cardiac plexus）：由交感干的颈上、中、下节和 1～4 或 5 胸神经节发出的心支以及迷走神经的心支共同组成。按位置，心丛可分为心浅丛及心深丛，浅丛位于主动脉弓下方，深丛位于主动脉弓和气管杈之间。心丛内有心神经节（副交感节），来自迷走神经的副交感节前纤维在此交换神经元。心丛的分支又组成心房丛和左、右冠状动脉丛（left and right coronary plexue），随动脉分支分布于心肌。

（2）肺丛（pulmonary plexus）：位于肺根的前、后方，丛内亦有小的神经节。肺丛由迷走神经的支气管支和交感干的胸 2～5 节的分支组成，其分支随支气管和肺血管的分支入肺。

（3）腹腔丛（celiac plexus）：是最大的内脏神经丛，位于腹腔干和肠系膜上动脉根部周围。主要由腹腔神经节、肠系膜上神经节、主动脉肾神经节等以及来自胸交感干的内脏大、小和最小神经和迷走神经后干的腹腔支共同构成。来自内脏大、小和最小神经的交感节前纤维在丛内神经节交换神经元，来自迷走神经的副交感节前纤维则到所分布的器官附近或肠管壁内交换神经元。腹腔丛伴随动脉的分支可分为许多副丛，如肝丛、胃丛、脾丛、肾丛以及肠系膜上丛等，各副丛则分别沿同名血管分支到达各脏器。

（4）腹主动脉丛（abdominal aortic plexus）：是腹腔丛在腹主动脉表面向下延续的部分，位于肠系膜上、下动脉根部之间，又称肠系膜间丛（intermesenteric plexus），此丛还接受第 1、2 腰交感神经节的分支。此丛分出肠系膜下丛，沿同名动脉分支分布于结肠左曲以下至直肠上段。腹主动脉丛的一部分纤维下行入盆腔，参加腹下丛的组成；另一部分纤维沿髂总动脉和髂外动脉组成与动脉同名的神经丛，随动脉分布于下肢血管、汗腺、竖毛肌。

（5）腹下丛（hypogastric plexus）：可分为上腹下丛和下腹下丛。上腹下丛位于第 5 腰椎体前面，两髂总动脉之间，是腹主动脉丛向下的延续部分，从两侧接受下位两腰神经节发出的腰内脏神经，在肠系膜下神经节换元。下腹下丛即盆丛（pelvic plexus）由上腹下丛延续到直肠两侧，并接受骶交感干的节后纤维和第 2～4 骶神经的副交感节前纤维。此丛伴随髂内动脉的分支组成直肠丛、精索丛、输尿管丛、膀胱丛、前列腺丛、子宫阴道丛等，并随动脉分支分布于盆腔各脏器。

（五）肠神经系统与肠道菌群

肠神经系统是内脏神经系统的重要组成部分；肠神经系统与肠道菌群关系密切。

肠神经系统（enteric nervous system，ENS）又称为肠脑或第二脑。与头部的脑所不同的是，肠脑必须与肠道微生物共生复合才具有行为记忆功能。从食管到肛管的消化管壁内具有大量的肠神经元，在人体内达 8 亿～10 亿。肠神经元发出的轴突和树突彼此交织成消化管壁各层的网络状的肠神经丛，如肌间神经丛、黏膜下神经丛等，并在丛内聚集组成团块状的神经节。肠神经丛发出神经纤维分布于消化管壁的所有组织，包括上皮组织。肠神经元中有感觉、中间和运动神经元，交织成网并形成突触联系，构成了肠管相对独立的反射活动的结构基础。肠神经元含有多种神经递质或调质。肠神经系统还具有类似中枢神经系统的胶质细胞或施万细胞，包绕肠神经元及其突起。肠神经系统能够调节消化管多种生理活动，也接受来自外部的交感神经和副交感神经对其产生的调节作用，其感觉信息则通过内脏感觉神经传入中枢。

人的胃肠道内寄居着种类繁多的微生物，这些微生物称为肠道菌群（intestinal flora），其中正常菌群数量大约为100万亿。肠道菌群通过各种激素参与人体的消化、免疫和内分泌功能。它们还能产生用于对人体内系统发出信号的化合物，包括神经递质（如 γ- 氨基丁酸）、氨基酸（如酪氨酸和色氨酸，色氨酸可以被转换成控制情绪的分子）、多巴胺和 5- 羟色胺以及其他许多物质。有研究表明，肠道菌群能够与人体内肠神经系统相互作用。神经发育过程与新生儿菌群变化一致，肠 - 脑轴参与婴儿早期神经发育。肠道菌群直接刺激肠神经系统的传入神经元，通过迷走神经与骶部副交感神经向大脑发送信号；塑造睡眠和下丘脑 - 垂体 - 肾上腺轴的应激反应的结构；影响记忆、情绪和认知，并且在临床和治疗上与一系列疾病相关。肠道菌群的研究对于中枢神经系统疾病相关的诊断、预后和治疗都有很大的意义。或许"肠道菌群"可看作人体的一个特殊器官。

（六）内脏运动传导通路

内脏运动传导通路（visceral motor pathway）包括一般内脏运动传导通路和特殊内脏运动传导通路。一般内脏运动传导通路是指调控心肌、平滑肌以及腺体等内在脏器活动的传导通路，由多极神经元构成。一般认为此路径由额叶皮质经室周系统纤维至下丘脑；由边缘系统皮质下行纤维经隔核中继后，再经前脑内侧束至下丘脑；杏仁体经终纹至下丘脑；纹状体至下丘脑等。下丘脑发出的纤维经前脑内侧束、乳头被盖束、室周系统和背侧纵束下行至脑干内脏运动神经核和脑干网状结构。脑干网状结构再通过网状脊髓束至脊髓的内脏神经运动核。特殊内脏运动传导通路是指调控发生自第1到第6鳃弓的咀嚼肌、面部表情肌、咽喉肌、斜方肌和胸锁乳突肌等运动的传导通路。一般认为此径路是皮质核束的一部分，其上运动神经元是中央前回下部的锥体细胞，下运动神经元为三叉神经运动核、面神经核和疑核。

二、内脏感觉神经

人体各内脏器官除有交感和副交感神经支配外，也有感觉神经分布。内脏感觉神经由内感受器接受来自内脏的刺激，并将内脏感觉性冲动传到中枢，中枢可直接通过内脏运动神经或间接通过体液调节各内脏器官的活动。

内脏感觉神经元的细胞体亦位于脑神经节和脊神经节内，也是假单极神经元，其周围是粗细不等的有髓或无髓纤维，随同面、舌咽、迷走、交感神经和骶部副交感神经分布于内脏器官；其中枢突一部分随同面、舌咽、迷走神经入脑干，终于孤束核；另一部分随同交感神经及盆内脏神经进入脊髓，终于灰质后角。在中枢内，内脏感觉纤维一方面直接或经中间神经元与内脏运动神经元联系，以完成内脏 - 内脏反射；或与躯体运动神经元联系，形成内脏 - 躯体反射；另一方面则可经过一定的传导途径，将冲动传导到大脑皮质，产生内脏感觉。

（一）内脏感觉的特点

内脏感觉神经虽然在形态结构上与躯体感觉神经大致相同，但仍有某些固有的特点。

（1）躯体感觉神经支配皮肤、黏膜、肌、骨膜、骨连结及脑膜，内脏感觉神经则支配内在脏器［心血管、平滑肌、腺体、免疫组织、代谢组织（如脂肪和骨髓等）］。

（2）内脏感觉神经纤维的分布形式和躯体神经亦有不同。躯体神经以神经干的形式分布；而内脏感觉和内脏运动神经走行在一起，常呈丛或网状到达感受器。

（3）多数病理性的内脏感觉主要是由伴随交感神经走行的内脏传入神经传导；而内脏的其他感觉则由伴随副交感神经走行的内脏传入神经传导。但食管、气管的痛觉是经迷走神经传导的，而盆腔脏器的痛觉是由盆内脏神经传导。

（4）痛阈较高。内脏感觉纤维的数目较少，且多为细纤维，故痛阈较高，一般强度的刺激不引起主观感觉。正常内脏活动一般也不引起感觉，但强烈的内脏活动，可引起感觉。如在饥饿时，胃收缩可引起饥饿感觉；膀胱充盈引起膨胀感觉（便意）等。

（5）内脏对刺激的定位性差，故内脏的定位感是不准确的。

（6）内脏对牵拉、膨胀和冷热刺激敏感，而对切、割等刺激不敏感。

（7）内脏感觉的传入途径分散，即一个脏器的感觉，可经几个脊髓节段的脊神经传入中枢，而一条脊神经又可包含几个脏器的感觉纤维。

（8）最新的研究表明，内脏感觉神经除传导内脏感觉和痛觉外，尚具有传出功能，参与某些炎性疾病的病理生理过程。

（二）牵涉性痛

当某些内脏器官发生病变时，常在体表一定区域产生感觉过敏或疼痛感觉，这种现象称为牵涉性痛（referred pain）。临床上将内脏患病时体表发生的感觉过敏区以及该区的骨骼肌反射性僵硬和血管运动、汗腺分泌的障碍等体征称为海德带（Head zones）。海德带有助于内脏疾病的定位诊断。牵涉性痛有时发生在患病内脏邻近的皮肤区，有时发生在距患病内脏较远的皮肤区。例如心绞痛时，常在胸前区及左臂内侧皮肤感到疼痛；肝胆疾患时，常在右肩部感到疼痛等。

关于牵涉性痛的发生机制，目前研究认为，发生牵涉性痛的体表部位与病变器官往往受同一节段脊神经的支配，体表部位和病变器官的感觉神经进入同一脊髓节段，并在后角内密切联系。因此，从患病内脏传来的冲动可以扩散或影响到邻近的躯体感觉神经元，从而产生牵涉性痛。近年来神经解剖学研究表明，一个脊神经节神经元的周围突分叉至躯体部和内脏器官，并认为这是牵涉性痛机制的形态学基础（表36-2）。

表36-2 牵涉性痛内脏器官与脊髓节段的关系

内脏器官	产生疼痛或感觉过敏区的脊髓节段	内脏器官	产生疼痛或感觉过敏区的脊髓节段
膈	C_4	肾、输尿管	$T_{11} \sim L_1$
心	$C_8 \sim T_5$	膀胱	$S_2 \sim S_4$（沿骶副交感）及 $T_{11} \sim L_{12}$
胃	$T_6 \sim T_{10}$	睾丸、附睾	$T_{12} \sim L_3$
小肠	$T_7 \sim T_{10}$	卵巢及附件	$L_1 \sim L_3$
阑尾	$T_{(8、9)10} \sim L_1$（右侧）	子宫底与体	$T_{10} \sim L_1$
肝、胆囊	$T_7 \sim T_{10}$，也沿膈神经至 C_3、C_4	子宫颈、阴道上部	$S_1 \sim S_4$（沿骶副交感）
胰	T_8（左侧）	直肠	$S_1 \sim S_4$

三、某些重要器官的神经支配

对人体一些重要器官的神经支配进行系统的总结概括，对临床诊断和治疗有一定的实际意义。

（一）眼球

（1）感觉神经：眼球的感觉冲动沿睫状神经，经眼神经、三叉神经进入脑干。

（2）交感神经：节前纤维起自脊髓 T_1、T_2 节段侧角，经胸及颈交感干上升至颈上节，交换神经元后，节后纤维经颈内动脉丛、海绵丛，攀附于眼动脉及其分支，再穿经睫状神经节分布到瞳孔开大肌和血管，另有部分交感纤维经睫状长神经到达瞳孔开大肌。

（3）副交感神经：节前纤维起自中脑动眼神经副核，随动眼神经走行，在睫状神经节交换神经元后，节后纤维经睫状短神经分布于瞳孔括约肌和睫状肌。

支配眼球的交感神经兴奋，引起瞳孔开大，虹膜血管收缩。切断这些纤维会出现瞳孔缩小，损伤脊髓颈段和延髓及脑桥的外侧部亦可产生同样结果。其原因是交感神经的中枢下行束经过上述部位。临床上所见病例除有瞳孔缩小外，还可出现眼睑下垂及同侧汗腺分泌障碍等症状（称霍纳综合征，Horner syndrome）。这是因为交感神经除管理瞳孔外，也管理眼睑平滑肌（Müller 肌）与头部汗腺的分泌。

副交感神经兴奋，瞳孔缩小，睫状肌收缩。切断这些纤维，会出现瞳孔散大及调节视力的功能障碍。临床上损伤动眼神经，除有副交感神经损伤症状外，还出现大部眼球外肌麻痹症状。

（二）心

（1）感觉神经：传导心脏的痛觉纤维，沿交感神经走行（颈上心神经除外），至脊髓 $T_1 \sim T_4$、T_5 节段。与心脏反射有关的感觉纤维，沿迷走神经走行，进入脑干。

（2）交感神经：节前纤维起自脊髓 $T_1 \sim T_4$、T_5 节段的侧角，至交感干颈上、中、下神经节和上部胸神经节交换神经元，自节发出颈上、中、下心神经及胸心支，到主动脉弓后方和下方，与来自迷走神经的副交感纤维一起构成心丛，心丛再分支分布于心脏。

（3）副交感神经：节前纤维由迷走神经背核发出，沿迷走神经心支走行，在心神经节交换神经元后，分布于心脏。

刺激支配心脏的交感神经纤维，引起心动过速，冠状血管舒张。刺激迷走神经（副交感纤维），引起心动过缓，冠状血管收缩。

（三）支气管和肺

（1）感觉神经：支气管和肺的感觉神经纤维沿迷走神经走行，其功能与延髓呼吸中枢的反射活动有关。另一部分感觉神经纤维经颈下心神经和胸交感神经，至脊髓 $T_2 \sim T_5$ 节段。

（2）交感神经：分布于支气管和肺的交感神经纤维起自脊髓 $T_2 \sim T_6$ 节段的侧角，在胸上部交感干神经节交换神经元后，节后纤维组成肺丛，分布于肺和支气管。

（3）副交感神经：副交感神经纤维由延髓迷走神经背核发出，沿迷走神经走行，分支参与肺丛，交换神经元后，其节后纤维分布于肺和支气管。

交感神经兴奋，支气管平滑肌舒张，管腔扩大。副交感神经兴奋，支气管平滑肌收缩，腺体分泌增加。

（四）膀胱

（1）感觉神经：膀胱的感觉神经纤维，沿交感和副交感神经走行，但以随副交感走行者为主。沿交感神经走行者，可达脊髓 $T_{11} \sim L_1$ 节段。沿副交感神经（盆内脏神经）走行者，至脊髓 $S_2 \sim S_4$ 节段。膀胱的痛觉在脊髓内沿脊髓丘脑束上行，切断此束可使痛觉缓解。膀胱的充盈感和尿意感沿脊髓后索薄束上行。因此切断脊髓前外索的脊髓丘脑束，患者仍有膀胱充盈感和尿意感。

（2）交感神经：膀胱的交感神经起自脊髓 $T_{11} \sim L_2$ 节段的中间外侧核，行至腹下神经节和骶神经节交换神经元，节后纤维随腹下丛及盆丛至膀胱括约肌和逼尿肌。交感神经兴奋可使括约肌收缩及逼尿肌松弛。

（3）副交感神经：膀胱的副交感神经起自脊髓 $S_2 \sim S_4$ 节段的骶副交感核，其节前纤维组成盆内脏神经，在膀胱附近或壁内神经节交换神经元，节后纤维分布于膀胱逼尿肌和括约肌。副交感神经兴奋可使逼尿肌收缩及内括约肌松弛。

在正常情况下，当膀胱贮有一定量（400 ~ 500 mL）尿液时，膀胱壁的牵拉感受器受到刺激而兴奋，冲动则沿盆内脏神经传入，到达脊髓 $S_2 \sim S_4$ 节段（排尿反射初级中枢），并向上传导到脑（排尿反射高级中枢），产生排尿欲；中枢传出冲动下达脊髓，即可兴奋骶部副交感神经，抑制交感及躯体运动神经而排尿；也可兴奋交感及躯体运动神经，抑制副交感神经而使排尿受到意识控制。

临床上常见的尿频，常常是由于膀胱炎症或机械性刺激（如膀胱结石）引起的；尿潴留多半是由于脊髓骶部排尿反射初级中枢受损伤所致；当脊髓受损伤，以致初级中枢与大脑皮层失去联系时，则丧失了对排尿的意识控制，可出现尿失禁。

临床常见反射见表36-3。

表 36-3　临床常见的反射

名称	刺激部位	反应	传入神经	中枢	传出神经	效应器
肱二头肌反射	扣打肱二头肌腱	屈肘	肌皮神经	$C_5 \sim C_7$	肌皮神经	肱二头肌
膝跳反射	扣打髌韧带	伸小腿	股神经	$L_2 \sim L_4$	股神经	股四头肌
跟腱反射	扣打跟腱	足跖屈	胫神经	$L_5 \sim S_2$	胫神经	小腿三头肌
腹壁反射（上部、中部、下部）	以钝针划腹壁皮肤	腹肌收缩	肋间神经	$T_8 \sim T_9$、$T_{10} \sim T_{11}$、$T_{11} \sim T_{12}$	肋间神经	腹肌
提睾反射	划股内侧皮肤	上提睾丸	闭孔神经	L_1、L_2	生殖股神经生殖支	提睾肌
角膜反射	以棉花触角膜	眨眼	三叉神经眼支	面神经核	面神经	眼轮匝肌
瞳孔反射	强光刺激视网膜	瞳孔缩小	视神经视束	顶盖前区，动眼神经副核	动眼神经，睫状神经节	瞳孔括约肌
颈动脉窦反射	按压颈动脉窦	心跳减慢	舌咽神经，颈动脉窦神经	迷走神经背核	迷走神经，心支，心丛	心肌
眼球心脏反射	按压眼球	心跳减慢	三叉神经	迷走神经背核	迷走神经，心支，心丛	心肌
呕吐反射	异物入胃	引起呕吐	迷走神经	迷走神经背核；支配膈肌和腹肌的前角运动核	迷走神经胃壁丛；膈神经，肋间神经	胃壁收缩；膈肌和腹肌收缩
腭垂反射	刺激腭垂	腭垂上提	舌咽神经	疑核	迷走神经	腭垂肌

（昆明医科大学第一附属医院　庞爱兰）

第三十七章 中枢神经系统

第一节 脊髓

脊髓（spinal cord）起源于胚胎时期神经管的尾部，与脑相比是分化较少、结构较简单和功能较低级的部分，仍保留着明显的节段性。脊髓通过脊神经与人体大部分区域（包括躯体和内脏）的感受器和效应器有直接的联系。脊髓与脑的各部之间有着广泛的纤维联系，来自躯干、四肢和部分内脏的各种刺激通过脊髓传导到脑才能产生感觉，脑也要通过脊髓来完成对躯干、四肢骨骼肌运动以及部分内脏活动的管理。在正常生理状况下，脊髓的许多活动是在脑的调控下完成的，但脊髓本身也能完成许多反射活动。脊髓的功能主要是传导信息、反射中枢和营养效应器。

一、脊髓的位置和外形

脊髓位于椎管内，脊髓表面由内向外依次由软脊膜、脑脊液、蛛网膜、硬膜、椎内静脉丛和半液态脂肪等组织包围；质地柔弱的脊髓因而得到很好保护。脊髓呈前后稍扁的厚壁圆管形，长 42 ~ 45 cm，前后径 0.8 cm，最宽处横径为 1.0 ~ 1.2 cm；重量约为 35 g。人类的脑和脊髓与体重之比，都较其他哺乳动物大。脊髓上端在枕骨大孔处与延髓相连，下端突然变细呈圆锥状，称为脊髓圆锥（conus medullaris）。于第 1 腰椎体下缘（新生儿可达第三腰椎下缘）处，脊髓向下延续为一条无神经组织的细丝，即终丝（filum terminale）。终丝长约 20 cm，向上与软脊膜相续，向下在第 2 骶椎水平为硬脊膜包裹，止于尾骨的背面（图 37-1）。

脊髓表面借前后两条位于正中的纵沟分为左右对称的两半。前面的裂隙明显，称前正中裂（anterior median fissure），后面的称后正中沟（posterior median sulcus），不甚明显，由此沟向脊髓内部深入一薄层神经胶质性的后正中隔（posterior median septum），深达中央管后方的灰质后连合。此外还有两对外侧沟，即前外侧沟和后外侧沟。前外侧沟是前根从脊髓发出的位置，沟的形状不明显，后外侧沟易于分辨，是后根进入脊髓的地方。此外，在颈髓和胸髓上部，后正中沟和后外侧沟之间，还有一条后中间沟（posterior intermediate sulcus），是薄束与楔束的表面分界标志。

与原始体节相对应，脊髓保留有明显的节段性。这种节段性可由每一对脊神经前、后根的根丝出入脊髓时所占据脊髓的宽度反映出来。根据脊神经的数目，脊髓可分为 31 节：8 个颈节（C）、12 个胸节（T）、5 个腰节（L）、5 个骶节（S）和 1 个尾节（C_0）。脊髓全长粗细不等，有两个膨大部：颈膨大（cervical enlargement）自 C_4 至 T_1，腰骶膨大（lumbosacral enlargement）自 L_1 到 S_3。这两个膨大的形成是由于此处的脊髓节段的神经元数量相对较多，是分别发出支配上肢和下肢各对脊神经的部位（图 37-2）。

由于在胚胎 3 个月后，人体脊柱的生长速度比脊髓要快，因此成人脊髓与脊柱的长度是不相等的。这样一来，脊髓的节段与脊柱的节段并不完全对应。了解某节椎骨平对某节脊髓的相应位置，在临床上有实用意义。如在创伤中，可凭借受伤的椎骨位置来推测脊髓可能受损的节段。成人一般粗略的推算方法是：上颈髓节段（C_1 ~ C_4）大致与同序数椎骨相对应；下颈髓节段（C_5 ~ C_8）和上胸髓节段（T_1 ~ T_4）与同序数椎骨的上一节椎体平对；中胸部的脊髓节段（T_5 ~ T_8）约与同序数椎骨上方第 2 节椎体平对；

下胸部脊髓节段（T_9～T_{12}）约与同序数上方第 3 节椎体平对；腰髓节约平对第 11 及第 12 胸椎范围；骶、尾髓节段约平对第 1 腰椎。腰、骶、尾部的脊神经前后根在通过相应的椎间孔离开脊柱以前，在椎管内向下行走一段较长距离，这就形成马尾（cauda equina）。也就是说，成人椎管内在相当第 1 腰椎以下已无脊髓而只有马尾。因此，为安全起见，临床上常选择第 3、4 或第 4、5 腰椎棘突之间用针刺入蛛网膜下腔或硬膜外隙，以引流脑脊液或注射麻醉药物。

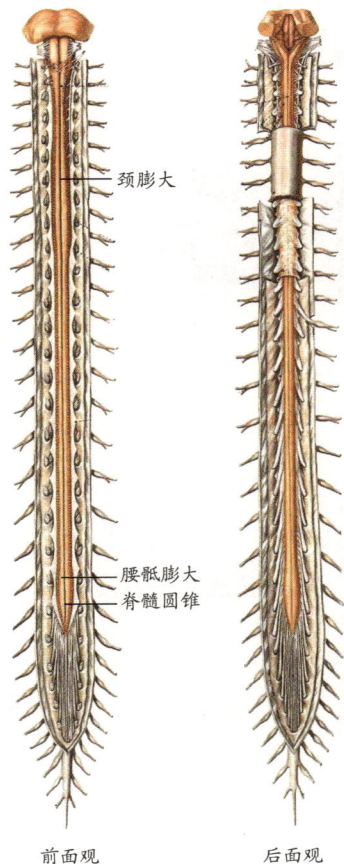

图 37-1　脊髓的位置、外形及与椎骨的对应关系

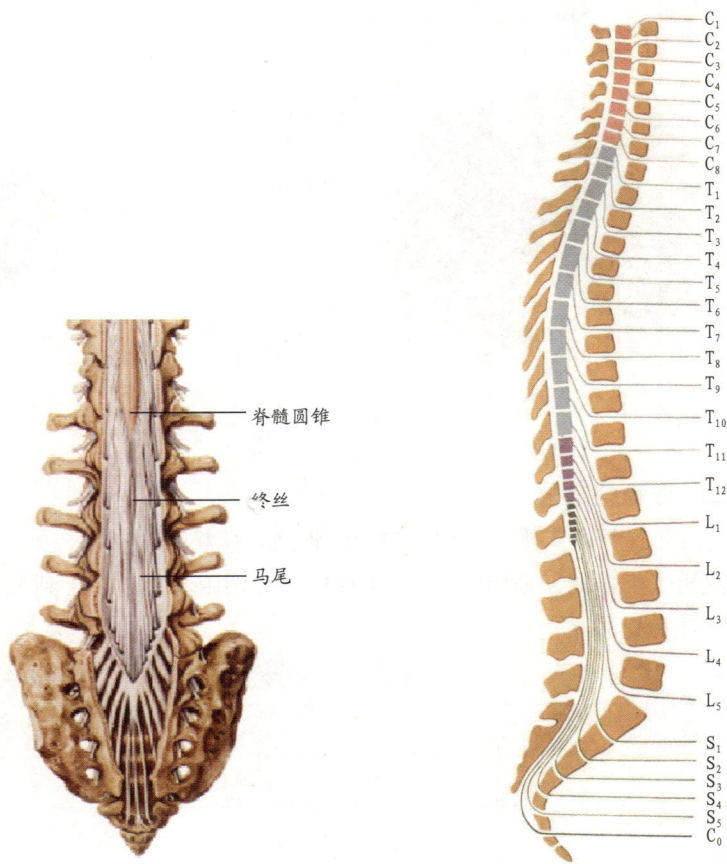

图 37-2　脊髓节段与椎骨序数关系模式图

二、脊髓的内部结构

由灰质与白质组成的脊髓，既然与 31 条脊神经相连，故脊髓内部必然有与脊神经直接相关的灰质与白质，即为神经系统总论所述是中枢神经内的第一种构成部分。脊髓由原始神经管演化而来，其中必有固有结构，即为中枢神经内的第二种构成部分。脊髓为神经系统的低级部位，从属于脑，接受脑的管理，故脊髓内部必有传导结构。但在演化过程中，脊髓未曾作为神经系的高级部位，未曾出现过感觉 - 运动联合中枢，故脊髓中无中继性灰质。

从横切面观察脊髓，可见正中央有管腔，围绕管腔可见"H"形或蝶形的灰质；灰质的周围为脊髓的白质（图 37-3）。

（一）脊髓的管腔

脊髓中央有一细窄的管腔，名为中央管（central canal），纵贯脊髓全长，内含脑脊液。此管向上通第四脑室，向下在脊髓圆锥内扩大为一梭形的终室（terminal ventricle），管腔内面为室管膜细胞所衬。室管膜细胞是一层具有纤毛的柱状上皮，与脑脊液代谢调节有关。室管膜的外面包被一层灰质，称为中央灰质，其中的细胞体积甚小，有一些细胞可能属植物性神经元。

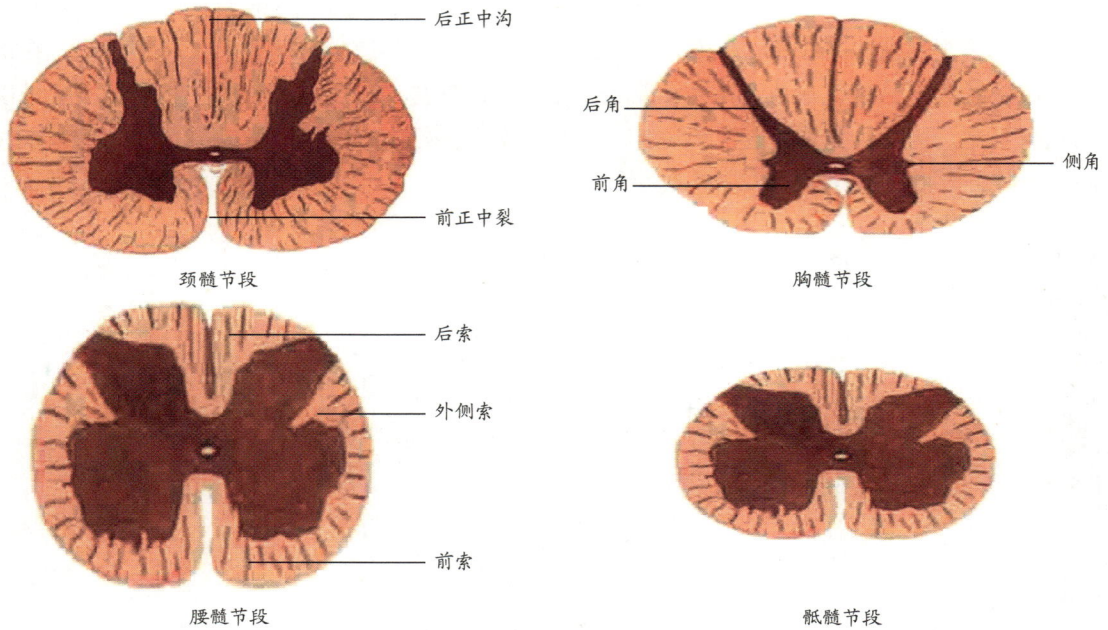

图 37-3　脊髓的横断面

（二）脊髓的灰质

脊髓内部有两种灰质，一种是与周围神经直接相关的灰质，另一种是固有灰质。Schoenen 和 Faull 于 1990 年提出人类脊髓灰质可分为 10 个板层，分别用罗马数字 I 到 X 命名，某些传统的脊髓核团名称目前也仍在使用（表 37-1）。

表 37-1　脊髓灰质板层与核团的对应关系

层（板）	对应的核团（或部位）	
第 I 层	海绵带（后角边缘核）	后角"头"
第 II 层	胶状质（固有感觉核）	
第 III、IV 层	后角固有核（中央巨细胞核）	
第 V 层	网状核（板层Ⅳ的前方带），后角"颈"	
第 VI 层	背核，后角"基底部"	
第 VII 层	中间带（中间内外侧核、骶副交感核）	
第 VIII 层	前角后部，在颈、腰膨大处只占前角内侧部	
第 IX 层	前角内侧核（前角的基部）和前角外侧核（前角的头部）	
第 X 层	中央灰质	

1. 与周围神经直接相关的灰质　这种灰质都与脊神经直接相关，可称其为脊神经核。每条脊神经皆含有 4 类神经纤维：躯体传出、传入性纤维，内脏传出、传入性纤维。故脊髓各节段中与周围神经直接相关的灰质，亦被分为 4 类：躯体传出（运动）性灰质，躯体传入（感觉）性灰质；内脏传出性灰质和内脏传入性灰质四类。

（1）躯体传出（运动）性灰质：各脊神经中的躯体传出纤维，它们离开脊髓组成各脊神经的前根，最后以终板的形式终于骨骼肌。这些神经纤维所传递的神经冲动可激发骨骼肌的收缩。发出此种纤维的神经元胞体具有躯体传出的性质。这些神经元胞体同类相聚形成的灰质，亦为躯体传出性的灰质。按总论所讲的一般规律，此种灰质必位于脊髓中央管的前外侧面，称为脊髓灰质前角（anterior horn）。

灰质前角的内侧部分为前角的基部，外侧部则称为前角的头部。脊髓灰质前角中的神经元由前角运动神经元的胞体构筑，主要为大多角形状。又可按细胞体的大小、发出的纤维粗细不同，将灰质前角运动神经元分别称为 α 及 γ 两种；α 运动神经元支配运动关节的梭外肌，γ 运动神经元支配调节肌张力的梭内肌。脊髓灰质前角的运动性神经元是脊髓神经前根的发源地，故又称这些神经元为根细胞。

脊髓灰质前角躯体运动性神经元的胞体有明显分组现象。一般认为，支配中轴脊柱肌的神经元胞体聚于前角的基部；支配其他躯干肌的神经元，其胞体则聚于前角的头部；在支配四肢肌肉活动的脊髓节段，如颈膨大和腰膨大，其前角中的神经元则聚成更多的群。

（2）躯体传入（感觉）性灰质：每条脊神经中皆有（第一颈脊神经除外）躯体传入性的纤维。这类纤维的周围终末，形成各种躯体感受器。脊神经中的躯体传入性纤维，进入脊髓后，大部立即与相应节段的一些细胞相联系，构成突触而终止。这些神经元胞体同类相聚形成的灰质，亦为躯体传入性灰质。这种灰质位于脊髓中央管的后外侧面，称为脊髓后角（posterior horn of the spinal cord）。

在脊髓横断面上，脊髓灰质后角为一细长的灰质区，此灰质区的内侧部分称后角的基底；中间部分较细窄，称为后角的颈部；后外侧部膨大，称为后角头部；头部的尖端，为顶（尖）部。

聚成灰质后角的躯体传入性神经元，其胞体较小，也有明显的细胞分群现象。后角细胞的分群，是因为传入纤维的功能不同而产生的，故根据脊神经所联系的躯体感受器的种类，便可推断灰质后角中应有何种细胞群组。

脊髓所连的 31 对脊神经，按大致的节段，分布于身体的躯干（包括颈部及枕部）和四肢。脊神经中的躯体传入性纤维所联系的感受器，为躯干、四肢的一般外部感受器和本体感受器，而一般外部感受器又有接受疼痛刺激、温度刺激、触觉刺激和压觉刺激 4 类。所以每条脊神经中的传入纤维，也必有传导疼痛、温度、触觉、压觉和本体感冲动的 5 种纤维。因此，与躯体传入性纤维直接联系而构成突触的传入性神经元胞体，也应该分别聚于灰质后角的 5 个不同部位。但细胞分群与想象的并不完全一致，即传导疼痛觉冲动的细胞与传导温度觉冲动的细胞，共同组成一个细胞群；传导触觉和压觉冲动的细胞，共同组成另一细胞群；而传导本体觉冲动的纤维，乃是较晚出现的结构，它们直接上行至脑，故脊髓内没有与此种纤维直接相关的灰质核群。

与疼痛觉冲动、温度觉冲动传导有关的细胞群，称为胶状质（substantia gelatinosa），或固有感觉核。此核群居脊髓灰质后角的尖部，断面为新月形区。在新鲜染色的标本上，此核群着色较淡，故名胶状质，或称胶质区，脊髓各节皆有此核。

与触、压觉冲动传导有关的核群，称为后角固有核（nucleus proprius of posterior horn），或名中央巨细胞核。在脊髓颈、胸两段，此核细胞数目较少，故核群的边界不清。但在脊髓的腰段和骶段，此核非常明显，断面多为圆形区域，居于后角的头部。

（3）内脏传出性灰质：脊神经中所含的内脏传出性纤维，随脊神经的前根一同离开脊髓，即内脏神经的节前纤维；节前纤维在不同的内脏神经节中更换神经元，从内脏神经节细胞发出节后纤维，最后支配内在脏器。故内脏传出性纤维在脊髓内的起源细胞，亦必属于内脏传出的性质。此类神经元的胞体，也必同类相聚，其位置必居脊髓中央管的两侧，在躯体传出性灰质（即灰质前角）的背侧。

内脏传出性灰质，在中央管的两侧，也上下连续，于每侧各形成一灰质纵柱，但此灰质柱较短，且划分为上下两段：上面的一段位于 $T_1 \sim L_3$，称为中间带外侧核，是交感神经的低级中枢；下面的一段位于 $S_2 \sim S_4$，为骶副交感核，是副交感中枢的一部分（另一部分在脑）。除这两段以外，脊髓的其他节段并无内脏传出性灰质。

中间带外侧核（intermediolateral nucleus）位于 $T_1 \sim L_3$ 脊髓灰质前角与后角基部之间的区域。有研究认为此群细胞亦有分群现象：外侧的一群细胞，称交感外侧核，向外侧突出，所占的灰质区域，在脊髓胸段的断面上，为一个三角形的区域，三角形的尖向外侧，称此区为脊髓灰质侧角（lateral horn）；内侧的一群，细胞较少，很不恒定，常称为交感神经内侧核。

骶副交感核（sacral parasympathetic nucleus）居于 $S_2 \sim S_4$，位于脊髓中央管的外侧面，此核不向外侧突出，故不形成侧角。

（4）内脏传入性灰质：脊神经后根中某些纤维，它们的末梢位于内在脏器各部，形成内部感受器。这些纤维与其周围联系而言，属于内脏传入性纤维。这类传入纤维随脊神经后根进入脊髓后，大部分终止于中央管外侧的一些细胞，与之构成突触。因此，这些神经元属于内脏传入的性质。但此类神经元的胞体极为分散、不聚成灰质核，亦不分群。此类神经元胞体散居的区域，位于内脏传出性灰质的背侧。这一灰质区没有名字，它和上述的中间带外侧核、骶副交感核，在脊髓灰质前角及后角之间，共同形成一个灰质带，称为灰质中间带（polymeric intelligent materials）。

2. 固有灰质　是由中间性神经元的胞体聚集而成的。有的固有灰质核甚小，分散存在，数目很多，掺混在脊髓灰质前角和后角细胞群之间，特别在灰质中间带区域之中，这样的固有灰质并无名称；有的固有灰质则聚成一些核团，大小不等，有一定的位置和名称。

（1）胸核（thoracic nucleus）：又称背核（nucleus dorsalis）或 Clarke 柱。位于后角的基部，断面为圆形灰质区。在 $C_1 \sim C_4$ 中，因有楔外核加入，故背核甚大；在颈下段脊髓诸节中，背核不太明显。但在 C_8 以下，灰质后角中的背核则显著增大，至 L_3 以下又逐渐变小，甚至消失。此核虽与脊神经后根中传导本体感冲动的纤维相联系，但属固有性质。

（2）中间带内侧核（intermediomedial nucleus）：位于脊髓中央管的背外侧面，居灰质后角基部之中。此核发出一部分交感节前纤维，除与本体感纤维相联系外，也与传导压觉冲动的少数纤维相联系，脊髓各节皆有此核。

（3）后角连合核：居脊髓各节灰质后角基部的背内侧部分，位于背核的后方，断面为薄层灰质片。

（4）前角连合核：居脊髓灰质前角的内侧部分，位于中间带内侧核的前方，发出轴突终于对侧前角。

（5）后角边缘核：又名角外巨细胞核，为一小灰质团，在断面上，为一薄层灰质区，覆盖在灰质后角的顶尖部，脊髓各节皆有此核。在骶段诸节中尤为明显。

（6）网状核：居后角固有核的前外侧面，细胞较分散，在脊髓颈段上数节中较明显。

上述的脊髓灰质前角、后角、中间带，加上中央管前后方的灰质前连合及灰质后连合，共同组成一片灰质区；在横断面上，此区灰质呈现为"H"形或"蝴蝶"形状，统称为脊髓灰质（图37-4）。

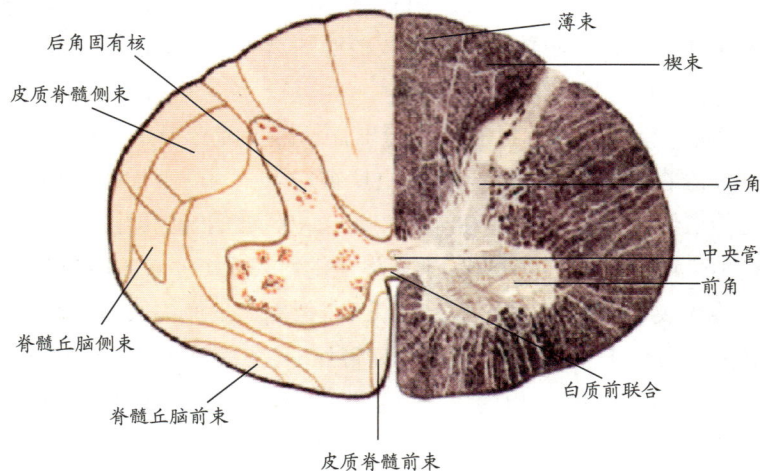

图 37-4　脊髓的横断面

（三）脊髓的白质

脊髓内的白质分为3种：与脊神经直接相关的白质、传导性白质和固有白质。这三种白质在脊髓灰质的周围形成3个索：灰质后角后方的为白质后索、灰质前角前方的为白质前索、灰质前角与后角之间的为白质侧索。

1. 与脊神经直接相关的白质 由脊神经前、后根的纤维组成。

（1）前根的纤维：前根的纤维，或发自脊髓灰质前角的躯体传出性神经细胞，或发自灰质的中间带外侧核。这两种运动性纤维在灰质前角头部的前外侧面行走，至脊髓前外侧沟，以多条根丝的形式离开脊髓，随后组成脊神经的前根。此种白质纤维的作用是将中枢的神经冲动传至效应器，支配效应器的活动。

（2）后根的纤维：各条脊神经中的传入纤维，皆组成脊神经的后根。每条后根的纤维形成6～8条根丝，经脊髓的后外侧沟进入脊髓后，便在脊髓表面与灰质后角尖端之间的区域形成一个小的束，名为背外侧束（dorsolateral fasciculus）或 Lissaur 束。后外侧束中的传入性纤维分为两股：一股为束的后内侧份，称为内侧股，由传导本体感冲动的粗纤维所组成；另一股称外侧股，由传导浅感觉（痛、温、触、压觉）冲动的细纤维所组成，两股纤维各有不同的去向。

1）内侧部粗纤维的去向与终止：①大部粗纤维行至脊髓后角的后内侧面时，便分为长短两支。长支在灰质后角的后内侧向上行走，组成白质的后索。此种一直上升至脑的长支称为长升支，它们组成传导本体感冲动的上行传导束；粗纤维所分的短支，称短降支，在后索中下降数节，成为固有白质，终止于下方1～2节段中的固有灰质。②小部分粗纤维，在本节的侧索中向前方行走，与本侧本节灰质前角的运动性神经元构成突触而终止。③另外有少数粗纤维进入脊髓后，便立即与本节脊髓灰质的中间带内侧核及背核相联系而终止。④此外还有一些粗纤维，有的与散在的固有灰质相联系，有的和灰质前、后角连合核的细胞形成突触而终止。

2）外侧部细纤维的去向：①传导痛觉和温度觉冲动的细纤维，大部立即终于本节灰质后角的胶状质，与其中的细胞构成突触，小部与后角边缘核的细胞相联系形成反射通路的一部。②传导触、压觉冲动的细纤维，大部终于后角固有核，小部终于本节内的固有灰质，特别是中间带内分散的固有灰质。也有些纤维，分短的升支和降支，上下行走1～2节段，然后终于该处的固有灰质，但是传导精细触觉的纤维进入后索上行。③后根内还有一些细纤维传导来自内脏的冲动，它们多数止于中央管外侧的一些细胞。

2. 脊髓内的传导性白质 白质由上行传导束和下行传导束组成。

（1）上行传导束：上行传导束的作用是把感受器接受刺激所变成的神经冲动，向上传送至神经系统的高级部位，产生感觉。脊神经在人体所分布的区域是躯干和四肢，躯干和四肢所含有的感受器，为一般外部感受器（包括疼痛、温度、触觉和压觉感受器）和一般本体感受器。这些感受器接受的刺激，变为神经冲动，经脊神经后根纤维传入脊髓后，除一部传至固有灰质外，其余皆要通过上行传导束再向上传送至脑，故根据脊神经所联系的感受器，便可推断脊髓内的上行传导束必有：①传导疼痛、温度觉冲动的上行传导束；②传导触、压觉冲动的上行传导束；③传导本体感冲动的上行传导束；④其他如传导内脏觉冲动的上行传导束等。

①传导疼痛觉、温度觉冲动的上行传导束。此一上行传导束，根据纤维的起止束的位置，命名为脊髓丘脑侧束（lateral spinothalamic tract）。组成此束的纤维，起自脊髓各节灰质后角的胶状质（板层Ⅱ）。从胶状质细胞发出的纤维，皆上升1～2节段，然后于此处横过灰质前连合的前方，加入组成白质前连合，左右两侧的纤维，在白质前连合处互相交叉，至对侧侧索的中间部，转向上方，向上走行，形成脊髓丘脑侧束在脊髓的横断面上，此束所占的区域为长条形白质区。脊髓丘脑侧束纤维的排列顺序：从骶、腰、胸、颈髓各节段胶状质发来的纤维，依次由浅到深分布，把冲动向上向脑传送。传导痛觉冲动的纤维与传导温度觉冲动的纤维，虽然共同组成脊髓丘脑侧束，但亦有学者认为，两种功能不同的纤维，在此束

中传导温度觉的纤维组成束的背侧部分，传导痛觉冲动的纤维组成束的腹侧部分。

②传导触觉冲动和压觉冲动的上行传导束。根据纤维的起止和束的位置，称此上行传导束为脊髓丘脑前束（anterior spinothalamic tract）。组成此束的纤维发自脊髓各节灰质后角固有核（板层Ⅲ、Ⅳ）的细胞，纤维发出后，立即于本节经白质前连合，交叉至对侧（脊髓丘脑前束含有少量不交叉的纤维），至白质侧索的最前部转向上方行走。此束在脊髓断面上为一长圆形白质区，位于脊髓丘脑侧束的前方。束中纤维的排列顺序和脊髓丘脑侧束大致相同，即从较低节段发出的纤维，组成此束的外侧部分，发自高节段的纤维，组成束的内侧部分。躯干、四肢皮肤里的触觉感受器和压觉感受器所接受的刺激，变为相应的神经冲动后，由各脊神经后根的细纤维传至后角固有核，然后再经此束向上传送至脑。一侧脊髓丘脑束损伤时，对侧病变水平 1 至 2 节以下的区域会表现有痛、温觉的减退或消失；由于精细触觉在后索中传递，所以脊髓丘脑束损伤后，对触觉影响不大。

③传导本体感冲动的上行传导束。传导本体感（肌、腱、骨骼、关节的位置觉、运动觉和振动觉）冲动的上行传导束，名为薄束和楔束。但实际上，它们只是一个束的两个部分，它们组成了白质的后索。这两个束在演化过程中，是较晚出现的结构，所以组成此二束的纤维，与其他上行传导束不同，不是发自脊髓灰质的传入性神经元，而是由脊神经后根的传入纤维进入脊髓后直接形成的。进入脊髓后，传导本体感冲动的粗纤维形成了背外侧束的内侧部。这些粗纤维在灰质后角的后内侧面，分为长升支和短降支。长升支至后索便组成薄束和楔束。此二束的纤维，在后索中亦有明显的排列顺序，从骶、腰、胸、颈髓来的纤维，依次从内侧向外侧排布。来自同侧 T_5 以下的纤维，组成薄束；来自同侧 T_4 以上的纤维，组成楔束。在横断面上薄束靠近后正中隔，为长方形区；楔束居外侧，为三角形区，因而得名。薄束和楔束中亦含有传导精细或辨别性触觉（如辨别两点距离和物体纹理粗细）和深部压觉冲动的纤维。躯干、四肢本体感受器接受刺激后所产生的神经冲动，经各有关脊神经后根的粗传入纤维传至脊髓，再通过所形成的薄束和楔束向脑部传送。脊髓后索的病变，本体觉和辨别性触觉的信息就不能经此两束向上传入大脑皮质。这样，在患者不能借助视觉（如闭眼或黑夜）时，就难以确定自身关节的位置和运动状况，发生站立不稳、行动不协调并不能辨别所触摸物体的形状等症状。

④传导内脏冲动的上行传导束。这一类传导束的具体机制尚不明确。有学者认为，从脊髓灰质中间带的散在灰质发出一些纤维，随脊髓丘脑侧束一同上行，将胸、腹部内脏器官及心脏传来的神经冲动传至端脑半球皮质，产生某种胀满或不适的感觉。

（2）下行传导束：脊髓灰质前角中的躯体传出（运动）性神经元，虽有发出纤维支配骨骼肌活动的作用，但在正常情况下，它们是在神经系统的最高部位，即端脑皮质的控制之下进行随意活动的。因此，脊髓内必有一些下行传导束，它们把端脑皮质产生的神经冲动，向下传送至脊髓灰质前角中的传出性神经元，以控制此等细胞的活动。

骨骼肌活动时，明显地显示出意识性和协调性两个方面的特性。只有这两种特性密切结合，才能完成完善的随意运动。因此，管理脊髓灰质前角传出（下位运动）神经元活动的下行传导束也有两类：一类传导神经冲动、管理下位运动神经元，并通过下位运动神经元，以激发骨骼肌作随意活动的下行传导束；另一类传导神经冲动、管理骨骼肌活动时协调与共济。因为内在脏器有如肠神经系统、心传导系统等自主管理系统的存在，所以管理内脏效应器活动的传导束，只是在一定程度上对其进行间接管理；还因为管理内脏效应器活动的传导束，要经过内脏的高级中枢与网状结构，所以内在脏器的活动多属非意识的性质。

1）传导神经冲动以管理脊髓灰质前角传出性（下位运动）神经元，并借此支配骨骼肌随意活动的下行传导束，即皮质脊髓束（corticospinal tract）。其是脊髓内最大的下行束，起源于大脑皮质。在延髓下部的锥体，大部分纤维交叉到对侧，形成皮质脊髓侧束（lateral corticospinal tract）；小部分未交叉的纤维在同侧前索下行，形成皮质脊髓前束（anterior corticospinal tract）；另有少量不交叉的纤维沿同侧皮质脊髓侧束下行，称皮质脊髓前外侧束（anterolateral corticospinal tract），又称 Barne 前外侧束。皮质脊髓束的主要功能是完成大脑皮质对脊髓的直接控制，其中主要的是对运动功能的控制。因此，皮质脊髓束对前角运动细胞有重要影响。然而，皮质脊髓束对前角运动神经元的支配多是间接的，中间往往有复杂的中间神经元中继。

①皮质脊髓侧束：纤维数目较多，故束亦较粗大，位于脊髓各节侧索的中间部分，居脊髓小脑后束的内侧，脊髓后角的外侧，断面为圆形或三角形区。组成此束的纤维在脊髓各节侧索中下降时，沿途不断分出纤维终于本侧灰质的前角，有少数纤维可以直接与外侧群的前角运动神经元（主要是支配肢体远端小肌肉的运动神经元）相突触；或先与固有灰质相联系，然后通过固有灰质发出的纤维，再与前角的传出性神经元构成突触而终止。由于皮质脊髓侧束的纤维，在脊髓各节不断分出，故在脊髓颈段的纤维数目多；至脊髓腰骶段，束中的纤维数目大减，束即变得细小。又因此处的脊髓小脑后束尚未开始形成，故皮质脊髓侧束的位置越向下越靠近外侧索的边缘（图 37-5）。皮质脊髓侧束中的纤维也是按躯体定位方式排列的，即到达下位脊髓节段的纤维行于束的表浅部位，而止于高位脊髓节段的纤维位于纤维束的深方、更靠近灰质后角。

②皮质脊髓前束：在延髓没有交叉的少数皮质脊髓束纤维行于脊髓前索，位于正中裂的两侧，断面为长方形的小白质区。此束所含的纤维数目不多，故束较细小。此束从脑干下降至脊髓中胸部以上节段；在这些脊髓段皆分出纤维，大部分经白质前连合交叉，至对侧灰质前角；少部分纤维始终不交叉而终止于同侧脊髓前角。此束内的纤维数目较少，故下降至脊髓中胸段时，束中纤维已分发殆尽，束亦终止。中胸段以下无此束。但在特殊变异情况下，此束的纤维有时甚多，甚或可以代替侧束。

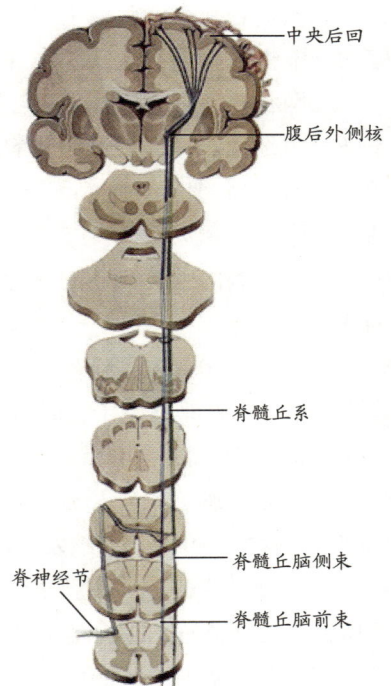

图 37-5　皮质脊髓束

③皮质脊髓前外侧束：又称外侧锥体束（Barne 氏束），由不交叉的纤维组成；在侧索的前部，位于皮质脊髓侧束的前外侧，大部分纤维终于颈髓前角，小部分纤维可抵达腰骶部前角。临床上，把胞体位于大脑皮质的锥体束及其他下行控制脑干与脊髓内的（躯体性与内脏性的）运动细胞的神经元称为上运动神经元，而将脑干与脊髓内的运动细胞称为下运动神经元。上运动神经元损伤也能引起创面水平以下有关骨骼肌的瘫痪，但这种瘫痪不致造成明显的肌萎缩且肌紧张和腱反射，且还会表现亢进（硬瘫），此时内脏反射也表现亢进。这与下运动神经元损伤引起的带有明显肌萎缩且张力低下、腱反射消退的瘫痪（软瘫）是很不相同的。

④管理内脏效应器活动的下行传导束：一般认为此路径由额叶皮质经室周纤维至下丘脑；下丘脑发出的纤维经室周纤维和背侧纵束下行至脑干网状结构，脑干网状结构再通过网状脊髓束至脊髓的内脏神经运动核。

2）传导神经冲动以调节骨骼肌协调动作的下行传导束，这一类的传导束，在脊髓有下列数个，它们传导神经冲动，在骨骼肌活动中的协调、共济、维持肌肉的张力等方面发挥作用。这些束是演化过程中出现较早的旧结构，故联系较复杂，纤维的始末，往往不够清楚。

①红核脊髓束：位于脊髓侧索的中间部，居皮质脊髓侧束的前方，断面为一较大的三角形区。纤维发自中脑，在脊髓下降时，沿途分出纤维与两侧的中间带（板层Ⅴ、Ⅵ、Ⅶ）的固有灰质相联系，再通过这些固有灰质发出的纤维与灰质前角细胞（γ细胞）相联系。此束纤维不断分出，至脊髓的腰下段或骶上段，纤维分发已尽，束即变得细小，随即终止。此束所传导的神经冲动，有调节肌张力及抑制伸肌

活动的作用。

②前庭脊髓束：位于脊髓白质前索的边缘，可分为内侧及外侧两部。纤维发自脑干，在脊髓内下降时，不断分出纤维，直接或间接终于脊髓灰质前角细胞（γ细胞），所传导的神经冲动，使肌张力增强，并可反射性地调整身体的姿势。

③橄榄脊髓束：此束于侧索的前部下行，居脊髓丘脑侧束的前方，靠近脊髓的表面，常和脊髓橄榄束的纤维相混。纤维起于脑干，在脊髓下降时分出纤维，直接或间接终于灰质前角细胞，作用不十分明确。

④网状脊髓束：位于前索与外侧索的交会处，断面为狭长的带状区。纤维起自脑干，在脊髓下降时，不断分出纤维，一部分经白质前连合交叉至对侧，一部分在本侧，终于板层Ⅶ、Ⅷ的灰质，然后再连系于灰质前角γ细胞，此束有时也分为内侧及外侧两部分，所传导的神经冲动，有抑制肌张力及抑制伸肌活动的作用。

至于协调内脏性活动的下行传导束，可能位于白质侧索的前部，其发出的纤维与灰质中间带外侧核的细胞相突触。

3. 脊髓的固有白质　脊髓固有白质纤维的作用是在脊髓本节或相邻各节段之间组成反射性神经通路，也有一些固有纤维联系于脊髓与其他脑部之间，形成长距离的反射通路。

（1）长距离的固有束。

①脊髓小脑后束（posterior spinocerebellar tract）：又称直接小脑束，纤维发自脊髓灰质后角基部的Clarke氏背核。纤维从背核发出后，立即至本侧的外侧索边缘部上行，该束的横断面为狭长的白质区。又由于脊髓骶段背核中的细胞很少，故此束在脊髓腰段才开始形成。此束将躯干和下肢骨骼肌的肌梭或腱器所接受的本体感刺激传至小脑，小脑根据此束传入的信息，对骨骼肌的精细活动进行调节。

②脊髓小脑前束（anterior spinocerebellar tract）：又称间接小脑束，纤维发自中间带内侧核（板层Ⅴ、Ⅵ、Ⅶ）。纤维发出后，一部分向前走，经白质前连合交叉至对侧白质外侧索的边缘部，在上述脊髓小脑后束的前方组成此束上行；另一部分纤维发出后不交叉至对侧，在本侧外侧索与对侧来的纤维一同，在侧索的边缘部，于脊髓小脑后束的前方，形成脊髓小脑前束，向上行走至小脑。在脊髓断面上此束所占的区域亦为狭长的白质带。此束在脊髓骶段即已开始形成，它所传的本体冲动至小脑，使小脑对躯干、下肢骨骼肌的一般（不是精细的）活动进行调节。

③脊髓小脑吻侧束（rostral spinocerebellar tract）：位于颈髓外侧索外侧表浅部分，与部分脊髓小脑前、后束纤维重叠。此束起于同侧颈膨大部Ⅴ、Ⅵ层灰质的两群神经元，纤维经小脑上、下脚入小脑皮质。脊髓小脑吻侧束的功能与脊髓小脑前、后束相当，但其传导的是反映上肢活动状况的信息。

④脊髓网状束：此束的纤维起自脊髓灰质后角某些分散的灰质核。纤维于本侧白质前索组成此束，束的断面为狭长区域，此束纤维上行大部分终于脑干的网状结构；一部分纤维则到达小脑。这是一个较古老的结构，联系复杂，所传导的神经冲动，可能与维持人的觉醒状态有关。

⑤脊髓顶盖束：此束也位于侧索，居脊髓小脑前束的内侧。组成此束的纤维，可能起于脊髓灰质中间带（板层Ⅵ、Ⅶ、Ⅷ）的细胞。纤维发出后立即交叉于白质前连合，至对侧前索的外侧部上行，所传导的神经冲动，可能与产生定位不确切的痛觉有关。

⑥脊髓前庭束：此束的纤维发自背核或中间带内侧核，或起自中间带中的散在灰质，也有纤维为脊髓小脑后束的侧支。此束从脊髓腰段开始明显，纤维不交叉，常与脊髓小脑后束的纤维相混，其位置居脊髓小脑后束的内侧。此束亦为古旧的结构，作用可能是把本体感冲动传送至前庭核。

⑦脊髓橄榄束：此束的纤维发自板层Ⅵ、Ⅶ、Ⅷ的散在灰质，纤维发出后立即交叉于白质前连合，至对侧的外侧索的外侧部，终于橄榄核。此束传导何种冲动，至今尚不明确。

⑧内侧纵束：此束在脊髓位于白质前索内侧部的边缘处。在脊髓颈上段，束较明显，至骶段则变为细小，随即终止。束的纤维起于脑干，在脊髓各个节段中，不断分出纤维，终于灰质板层Ⅶ、Ⅷ的固有

灰质，从固有灰质再发出纤维与脊髓灰质前角细胞相突触，作用于骨骼肌，协同眼球与头、颈部的运动，使保持身体处于恰当的姿势。

⑨顶盖脊髓束：位于前索的边缘部，居灰质前角的内侧面，靠近前正中沟。此束的纤维常常与内侧纵束的纤维相混，大部分纤维终于脊髓颈上诸节段的灰质板层Ⅷ、Ⅶ、Ⅵ，与该处散在的固有灰质相联系。小部分纤维终于颈下诸节段的固有灰质，从固有灰质发纤维，一部分交叉至对侧，终于对侧灰质前角的传出神经元；一部分则终于本侧灰质前角细胞；另一部分纤维，可能终于中间带外侧核细胞，此部纤维可能与瞳孔光反射活动有关。此束的纤维起于中脑顶盖，视、听器骤然受到强烈的刺激，神经冲动通过此束纤维的传导，便可到达颈部的骨骼肌，肌肉收缩，可下意识地使头转向声光发出的地方。

（2）脊髓本身的固有白质：脊髓本身各节之间皆有固有纤维互相联系，但这些固有纤维的起止，行程大多不够明确。

①联系于脊髓两侧半的纤维：这种固有纤维多起于前角连合核或后角连合核的细胞，也有一些纤维起自其他固有灰质核。纤维左右交叉，分别组成前固有束和后固有束，最后和灰质前角的躯体运动细胞相联系。

②联系于相邻节段之间的纤维：此种纤维多数为脊神经后根粗纤维的侧支，另一些为上行传导束纤维的侧支。脊神经后根粗纤维的短降支，在白质后索中下降3～5节段，便在后索中聚成一些固有束。在脊髓的颈段，这种纤维在薄束与楔束之间，聚成一个断面为新月形的固有束，故名半月束。在脊髓胸段，此束位于后索的边缘部，称为背周围带（边缘束）。在脊髓的腰段，此种纤维于后正中隔的附近，挨近后正中隔的中段聚成一束，在脊髓的横断面上，两侧的纤维束在后中隔中段的两旁，合成一卵圆形区，故称此束为卵圆束。在脊髓骶段，此种纤维在后索的边缘部，靠近后正中隔的后段，聚成断面为三角形的束，故名三角束。束中的纤维下降时不断分出，与该处灰质前角细胞相突触，构成脊髓节段间的联系。

③联系脊髓本节段灰质前角细胞的短纤维：此种纤维，有的发自固有灰质核，如后缘核等，或其他散在的固有灰质核；有的则是后根纤维直接与灰质前角细胞相联系形成的固有纤维。它们皆与本节的灰质前角细胞相联系，这些纤维组成外侧固有束的主要成分。

脊髓本身的固有结构，包括固有灰质和白质，联系于脊神经传入与传出成分之间，在脊髓本节段或邻近节段中，形成节段内或节段间的神经反射通路，这种反射通路大致可以分为两种。

①浅反射通路：由疼觉、温度觉、触觉或压觉感受器所接受的刺激，通过其所处脊神经后根的细纤维，将神经冲动传至相应脊髓节段的固有灰质（如后缘核，或其他散在的固有灰质），再通过固有纤维，将神经冲动传至有关的灰质前角细胞，最后通过脊神经的前根及运动纤维，到达所管理的骨骼肌，引起肌的收缩或调节肌的张力。

通过这种反射活动，人们可以下意识地、迅速地缩回，或移动受刺激的肢体，以避免有害的刺激损伤自己。故常称此种反射活动为防御反射。又因此类反射活动多为屈曲动作，也称屈肌反射。腹壁反射和提睾反射均属此类。

②深反射通路：躯干、四肢的一般本体感受器所接受的刺激，由相关的脊神经变为神经冲动，经脊神经的粗纤维传至该节的固有灰质，由固有纤维再传至相关节段的灰质前角细胞，最后经脊神经的运动纤维，传至所管理的骨骼肌。骨骼肌收缩便可运动有关的关节，产生反射活动，或使肌肉维持适度的紧张，而不引起关节运动。这种由本体感受器发起的反射性神经活动即深反射，或称伸肌反射、牵张反射。

临床医生常检查患者的各种反射活动，以了解患者神经系统的功能是否正常。常被检查的深反射为膝跳反射，肱二头肌、肱三头肌腱反射，以及跟腱反射等。

脊髓灰质前角中的躯体传出性神经元，在正常情况下，由于它们是在皮质脊髓束所传冲动的控制下活动，故称为下位运动神经元。灰质前角的细胞不仅和皮质脊髓束有密切的关系，同时也与许多下行束及固有纤维相联系，因为灰质前角细胞所接受的神经冲动，来自很多方面，是多种神经冲动的汇集点，所以脊髓灰质前角躯体传出性神经元，又称为最后总共路细胞。因此，灰质前角的躯体传出性神经元便有了 3 个名称：根细胞、下位运动神经元、最后总共路细胞。

（四）脊髓各段的特征

脊髓各节的内部构造大致相同，但与周围的联系不尽一致，故脊髓各节段的内部结构，在共性的基础上也表现出各自的特点。

1. 脊髓灰质的节段特征

在脊髓 $C_1 \sim C_4$ 节段，灰质前角细胞的数目较少，无外侧核群（因不支配上肢肌）。但灰质前角中有膈神经核及脊副神经的脊髓核。此处胶状质很小（因分布的皮肤区域狭小），大部为三叉神经脊束核所代替。胶状质的断面为半月形的薄灰质片，背核较大（因有楔外核位于此处）。

在脊髓 $C_5 \sim C_8$ 节段，由于脊髓的这些节段通过第 5 ～ 8 颈脊神经（第一胸脊神经）支配上肢肌的活动，特别是管理着手部的那些动作频繁而又十分精确的小肌群，故在此等节段中灰质前角细胞的数目极度增多，且分成许多群组。第 5 ～ 8 颈神经除分布至躯干外，还分布至上肢皮肤和肌肉，因其后角亦较颈上部节段为大，灰质前、后二角的增大，加上白质的数量多，故使脊髓颈下段向两侧扩展，成为肉眼所见的颈膨大。此段脊髓的横径大于前后径。

胸神经只分布于躯干，不管理四肢（第一胸脊神经除外），故灰质的细胞数目不多。灰质前角和后角皆细小，外形上亦不显有膨大。但灰质侧角很显著，Clarke 核也很明显，胶状质的断面从半月形变为三角形。

脊髓的腰段通过腰神经管理下肢，故脊髓腰段各节灰质前角细胞的数目增多。灰质前角向外侧扩展，细胞分成若干群组。灰质后角细胞的数量也大大增加，但基部背核的细胞数目渐减，故使后角的断面显得狭长。胶状质增大，断面为半月形区，由于灰质的增大，故在外形上显示出腰膨大。

脊髓骶段，无论前角及后角均较小，无侧角。但在第 $S_2 \sim S_4$ 节中有副交感骶核，无背核，胶状质则相对地增大，灰质前角的细胞较少。

2. 脊髓白质的节段特征

脊髓颈段的上、下行传导束均粗大。皮质脊髓侧束占据侧索的中央部分，断面为椭圆形区，薄束与楔束借束间隔完全分开，背外侧束被三叉神经脊束所加强，网状结构较明显。

在脊髓的胸段有些白质下行传导束（如皮质脊髓前束）已经或将近终止，有些上行传导束的纤维，又逐渐增多。薄、楔二束部分地被隔开。

脊髓腰段的后索中只有薄束而无楔束，脊髓小脑后束尚未形成，前索的传导束，纤维混淆不清。

脊髓骶段白质传导束皆变得细小，许多下行束均已终止，一些上行束尚未形成，故白质所占比例很小。

（五）脊髓内部结构的比较解剖

后索及后索核：两栖类动物真正的后索核（薄束核、楔束核）尚未出现，因此也不存在内侧丘系。爬行类动物的后索增粗，并开始出现薄束核、楔束核，因此可能存在内侧丘系。低等哺乳动物，伴随着立体感觉的发展，后索得到进一步发育；动物越高等，其后索越发达。例如，从颈髓的横切面来看，后索与全部白质的比例：猫的后索占其全部白质的 22%，猴的后索占其全部白质的 26%，人的后索占其全部白质的 39%。

大多数哺乳动物，腹根纤维比背根纤维少，但腹根纤维直径较粗。鲸由于皮肤感觉（包括痛觉）发育很差，背根纤维数量就大为减少。后角的胶状质在大多数哺乳动物均有发育，尤其在有蹄类动物中，但鲸类动物中则发育微弱。

哺乳类动物的高级部位下行到脊髓的纤维束比较发达，更发展了大脑向脊髓的投射，即皮质脊髓束。皮质脊髓侧束在有袋类、有蹄类仅达颈髓，而在啮齿类及食肉类已达腰髓，人可能到达脊髓的全长。皮质脊髓前束仅见于高等猿类及人，只抵达胸髓中段。皮质脊髓束在狗占全部白质的 10%，猴为 20%，人约为 30%。在猴、猩猩及人的皮质脊髓束纤维与脊髓前角运动神经元之间有单突触联系。这种联系，人类比猩猩和猴要多，它们分别占皮质纤维的 8%、5% 和 2%。电生理研究也证明了在猴可测得运动神经元的单突触电位活动，而猫则无。这种运动神经元主要是支配肢体远端的肌肉。

第二节　脑干

脑（encephalon，brain）位于颅腔内，在成人其平均重量约 1400 g，起源于胚胎时期神经管的前部，一般可分四个部分：前脑、中脑、后脑和末脑（图 37-6）。其中前脑（prosencephalon，forebrain）分为端脑和间脑；中脑（mesencephalon，midbrain）在发育中变化不大；后脑（metencephalon，afterbrain）又由脑桥和小脑构成；末脑（myelencephalon）保持管状形成延髓，向下经枕骨大孔连接脊髓。后脑与延髓合称菱脑（rhombencephalon，hindbrain）。向后下方；端脑与间脑及部分中脑形成大脑横裂，小脑与延髓形成大脑下裂；此二裂的意义是：软脑膜与室管膜相遇并一起突入脑室，再与血管组合反复分支形成脉络丛。

依据其所处的位置，人们习惯上把中脑、脑桥和延髓三部分合称为脑干。随着脑各部的发育，胚胎时期的神经管就在脑的各部内部形成一个连续的脑室系统。

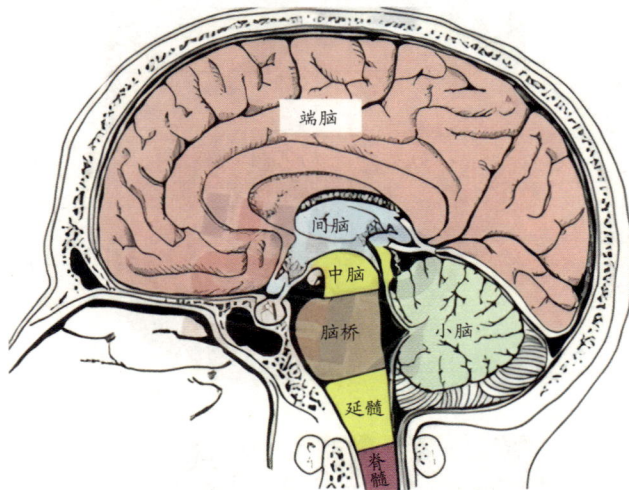

图 37-6　脑的分部

脑干（brain stem）自下而上由延髓、脑桥和中脑 3 部分组成。延髓和脑桥的背面与小脑相连，它们之间的室腔为第四脑室。此室向下与延髓和脊髓的中央管相续，向上连通中脑的中脑水管。若将小脑与脑干连接处切断，摘去小脑，就能见到第四脑室的底，即延髓上部和脑桥的背面，呈菱形，故称菱形窝。管腔以外，脑干的内部结构主要还有 3 种类型：神经核团、纤维束和网状结构，后者是各类神经元与纤维交错排列而相对散在分布的一个特定区域。

（一）脑干的外形

1. 延髓（medulla oblongata）　　形似倒置的圆锥体，长约 3 cm，前靠枕骨基底部，后上方为小脑，下方在枕骨大孔处，相当第一颈神经根上缘与脊髓相接，二者外形分界不明显；在与髓相接处形成一个向前开口 140°～150° 夹角。延髓上端与脑桥在腹面以横行的延髓脑桥沟（bulbopontine sulcus）分界，在背面则以第四脑室底上横行的髓纹为界线。髓纹是延髓弓状核（迷走的脑桥核）的传出纤维经中线向背侧行走，交叉至对侧第四脑室底进入小脑下脚而形成。脊髓表面的诸纵行沟裂向上延续到延髓。在延髓腹面，前正中裂两侧有隆起的锥体（pyramid），主要由皮质脊髓束纤维聚成（因此皮质脊髓束也可称为锥体束）。在延髓和脊髓交界处，组成锥体的纤维束大部交叉，在外形上可以看到锥体交叉（decussation of pyramid）中断了前正中裂。锥体的外侧有卵圆形隆起的橄榄（olive），内含下橄榄核。橄榄和锥体之间的橄榄前沟（anterolivary sulcus）又称前外侧沟，沟中有舌下神经的 10 ~ 15 条根丝出脑。在橄榄后方有橄榄后沟（retroolivary sulcus）又称后外侧沟，沟内由上而下可见舌咽、迷走和副神经的根丝入脑或出脑。在背面，延髓下部形似脊髓，上部中央管敞开为第四脑室，构成菱形窝的下部。在延髓背面下部，脊髓的薄、楔束向上延伸，分别扩展为膨隆的薄束结节（gracile tubercle）和楔束结节（cuneate tubercle），其深面有薄束核和楔束核，它们是薄、楔束终止的核团。在此处，第四脑室下界呈"V"形，其尖端称闩（obex）。在楔束结节的外上方有隆起的小脑下脚（inferior cerebellar peduncle）又称绳状体（restiform body），由进入小脑的神经纤维构成，并成为第四脑室侧界的一部分。在楔束结节与橄榄后沟之间有一不显著的纵行隆起，称三叉结节（trigeminal tubercle）或灰小结节（tuberculum cinerenum），其深面为三叉神经脊束及其核（图 37-7、图 37-8）。

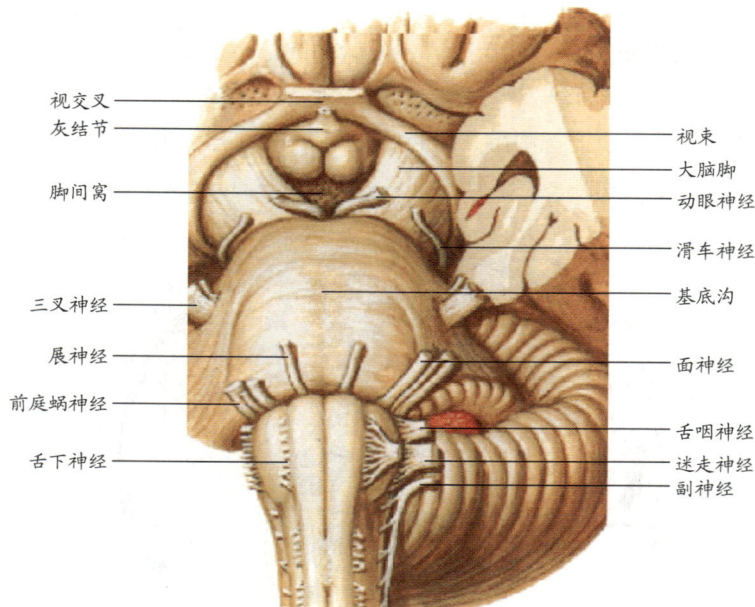

图 37-7　脑干外形（腹侧面）

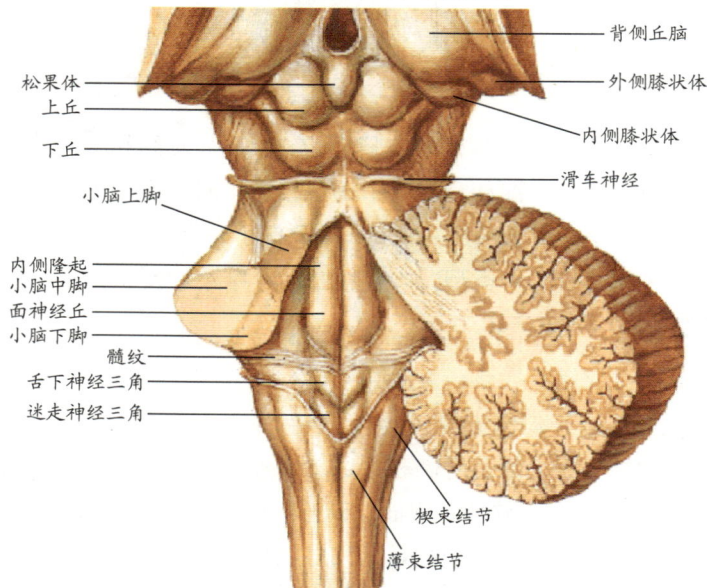

图 37-8　脑干外形（背侧面）

2. 脑桥（pons） 因作为大脑与小脑之间的桥梁而得名。脑桥以其腹面宽阔膨隆的基底部（basilar part）为特征，下缘借延髓脑桥沟与延髓分界。沟中有三对脑神经根出入脑，自内向外分别为展神经、面神经和前庭蜗神经；常见面神经的一个小根，称作中间神经，走行于面神经主根与前庭蜗神经之间。脑桥上缘与中脑的大脑脚相接，长度约 2.5 cm。基底部正中有纵行的基底沟（basilar sulcus），容纳基底动脉。基底部向外逐渐变窄，移行为小脑中脚（middle cerebellar peduncle）又称脑桥臂（brachium pontis），两者的分界可以三叉神经根（包括粗大的感觉根和位于其前内侧细小的运动根）为标志。延髓、脑桥和小脑的交角处，临床上称为脑桥小脑三角，前庭蜗神经和面神经根恰好位于此处。因此该部位的肿瘤能引起涉及这些脑神经和小脑的多方面的症状（图 37-9）。

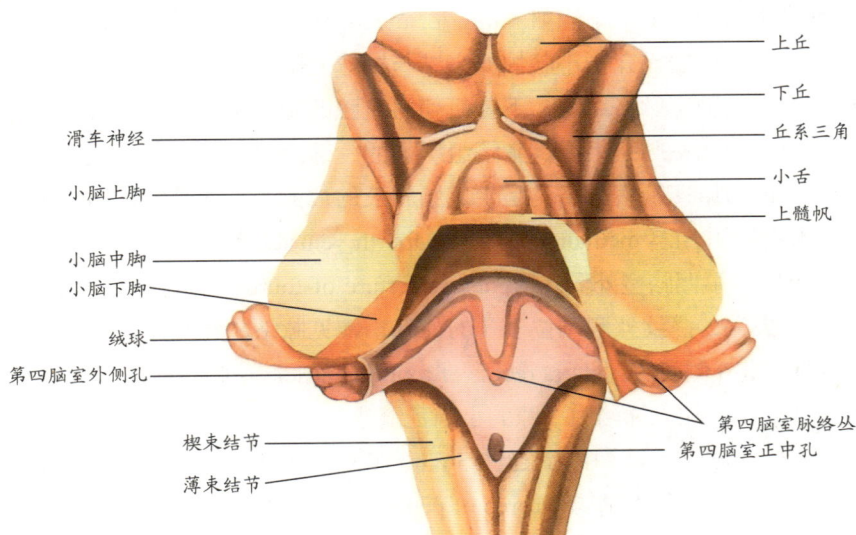

图 37-9 脑干的背侧面

脑桥的背面形成第四脑室底的上半，此处室底的外侧壁为左右小脑上脚（superior cerebellar peduncle），两个上脚间夹有薄层的白质层，称为上髓帆（superior medullary velum），参与构成第四脑室顶。上髓帆上有滑车神经根出脑，它是唯一自脑干背面出脑的脑神经（图 37-10）。

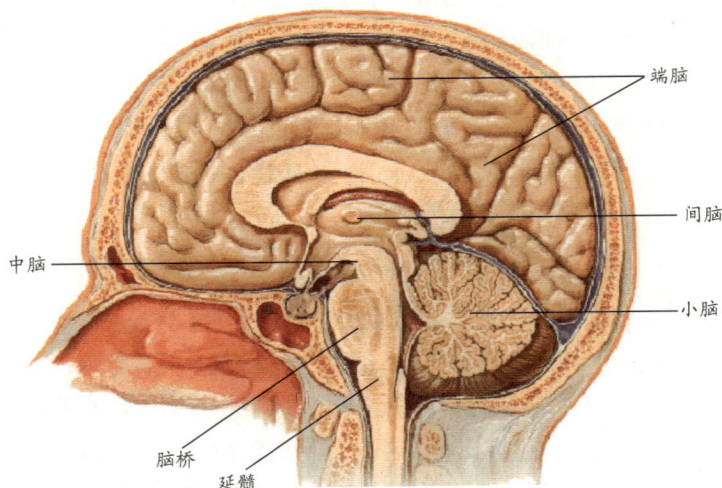

图 37-10 脑干、小脑和第四脑室正中矢状切面示意图

3. 菱形窝（rhomboid fossa） 即第四脑室底（floor of the fourth ventricle），是延髓上部和脑桥的背面。此窝正中有纵行的正中沟（median sulcus），将窝分成左右对称的两半。此沟外侧有纵行的界沟（sulcus limitans）进一步将每一半菱形窝分成内侧区和外侧区。外侧区呈三角形，称为前庭区（vestibular area），深方有前庭神经核。前庭区的外侧角上有一小隆起，为听结节（acoustic tubercle），内隐蜗背侧核。界沟

与正中沟之间的内侧区称内侧隆起（medial eminence），其髓纹以下的延髓部可见两个三角：迷走神经三角（vagal triangle）位于下外侧，内含迷走神经背核；舌下神经三角（hypoglossal triangle）位于上内侧，内隐舌下神经核。在迷走神经三角和菱形窝边缘之间有一窄嵴，称分隔索（funiculus separans）；分隔索与薄束结节之间的窄带，称最后区（area postrema），属室周器官之一，此区富含血管和神经胶质。分隔索与最后区均被含有伸长细胞（tanycyte）的室管膜覆盖。靠近髓纹上方，内侧隆起上有一圆形隆突，为面神经丘（facial colliculus），内含展神经核。在界沟上端，有一颜色呈蓝黑色的小区域，称为蓝斑（locus ceruleus），其深方聚集着含有黑色素的去甲肾上腺素能神经元。

4. 第四脑室（fourth ventricle） 第四脑室的顶朝向小脑，前部由小脑上脚（结合臂）及上髓帆组成，后部由下髓帆和第四脑室脉络组织组成。下髓帆（inferior medullary velum）是一薄片白质，它与上髓帆都伸入小脑蚓，以锐角相会合。下髓帆介于小脑蚓的小结与绒球之间，自小脑扁桃体的前上方向后下方延伸很短距离后，即移行为第四脑室脉络组织。下髓帆朝向室腔的是一层上皮性室管膜，其表层有软膜和血管被覆，它们共同形成第四脑室脉络组织。脉络组织上的一部分血管反复分支缠绕成丛，夹带着软膜和室管膜上皮突入室腔，成为第四脑室脉络丛是生成脑脊液的地方。第四脑室借脉络组织上的 3 个孔与蛛网膜下腔相通。第四脑室正中孔（median aperture of fourth ventricle）不成对，位于菱形窝下角尖部的正上方，闩为该孔的前下壁。第四脑室外侧孔（lateral aperture of fourth ventricle）又称 Luschka 孔，成对，开口于第四脑室的外侧尖端，髓纹外侧端位于孔的前壁；常见脉络丛经此外侧孔突出。第四脑室的外侧角与外侧孔，合称第四脑室外侧隐窝（lateral recess of fourth ventricle），此隐窝绕过小脑下脚转向腹侧。脑室系统内的脑脊液经上述 3 个孔注入蛛网膜下隙的小脑延髓池。

5. 中脑（mesencephalon，midbrain） 中脑长约 1.5 cm，其腹面上界是属于间脑的视束，下界为脑桥上缘。两侧各有一粗大的纵行隆起，称大脑脚（cerebral peduncle）。大脑脚的背外侧有一纵沟，称中脑外侧沟（lateral sulcus of midbrain）。大脑脚的腹侧部分主要由大脑皮质发出的下行纤维构成，称大脑脚底（crus cerebri）。大脑脚底之间为深陷的脚间窝（interpeduncular fossa）。此处有许多血管穿入，故此区域又称后穿质（posterior perforated substance）。在脚间窝下部，大脑脚底的内侧有动眼神经根出脑。中脑背面有两对圆形隆起，即一对上丘（superior colliculus）和一对下丘（inferior colliculus），合称四叠体（corpora quadrigemina），其深面分别含有上丘核与下丘核，分别是视觉和听觉的反射中枢。下丘与间脑的内侧膝状体之间的条状隆起叫下丘臂（brachium of inferior colliculus）；联系上丘与间脑的外侧膝状体的为上丘臂（brachium of superior colliculus）。小脑上脚上部前外侧、中脑外侧沟后方，以及下丘臂下方，三者之间为丘系三角，其内有内侧丘系纤维通过。由于上、下丘的覆盖，胚胎时期的神经管腔在中脑成为中脑水管（cerebral aqueduct），向上与第三脑室相通，向下与第四脑室相通。

（二）脑干内部结构

脑干分为三段：下边的一段为延髓，向下连于脊髓；中间的一段称脑桥，上连中脑，下连延髓；上边的一段为中脑，下连脑桥，上连前脑，脑干的后面为小脑。

脑干与下位的十对脑神经（即 Ⅲ～Ⅻ脑神经）相连，故脑干中必有与脑神经直接相关的结构。这是脑干内部的第一种组成成分。脑干乃由原始神经管演化而来，故其中亦必有原始神经管遗留下来的固有结构，这是脑干的第二种组成成分。脑干亦属神经系统的低级部位，接受高级部位的管理，故像脊髓一样，其中亦有传导的结构。而且在进化过程中，脑干各部都曾作过神经系统的高级部位，出现过感觉 - 运动联合中枢，故其中必有中继结构，这是脑干的第三种组成成分。脑干居于脊髓与前脑之间，而后面又与小脑相连，这一特殊位置，决定脑干中除上述三种本身的结构外，还必有连脊髓于前脑及连脊髓于小脑的结构通行其中。

脑干诸结构可以纵向地组合成 4 个平行的部分，即顶部、室腔部、被盖部和基底部。脑干的顶部位于室腔的后方，其在中脑部称为顶盖（tectum），由顶盖前区（位于最上端）、四叠体和内侧丘系组成；脑桥的顶部即连着小脑腹侧的上髓帆、下髓帆、内侧丘系、小脑上脚和小脑中脚；延髓上部（橄榄部）的顶即第四脑室脉络丛、脉络组织和小脑下脚，下部（交叉部）的顶为中央管后方的后索及薄、楔束核。脑干的室腔即中脑的中脑水管、脑桥和延髓部的第四脑室以及延髓下部的中央管。被盖（tegmentum）构成脑干的主体，是位于室腔前方的广大区域，从延髓至中脑，又可分成若干机能单位，包括脑神经及脑神经核、上行的诸丘系、网状结构和各类非脑神经核团、纵行与横行纤维束以及中缝等。脑干基底部包括中脑部的大脑脚底、脑桥部的基底和延髓的锥体。

　　1.脑干的管腔　脑干的管腔不同于脊髓，在形状和位置上都有一些变化。在延髓的下段，管腔细窄、向下与脊髓中央管相通连。在延髓的上段和脑桥的下段，管腔逐渐扩大，并向两侧面和后面展开，形成菱形窝。菱形窝前方（即腹侧面）的区域，称为第四脑室底。至脑桥的上段管腔又复变细，向上与中脑中央部的大脑导水管相通，中脑的大脑导水管更向上，则与前脑的管腔相通。管腔壁衬以室管膜，在周围包以中央灰质。

　　2.脑干的内部灰质　脑干的内部灰质（图37-11）分为3种。

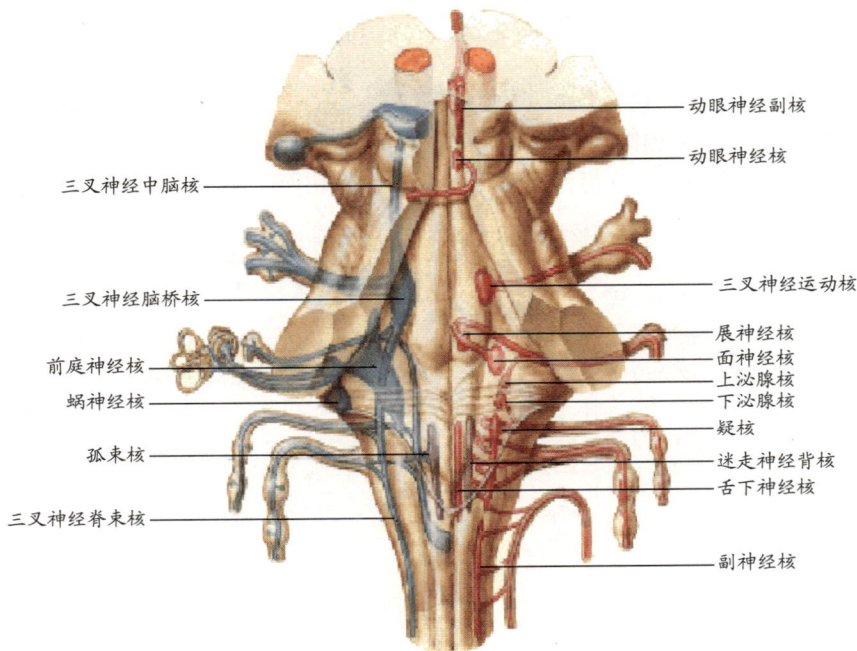

图 37-11　脑神经核投影（背面观）

　　（1）与脑神经直接相关的灰质：脑神经中除嗅神经和视神经外，Ⅲ～Ⅻ对脑神经均出入脑干；这类灰质皆与第Ⅲ～Ⅻ对脑神经直接相关，故皆称为脑神经核。脑神经核可粗分为两大类：接受脑神经中感觉成分传入的核团称为脑神经感觉核，发出传出纤维经脑神经支配效应器活动的称脑神经运动核。由于脑神经含有 7 种纤维成分，与此相对应，脑神经感觉核和脑神经运动核可进一步区分出 7 种核团；这些核团在脑干中有规律地排列成纵行的机能柱。

　　在这 7 类核团中，所谓的"一般"，是指脊髓和脑中共有的核柱，它们之间实际上互为延续；"特殊"则是指仅见于脑，与特殊感觉器和鳃弓衍化物有关的核柱，而在脊髓中是没有类似功能的核团存在的。但必须说明，一般内脏和特殊内脏感觉柱实际上是同一核团，即孤束核。此核的上端接受味觉纤维，其余部分接受一般内脏感觉纤维。因此，脑干内只有 6 个脑神经核柱。这 6 个脑神经核柱并非纵贯脑干的全长，它们多数是断开的，其中每个柱可以包含若干功能相同的神经核团；并且排列规律与脊髓灰质一致，即从前向后依次为躯体运动、内脏运动、内脏感觉、躯体感觉。一般说来，感觉柱位于界沟的外侧，运动柱位于界沟的内侧；无论是感觉核柱还是运动核柱，凡是与内脏相关的均靠近界沟，凡是与躯体相关的均离界沟较远（图37-12）。

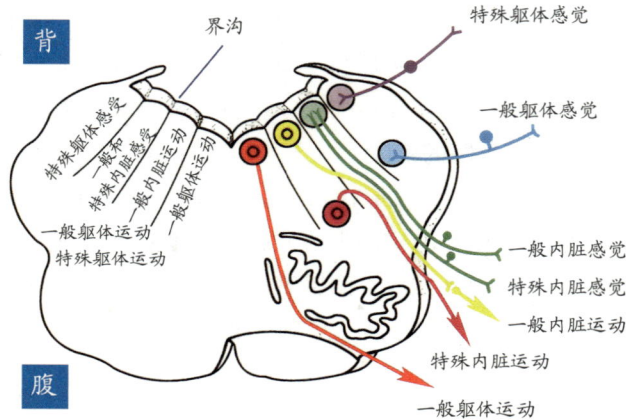

图37-12　脑干水平面模式图（延髓橄榄中部水平切面）

为了能描述脑神经核及其他灰、白质在脑干内的位置，人们习惯把脑干切成若干代表性横切面。这些横切面由下向上依次为：锥体交叉、内侧丘系交叉、橄榄中部、橄榄上部、脑桥下部、脑桥中部、脑桥上部、下丘和上丘。将脑神经诸核按功能柱排列后其与脑干各代表性横切面的关系列表说明（表37-2）。

表37-2　脑神经核在脑干代表性水平切面的位置简表

功能柱			一般躯体运动柱	特殊内脏运动柱	一般内脏运动柱	内脏感觉柱（一般和特殊）	一般躯体感觉柱	特殊躯体感觉柱
位置			中线两侧	一般内脏运动柱的腹外侧	一般躯体运动柱的背外侧	一般内脏运动柱的背外侧	特殊躯体感觉柱的腹外侧	最后方（前庭区深方）
			靠近管腔	远离管腔	靠近管腔	靠近管腔	远离管腔	靠近管腔
脑神经核所在代表性水平切面	中脑	上丘	动眼神经核（Ⅲ）		动眼神经副核（Ⅲ）	界沟	三叉神经中脑核（Ⅴ）	
		下丘	滑车神经核（Ⅳ）					
	脑桥	上部		三叉神经运动核（Ⅴ）			三叉神经桥脑核（Ⅴ）	
		中部	展神经核（Ⅵ）	面神经核（Ⅶ）	上泌涎核（Ⅶ）			前庭神经核（Ⅷ）
		下部				孤束核：上部为味觉，下部为其他内脏觉（Ⅶ、Ⅸ、Ⅹ）		
	延髓	橄榄上部	舌下神经核（Ⅻ）	疑核（Ⅸ、Ⅹ、Ⅺ）	下泌涎核（Ⅸ）		三叉神经脊束核（Ⅴ、Ⅶ、Ⅸ、Ⅹ）	蜗神经核（Ⅷ）
		橄榄中部				他内脏觉（Ⅶ、Ⅸ、Ⅹ）		
		内侧丘系交叉		副神经核延髓部（Ⅺ、Ⅹ）	迷走神经背核（Ⅹ）			
		锥体交叉		副神经核脊髓部（Ⅺ）				

①一般躯体运动柱（general somatic motor column）：相当脊髓中的前角运动细胞或可看作前角运动细胞柱向脑干的延续，支配自肌节衍化的骨骼肌，即舌肌和眼球外肌。此柱位于第四脑室底的最内侧，邻近正中线，由 4 对核团组成，由上而下是动眼神经核、滑车神经核、展神经核及舌下神经核（图 37-13）。

动眼神经核（oculomotor nucleus）（Ⅲ）位于中脑上部相当于上丘节段，中脑水管即导水管周围灰质的腹侧，左右内侧纵束形成的"V"形槽内。动眼神经核的附近另有一些分散的小灰质核，属固有灰质，这些核与动眼神经核及副核共同组成动眼核簇。动眼神经核可分为成对的外侧核和位于正中线上单个的中央尾侧核；前者分为若干亚核分别支配同侧的上、下、内直肌及下斜肌，后者支配双侧的上睑提肌。

滑车神经核（trochlear nucleus）（Ⅳ）位于中脑下部的下丘节段，中脑水管即导水管周围灰质的腹侧，左右内侧纵束形成的"V"形槽内，动眼神经核的正下方。它发出纤维支配对侧上斜肌的随意运动。

展神经核（abducens nucleus）（Ⅵ）位于脑桥中段，相当于面神经丘的深方，低于三叉神经运动核，发出神经根支配外直肌。展神经核由两群神经元组成，分别由大的运动神经元和小的中间神经元组成。前者发出的纤维支配同侧眼的外直肌；后者投射至对侧动眼神经内直肌亚核，从而使同侧眼的外直肌和对侧眼的内直肌在眼球水平方向上能够作同向协调运动。当一侧展神经核损伤时，除出现患侧眼外直肌的麻痹外，对侧眼的内直肌在作双眼向患侧水平凝视时也不能收缩，以致双眼不能向患侧凝视。

舌下神经核（hypoglossal uncleus）（Ⅻ）几乎纵贯延髓全长，略呈圆柱状，表面有舌下三角。由此核发出的纤维支配同侧舌内、外肌的随意运动。舌下神经核的细胞因支配不同的肌肉而显示分群现象。

组成上述诸核团的细胞多属大型运动神经元，很像脊髓的前角运动神经元。躯体运动机能柱神经元的损伤也会造成所谓的下运动神经元损伤。这特别表现在舌下神经核或神经根损伤后，患侧舌肌瘫痪（伸舌时舌尖偏向患侧）并伴有肌萎缩。展神经核或根损伤时，患侧眼球不能外展，由于失去拮抗平衡，眼球处于内斜视状况；动眼神经核或根丝损伤则可造成患侧眼睑下垂、眼球偏向外下，同时可表现有瞳孔散大。像脊髓前角运动神经元一样，躯体运动柱诸核也受到来自大脑皮质及其他高级脑部下行纤维的控制。其中来自皮质的纤维称皮质核束，它对诸眼肌运动核是双侧支配，而对舌下神经核则是单侧（对侧）支配。因此当延髓以上水平的皮质核束即所谓上运动神经元损伤时，可表现为对侧舌肌瘫痪（伸舌时偏向健侧），但舌肌没有萎缩。

②一般内脏运动柱（general visceral motor column）：相当脊髓的内脏神经节前神经元，亦可看作脊髓骶副交感核和中间外侧核在脑干内的延伸，支配头、颈、胸、腹部器官的平滑肌、心肌和腺体等。此柱位于躯体运动柱腹外侧，也由 4 对核团组成，即三叉神经运动核、面神经核、疑核和副神经核（图 37-14）。

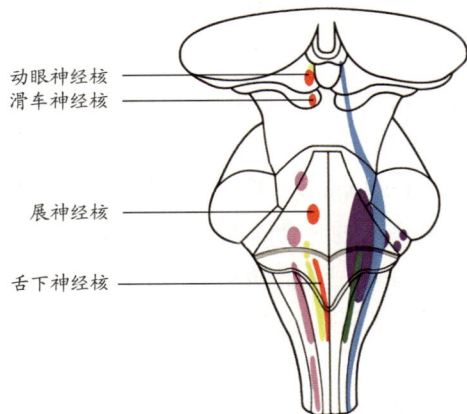

图 37-13　脑干的一般躯体运动柱

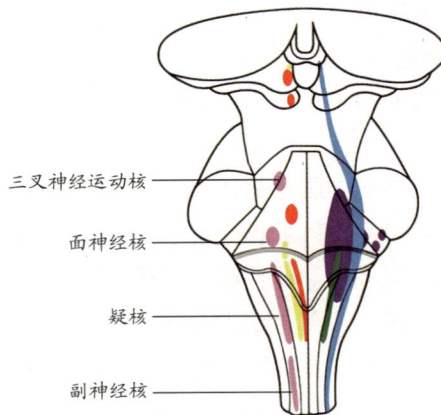

图 37-14　脑干的一般内脏运动柱

三叉神经运动核（motor nucleus of trigeminal nerve）（Ⅴ）位于脑桥上部，网状结构背外侧，发出纤维行向腹外，出脑后加入下颌神经，支配同侧咀嚼肌、二腹肌前腹、下颌舌骨肌、鼓膜张肌和腭帆张肌的运动。

面神经核（facial nucleus）（Ⅶ）位于脑桥中段，稍低于外展神经核。此核发出的纤维支配镫骨肌、面部表情肌、颈阔肌、二腹肌后腹、茎突舌骨肌。

疑核（nucleus ambiguus）（Ⅸ、Ⅹ、Ⅺ）位于延髓上段，下橄榄核背外侧的网状结构中。此核呈柱状，上达橄榄上部，下端至内侧丘系交叉平面。发出轴突加入 3 对脑神经，即舌咽神经（Ⅸ）、迷走神经（Ⅹ）和副神经（Ⅺ）。通过这三对神经同侧支配软腭、咽、喉和食管上部的骨骼肌。该核不与相关的神经同名，故称为疑核。其功能与发声、语言和吞咽有关系。

副神经核（accessory nucleus）（Ⅺ）位于特殊内脏运动柱的最尾端，包括两部分：延髓部较小，实为疑核下部；脊髓部较大，位于疑核下方，由锥体交叉平面向下延伸至 C_5 或 C_6 的前角背外侧。延髓部发出纤维最后加入迷走神经；脊髓部支配同侧胸锁乳突肌和斜方肌。

由于特殊内脏运动柱诸核团也是支配骨骼肌运动，这些核团及根丝的损伤也能引起下运动神经元疾患的症状。三叉神经运动核或根丝损伤以咀嚼机能受累为特点，张口时，由于对侧翼肌的正常活动，下颌偏向麻痹肌肉一侧。面神经核或神经发生病损颇为常见，主要表现为伤侧面肌麻痹并伴有面肌萎缩。一侧疑核的病变则能造成患侧软腭、咽、喉肌肉的麻痹，造成吞咽和发声困难。特殊内脏运动柱也受上运动神经元主要是皮质核束的支配，但除面神经核下部（支配下部面肌）外，均为双侧支配。因此，一侧上运动神经元损伤仅能引起对侧下部面肌的瘫痪，但无明显萎缩表现。

③特殊内脏运动柱（special visceral motor column）：专门支配由鳃弓衍化的骨骼肌，即咀嚼肌、面部表情肌和软腭、咽喉肌等，把此类骨骼肌视为"内脏"，是由于在种系发生过程中，低等脊椎动物特别是鱼类的鳃，是与呼吸功能相关的。这类核在发生时，向前方（即腹侧）移动，距离管腔较远，且更居外侧，不与一般躯体运动柱同在一个纵列之中。此柱位于躯体运动柱的外侧，靠近界沟。此柱由 4 对主要核团组成，由上而下是动眼神经副核、上泌涎核、下泌涎核和迷走神经背核，这些核团都发出副交感节前纤维（图 37-15）。

动眼神经副核（accessory oculomotor nucleus）（Ⅲ）又称 Edinger-Westphal 核，于上丘平面在动眼神经核前部的背内侧，属小型细胞。此核发出纤维加入动眼神经，止于睫状神经节。由此节发出副交感节后纤维到达眼球的瞳孔括约肌和睫状肌，控制瞳孔缩小和晶状体的曲度。

上泌涎核（superior salivatory nucleus）（Ⅶ）在脑桥中段，位于面神经核的背外侧，位置稍低。上泌涎核发出纤维进入面神经（Ⅶ），经翼腭神经节换元后支配泪腺、舌下腺和下颌下腺的分泌。

下泌涎核（inferior salivatory nucleus）（Ⅸ）位于延髓上段的橄榄上部水平，疑核上端的背外侧面。此核甚小，且常分散；有时上、下彼此连接，共同形成泌涎总核。下泌涎核的纤维则进入舌咽神经（Ⅸ），换元后支配腮腺的分泌活动。

迷走神经背核（dorsal nucleus of vagus nerve）（Ⅹ）在迷走三角深方位于舌下神经核外侧，占延髓中、下段的全长。发出的纤维经迷走神经（Ⅹ）在橄榄背侧出脑，支配颈部和胸、腹腔大部分脏器的活动。

④一般与特殊内脏感觉柱（general and special vesceral afferent column）：接受味觉与内在脏器的一般感觉（图 37-16）。一般内脏感觉柱与特殊内脏感觉柱其实是合并在一起的一个内脏感觉柱，位于界沟外侧，内邻一般内脏运动柱。此柱由一对孤束核（nucleus of solitary tract）构成。此核从脑桥中段向下延伸到大延髓上部。此核的头部接受来自味蕾的初级传入纤维，传导味觉；尾部则接受来自颈动脉体、咽喉、心、肺和肠道等内脏的感觉纤维，传导内在脏器的一般感觉。

⑤一般躯体感觉柱（general somatic afferent column）：接受头面部皮肤与口、鼻腔黏膜的初级感觉纤维的传入。此机能柱相当于脊髓后角的Ⅱ～Ⅳ层灰质，实际上也是与之相延续的。这类核在发生时，也有向腹侧移动，距离管腔较远，且更居外侧。该柱位于其他感觉柱的腹外侧。除来自三叉神经的纤维外，一般躯体感觉柱还接受少量来自面神经、舌咽神经和迷走神经的传入纤维（图 37-17）。

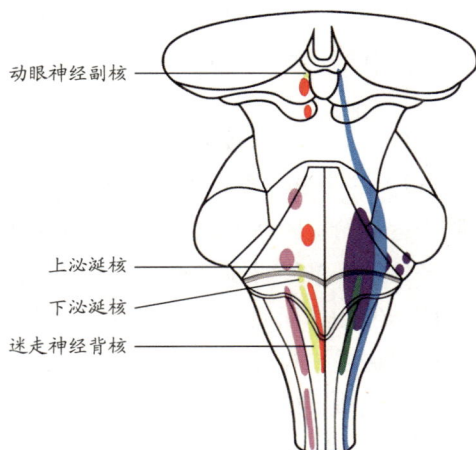

图 37-15　脑干的特殊内脏运动柱

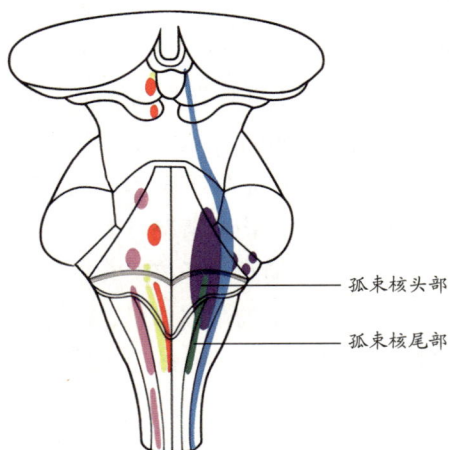

图 37-16　脑干的一般与特殊内脏感觉柱

三叉神经中脑核（mesencephalic nucleus of trigeminal nerve）（Ⅴ），位于中脑导水管周围灰质和菱形窝上部室底灰质的外侧缘，呈细长柱状，从脑桥上段向上伸展至中脑上丘节段，甚至到达丘脑底部。此核相当于脊神经后根上的脊神经节，主要由大而深染的感觉性假单极神经元组成，是外周感觉性假单极神经元胞体聚集于中枢神经系统之内的特殊现象。核内假单极神经元的周围突加入三叉神经，分布于头面部的咀嚼肌、眼外肌、表情肌、下颌关节、牙周膜和硬腭等处的本体感受器和压觉感受器，接受本体感觉和压觉冲动。

三叉神经脑桥核（pontine nucleus of trigeminal nerve）（Ⅴ）又称三叉神经感觉主核、或三叉神经上核，是三叉神经感觉核的膨大部，位于脑桥中部的网状结构内。与传导头面部（枕部除外）牙齿、皮肤和黏膜的触、压觉的纤维有直接关系。

三叉神经脊束核（nucleus of spinal trigeminal tract）（Ⅴ）上续三叉神经脑桥核，向下一直到达 C_4，与脊髓灰质后角的胶状质相混合。联系来自头面部（枕部除外）牙齿、皮肤、黏膜和骨膜的与痛觉和温度觉冲动传导有关的纤维。

⑥特殊躯体感觉柱（special somatic afferent column）：接受内耳听和平衡感受器的初级感觉纤维。之所以把此类机能柱归入"躯体"，是由于作为感受器的膜迷路在发生上是起源于外胚层的。此柱于内脏感觉柱外侧，主要位于脑桥下部水平、菱形窝的外侧，由两个核团参与组成，即蜗神经核和前庭神经核（图 37-18）。

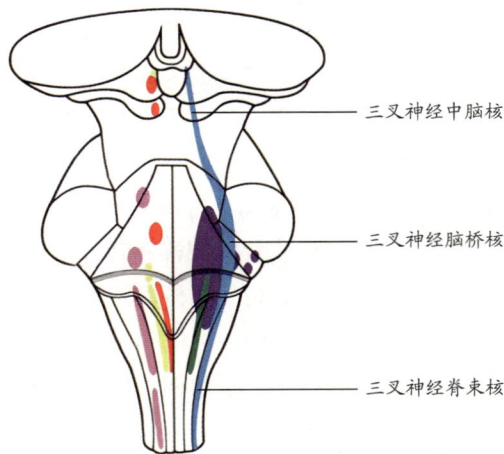

图 37-17　脑干的一般躯体感觉柱

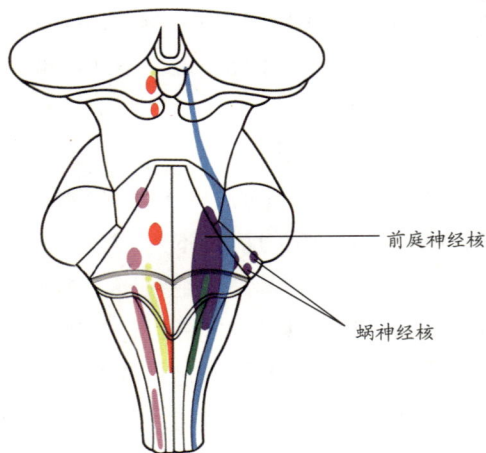

图 37-18　脑干的特殊躯体感觉柱

蜗神经核（cochlear nucleus）（Ⅷ）分为蜗腹侧核（ventral cochlear nucleus）和蜗背侧核（dorsal cochlear nucleus），位于脑桥下部，分别在小脑下脚的腹外侧和背外侧，接受来自前庭蜗神经（Ⅷ）中螺旋神经节（蜗神经节）并传导听感觉的纤维。

前庭神经核（vestibular nucleus）（Ⅷ）也由若干核团所组成。此核体积较大，因而有小部分向上延伸至脑桥中部，向下延伸至延髓上段。接受来自前庭蜗神经（Ⅷ）中前庭神经节发来传导平衡觉的纤维。

从上述各功能柱的构成情况可以看出，脑干内支配骨骼肌运动的核团所发出的纤维都通过单一的脑神经到达靶器官，如动眼神经核的纤维经动眼神经、滑车神经核的纤维经滑车神经、展神经核的纤维经展神经到达各自所支配的眼球外肌，面神经核发出的纤维经面神经到达面肌等。与此相反，脑干内的感觉核却可接受来自若干脑神经的感觉传入纤维，如孤束核可同时接受来自面、舌咽和迷走神经的内脏感觉纤维。此外，尽管脑神经核按功能不同在脑干内有特定的排列规律，但它们发出的传出纤维或接受的传入纤维在周围部都往往存在较大范围的混杂现象，这从面神经中各种成分的混合情况可以反映出来。

（2）脑干的中继核：除脑神经核以外，脑干的灰质中还有许多功能各异的重要核团，作为位于脑干内的"中枢"，它们之中有的核团可以加工某种特定的感觉信息并将之输送给高级脑部，有的则可向下位脑部或脊髓中的各神经核团发送下行控制指令；同时，脑干内的这些核团又进一步接受来自各级脑部传入纤维的支配和影响。这些曾经的最高级中枢，在演化中被新的更高级中枢覆盖，而遗留下来的核团称为中继核。中继核分为两类：上行传导路的中继灰质和下行传导路的中继核。脑干的3个部分，在神经系演化的过程中，皆曾作过高级部位，都曾经发展过感觉 - 运动联合中枢；这些中枢结构经过演化成为中继结构，故延髓、脑桥和中脑皆有中继核。

1）中脑的中继灰质。

①中脑下行传导路的中继灰质。红核（red nucleus）为一较大的、卵圆形或短柱状灰质核。其下端平四叠体下丘，上端则越过中脑，伸至丘脑底部；位于中脑导水管中央灰质的前方，靠近中线的一旁。在新鲜的状态，此核微显粉红颜色，因而得名。核的下段为大多极细胞，上段多为小细胞；前者为核的古老部分，后者为核的新部。在人类，此核的新部远比旧部为大，红核除中继作用外，也有固有联系。黑质（substantia nigra）为一板状灰质片，亦居中脑导水管中央灰质的前方，居红核的前外侧面，断面为不规则的半月形区。黑质的前方为大脑脚底部分，后方为中脑的被盖部。组成黑质的细胞，体积较大，呈多角或锥体形状，但亦含有一些小细胞。大细胞中含有黑色素，小细胞中含有铁盐，核颜色较深，故名黑质。黑质又分为腹侧分及背侧分，两个部分构造各不相同。黑质中的细胞含有多巴胺，多巴胺减少是引起震颤麻痹的原因之一。

②中脑上行传导路的中继核为下丘核（nucleus of inferior colliculus），一卵圆形灰质核团，位于中脑下段，居中脑导水管的背外侧面，向后方突出，形成在外形上见到的下丘。此核所在之处，为中脑的顶盖部分，外侧丘系于此中继。下丘核虽然保留了部分的中继作用，但在人类，此核已经部分地转化成为反射通路的中枢。

2）脑桥的中继核。

①脑桥下行传导路的中继核为脑桥核（pontine nucleus），是数目很多而又分散的小灰质核，散居于脑桥的腹侧部（即脑桥的基底部）。大致可分4群：腹内侧群、腹外侧群、背内侧群和背外侧群。

②脑桥的上行传导路中继灰质。外侧丘系核为一些小的灰质核，散在于脑桥的最上段，居脑桥管腔的背外侧面，除中继的功能外，也是反射通路的中枢。上橄榄核位于脑桥中段的被盖部分，下端平面神经运动核，上端达三叉神经运动核的高度，但位居这两个运动核的前方，距第四脑室底较远。此核分内侧及外侧两部，外侧部为副核，内侧部为主核。主核的断面为"S"形，副核在断面上为三角形。斜方体核位于上橄榄核的前内侧面，为一些小而分散的灰质核。

3）延髓的中继核。

①延髓下行传导路的中继核为下橄榄核，此核位于延髓中段的两侧部分，向延髓的两侧突出，在表面上形成一非常明显的橄榄。此灰质团实为一囊袋状灰质核，断面则为锯齿状的灰质带。下橄榄核可分为主核、背侧副核及内侧副核3个部分共同组成橄榄核簇。主核的内侧面开放，称为核门。两个副核为旧部，属固有灰质的性质。

②延髓上行传导路的中继核为薄束核及楔束核，二者为同类灰质，此二核皆位于延髓下段，居延髓管腔的背外侧面。薄束核在楔束核的内侧，且较低于楔束核，向后方突出，在外形上形成棒状体。楔束核在薄束核的上外方，向后突出，形成外形上的楔状结节。薄束核在断面上细长如指，楔束核则为多角形状。

（3）脑干的固有灰质：脑干中的固有细胞数目较多，有的混于脑神经核及中继灰质之中，有的则单独存在。这类灰质的纤维联系多不明确。

3.脑干的白质　脑干的白质像脊髓一样，也可分为下述3种。

（1）与脑神经直接相关的白质：这类白质是脑神经传出纤维和传入纤维在脑干中的一段所形成的。

1）脑神经传出纤维在脑干中形成的白质。此类白质纤维是从运动性脑神经核发出的，所以可根据运动性脑神经核来讨论此种白质。

①从动眼神经核及动眼神经副核发出的纤维，先向腹侧，穿行于中脑的被盖部，一部纤维经红核的内侧面，一部纤维穿行于红核之中，继续向前行走，至中脑大脑脚的内侧缘，离开中脑，即成为动眼神经。

②从滑车神经核发出的纤维，向背侧行走，纤维绕过中脑下段中脑导水管的两侧，至导水管的后面，行于前髓帆时，便左右交叉，然后向下于前髓帆系带的两旁离开中脑成为滑车神经。

③从三叉神经运动核发出的纤维向前外侧行走，于脑桥臂的前方离开脑桥成为三叉神经的运动根，与三叉神经的传入纤维一同组成三叉神经。

④从外展神经核发出的纤维，发出后即向前方行走，在延髓脑桥沟中离开脑桥，成为外展神经。

⑤从面神经运动核发出的纤维，在脑桥中段，先向上向后行走，然后绕过外展神经核的内侧面，至外展神经核的后面。此时，在第四脑室底的深处形成一个隆起，即第四脑室底所见的面丘。当纤维绕过外展神经核时所形成的曲折，有时被称作面神经的内膝。纤维绕过外展神经核之后，便向外侧行走，于延髓脑桥沟的外侧段，离开脑干成为面神经的运动根。

⑥从上涎核发出的纤维，数目不多，发出后即向外侧行走，然后与面神经运动核发出的纤维一同离开脑干。

⑦从疑核发出的纤维，先曲向背内侧面，然后向外侧行走，经下橄榄核的后方，于橄榄体的后面穿出延髓，分别组成副神经颅根、舌咽、迷走神经的运动纤维。

⑧从下涎核所发的纤维，及发自迷走背运动核的纤维，在脑干内如何行走，不十分肯定。于橄榄后沟处出脑，分别加入舌咽、迷走神经。

⑨从舌下神经核发出的纤维，发出后在延髓内聚成许多根丝，直接向前方行走，于延髓锥体与橄榄体之间，离开延髓。

2）脑神经传入纤维在脑干中形成的白质。第Ⅴ、Ⅶ、Ⅷ、Ⅸ、Ⅹ脑神经中，皆含有传入纤维，这些纤维从周围进入脑干后，有的立即与相关的传入灰质核相联系而终止。这样的纤维在脑干中的行程较短，不聚成白质束。但亦有些传入纤维，进入脑干后，聚集形成某种具有一定位置和行程的白质束。

①三叉神经脊束（spinal tract of trigeminal nerve），三叉神经的重要组成成分是其中的传入纤维。三叉神经中的一些传入纤维其末梢于面部皮肤中形成触、压觉感受器，这种纤维进入脑桥后大半立即终于三叉神经感觉主核，将所传的触、压觉冲动传递给感觉主核的细胞；另一部传入纤维则分为升、降二支。

升支终于感觉主核，降支则下降较远，终于三叉神经脊束核。三叉神经中传导面部温度觉冲动及疼痛觉冲动的纤维，进入脑桥后，亦大部分有升支和降支。升支终于感觉主核，降支与传导触、压觉冲动纤维的降支一同下行，在三叉神经脊束核的外侧面，形成的纤维束为三叉神经脊束，与脊髓的背外侧束相接。

此束从脑桥的中段下降一直到达延髓末端，甚或降至脊髓颈段数节之中。束中的纤维沿途不断分出，与附近的三叉神经脊束核的细胞相突触。将头面部皮肤、黏膜（一部分）和角膜等处一般外部感受器所接受的刺激，变为神经冲动，从周围传向中枢。

来自面、舌咽、迷走神经的一般躯体及部分一般内脏感觉纤维，在三叉神经脊束的背侧缘加入此束。

②三叉神经中脑束，组成此束的纤维，虽为传入性纤维，但它们与一般的传入纤维不同，它们不是发自周围神经系统的感觉神经节细胞，而是发自中脑内的三叉神经中脑核细胞的周围突。纤维从细长的三叉神经中脑核不断发出，在核的外侧聚成三叉神经中脑束。此束在中脑位于三叉神经中脑核的外侧，斜向下行至脑桥臂，与其他纤维共同组成三叉神经的感觉根。通过这些纤维将头面部本体感受器传来的冲动送至中枢。

③前庭神经降束，前庭神经的纤维进入脑桥后，多数分出较长的降支，这些降支在前庭神经降（脊髓）核的外侧组成前庭神经降束，束中的纤维大部与前庭神经诸核中的细胞构成突触而终止。

④孤束（solitary tract），又称舌咽迷走神经降束，此束由舌咽神经、面神经、中间神经和迷走神经中的传入纤维所组成。上述几条脑神经中的植物传入性纤维，向周围分布于味蕾或其他内脏器官。其中枢突进入脑干后，便组成此束。孤束位于孤束核的外侧，靠近孤束核并分出纤维，纤维终于孤束核。孤束核头端发出的传递味觉的纤维到达丘脑，神经冲动经丘脑接替后传入大脑皮质；其他孤束核细胞发出纤维与周围的网状结构神经元相突触，并间接地与边缘系统某些部位相联系。

（2）脑干的传导白质。这种白质纤维都聚成具有一定作用、一定位置的传导束，与脊髓的传导束一样，也可分为上行传导束和下行传导束两类。但脑干在神经系统内所处的地位与脊髓并不相同，它居于脊髓与前脑之间，后面又连于小脑。因此，脑干之中除自己本身的传导束外，还有来往于脊髓与前脑之间的经过脑干的传导白质，以及通过脑干进出小脑的白质束，这使得脑干的传导结构比脊髓更为复杂。

1）从脊髓发出经过脑干到前脑的上行传导束。这类上行传导束不仅在脑干中路过，而且也要在脑干中进行中继，因而便成为脑干内部的一个组成部分。这些束包括从脊髓上来的薄束、楔束、脊髓丘脑侧束和前束，以及其他的上行束。

①薄束、楔束及中继后的上行传导束。作为脊髓后索的薄束和楔束，从脊髓上行至延髓下段时，仍居中央管管腔的后面，随后束中的纤维分别到达延髓下段的薄束核和楔束核，与其中的神经元相突触，从薄束核及楔束核再发纤维，立即弯向前方，绕过延髓下段中央管，到达管腔的前方，此段弯曲行走的纤维称为内弓状纤维。

内弓状纤维在延髓下段，管腔的前方，左右两侧的纤维互相交叉至对侧，此交叉名为丘系交叉（感觉交叉），纤维交叉时按一定的顺序，从薄束核发出的内弓状纤维在前方交叉，楔束核发出的内弓状纤维在背侧交叉。纤维交叉之后立即转向上方，形成一束名为内侧丘系（medial lemniscus），于延髓中线的两侧，靠近中线向上行走，此时内侧丘系中的纤维，仍保持顺序排列，即与下肢本体感传导有关的纤维居内侧丘系的前部；与上肢本体感传导有关的纤维组成内侧丘系的中分；与颈部本体感传导有关的纤维加入组成内侧丘系的后分。在延髓内，内侧丘系的断面为前宽、后窄的扁长梯形。

内侧丘系的纤维在延髓上段，仍位于第四脑室底的前方，中线的两旁，纤维排列的顺序不变。从延髓上行至脑桥下段，束的腹侧部分逐渐向外侧移动，至脑桥的上段，其断面已变成内、外侧方向的长方形区。与下肢本体感冲动传送有关的纤维，从前方移至外侧；与上肢本体感冲动传送有关的纤维在中间；与颈部本体感传送有关的纤维位于内侧。

内侧丘系经脑桥的被盖部继续上行至中脑的下段，束的位置仍居中脑的被盖部，断面仍为内、外侧方向的长方形区，但逐渐移向后外侧面。至中脑上段，内侧丘系更向两侧及后方移动，来至红核的后外侧面，断面呈半月形状，纤维排列顺序不变。

通过各脊神经后根粗纤维的长升支所组成的薄束和楔束，以及薄束核、楔束核和内侧丘系便可将躯干、四肢本体感受器接受刺激变成的本体感冲动，从脊髓向上传送至前脑。

②脊髓丘脑侧束及前束，此二束从脊髓白质侧索上行至延髓，在延髓下橄榄核的后方，二束互相靠拢合成一束，名为脊髓丘系（spinal lemniscus），继续上行至脑桥。在脑桥，内侧丘系的前部向外侧移动，导致其与脊髓丘脑束靠近。此束便与内侧丘系相接近，成为内侧丘系的最外侧部，与之一同向上行走至中脑，将躯干、四肢的浅感觉冲动（即一般外部感受器接受的刺激）向上传送。

③从脊髓发来的其他上行束，它们中有些束从脊髓经脑干至小脑，有的则终于脑干中某个灰质核，不再向上行走。

脊髓小脑后束，从脊髓侧索上行至延髓，位于延髓下段的边缘部，仍居脊髓小脑前束的后方，至延髓的中段，此束微向背侧移动，随即加入组成绳状体（小脑下脚），进入小脑。

脊髓小脑前束，从脊髓侧索上行至延髓，初位于延髓下段的边缘部，继续上行至延髓中上段，则逐渐向后方移动至下橄榄核的背侧。继续上行至脑桥则行于第四脑室的外侧面，最后在中脑的下段加入组成结合臂（小脑上脚），进入小脑。

脊髓顶盖束，从脊髓上行至延髓，其纤维渐渐混入于脊髓丘脑束中，随内侧丘系一同上至中脑，纤维止于上、下丘核，调节由视觉冲动引起的反射活动。

脊髓橄榄束，所含纤维数目不多，从脊髓侧索上升至延髓，即与延髓下橄榄副核的细胞相突触而终止；也可能有少数纤维终于下橄榄主核，作用不明。

脊髓网状束，从脊髓前索及侧索分二束上行至延髓，纤维终于延髓的网状结构，所传导的神经冲动，可能为一般外部感受器所接受的刺激，至延髓可影响网状系统的活动。

脊髓前庭束，从脊髓前索上升至延髓上段，终于前庭神经核，其后的行程不明。

从脊髓到脑干的其他白质上行束如脊髓脑桥纤维、脊髓皮质纤维等，纤维走向尚未查清。

2）脑干本身的上行传导束。脑干所连的脑神经中有 5 对分别分布于头（枕部除外）面部的皮肤、黏膜、角膜、骨膜、牙等处，也与特殊感受器，如听器、前庭器、味器等相联系，这类感受器接受刺激所产生的神经冲动，也要送到神经系统的高级部位，即端脑半球皮质，以产生特定的感觉。所以，从头面部感受器的种类，可以推断脑干内应有本身的上行传导束，上行束种类和头面部所有的感受器相一致。

下位 10 对脑神经中，有 5 对脑神经有传入纤维，这些传入纤维，在脑干中皆与传入性脑神经核相突触，这些传入性脑神经核皆发纤维，组成上行传导束，将各脑神经传入纤维传来的神经冲动，向上传至端脑皮质，故根据脑干中的传入性脑神经核也可以推断脑干本身的上行传导束必有：从三叉神经 3 个感觉核发纤维组成的上行传导束，即传导头面部一般外部感冲动和本体感冲动的传导束；从耳蜗神经核发纤维组成的上行传导束，即传导听觉冲动的传导束；从前庭神经核发纤维组成的上行传导束，即传导平衡觉冲动的传导束；从孤束核发纤维组成的上行传导束，即传导内脏觉冲动的传导束。有些上行束的位置和行程现在并不完全清楚，有待进一步的研究。

①从三叉神经的 3 个感觉核发出纤维组成的上行传导束，总名为三叉丘系（trigeminal lemniscus）。从三叉神经脊束核发出的纤维，在延髓陆续交叉至对侧，沿着内侧丘系的前内侧面上行，在脑桥及中脑处纤维向外侧移动，靠近该处的脊髓丘脑束继续上升，此束纤维称为三叉丘脑前束，构成内侧丘系的前外侧部分。所传导的神经冲动主要为头面部疼痛、温度觉冲动。

从三叉神经感觉主核发出的纤维，与发自三叉神经脊束核的一部分纤维，交叉至对侧后，在内侧丘系后内侧面（背面）上行，此束纤维则称为三叉丘脑后束，经脑桥及中脑，与内侧丘系一同至前脑，此束所传导的主要是头面部的触、压觉冲动。

从三叉神经中脑核神经元所发的中枢突，下行于三叉神经脊束的背内侧，主要投射到三叉神经脑桥核的背内侧部、脊束核颅侧亚核的背内侧部以及附近网状结构，继而经丘脑腹后内侧核传至大脑皮质；其间要分别经过4级神经元和3级神经元组成的两条通路。

②从蜗神经核发出纤维所组成的上行传导束，名为外侧丘系（lateral lemniscus）。起于蜗神经核的纤维，在脑桥第四脑室底前方的中央灰质之中横向行走，两侧的横行纤维在正中线处，互相交叉至对侧，这部横向行走的纤维，在脑桥的被盖部与基底部之间的区域通过，形成横向的白质束，即斜方体（trapezoid body）。斜方体中的横向纤维一部分与斜方体核相突触，进行中继；一部分与上橄榄核细胞相突触，进行中继；一部分则不中继，径直横走。中继后的纤维，与不曾中继的纤维，横行至脑桥下段的外侧部分，一同转向上方，此时，白质束改名为外侧丘系。外侧丘系沿脑桥中段和上段的外侧份于内侧丘系的后外侧面继续上行，至脑桥的最上，一些纤维与该处的外侧丘系核相突触，进行中继。一部纤维不在此处中继，中继后的纤维与不中继的纤维一同上行，到达前脑。另有一些纤维发出后，即于本侧直接上行，加入本侧的外侧丘系之中，上行至前脑。也有些发自耳蜗神经核的纤维，直达附近的躯体运动性脑神经核，此类纤维属固有纤维。

③从前庭神经核发出纤维组成的上行传导束。前庭系统在神经系统中是较古老的结构，前庭神经虽然为传入性纤维所聚成，但从前庭神经核是否发上行纤维，组成上行传导束，迄今尚无定论。目前所知，前庭核与小脑之间有联系，前庭核发出的纤维也形成了一些反射通路，并有到脊髓去的下行束等，但传导路则不清楚。

④从孤束核发出纤维所形成的上行传导束。孤束核与面神经（包括中间神经）、舌咽神经、迷走神经中的传入纤维相联系，但此种纤维均为内脏传入性质，传导的神经冲动来自味器和内在脏器的感受器，故孤束核也应当属于植物传入性灰质。内脏性冲动即内脏的神经冲动，一般不到达意识境界，故从孤束核发出的纤维如何行走尚不能确定。但味器传来的冲动是可以清楚感到的，因此，从孤束核发纤维组成了上行传导束，但束的位置、纤维的行程尚未明确。

3）从前脑发出经过脑干下降到脊髓的下行传导束，即皮质脊髓束。此束纤维发自端脑半球额、顶叶皮质，经端脑的内囊到达脑干。此束在脑干中经过时，位于脑干的腹侧部分，束中纤维数目甚多。在中脑，于被盖部的前方构成向前方突出的、十分明显的大脑脚。在中脑的断面上，此束占据大脑脚底的中央部分；为一长方形区域，居中脑黑质的前方。纤维排列的顺序为：支配颈部肌肉的纤维位于束的内侧部分；支配上肢肌的纤维位于束的中间部分，支配下肢肌的纤维构成束的外侧部分。在脑桥，此束仍在腹侧部下降，形成突出的脑桥基底部，但被横向行走的桥横纤维所冲散，形成一些分散的小束。在断面上，为一些大小不等的白质区，纤维排列的顺序，依旧不变。再下降，此束到达延髓的前部，纤维又紧密聚集，不再分散，向延髓的前方突出，形成外形上见到的锥体；断面为楔形的白质区域，位于下橄榄核的前内侧面，束中的纤维仍如前排列。

皮质脊髓束下降至延髓的下段，在丘系交叉的下方，纤维的行走开始发生了变化。束中的大部分纤维（75%～90%），从延髓下段的腹内侧部斜向背外侧行走，交叉至对侧，于延髓下段中央管的两旁，下降至脊髓外侧索，此束称为皮质脊髓侧束。此交叉名为锥体交叉，或运动交叉。其余小部纤维（10%～25%）不交叉，仍在原处下降至脊髓前索，即皮质脊髓前束。

经过脑干到脊髓去的下行传导束，除皮质脊髓束外，还有一些纤维组成一束，不在延髓进行交叉，称为锥体外侧束或浅锥体束（Barne氏束）。

4）从前脑下降终于脑干本身的下行传导束，名为皮质脑干束或皮质核束（corticonuclear tract）。皮质脑干束的纤维也发自端脑半球皮质，但它不下降至脊髓，而是终于脑干的一般躯体传出和特殊内脏传出性脑神经核，通过这些脑神经核及脑神经的运动纤维，支配头、面部骨骼肌的活动。

皮质脑干束与上述的皮质脊髓束，为同类的下行传导束，故两束的关系十分密切；在脑干中这些纤维与皮质脊髓束相伴行，二者合起来称为锥体束（pyramidal tract）。

在中脑，皮质脑干束在皮质脊髓束的内侧下降，二者共同构成大脑脚的中间 3/5。在脑桥，此束的纤维也经过脑桥的基底部下降，仍居于皮质脊髓束的内侧，在延髓与皮质脊髓束一同组成锥体，仍居内侧部，但纤维逐渐减少，至延髓末段即行终止。皮质脑干束在脑干下降时，不断分出纤维，与支配骨骼肌的传出性脑神经核相联系。

皮质脑干束分出的纤维到双侧的面神经核上半部、动眼神经核、滑车神经核、展神经核以及疑核，这些核团接受双侧端脑半球皮质的管理。但皮质脑干束分出的纤维只到对侧的面神经核上半部与舌下神经核，因而这一对半核团接受单侧（对侧）端脑半球皮质的管理。因此，一侧上运动神经元损伤仅能引起对侧下部面肌的瘫痪和对侧舌肌瘫痪（伸舌时偏向健侧），舌肌与面肌无明显萎缩表现，但其他骨骼肌因受双侧端脑半球皮质的管理而不发生瘫痪。

5）其他下行传导束及下行束。下列下行传导束或下行束，都与下位运动神经元（包括脊髓灰质前角的运动细胞和脑干的骨骼肌运动性脑神经核）相联系，所传导的神经冲动，作用于下位运动神经元，影响骨骼肌的肌张力、协调，配合锥体系以完成随意活动。这些束都是神经系统演化过程中出现较早、较为古老的束，故联系复杂，行程也颇曲折。

①皮质脑桥束。该束的纤维发自端脑半球皮质，从前脑下降至脑桥而止。在中脑，此束分二部分下行：一部分经中脑的大脑脚底的内侧 1/3，于皮质脑干束的内侧面下降，称为额桥束；另一部分组成中脑大脑脚底的外侧 1/3，称为顶颞（枕）桥束。这二束纤维从中脑的大脑脚底下降至脑桥的基底部，遂与皮质脊髓束的纤维相混，并于此分出纤维，与脑桥基底部分散的脑桥核细胞相突触而终止。

从脑桥核再发出纤维，于脑桥基底部横向行走，两侧的横行纤维称桥横纤维，与纵向行走的锥体束纤维，纵横交叉，将锥体束分隔成为许多小束。并于脑桥的基底部，在中线处左右两侧的桥横纤维互相交叉至对侧，然后转向背外侧，聚成脑桥小脑束，连于小脑，成为小脑中脚（脑桥臂）的主要组成成分。

②红核脊髓束及红核延髓束。此束纤维发自中脑红核的大细胞，纤维发出后，立即向前内侧面行走，到达中脑导水管前方的被盖部，在正中线处，两侧纤维左右交叉，形成被盖前交叉（Forel 氏交叉）。这是一较大的交叉，交叉后的纤维，经中脑的网状结构，下降至脑桥，在脑桥的外侧部继续下行。在下行中，从此束不断分出纤维，到达本侧的骨骼肌运动性脑神经核。终止于脑神经核的纤维，称为红核延髓束纤维，其余的纤维继续下行，则称为红核脊髓束。红核脊髓束于延髓的外侧部，向下行走，经疑核的前方，下橄榄核的背侧，下至脊髓的白质外侧索，在皮质脊髓侧束的前方下行，在脊髓各段，分出纤维与脊髓灰质前角的细胞相突触。

红核脊髓束、红核延髓束所传导的神经冲动，作用于下位运动神经元，以维持骨骼肌的张力，并在骨骼肌随意活动中，发挥其协调作用。

③红核橄榄束和橄榄脊髓束。这些纤维发自红核的小细胞，纤维的数目较多，于中脑和脑桥的被盖部，分散下降。一部分纤维直接下行至延髓的下橄榄核，与其中的细胞相突触，另一部纤维，先与脑干的网状运动核相突触，从网状运动核再发纤维，终止于下橄榄核，这种纤维，即红核橄榄束。

从下橄榄核发出的纤维，直接下降至脊髓，即橄榄脊髓束；在脊髓侧索的前部下降，在脊髓分出纤维与脊髓灰质前角的细胞相突触，所传的神经冲动，亦与骨骼肌的协调活动有关。

④顶盖延髓束和顶盖脊髓束。其纤维发自中脑四叠体上丘核深层的大细胞，也可能有少数纤维，发自四叠体下丘核，纤维发出后，先向前内侧行走，到中脑导水管的前方，于中央灰质之中，左右两侧的

纤维进行交叉，形成被盖后交叉（Meynert 氏交叉）。纤维交叉后，即于中脑被盖部中线的外侧下降。在中脑处，先分出纤维至动眼神经核，然后在下降的途中，部分纤维终于脑干的其他骨骼肌运动性脑神经核，此部分纤维称为顶盖延髓束。其余的纤维，在脑桥和延髓的外侧部继续下行，终于脊髓的前索，此部分纤维成为顶盖脊髓束。

视器、听器接受刺激变为神经冲动后，有一部被送至四叠体上、下丘核，经过整合再通过此束便可到达下位运动神经元，然后再到达骨骼肌肉，形成一反射通路。骤然、巨大的声响或强光，常常使人的头、眼下意识地转向声响或光线发生之处，或下意识地跳起（即所谓的吓了一跳）即通过此等结构实现，故此束的主要作用实为其反射活动的功能。

⑤前庭脊髓束。其纤维多发自前庭外侧核，亦有少数纤维发自前庭下核，此束行于延髓网状结构之中，在下橄榄核的背侧下降。在延髓中发出一些纤维，终于脑干的骨骼肌运动性脑神经核，但大部纤维下降至脊髓白质外侧索，或前索的外侧部，脊髓各节皆有此束，并分出纤维至灰质前角细胞构成突触。该束所传导的神经冲动，具有调节肌张力的作用，也可形成反射通路，使肢体产生反射性活动。

⑥网状脊髓束。其纤维的数目很多，但较分散，故不成束。纤维大多起自脑干的网状运动核，且大部交叉至对侧，于红核脊髓束的附近下降至脊髓白质前索。内脏性下行传导束，也位于网状脊髓束内。

⑦内侧纵束（后纵束）。此束上达中脑下至脊髓，位置恒定，边界清晰。在脑干，居中线的外侧，位于管腔前方中央灰质之中。在脊髓，位于中央管腔的前方，白质前索的内侧部分。内侧纵束较早出现，联系复杂，组成此束的纤维有多种来源。

从间质核及后连合核来的纤维，称间质脊髓纤维及联合脊髓纤维。一方面，间质核与后连合核发纤维与前脑相联系；另一方面，又发出纤维与脑干及脊髓的躯体运动性神经元相联系，使下运动神经元处于前脑的影响之下。

从前庭神经核来的纤维，前庭神经核的 4 个部分，皆发出纤维参与组成内侧纵束，有的纤维交叉至对侧，有的在本侧行走。此种纤维常分为升支和降支，升支终于脑干的骨骼肌运动性脑神经核，降支则下行至脊髓终于灰质前角，与下运动神经元相突触，在前庭器与眼肌、颈肌之间建立反射通路。

从上橄榄核来的纤维，加入内侧纵束之后不久，随即分出纤维至外展神经核及面神经运动核，在听器与眼肌、面肌之间建立反射通路。噪声刺激引起人们产生的表情变化，即由此反射通路所传递。

从顶盖（四叠体上丘核）来的纤维，加入组成内侧纵束之后不久，便分出纤维，终于脑神经运动核。在视器与骨骼肌之间建立了反射联系。如受到强烈的光线刺时激，人们将下意识地闭眼、仰头或摇头。

此外，网状结构来源的纤维，加入内侧纵束之后的去向尚未查清，作用不明。来自动眼神经核与外展神经核之间的纤维，加入内侧纵束，去向不明。

（3）脑干的固有白质。在演化过程中，脑干的分化程度比脊髓高，所以内部结构的变化也较脊髓为大，以致脑干固有结构的节段性不再明显，固有纤维的始末多不清楚。

1）脑神经核之间的固有纤维联系。这种纤维相当于脊髓的节段内及节段间纤维。在脑桥上段，有些纤维发自外展神经核附近的外展神经旁核，纤维发出后，向上行走，并交叉至对侧，终于动眼神经核，与其中的细胞相突触。由于存在这种纤维联系，故眼球可以作双侧的联合运动，如斜视时，一侧的眼外直肌与另一侧的眼内直肌可同时收缩，使一侧的眼球转向内侧，同时另一眼球转向外侧，以完成两眼的协同活动。

三叉神经感觉核中有一些细胞，发出纤维至附近的三叉神经核间核，并从此固有核发出纤维至三叉神经运动核、面神经核、上泌涎核及蓝斑核，形成反射通路。当人被轻轻触动角膜时，会立即闭眼，这就是角膜反射；同样地，刺激面部皮肤，可产生流眼泪等反射性活动。

在孤束核与舌下神经核、疑核、迷走神经背核、泌涎核以及脊髓颈段灰质前角细胞之间，也存在着固有纤维的联系，组成一些反射通路。例如，强酸刺激舌黏膜，可反射性地增加唾液分泌，以冲淡酸的强度；酸、苦、涩、辣等味可反射性地引起吐舌、闭口、摇头等反射性动作。

从三叉神经脊束核发固有纤维至迷走神经背核，故触动咽后壁或峡部黏膜，可反射性地出现恶心或呕吐；触动鼻黏膜则引起喷嚏活动；压迫眼球可反射性地令心跳速度减缓。

从孤束核发出的另一部固有纤维，到达迷走神经背核，从舌咽神经的窦支传来颈动脉窦的压力冲动，可传至孤束核，然后经此等纤维传至迷走神经背核，再经此核发出纤维组成的心支，到达窦房结，所传的神经冲动，可使心跳速度减慢。另外，一些固有纤维从孤束核至网状结构中的血管舒张中枢，所传递的神经冲动使血管舒张，从而导致血压降低。通过这两条反射通路，便可自动地调节颅内的血压水平。

2）中继灰质核与其他灰质核之间的固有纤维联系。从四叠体下丘核、上橄榄核发出固有纤维至面神经运动核、三叉神经运动核，以及动眼、滑车、外展等脑神经核，故声响引起的神经冲动可经耳蜗神经、耳蜗神经核、斜方体、外侧丘系、上橄榄核、下丘核及其固有纤维到达脑神经的运动核，组成反射通路。通过这条反射通路可引起头、眼转动反射活动，以及自动调节张鼓膜肌、镫骨肌的活动。

从四叠体上丘核亦发固有纤维，与脑神经运动核相联系，组成反射通路。例如，当人注视一个不断移动位置的物体时，便不自觉地随着物体的位置变化而变动眼球及头部的位置。强光的照射引起自然闭眼等反射活动，也是这种反射通路实现的反射活动。

3）其他固有束。

①被盖中央束，纤维起自中脑的被盖背侧核，也有一部纤维发自红核及网状结构核，这一束纤维在中脑，位于红核的背内侧面，于动眼神经核与红核之间的区域下降，在脑桥则在内侧纵束与内侧丘系之间的地区下降，至延髓此束向外侧移动，居下橄榄核的内侧面，然后纤维分散，终于下橄榄核，作用不明。

②背侧纵束，纤维来源尚不清楚，束的行程亦难确定。在中脑此束居大脑（中脑）导水管背面中央灰质之中，在延髓居第四脑室底的前方，在脑桥一段，行程不明。

③Probst 氏束，纤维大概发自脑桥的蓝斑核，在网状结构的背外侧面下行至延髓，可能终于下泌涎核，而蓝斑核与三叉神经运动核之间，也有固有纤维相联系，构成一个反射通路，如咀嚼运动，可以增加唾液的分泌，即由此路所实现的反射活动。

4.脑干的网状结构　网状结构应属固有结构，它们分散存在于脑干各段的被盖部分，由分散的灰质核与白质纤维共同组成。可划分为 3 个区：旁正中区较窄，靠近中线；内侧区占被盖部内侧的 2/3，此区灰质多，故称灰网状结构；外侧区占被盖部的外侧 1/3，此区白质较多，故常称为白网状结构。

（1）网状灰质：①旁正中网状核，在脑干被盖部靠近正中线的区域或在正中线上，有一些灰质核群，由许多类型的细胞体聚集而成。②内侧网状核，主要是脑干各段被盖部内侧区中的巨大细胞聚成的灰质，这些巨大的细胞又称网状运动细胞，细胞的数目很多。③外侧网状核群，为小细胞所聚成的灰质核，分散存在于网状结构的外侧区中，极为分散。

这些核团又可以归类为向小脑投射的核群、中线核群、内侧（中央）核群和外侧核群。

（2）网状白质纤维分为三种。

1）进入网状结构的纤维：①来自脊髓灰质板层Ⅴ、Ⅵ、Ⅶ、Ⅷ的纤维，发自脊髓灰质上述板层中的分散细胞，此种纤维组成脊髓网状束，在脑干，它们终于网状巨细胞核及网状外侧核。②来自端脑皮质的纤维，称皮质网状纤维，终于网状巨细胞核。③来自脊髓丘脑束纤维的侧支、来自斜方体的纤维及其侧支、来自孤束核的纤维及其侧支、来自三叉丘系的纤维、来自前庭神经核的纤维等，皆可进入网状结构，终于网状外侧核。④来自丘脑核和来自小脑的纤维，但进入脑干网状结构后的终点不明。

2）从网状结构走出的纤维：①从脑干网状结构细胞发出纤维，向脊髓行走，组成网状脊髓束，终于脊髓灰质前角细胞。②从脑干网状巨细胞核发出纤维，分别到达各脑神经运动核，与运动核中的一些细胞相联系。③从脑干网状内侧核发出纤维到达小脑，称此种纤维为网状小脑纤维。④从脑干网状灰质核发出纤维，至端脑半球皮质和丘脑核，这些纤维，先组成被盖中央束，然后到达前脑。

3）网状 - 网状纤维：皆为短纤维，交织于脑干网状结构之中，联系于脑干网状核之间，网状核细胞所发的轴突，多垂直方向上、下行走，轴突的末端为丛状分支，它们互相重叠，一个细胞的轴突可与许多其他细胞相联系，所以网状结构联系是非常广泛的。

综上所述，进入网状区的纤维，大部分终于外侧区，故称外侧区为网状结构的感受区，而走出网状区的纤维，多发自网状结构内侧区的巨网状细胞，故内侧区称作网状结构的运动区。

网状结构在生理学称为网状系统。网状结构特别是延髓内的网状结构中有生命中枢的存在。网状系统有整合的功能，对进入网状结构的各种神经冲动，进行加工和整合。网状结构在情绪的变化、内脏活动及调节躯体与运动感觉中，皆可发挥重要的影响和作用。

第三节　小脑

小脑（cerebellum）占据颅后窝的大部分，位处脑桥和延髓的背侧，其上面平坦，贴近由硬脑膜形成的小脑幕，下面的中部凹陷，两侧呈半球形隆起，凸面依托在颅后窝底。尽管接受大量的感觉信息，小脑的功能主要与运动控制有关，即维持人体平衡并协调骨骼肌的运动。小脑的损伤不会引起随意运动的丧失（瘫痪），但可表现有平衡失常以及肌张力障碍，特别是运动协调的障碍。随着脊椎动物的不断进化，小脑体积逐渐增大，这一趋势在人类中达到了高峰。这与高等动物，特别是人，能从事精密细致的复杂运动有关。

一、小脑的外形

小脑中部比较狭窄的部分，称为小脑蚓（vermis）；两侧膨大的部分则为小脑半球（cerebellar hemisphere）。小脑在其前方通过3对小脑脚与脑干背面相连接，起于脊髓和下橄榄核的小脑下脚位于中脚内侧（其与中脚的边界不易区分）；小脑上脚主要由小脑的传出纤维构成，呈薄板状，位置靠前，左右上脚之间有上髓帆。下髓帆自小脑向下连接第四脑室脉络组织（图 37-19）。

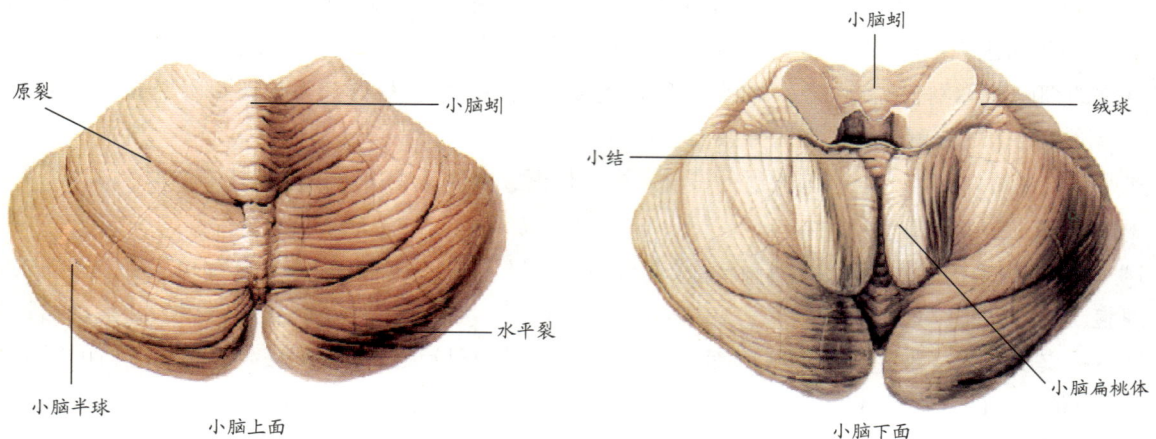

图 37-19　小脑的外形

小脑总体积约占整脑的 10%，然而其所含的神经元数量却超过全脑神经元总数的一半。大量的神经元胞体集中于小脑的表层，形成小脑皮质（cerebellar cortex）。皮质表面可见许多大致平行的横沟，将小脑分成许多横行的薄片，称为小脑叶片（cerebellar folia）。

小脑表面由众多横行的叶片构成。在分隔这些叶片的大量横沟中，有两条深沟将小脑分成 3 个叶。在小脑上面前 1/3 与后 2/3 的交界处可见原裂（primary fissure）将小脑分成前叶（anterior lobe）和后叶（posterior lobe）。在小脑下面，后叶与绒球小结叶（flocculonodular lobe）通过后外侧裂（posterolateral fissure）分界。前叶和后叶占据了小脑的绝大部分，它们合称为小脑体（corpus of cerebellum），各自又可分成若干小叶（lobule）。各小叶命名复杂，其中一个位于小脑下面并靠近延髓的称为小脑扁桃体（tonsil of cerebellum），具有重要临床意义。当某种病变（如肿瘤或出血）引起颅内压增高时，小脑扁桃体会挤压延髓造成呼吸、循环衰竭而导致严重后果。

二、小脑的内部结构

小脑几乎不与周围神经直接相连，也不是从原始神经管的整个管壁发展而来，而是从菱脑的背侧部而来的。因此，小脑内部既缺乏与周围神经直接相关的结构，也不像脊髓、脑干那样具有固有的节段性结构，更没有上、下行走的传导结构。

尽管小脑直接或间接地接受从各种感受器传来的神经冲动，包括来自前庭器、本体感受器、听器、视器，甚至还有一般外部感受器，但这些冲动在小脑里并不能产生感觉或意识。传进小脑的这些冲动，只是作为整合作用不可缺少的信息而被送至小脑。

小脑与骨骼肌的活动关系密切，但来自小脑的神经冲动并不激发骨骼肌产生随意活动，而是当骨骼肌活动时，在肌肉与肌肉之间、肌群与肌群之间，下意识地发挥其调节作用，使骨骼肌的随意活动更为迅速、灵巧、准确、熟练，使肌肉保持适度的张力，协调体位的平衡，维持恰当的姿态。因此，小脑的损伤，并不使患者产生瘫痪，患者仍能完成粗笨的活动，但会出现平衡紊乱，动作不协调，肌张力减退，不能完成精细的动作。

小脑是从原始神经管菱脑的前庭部发展起来的脑部，最早出现的部分称为前庭小脑，或原始小脑。其主要的作用是维持躯体的平衡。随着动物肢体的发展，从运动器发来的本体感冲动，在协调骨骼肌的随意活动中，越来越多地发挥重要的作用。因而在原始小脑的基础上，又发展起来一个与脊髓密切相关的旧小脑部分。四肢肌，特别是四肢远端（手、足、指、趾）肌肉的活动日益发展，再加上日趋复杂的语言活动，对随意肌活动的准确、灵巧、精细和迅速性的要求增加了，故小脑的协调作用也有了进一步的发展，因此，在旧小脑的基础上，又发展了一个与端脑皮质密切相关的新小脑部分。

所以，人类小脑内部是由 3 个相互联系的部分所组成的：与前庭相关的古小脑（archicerebellum）即绒球小结叶，在进化上出现最早，其纤维主要与脑干前庭核和前庭神经相联系，故又称前庭小脑（vestibulocerebellum）；与脊髓相关的旧小脑（paleocerebellum），包括小脑前叶和后叶的后部，主要接受脊髓小脑束的纤维，也称脊髓小脑（spinocerebellum）；与端脑皮质相关的新小脑（neocerebellum），为小脑体的外侧部，在进化中出现最晚，其出现与大脑皮质的发展有关，又称大脑小脑（cerebrocerebellum）。

小脑的白质被皮质包裹，又称髓体（medullary center），髓体内还埋有灰质核团。

（一）小脑的灰质

小脑的灰质分布于两处地方，一是位于小脑半球内部的内部灰质，一是包在半球外面的小脑半球皮质。

1. 小脑半球皮质　按发展的程序，小脑皮质可分为古皮质、旧皮质和新皮质 3 个部分。它们在发生的先后方面虽有差异，但在结构方面却大致相同。皮质皆可分为 3 层，即深面的颗粒层，中间的中层（浦肯野细胞层）和表面的分子层。

（1）深层（颗粒层）：此层中有大量的颗粒细胞，每个颗粒细胞皆有 4 ~ 6 个短的树突，其轴突伸向表面的分子层。在分子层中，颗粒细胞的轴突作 "T" 字形分支，横向行走，称为水平纤维，它们与浦肯野细胞的树状突相突触。

（2）中层（浦肯野细胞层）：此层中有很多浦肯野细胞（Purkinje cell），这些细胞的树突也伸向表面的分子层，与上述颗粒细胞发出的水平纤维相突触。浦肯野细胞的轴突向深面行走，穿过颗粒层，至小脑内部，组成小脑髓质，最后终于内部灰质核。

（3）表层（分子层）：为最表浅的一层。此层中细胞较少，纤维较多。细胞分两行排列：浅排的细胞，其轴突横向行走；深层的细胞较大，称为篮状细胞，与上述的浦肯野细胞靠近，轴突很长，也横向行走，沿途发出许多侧支，侧支包绕在浦肯野细胞的周围。一个篮状细胞可以和许多浦肯野细胞相突触，而一个浦肯野细胞又可与几个篮状细胞相联系。

2. 小脑的内部灰质核　小脑核（cerebellar nuclei）又称中央核（central nulclei），是小脑向外发出传出纤维的部位，由4组成对核团所组成。从小脑的中线向两侧排列，依次为顶核、球状核、栓状核和齿状核（图37-20）。

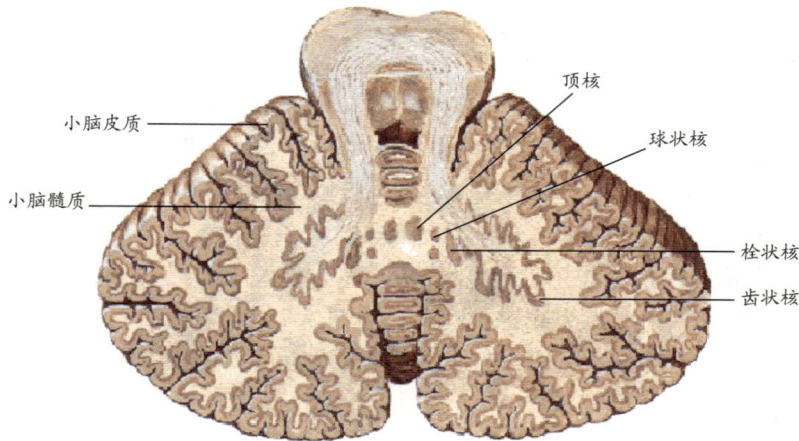

图 37-20　小脑核

（1）顶核（fastigial nucleus）：属古小脑的灰质核，位于小脑中线的两旁，居小脑上蚓前段的深处，位于第四脑室顶盖的上方，埋藏在小脑髓质之中。

（2）球状核与栓状核共称间位核，或中间核（interposed nucleus）：为旧小脑的灰质核。球状核（globose nucleus）为小的长圆形灰质团，居顶核的外侧面。栓状核（emboliform nucleus）为楔形的小灰质核，居球状核前外侧的齿状核门口。

（3）齿状核（dentate nucleus）：体积最大，属新小脑，埋藏在小脑半球髓质之中，居栓状核的外侧面，为一很大的囊袋状灰质团，囊壁形成许多皱褶，使其断面呈锯齿形状，因而得名。囊腔中充满纤维。核的内侧面有一裂隙，称为齿状核门。该核的细胞有分群现象，使齿状核分为腹、背两部分，腹侧部较大，为核的最新灰质部分。

3. 小脑皮质与内部灰质的基本关系　根据小脑皮质的浦肯野细胞轴突的投射规律，可将小脑体分为由内向外的三纵向分部：正中狭窄部分即为蚓部，每侧半球又可分为较小的中间部和较大的外侧部。小脑体的这种纵向分区与不同小脑核有特定的对应关系，即蚓部通过顶核、中间部通过中间核、外侧部通过齿状核与大脑皮质和脑干的不同区域发生功能联系。小脑体之外的绒球小结叶投射到前庭神经核，故前庭神经核也可视为小脑的转移核团。

（1）前庭小脑（原小脑）：主要接受来自同侧前庭神经节和前庭神经核发来的纤维，经小脑下脚进入小脑。其传出纤维主要是回到同侧的前庭核，通过前庭脊髓束和内侧纵束影响支配躯干肌的运动神经元。借此途径，前庭小脑能够调整由于各种前庭刺激引起的肌紧张变化，并维持身体的平衡（图37-21）。

（2）脊髓小脑（旧小脑）：主要接受脊髓小脑束（包括脊髓小脑前、后束，脊髓小脑吻侧束和楔小脑束）的纤维，即将运动过程中身体内外各种变化着的信息传入小脑。这些信息也经网状结构及其他一些核团（如与三叉神经有关的脑神经核）传入小脑。身体各不同部位在脊髓小脑皮质中有不同的代表部位，即存在有一定的躯体定位关系。

脊髓小脑的传出纤维经顶核和中间核（球状核和栓状核）离开小脑。其中，发自蚓部皮质的纤维经顶核接替后投射到前庭神经核和网状结构，通过前庭脊髓束、内侧纵束及网状脊髓束支配同侧前角 α 和 γ 运动神经元，控制运动中的躯干肌和肢体近端肌肉的张力和协调。发自半球中间部皮质的纤维在中间核接替后经小脑上脚投射到对侧红核。一部分纤维越过红核止于对侧丘脑腹外侧核（VL），由此再投射到对侧大脑皮质运动区。这样，红核和大脑皮质运动区分别经过红核脊髓束和皮质脊髓束影响同侧脊髓前角的运动神经元，控制运动中的肢体远端肌肉的张力和协调。

（3）大脑小脑（新小脑）：此部皮质接受来自对侧脑桥核经小脑中脚发来的纤维，即接受来自对侧大脑皮质广泛区域（特别是额叶和顶叶）的信息。新小脑的传出纤维经齿状核接替后，组成小脑上脚的主体，绕过红核投射到对侧丘脑腹外侧核（VL），再由此投射到大脑皮质运动区。大脑皮质运动区发出皮质脊髓束经锥体交叉返回同侧脊髓前角，控制运动神经元的活动。通过这一环路，大脑小脑的功能主要是影响运动的起始、计划和协调，包括确定运动的力量、方向和范围。如将皮质脊髓束和皮质脑干束称为锥体系，那么这一条传导路则可称为锥体外系。

（二）小脑的白质

组成小脑白质的神经纤维，一部分位于小脑皮质之中，另一部分位于小脑皮质的深处。

1. 小脑半球皮质内的纤维

（1）攀缘纤维（climbing fiber）：主要源自延髓的下橄榄核，也有一部分来自前庭神经核。这些纤维进入小脑后，在接近小脑皮质时，其末梢变细，经过小脑皮质的颗粒层，逐渐靠近浦肯野细胞，随即失去髓鞘，然后分成几个小支，沿浦肯野细胞攀援而上，并与附近的浦肯野细胞的树突相突触。此种纤维在终止之前，也常常发出侧支与颗粒细胞及篮状细胞相突触。通过这种纤维，将来自下橄榄核及前庭核的神经冲动传送给浦肯野细胞。

（2）苔藓纤维（mossy fiber）：由脊髓小脑前、后束，橄榄小脑束，脑桥小脑束纤维的末梢在小脑皮质中形成的。上述各束的纤维，在到达小脑皮质之前，先分成许多支，进入附近的小脑叶片之中，然后伸入皮质的颗粒层，于此失去髓鞘，然后又分成许多小支，这些小支的末端膨大成为终结，故称苔藓纤维。以终结为中心，与颗粒细胞的树突及其他细胞的轴突终末，共同组成小脑岛。一条苔藓纤维可以同时联系许多颗粒细胞，再经颗粒细胞的轴突联系篮状细胞，然后由篮状细胞的横向轴突，联系很多浦肯野细胞。如此，苔藓纤维所传导的神经冲动便可扩散到小脑皮质的广泛区域。

从浦肯野细胞的底部所发的轴突，离开小脑皮质，于皮质的深处组成小脑髓质，最后到达小脑内部灰质核，与核中的细胞相联系而终止。但也有少量纤维从皮质发出直接走出小脑。

2. 小脑的内部白质　小脑的白质只有进入小脑和走出小脑的两种纤维。

（1）进入小脑的纤维：对于小脑来说，这种纤维是它的传入纤维，但在概念上，应有别于前面所讲的传入性传导纤维，因为这些纤维所传导的神经冲动，最后不能产生感觉，它们的功能只是将身体各处来的神经冲动带到小脑，以影响小脑对下位运动神经元的管理。

小脑最初是与前庭器密切相关的，然后与躯干、四肢骨骼肌的协调活动发生了关系，最后又同端脑皮质发生了联系。所以，进入小脑的纤维，必然来自这几个方面。

1）与前庭器相关的白质纤维。此束纤维名为前庭小脑束。组成此束的纤维，大部发自前庭神经核，小部为前庭神经纤维直接加入组成此束。这两部分纤维在延髓下段，加入组成小脑下脚（绳状体），或组成旁绳状体（小脑下脚的内侧部分），经小脑下脚进入小脑半球皮质，变为攀缘纤维，终于古小脑（即绒球小结叶）的皮质。一小部纤维终于旧小脑皮质（蚓垂及旁正中小叶）。进入皮质后的纤维联系，已如前述。亦有少数纤维，不终于小脑皮质，而是直接到达顶核。头部的位置变化，刺激前庭器中的感觉细胞，由此而产生的神经冲动，经前庭神经、前庭神经核、前庭小脑束到达小脑皮质，从小脑发出的神经冲动，再通过走出小脑的纤维，至下位运动神经元，以调节骨骼肌的张力，协调肌肉的活动，并保持体位平衡。

2）与躯干、四肢本体感受器相关的纤维。

①脊髓小脑后束。此束纤维起于脊髓各节灰质后角基部的背核细胞。纤维发出后，进入同侧的脊髓侧索组成脊髓小脑后束，在脊髓侧索边缘的背侧部上行至延髓下段，向后向外侧行走，加入并组成绳状体，通过绳状体进入小脑，在皮质成为苔藓纤维，终于旧小脑皮质（下蚓、小脑小舌、蚓锥、蚓垂及单小叶）。躯干、下肢骨骼肌中的本体感受器所接受的刺激，由各有关脊神经后根传入纤维，传至背核，再经脊髓小脑后束及绳状体传至旧小脑皮质，小脑产生的神经冲动，经走出小脑的纤维到达脊髓灰质前角细胞。小脑由此管理骨骼肌精巧活动的协调。

②脊髓小脑前束，组成此束的纤维发自脊髓各节的中间带内侧核及附近的散在灰质。纤维发出后，一部交叉至对侧；另一部不交叉，在脊髓侧索边缘部，于脊髓小脑后的前方上行，组成脊髓小脑前束经脊髓至脑干，至中脑的上段，转向后方，加入组成小脑上脚（结合臂）后进入小脑。进入小脑后，在小脑皮质以苔藓纤维的形式，终于旧脑（小脑前叶）的皮质，将来自躯干、四肢骨骼肌的本体冲动，送至小脑，影响小脑对骨骼肌一般活动的协调。

③楔小脑纤维束，此束纤维发自延髓下段楔束核近旁的副楔核（外侧楔核），纤维发出后成为后外弓状纤维立即加入小脑下脚，进入小脑，在旧小脑皮质中亦成为苔藓纤维而终止。此束可能是脊髓小脑后束的补充部分，将上肢本体感受器接受的刺激，变成神经冲动传至小脑，以影响小脑对上肢骨骼肌精细活动的协调管理。

④脊小脑上束，大概是脊髓小脑前、后2束的补充纤维。

3）与头面部本体感受器相关的纤维，称为三叉小脑束，可分为：

①起于三叉神经感觉主核的纤维，在脑桥此束纤维随脊髓小脑前束一同行走，也可能有一部纤维发自三叉神经中脑核。此种纤维经小脑上脚至小脑，终于栓状核及齿状核。

②发自三叉神经脊束核的纤维，加入小脑下脚，进入小脑，终于小脑半球的旧皮质（山顶、山坡）。

这两部分纤维传导头、面部本体冲动至小脑，另外还有一些进入小脑的纤维，不予详述。

4）与端脑皮质相关的纤维。

①皮质脑桥小脑束，此束在人类较为发达，脑干中的皮质脑桥束纤维，皆终于脑桥基底部的桥核，从桥核发横向行走的桥横纤维，左右交叉后成为脑桥小脑束。在脑桥的两侧部分向后行走，聚成小脑中脚（脑桥臂）。纤维进入小脑后，在接近小脑半球皮质时，变成苔藓纤维，终于小脑的新皮质（少数纤维终于旧皮质）。

②皮质网状小脑束，脑干中的网状结构核，接受端脑半球皮质来的一些纤维与之联系，从延髓网状核发出纤维，立即进入小脑下脚，随之进入小脑。从脑桥网状核发出的纤维，则加入组成小脑中脚，通过中脚进入小脑。皮质网状小脑束的纤维进入小脑后，亦于皮质中变为苔藓纤维，末梢终于小脑旧皮质。也有少数纤维终于顶核，所传导的神经冲动其作用可能很复杂，尚不明确。

③皮质橄榄小脑纤维，从端脑半球皮质的感觉区发出一些纤维，下降至延髓的下橄榄核，从下橄榄主核的外侧部（新部）发纤维交叉至对侧，加入小脑下脚，进入小脑，末梢成攀缘纤维，终于小脑半球皮质的新部，发自延髓下橄榄核内侧部（旧部）的纤维不交叉，经本侧的小脑下脚至小脑半球皮质的旧部而终止。

④皮质顶盖小脑纤维，从端脑半球皮质发出一些纤维，下行至中脑的四叠体上、下丘核，从上、下

丘核发出的纤维，即顶盖小脑纤维，经前髓帆，再经小脑上脚的内侧部分，进入小脑。在小脑，此种纤维的终止点尚不清楚。但此种纤维将来自视器、听器的神经冲动传入小脑，以影响小脑的整合作用。

（2）走出小脑的纤维：走出小脑的纤维，在小脑内分为两段。一段是从小脑半球皮质到达小脑内部灰质核的纤维；另一段是发自内部灰质核走出小脑的纤维（也有少数纤维，发自小脑半球皮质，直接走出小脑）。

1）从小脑半球皮质到小脑内部灰质核的纤维。这种纤维是小脑皮质浦肯野细胞的轴突。它们发自浦肯野细胞的底部。此外，还有发自小脑半球皮质直接走出小脑的纤维，这类纤维组成两个束：

①小脑前庭束，纤维发自绒球叶的皮质，参加组成钩束，经小脑下脚的内侧部（旁绳状体）出小脑，终于脑干的前庭外侧核。

②小脑前庭网状纤维，发自小结叶皮质，也有少数纤维发自悬雍垂和小舌，经小脑下脚，离开小脑终于前庭神经内侧核及上核，也有纤维终于延髓网状结构。

2）从小脑内部灰质核发出的纤维。

①从顶核发出的纤维，一部分组成顶核延髓束，此束又名小脑延髓束。另一部分加入组成钩束，然后加入小脑前庭束。纤维一部分交叉，另一部分不交叉，经过小脑下脚离开小脑，有的终于前庭神经外侧核，有的终于延髓网状核，然后再通过前庭脊髓束、橄榄脊髓束、网状脊髓束以及红核脊髓束，将小脑产生的神经动冲传至下位运动神经元，以调节骨骼肌随意活动中的协调和共济。

②从齿状核及间位核发出的纤维。从齿状核发出的纤维很多，它们都通过齿核门离开齿状核，然后与间位核所发的纤维，一同组成齿核红核束，此束纤维加入组成小脑上脚。齿核红核束的纤维通过小脑上脚，进入中脑，左右两侧的纤维互相交叉，形成结合臂交叉，大部分纤维终于红核上端，小部分纤维止于红核下端。

（三）小脑脚

小脑用3对小脑脚与脑干相连，这3对脚都是由白质纤维构成，又称为小脑臂。

1. 小脑上脚 又称结合臂，向上前方连小脑于中脑。组成小脑上脚的白质纤维，主要是齿核红核束，此外还有脊髓小脑前束和其他一些纤维。

2. 小脑中脚 又称脑桥臂，将小脑连于脑桥。小脑中脚主要由脑桥小脑束所组成，其中也含有网状小脑束的纤维。

3. 小脑下脚 又称绳状体，连接小脑于延髓。此脚内侧部的纤维，称旁绳状体。组成此脚的纤维有前庭小脑（直接、间接）纤维、橄榄小脑束、网状小脑束的部分纤维、脊髓小脑后束、楔小脑束、前外侧弓状纤维、后外侧弓状纤维、小脑前庭束、顶核延髓束、顶核网状束、顶核前庭束的纤维。

第四节　端脑和间脑

前脑泡发展为端脑（telencephalon）与间脑（diencephalon）（图37-21～图37-23）。

端脑是脑的最高级部位，由两侧大脑半球通过胼胝体连接而成。在种系发生上，从鱼类开始，端脑的功能与嗅觉有关。随着动物向高级发展，从爬行类动物开始，端脑具有嗅觉以外的更多功能。人类端脑的皮质重演种系发生的次序，分为原皮质（archicortex）、旧皮质（paleocortex）和新皮质（neocortex）。原皮质和旧皮质与嗅觉和内脏活动有关；新皮质高度发展，占大脑半球皮质的96%以上，成为机体各种生命活动的最高调节器，而将原皮质和旧皮质推向半球的内侧面下部和下面，构成边缘叶。

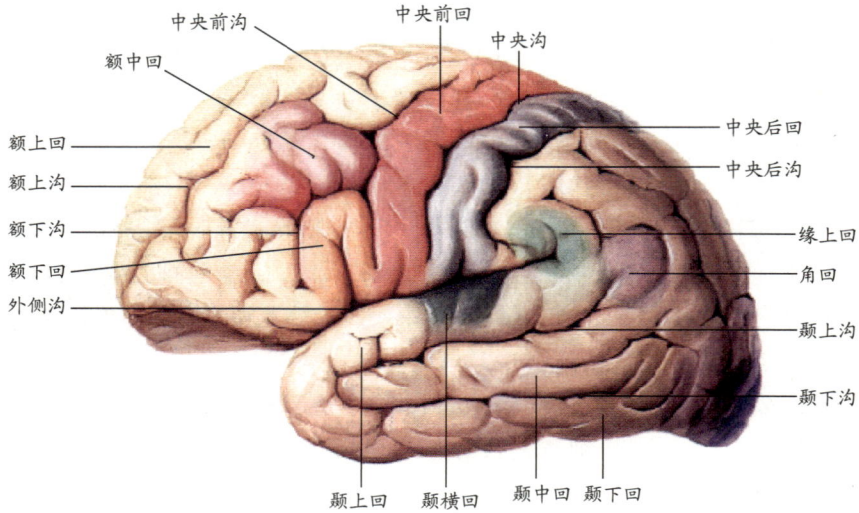

图 37-21　前脑的外侧面

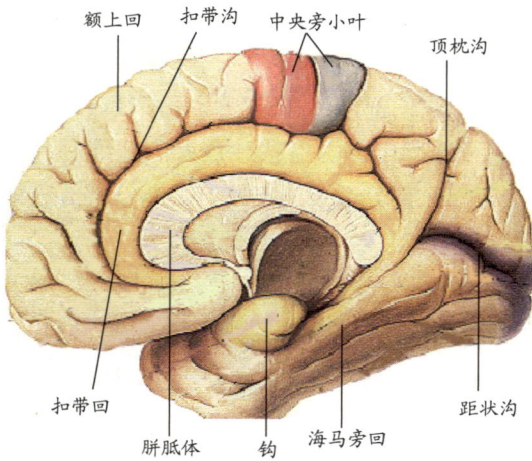

图 37-22　大脑半球的内侧面

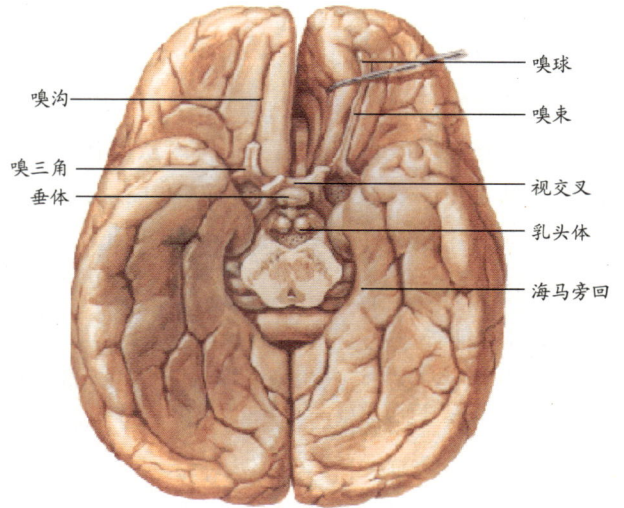

图 37-23　前脑底面

间脑位于脑干和端脑之间，其体积不到中枢神经系统的 2%，但结构和功能十分复杂，仅次于大脑皮质。间脑的两侧和背面被高度发展的大脑半球所掩盖，仅腹侧部的视交叉、视束、灰结节、漏斗、垂体和乳头体外露于脑底。

一、前脑的外形

（一）端脑的外形和分叶

在两侧大脑半球之间由大脑纵裂（cerebral longitudinal fissure）将其分开，纵裂的底为胼胝体。在大脑与小脑之间由大脑横裂（cerebral transverse fissure）将二者隔开。由于大脑半球皮质的各部分发育不平衡，在半球表面出现许多隆起的脑回和深陷的脑沟，脑回和脑沟是对大脑半球进行分叶和定位的重要标志。每侧半球被 3 条恒定的沟分为 5 叶。外侧沟（lateral sulcus）起于半球下面，行向后上方，至上外侧面；中央沟（central sulcus）起于半球上缘中点稍后方，斜向前下方，下端与外侧沟隔一脑回，上端延伸至半球内侧面，向后上行进不远就分为短的前支、升支和长的后支。顶枕沟（parietooccipital sulcus）位于半球内侧面后部，自下向上。在外侧沟上方和中央沟以前的部分为额叶（frontal lobe）；外侧沟以下的部分为颞叶（temporal lobe）；枕叶（occipital lobe）位于半球后部，其前界在内侧面为顶枕沟；顶叶（parietal lobe）为外侧沟上方、中央沟后方、枕叶以前的部分；岛叶（insular lobe）呈三角形岛状，位于外侧沟深面，被额、顶、颞叶形成的岛盖所掩盖。顶、枕、颞叶之间在上外侧面没有明显分界标志，顶枕沟至枕前切迹（在枕叶后端前方约 4 cm 处）的连线以后为枕叶，此连线的中点与外侧沟后端的连线为顶、颞叶的分界。

在半球背外侧面，中央沟的前方，有与之平行的中央前沟，中央沟与中央前沟之间为中央前回（precentral gyrus）。自中央前沟向前，有两条与半球上缘平行的沟，为额上沟和额下沟，是额上回、额中回和额下回的分界线。额下回被外侧沟的前支与升支分为 3 部，自前向后依次为眶部、三角部和岛盖部。在中央沟后方，有与之平行的中央后沟，此沟与中央沟之间为中央后回（postcentral gyrus）。在中央后沟后方，有一条与半球上缘平行的顶内沟。顶内沟的上方为顶上小叶，下方为顶下小叶。顶下小叶又分为包绕外侧沟后端的缘上回（supramarginal gyrus）和围绕颞上沟末端的角回（angular gyrus）。在外侧沟的下方，有与之平行的颞上沟和颞下沟。颞上沟的上方为颞上回，其在外侧沟下壁有几条短的颞横回（transverse temporal gyri）。颞上沟与颞下沟之间为颞中回。颞下沟的下方为颞下回。

在半球的内侧面，自中央前、后回背外侧面延伸到内侧面的部分为中央旁小叶（paracentral lobule）。在中部有前后方向上略呈弓形的胼胝体。在胼胝体后下方，有呈弓形的距状沟（calcarine sulcus）向后至枕叶后端，此沟中部与顶枕沟相连。距状沟与顶枕沟之间称楔叶，距状沟下方为舌回。在胼胝体背面有胼胝体沟，此沟绕过胼胝体后方，向前移行于海马沟。在胼胝体沟上方，有与之平行的扣带沟，此沟末端转向背方，称边缘支。扣带沟与胼胝体沟之间为扣带回（cingulate gyrus）。

在半球底面，额叶内有纵行的嗅束沟，此沟内侧为直回，外侧为眶回；眶回又被"H"形的沟分为眶内、外侧回和眶前、后回。嗅束沟内容纳嗅束，其前端膨大为嗅球，后者与嗅神经相连。嗅束向后扩大为嗅三角。嗅三角与视束之间为前穿质，内有许多小血管穿入脑实质内。颞叶下方有与半球下缘平行的枕颞沟，在此沟内侧有与之平行的侧副沟。侧副沟的内侧为海马旁回（parahippocampal gyrus），又称海马回，其前端弯曲，称钩（uncus）。在海马旁回的内侧为海马沟，在沟的上方有呈锯齿状的窄条皮质，称齿状回（dentate gyrus）。从内面看，在齿状回的外侧，侧脑室下角底壁上有一弓形隆起，称海马（hippocampus），海马和齿状回构成海马结构（hippocampal formation）。

此外，在半球的内侧面可见位于胼胝体周围和侧脑室下角底壁的一圈弧形结构，包括隔区（即胼胝体下区和终板旁回）、扣带回、海马旁回、海马和齿状回等，它们属于原皮质和旧皮质，共同构成边缘叶（limbic lobe）。边缘叶是根据进化和功能区分的，参与边缘叶的结构有的属于上述 5 个脑叶的一部分（如海马旁回、海马和齿状回属于颞叶），有的则独立于上述 5 个脑叶之外（如扣带回）。

额叶占脑重的 40%。额叶的功能与躯体运动、发音、语言及高级思维活动有关。顶叶的功能与躯体感觉、味觉、语言等有关。枕叶与视觉信息的整合有关。颞叶与听觉、语言记忆功能有关。岛叶与内脏感觉有关。边缘叶与情绪、行为、内脏活动等有关。

（二）大脑皮质的分区与机能定位

大脑皮质（cerebral cortex）是覆盖在大脑半球表面的灰质，也是中枢神经系统发育最为复杂和完善的部位。据估计，人类大脑皮质约有 26 亿个神经细胞，它们依照一定的规律分层排列并组成一个整体。原皮质（海马和齿状回）和旧皮质（嗅脑）为 3 层结构，新皮质基本为 6 层结构。大脑皮质的神经细胞可分为两类：①传出神经元，包括大锥体细胞、梭形细胞和大星状细胞；②联络神经元，包括小锥体细胞、短轴星状细胞、水平细胞和马丁诺蒂（Martinotti）细胞。

大脑新皮质的构筑虽以 6 层为基本形式，但各处并不完全相同，甚至有很大差别。为了便于进行形态研究和机能分析，学者们根据细胞构筑和神经纤维的配布对大脑皮质进行分区。各家分区的标准和数目很不一致，较常用的是布罗德曼（Brodmann）的 52 区，按此分区法，第 Ⅰ 运动区为 4 区，第 Ⅰ 感觉区为 3、1、2 区，第 Ⅰ 视区为 17 区，听区为 41、42 区（图 37-24）。

大量的实验和临床资料表明，随着大脑皮质的发育和分化，不同的皮质区具有不同的功能。一般将

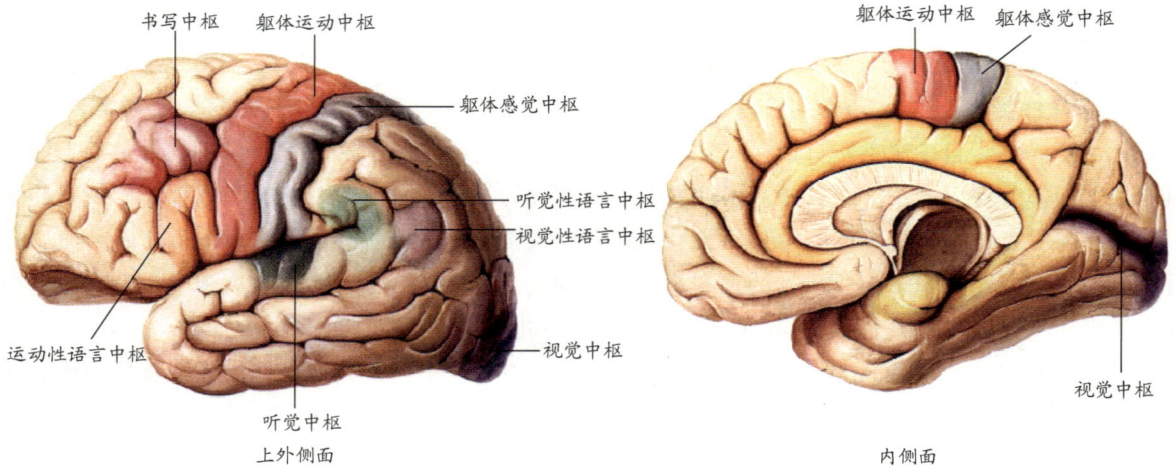

书写中枢　躯体运动中枢　　躯体感觉中枢
躯体感觉中枢
听觉性语言中枢
视觉性语言中枢
运动性语言中枢
视觉中枢
听觉中枢
上外侧面
内侧面
视觉中枢

图 37-24　大脑皮质的分区

这些具有一定功能的脑区称为"中枢"。必须指出，这些中枢只是管理某种功能的核心部分，皮质的相邻区或其他部分也可管理类似的功能。当某一中枢损伤后，其他有关脑区可在一定程度上代偿管理该项功能。因此，大脑皮质机能定位的概念是相对的。而且，除了一些具有特定功能的中枢外，还存在着广泛的脑区，它们不局限于某种功能，而是对各种信息进行加工和整合，完成更高级的神经精神活动，称为联络区。

（1）第Ⅰ躯体运动区：位于中央前回和中央旁小叶前部，包括 Brodmann 第 4 区和第 6 区。身体各部在此区的投影特点为：①上下颠倒，但头部是正的。中央前回最上部和中央旁小叶前部与下肢运动有关，中部与躯干和上肢的运动有关，下部与面、舌、咽、喉的运动有关。②左右交叉，即一侧运动区支配对侧肢体的运动。但一些与联合运动有关的肌则受两侧运动区的支配，如面上部肌、眼球外肌、咽喉肌、咀嚼肌、呼吸肌和躯干、会阴肌，故在一侧运动区受损后这些肌不出现瘫痪。③身体各部投影区的大小与各部形体大小无关，而取决于功能的重要性和复杂程度。例如，手的代表区比足的大得多。第Ⅰ躯体运动区接受中央后回、背侧丘脑腹前核、腹中间核和腹后外侧核的纤维，发出纤维组成锥体束，至脑干运动核和脊髓前角。

（2）第Ⅰ躯体感觉区：位于中央后回和中央旁小叶后部，包括 Brodmann 第 3、1、2 区。接受背侧丘脑腹后核传来的对侧半身痛、温、触、压以及位置觉和运动觉。身体各部在此区的投射特点是：①上下颠倒，但头部也是正的。中央旁小叶的后部与小腿和会阴部的感觉有关，中央后回的最下方与咽、舌的感觉有关。②左右交叉，一侧躯体感觉区管理对侧半身的感觉。③身体各部在该区投射范围的大小也与形体的大小无关，而取决于该部感觉的敏感程度。例如，手指和唇的感受器最密，在感觉区的投射范围就最大（图 37-25）。

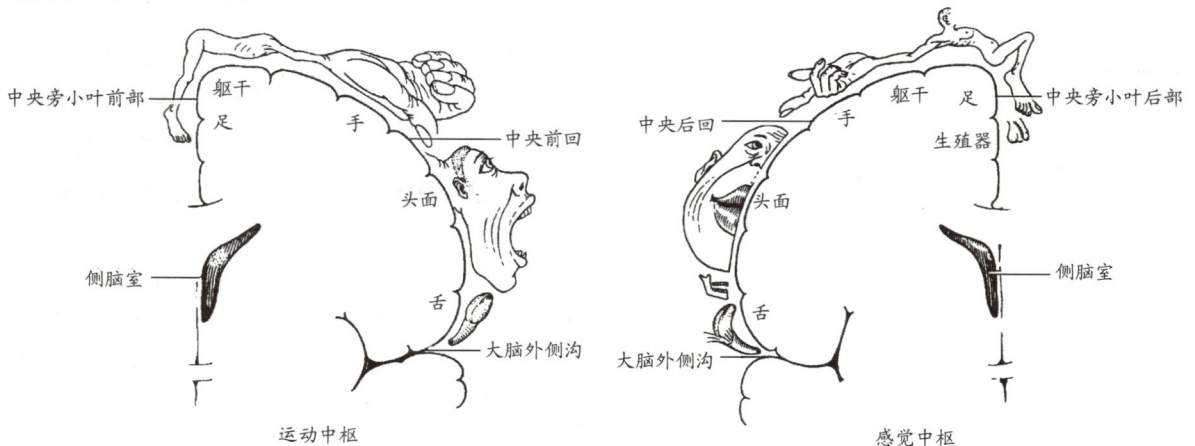

中央旁小叶前部　躯干　足　手
中央前回
头面
侧脑室
舌
大脑外侧沟
运动中枢

中央后回　手　躯干　足　中央旁小叶后部
生殖器
头面
侧脑室
舌
大脑外侧沟
感觉中枢

图 37-25　躯体运动中枢和感觉中枢的功能定位

（3）视区：位于枕叶内侧面距状沟两侧的皮质（17区）。一侧视区接受同侧视网膜颞侧半和对侧视网膜鼻侧半的纤维经外侧膝状体中继传来的视觉信息。损伤一侧视区，可引起双眼视野同向性偏盲。

（4）听区：位于大脑外侧沟下壁的颞横回上（41、42区）。每侧听区接受自内侧膝状体传来的两耳听觉冲动。因此，一侧听区受损，不致引起全聋。

（5）平衡觉区：在中央后回下端头面部代表区附近。

（6）味觉区：可能位于中央后回下方的岛盖部。

（7）嗅觉区：位于海马旁回的钩附近。

人类大脑皮质与动物的本质区别是能进行思维、意识等高级神经活动，并用语言进行表达。因此，人的大脑皮质还存在特有的语言中枢。一般认为，语言中枢在一侧半球发展起来，即善用右手（右利）者在左侧半球，善用左手（左利）者其语言中枢也在左侧半球，只有一部分人在右侧半球。故左半球被认为是语言区的"优势半球"。临床观察证明，90%以上的失语症都是左侧大脑半球受损伤的结果。语言区包括说话、听话、书写和阅读4个区。

（1）运动性语言中枢：位于额下回的后部（44、45区），又称Broca区。此区受损，产生运动性失语症，患者仍能发音，但不能说出具有意义的语言。

（2）听觉性语言中枢：位于颞上回的后部（22区）。此区受损，患者虽听觉正常，但听不懂别人讲话的意思，也不能理解自己讲话的意义，称听觉性失语症。

（3）书写中枢：位于额中回的后部（8区），靠近中央前回的上肢代表区。此区受损，虽然手的运动功能正常，但不能写出正确的文字、图案，称失写症。

（4）视觉性语言中枢：位于角回（39区），靠近视觉区。此区受损时，尽管视觉正常，但不能理解文字符号的意义，称失读症，也属于视觉性失语症。

在长期的进化和发育过程中，大脑皮质的结构和功能都得到了高度的分化。而且，左、右大脑半球的发育情况不完全相同，呈不对称性。对"分裂脑"（即胼胝体损伤导致两半球的结构和功能上的分离）患者的研究可以充分说明这一问题。左侧大脑半球与语言、意识、数学分析等密切相关；右侧半球则主要感知非语言信息、音乐、图形和时空概念。因此，以往认为左侧半球是优势半球，右侧半球处于从属地位的观念需要修正。应该说，左、右大脑半球各有优势，在完成高级神经精神活动中同等重要。两半球只有互相协调和配合的关系，从整体上看，没有绝对的一侧优势半球。

（三）间脑的外形与组成

间脑可分为背侧丘脑、上丘脑、下丘脑、后丘脑和底丘脑等5部分，其内含核团。间脑的内腔为位于正中矢状面的窄隙，称第三脑室（third ventricle），其顶部成自脉络组织；底由视交叉、灰结节、漏斗和乳头体构成；前界为终板；后通中脑水管；侧壁为背侧丘脑和下丘脑。

1. 背侧丘脑（dorsal thalamus） 又称丘脑，位于下丘脑的背侧和上方，两者间以第三脑室侧壁上的下丘脑沟为界。背侧丘脑由两个卵圆形的灰质团块通过丘脑间黏合（中间块）连接而成，其前端的突出部为丘脑前结节，后端膨大称丘脑枕（图37-26）。

一方面，腹后核是皮质下感觉的最后中继站，并能感知粗略的痛觉。因此在背侧丘脑受到损伤时将导致感觉功能的障碍以及痛觉过敏、自发性疼痛等症状。另一方面，背侧丘脑的腹中间核和腹前核作为大脑皮质与小脑、纹状体、黑质之间相互联系的枢纽，实现对躯体运动的调节。

2. 后丘脑（metathalamus） 包括内侧膝状体（medial geniculate body）和外侧膝状体（lateral geniculate body），位于枕的下外方，内含核团。内侧膝状体接受来自下丘臂的听觉纤维，发出纤维至颞叶的听觉中枢。外侧膝状体接受视束的传入纤维，发出纤维至枕叶的视觉中枢。

3. 上丘脑（epithalamus） 包括松果体（pineal body）、缰连合、缰三角、丘脑髓纹和后连合。松果体为内分泌腺能产生褪黑素，后者由 5- 羟色胺在酶的作用下转化而成，具有抑制生殖腺的功能。16 岁以后，松果体钙化，可作为 X 线诊断颅内占位病变的定位标志。缰三角内含缰核，接受经髓纹来自隔核等处发出的纤维，并发出纤维经止于中脑脚间核。

4. 底丘脑（subthalamus）　又称腹侧丘脑，位于间脑和中脑被盖的过渡地区。内含丘脑底核及部分黑质、红核，与纹状体有密切联系，属锥体外系的重要结构。

5. 下丘脑（hypothalamus）　位于背侧丘脑下方，上界自室间孔延至中脑水管的下丘脑沟，下界为灰结节（tuber cinereum）、漏斗（infundibulum）和乳头体（mamillary body），前界为终板和视交叉（optic chiasma），向后与中脑被盖相续。漏斗的中央称正中隆起（median eminence），漏斗的下端与垂体（hypophysis）相连。

下丘脑神经细胞构筑的特点：①核团的边界大多不明显，细胞大小不一。②以神经分泌的肽能（如后叶加压素、催产素、生长抑素等）神经元为主，也含有经典递质（如乙酰胆碱、γ - 氨基丁酸、多巴胺）的神经元。主要的核团有视上核、室旁核、漏斗核、视交叉上核、乳头体核（图 37-27）。

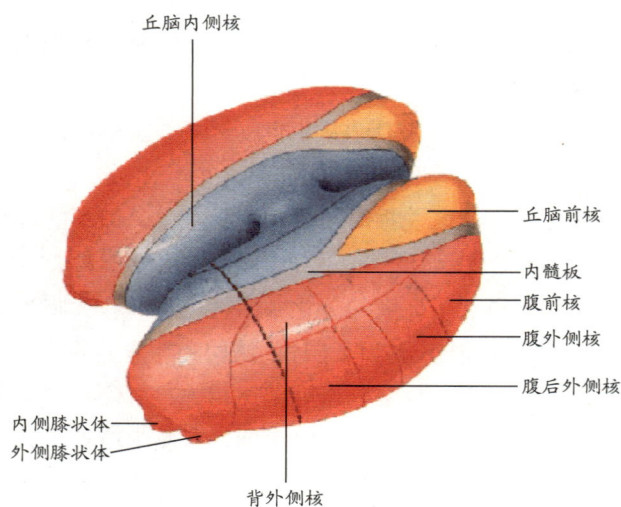

图 37-26　背侧丘脑

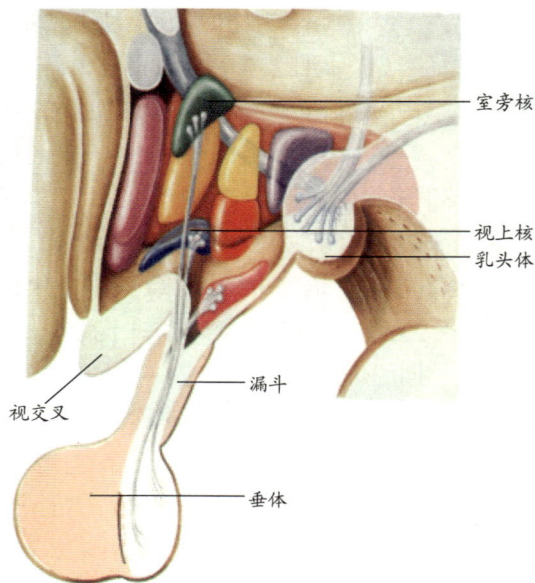

图 37-27　下丘脑的主要核团

下丘脑是神经内分泌系统的中心。它将神经调节和体液调节融为一体，是皮质下植物性神经系统中枢，对体温、摄食、生殖、水盐平衡和内分泌活动等进行广泛的调节。视交叉上核可能是人类昼夜节律（生物钟）的起搏器（接受来自视网膜的神经冲动）。此外，下丘脑尚与边缘系统有密切联系（通过乳头体—丘脑前核—扣带回径路及前脑内侧束）而参与情绪行为反应。

二、前脑的内部结构

前脑与嗅神经和视神经相连，因此，在前脑内部必有与此二神经直接相关的结构。在神经系统演化中，端脑皮质尚未得到发展之前，前脑内的感觉 - 运动联合中枢，曾经是神经系统的高级部位，故在端脑皮质发展成为神经系统最高部位之后，前脑内部便留下了传导结构和传导通路的中继结构。间脑夹在两侧端脑半球之间，虽为狭小的脑部，但因其各部所在的位置不同，功能各异，故可将间脑划分为背侧丘脑、底丘脑、后丘脑、上丘脑、下丘脑。

（一）前脑的管腔

夹在两侧间脑之间的狭窄腔隙，称第三脑室。向下连于大脑（中脑）导水管，向上通于两侧端脑半球内的侧脑室（lateral ventricle）。侧脑室是位于两侧大脑半球内的腔隙，内含脑脊液，可分为 4 部分：

中央部位于顶叶内，前角伸入额叶，后角伸入枕叶，下角伸入颞叶。在下角的室底，可见隆起的海马。两侧侧脑室通过室间孔（interventricular foramen）与第三脑室相通，室腔内有脉络丛。两侧端脑半球内的侧脑室，通过透明隔彼此分开。

（二）前脑的灰质

由于端脑半球发展了皮质，故前脑的灰质应有两个部分，即前脑的内部灰质和端脑半球皮质。

1.前脑的内部灰质　与脊髓和脑干一样，前脑的内部灰质也可分为3类。

（1）与周围神经直接相关的内部灰质。与前脑相连的脑神经每侧各有一对，即嗅神经和视神经，故前脑内与周围神经直接相关的灰质核，也分2个部分：

1）与嗅神经直接相关的灰质核。嗅神经连于端脑半球底面的前部，故与嗅神经直接相关的灰质核，亦位于端脑半球底部之中。嗅神经只由一种神经纤维所组成，故与之相关的灰质核也只有一个，为杏仁核（amygdaloid nucleus）。此核属古纹体的一部分，居于端脑半球颞叶前部之中，靠近颞叶的背内侧面，居侧脑室下角前端的上方，与尾状核尾相连，接受嗅束的纤维与之联系。此核又可分为基底外侧和皮质内侧两个部分，属边缘系。其功能与情绪、内分泌和内脏活动有关。

2）与视神经直接相关的灰质核。视神经连于间脑的后部，故与之直接相关的脑神经核，也位于此处。视神经也只含有一种传入纤维，与之相关的灰质核也只有一个，属于传入性质，名为外侧膝状体核。此核较大，向间脑的后方突出，在外形上成为一圆形隆起，称为外侧膝状体。核的断面为马蹄铁形状，可分6个层次，背侧部为核的主要部分，腹侧部较小。视神经的纤维大部分终于外侧膝状体核，与核中的细胞相突触，由外侧膝状体核的细胞发出纤维，组成视觉冲动的上行传导束；小部分视神经的纤维终于四叠上丘核，形成视觉反射通路。

（2）前脑的中继灰质。前脑的中继灰质也分为上行传导路的中继灰质及下行传导路的中继灰质两种。

1）上行传导路的中继灰质。从脊髓和脑干发出的一切上行传导束，在到达端脑半球皮质之前，皆在前脑内部的中继灰质核进行中继。根据脑干所有上行传导束的种类，上行传导路的中继灰质核应有：

①传导一般外部感及本体感冲动的中继灰质核。前脑所连的两对脑神经为嗅神经和视神经，它们不分布于皮肤和肌肉，故前脑本身并无传导一般外部感及本体感冲动的纤维在此中继。从脊髓上行的传导外部感及本体感冲动的上行传导束为脊髓丘脑前、侧二束及薄、楔二束，它们在脑干共同组成了内侧丘系。传导头面部外部感及本体感冲动的纤维，在脑干中组成了三叉丘系。这两个丘系的纤维在到达端脑皮质之前，都要在前脑内部的中继灰质进行中继。在前脑与之相关的中继灰质核——腹后核（ventral Posterior nucleus）包括背侧丘脑中的两个核群，一个核群称为丘脑腹后内侧核（ventral posteromedial nucleus），三叉丘系的纤维（也可能有孤束核发来的纤维）终于此核，并进行中继；另一个核群称为丘脑腹后外侧核（ventral posterolateral nucleus），内侧丘系的纤维终于此核，并进行中继。

②传导听觉冲动上行传导路中的中继灰质，即外侧丘系的中继核。外侧丘系的纤维从中脑上行至前脑，终于一个较大的灰质核，此核名为内侧膝状体核，位于后丘脑，居外侧膝状体核的后内侧，位置较低于外侧膝状体核。此核亦向后方突出，形成外形上所见到的内侧膝状体。内侧膝状体核，也可分为腹、背两个部分，腹侧部为中继灰质，背侧部为听反射通路的一部分。

③视觉传导路的中继灰质。视觉传导路的中继灰质核称为外侧膝状体核，但视网膜和视神经很特殊，是从中枢神经系统向周围突出而成的，所以视神经和视束虽居脑部之外，但实际为间脑内部的白质束。因此，与视束相联系的外侧膝状体核既可看作与视神经直接相关的灰质，也可看作中继灰质。

④其他上行传导前庭觉（即位置觉）冲动、传导味觉及其他内脏觉冲动的中继，尚不知其中继灰质确居何处，有待进一步研究。

2）下行传导路的中继灰质。下行传导通路有两条。一条下行传导束传递的神经冲动，作用于下位运动神经元，引起骨骼肌的收缩。这一躯体性下行传导束，即由皮质脊髓束和皮质脑干束共同组成的锥体束，在发生学上属于出现最晚的新结构，所以它不进行中继，相应地，在各脑部均无此类中继灰质。另一条通路则是负责管理骨骼肌协调运动的下行传导束，这种纤维出现很早，在各脑部均进行中继，故下行传导路的中继灰质，皆与这种下行传导束相关。

①尾状核（caudate nucleus），为一长大的灰质核，头端膨大称为尾状核头，尾端细小，故称为尾状核尾。其中间部弯曲称尾状核体，居于端脑半球的内部，围绕在侧脑室的周围，状似蝌蚪，尾端与杏仁核相连。由于此核很长，故在端脑的连续额状切片上，可见到此核的各个部分，但在一个断面上，只能看见此核的一部，而不能窥其全貌。此核内的细胞形体各异，核的联系十分复杂，作为中继只是其功能的一个部分。此核大部分出现较晚，属新纹体。

②豆状核（lentiform nucleus），为钝圆楔形或凸透镜状的大灰质核团，也位于端脑半球的内部，居尾状核体的下外方，屏状核（claustrum）的深面。尾状核头部与豆状核之间通过灰质条索相连，外观呈条纹状，故两者合称纹状体（corpus striatum）。核的外侧部宽大，称为豆状核的壳（putamen），核的内侧部为楔形体的尖端，指向内侧，与背侧丘脑相对峙。核的断面为三角形区。断面观察，可见此核分为两部分，底部较宽，染色较深，称为壳核；尖部细小，染色较淡，称为豆状核的苍白球（globus pallidus）部。豆状核的这两个部分，无论从发生的先后方面，或是从纤维联系方面看，都各有不同。壳核的细胞组成与尾状核极相似，故壳核与尾状核一同，组成新纹状体。壳核可能是以中继为主，苍白球则以固有联系为主。苍白球在鱼类已有，出现较早，称旧纹状体。尾状核和壳从爬行类才开始出现，故称新纹状体。纹状体是锥体外系的重要组成部分，比锥体系出现早。在哺乳类以下的动物，纹状体是控制运动的最高中枢。在人类，由于大脑皮质的高度发展，纹状体退居从属地位。

尾状核、豆状核、屏状核和杏仁核位于白质内，因靠近脑底，故名基底核（basal nuclei），临床又称基底神经节（图37-28）。

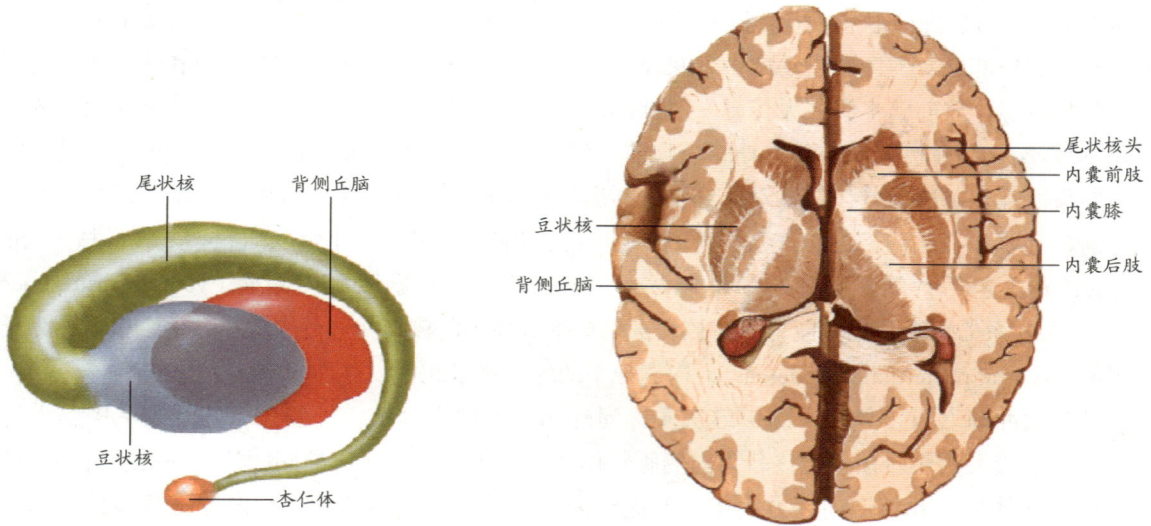

图 37-28 大脑基底神经核

（3）前脑的固有灰质核。前脑的固有灰质核数目繁多，联系和作用多不清楚。

1）背侧丘脑的固有灰质。背侧丘脑为一大灰质核，而这一庞大的核团又可划分为许多核群。两侧的背侧丘脑隔第三脑室相对峙，背侧丘脑的外侧面为一层白质（内囊），隔此白质与端脑半球内部的豆状核相邻，此核的上面为尾状核所环绕，这三个核位置十分靠近，故在端脑半球的许多断面上，皆可见到三者的关系。

在背侧丘脑灰质的内部有一自外上斜向内下的"Y"形纤维板，即内髓板（internal medullary

lamina），其将背侧丘脑分为3部分（在通过前端的额切面上观察最为清楚）：在内髓板的前方，两分叉部之间的区域为丘脑前核；在内髓板内侧者为丘脑内侧核；在内髓板外侧者为丘脑外侧核。在上述3部分内含有多个核团。此外，在内髓板内有板内核，在第三脑室室周灰质内有中线核，在背侧丘脑外面尚有薄层的丘脑网状核。

①丘脑前核，此团灰质向前方突出，使丘脑前端伸向前方，形成丘脑的前结节。丘脑前核又可分为前内侧核、前腹侧核及前背侧核等核群，这一灰质为丘脑核中的古旧部分。

②丘脑内侧核，此核群较大，组成丘脑核的内侧部分，是出现较早的灰质核群，又可划分为内侧及中央两个群。

③丘脑外侧核，较内侧核为大，与豆状核隔白质（内囊）相对。此核分为背、腹两层：腹层由前向后分为腹前核（ventral anterior nucleus）、腹中间核（ventral intermediate nucleus，又称腹外侧核）和腹后核。腹后核又分为腹后内侧核和腹后外侧核，为中继性灰质核。

④丘脑枕核，是一大的灰质核群，向后方突出，形成外形上十分宽大的丘脑枕，此核群又可分内侧及外侧两组。

2）下丘脑的固有灰质。下丘脑中有许多小的灰质核，有的灰质核位置恒定，界限清晰，有的则边界不清。

①视上核（supraoptic nucleus），位于下丘脑的内侧端，居视交叉的两旁。

②室旁核（paraventricular nucleus），位置较高，居下丘脑沟的前方，视交叉的上面，断面为长方形灰质区，也可划分为数个小核群。

③视前核，或称下丘脑前核，居视上核与室旁核之间。

④下丘脑内侧核，居下丘脑灰结节之中，又可分为数个核群。

⑤下丘脑后核，位于下背侧丘脑内侧核的下后方。

⑥乳头体核，位于下丘脑的乳头体部，向后下方突出，在外形上形成乳头体，又分为乳头体内侧核群、闰核及乳头体外侧核群。

⑦下丘脑外侧核，位于乳头体核的前方。

⑧灰结节核，为圆形的小灰质核，可分为2～3个细胞群，在外形上形成灰结节。

3）底丘脑的固有灰质。底丘脑向下连接中脑，向上连于背侧丘脑，为中脑与间脑之间互相移行的一段，故此部亦有一些中脑的结构，如红核及黑质的上部。内、外侧膝状体核细胞，有时也居于底丘脑之中。此部的固有核主要为：

①底丘脑核（Luysi氏体），为一长圆形的灰质核，居底丘脑前部之中，在人类此核很明显。

②底丘脑部的被盖核，为一些散在的细胞所组成的小核，居底丘脑的背内侧面，又名红核前区核。

③未名带核（暧昧带核），由分散的小细胞聚成的灰质带，居底丘脑核与背侧丘脑外侧核之间，细胞体所在之处称暧昧带。

此外，在底丘脑还有豆状袢核，有学者认为上述诸核可共同称为间脑网状灰质，向下与脑干网状结构相连续。

底丘脑内含的红核上端的细胞，在平内侧膝状体的高度，即行消失。原红核所占的地区，称为Forel氏被盖区，其中有细胞分散存在。

4）上丘脑的固有灰质。缰核埋藏于缰三角之中，可分为内侧及外侧两个群组。

5）后丘脑的固有灰质。后丘脑除内侧膝状体核和外侧膝状体核外，并无其他固有灰质。这两个膝状体核，一个为听觉传导路的中继灰质，另一个是与视神经直接相关的灰质。它们内部可能掺杂着少数固有神经元胞体，构成一些反射通路。此外，丘脑枕核有时也被划归后丘脑。

6）端脑半球内部的固有灰质。前已述及，端脑半球内部有尾状核及豆状核。它们属下行传导路的中继灰质核，但其旧部为固有性质的灰质。

此外，杏仁核除与嗅觉传导直接相关外，其中也有一些神经元属固有性质。端脑半球内部，在岛叶与豆状核之间，有一薄层灰质板，其范围与壳相当，名为屏状（带状）核，此核与大脑皮质之间可能有往返联系，其功能尚不明了，亦可划归固有灰质。

2. 端脑半球皮质　端脑（大脑）皮质是覆盖在两侧半球外表面的一层灰质。人类端脑半球皮质的重量约为整个脑重的 4%，构成端脑皮质的神经元数目极为庞大。皮质的总面积约为 2200 cm^2，其中 1/3 居脑回的表面，另 2/3 则位于皮质沟裂之中，组成沟、裂的壁和底。皮质的平均厚度为 2.5 mm，最薄处为 1.5 mm，最厚处为 4.5 mm。

皮质的构造与内部灰质核不同，皮质内既含有大量神经元胞体和神经胶质细胞，也含有丰富的神经纤维，不同的细胞体与神经纤维排列整齐，使皮质呈现出不同的层次，故皮质又称皮层。

（1）构成皮质的神经元：①锥体细胞，细胞体大小不等，最大的称巨锥体细胞（Betz 氏细胞），其高度可达 100 ~ 120 μm。②颗粒细胞，又称星形细胞，为 Golgi 氏Ⅰ型神经元。③梭形细胞，包括 Cajal 氏细胞及 Martinotti 细胞。

（2）组成皮质的神经胶质细胞：在皮质的不同区域，所含的神经胶质细胞数目不同，形态各异。

（3）组成皮质的神经纤维：半球皮质内的神经纤维，一部分来自皮质本身的细胞，另一部分来自皮质的外部。

①从皮质发出的纤维。从皮质内的细胞所发出的纤维有两类：一类纤维发出后离开皮质，组成下行束；另一类不离开皮质，联系半球皮质的各个部分。

②到达皮质的纤维。这类纤维主要是上行传导束纤维的侧支及末支，有的末支其终末分为许多细丝，状如植物的根须，称为根状纤维；有的末支，其终末形成网状丛，从皮质的深层伸向浅层。

（4）端脑半球皮质所分的层次：人类端脑半球皮质的不同区域，皮质的厚度不尽相同，但所分的层次却大致相似，一般可分为 6 个层次。①分子层：位置表浅，仅居软脑膜的深面，在此层中有颗粒细胞和 Cajal 细胞及其水平纤维。②外颗粒层（小锥体细胞层）：含有大量的小锥体细胞。③锥体细胞层（外锥体细胞）：由典型的锥体细胞所聚成，有时又可分为两个亚层。浅亚层含中型锥体细胞；深亚层含大型的锥体细胞。④内颗粒层：颗粒细胞紧密聚集于此层之中。⑤结节层（内锥体细胞层）：含有中型及大型锥体细胞，也有一些 Martinotti 氏细胞。⑥多形细胞层（或梭形细胞层）：由梭形细胞和 Martinotti 氏细胞所组成，组成皮质的最深层次。

（5）端脑皮质的类型：端脑半球皮质的不同区域，其皮质的总厚度、每个层次的厚度、各个层次的结构特征以及细胞的密度等，均各不相同。根据这些特点，可将皮质分为下列几种类型：与嗅觉活动相关的皮质区，层次较少，结构简单，发生较早，称为旧皮质（不分型）；半球皮质的其他部分，发生较晚，构造复杂，层次较多，称为新皮质，分为二型。

1）同型皮质。此种皮质区，6 层结构，层次分明，故又名均皮质，半球皮质许多部分均属此类皮质。又根据 6 个层次中的细胞特点，将此型皮质划分为：①顶叶型皮质，此种皮质区，其颗粒层较厚，但锥体细胞层很薄，锥体细胞小，称为第Ⅲ型皮质。②额叶型皮质，此种皮质区各个层次十分清晰，第Ⅲ ~ Ⅴ层中的锥体细胞大，第Ⅵ层中，梭形细胞数目甚多，又常称之为第Ⅱ型皮质。③极型皮质，皮质总厚度较薄，颗粒层细胞多，各个层次分界清晰，称第Ⅳ型皮质。

2）异型皮质。此类皮质的 6 个层次界限不清，甚至难以划分层次，依其颗粒层的特点，又分为二型：①无颗粒细胞型异型皮质，皮质较厚，但几乎没有颗粒层，没有颗粒细胞，第Ⅲ ~ Ⅴ层中的锥体细胞甚大，常称为第Ⅰ型皮质。②颗粒型皮质，与第Ⅰ型皮质相反，皮质总厚度薄，各个层次中，几乎全是小细胞，且锥体细胞极少，称第Ⅴ型皮质。

（6）端脑皮质内部的纤维联系：①从神经系统低级部位到达端脑皮质的纤维，多为上行传导束的末支，其终末在进入皮质之前，大部不分侧支，直接进入皮质的第Ⅳ层，于此层中，神经纤维的终末，组成密集的纤维丛，然后向表面行走，终于第Ⅲ层或第Ⅰ、Ⅱ层，与其处的细胞相突触。②从皮质内发出至低级部位的纤维，从皮质的第Ⅴ、Ⅵ层中的锥体细胞发出，最后离开皮质组成下行传导束。③从皮质各层中的细胞发出平行于皮质的轴突，互相联系。

（三）前脑的白质

前脑的白质可分为3类。

1. 与周围神经直接相关的白质　连于前脑的周围神经有视神经和嗅神经。

（1）与视神经直接相关的白质。视神经是由特殊躯体传入性纤维所组成的，它们发自眼球视网膜的节细胞，纤维在视神经乳突处聚成视神经，穿过巩膜后，经视神经孔从眶腔进入颅腔。然后，于下丘脑的前方，左右两侧视神经的纤维进行不完全的交叉，由此形成视交叉。交叉之后，交叉至对侧的纤维，和没有交叉的本侧纤维一同组成视束。视束从下丘脑的两侧面向后方行走，绕至背侧丘脑后方，随即终于外侧膝状体核。视束虽然走行于中枢神经之外，但由于它和视网膜都是从前脑泡向外突出形成的视杯发生而来，故认为视束为前脑内部的白质。

（2）与嗅神经直接相关的白质。与嗅神经直接相关的白质为嗅束，嗅束的纤维发自嗅球内的僧帽细胞。纤维发出后，穿出嗅球的浅层向后方行走，形成嗅束。嗅束行于端脑半球额叶底面的嗅沟之中，至前穿质的前方分为二股，称为内侧嗅纹和外侧嗅纹。内侧嗅纹的纤维终于隔核。外侧嗅纹的纤维，一部终于杏仁核，另一部终于梨状区皮质。

2. 前脑的传导白质束　前脑的传导束，也称投射系，是联系大脑皮质和皮质下结构（包括基底核、间脑、脑干、小脑和脊髓）的上、下行纤维，这些纤维绝大部分经过内囊，分上行及下行两种。

（1）前脑的上行传导束。前脑的上行传导束，一部来自脑干，一部发自前脑中的脑神经核或中继灰质核，从这两个方面推断，前脑的上行传导束必有：①传导头面部、躯干、四肢一般外部感冲动及本体感冲动的上行传导束，即三叉丘系及内侧丘系。此束在到达端脑半球皮质之前，应在前脑中继，故前脑内必有内侧丘系、三叉丘系及中继后发出纤维组成的上行传导束。②传导听觉冲动的上行传导束，即外侧丘系。此束从脑干上行至端脑半球皮质之前，也必在前脑中继，然后继续上行，故前脑内亦必有外侧丘系及其中继后的上行传导束。③前脑本身联系着嗅神经和视神经，此二脑神经的纤维，以及从相关脑神经核发出的纤维，所组成的束，亦必在前脑中上行。④其他的上行传导束。

前脑的上行（感觉）传导束包括：

1）传导一般外部感及本体感冲动的上行传导束。此种传导束可分为传导躯干、四肢一般外部感（温度、疼痛、触觉及压觉）冲动的上行传导束；传导躯干、四肢本体感冲动的上行传导束和传导头面部一般外部感及本体感上行传导束等3种。

①传导躯干、四肢（包括颈部及枕部）一般外部感冲动的上行传导束。在前脑，此种纤维发自丘脑的腹后外侧核。纤维发出后，立即来到背侧丘脑与豆状核之间的区域，组成内囊后肢的一部分。随后，在丘脑核的上方，纤维分散形成丘脑放射，放散开的纤维，按次序进入端脑半球皮质的3、1、2区各代表点，终止于其处的颗粒细胞，于此产生一般外部感。少部分纤维终于皮质5、6区。

这一传导路由下列结构联系而成：各脊神经后根细纤维，脊髓各节灰质的Rolando氏胶状质和后角固有核细胞，脊髓中的脊髓丘脑侧束及前束（纤维按节段交叉至对侧），脑干中的脊髓丘脑束及内侧丘系，丘脑腹后外侧核，内囊，丘脑放射和半球皮质的3、1、2区。

②传导躯干、四肢本体感冲动的上行传导束。此种纤维同样发自丘脑腹后外侧核，与上一束相同的

路径相同，加入组成内囊后肢及丘脑放射，终止于 3、1、2 区的颗粒细胞层，产生本体感。

这一传导路由下列结构联系而成：各脊神经后根粗纤维的长升支，脊髓后索的薄束和楔束，延髓的薄束核和楔束核，丘系交叉，内弓状纤维，内侧丘系，丘脑腹后外侧核，内囊后肢，丘脑放射，端脑半球皮质 3、1、2 区颗粒细胞层。

③传导头面部一般外部感及本体感冲动的上行传导束。此种纤维发自丘脑腹后内侧核，上行加入组成内囊后肢，经丘脑放射终止于端脑半球皮质 3、1、2 区下段的颗粒层中，于此产生头面部的一般外部感和本体感觉。

这条传导路是由三叉神经的感觉纤维，三叉神经三个感觉核，三叉丘系（逐渐交叉），丘脑腹后内侧核，丘脑放射，皮质 3、1、2 区所组成。

上述的上行传导路皆由三级神经元连接而成：第一级神经元为脊神经后根的节细胞，或三叉神经半月节细胞；第二级神经元为脊髓灰质后角中的后角固有核、Rolando 氏胶状质，或延髓中的薄、楔束核细胞；第三级神经元为丘脑腹后内、外侧核细胞。

2）传导视觉冲动的上行传导束。这种上行传导束，是外侧膝状体核发出的纤维组成的，称为膝距束。此束纤维先向后方发散行走，形成视放射。当纤维经过丘脑的后方时，亦加入内囊，组成内囊的丘脑后部。此后，纤维分为两部分：背侧部的纤维，于侧脑室的前方一直行走；腹侧部的纤维则先向前下方行走，进入端脑半球颞叶，再绕向后方，沿侧脑室下角的前面和外侧面，行至侧脑室后角的外侧，与背侧部的纤维合在一起，一同进入端脑半球皮质的纹区（Brodmann17 区），于此产生视觉。此外，另一小部纤维终于 18 区和 19 区中，从而在皮质下形成了一条视觉传导路。视觉传导路始于视网膜。视网膜的感光细胞接受的光刺激，变为神经冲动。由视神经向中枢传递，视神经纤维在半球底部的前方，部分地进行交叉，然后组成视束。视觉冲动随视束的纤维被送至外侧膝状体核，于此更换神经元，再通过从外侧膝状体核发出的膝距束，送至 17 区皮质，产生视觉。此外，也有纤维终于 18 区和 19 区。

由于视神经纤维作的部分交叉，所以视觉传导路不同部位的损伤，将产生不同的视野变化。视神经、视交叉、视束、膝距束中的纤维，皆有明显的顺序排列，甚至在纹区（17 区）纤维的终止点，也有一定的位置规律。

3）传导听觉冲动的上行传导束。从耳蜗神经核发出的纤维，一部分更换神经元，另一部分不更换神经元，最后组成了外侧丘系。外侧丘系向上经过中脑时，一部分纤维止于四叠体下丘核，但大部分纤维上行至后丘脑，终于内侧膝状体核。从四叠体下丘核也发出一些纤维，组成下丘臂，最后也到达内侧膝状体核。从内侧膝状体核发出的纤维，则组成一束，成为膝颞束。此束纤维发出后，绕过豆状核的底部，组成内囊的豆核下部，然后分散成为听放射。听放射的纤维，最后终于端脑皮质的颞横回，即 41 区，于此产生听觉。听放射的纤维在颞横回皮质内的终止点，也各有一定的位置。

这一条上行传导路是由下列结构连接形成的：耳蜗中的听觉细胞、耳蜗神经的纤维、耳蜗神经腹侧核及背侧核、斜方体及斜方体核、上橄榄核、外侧丘系和外侧丘系核、内侧膝状体核、听放射和皮质的颞横回。

4）传导前庭位置觉冲动的上行束。关于这一束是否存在，目前尚无定论。有学者认为这种神经冲动是经前庭核，再经小脑然后到达端脑半球皮质；也有学者认为位置觉冲动是随听觉冲动一同传至内侧膝状体，最后终止于端脑半球皮质 2 区的下段（即头面部的代表点）。

5）传导味觉冲动的上行传导束。味觉冲动是通过舌咽神经和面神经中的传入纤维传至脑干的孤束核。从孤束核再发出纤维，大部交叉至对侧，随内侧丘系上传至丘脑腹后内侧核。然而，丘脑核之后的传导路径尚不明确，传导束在前脑是否存在以及如何行走也未确定。因为味觉是可以感知的，所以人们推测传导味觉冲动的纤维终于皮质的 43 区（脑岛皮质）。

6）传导嗅觉冲动的上行传导束。由嗅球发出，向后行于嗅沟内。嗅束的纤维，一部分终于皮质的梨状区（属古皮质）；另一部分终于杏仁核，从杏仁核再发出纤维，终于海马钩回的皮质，并于此两处皮质产生嗅觉。

7）一般内脏冲动上行传导束。面神经、舌咽神经、迷走神经中的植物（内脏）传入纤维组成孤束，终于孤束核。从孤束核发出纤维，一部分随内侧丘系终于丘脑腹后内侧核，此核再发出纤维，随丘脑放射到达皮质的 43 区，于此产生模糊不清的一般内脏感觉；另一部分纤维，可能终于嗅皮质。植物（内脏）上行传导路传导的神经冲动，所产生的感觉多为钝性的痛觉或胀满感，既不尖锐，位置也不确切。

（2）前脑的下行传导束。前脑内没有类似脊髓灰质前角的下位运动神经元，也没有脑干中的运动性脑神经核。前脑不直接链接运动性周围神经，也不直接管理骨骼肌活动，故前脑内也没有下位运动神经元聚成的灰质。因此，前脑本身也就不存在自己的下行传导束，前脑内的下行传导束，都是经过前脑向下到达脑干或脊髓去的传导束。

下行传导束分为两类：一类是传导从端脑半球皮质来的神经冲动，以管理下位运动神经元，并通过下位运动神经元支配骨骼肌，实现随意的活动；另一类是传导从皮质产生的神经冲动，辗转到达下位运动神经元，用于协调骨骼肌活动，实现运动的协调性和共济性。

1）传导神经冲动以管理骨骼肌随意活动的下行传导束。这样的下行传导束有两个，一束到达脊髓，称作皮质脊髓束；另一束终止于脑干，称为皮质脑干束。这两束的性质相同，关系密切，共同称为锥体束，形成锥体系。

①皮质脊髓束。组成此束的纤维数目很多，一部分纤维依次发自端脑皮质 4 区的上 2/3 份（包括端脑半球内侧面中央旁小叶的皮质），纤维均来自皮质第 V 层中的锥体细胞和巨锥体细胞。此部纤维约为此束纤维总数的 25%。其余纤维，有的发自皮质的运动前区（6 区和 8 区），有的发自皮质顶叶的 3、1、2 区，也有的纤维发自皮质的 5 区和 7 区，也可能有纤维发自皮质枕叶的 19 区和颞叶的 22 区。发自 4 区的纤维一开始就具有排列顺序。

皮质脊髓束纤维发出后，最初分散下行。加入形成半球内部的髓质（亦称髓质为中央卵圆形区）至尾状核上方时，此束纤维逐步聚拢，在豆状核、尾状核、丘脑核三个灰质核之间的区域中下降。在此处，皮质脊髓束居丘脑投射纤维的前方，共同组成内囊的后肢。在内囊后肢，此束的纤维保留着排列顺序的特点：发自皮质 4 区上段的纤维在后外方，发自 4 区中段管理上肢肌活动的纤维在前内方通过。此束纤维从内囊继续下降至中脑的腹侧部，组成大脑脚底的中间 3/5 份，然后经脑桥的基底部下降至延髓的腹侧部，形成前锥体，于延髓下段丘系交叉的下方，此束纤维中的大部（75%）交叉至对侧，形成皮质脊髓侧束下降至脊髓侧索，其余部分（25%）不交叉，于本侧下降至脊髓前索，形成皮质脊髓前束。这些纤维与脊髓各节段灰质前角下位运动神经元相突触，通过前角细胞及其轴突形成的各脊神经运动纤维，将下行的神经冲动传送至各有关骨骼肌，以管理肌肉的随意活动。

这一条下行传导路是由两级神经元联系形成的。第一级神经元胞体是端脑皮质 4 区上段（包括中央旁小叶）中的锥体细胞，其轴突组成皮质脊髓束。第二级神经元胞体为脊髓各节灰质前角的细胞，其轴突组成各个脊神经的前根和运动纤维，以运动终板而终于骨骼肌细胞。第一级神经元称上运动神经元，第二级神经元称下运动神经元。

②皮质脑干束。此束的纤维是端脑半球皮质 4 区下段第 V 层中锥体细胞的轴突组成的，但也有来自 8 区和 44 区的纤维加入于其中。纤维发出后，先绕过皮质脊髓束，至其前面，与之一同下行。至尾状核、豆状核及丘脑核之间的地区，纤维聚集形成内囊的膝部，然后于皮质脊髓束的内侧下降至中脑的大脑脚底部，共同组成大脑脚底的中间 3/5 份，但居皮质脊髓束纤维的内侧。在脑干，此束不断分出纤维，与脑干中躯体性脑神经核的细胞相突触而终止。从皮质 8 区发出的纤维与眼外肌活动的管理有关，从 44 区发

来的纤维与喉、舌肌的管理相关。

这一下行传导路也是两级神元联系形成的。第一级神经元即上位运动神经元为端脑半球皮质 4 区下段的锥体细胞，其纤维组成皮质延髓（脑干）束；第二级神经元即下位运动神经元为脑神经核中的运动细胞，其纤维组成脑神经运动根或运动性脑神经，终于头面部的随意肌。

2）传导神经冲动以管理骨骼肌协调运动的下行传导束。这类下行纤维出现较早，与前述的锥体系相比，属旧结构，故中继次数多，联系甚为复杂，行程多不确切，有学者将此等束称为锥体外系，以区别于锥体系。

①额桥束（Arnold 氏束）。此束的纤维来自端脑半球皮质的额叶前区，即 10、9、8、45 及 46 区。但额极尖端及眶回除外，也可有纤维发自 4 区和 6 区。纤维也皆发自各区的锥体细胞，纤维下降至尾状核头与豆状核之间的区域，聚拢形成内囊的前肢。纤维继续下行至中脑，组成中脑的大脑脚底的内侧 1/5。纤维进一步下行至脑桥的基底部，与内侧桥核细胞相突触并终止。桥核发出纤维组成桥横纤维，于中线交叉至对侧组成脑桥臂，经脑桥臂进入小脑皮质。小脑皮质发出纤维至齿状核，从齿状核发出纤维组成齿核红核束，经小脑上脚即结合臂，再回中脑，交叉后终于红核。红核发出的纤维在中脑大脑导水管的前方左右交叉，形成被盖前交叉，然后下降成为红核延髓束及红核脊髓束。此二束的纤维分别终于脑神经运动（躯体）核和脊髓灰质前角的细胞，将来自端脑半球皮质的神经冲动，辗转传至下位运动神经元，再通过脑神经的躯体运动纤维和脊神经的运动纤维，将神经冲动传至骨骼肌，以调节骨骼肌的张力，协调骨骼肌的活动。这条下行传导路行程复杂，由多级神经元联系而成。

②颞桥束。此束纤维发自颞中回、颞下回皮质（如 20、22 和 19 区）的锥体细胞，聚集于豆状核的后方，加入内囊后肢，下行至中脑，组成（中脑）大脑脚底的外侧 1/5。纤维从中脑下降至脑桥的基底部，与其处的桥核（外侧桥核）相联系而终止。从桥核发出纤维组成桥横纤维，与上述的起于内侧桥核的纤维一同交叉至对侧，组成脑桥臂进入小脑。此后的行程、中继和联系与内侧桥核所发的纤维完全相同。

③顶桥束。纤维发自顶上回及顶下小叶皮质中的锥体细胞，离开皮质与颞桥束的纤维偕行，经内囊的后肢下降至中脑，加入组成中脑大脑脚底的外侧 1/5。纤维继续下行至脑桥的基底部，终于外侧桥核的深群。从桥核发出纤维，行程与颞桥束相同。

④枕桥束。纤维来自端脑半球枕叶皮质（主要为 18 区，也或有纤维发自 17 区和 19 区），也起于皮质中的锥体细胞，随颞桥束纤维和顶桥束一同下降，经内囊后肢，下降至中脑构成大脑脚底的外侧 1/5、再下降至脑桥基底部，与外侧桥核细胞相突触。从桥核发桥横纤维其行程同前束。

⑤皮质苍白球下行传导纤维。此束纤维多发自皮质 6 区及 6 区前方的额叶皮质，纤维从皮质的锥体细胞发出后，经尾状核头外侧面进入苍白球，与其中的神经元形成突触。苍白球中的细胞发出纤维，多数横向走行，经皮质脊髓束的内侧下降至丘脑底部的前部分，在丘脑底核的附近聚成豆状束，然后在"H"野下行。其中，一部分纤维绕过皮质脊髓束的后面，形成豆状袢，曲向后方与上述的豆状束一同行走，有的交叉至对侧，有的不交叉，于本侧下行。在下行途中分出纤维终于丘脑的腹前核及内侧核，称此部分纤维为苍白球丘脑纤维。也有纤维至灰结节核，称为苍白球下丘脑纤维（所以丘脑腹前核及丘脑内侧核的这一部分，可看作是有中继作用的部分）。另有纤维，离开"H"野至丘脑底核及未名带核，然后从此二核再发纤维下降或终于红核上段的细胞，或终于脑干的网状结构，部分纤维终于脑干的躯体运动性脑神经核及下橄榄核。下橄榄核发出纤维组成橄榄脊髓束，脑干网状核发出纤维组成网状延髓束及网状脊髓束，分别终于脑干的躯体运动性脑神经核及脊髓灰质前角的下位运动神经元。这些纤维通过脑神经的运动纤维和脊神经的运动纤维到达各处的骨骼肌肉，管理骨骼肌的张力及协调运动。然而，此下行传导路的纤维，行程曲折，联系广泛，许多细节尚未清楚。

⑥皮质纹体纤维。此种纤维主要起自皮质 6 区，但从 8、45、2、19 和 42 区等处皮质的锥体细胞也可能发纤维参加于此束之中，纤维发出后，即终止于附近的壳核、尾状核及苍白球中，中继或不中继，

然后从尾状核、壳核、苍白球再发纤维去向很不明确，可能有纤维到红核中继，然后加入红核延髓束及红核脊髓束中，一同到达脑干的脑神经运动（躯体）核及脊髓灰质前角细胞；也可能有纤维到达中脑的黑质及丘脑底核，中继后发纤维至网状核，然后随网状束到达下位运动神经元。

⑦植物性下行传导束。一般内脏运动传导束，一般被认为由额叶皮质经室周系统发出纤维至下丘脑；由边缘系统皮质下行纤维经隔核中继后，再经前脑内侧束至下丘脑；杏仁体经终纹至下丘脑；纹状体至下丘脑等。下丘脑发出的纤维经前脑内侧束、乳头被盖束、室周系统和背侧纵束下行至脑干内脏运动神经核和脑干网状结构。脑干网状结构再通过网状脊髓束至脊髓的内脏神经运动核。特殊内脏运动传导束通常被认为是皮质核束的一部分，其上运动神经元是中央前回下部的锥体细胞，下运动神经元为三叉神经运动核、面神经核和疑核。

（3）内囊（internal capsule）。有白质呈囊袋状包围在豆状核周围，其内侧份由宽厚的白质纤维板构成，称为内囊；内囊是上、下行走的白质束在尾状核、豆状核及丘脑核三者之间的区域通过时，由神经纤维紧密聚集所形成的白质板。由于这三个灰质核不在同一个纵向的平面上，故白质板并非平板状，而是折向内侧的神经纤维板。故内囊的断面为向外侧开放的"V"字形状白质区（图37-29）。

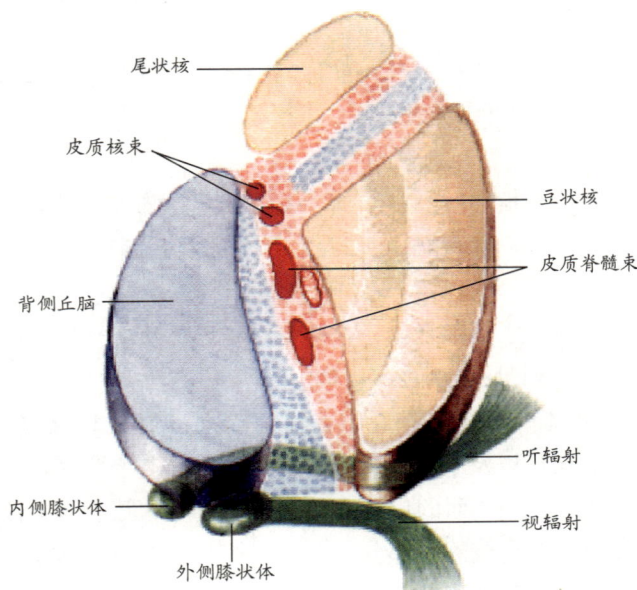

图37-29 内囊模式图

内囊为许多白质纤维紧密聚集通过之处，故内囊处的病变，必然涉及较多的白质纤维，影响甚大，而分布至内囊的血管，又较易破裂，故内囊的损伤较易发生。

内囊的一部分，居豆状核与丘脑核之间，称内囊的后肢。后肢较长，外侧界为豆状核，内侧界为丘脑核。组成后肢的白质束从前内向后外依次为皮质脊髓束、丘脑皮质束（丘脑放射纤维），并混以皮质红核、皮质黑质及皮质苍白球纤维，最后为顶桥、颞桥及枕桥束纤维。皮质脊髓束的纤维组成内囊后肢时，纤维是顺序排列的，即管理颈肌活动的纤维在最前方靠内侧，其次为管理手肌、前臂肌、上臂肌活动的纤维，再次为管理肩部肌、胸部肌活动的纤维，更后为与腹部肌、股部肌、小腿肌、足肌、趾肌活动有关的纤维，然后是与膀胱、直肠活动有关的纤维。内囊后肢不同部位的损伤，必然引起身体不同部位肌肉的瘫痪。

内囊的另一部分，居豆状核与尾状核头之间，称为内囊前肢。前肢较短，外侧界为豆状核，内侧界为尾状核头，作成内囊前肢的束尾，前部的额桥束和后部的丘脑皮质纤维，最后部的皮质丘脑束纤维。

内囊的膝部，外侧界为豆状核，前内侧界为尾状核体，后内侧界为丘脑核。膝部是皮质脑干束纤维下行时组成的。此束纤维在内囊膝部排列的顺序为：管理眼外肌活动的纤维在最前方，其次为管理咽喉、喉肌活动的纤维，再次为管理咀嚼肌活动的纤维，最后面为管理面肌活动的纤维。

内囊后部是由膝距束组成的，豆状核下方为膝颞束经过。内囊损伤可导致对侧偏身感觉丧失（丘脑上辐射受损）、对侧偏瘫（皮质脊髓束损伤）和偏盲（视辐射受损），即所谓"三偏综合征"。

3. 前脑的固有白质纤维

（1）间脑的固有白质纤维。间脑的 5 个部分皆有固有纤维。

1）丘脑部的固有纤维。丘脑部的丘脑核为一较大的灰质核团，此核又可分为 3 个主要部分：丘脑前核、丘脑内侧核和丘脑外侧核。每个部分又划分为一些小的核群。除丘脑的腹后内、外侧核为上行传导路的中继灰质、丘脑前核和内侧核一些细胞有中继作用外，其他核群皆发固有纤维到端半球皮质各处，它们也接受皮质发来的纤维与之联系，如此便在皮质与丘脑之间形成许多环路，这些环路可能传导神经冲动，发挥反馈作用，以影响皮质的兴奋性和整合作用。此外，丘脑核也接受发自苍白球、四叠体上、下丘核、顶盖前区核、网状核及小脑齿状核发来的纤维与之联系，这种联系的作用不甚明确。

可见丘脑核的功能是复杂的，丘脑核的不同核群有不同的作用：

①丘脑前核接受来自乳头体核的纤维互相联系，也接受穿窿的纤维联系，从丘脑前核发纤维至扣带回的皮质。

②中线核发纤维终于板内核、网状核及丘脑背内侧核，也有纤维与丘脑上部及丘脑下部的固有核相联系。中线核接受来自小脑顶核的纤维与之联系，也接受来自纹体及海马的纤维。通过中线核的整合作用，丘脑可感知有限的疼痛。

③丘脑内侧核发纤维联系于板内核及中线核，发纤维至丘脑腹后外侧核及丘脑枕核，也发纤维至纹状体及端脑半球皮质 44、45、46、47、40 和 42 区。接受来自丘脑下部（视前区核）、顶盖、顶盖前区核的纤维与之联系。

④丘脑外侧核的固有纤维联系也很复杂，它接受小脑内部灰质核发来的纤维，丘脑其他核群也发出纤维与之联系。从此核发纤维至丘脑核的许多核群。

⑤丘脑后核（主要丘脑枕核）的固有纤维联系复杂。丘脑枕核接受来自丘脑外侧核、内、外侧膝状体核、顶盖前区核、上丘核以及中脑网状结构的纤维，并与之联系。同时，从此核发出纤维到达端脑半球皮质中央后回、顶叶内、外侧面的皮质和颞上回的皮质。膝状体上核接受脊髓丘脑束的纤维和侧支与之联系，并从此核发纤维至壳核的后部分。中央中核与丘脑核的其他核群皆有纤维相联系，并且由三叉丘系、内侧丘系也分出纤维与之联系，从中央中核发出纤维终止于中脑的大脑导水管周围，与中央灰质的细胞相联系，从中央灰质的细胞再发出纤维经 Schultz 氏背侧纵束（dorsal longitudinal fasciculus），下降至延髓下段，沿途分支终于脑干的副交感神经核（涎核及迷走神经背运动核），也有纤维终于脑神经的躯体运动性脑神经核（如三叉神经核、面神经核、舌下神经核及疑核）。

2）底丘脑的固有纤维。丘脑底核（Luys 体核）接受端脑皮质发来的纤维并与之联系。该核发出纤维至中脑的黑质、红核及被盖核，这些纤维可能在协调骨骼肌活动方面可能发挥某些作用。

3）上丘脑的固有纤维。从缰核发出纤维至大脑脚中的脚间核，接受端脑半球皮质 6 区和 8 区的纤维与之联系。这些纤维可能与嗅觉引起的反射活动有关。

4）后丘脑的固有纤维。①外侧膝状体核虽与视神经直接相关，但此核亦发有少数纤维组成四叠体上丘臂，终于四叠体上丘核及顶盖前区核，形成视反射通路（如瞳孔的对光反射通路和调视反射通路）。②内侧膝状体核除作为听觉传导路的中继灰质核外，还发出纤维至丘脑枕，并接受发自端脑半球颞上回的纤维及丘脑外侧核的纤维。此外，内侧膝状体核还发出纤维与脑干中的运动性脑神经核相联系，形成听反射通路（例如，刺耳的噪声可引起表情肌的不自觉收缩）。

5）下丘脑的固有纤维。①视上核及室旁核均发出纤维到达垂体。②乳头体核发出纤维至丘脑前核及中脑的被盖核，并接受来自端脑半球皮质 6 区和 8 区的纤维，以及来自嗅皮质的纤维，并与之联系。

③丘脑下部与中脑被盖的网状结构、室周围系统、丘脑背侧核、隔核和杏仁核簇之间皆有固有纤维相互联系。④丘脑下部各灰质核发出纤维，有一部分在第脑室周围、室管膜的深处，纵横行走，组成室周围系。

（2）端脑的固有纤维。

1）端脑内部灰质核的纤维联系。①尾状核的纤维联系。尾状核发出纤维终于壳核、苍白球和黑质，尾状核接受端脑半球皮质及丘脑核发来的纤维，并与之联系。②豆状核的纤维联系。豆状核的纤维联系很复杂，从苍白球发纤维终于丘脑的许多核群，从豆状核发出纤维，终于尾状核。③杏仁核的固有纤维联系。杏仁核发出的纤维一部分与嗅束的纤维相联系；一部分至下丘脑；一部分至脑干；另一部分终于隔核，形成复杂的反射通路。④屏状核的固有纤维尚未查清。屏状核与豆状核之间的白质带称为外囊，屏状核与岛叶之间的白质称为最外囊。其纤维的起止点均不清楚。

2）端脑皮质下的联络纤维。这种纤维联系于皮质邻近的各区之间，纤维较短，多行于皮质沟、裂的底部，呈"U"字形，故常称之为弓状纤维（图37-30）。

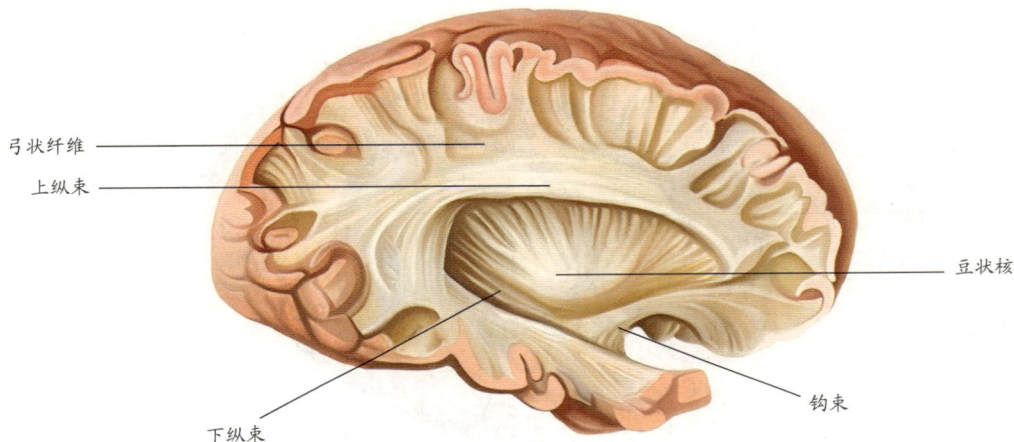

图 37-30　大脑半球联络纤维

3）端脑皮质各叶间的联络纤维。这些联络纤维较长，通常聚集成具有特定形态的白质束，主要负责连接大脑皮质的不同区域，实现功能整合。①扣带束。扣带束的纤维沿胼胝体上方向后行走，主要大部发自扣带回前部皮质内的细胞。纤维发出后，先向背侧行走，然后向腹侧及内侧面分散，终于半球皮质的颞叶、顶叶及海马。向腹侧放散的纤维，组成胼胝体下束，终于纹状体。②上纵束。纤维起自半球的额叶，向后屈曲行走，经脑岛上方，进入半球皮质的颞叶、枕叶和顶叶，联系于感觉性语言皮质与运动性语言皮质之间。③下纵束，此束纤维将枕叶各回（楔叶，舌回及外侧枕回）与半球的颞上、中、下回联系起来，也将枕叶与顶叶的缘上回、角回联系起来。④上枕额束（上额状束），居胼胝体的上方，靠近胼胝体的外侧缘，联系于枕叶、颞叶与额叶及脑岛皮质之间。⑤下枕额束，居豆状核及外囊的下方，纤维联系于舌回、颞下回与额叶之间。⑥钩束，此束似与下枕额束相连续，纤维绕过大脑外侧裂的前1/3，于裂的下方分为腹、背两部分：腹侧部分连于海马回的前部与额叶眶区之间；背侧部分则将颞极皮质与眶区上方的额叶皮质联系起来。

4）端脑两侧半球之间的连合纤维。这些纤维负责连接大脑两半球，实现两侧皮质的功能整合。①前连合为一致密的白质结构，两端的纤维向两侧放散，分有前支和后支。前支的纤维，发自前嗅核，终于对侧的前嗅核和嗅球，后支连于两侧半球的颞中回、颞下回、杏仁核之间，也有纤维联系于两侧的纹状体，两侧嗅皮质之间。②海马连合为一三角形白质板，连于两侧穹窿后柱之间。纤维发自海马的锥体细胞，在胼体压部的下方，两侧的纤维互相交叉，此种纤维与穹窿后柱，共同组成外形上的海马琴。③胼胝体。组成胼胝体的纤维来自两侧半球的新皮质，分为体部、膝部、嘴部和压部。胼胝体体部的纤维横向行走，紧密聚集，组成侧脑室的顶盖，在体的前端，纤维向两侧分开，形成胼胝体放散，终于半球额极、顶叶及颞极的皮质，在体部的后端，纤维亦向两侧放散，终于枕叶皮质，放散纤维曲向行走，形成"U"字形状，即大钳和小钳。膝部和嘴部的纤维，联系于两侧半球额叶之间。压部的纤维联系于两侧半球皮质的听区（41、42区）之间。胼胝体纤维的作用尚不明确，确切的分布亦不清楚。④后连合，此连合位于丘脑底部与中脑相接之处，居顶盖前区之中，纤维的组成不十分清楚，大致有如下来源：从苍白球发出的纤维、从黑质及四叠体上丘核发来的纤维、从顶盖前区到对侧动眼神经副核的纤维。⑤穹窿。纤维发自海马及齿状回的细胞，初向海马的脑室面行走，形成海马槽，继而参加组成海马缴，至海马的后端时，纤维便离开海马，在胼胝体压部的后面，曲向前方，形成穹窿后柱。两侧的后柱向上行走，并且相互靠拢，部分纤维左右交叉，形成上述的海马连合。这部分纤维向前方行走并靠拢在一起，组成穹窿体。穹窿体位于胼胝体的下面，穹窿体的纤维向前方行走，不久又左右分开，形成穹窿前柱，于室间孔的前方，转向下进入丘脑下部，终于乳头体核，最终联系丘脑前核。所以穹窿是联系两侧海马，且使海马联系于丘脑前核的白质结构（图37-31）。⑥透明隔，组成透明隔的纤维起止皆不清楚。纤维中也掺杂着分散的细胞体，但作用不明。

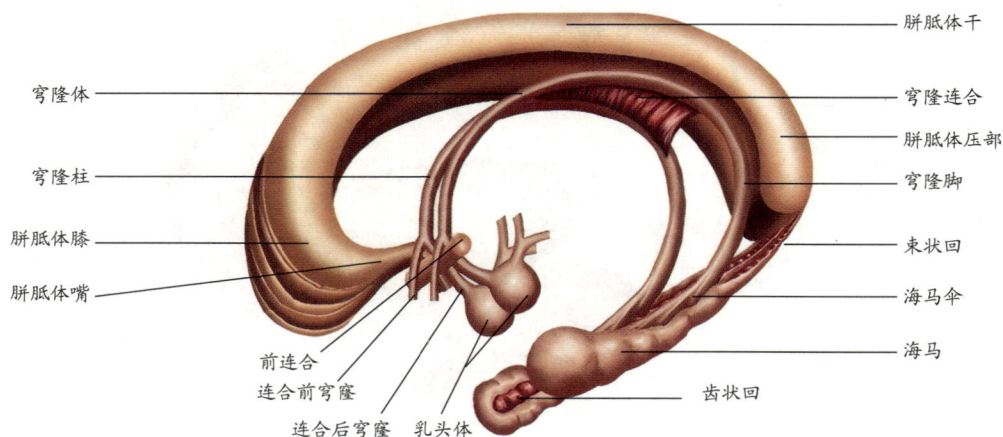

图 37-31　穹窿和穹窿连合

5）间脑的一些连合纤维。① Gudden 氏连合，位于视交叉的后方，纤维发自两侧的内侧膝状体核，连于两侧内侧膝状体核间，作用不清楚。②缰连合，连于两侧缰核之间，两侧的纤维在松果体的上方进行交叉。③ Meynert 氏连合，纤维发自苍白球的下部，经灰结节的前方两侧的纤维互相交叉。④ Forel 氏连合，为联系于两侧丘脑下部之间的纤维，在乳头体的后方，左右两侧的纤维互相交叉。

（3）前脑的反射通路。前脑连于嗅神经和视神经，由嗅器及视器接受的刺激，传入前脑亦可产生反射性神经活动。但与此相关的反射通路常不能肯定。

1）嗅反射通路。这是很复杂的反射途径。从杏仁核发出的纤维，一部联系于下丘脑，一部下降至脑干。从下丘脑的植物性灰质核发纤维至缰核，从缰核发纤维至脑干，与脑干中的植物传出性运动核相联系，组成嗅反射通路。也有纤维从杏仁核发出后先至隔核，然后到达纹体及丘脑的背内侧核，组成反射通路。

从梨状区后部的皮质发纤维，一部至海马，一部至齿状回，皮质的冲动可以影响海马的活动。从海马发纤维，一部组成穹窿，穹窿的纤维终于隔核及下丘脑。大部进入乳头体核，最后至丘脑前核。从丘脑前核发纤维又回到半球皮质23区和24区，从23区及24区发纤维抵达29区和32区。

这些纤维构成的反射通路很不清楚，大概为植物神经系的反射通路，如某些气味可反射性地增加唾液的分泌等。

2）视反射通路。此处所讲的包括光反射通路和视调节反射通路。至于与视觉冲动相关的其他反射通路，详见脑干固有白质。

①光反射通路，即瞳孔对光刺激产生反射活动的传导路径，这种反射通路有两条。直接光反射通路，即强光照射一眼时，此眼的瞳孔便不自觉地或非意识性地缩小。这种缩小不能按人们意愿的要求而实现，这一反射活动的神经冲动传导路线如下：光刺激眼球视网膜中的感觉细胞，由视神经纤维变为神经冲动，并向中枢传入至中脑的顶盖前区核。从此核发纤维，将冲动传至两侧的动眼神经副核，从此核再发纤维（即副交感神经的节前纤维），随动眼神经中的躯体运动纤维一同进入眶腔，从动眼神经副核发出的节前纤维便终于睫状神经节。从此节细胞发出的节后纤维随同睫状短神经进入眼球，将神经冲动传至瞳孔括约肌，瞳孔括约肌收缩，使瞳孔缩小。间接光反射通路，也称互感性或感应性光反射通路，光照射一侧眼球时，尽管对侧眼睑闭合，该侧瞳孔仍旧缩小，即光线刺激一眼可引起两眼的瞳孔同时缩小。这是因为在视交叉处两眼的视神经纤维左右交叉，而且从顶盖前区核发出的纤维，联系着两侧的动眼神经副核。故一侧眼球接受光的刺激时，两侧眼的瞳孔同时缩小。对于没有直接接受光线刺激的眼球来说，它的瞳孔缩小是间接光线刺激引起的，因此称间接光反射通路。

②视调节反射通路，通过这种反射活动，使晶状体的凸度发生变化，使物体恰好成像于视网膜上。例如，将物体骤然置于眼前，被测试者的两眼从原来的远望状态，改变为注视近在目前之物体，即见其眼球向内侧（鼻侧）转动，两眼的瞳孔皆略缩小，这时眼球内的睫状肌收缩松弛了睫状小带，使晶体以其本身的弹性而增加其凸度（晶状体凸度的变化是觉察不到的也是观察不到的）。这一连串的反射活动，即是调视机能的反射活动。这一反射活动的传导路径，还不能十分肯定，大致为：眼球视网膜中的感光细胞接受的光刺激，由视神经变为神经冲动，并由视神经、视束纤维传至外侧膝状体核，从外侧膝状体核发纤维，分两路行走。一路直接至半球皮质额叶的 8 区，或先到皮质枕叶，然后通过联合纤维，将神经冲动传至 8 区。另一路纤维先到达动眼神经核及动眼神经副核。从动眼神经副核发纤维（副交感的节前纤维）传导神经冲动至睫状神经节细胞更换神经元后，从睫状神经节细胞发出的一部节后纤维，将神经冲动通过睫状短神经传至睫状体内的睫状肌，肌肉收缩，松弛了睫状小带，晶状体便以其本身的弹性，使其凸度增加，使物象恰好落在视网膜上。从睫状节发出的另一部纤维，随睫状短神经，将神经冲动传至瞳孔括约肌、以使瞳孔缩小。

从外侧膝状体发出的另一部分纤维，伴同从四叠体上丘核发出的纤维，到达中脑的动眼神经核，将神经冲动通过眼神经纤维，传至眼内直肌，引起眼内直肌收缩，眼球遂向内侧转动。通过这三条反射通路不断地传来神经冲动，晶状体便随物体距离眼球的远近而改变其凸度，使物体呈像于视网膜，以便清晰地看到物体。这些神经活动不是在意识领域里产生的，是经常的、不自觉的、非意识性的反射活动。

上述瞳孔的对光反射活动结果是使瞳孔缩小，视调节反射活动的结果也是使瞳孔缩小，两种瞳孔缩小的反射活动路径，大致是相同的，但有一点不同之处，即对光反射通路是通过顶盖前区核完成的，而视调节反射通路不通过顶盖前区核。因此，如果顶盖前区受到损害，则患者的瞳孔对光反射消失，即光的刺激不能引起瞳孔缩小的反应，但测试其视调节机能反射，却仍可见有瞳孔缩小的反应，临床检查，可借此来帮助确定病变是否发生在顶盖前区。

4.前脑的网状结构

（1）间脑的网状结构。

①丘脑底部的网状结构。丘脑底部的被盖部分有丰富的神经元胞体聚集，形成一些灰质群落，它们与纵横行走的白质纤维共同形成网状结构。这些小的灰质核包括红核前区散在的小灰质核，也包括未名带、豆状束中的小灰质核，甚至可将红核上段的一些细胞，丘脑底核中一些细胞也纳入网状灰质之中。这些灰质的纤维联系难于找寻，电刺激此区，可加强肌的张力，并可提高端脑皮质的兴奋性。

②丘脑部的网状结构。丘脑部的网状结构，一部居内囊附近，为一薄层灰质区，另一部居丘脑各核之间的区域，包括板内核、膝上核在内。这些核的纤维联系非常广泛，尚未全部查清，其中与端脑皮质

往返联系的纤维最多。此外，与纹状体及其他丘脑核之间也有纤维互相联系，并同丘脑底部及中脑的网状结构相联络。

③丘脑下部的网状结构。大概位于丘脑核的前下方，与丘脑部的网状核相毗邻，纤维的联系尚不清楚。

（2）端脑的网状结构。端脑半球内部有无网状结构尚无定论，但端脑皮质与丘脑网状结构之间的往返联系是很丰富的。

5.边缘系统的结构　边缘系统（limbic system）由边缘叶和有关的皮质及皮质下结构组成，是种系发生中较早出现的结构。其神经联系十分复杂，较重要的有前脑内侧束、穹窿、乳头丘脑束、终纹（杏仁核→隔区）、丘脑髓纹（隔区→缰核）等。边缘系统与嗅觉和内脏活动有密切相关，并参与个体生存和种族繁衍功能（如觅食、防御、攻击、情绪反应和生殖行为等）。此外，海马还与高级神经活动和记忆功能有关（图37-32）。

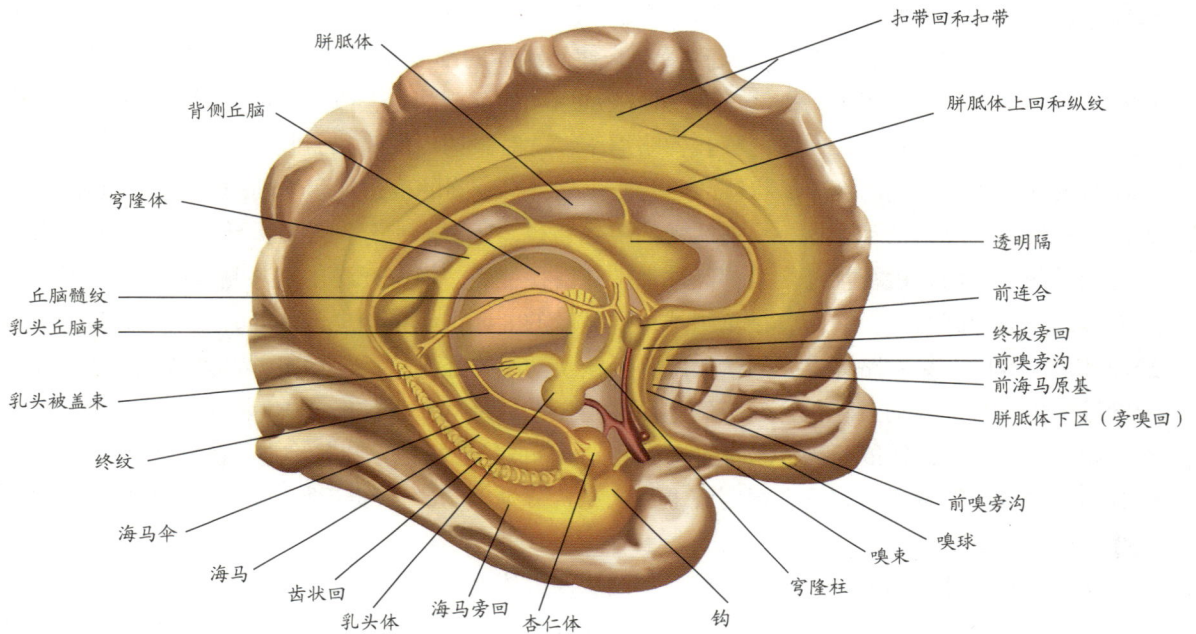

图 37-32　嗅脑和边缘系统

（1）边缘系的半球部分（边缘叶），包括半球的胼胝体下回（又称终板旁回）、扣带回、穹窿回（海马旁回、钩与扣带回在半球内构成穹窿状脑回，称穹窿回）峡、海马、齿状回及海马沟。这些皮质区，都属古旧皮质。

（2）属于边缘系的内部灰质核，包括隔核、杏仁核、缰核、下丘脑的一些核、中脑被盖、脚间核、背侧丘脑前核。

（3）属于边缘系的白质纤维，从胼胝体下回有往返纤维经丘脑下部，连于中脑的被盖部；从胼胝体下回，隔区、丘脑下部有纤维往返于缰核、从缰核再发纤维至中脑的脚间核和被盖核；从杏仁核发纤维止于半球额叶的皮质；也有纤维经前连合及海马连合，到对侧半球皮质，且有纤维与前脑的网状结构相联系。

（昆明医科大学　孟步亮）

第三十八章　脑脊髓被膜、脑血管及脑脊液循环

第一节　脑脊髓被膜

　　脑和脊髓的表面均有3层被膜包裹，由外向内依次是硬脊膜、脊髓蛛网膜和软脊膜。脑和脊髓借这些被膜受到支持和保护，并通过被膜的血管获取营养。

一、脊髓的被膜

　　1. 硬脊膜（spinal dura mater）　由致密结缔组织构成，厚而坚韧，呈囊状包裹脊髓。其上端附于枕骨大孔边缘，与硬脑膜相延续。下端在第2骶椎水平逐渐变细，包裹终丝，末端附于尾骨背侧。

　　硬脊膜与椎管内面的骨膜之间为硬膜外隙（extradural space），内含疏松结缔组织、脂肪、淋巴管和椎内静脉丛。由于硬脊膜在枕骨大孔边缘与骨膜紧密附合，故硬膜外隙不与颅内相通。此隙略呈负压，内有脊神经根通过。临床上进行硬膜外麻醉，即将药物注入此隙，以阻滞脊神经根内的神经传导。

　　在硬脊膜与脊髓蛛网膜之间为潜在的硬膜下隙（subdural space），内含浆液，向上与颅内硬膜下隙相通。硬脊膜在椎间孔处与脊神经的被膜相连续。椎内静脉丛收集椎骨和脊髓的静脉血，汇入椎间静脉，并有小支与椎外静脉丛吻合。椎间静脉在颈部汇入椎静脉，在胸部汇入奇静脉和半奇静脉，在腰部汇入腰静脉。因此，椎内静脉丛是上、下腔静脉间的交通途径之一。椎内静脉丛无静脉瓣，且向上与颅内静脉相通。因此，腹、盆部的感染或肿瘤细胞偶可能不经肺循环，而直接扩散或转移至脑内（图38-1）。

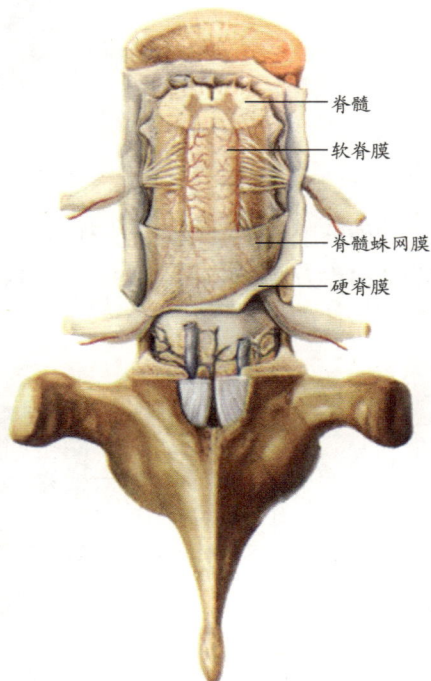

图 38-1　脊髓的被膜（上面观、前面观）

标注：脊髓、软脊膜、脊髓蛛网膜、硬脊膜

　　2. 脊髓蛛网膜（spinal arachnoid mater）　为半透明的薄膜，位于硬脊膜与软脊膜之间，与脑蛛网膜直接延续。它与软脊膜之间存在宽阔的蛛网膜下隙（subarachnoid space），两层间有许多结缔组织小梁相连，隙内充满脑脊液。此隙下部，自脊髓下端至第2骶椎水平扩大为终池（terminal cistern），内有马尾。故临床上常在第3、4或第4、5腰椎间进行穿刺（腰椎穿刺），以抽取脑脊液或注入药物而不伤及脊髓。脊髓蛛网膜下隙向上与脑蛛网膜下隙相通。

　　3. 软脊膜（spinal pia mater）　薄而富有血管，紧贴脊髓表面，并深入脊髓的沟裂中，至脊髓下端形成终丝。软脊膜在脊髓两侧脊神经前、后根之间形成齿状韧带，后者呈齿形，尖端附于硬脊膜上。脊髓借齿状韧带和神经根固定于椎管内，并浸泡于脑脊液中，再加上硬膜外隙内的脂肪组织及椎内静脉丛的弹性垫作用，使脊髓不易受到外界震荡的损伤。齿状韧带还可作为椎管内手术的标志。

二、脑的被膜

1. 硬脑膜（cerebral dura mater）　坚韧而有光泽，与硬脊膜不同，它由内外两层构成。硬脑膜外层是颅骨内面富含血管和神经的骨膜，硬脑膜血管主要向颅骨供血。硬脑膜内层伸入大脑和小脑之间形成分隔与静脉窦。硬脑膜与颅骨结合疏松，当外伤时，常因硬脑膜血管损伤而在硬脑膜与颅骨之间形成硬膜外血肿。硬脑膜与颅底结合紧密，颅底骨折时，易将硬脑膜与脑蛛网膜同时撕裂，使脑脊液外漏。例如，颅前窝骨折时，脑脊液可流入鼻腔，形成鼻漏。在某些部位，硬脑膜内外两层之间可形成静脉窦（图38-2）。

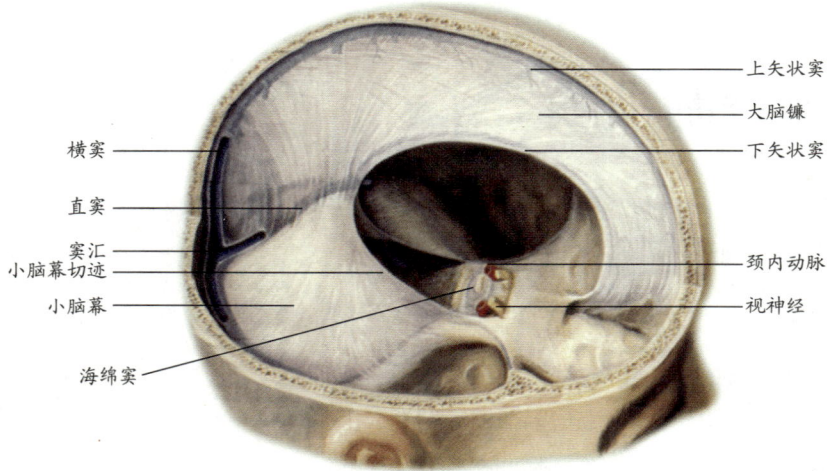

图 38-2　脑的被膜、蛛网膜颗粒和硬脑膜窦

硬脑膜不仅包裹大脑，而且形成若干板状突起，伸入各脑部之间，防止脑移位并提供额外保护，这些结构称为硬脑膜隔（图38-3）。这些由硬脑膜形成的特殊结构如下。

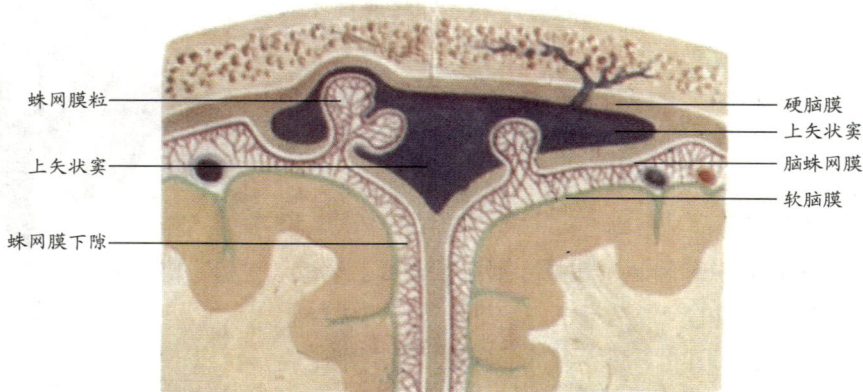

图 38-3　硬脑膜隔与硬脑膜窦

（1）大脑镰（cerebral falx）：呈镰刀形，伸入两侧大脑半球之间，前端附于鸡冠，后端连于小脑幕上面的正中线上，下缘游离于胼胝体上方。

（2）小脑幕（tentorium of cerebellum）：形似幕帐，作为颅后窝的顶，伸入大脑与小脑之间。它附于枕骨横沟和颞骨岩部上缘，中线处连于大脑镰。小脑幕的前内侧缘形成幕切迹。切迹与鞍背形成一环形孔，内有中脑通过。小脑幕将颅腔不完全地分隔成上、下两部。当小脑幕上发生颅脑病变引起颅内压增高时，位于小脑幕切迹上方的海马旁回和钩可能被挤入小脑幕切迹，形成小脑幕切迹疝而压迫动眼神经和大脑脚。

（3）小脑镰（cerebellar falx）：位于枕骨大孔后方，自小脑幕下面正中伸入两小脑半球之间，为一短小的膜壁。

（4）鞍隔（diaphragma sellae）：位于蝶鞍上方，张于鞍背上缘和鞍结节之间，封闭垂体窝，中部有一小孔，容漏斗通过，鞍隔下面为脑垂体。

2. 硬脑膜窦（sinus of dura mater）　由硬脑膜的两层在少数部位分离并衬以内皮细胞构成。窦壁无平滑肌，不能收缩，故损伤时出血难止，易形成颅内血肿。窦内有人体硬脑膜窦纤维小梁，上矢状窦内密集，其他窦内稀少。主要的硬脑膜窦有：

（1）上矢状窦（superior sagittal sinus）：位于矢状沟内大脑镰的上缘，前方起自盲孔，向后流入窦汇（confluence of sinus）。窦汇是上矢状窦后端的扩大，位于枕内隆凸附近，向两侧与横窦相通。

（2）下矢状窦（inferior sagittal sinus）：位于大脑镰下缘，其走向与上矢状窦一致，向后开口于直窦。

（3）直窦（straight sinus）：在小脑幕与大脑镰相接处，由大脑大静脉和下矢状窦汇合而成，向后通窦汇。

（4）横窦（transverse sinus）：成对存在，位于小脑幕后外侧缘附着处的枕骨横沟内，连于窦汇与乙状窦之间。

（5）乙状窦（sigmoid sinus）：成对存在，位于乙状沟处，为横窦的延续，向前内于颈静脉孔处延续为颈内静脉。右侧颈内静脉通常较左侧发达。

（6）海绵窦（cavernous sinus）：位于蝶鞍两侧，为硬脑膜两层间的不规则腔隙，形似海绵（图38-4）。两侧海绵窦通过横支相连。颈内动脉和展神经在窦内穿行。在该窦的外侧壁内，自上而下有动眼神经、滑车神经、眼神经和上颌神经通过。海绵窦前端借眼静脉与面部浅静脉交通，向下借卵圆孔与翼静脉丛相通。因此，面部感染可蔓延至海绵窦。蝶窦与海绵窦之间仅借薄骨板相隔，故蝶窦炎可致海绵窦炎或血栓形成。若通过海绵窦内和窦壁的神经受损，则出现神经痛、眼肌瘫痪、眼睑下垂等症状。海绵窦向后与斜坡上的基底静脉丛相通，基底丛向下与椎内静脉丛相通，而椎内静脉丛又与腔静脉系交通，故腹、盆部的感染（如直肠的血吸虫卵）可经此途径进入颅内。

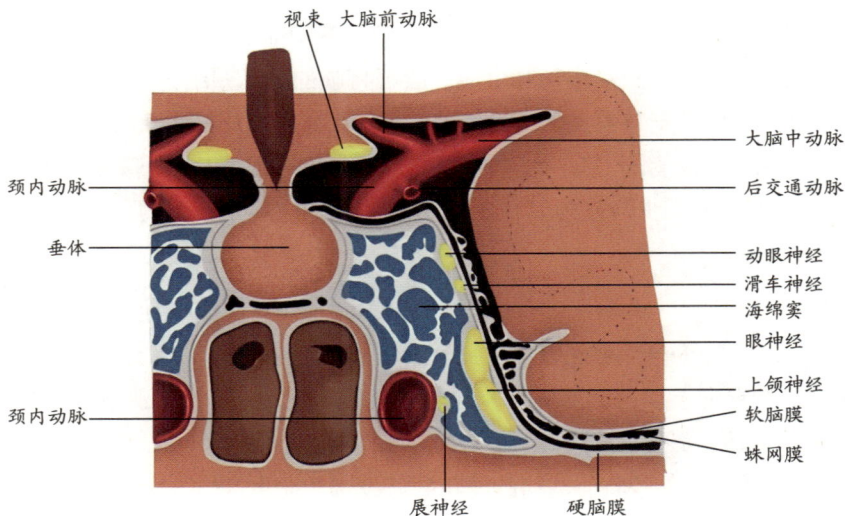

图38-4　海绵窦

岩上窦和岩下窦分别位于颞骨岩部的上缘和后缘处，将海绵窦的血液分别引向乙状窦和颈内静脉。硬脑膜窦内的血液流向如图38-5所示。

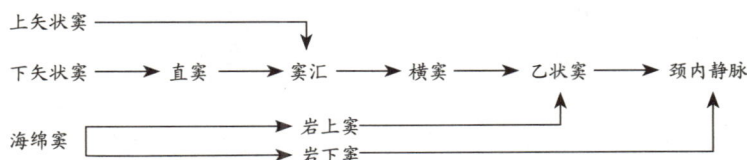

图38-5　硬脑膜窦内的血液流向

脑蛛网膜（cerebral arachnoid mater）薄而透明，无血管和神经。脑蛛网膜与硬脑膜之间存在硬膜下隙；与软脑膜之间存在蛛网膜下隙（subarachnoid space），内含脑脊液和较大血管。脑和脊髓的蛛网膜下隙互相交通。脑蛛网膜除在大脑纵裂和大脑横裂处外，均跨越脑的沟裂，故蛛网膜下隙的大小不一。其较宽大处称蛛网膜下池（subarachnoid cistern）。例如，在小脑与延髓间的小脑延髓池（cerebellomedullary cistern），临床上可在此进行蛛网膜下隙穿刺。此外，在两大脑脚之间有脚间池，视交叉前方有交叉池，中脑周围有环池，脑桥腹侧有桥池。脑蛛网膜在硬脑膜构成的上矢状窦附近形成许多"菜花状"突起，突入硬脑膜窦内，称蛛网膜颗粒（arachnoid granulations）。脑脊液通过这些颗粒渗入硬脑膜窦内，最终回流入静脉。

3. 软脑膜（cerebral pia mater） 薄而富有血管，紧贴脑的表面并深入其沟裂中，对脑的营养起重要作用。在脑室的一定部位，软脑膜及其血管与该部位脑室壁的室管膜上皮共同构成脉络组织。在某些部位，脉络组织中的血管反复分支成丛，连同其表面的软脑膜和室管膜上皮突入脑室，形成脉络丛。

第二节　脊髓和脑的血管

中枢神经系统是体内代谢最旺盛的部位，对缺氧很敏感，因此，血液供应非常丰富。大脑仅占成年人体重的2%，但脑的耗氧量却占全身总耗氧量的20%，脑血流量约占心脏搏出量的1/6。脑血流减少或中断可导致脑神经细胞的缺氧甚至坏死，造成严重的神经精神障碍。

一、脑的动脉

脑的动脉来自颈内动脉和椎动脉。以顶枕裂为界，大脑半球的前2/3和部分间脑由颈内动脉供应；大脑半球后1/3及部分间脑、脑干和小脑由椎动脉供应。故可将脑的动脉归纳为颈内动脉系和椎-基底动脉系。此两系动脉的分支可分为皮质支和中央支两类，前者营养大脑皮质及其深面的髓质，后者供应基底核、内囊及间脑等。脑动脉的特点是：颅外段直而分支少；颅内段迂曲而分支多，管壁较薄，不与静脉伴行；左侧者常较右侧发达；颈内动脉系少与颅外其他动脉交通；动脉瘤多发于颈内动脉系；动脉粥样硬化与狭窄多发于椎-基底动脉系。

（一）颈内动脉

颈内动脉（internal carotid artery）起自颈总动脉，沿颈部向上至颅底，穿过颞骨岩部的颈动脉管进入海绵窦，紧贴海绵窦的内侧壁向上。至后床突处转向前，至前床突处又向上后弯转并穿出硬脑膜而分支。故将颈内动脉的行程分为4段：颈部、岩部、海绵窦部和前床突上部。其中，海绵窦部和前床突上部合称虹吸部，常呈"U"形或"V"形弯曲，是动脉硬化的好发部位（图38-6～图38-8）。颈内动脉的主要分支有：

（1）后交通动脉（posterior communicating artery）：位于视束下方，往后行走并与大脑后动脉吻合，是颈内动脉系与椎-基底动脉系的吻合支。

（2）脉络丛前动脉（anterior choroidal artery）：沿视束下方向后行，经大脑脚与海马回钩之间向后进入侧脑室下角，终止于脉络丛。沿途发支供应外侧膝状体、内囊后肢的后下部、大脑脚底的中1/3及苍白球等结构。该动脉细小且行程较长，故易被血栓阻塞。

（3）大脑前动脉（anterior cerebral artery）：在视神经上方，向前内侧行走，进入大脑纵裂，与对侧的同名动脉借前交通动脉（anterior communicating artery）相连，然后沿胼胝体上面向后行。皮质支分布于顶枕沟以前的半球内侧面、额叶底面的一部分以及额、顶两叶上外侧面的上部；中央支自大脑前动脉的近侧段发出，经前穿质进入脑实质，供应尾状核、豆状核前部和内囊前肢。

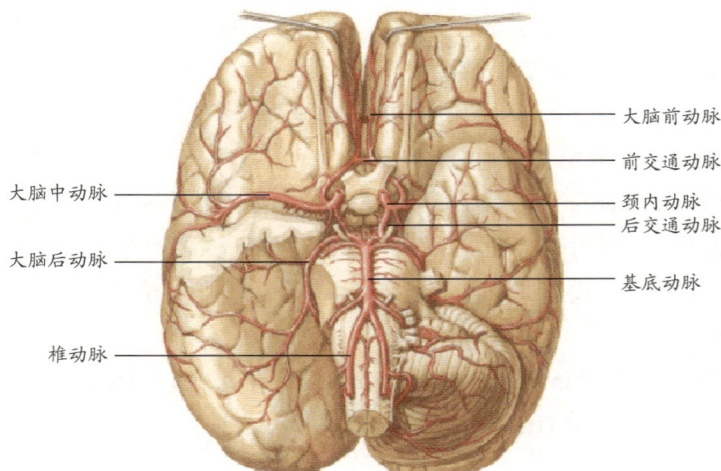

图 38-6　脑底的动脉

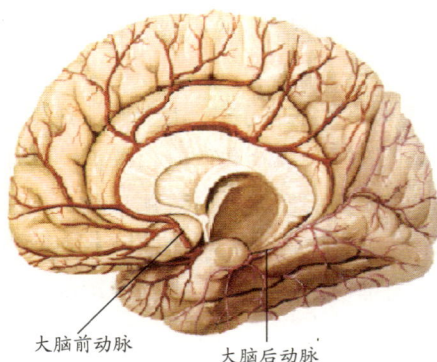

图 38-7　大脑半球的动脉（内侧面）

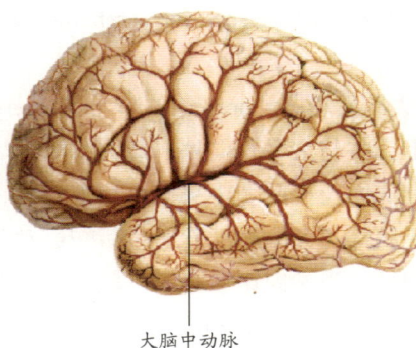

图 38-8　大脑半球的动脉（外侧面）

　　（4）大脑中动脉（middle cerebral artery）：是颈内动脉的直接延续，向外行，进入外侧沟内，分成数条皮质支，营养大脑半球上外侧面的大部分和岛叶（顶枕裂以前），包括躯体运动、躯体感觉和语言中枢。因此，该动脉阻塞会导致严重的功能障碍。大脑中动脉途经前穿质时，发出一些细小的中央支，垂直向上穿入脑实质，供应尾状核、豆状核、内囊膝和后肢的前上部。其中，沿豆状核外侧上行至内囊的豆状核纹状体动脉较粗大，在动脉硬化和高血压时容易破裂（故又称为"出血动脉"），导致脑出血（中风）（图 38-9）。

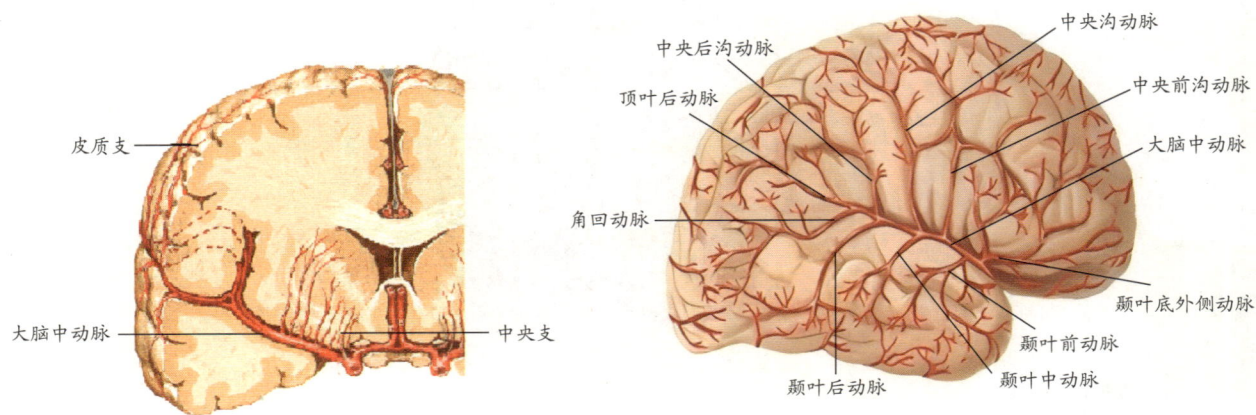

图 38-9　大脑中动脉的皮质支与中央支

（二）椎动脉

椎动脉（vertebral artery）起自锁骨下动脉，穿行于第 6 至第 1 颈椎横突孔，经枕骨大孔进入颅腔。在脑桥与延髓交界处，左右椎动脉汇合成一条基底动脉（basilar artery）。基底动脉沿脑桥腹侧面的基底沟上行，至脑桥上缘分为左、右大脑后动脉两大终支。

1. 椎动脉的主要分支

（1）脊髓前、后动脉：详见脊髓的血管部分。

（2）小脑下后动脉（posterior inferior cerebellar artery）：为椎动脉颅内段最大的分支，在两侧椎动脉汇合成基底动脉之前发出，供应小脑下面后部和延髓后外侧部。该动脉行程弯曲，较易发生栓塞，导致同侧面部浅感觉障碍、对侧躯体浅感觉障碍（交叉性麻痹）和小脑共济失调等。

2. 基底动脉的主要分支

（1）小脑下前动脉（anterior inferior cerebellar artery）：自基底动脉始段发出，供应小脑下面的前部。

（2）迷路动脉：（labyrinthine artery）：又名内听动脉，很细，伴随面神经和前庭蜗神经进入内耳门，供应内耳迷路。

（3）脑桥动脉（pontine artery）：为一些细小分支，供应脑桥基底部。

（4）小脑上动脉（superior cerebellar artery）：由近基底动脉的末端分出，绕大脑脚向后，供应小脑上部。

（5）大脑后动脉（posterior cerebral artery）：是基底动脉的终末分支，在脑桥上缘附近发出，在小脑上动脉的上方并与之平行向外，绕大脑脚向后，沿海马回钩转至颞叶和枕叶内侧面。皮质支分布于颞叶的内侧面和底面及枕叶。中央支由根部发出，由脚间窝穿入脑实质，供应背侧丘脑，内、外膝状体，下丘脑和底丘脑等。大脑后动脉通过后交通动脉与颈内动脉末端交通。大脑后动脉与小脑上动脉根部之间夹有动眼神经。当颅内压增高时，颞叶海马回钩移至小脑幕切迹下方，使大脑后动脉移位，压迫、牵拉动眼神经，可致动眼神经麻痹。

3. 大脑动脉环（cerebral arterial circle）
又称"Willis 环"，由前交通动脉、两侧大脑前动脉起始段、两侧颈内动脉末端、两侧后交通动脉和两侧大脑后动脉起始段共同组成。该环位于脑底下方、蝶鞍上方、视交叉、灰结节及乳头体周围。Willis 环使两侧颈内动脉系与椎 - 基底动脉系互相交通。当构成此环的某一动脉血流减少或被阻断时，可在一定程度上通过大脑动脉环使血液重新分配和代偿，以维持脑的营养供应和机能活动（图 38-10）。

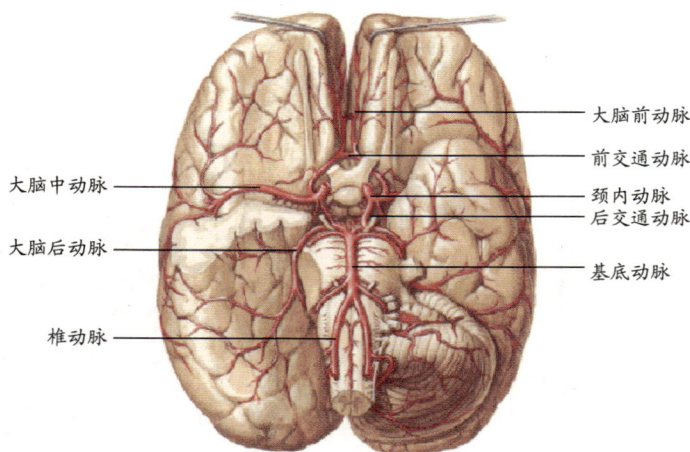

图 38-10　大脑动脉环

二、脑的静脉

脑的静脉不与动脉伴行，可分为浅、深两组，两组之间存在广泛的交通和吻合（图 38-11、图 38-12）。

浅静脉主要收集皮质及皮质下髓质的静脉血，并直接注入邻近的静脉窦（如上矢状窦、海绵窦、岩上窦、横窦等），常与颅外静脉交通。深静脉收集大脑深部的髓质、基底核、间脑、脑室脉络丛等处的静脉血。这些静脉最后汇成大脑大静脉（Galen 静脉），并在胼胝体压部的后下方向后注入直窦。浅静脉血主要汇入左横窦，深静脉血主要汇入右横窦。

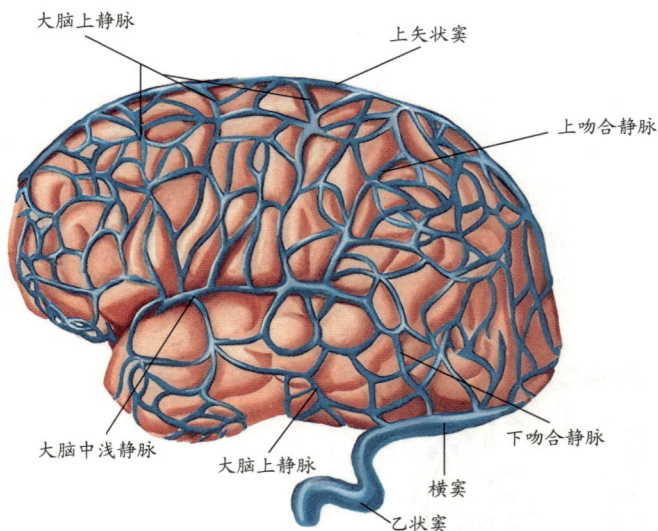

图 38-11　大脑大静脉及其属支（浅组）

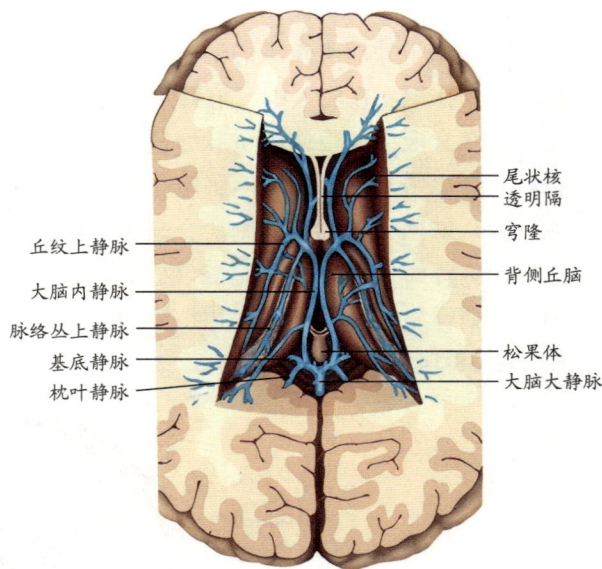

图 38-12　大脑的静脉（深组）

三、脊髓的动脉

脊髓的动脉有两个来源：①来自椎动脉发出的脊髓前动脉（anterior spinal artery）和脊髓后动脉（posterior spinal artery）。②来自一些节段性动脉，如椎动脉、肋间后动脉、腰动脉、骶外侧动脉等的脊髓支。脊髓前、后动脉在下行过程中，不断得到节段性动脉的增补，以营养脊髓。脊髓前动脉自椎动脉发出后，沿延髓腹侧下降，并向中线靠拢，在枕骨大孔上方汇成一干，沿前正中裂下行至脊髓末端。脊髓后动脉自椎动脉发出后，两条动脉向后走行，沿脊神经后根内侧平行下降，直至脊髓末端。脊髓前、后动脉之间通过横行的吻合支互相交通，形成动脉冠。由动脉冠再分支进入脊髓内部。脊髓前动脉的分支主要分布于脊髓前角、侧角、灰质连合、后角基部、前索和外侧索。脊髓后动脉的分支则分布于脊髓后角的其余部分和后索。由于脊髓的动脉供应有不同的来源，在某些部位，若两个来源的血液供应不够充分，就容易使脊髓受到损伤。这常见于两个不同来源血供的移行地带，称危险区。例如，第1—4胸节（特别是第4胸节）和第1腰节的腹侧面（图 38-13）。

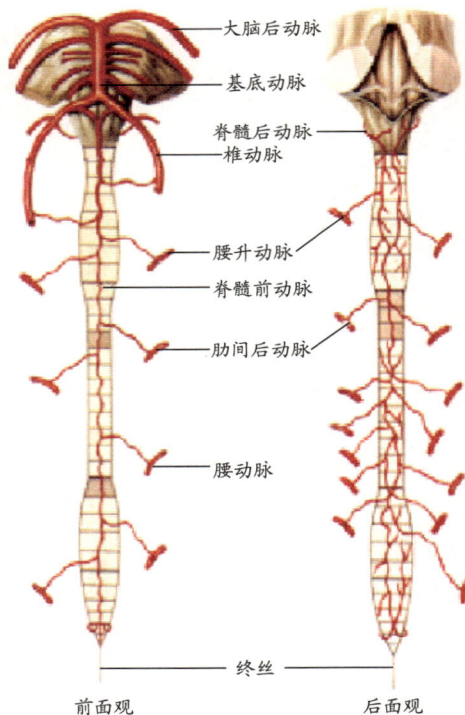

图 38-13　脊髓的动脉

四、脊髓的静脉

脊髓的静脉较动脉多且粗，收集脊髓内的小静脉，最后汇合成脊髓前、后静脉，通过前、后根静脉注入硬膜外隙的椎内静脉丛。

第三节　脑脊液及其循环

脑脊液（cerebrospinal fluid，CSF）是一种无色透明液体，充满于脑室系统、脊髓中央管和蛛网膜下隙内。它内含无机离子、葡萄糖和少量蛋白，细胞成分很少，主要为单核细胞和淋巴细胞。脑脊液的功能相当于外周组织中的淋巴，对中枢神经系统起缓冲、保护、营养、运输代谢产物以及维持正常颅内压的作用。在成人中，脑脊液总量约 150 mL，处于不断产生、循行和回流的动态平衡状态。其途径是：脑脊液主要由侧脑室脉络丛产生，经室间孔流至第三脑室，与第三脑室脉络丛产生的脑脊液混合后，经中脑水管流入第四脑室，再汇合第四脑室脉络丛产生的脑脊液一起，经第四脑室正中孔和外侧孔流入蛛网膜下隙，使脑、脊髓和脑神经、脊神经根均被脑脊液浸泡。然后，脑脊液沿蛛网膜下隙流向大脑背面，经蛛网膜颗粒和蛛网膜绒毛渗透到硬脑膜窦（主要是上矢状窦）内，最终回流入血液中。如果在脑脊液循环途径中发生阻塞，可导致脑积水和颅内压升高，进而使脑组织受压移位，甚至形成脑疝（图 38-14）。

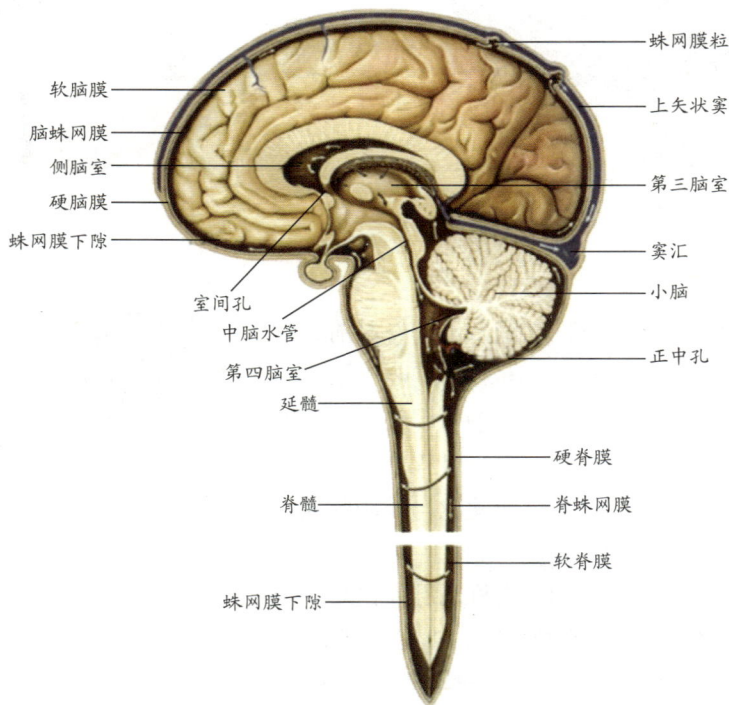

图 38-14　脑脊液循环模式图

近年来的研究证明了存在着接触脑脊液的神经元系统（CSF-contacting neuronal system）。这些神经元的胞体位于脑室腔内、室管膜内或脑实质中，通过胞体、树突或轴突直接与脑脊液接触。它们能接受脑脊液的化学和物理因素的刺激和释放神经活性物质（如肽类、胺类和氨基酸类物质）至脑脊液中，执行感受、分泌和调整的功能。因此，在脑脊液与脑组织之间存在着交流信息的神经-体液回路。临床上，往往通过抽取脑脊液，从而进行对神经系统疾病检测和诊断，或将脑室内给药作为一种有效的治疗途径。

第四节　脑屏障

　　神经系统，尤其是中枢神经系统，其神经语言的机能活动的正常进行，要求其周围的微环境保持一定的稳定性。为此，脑屏障（brain barrier）在结构上限制了血液和脑脊液中的物质进入脑组织。脑屏障主要由以下 3 部分组成（图 38-15）。

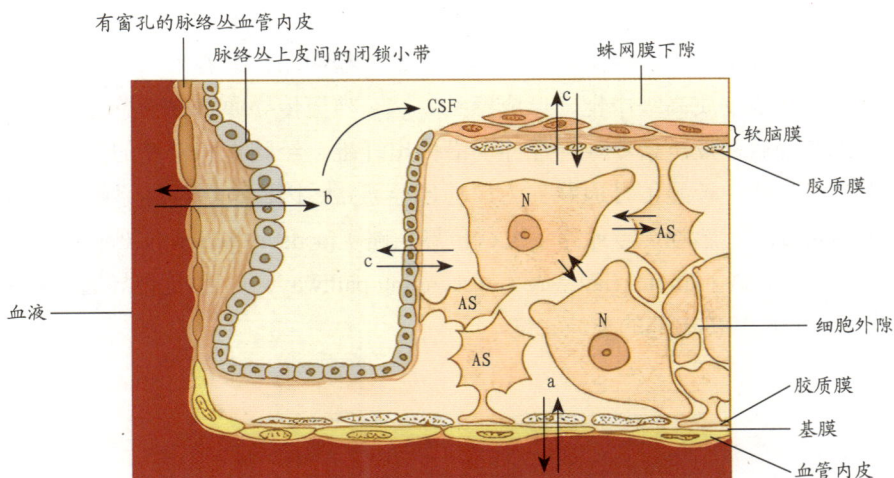

图 38-15　脑屏障的结构和位置关系

　　1.血 - 脑屏障（blood-brain barrier，BBB）　位于血液与脑、脊髓的神经细胞之间，其结构基础包括：①脑和脊髓内的毛细血管内皮细胞无窗孔，内皮细胞之间紧密连接，使大分子不能通过，但水和某些离子仍能通过；②连续的毛细血管基膜；③毛细血管基膜外有星形胶质细胞终足包裹。

　　2.血 - 脑脊液屏障（blood-CSF barrier）　位于脑室脉络丛的血液与脑脊液之间，其结构基础主要是脉络丛上皮细胞之间有闭锁小带（属紧密连接）相连。但脉络丛的毛细血管内皮细胞上有窗孔，故仍具有一定的通透性。

　　3.脑脊液 - 脑屏障（CSF-brain barrier）　位于脑室和蛛网膜下隙的脑脊液与脑、脊髓的神经细胞之间，其结构基础为室管膜上皮、软脑膜和软膜下胶质膜。但室管膜上皮之间主要为缝隙连接，不能有效地限制大分子通过，软脑膜的屏障作用也很低。因此，脑脊液的化学成分与脑组织细胞外液的成分大致相同。

　　脑屏障的机能意义：在正常情况下，脑屏障维持脑和脊髓的相对稳定性，使其免受内、外界环境的物理和化学因素的影响。在脑屏障受到损伤（如外伤、炎症、血管病）时，脑屏障的通透性改变可能导致脑和脊髓的神经细胞直接受到各种致病因素的攻击，出现脑水肿、脑出血、免疫异常等严重后果。

　　然而，无论从结构上或功能上看脑屏障都只是相对的。这不仅因为脑的某些部位缺乏血脑屏障，而且由于在脑屏障的 3 个组成部分中，脑脊液 - 脑屏障最不完善，使脑脊液和脑内神经元的细胞外液能互相交通。即使是真正存在血脑屏障的部位，也并非"天衣无缝"。已有报道，T 淋巴细胞在被抗原激活后，能产生并分泌内皮糖苷酶，降解内皮细胞周围的基膜，并以变形的方式自内皮细胞之间逸出毛细血管，进入脑组织中，发挥免疫监视作用。这种相对性使人体内三大调节系统（免疫、神经、内分泌）的物质之间的交流在中枢神经系内也同样存在，形成神经 - 免疫 - 内分泌网络（neuro-immuno-endocrine network），在全面调节人体的各种机能活动中起着重要作用。

（昆明医科大学第一附属医院　庞爱兰）

第三十九章　神经系统的传导通路

感受器接受机体内、外环境的各种刺激，并将其转变成神经冲动，沿着传入神经元传递至中枢神经系统的相应部位，最后至大脑皮质高级中枢，形成感觉。这一神经传导通路称为感觉传导通路。大脑皮质对这些感觉信息分析整合后，发出指令。神经冲动沿传出纤维，经脑干和脊髓的运动神经元到达躯体和内脏效应器，产生效应。这一神经传导通路称为运动传导通路。因此，在神经系统内存在着两大类神经传导通路（neutral pathway）：感觉传导通路（上行传导通路）[sensory pathway（ascending pathway）]和运动传导通路（下行传导通路）[motor pathway（descending pathway）]。感觉传导通路和运动传导通路分别是反射弧组成中的传入部和传出部的神经元链。

第一节　感觉传导通路

感觉传导通路包括躯体感觉传导通路和内脏感觉传导通路，在此仅介绍躯体感觉传导通路，内脏感觉传导通路参见内脏神经系统。

一、本体感觉传导通路

所谓本体感觉是指肌、腱、关节等运动器官本身在不同状态（运动或静止）时产生的感觉（例如人在闭眼时能感知身体各部的位置）。因位置较深，又称为深部感觉。此外，在本体感觉传导通路中，还传导皮肤的精细触觉（如辨别两点距离和物体的纹理粗细等）。

1. 意识性本体感觉传导通路　由 3 级神经元组成。第 1 级神经元为脊神经节细胞，其周围突分布于肌、腱、关节等处本体觉感受器和皮肤的精细触觉感受器，中枢突经脊神经后根的内侧部进入脊髓后索，分为长的升支和短的降支。其中来自 T_5 以下的升支走在后索的内侧部，形成薄束；来自 T_4 以上的升支行于后索的外侧部，形成楔束。两束上行，分别止于延髓的薄束核和楔束核。第 2 级神经元的胞体在薄、楔束核内，由此二核发出的纤维向前绕过中央灰质的腹侧，在中线上与对侧的交叉，称内侧丘系交叉，交叉后的纤维呈前后排列行于延髓中线两侧、锥体束的背方，再转折向上，称内侧丘系。内侧丘系在脑桥居被盖的前缘，在中脑被盖则居红核的外侧，最后止于背侧丘脑的腹后外侧核。第 3 级神经元的胞体在腹后外侧核，发出纤维经内囊后肢主要投射至中央后回的中、上部和中央旁小叶后部，部分纤维投射至中央前回。此通路若在不同部位（脊髓或脑干）损伤，则患者在闭眼时不能确定相应部位各关节的位置和运动以及两点间的距离（图 39-1）。

2. 非意识性本体感觉传导通路　实际上是反射通路的上行部分，为传入小脑的本体感觉，由两级神经元组成。第 1 级神经元为脊神经节内假单极神经元，其周围突分布于肌、腱、关节的本体感受器，中枢突经脊神经后根的内侧部进入脊髓，终止于 $C_8 \sim L_2$ 的胸核和腰骶膨大第 Ⅴ ~ Ⅶ 层外侧部。由胸核发出的第 2 级纤维在同侧侧索组成脊髓小脑后束，向上经小脑下脚进入旧小脑皮质；由腰骶膨大第 Ⅴ ~ Ⅶ 层外侧部发出的第 2 级纤维组成对侧和同侧的脊髓小脑前束，经小脑上脚止于旧小脑皮质。以上第 2 级神经元传导躯干（除颈部外）和下肢的本体感觉。传导上肢和颈部的本体感觉的第 2 级神经元胞体在颈膨大部第Ⅵ、Ⅶ层和延髓的楔束副核，这两处神经元发出的第 2 级纤维也经小脑下脚进入旧小脑皮质。

二、痛、温觉和粗触觉传导通路

痛、温觉和粗触觉传导通路又称浅感觉传导通路，由 3 级神经元组成。

1. 躯干、四肢的痛、温觉和粗触觉传导通路　第 1 级神经元为脊神经节细胞，其周围突分布于躯干、四肢皮肤内的感受器，中枢突经后根进入脊髓。其中，传导痛、温觉的纤维（细纤维）在后根的外侧部入脊髓背外侧束，再终止于第 2 级神经元；传导粗触觉的纤维（粗纤维）经后根内侧部进入脊髓后索，再终止于第 2 级神经元。第 2 级神经元胞体主要位于胶状质和后角固有核，它们发出纤维经白质前连合，上升 1 ~ 2 个节段到对侧的外侧索和前索内上行，组成脊髓丘脑侧束和脊髓丘脑前束（侧束的纤维来自胶状质，传导痛、温觉；前束的纤维来自后角固有核，传导粗触觉）。脊髓丘脑束上行，经延髓下橄榄核的背外侧，脑桥和中脑内侧丘系的外侧，终止于背侧丘脑的腹后外侧核。第 3 级神经元的胞体在背侧丘脑的腹后外侧核，它们发出纤维称丘脑上辐射，经内囊后肢投射到中央后回中、上部和中央旁小叶后部。在脊髓内，脊髓丘脑束纤维的排列有一定的次序：自外向内、由浅入深，依次排列着来自骶、腰、胸、颈部的纤维。因此，当脊髓内肿瘤压迫一侧脊髓丘脑束时，痛、温觉障碍首先出现在身体对侧上半部，然后逐渐波及下半部。若受到脊髓外肿瘤压迫，则感觉障碍的发生次序相反（图 39-2）。

2. 头面部的痛、温觉和触觉传导通路　第 1 级神经元为三叉神经节内假单极神经元，其周围突经三叉神经分布于颅内脑膜，以及头顶—外耳门—下颌角连线以前的头面部皮肤及口鼻腔黏膜的有关感受器；中枢突经三叉神经根入脑桥，传导痛、温觉的纤维再下降为三叉神经脊束，止于三叉神经脊束核；传导触觉的纤维终止于三叉神经脑桥核。第 2 级神经元的胞体在三叉神经脊束核和三叉神经脑桥核内，它们发出纤维交叉到对侧，组成三叉丘系，止于背侧丘脑的腹后内侧核。第 3 级神经元的胞体在背侧丘脑的腹后内侧核，发出纤维经内囊后肢，投射到中央后回下部。在此通路中，若三叉丘系以上受损，则导致对侧头面部痛、温觉和触觉障碍；若三叉丘系以下受损，则同侧头面部痛、温觉和触觉发生障碍（图 39-3）。

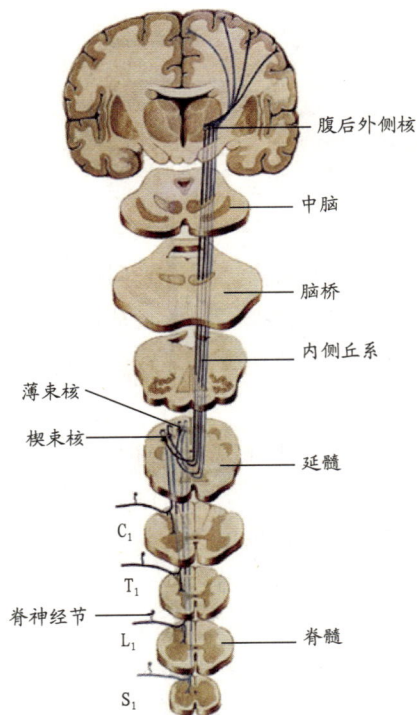

图 39-1　躯干和四肢意识性本体感觉
传导通路

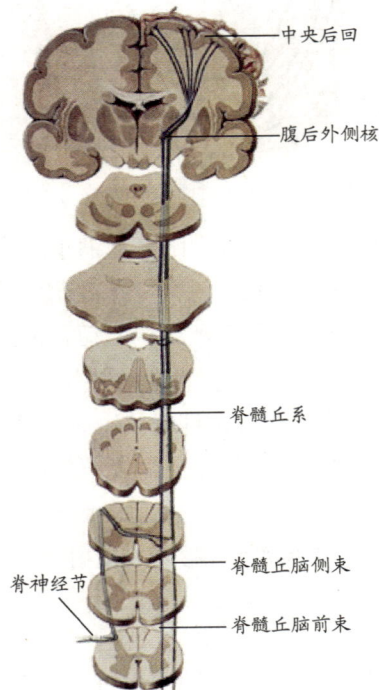

图 39-2　躯干和四肢浅感觉传导通路

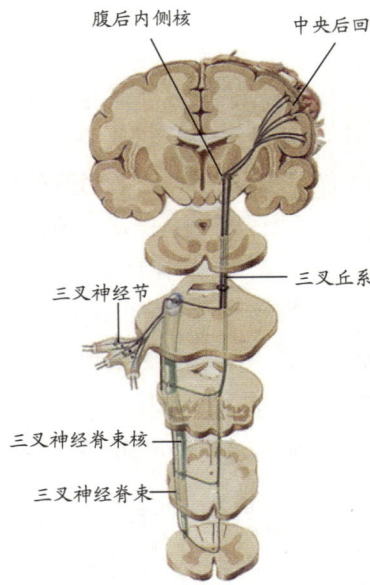

图 39-3　头面部浅感觉传导通路

三、视觉传导通路和瞳孔对光反射通路

1. 视觉传导通路　在眼球视网膜内的视锥细胞和视杆细胞为光感受器细胞。双极神经元为第 1 级神经元。节细胞为第 2 级神经元，其轴突在视神经盘处汇集成视神经。视神经经视神经管入颅腔，形成视交叉后，延为视束。在视交叉中，来自两眼视网膜鼻侧半的纤维交叉，交叉后加入对侧视束；来自视网膜颞侧半的纤维不交叉，进入同侧视束。因此，左侧视束内含有来自两眼视网膜左侧半的纤维，右侧视束内含有来自两眼视网膜右侧半的纤维。视束绕大脑脚向后，主要终止于外侧膝状体。第 3 级神经元胞体在外侧膝状体内，由外侧膝状体核发出纤维组成视辐射（optic radiation），经内囊后肢投射到端脑距状沟两侧的视区（纹区），产生视觉。在视束中，还有少数纤维经上丘臂终止于上丘和顶盖前区。上丘发出的纤维组成顶盖脊髓束，下行至脊髓，完成视觉反射。顶盖前区与瞳孔对光反射通路有关。当视觉传导通路在不同部位受损时，可引起不同的视野缺损：①一侧视神经损伤可致该侧视野全盲；②视交叉中交叉纤维损伤可致双眼视野颞侧半偏盲；③一侧视交叉外侧部的不交叉纤维损伤，则患侧视野的鼻侧半偏盲；④一侧视束以后的部位（视辐射，视区皮质）受损，可致双眼对侧视野同向性偏盲（如右侧受损则右眼视野鼻侧半和左眼视野颞侧半偏盲）（图 39-4）。

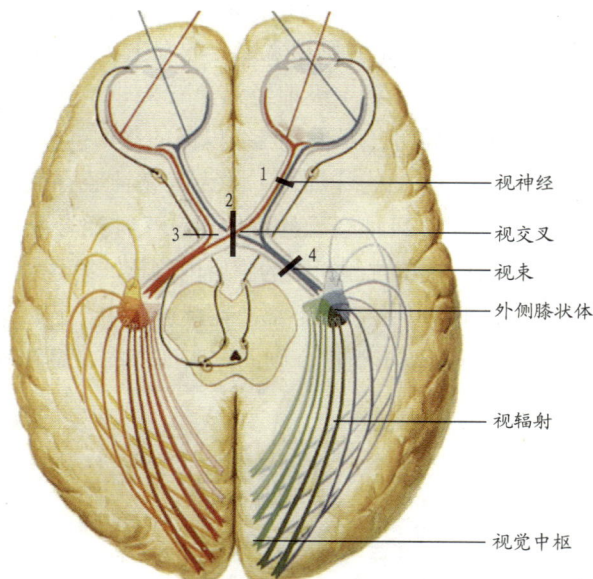

图 39-4　视觉传导通路和瞳孔对光反射通路

2. 瞳孔对光反射通路　光照一侧瞳孔，引起两眼瞳孔缩小的反应称为瞳孔对光反射。光照侧的反应称直接对光反射，未照射侧的反应称间接对光反射。瞳孔对光反射的通路如下：视网膜→视神经→视交叉→两侧视束→上丘臂→顶盖前区→两侧动眼神经副核→动眼神经→睫状神经节→节后纤维→瞳孔括约肌收缩→两侧瞳孔缩小。

掌握瞳孔对光反射通路，能够帮助我们更清楚理解神经损伤时的具体表现。例如，一侧视神经受损时，传入信息中断，光照患侧瞳孔，两侧瞳孔均不缩小；但光照健侧瞳孔，则两眼对光反射均存在（此即患侧直接对光反射消失，间接对光反射存在）。又如，一侧动眼神经受损时，由于传出信息中断，无论光照哪一侧瞳孔，患侧对光反射都消失（患侧直接及间接对光反射消失），但健侧的直接、间接对光反射存在。

四、听觉传导通路

听觉传导的第 1 级神经元为蜗螺旋神经节内的双极神经元，其周围突分布于内耳的螺旋器（Corti器）；中枢突组成蜗神经，与前庭神经一道，在延髓、脑桥交界处入脑，止于蜗神经前核和后核。第 2

级神经元胞体在蜗神经背侧核和腹侧核，发出纤维大部分在脑桥内经斜方体并交叉至对侧，至上橄榄核外侧折向上行，形成外侧丘系。外侧丘系的纤维经中脑被盖的背外侧部大多数止于下丘。第 3 级神经元胞体在下丘，其纤维经下丘臂止于内侧膝状体。第 4 级神经元胞体在内侧膝状体，发出纤维组成听辐射（acoustic radiation），经内囊后肢，止于大脑皮质颞横回的听区（图 39-5）。

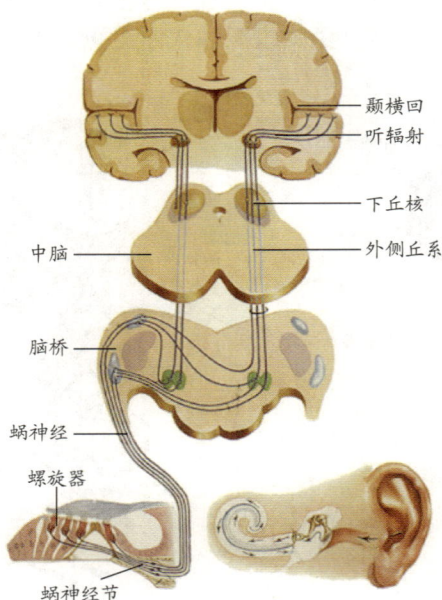

图 39-5　听觉传导通路

　　少数蜗神经腹侧核和背侧核发出的纤维不交叉，进入同侧外侧丘系；也有少数外侧丘系的纤维直接止于内侧膝状体；还有一些蜗神经核发出的纤维在上橄榄核交换神经元，然后加入同侧的外侧丘系。因此，听觉冲动是双侧传导。若一侧通路在外侧丘系以上受损，不会产生明显的症状，但若损伤了蜗神经、内耳或中耳，将导致听觉障碍。

　　听觉的反射中枢在下丘。下丘神经元发出纤维到上丘，再由上丘神经元发出纤维，经顶盖脊髓束下行至脊髓的前角细胞，完成听觉反射。

　　此外，大脑皮质听觉区还可发出下行纤维，经听觉通路上的各级神经元中继，影响内耳螺旋器的感受功能，形成听觉通路上的抑制性反馈调节。

五、平衡觉传导通路

　　平衡觉传导通路的第 1 级神经元是前庭神经节内的双极神经元，其周围突分布于内耳球囊斑、椭圆囊斑和半规管的壶腹嵴；中枢突组成前庭神经，与蜗神经一道入脑桥，止于前庭神经核群。由前庭神经核群发出纤维至中线两侧组成内侧纵束。由前庭神经核群发出的第 2 级纤维向大脑皮质的投射径路不明，可能是在背侧丘脑的腹后核换神经元，再投射到颞上回前方的大脑皮质。其中，上升的纤维止于动眼、滑车和展神经核，完成眼肌前庭反射（如眼球震颤）；下降的纤维至副神经脊髓核和上段颈髓前角细胞，完成转眼、转头的协调运动。此外，由前庭外侧核发出纤维组成前庭脊髓束，完成躯干、四肢的姿势反射（伸肌兴奋、屈肌抑制）。由前庭神经核群还发出纤维与部分由前庭神经直接来的纤维，共同经小脑下脚（绳状体）进入小脑，参与平衡调节。前庭神经核还发出纤维与脑干网状结构、迷走神经背核及疑核联系。因此，当平衡觉传导通路或前庭器受刺激时，可引起眩晕、呕吐、恶心等症状。

第二节　运动传导通路

运动传导通路是指从大脑皮质至躯体运动效应器和内脏活动效应器的神经联系。从大脑皮质至躯体运动效应器（骨骼肌）的神经通路，称为躯体运动传导通路，包括锥体系和锥体外系。从大脑皮质至内脏活动效应器（心肌、平滑肌、腺体、免疫组织和代谢组织等）的神经通路，为内脏运动传导通路（图 39-6）。

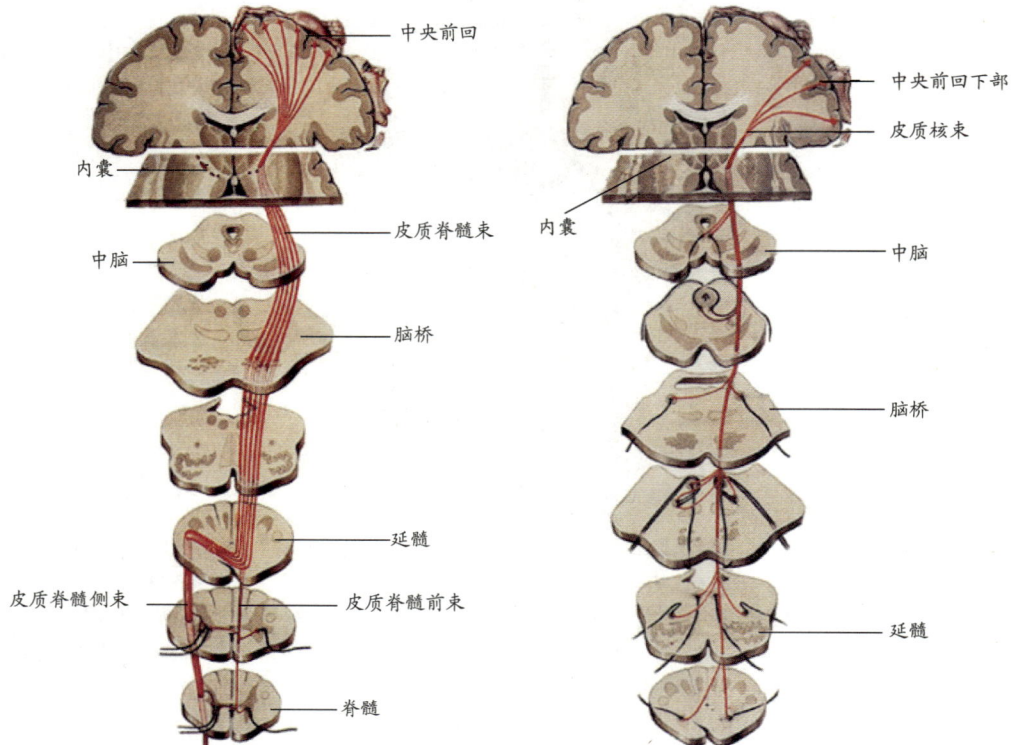

图 39-6　锥体系中的皮质脊髓束与皮质核束

一、锥体系

锥体系（pyramidal system）由位于中央前回和中央旁小叶前部的巨型锥体细胞（Betz 细胞）和其他类型的锥体细胞以及位于额、顶叶部分区域的锥体细胞组成。上述神经元的轴突共同组成锥体束（pyramidal tract）。其中，下行至脊髓的纤维束称为皮质脊髓束；止于脑干脑神经运动核的纤维束称皮质核束。

1. 皮质脊髓束（corticospinal tract）　由中央前回上、中部和中央旁小叶前半部等处皮质的锥体细胞轴突集中而成，下行经内囊后肢的前部、大脑脚底中 3/5 的外侧部和脑桥基底部至延髓锥体，在锥体下端，75% ～ 90% 的纤维交叉至对侧，形成锥体交叉，交叉后的纤维继续于对侧脊髓外侧索内下行，称皮质脊髓侧束。此束沿途发出侧支并陆续终止于同侧脊髓各节的前角细胞（可达骶节），支配四肢肌。在延髓锥体，皮质脊髓束小部分未交叉的纤维在同侧脊髓前索内下行，称皮质脊髓前束。该束仅达胸节，并经白质前连合逐节交叉至对侧，终止于前角细胞，支配躯干和四肢骨骼肌的运动。皮质脊髓前束中有一部分纤维始终不交叉而止于同侧脊髓前角细胞，支配躯干肌。因此，躯干肌是受两侧大脑皮质支配的。一侧皮质脊髓束在锥体交叉前受损，主要引起对侧肢体瘫痪，躯干肌运动没有明显影响。实际上，皮质脊髓束只有 10% ～ 20% 的纤维直接终止于前角细胞，大部分纤维经中间神经元与前角细胞联系。

2. 皮质核束（corticonuclear tract）　主要由中央前回下部的锥体细胞的轴突集合而成，下行经内囊膝部至大脑脚底中 3/5 的内侧部，由此向下，陆续分出纤维，大部分终止于双侧脑神经运动核（动眼神经核、滑车神经核、展神经核、三叉神经运动核、面神经运动核、疑核和副神经脊髓核），支配眼外肌、咀嚼肌、面上部表情肌、胸锁乳突肌、斜方肌和咽喉肌。小部分纤维完全交叉到对侧，终止于面神经运动核支配面下部肌的细胞群和舌下神经核，支配面下部表情肌和舌肌。因此，除支配面下部肌的面神经运动核和舌下神经核为单侧（对侧）支配外，其他脑神经运动核均接受双侧皮质核束的纤维。一侧上运动神经元受损，可产生对侧眼裂以下的面肌和对侧舌肌瘫痪，表现为病灶对侧鼻唇沟消失，口角低垂并向病灶侧偏斜，流涎，不能做鼓腮、露齿等动作，伸舌时舌尖偏向病灶对侧。一侧面神经下运动神经元受损，可致病灶侧所有面肌瘫痪，表现为额横纹消失、眼不能闭、口角下垂、鼻唇沟消失等。一侧舌下神经下运动神经元受损，可致病灶侧全部舌肌瘫痪，表现为伸舌时舌尖偏向病灶侧。

　　锥体系的任何部位损伤都可引起其支配区的随意运动障碍，出现瘫痪，可分两类：①上运动神经元损伤（核上瘫）：指脊髓前角细胞和脑神经运动核以上的锥体系损伤，表现为随意运动障碍，肌张力增高，故称痉挛性瘫痪（硬瘫），这是由于上运动神经元对下运动神经元的抑制作用丧失的缘故（脑神经核上瘫时肌张力增高不明显），但早期肌肉不萎缩（因未失去其直接神经支配）。此外，还会出现深反射亢进（因失去高级控制），浅反射（如腹壁反射、提睾反射等）减弱或消失（因锥体束的完整性被破坏）和出现因锥体束的功能受到破坏所致的病理反射（如 Babinski 征）等。②下运动神经元损伤（核下瘫）：系指脊髓前角细胞和脑神经运动核及其以下的锥体系损伤，表现为因失去神经直接支配所致的肌张力降低，随意运动障碍，又称弛缓性瘫痪。神经营养障碍，还会导致肌肉萎缩。因所有反射弧均中断，故浅反射和深反射都消失，也不出现病理反射（图 39-7）。

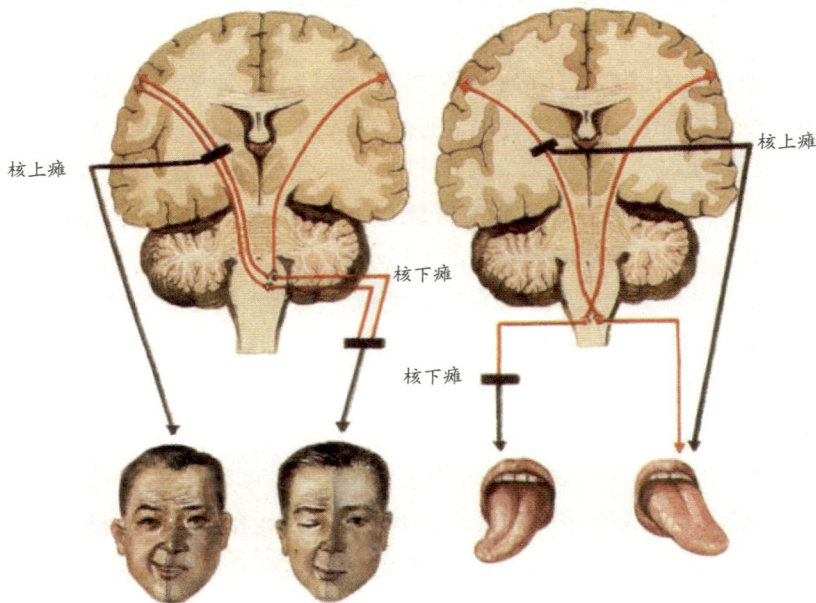

图 39-7　核上瘫和核下瘫

二、锥体外系

　　锥体外系（extrapyramidal system）是指锥体系以外影响和控制躯体运动的所有传导路径，其结构十分复杂，包括大脑皮质、纹状体、背侧丘脑、底丘脑、红核、黑质、脑桥核、前庭核、小脑和脑干网状结构等以及它们的纤维联系。锥体外系的纤维最后经红核脊髓束、网状脊髓束等中继，下行终止于脑神经运动核和脊髓前角细胞。在种系发生上，锥体外系是较古老的结构，从鱼类开始出现，在鸟类成为控制全身运动的主要系统。但到了哺乳类，尤其是人类，由于大脑皮质和锥体系的高度发展，锥体外系逐渐处于从属地位。人类锥体外系的主要机能是调节肌张力、协调肌肉活动、维持体态姿势和习惯性动作（例如走路时双臂自然协调地摆动）等。锥体系和锥体外系在运动功能上是互相不可分割的一个整体。

一方面，只有在锥体外系使肌张力保持稳定协调的前提下，锥体系才能完成一些精确的随意运动，如写字、刺绣等。另一方面，锥体外系对锥体系也有一定的依赖性。例如，有些习惯性动作开始是由锥体系发动起来的，然后才处于锥体外系的管理之下。主要的锥体外系通路包括：

（1）皮质-新纹状体-背侧丘脑-皮质环路：该环路对发出锥体束的皮质运动区的活动有重要的反馈调节作用。

（2）新纹状体-黑质环路：自尾状核和壳发出纤维，止于黑质，再由黑质发出纤维返回尾状核和壳。黑质神经细胞能产生和释放多巴胺，当黑质病变后，使纹状体内的多巴胺含量降低，是帕金森病（震颤麻痹）的重要病理变化之一。

（3）苍白球-底丘脑环路：苍白球发出纤维止于底丘脑核，后者发出纤维经同一途径返回苍白球，对苍白球发挥抑制性反馈作用。一侧底丘脑核受损，丧失对同侧苍白球的抑制，对侧肢体出现大幅度颤搐。

（4）皮质-脑桥-小脑-皮质环路：此环路是锥体外系中的重要反馈环路之一，尤其在人类最为发达。由于小脑还接受来自脊髓的本体感觉纤维，因而能更好地协调和共济肌肉运动。此环路中的任何部位损伤，都会导致共济失调，表现为行走蹒跚和醉汉步态等。

第三节　神经系统的化学通路

突触作为神经传导通路的关键部位，其绝大多数是化学性的。神经传导通路活动的本质是电信号和化学信号的协同作用。神经系统中一些重要的化学通路（chemical pathway）如下。

1. 胆碱能通路　以乙酰胆碱为神经递质。乙酰胆碱在神经元胞体内合成，经轴浆运输至末梢，贮存于突触囊泡。当神经冲动抵达末梢时，乙酰胆碱从囊泡中释放，随后作用于靶细胞。神经系统内胆碱能通路分布十分广泛，主要有：①运动传导通路中的下运动神经元（脑神经运动核和脊髓前角细胞），控制随意运动。②脑干网状结构非特异上行激动系统。③背侧丘脑至大脑皮质的特异性感觉投射。④交感神经节前神经元，副交感神经节前和节后神经元，司内脏活动。

2. 胺能通路　含有胺类神经递质，包括：①儿茶酚胺（去甲肾上腺素、肾上腺素和多巴胺）；② 5- 羟色胺；③组胺。

3. 氨基酸能通路　参与神经传导的氨基酸有兴奋性和抑制性两类，前者包括天冬氨酸、谷氨酸；后者包括 γ- 氨基丁酸（GABA）、甘氨酸和牛磺酸。其中，以 GABA 能通路分布最广。GABA 能通路包括：①纹状体-黑质通路，由纹状体（主要是苍白球）至黑质。②隔区-海马通路。③小脑-前庭外侧核通路。④小脑皮质-小脑深核往返通路。⑤下丘脑乳头体-新皮质通路。⑥黑质-上丘通路。⑦广泛存在的局部固有通路。

4. 肽能通路　在中枢和周围神经系统内广泛存在着多种肽类物质，它们执行着神经递质或调质的功能。

（昆明医科大学第一附属医院　庞爱兰）

第四十章　头部的局部解剖学

第一节　头部

头部由后上方的颅部与前下方的面部组成。颅部容纳脑及其被膜；面部有视器、位听器（耳）、口、鼻等器官。头部的血液供应来自颈内动脉、颈外动脉和椎动脉，经颈内静脉、颈外静脉回流至心脏。淋巴引流直接或最终汇入颈深淋巴结，神经主要是脑神经以及部分脊神经。

一、境界与分区

头部与颈部以下颌骨下缘、下颌角、乳突尖端、上项线和枕外隆凸的连线为界。头部以眶上缘、颧弓上缘、外耳门上缘至乳突的连线为界，分为后上方的颅部和前下方的面部。颅部的内腔称为颅腔，容纳脑及其被膜。面部有视器、位听器（耳）、口、鼻等器官。面部可划分为眶区、鼻区、口区和面侧区。面侧区进一步细分为颊区、腮腺咬肌区和面侧深区等几个区域。

二、重要体表标志

（一）体表标志

颅骨的前面观和侧面观如图 40-1、图 40-2 所示。

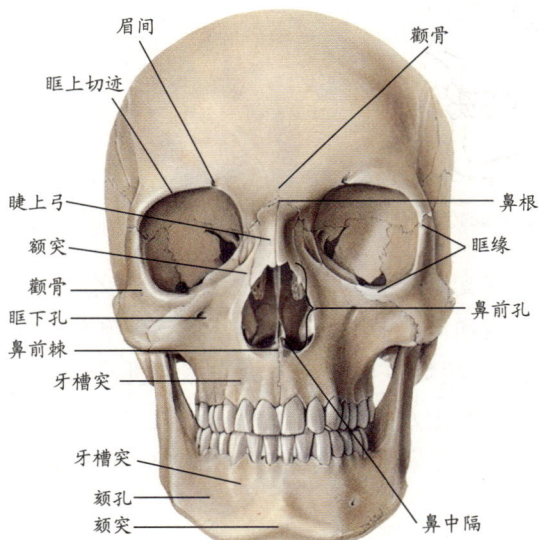

图 40-1　颅骨的前面观

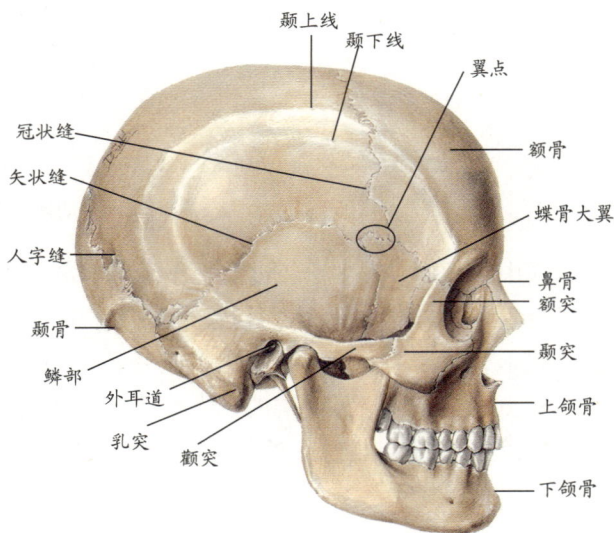

图 40-2　颅骨的侧面观

1. 眉弓（superciliary arch）　位于眶上缘上方的弓状隆起，适对大脑额叶的下缘，其内侧份的深面有额窦。

2. 眶上切迹（supra-orbital notch）　位于眶上缘的内、中 1/3 交界处，眶上血管和神经由此通过。

3. 眶下孔（infra-orbital foramen）　位于眶下缘中点下方约 1 cm 处，眶下血管及神经由此穿出。

4. 颏孔（mental foramen）　位于下颌第二前磨牙根下方，在下颌体上、下缘连线的中点，距正中线约 2.5 cm 处。有颊血管和神经通过，是进行颊神经麻醉的穿刺部位。

5. 翼点（pterion） 位于颧弓中点上方约二横指处，额、顶、颞、蝶四骨在此相接，多呈"H"形。翼点是颅骨的薄弱部分，内面有脑膜中动脉前支通过，此处受暴力打击时，易发生骨折，并常伴有上述动脉的撕裂出血，形成硬膜外血肿。

6. 颧弓（zygomatic arch） 颧弓下缘与下颌切迹间的半月形中点，为咬肌神经封闭及上、下颌神经阻滞麻醉的进针点。

7. 乳突（mastoid process） 位于耳垂后方，其根部的前内方茎乳孔，面神经由此孔出颅。在乳突后部的内面有乙状窦沟，容纳乙状窦。在进行乳突根治术时，应注意避免损伤面神经和乙状窦。

8. 枕外隆凸（external occipital protuberance） 与枕骨内面的窦汇相对应。施行颅后窝开颅术时，若沿枕处隆凸做正中切口，应注意勿伤及导血管和窦汇，以免导致大出血。

（二）体表投影

为了判定脑膜中动脉和大脑半球背外侧面主要沟回的体表投影，通常先确定以下 6 条标志线。①下水平线：通过眶下缘与外耳门上缘的连线；②上水平线：通过眶上缘与下水平线平行的直线；③矢状线：从鼻根经颅顶中点至枕外隆突所做的连线；④前垂直线：经颧弓中点与水平线垂直的垂线；⑤中垂直线：经下颌骨髁突中点的垂线；⑥后垂直线：经乳突基部后缘的垂线（图 40-3）。

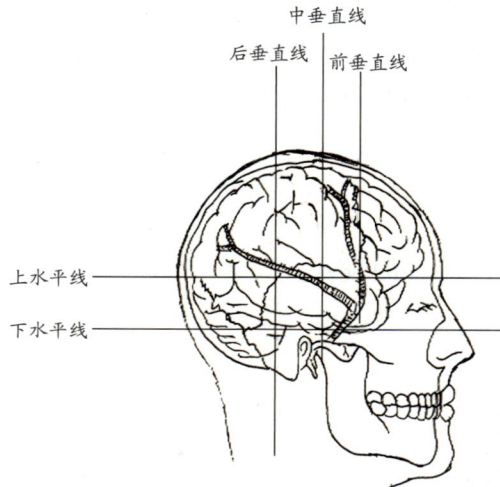

图 40-3 脑膜中动脉、大脑主要沟回的体表投影

脑膜中动脉的投影主干经过前垂直线与下水平线交点；前支通过前垂直线与上水平线的交点；后支则经过后垂直线与上水平线的交点。中央沟的投影在前垂直线和上水平线的交点与后垂直线和矢状线交点的连线上，位于中、后垂直线之间的一段。中央前、后回的投影分别位于中央沟体表投影线的前后各 1.5 cm 处的范围内。外侧沟的投影相当于平分中央沟投影线与上水平线夹角的等分线处。大脑下缘的投影为鼻根中点上方 1.25 cm 处向外，沿眶上缘向后，经颧弓上缘、外耳门上缘至枕外隆突的连线。

第二节 面部

面部可划分为眶区、鼻区、口区和面侧区，面侧区又分为颊区、腮腺咬肌区和面侧深区。

一、面部浅层结构

1. 皮肤与浅筋膜　面部皮肤薄而柔软，富有弹性，含有较多的皮脂腺、汗腺和毛囊，是皮脂腺囊肿和疖肿的多发部位。睑部皮肤最薄，皮下浅筋膜组织疏松，一般不含脂肪，易出现水肿。浅筋膜由疏松结缔组织构成并含有脂肪组织，可以分为3层：浅层为疏松的纤维层，以眼睑部最为疏松，容易出现水肿；中层为含有大量脂肪组织的脂肪层，其中颊部脂肪聚成的团块，成为颊脂体；深层主要为面肌。手术时应将皮肤、面肌分层缝合，以免瘢痕过大。浅筋膜内有表情肌神经、血管和腮腺管穿行。面部皮肤血液供应丰富，创伤时出血较多，但创口容易愈合，抗感染能力较强。皮肤有与深部面肌走向基本一致的皮纹，如口裂、眼裂周围的皮纹呈环状，耳郭周围的皮纹呈放射状，并随着年龄增长皮纹逐渐明显。因此，面部手术切口应尽可能与皮纹走向一致，以减少愈合后的瘢痕（图40-4）。

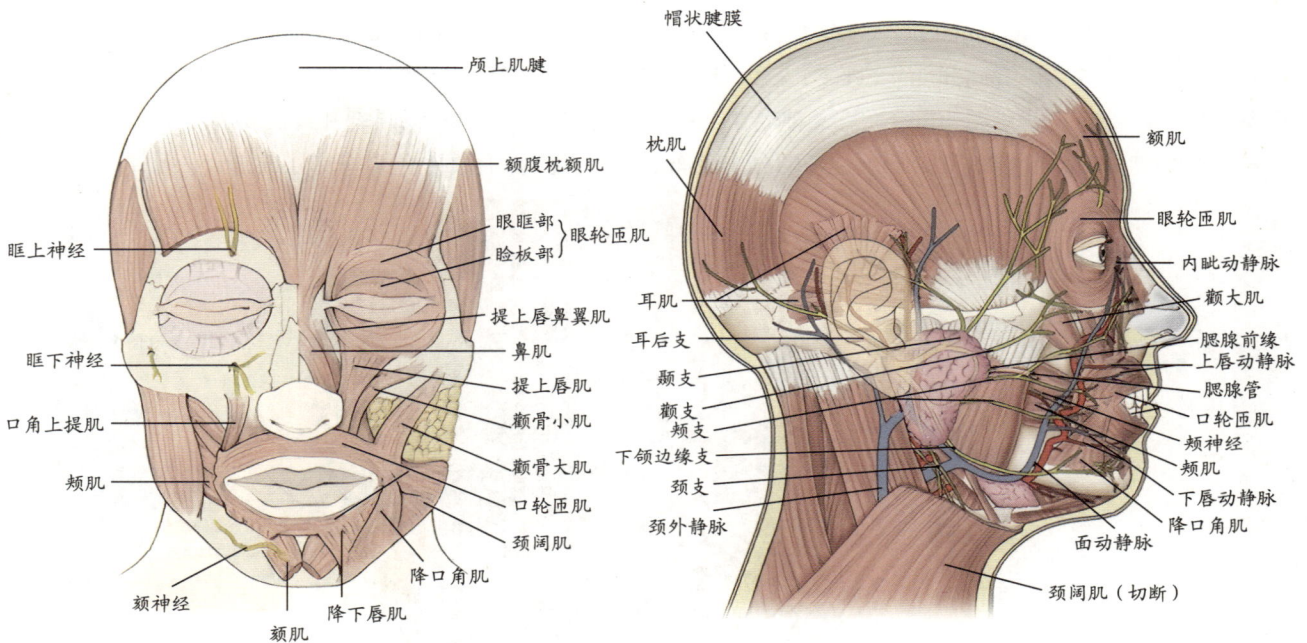

图 40-4　面部浅层结构

2. 面肌　又称表情肌，属于皮肌，主要围绕在眼裂、口裂和鼻孔的周围，起于骨或筋膜，止于皮肤，收缩时使面部产生各种表情。由面神经支配，面神经受损时可引起面瘫。

3. 血管、淋巴及神经

（1）血管。分布于面部浅层的主要动脉为面动脉，静脉回流入面静脉（图40-5）。

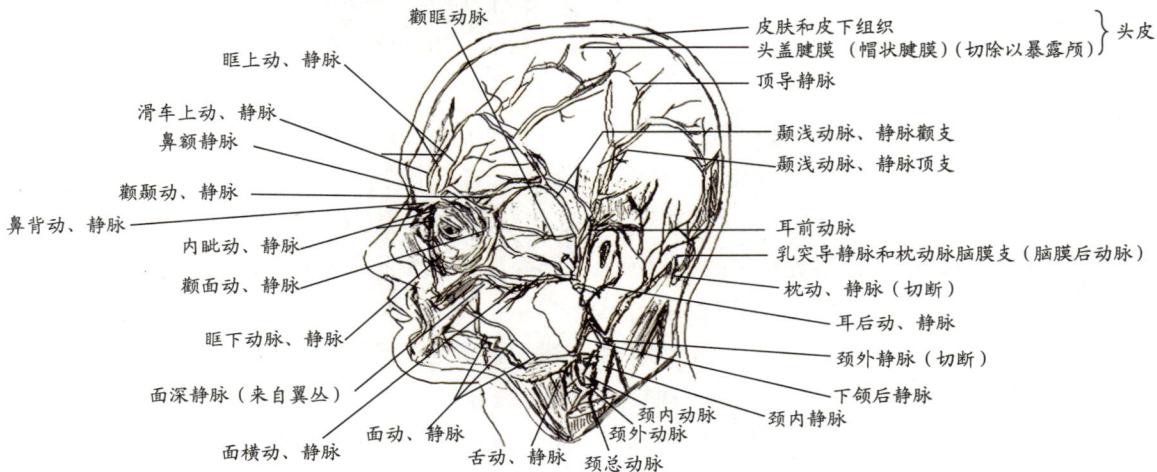

图 40-5　面部浅层动、静脉

①面动脉（facial artery）：起自颈外动脉，进入下颌下三角，在咬肌止点前缘处，迂曲行向内上，经口角和鼻翼外侧至内眦，改称内眦动脉。面动脉的搏动在下颌骨下缘与咬肌前缘相交处可以触及。面浅部出血时压迫此处止血。面动脉的分支有颏下动脉、下唇动脉、上唇动脉和鼻外侧动脉等。

②面静脉（facial vein）：始于内眦静脉，伴行于面动脉的后方，至下颌角下方与下颌后静脉的前支汇合，穿颈深筋膜浅层，注入颈内静脉。面静脉通过眼静脉与海绵窦交通，也可通过面深静脉和翼静脉丛等与海绵窦交通。口裂以上两侧口角至鼻根三角形区域的面静脉通常无瓣膜。这意味着随着面肌的收缩或挤压时，静脉中的血液可能会逆流进入颅内，这一区域的面部感染更容易向颅内扩散。这一特殊区域称为"面部危险三角"。

（2）淋巴。面部浅层的淋巴管非常丰富，吻合成网，通常注入下颌下淋巴结和颏下淋巴结。

（3）神经。面部的感觉神经来自三叉神经，支配面肌运动的是面神经的分支。

①三叉神经（trigeminal nerve）：为混合神经，发出眼神经（ophthalmic nerve）、上颌神经（maxillary nerve）和下颌神经（mandibular nerve）三大分支，其感觉支除分布于面深部外，终末支穿面颅各孔，分布于相应区域的皮肤（图40-6）。三叉神经3个主要分支在面部的分布以眼裂和口裂为界，眼裂以上为眼神经的分支分布，口裂以下为下颌神经的分支分布，二者之间为上颌神经的分支分布。

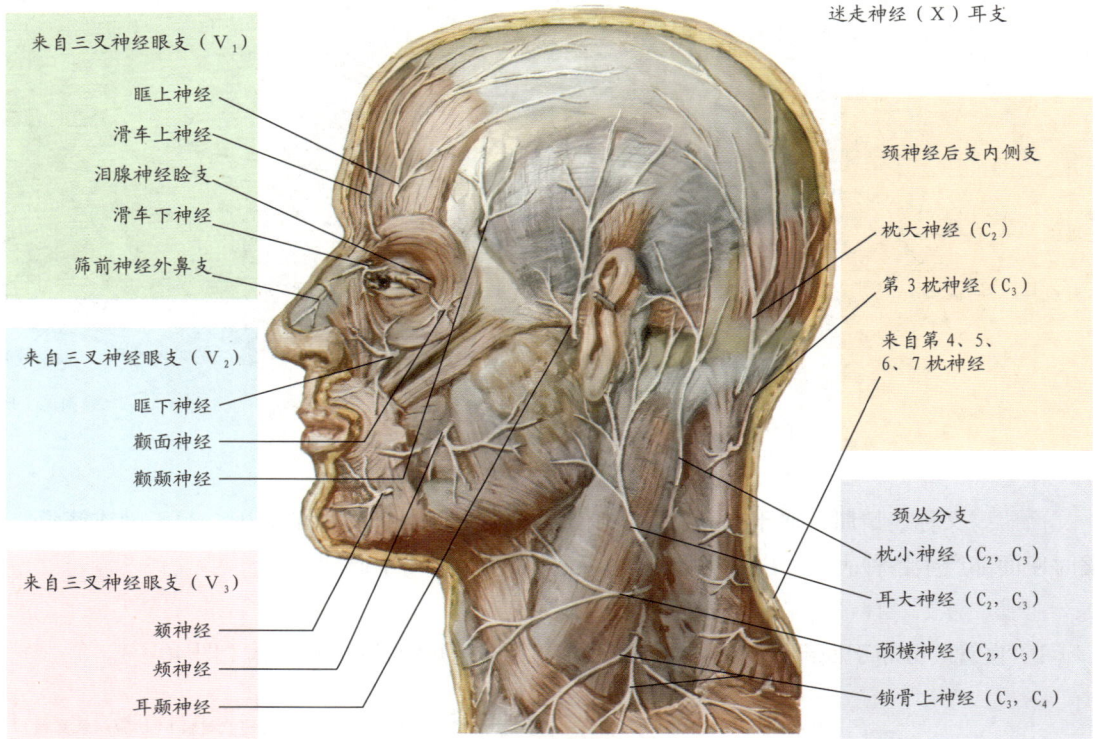

图40-6　三叉神经在头面部的分区示意图

眶上神经（supraorbital nerve）为眼神经的分支，由眶上切迹或孔穿出至皮下，分布于额部皮肤。眶下神经（infraorbital nerve）为上颌神经的分支，穿出眶下孔，分布于下睑、鼻背外侧及上唇的皮肤和黏膜。颏神经（mental nerve）为下颌神经的分支，出颏孔，分布于颏部、下唇的皮肤和黏膜。

②面神经（facial nerve）：由茎乳孔出颅，向前穿入腮腺，先分为上、下两干，再各分为数支并相互交织成丛，最后呈扇形分为5组分支，支配面肌（图40-7）。

颞支（temproral branch）多为2支，经下颌骨髁突浅面或前缘，距耳屏前1～1.5 cm处出腮腺上缘，越过颧弓后段浅面，行向前上方，分布于枕额肌额腹、眼轮匝肌的上份及耳部肌。颧支（zygomatic branch）多为2～3支，经腮腺上前缘穿出，上部分支较细，行向前上方，经耳轮脚与外眦连线的中1/3段，越颧骨表面至上、下睑眼轮匝肌；后部分支较粗，沿颧弓下方下方向前至颧肌和上唇方肌。颊支（buccal branches）出腮腺前缘，支配颊肌和口裂周围诸肌。下颌缘支（marginal mandibular branch）从腮腺下端穿出后，行于颈阔肌深面，越过面动、静脉的浅面，沿下颌骨下缘前行，支配下唇诸肌。颈支（cervical branch）由腮腺下端穿出，在下颌角附近至颈部，行于颈阔肌深面，并支配该肌（图 40-8）。

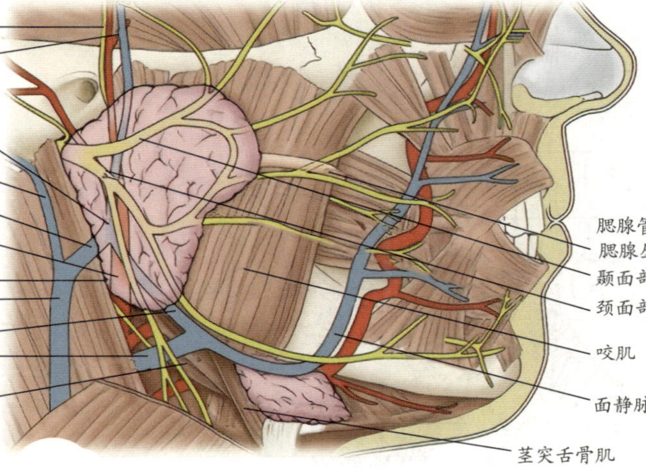

图 40-7 腮腺及穿经腮腺的结构

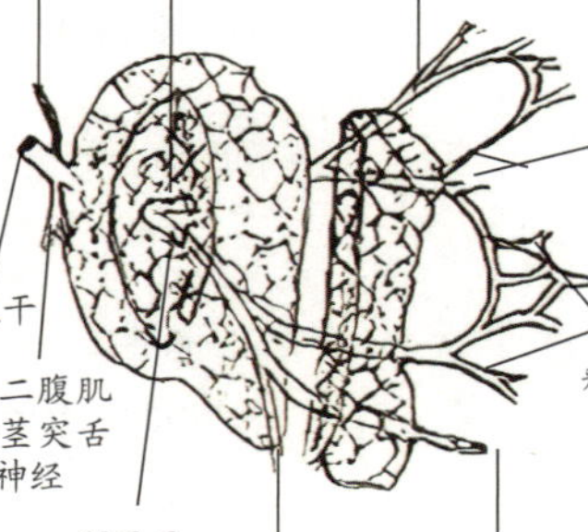

图 40-8 面神经在腮腺内外的分支分布

二、面侧区

面侧区为位于颧弓、鼻唇沟、下颌骨下缘与胸锁乳突肌上份前缘之间的区域，包括颊区、腮腺咬肌区和面侧深区。

（一）腮腺咬肌区

1. 腮腺咬肌筋膜 为颈深筋膜浅层向上的延续，在腮腺后缘分为深、浅两层，包绕腮腺形成腮腺鞘。两层在腮腺前缘处融合，覆盖于咬肌表面，称为咬肌筋膜。腮腺鞘有以下特点：①腮腺鞘与腮腺结合紧密，并发出间隔，深入到腺实质内，将腮腺分隔成许多小叶。腮腺化脓时形成脓腔，切开排脓应注意引流每一个脓腔。②腮腺鞘的浅层特别致密，深层薄弱且不完整，腮腺化脓时，脓肿易穿过深层形成咽旁脓肿（图 40-9）。

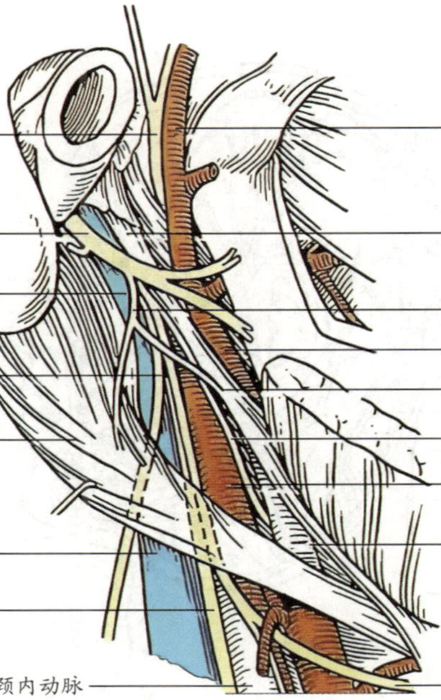

图 40-9 腮腺咬肌区

2. 腮腺（parotid gland） 位于外耳道前下方，上缘邻近颧弓、外耳道和颞下颌关节，下平下颌角，前邻咬肌、下颌支和翼内肌的后缘，后缘邻乳突前缘及胸锁乳突肌前缘。腮腺呈楔形，可分为深、浅两部。浅部向前延伸，覆盖于咬肌后份的浅面；深部位于下颌窝内及下颌支的深面，向内深至咽侧壁（图 40-10）。

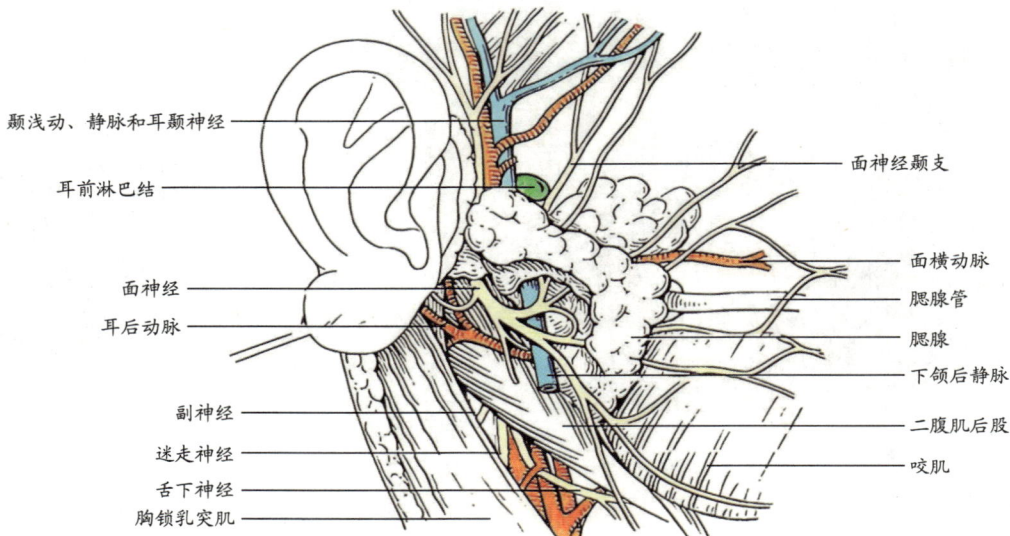

图 40-10 腮腺及穿经腮腺的结构

3. 腮腺管（parotid duct） 长 5 ~ 7 cm，由腮腺浅部的前缘发出，在颧弓下 1.5 cm 处向前横行越过咬肌表面，至咬肌前缘急转向内侧，穿颊肌，开口于与上颌第二磨牙相对处的颊黏膜上的腮腺乳头。临床可经此腮腺乳头插管，进行腮腺管造影。腮腺管的体表投影相当于自鼻翼与口角间的中点至耳屏间切迹连线的中 1/3 段。

4. 腮腺淋巴结 位于腮腺表面和腺实质内，均注入颈外侧淋巴结。

5. 穿经腮腺的结构 腮腺内有血管和神经穿行。纵行的有颈外动脉，下颌后静脉，颞浅动、静脉及耳颞神经；横行的有上颌动、静脉，面横动、静脉及面神经的分支。由浅入深，依次为：面神经分支、下颌后静脉、颈外动脉及耳颞神经（图 40-11 ~ 图 40-13）。

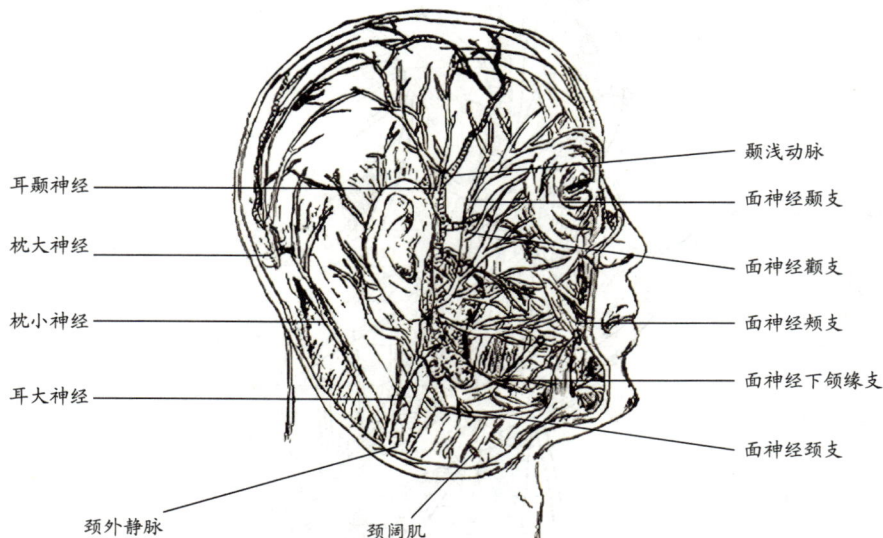

图 40-11 腮腺内的神经

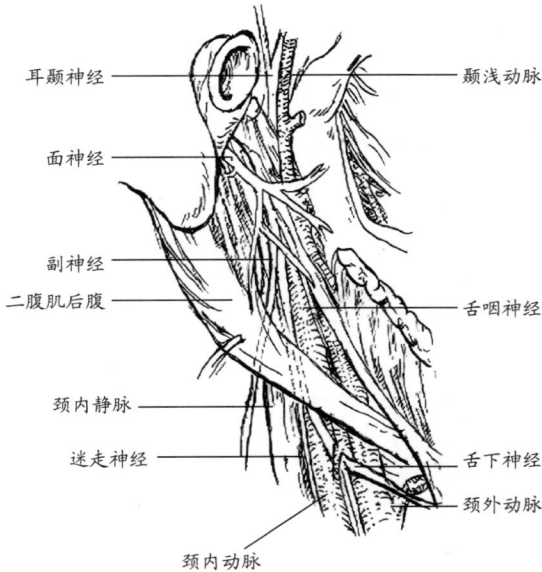

图 40-12 腮腺深面的结构

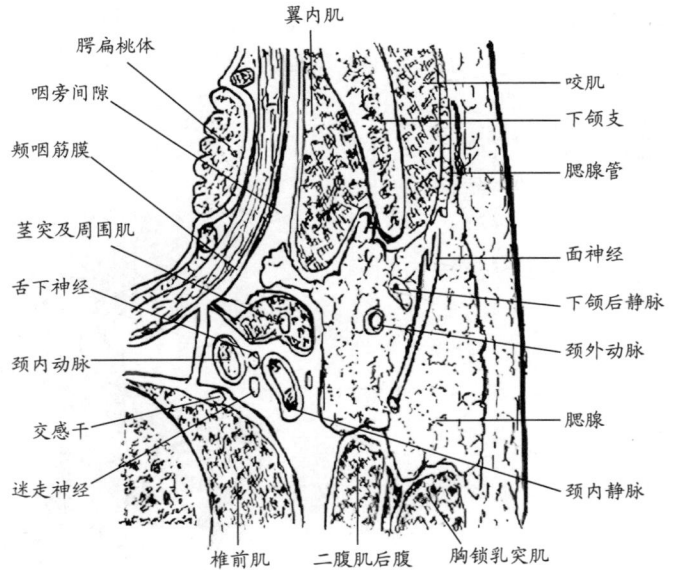

图 40-13 腮腺及面侧区的水平断面

（1）面神经（facial nerve）：在颅外的行程中，因穿经腮腺而分为 3 段。①第 1 段是面神经主干从茎乳孔穿出至进入腮腺以前的一段，故显露面神经主干可在此处进行。②第 2 段为腮腺内段，面神经主干于腮腺后内侧面进入腮腺，在腮腺内通常分为上下 2 干，再发出分支，彼此交织成丛，最后形成颞、颧、颊、下颌缘和颈 5 组分支。③第 3 段为穿出腮腺以后的部分。面神经的 5 组分支分别由腮腺浅部的上缘、前缘和下端穿出，呈扇形分布至各相应区域，支配面肌。

（2）下颌后静脉（retromandibular vein）：颞浅静脉和上颌静脉汇合形成下颌后静脉，分为前后两支。前支与面静脉汇合，注入颈内静脉，后支与耳后静脉合成颈外静脉。

（3）颈外动脉（external carotid artery）：由颈部上行，经二腹肌后腹和茎突舌骨肌深面，入下颌后窝，由深面入腮腺。在下颌颈平面分为 2 个终支。上颌动脉行经下颌颈内侧入颞下窝；颞浅动脉在腮腺深面发出面横动脉，然后越颧弓至颞区。

（4）耳颞神经（auriculotemporal nerve）：穿入腮腺鞘，在腮腺深面至颞区。

6. 腮腺的毗邻　腮腺通过腮腺鞘与下列结构相毗邻：其上缘邻外耳道和颞下颌关节后面；外面与位于浅筋膜内的耳大神经末梢和腮腺浅淋巴结相邻；前内面邻接咬肌、下颌支及翼内肌后部；后内面与乳突、胸锁乳突肌、二腹肌后腹、茎突及茎突诸肌、颈内动脉、颈内静脉和第Ⅸ～Ⅻ对脑神经毗邻。腮腺深面的颈内动脉、静脉和后 4 对脑神经，共同形成"腮腺床"。

7. 咬肌（masseter muscle）　起自颧弓下缘及其深面，止于下颌支外侧面和咬肌粗隆。该肌的后上部为腮腺所覆盖，表面覆以咬肌筋膜，浅面有面横动脉、腮腺管、面神经的颊支和下颌缘支横过。

8. 颞下颌关节（temporomandibular joint）　又称下颌关节，是由下颌骨的下颌头与颞骨的下颌窝及关节结节构成的联合关节。

（二）面侧深区

此区位于颅底下方，口腔及咽的外侧，其上部为颞窝。为一有顶、底和四壁的腔隙，内有翼内、外肌及出入颅底的血管和神经通过。

1. 翼内肌和翼外肌　翼内肌（medial pterygoid muscle）起自翼窝，止于下颌支内侧面的翼肌粗隆。翼外肌（lateral pterygoid muscle）有两头，上头起自蝶骨大翼的颞下面，下头起自翼突外侧板的外面，止于下颌颈前面的翼肌凹。

2. 翼静脉丛（pterygoid plesus）　收纳与上颌动脉分支伴行的静脉，最后汇合成上颌静脉，回流到下颌后静脉。翼丛通过面深静脉与面静脉相通，并经卵圆孔网及破裂孔导血管与海绵窦相通。因此，口、鼻、咽等部的感染可沿上述途径蔓延至颅内。

3. 上颌动脉（maxillary artery） 平下颌颈高度起自颈外动脉。经下颌颈的深面入颞下窝，行经翼外肌的浅面或深面，经翼外肌两头间入翼腭窝（图40-14）。以翼外肌为标志可分为3段。

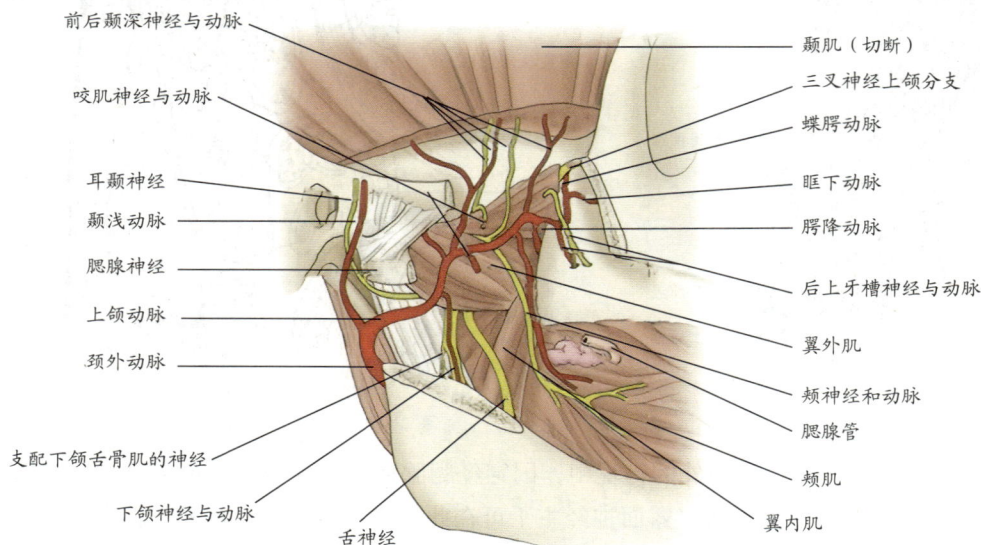

图 40-14　上颌动脉的行程及其分支

第1段（下颌段），自起点至翼外肌下缘。主要分支有：①下牙槽动脉（inferior alveolar artery）紧贴下颌支内面，于下牙槽神经后方下行，经下颌孔进入下颌管。在进入下颌孔前分出下颌舌骨肌动脉，伴同名神经在下颌骨深面行向前下，至下颌舌骨肌。下牙槽动脉进入下颌孔后，经下颌管分出切牙支、牙动脉、牙槽支或穿支，供应下颌牙和下颌骨。经颏孔穿出至颏部形成颏动脉，供应颏部及下唇，并与颏下动脉及下唇动脉相吻合。②脑膜中动脉（middle meningeal artery）是硬脑膜的主要动脉，发出后上行经耳颞神经两根之间，穿棘孔入颅中窝，沿骨沟行向前外，在颞鳞内面分为额、顶两支。额支较粗，先向前外，继转向后外上行，至翼点附近行于骨管中者约占70%。翼点处骨质薄弱，若此处发生骨折，常出现血管撕裂，引起颅内出血，须及时慎重处理。此动脉的二支最后分支至额、顶、枕区的硬脑膜。脑膜副支在中国人群中的出现率较高，它起自脑膜中动脉或上颌动脉，经卵圆孔或棘孔入颅，分布于三叉神经节及其硬脑膜以及翼肌和腭帆张肌等。

第2段（翼肌段），位于翼外肌的浅面或深面，分支至翼内、外肌，咬肌和颞肌，另发出颊动脉与颊神经伴行，分布于颊肌及颊黏膜。

第3段（翼腭窝段），位于翼腭窝内，主要分支有：①上牙槽后动脉（posterior superior alveolar artery）穿过上颌骨壁，分布于后5个上颌牙和上颌窦等。②眶下动脉（infraorbital artery）是上颌动脉主干的延续段，由眶下裂入眶，经眶下沟、眶下管、眶下孔至面部。它在管内发出上牙槽动脉分布于前3个上颌牙和上颌窦等处。

4. 下颌神经（mandibular nerve） 是混合性神经，由特殊内脏运动纤维和一般躯体感觉纤维组成，穿卵圆孔出颅，发出耳颞神经、颊神经、舌神经、下牙槽神经及咀嚼肌神经，其运动纤维支配咀嚼肌等；感觉纤维管理颞部、口裂以下的皮肤、舌前2/3黏膜及下颌牙和牙龈的一般感觉（图40-15）。下颌神经的4个感觉支如下。

①颊神经（buccal nerve）为感觉性神经，自翼外肌传出，沿颊肌外面前行，并贯穿此肌分布于颊部的皮肤、颊黏膜。

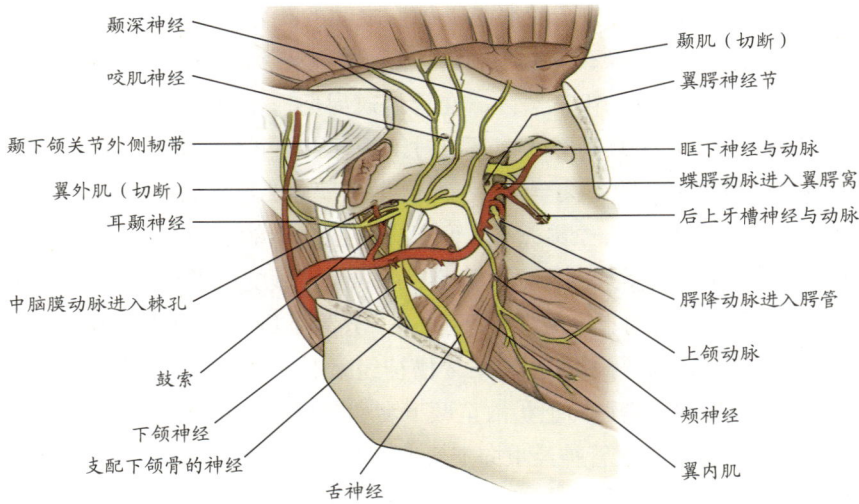

图 40-15　面侧深区的血管和神经（深部）

②耳颞神经（auriculotemporal nerve）为感觉神经，有 2 根，中夹硬脑膜中动脉，向后合成一干，绕下颌颈的内后方，在腮腺实质内上行，分布于外耳道、耳郭及颞区的皮肤，并发出小支至腮腺。此神经如受损害，则其支配区的感觉发生障碍。

③舌神经（lingual nerve）属于感觉神经，在下牙槽神经的前方，向下呈弓状沿舌骨舌肌的外面至舌尖。分布于舌前 2/3 的黏膜，接受黏膜的一般感觉；来自鼓索的味觉纤维也经此神经至菌状乳头，接受舌前 2/3 的味觉。

④下牙槽神经（inferior alveolar nerve）系下颌神经的最大分支。下牙槽神经沿翼外肌内侧面下行，于舌神经后方 1 cm 处，经下颌孔入下颌管，在管内发出多数小支，至下颌的牙齿和牙龈；终支出颏孔，称颏神经，分布于颏部和下唇的皮肤。下牙槽神经在入下颌孔以前，分出下颌舌骨神经，至下颌舌骨肌的下面，支配下颌舌骨肌和二腹肌前腹，为运动支。在进行下颌手术时，可在下颌孔及颏孔处麻醉此神经。

⑤咀嚼肌神经（masseteric nerve）发自前干的多数小支，支配所有咀嚼肌。

三、面部的间隙

颌面部上、下颌骨与周围的肌肉之间，或肌肉与肌肉、肌肉与器官之间，存在着一些潜在间隙。正常情况下，这些间隙中充填着疏松结缔组织，部分间隙内还有神经、血管穿行，从而使相邻的间隙彼此连通。当炎症感染时，可沿这些通道蔓延，脓液也可溃破筋膜，扩散到邻近的间隙（图 40-16）。

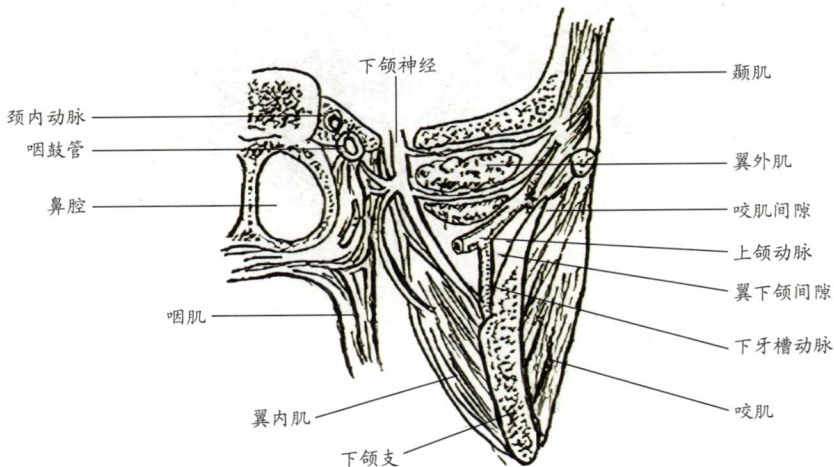

图 40-16　面部的间隙（冠状断面）

1. **咬肌间隙**（masseter space）　位于咬肌与下颌支之间的狭隙。前界为咬肌前缘与颊肌；后界为下颌支后缘及腮腺组织；上达颧弓下缘；下抵下颌骨下缘；内侧界为下颌支的外面；外侧界为咬肌及腮腺的深面。此间隙的前方紧邻下牙槽的第三磨牙，在智齿冠周炎、牙槽脓肿、下颌骨骨髓炎时，可扩散至此间隙。此间隙的感染向前可扩至颊间隙；向下绕过下颌切迹可扩散至翼下颌间隙和颞下窝；经颧弓深侧可至颞窝；向下可扩散至颌下间隙，甚至向后下可扩散至腮腺，导致腮腺脓肿。

2. **翼下颌间隙**（pterygomandibular space）　位于翼内肌与下颌支之间，与咬肌间隙仅隔以下颌支，两间隙经下颌切迹相通。其前界为颞肌及下颌骨冠突；后界为下颌支后缘与腮腺；内侧界为翼肌及其筋膜；外侧界为下颌支的内板及颞肌内面；上界为翼外肌；下界为下颌支与翼内肌相贴近的夹缝。间隙内有舌神经、下牙槽神经、下牙槽动、静脉穿行，下牙槽神经阻滞术即将局麻药物注入此间隙内。牙源性感染常累及此间隙。翼下颌间隙的感染可向上扩散至颞下窝和翼腭窝；向内沿翼内肌后缘可扩散至咽旁间隙；向下可扩散至下颌后窝；甚至可沿血管神经束向上经卵圆孔蔓延到颅腔。

3. **舌下间隙**（sublingual space）　位于下颌体的内侧，呈马蹄铁形，位于下颌体的内侧，上界为口底黏膜，下界为下颌舌骨肌及舌骨舌肌，前外侧为下颌舌骨线以上的下颌骨体内侧面骨壁，后界止于舌根。间隙内有舌下腺、下颌下腺的深部及腺管、下颌下神经节、舌神经、舌下神经和舌下血管等。舌下间隙向后在下颌舌骨肌群后缘处与下颌下间隙相交通，向后上通翼下颌间隙，向前与对侧舌骨下间隙相交通。

第三节　颅部

颅部由颅顶、颅底与颅腔及其内容物等组成。颅顶又分为额顶枕区和颞区。颅底有内、外面之分，有许多重要的孔道，是神经、血管出入颅的部位。

一、颅顶

颅顶分为额顶枕区和颞区及深面的颅骨，其中额顶枕区包括额区、顶区、枕区（图40-17）。

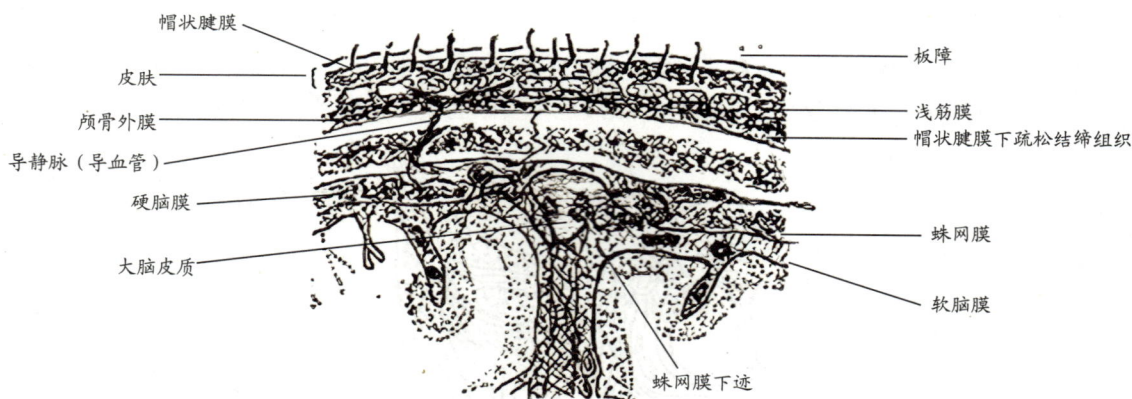

图40-17　颅顶层次（冠状断面）

（一）额顶枕区

额顶枕区前界为眶上缘，后界为枕外隆凸和上项线，两侧以上颞线与颞区分界。此区的软组织，由浅入深分为5层，依次为：皮肤、浅筋膜、帽状腱膜及枕额肌、腱膜下疏松组织和颅骨外膜。其中，浅部3层紧密结合，合称"头皮"。

（1）皮肤：厚而致密，有2个显著特点：一是含有大量毛囊、汗腺和皮脂腺，为疖肿的好发部位；二是具有丰富的血管，外伤时易致出血，但创口愈合较快。

（2）浅筋膜：由致密的结缔组织和脂肪组织构成，并有许多结缔组织小梁，使皮肤和帽状腱膜紧密相连，将脂肪分隔成无数小格。这些小格内有血管和神经穿行，感染时渗出物不易扩散，早期即可压迫神经末梢引起剧痛。此外，小格内的血管，多被周围结缔组织固定，创伤时血管断端不易自行收缩闭合，故出血较多，常需压迫或缝合止血。

浅筋膜内的血管和神经可分为前、后、外侧3组。前组有滑车上动、静脉和滑车上神经，眶上动、静脉和眶上神经。距正中线2 cm处有滑车动、静脉及滑车神经。距正中线约2.5 cm处有眶上动、静脉和眶上神经。滑车上动脉和眶上动脉都是眼动脉的分支，前者由额切迹至额部，后者经眶上孔（切迹）到达额部。滑车上神经和眶上神经都是三叉神经眼神经的分支。三叉神经痛患者可在眶上缘内、中1/3交界处出现压痛。后组有枕动、静脉和枕大神经等。枕大神经为第二颈神经的后支，穿过项深部肌群后，达上项线平面距正中线2 cm处穿斜方肌腱膜，然后和枕动脉伴行，走向颅顶。封闭枕大神经可于枕外隆凸下方一横指处向两侧约2 cm处进行。外侧组包括耳前组和耳后组，耳前组是颞浅动脉及其伴行的耳颞神经；耳后组是颈外动脉的耳后动脉、颈丛的耳大神经后支和枕小神经（图40-18）。

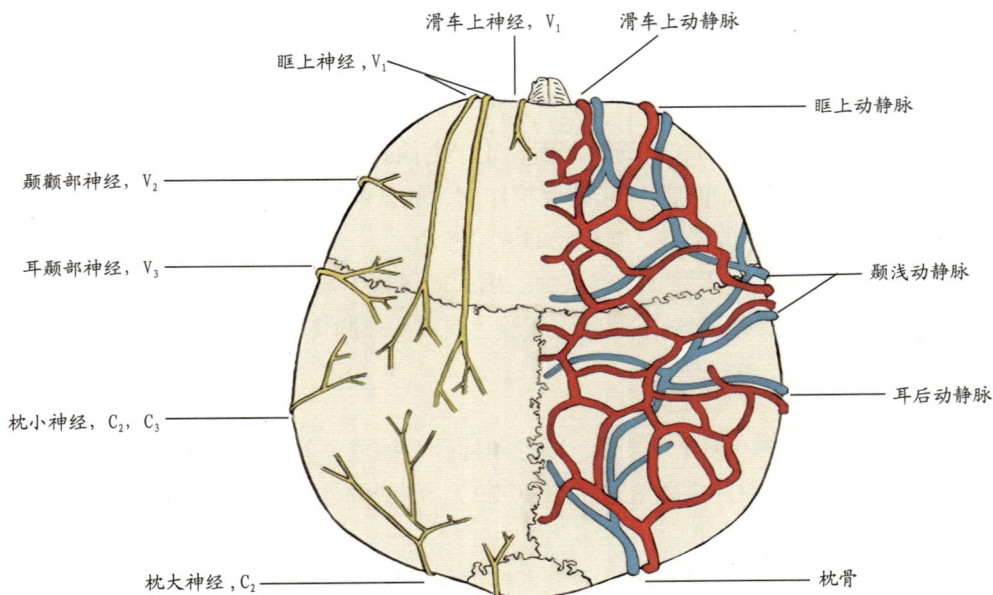

图40-18　颅顶区的血管、神经

（3）帽状腱膜（galea aponeurotica）：前连枕额肌的额腹，后连枕额肌的枕腹，两侧逐渐变薄，续于颞筋膜浅层。当头皮裂伤伴有帽状腱横向断裂时，由于枕额肌的收缩，创口裂开较大。

（4）腱膜下疏松结缔组织：又称腱膜下间隙，是位于帽状腱膜与骨膜之间的薄层疏松结缔组织。头皮撕脱伤也多沿此层分离。此隙范围较广，移动性大，开颅时可经此间隙将皮瓣游离后翻起。腱膜下间隙积血或积脓时，可广泛蔓延至全颅顶。此间隙内有导静脉穿过，若发生感染，可经颅骨的板障静脉及颅内的硬脑膜静脉窦相通，继发颅骨骨髓炎或颅腔感染，因此，腱膜下间隙被认为是颅顶部"危险区"。

（5）颅骨外膜：通过少量结缔组织与颅骨表面相连，二者之间易于剥离。然而，在颅缝处，颅骨外膜与颅骨愈着紧密，不易分开。因此，骨膜下血肿常局限于一块颅骨的范围内，不会轻易跨越颅缝扩散。

（二）颞区

颞区位于颅顶的两侧，介于上颞线与颧弓上缘之间。此区的软组织，由浅入深依次为：皮肤、浅筋膜、颞筋膜、颞肌和颅骨外膜（图40-19）。

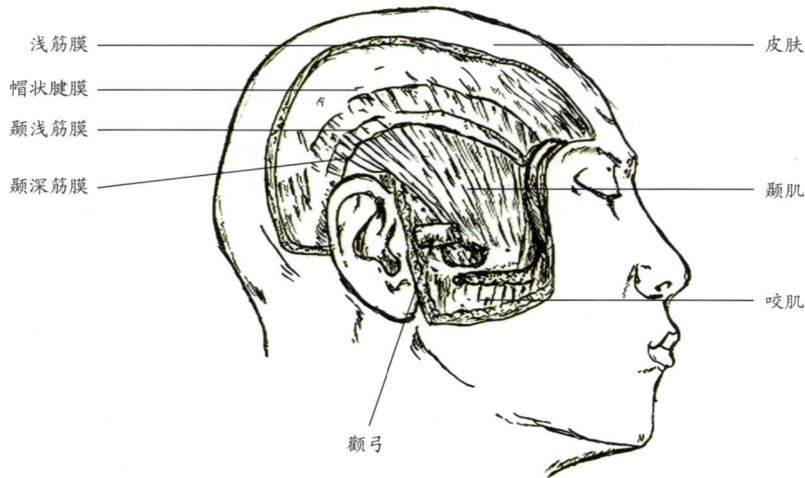

浅筋膜 —— 皮肤
帽状腱膜 ——
颞浅筋膜 —— 颞肌
颞深筋膜 ——
—— 咬肌
颧弓

图 40-19　颞区的层次

（1）皮肤：前部较薄，皮肤移动性较大，后部较厚。

（2）浅筋膜：所含脂肪组织较少。血管和神经可分为耳前和耳后两组。耳前组有颞浅动、静脉和耳颞神经。耳后组有耳后动、静脉和枕小神经。

（3）颞筋膜（temporal fascia）：上方附着于上颞线，向下分为深、浅两层。浅层附着于颧弓的外面，深层附着于颧弓的内面。

（4）颞肌：呈扇形，起自颞窝和颞筋膜深面，止于下颌骨的冠突。在颞区开颅术中，部分颞骨鳞部被切除后，颞肌和颞筋膜对脑膜和脑组织起到保护作用，故开颅减压术采用颞区入路。颞肌深面有发自上颌动脉的颞深动脉和支配颞肌的来自下颌神经的颞深神经。

（5）颅骨外膜：较薄，紧贴于颞骨鳞部表面，因而此区很少发生骨膜下血肿。骨膜与颞肌之间有较多的脂肪组织，这些脂肪组织向下与颞下颌间隙相通，向前与颊脂体相续。

二、颅底内面

颅底从前向后依次由额骨、筛骨、蝶骨、颞骨和枕骨等构成。其结构复杂，承托着脑和延髓，同时也是脑血管和脑神经等出入颅腔的重要通道（图 40-20）。颅底的外面可分为前后两部分：前部被为面颅所覆盖；后部与颈部相接，粗糙不平。

在颅底后部的中央位置，可见枕骨大孔及其两侧的枕骨髁。枕骨髁的后方存在不恒定的髁孔，而前方则是舌下神经管外口。枕骨大孔前方正中有咽结节，两侧有颈静脉孔和颈静脉窝。颈静脉窝的前方有颈动脉管外口，再向内侧可见破裂孔，颈静脉窝的前外侧生有茎突，其后方为茎乳孔，而茎乳孔的后方为乳突。外耳道在茎突前外侧，其前方有下颌窝和下颌结节，在枕骨大孔后方有枕外嵴、枕外隆凸及其两侧的上项线和与之平行的下项线。

颅底内面凹凸不平，自前向后有三个呈阶梯状加深的陷窝，分为成为颅前、中、后窝。窝中有诸多孔、裂，多数与颅底外面相通。

1. 颅前窝（anterior cranial fossa）　颅前窝骨折涉及筛板时，常伴有脑膜和鼻腔顶部黏膜撕裂或嗅神经受损，引起鼻衄和脑脊液外漏和嗅觉障碍；骨折线经额骨眶板时，可出现结膜下或眶内出血的典型症状。

2. 颅中窝（middle cranial fossa）　较颅前窝低，容纳大脑半球的颞叶及居正中位的脑垂体等。

（1）蝶鞍区是颅中窝的核心区域，其主要的结构有垂体、垂体窝和两侧的海绵窦等。垂体（hypophysis）位于蝶鞍中央的垂体窝内，通过漏斗穿过鞍膈与第三脑室底的灰结节相连。垂体窝的前方为鞍结节，前外侧界为视神经管，后方为鞍背，两侧为海绵窦，顶为硬脑膜形成的鞍膈。鞍膈的垂体前上方有视交叉和视神经，底隔一薄层骨壁与蝶窦相邻。海绵窦（cavernous sinus）为一对重要的硬脑膜窦，

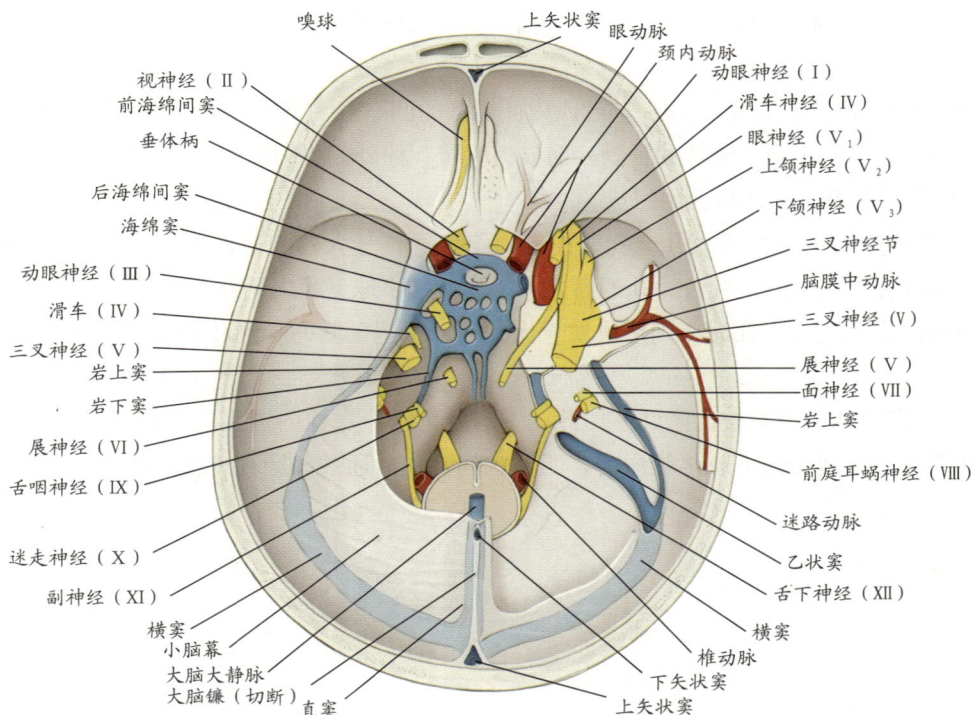

图 40-20　颅底的结构

位于蝶鞍和垂体的两侧。海绵窦的上壁向内侧与鞍膈相移行，下壁借薄的骨壁与蝶窦相邻，外侧壁内自上而下有动眼神经、滑车神经、眼神经和上颌神经通过，内侧壁上部与垂体相邻，窦内有颈内动脉及外侧的展神经通过（图 40-21）。

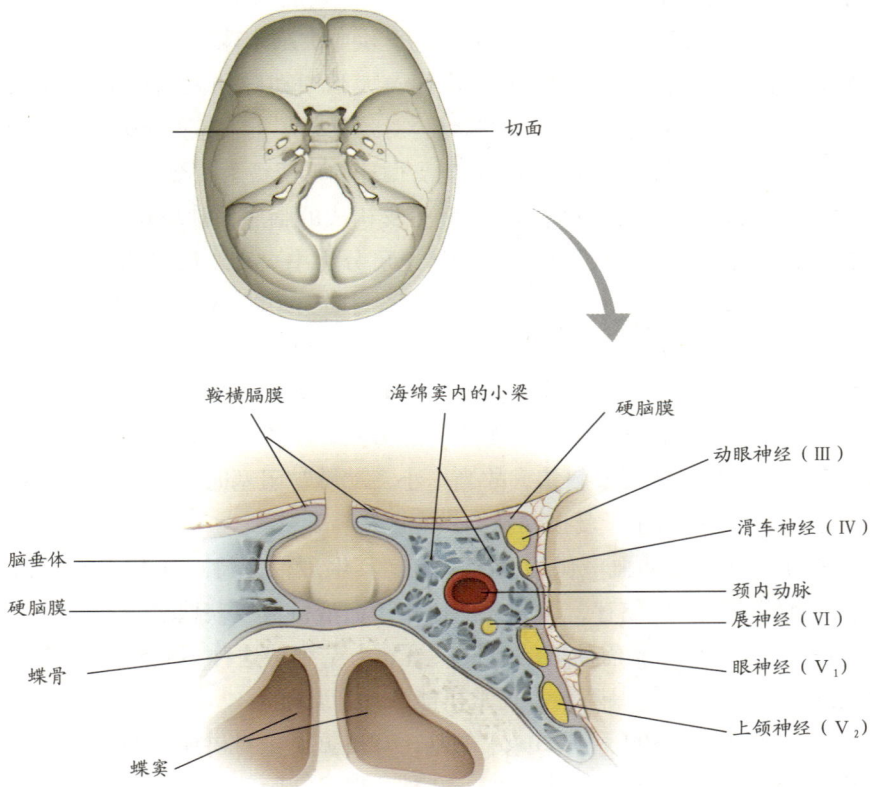

图 40-21　海绵窦冠状断面

（2）颅中窝外侧部容纳大脑颞叶。前方的眶上裂内有动眼神经、滑车神经、眼神经、展神经及眼上静脉穿行。

3. 颅后窝（posterior cranial fossa）　颅底内面后部的凹陷区，是 3 个窝中最大和最深的一个。颅后窝的中间部为斜坡，容纳小脑、脑桥和延髓。前界为鞍背，前外侧界为颞骨岩部上缘，后外侧界为横窦沟。颅后窝主要由枕骨和颞骨岩部后上面组成。

（1）颅后窝的中央为枕骨大孔，孔的前方为斜坡。枕骨大孔的前外侧方主要有 3 对孔：舌下神经管内口、颈静脉孔、内耳门。枕骨大孔的后上方邻近小脑半球下面内侧部的小脑扁桃体，颅内压增高时，后者因受挤压而嵌入枕骨大孔时，则形成枕骨大孔疝，压迫延髓的呼吸和心血管运动中枢，危及患者的生命。

（2）颅后窝后部中央有枕内隆凸，由此向下有枕内嵴；自枕内隆突向上有矢状沟；向两侧有横沟，横沟延伸到颞骨内面转而向下，再转向前，叫乙状沟，最后通颈静脉孔。在颈静脉孔上方，颞骨岩部后上面中央，有内耳门。

第四节　脑血管解剖

一、脑血液供给的特点

脑部的血液供应极为丰富，主要来自两侧的颈动脉和椎 - 基底动脉系统。颈动脉系统通过颈内动脉、大脑中动脉和大脑前动脉供应大脑半球前 3/5 部分的血液。椎 - 基底动脉系统主要通过两侧的椎动脉、基底动脉、小脑上动脉、小脑前下及后下动脉和大脑后动脉，供应大脑半球后 2/5 部分、大脑后半部、脑干和小脑的血液。两侧大脑前动脉由前交通动脉互相沟通，大脑中动脉和大脑后动脉由后交通动脉互相沟通，在脑底形成脑底动脉环。脑部这一环状的动脉吻合对颈动脉与椎 - 基底动脉两大供血系统之间，特别是两侧大脑半球血流供应的调节和平衡及病态时对侧支循环的形成极为重要。

由于颈内动脉、椎 - 基底动脉以及由它们的主干和分支构成的脑底动脉环均位于脑的腹侧面。因此，供应脑部的动脉都是由脑的腹侧绕到背侧，其分支大体上可分为中央和皮层支两类。中央支主要发自脑底动脉和大脑前、中及后动脉近侧端，垂直地穿入脑实质，供应间脑、纹状体和内囊，称为深穿动脉。尽管各中央支之间存在结构上的吻合，但由于机能性关闭，它们通常无法起到侧支循环的作用，因此被视为一种机能性终动脉。这些细小动脉的一支被阻塞后，其分布区即将发生梗死软化。皮质支在进入软脑膜处时先形成一个广泛的血管吻合网，再发出细小动脉分支，垂直入脑，分布于脑皮质和白质。由于皮质支之间吻合极其广泛，且其机能开发较快，故当一小支动脉被阻塞时，其邻支的血液可予某种程度的代偿，故局灶性神经损害范围通常小于受损动脉的供应区。

虽然脑有着坚固的外壳和丰富的血液供给系统，但是其生理代谢特点使其容易受到内部损伤。脑的耗氧量大，且几乎没有能源物质的储存，因此只能依赖于血液供应以获取氧气。一个成人的脑每分钟需要 50 ~ 60 mL 氧气和 75 ~ 100 mg 葡萄糖的能量供给。为了维持这种不间断的需求，每分钟人体有 7500 ~ 1000 mL 的血液流经脑，才能保障维持正常机能活动所需能量。以 24 小时计算，流经脑的血液为 1.727 L，仅占机体体重约 2%（1300 ~ 1520 g）的脑，却占据了全身供血量的 20%。因此，一旦流经脑的血液供给发生障碍，如脑的动脉血流中断 10 ~ 30 秒，神经细胞就会受到损害，但尚可恢复。若血流中断 3 ~ 5 分钟，神经细胞就会受到严重损害，较难恢复正常。如果持续中断 30 分钟，神经细胞将发生严重破坏，功能永久地丧失。无论是出血性还是缺血性脑血管疾病，其结果都会直接影响脑血液循环，使脑细胞产生缺血与缺氧的改变。

二、脑的动脉

脑的动脉有两个系统，即颈内动脉系统和椎 - 基底动脉系统。以小脑幕为界，幕上结构接受颈内动脉系统和大脑后动脉的血液供应，幕下结构则接受椎 - 基底动脉系统血供。

（一）颈内动脉系统

1. 颈内动脉　颈内动脉是颈总动脉的终支之一。它在甲状软骨上缘平面从颈总动脉分出，最初位于颈外动脉的后外方，继而转到它的后内侧，沿咽侧壁上升至颅底。颈内动脉经颞骨岩部的颈动脉管外口进入颈动脉管，出颈动脉管内口入颅腔。在颈动脉管内动脉由垂直方向转为水平方向，于破裂孔处出管，动脉沿蝶鞍外侧的颈动脉沟通过海绵窦。在窦内，动脉沿蝶鞍底由后向前行，并逐渐偏向外侧；到达前床突下方后，动脉向上弯曲，于前床突尖端的内侧出海绵窦面，向后入蛛网膜下腔，形成一个向前的凸曲。凸曲的上部向后到达后床突上方后，又转向上外侧，最终到达脑底并分为大脑前动脉和大脑中动脉2个终支。

由于颈内动脉在颅内的行径中并非直行，而是有多个弯曲，依其行径可分为：海绵窦内的海绵窦段、平前床突尖端内侧以上的床突上段和末端分为终支以前的脑底段等。其中，海绵窦段和床突上段合称"虹吸部"，床突上段为虹吸部的上半部，海绵窦段为虹吸部的下半部，两者之间的移行部分称"颈动脉虹吸弯"或"虹吸"。正常情况下，虹吸可呈"U""C""V""S"等形状。在老年人中，可能因为动脉硬化，虹吸形状变长并弯曲。临床上常用颈内动脉造影以诊断颅内占位性病变。颈内动脉颅内的分支有眼动脉、大脑前动脉、大脑中动脉。自甲状软骨上缘向上至颌颈后缘间的连线，即表示颈内动脉的体表投影。

数字减影血管造影（digital subtraction angiography，DSA）可清晰显示颈内动脉及其分支（图40-22）。正常颈内动脉造影一般将颅内段分为5段：①C5段，也叫岩骨段（颈动脉管段、神经节段），是颈内动脉经颈动脉管进入颅内三叉神经节下面的一段；②C4段，又叫海绵窦段，是颈内动脉在海绵窦内沿颈内动脉沟向前行的一段；③C3段，又叫前膝段，发出眼动脉；④C2段，又叫交叉池段（床突上段），这一段向后略呈水平恰好在视交叉池内；⑤C1段，又叫后膝段，颈内动脉C2段再向上前弯，形成凸向后的膝状弯曲，从这段发出后交通动脉和脉络丛前动脉（图40-23）。

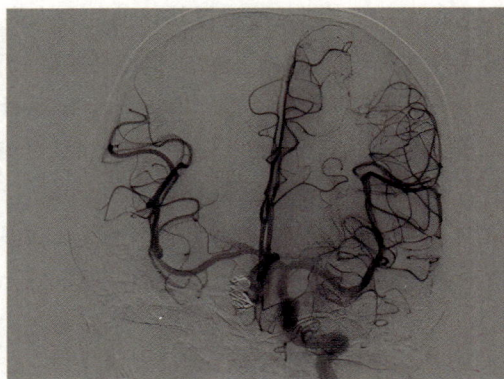

图 40-22　正常的颈内动脉 DSA 图

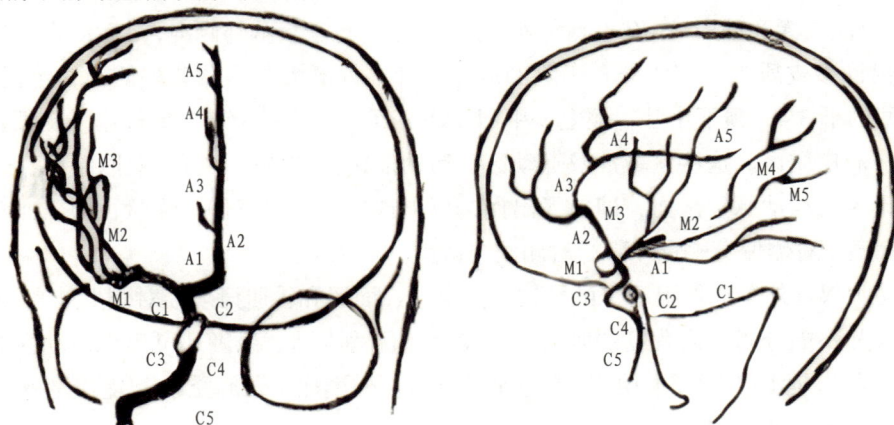

图 40-23　颈内动脉分支分段示意图（前后位片与侧位片）

C1 段再稍向前便分为大脑前动脉（A1 段）和大脑中动脉（M1 段），因此 C1 ＋ A1 ＋ M1 称颈内动脉分叉部。在颈内动脉造影的前后位片上，C1、A1 和 M1 三部呈"T"字形。"T"字形形态改变时有临床意义。在侧位片上，C2、C3 和 C4 三段共同组成"C"字形即虹吸部，虹吸部内的流体力学时相经常发生变化，动脉管壁的压强亦随之发生变化，因此，是动脉硬化的好发部位之一。

2. 后交通动脉　发起于颈内动脉后壁，在床突间硬膜的浅面向深部行走，进入脚间池，止于大脑后动脉。后交通动脉瘤也位于颈动脉池内。手术时要充分锐性解剖颈动脉池的蛛网膜，分离动脉和动脉瘤，避免误夹后交通动脉。

后交通动脉的穿通支向内上方走行，行向第三脑室底部和垂体柄、视交叉等，因而与后交通动脉瘤瘤体的关系密切。动眼神经在后交通动脉的外侧与其伴行很长一段，两者的关系非常接近；后交通动脉的内侧为垂体柄及垂体门脉系统、纤维小梁。手术中在寻找和分离后交通动脉时需小心，避免误伤。

3. 脉络丛前动脉　发自颈内动脉 C1 段，发出后一般向后越过视束前部，至大脑脚前缘又斜向后外再越过视束，于海马旁回钩附近，经脉络膜裂入脑室下角，形成脉络丛。脉络丛前动脉和其中央支（纹状体内囊动脉）分布范围广泛，如内囊后肢、内囊膝部、苍白球、尾状核、杏仁体、丘脑、下丘脑、外侧膝状体、大脑脚、红核、黑质、视束、海马、海马旁回和沟等，其皮质支主要供应海马和钩，中央支营养内囊后肢的后下部和苍白球等。此动脉细小、行程长，易发生栓塞而导致苍白球和海马病变。

4. 大脑前动脉　系颈内动脉在视交叉的外侧发出的分支。此动脉行于视神经上方，与对侧的大脑前动脉在中线上通过前交通动脉相连，然后沿胼胝体沟后行，分布于顶枕裂以前的脑内侧面和额叶底面的一部分。大脑前动脉的皮质支分为：额底内侧动脉、额前内侧动脉、额中间内侧动脉、额后内侧动脉、胼周动脉、中央旁动脉、楔前动脉等，以营养顶枕沟以前的大脑半球内侧面，额叶底面的一部分以及额、顶二叶上外面的上部皮质。大脑前动脉的中央支，其第 1 组为内侧豆纹动脉，包括返支（Heubner 动脉）和基底支，前者供应壳、尾状核前部和内囊下部，后者供应视交叉的背面及下丘脑；第 2 组为胼胝体旁支，通常分为 7 ～ 20 支细小的胼胝体动脉，分布于胼胝体及透明隔。

在核磁共振血管成像（magnetic resonance angiography，MRA）和 CT 血管成像（computed tomography angiography，CTA）的图像上，一般将大脑前动脉分为 5 段：① A1 段，即水平段，发自颈内动脉的 C1 段，由后外走向前内侧，至前交通动脉。② A2 段，上行段（胼胝体下段），为前交通动脉以后上行至胼胝体膝以下的一段，略向前行。③ A3 段，膝段。环绕胼胝体膝弯曲的一段。④ A4 段，胼周段，位于胼胝体沟内，自前向后走行，也叫胼周动脉。⑤ A5 段，终段，为楔前动脉。

大脑前动脉主要的动脉支有：额底内侧动脉、额前内侧动脉、额中间内侧动脉、额后内侧动脉、胼周动脉、中央旁动脉、楔前动脉（图 40-24）。

5. 大脑中动脉　是颈内动脉的直接延续，不参与大脑动脉环的组成。在进入大脑外侧沟之前，它发出许多中央支，供应内囊和基底节；在大脑背外侧面，其主干行于大脑外侧沟，最后终止于角回动脉。沿途，大脑中动脉发出许多皮质支，广泛分布于除额极和枕叶之外的大脑半球背外侧面，包括：额中回以下，中央前回和后回的下 3/4，顶下小叶，颞上、中回及颞下回的上缘或上半，颞极内外侧面及岛叶皮质，枕叶枕外侧沟以前的皮质区。这些区域涉及运动区、运动前区、体感区、听区及联络区。若大脑中动脉的中央支（最常见为豆纹动脉）出血，即内囊出血，可出现典型的"三偏"症状，即出血对侧肢体、下半面部肌和舌肌瘫痪，对侧偏身感觉障碍，对侧同向偏盲。

若大脑中动脉邻近外侧沟处阻塞，可导致对侧上肢、面肌和舌肌瘫痪，对侧上肢和头面部感觉障碍，包括实体觉丧失和不能分辨不同程度的刺激。若发生在优势半球，患者还可出现运动性失语（额下回后部语言运动区受累）、运用不能或失用症（缘上回受累）；失读症（角回受累）、感觉性失语（颞上回后部受累）和失写症（额中回后部受累）。

在影像图像上，大脑中动脉通常被分为 5 段。①M1 段，眶后段（水平段），从颈内动脉 C1 段分出后，沿侧裂池水平向外行，长约 3 cm。②M2 段，岛叶段（回旋段），在岛阈前方呈"U"形行向后上方，发出颞前动脉。③M3 段，外侧沟段。该段较长，紧贴岛叶的外侧面至外侧沟后支，沿途发出眶额动脉、额顶升动脉、中央沟动脉、中央前沟动脉和中央后沟动脉，这些动脉分支呈蜡烛台样排列，称蜡台动脉。④M4 段（分叉段），为大脑中动脉分出顶后动脉、颞后动脉。⑤M5 段，为大脑中动脉的终末支——角回动脉。其中，M2、M4、M5 合称大脑外侧窝动脉组。

大脑中动脉为颈内动脉的直接延续，进入大脑外侧窝，其分支主要有 2 组。第 1 组外侧豆纹动脉，供应前联合外侧部、壳的大部、苍白球的外侧段、内囊的上半及附近辐射冠、尾状核的头和体；第 2 组为皮质支（半球支），营养大脑半球上外侧面的大部分与岛叶。主要的动脉支有额底外侧动脉、中央前沟动脉、中央沟动脉、中央后沟动脉、顶后动脉、颞极动脉、颞前动脉、颞中间动脉、颞后动脉、角回动脉（图 40-25）。

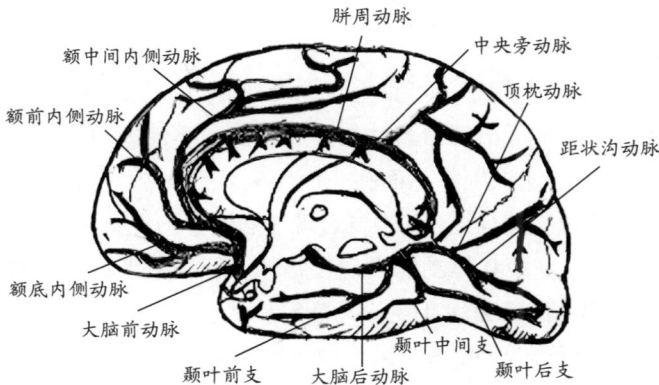

图 40-24　大脑半球内侧面的动脉分布

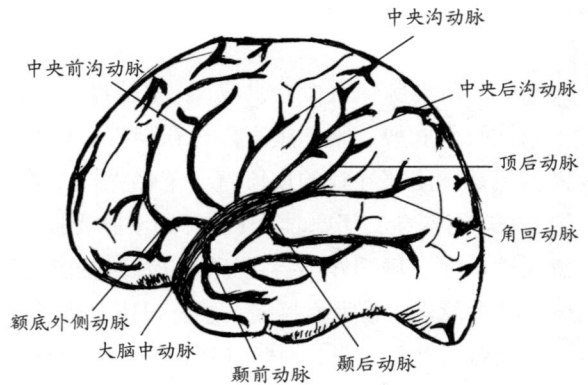

图 40-25　大脑半球外侧面的动脉分布

（二）椎 - 基底动脉系统

椎 - 基底动脉是脑的重要供血动脉。椎动脉左右各有一支，它穿行于颈椎两侧的横突孔，向上行进入头颅内，两支血管在脑内合为一支，称为基底动脉。从椎动脉和基底动脉又发出很多粗细不等的小血管，供应脑的枕叶、小脑、脑干、丘脑及内耳等部位。椎动脉和基底动脉以及它们的分支统称为椎 - 基底动脉系统。

1.椎动脉　椎动脉造影通常将椎动脉分为 5 段：①V1 段，横突孔段，是在第 6 颈椎至第 2 颈椎横突孔内上升的一段。②V2 段，横段，从枢椎横突孔开始，出孔后横行向外的一段。③V3 段，寰椎段，从 V2 外段弯曲向上，在垂直上行至寰椎横突孔为止的一段。④V4 段，枕骨大孔段，从 V3 上端急弯，水平向内行一小段，再弯向上垂直上行入枕骨大孔的一段。⑤V5 段，颅内段，入枕骨大孔后，斜向内至中线与对侧汇合成基底动脉的一段（图 40-26）。

椎动脉颅内段的分支主要有：①脑膜支，有 1 ~ 2 支平枕骨大孔处分出，分支供应颅骨及小脑镰；②脊髓前、后动脉营养脊髓；③延髓动脉，一般有 1 ~ 3 支营养延髓；④小脑下后动脉，其特点是形成弯曲，易发生血栓，营养小脑下面后部。

2.基底动脉　由左、右椎动脉合成，经脑桥基底动脉沟上行至脑桥上缘再分为左右大脑后动脉。主要分支有：①小脑下前动脉，自基底动脉始段发出，供应小脑下部的前部；②迷路动脉，很细，伴随第 7、8 对脑神经进入内耳门，供应迷路动脉；③脑桥动脉，一般左右侧各有 3 ~ 7 支，供应脑桥基底部；④小脑上动脉，近基底动脉末端分出，绕大脑脚向后供应小脑上部。

3.大脑后动脉　起自基底动脉，皮质支供应枕叶、颞叶底部；中央支供应脑干、丘脑、海马、膝状体。主干闭塞引起对侧同向性偏盲，上部视野损伤较重，但黄斑视力可不受累（黄斑视觉皮质代表区为

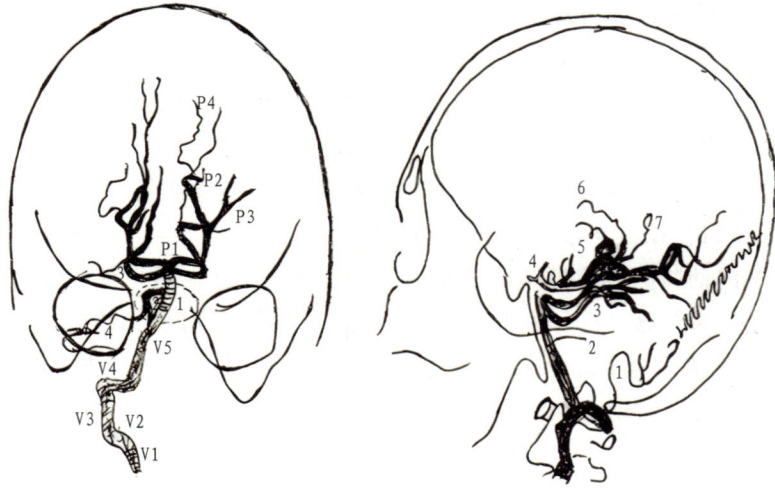

图 40-26　椎动脉造影和 DSA 图像（前后位、侧位）

大脑中、后动脉双重血液供应）。中脑水平大脑后动脉起始处闭塞，可见垂直性凝视麻痹、动眼神经瘫、核间性眼肌麻痹、眼球垂直性歪扭斜视。优势半球枕叶受累可出现命名性失语、失读，不伴失写。双侧大脑后动脉闭塞导致的皮质盲、记忆受损（累及颞叶），不能识别熟悉面孔（面容失认症），幻视和行为综合征。当深穿支闭塞时，丘脑穿通动脉受损可引发红核丘脑综合征，其主要表现为病侧小脑性共济失调、意向性震颤、舞蹈样不自主运动以及对侧感觉障碍；而丘脑膝状体动脉出现丘脑综合征，患者表现为对侧深感觉障碍、自发性疼痛、感觉过度、轻偏瘫、共济失调和舞蹈 - 手足徐动症等症状。

　　大脑后动脉造影，一般将其分为 4 段。①P1 段，水平段。②P2 段，纵行段，是围绕中脑上行的一段。③P3 段，为 P2 段向外发出的颞支。④P4 段，为从 P2 段发出的顶枕沟动脉和距状沟动脉。

　　主要分支有 3 组：第 1 组为穿动脉，供应脑干、背侧丘脑、下丘脑和外侧膝状体；第 2 组为胼胝体压支，供应胼胝体后半上面；第 3 组为皮质支（半球支），营养颞叶的底面和内侧面以及枕叶。主要的动脉支有颞前下动脉、颞下中间动脉、颞下后动脉、距状沟动脉、顶枕沟动脉。

（三）大脑动脉环（Willis 环）

　　大脑动脉环（Willis 环）位于脑底下方、蝶鞍上方，环绕视交叉、灰结节、乳头体周围，由前交通动脉、两侧大脑前动脉始段、两侧颈内动脉末段、两侧后交通动脉和两侧大脑后动脉始段吻合而成。此环使两侧颈内动脉系统与椎 - 基底动脉系统相交通。在正常情况下，大脑动脉环两侧的血液不相混合，而是作为一种代偿的潜在装置。当构成此环的某一动脉发育不良或被阻断时，可在一定程度上通过环调节，使血液重新分配和代偿，以维持脑的血液供应，维持脑的营养和机能活动（图 40-27）。

三、大脑的静脉

　　大脑的静脉分为浅、深两组。

（一）大脑浅静脉

　　大脑浅静脉汇集大脑皮质及其邻近髓质的静脉血。从皮质穿出的小静脉吻合成软膜静脉网，再汇集成大的静脉，在软膜走行一段距离后，穿出蛛网膜下隙注入硬脑膜静脉窦。

（二）大脑深静脉

　　大脑深静脉汇集基底核区、深部髓质及脑室旁的静脉血，其特点是从周围流向中央，最后集中于 Galen 静脉（大脑大静脉），并注入直窦（straight sinus）。

　　直窦是仅次于上矢状窦的第二大引流静脉，始于大脑大静脉与下矢状窦汇合的膨大处，横切面呈三角形，成人面积约为 12.6 mm^2，儿童面积约为 9.5 mm^2。

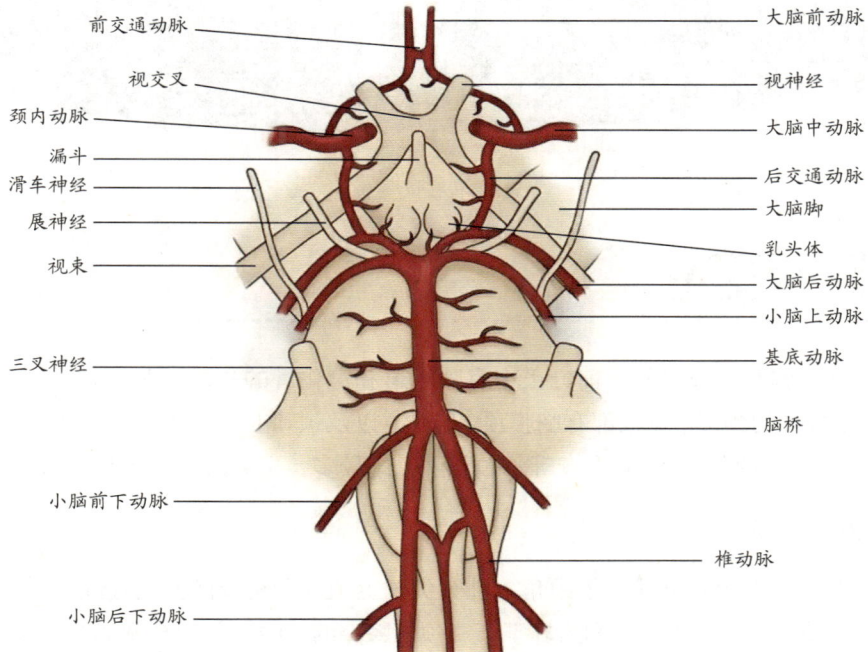

图 40-27　大脑动脉环

汇入该血管的主要有以下几支静脉。

（1）大脑前静脉（anterior cerebral vein）：该静脉主要引流眶叶、额叶内侧以及胼胝体嘴侧的血液，然后汇入基底静脉，最终汇入直窦。

（2）大脑中静脉（middle cerebral vein）：该静脉较粗大，并构成深、浅两个管道。深静脉引流侧裂内各脑回的血液，浅静脉引流侧裂周围脑回以及额叶外侧凸面及眶叶外侧脑回的血液。大脑中静脉浅支的血液进入海绵窦，而深静脉汇入 Rosenthal 基底静脉，最终汇入直窦。

（3）Rostnthal 基底静脉（basal vein of Rosenthal）：该静脉是大脑大静脉形成前的最大脑外静脉，由大脑前静脉、大脑中深静脉、纹状体静脉汇集形成。在横池处，Rostnthal 基底静脉与大脑内静脉以及引流距状区静脉血液的大脑后静脉汇合。

上述静脉汇聚脑内后形成最大的桥静脉，即 Galen 静脉，是汇入直窦的最大静脉血管。

（三）脑底静脉环

脑底静脉环前方由前交通静脉连接左、右大脑前静脉，后方由后交通静脉连接左、右大脑脚静脉，两侧有左、右基底静脉等共同围成，比 Willis 环偏后，较深且范围大，脑底静脉环和大脑动脉环均是动静脉瘤多发部位。

（宁波大学医学部　张雁儒）

第四十一章 颈部的局部解剖学

第一节 概述

颈部介于头与胸和上肢之间，前方正中有呼吸道和消化管的颈段；两侧有纵行排列的大血管和神经等；后方正中是脊柱的颈部。颈根部有胸膜顶、肺尖，以及颈和上肢之间的血管神经束。颈部肌肉可使头、颈灵活运动，并参与呼吸、吞咽和发音等。颈部淋巴结较多，主要沿浅静脉和深部血管、神经排列。

一、境界与分区

1. 境界　上界以下颌骨下缘、下颌角、乳突尖、上项线和枕外隆凸的连线与头部为界；下界以胸骨颈静脉切迹、胸锁关节、锁骨上缘和肩峰至第 7 颈椎棘突的连线，分别与胸部及上肢为界（图 41-1）。

2. 分区　颈部一般分为两大部分：固有颈部和项部。两侧斜方肌前缘之间和脊柱颈部前方的部分为固有颈部，即通常所指的颈部；两侧斜方肌前缘与脊柱后方之间的部分为项部。固有颈部又以胸锁乳突肌前、后缘为界，分为颈前区（上界为下颌骨底，内侧界是颈前正中线，外侧界为胸锁乳突肌前缘）、胸锁乳突肌区（为胸锁乳突肌所占据和覆盖的区域）和颈外侧区（位于胸锁乳突肌后缘、斜方肌前缘和锁骨中 1/3 上缘之间）。颈前区又以舌骨为界分为舌骨上区和舌骨下区。肩胛锁骨肌下腹又将颈外侧区分为上部较大的枕三角和下部较小的锁骨上大窝，又称锁骨上三角（图 41-2）。

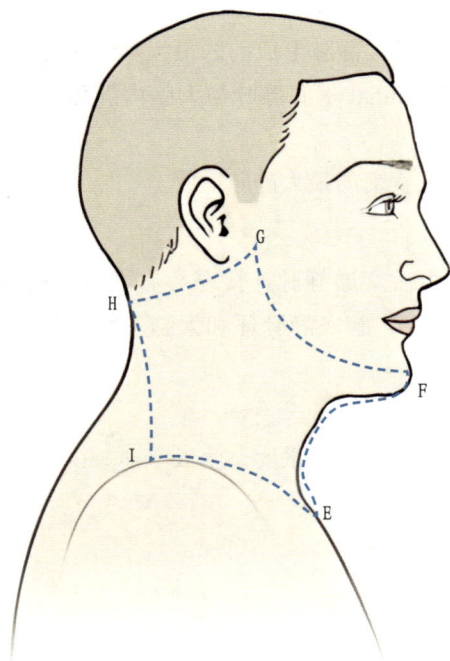

图 41-1　颈部境界

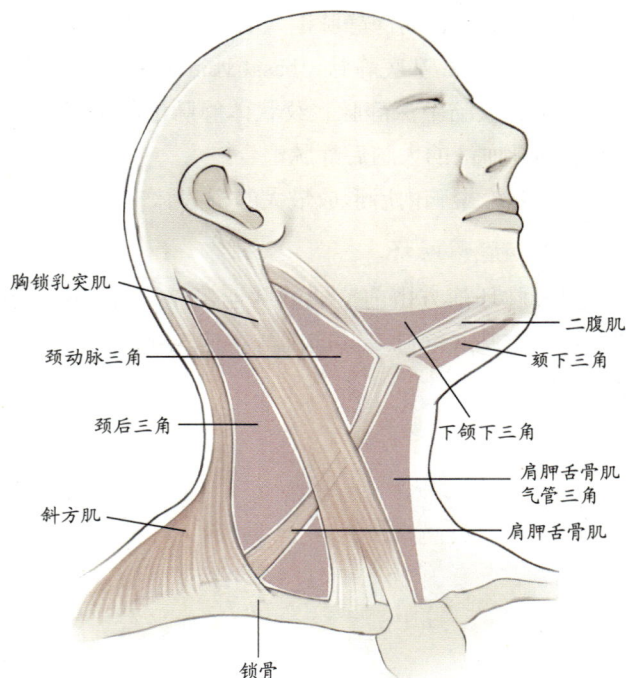

图 41-2　颈部的分区

二、表面解剖

1. 舌骨（hyoid bone）　平对第 3、4 颈椎之间的椎间盘平面；舌骨体两侧可扪及舌骨大角，是寻找舌动脉的重要标志。

2. 甲状软骨（thyroid cartilage）　其上缘约平第 4 颈椎上缘，即颈总动脉分叉处。成年男子的甲状软骨前正中线上的突起，即喉结。

3. 环状软骨（cricoid cartilage）　环状软骨弓两侧平对第 6 颈椎横突，是喉与气管、咽与食管的分界标志，又可作计数气管环的标志。

4. 颈动脉结节（carotid tubercle）　即第 6 颈椎横突前结节。颈总动脉行经其前方。若将平环状软骨弓向后压迫，可阻断颈总动脉血流。

5. 胸锁乳突肌（sternocleidomastoid）　是颈部分区的重要标志。其起端两头之间称为锁骨上小窝。

6. 锁骨上大窝（greater supraclavicular fossa）　又称锁骨上三角，是锁骨中 1/3 上方的凹陷，窝底可扪到锁骨下动脉的搏动、臂丛和第 1 肋。

7. 胸骨上窝（suprasternal fossa）　位于颈静脉切迹上方的凹陷处，是触诊气管颈段的部位。

三、体表投影

1. 颈总动脉（common carotid artery）及颈外动脉（external carotid artery）　下颌角与乳突尖连线的中点，右侧至右胸锁关节、左侧至左锁骨上小窝的连线，即两动脉的投影线；甲状软骨上缘是二者的分界标志。

2. 锁骨下动脉（subclavian artery）　右侧自右胸锁关节、左侧自锁骨上小窝向外上至锁骨上缘中点的弧线，最高点距锁骨上缘 1 cm。

3. 颈外静脉（external jugular vein）　位于下颌角至锁骨中点的连线上，是小儿静脉穿刺的常用部位。

4. 副神经（accessory nerve）　自乳突尖与下颌角连线的中点，经胸锁乳突肌后缘上、中 1/3 交点，至斜方肌中、下 1/3 交点的连线。

5. 臂丛（brachial plexus）　自胸锁乳突肌后缘中、下 1/3 交点至锁骨中、外 1/3 交点稍内侧的连线。

6. 神经点（punctum nerosum）　是颈丛皮支浅出颈筋膜的集中点，约在胸锁乳突肌后缘中点处，是颈部皮神经阻滞麻醉的部位。

7. 胸膜顶（cupula of pleura）及肺尖（apex of lung）　位于锁骨内侧 1/3 段上方，最高点距锁骨内侧上方 2 ~ 3 cm。

第二节　颈部层次结构

一、浅层结构

颈部皮肤较薄，移动度较大，皮纹横向分布。手术时常做横切口，以利愈合。颈浅筋膜为含有脂肪的疏松结缔组织。在颈前外侧浅筋膜的深面，有颈阔肌（platysma）为皮肌，起自胸大肌和三角肌筋膜，越过锁骨其前部纤维止于下颌骨下缘，后部纤维止于腮腺咬肌筋膜并移行于降下唇肌和笑肌（图 41-3、图 41-4）。手术切断该肌时须对位缝合以免形成较大的疤痕。颈阔肌深面有浅静脉、颈外侧浅淋巴结、颈丛皮支以及面神经颈支等。

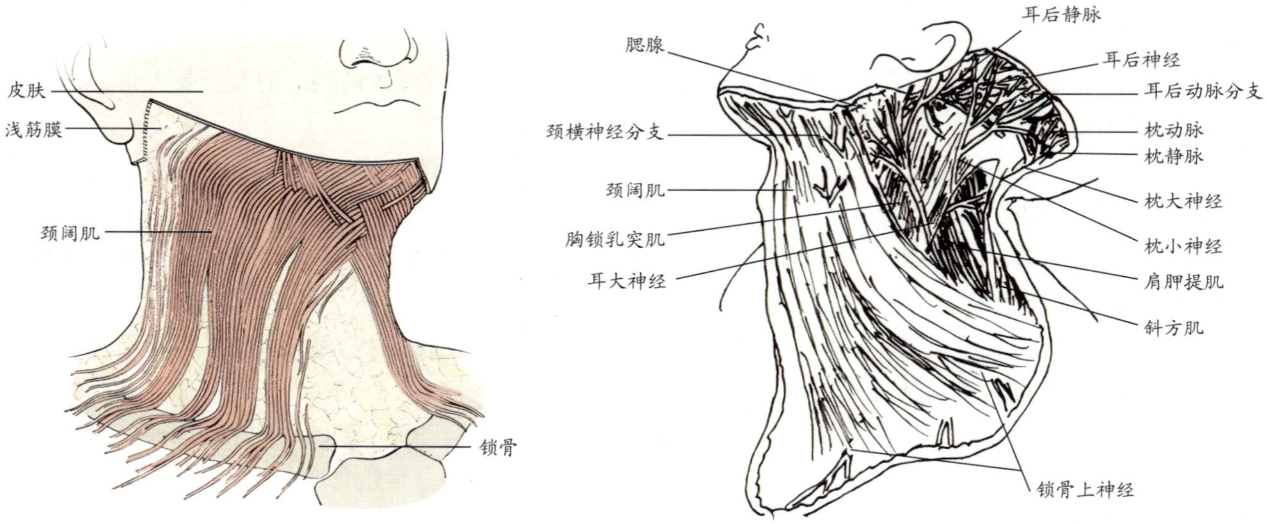

图 41-3　颈部浅层结构

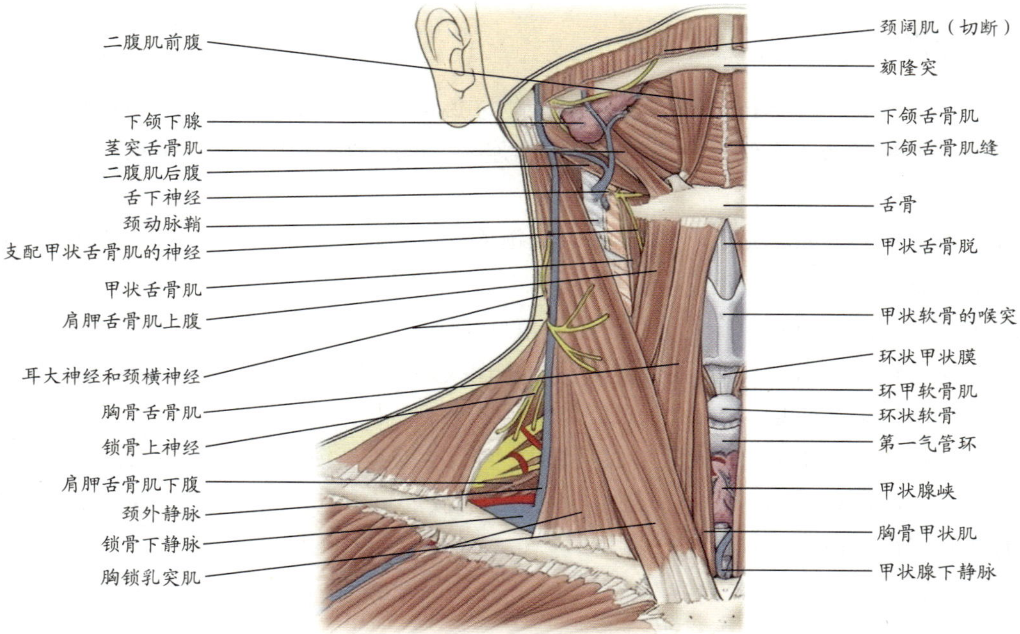

图 41-4　颈前浅层结构

（一）浅静脉及浅淋巴结

1. 颈前静脉（anterior jugular vein）　颈前静脉沿颈前正中线两侧下行，至胸锁乳突肌下份前缘处，穿入胸骨上间隙，经该肌深面汇入颈外静脉。左、右颈前静脉在胸骨上间隙内的吻合支，称为颈静脉弓（jugular venous arch），横行于颈静脉切迹上方的胸骨上间隙内。颈前静脉有时仅有一条，位居中线，称颈前正中静脉。

2. 颈外静脉（external jugular vein）　由下颌后静脉后支与耳后静脉和枕静脉等汇合而成。沿胸锁乳突肌表面垂直下行，在锁骨上缘中点上方 2 ~ 5 cm 处穿颈深筋膜，汇入锁骨下静脉或静脉角。该静脉末端虽有一对瓣膜，但不能阻止血液逆流，当上腔静脉血回心受阻时，可致颈外静脉曲张。颈外静脉穿深筋膜处，两者彼此紧密愈着。当静脉壁受伤破裂时，管腔不易闭合，可致气栓。

3. 颈前浅淋巴结　沿颈前静脉排列，收纳舌骨下区的浅淋巴，其输出管注入颈外侧下深淋巴结或直接注入锁骨上淋巴结。

4. 颈外侧浅淋巴结　位于胸锁乳突肌的表面及其后缘处，沿颈外静脉排列，收纳枕部、耳后部及腮腺淋巴结引流的淋巴，输出管注入颈外侧深淋巴结上群。

（二）神经

此部浅神经来自颈丛皮支（感觉神经）和面神经颈支（运动神经）。

1. 颈丛皮支　在胸锁乳突肌后缘中点，有 4 条皮神经浅出，此点是颈丛皮支阻滞麻醉穿刺处。①枕小神经（lesser occipital nerve）（C_2、C_3）勾绕副神经，沿胸锁乳突肌后缘行向后上，分布于枕部皮肤。②耳大神经（great auricular nerve）（C_2、C_3）分布于耳郭及腮腺区皮肤。③颈横神经（transverse nerve of neck）（C_2、C_3）分布于颈前区皮肤。④锁骨上神经（supraclavicular nerve）（C_3、C_4）分布于颈前外侧部、胸上部及肩部等处的皮肤。

2. 面神经颈支　为运动神经，支配颈阔肌。

二、颈筋膜及筋膜间隙

颈筋膜（cervical fascia）可分为浅、中、深三层（图 41-5）。

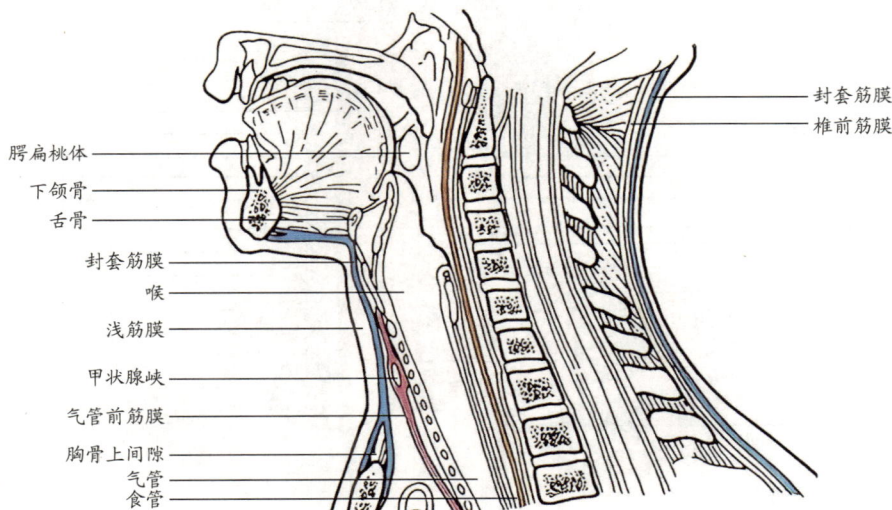

图 41-5　颈部的筋膜及其间隙（横断面和正中矢状面）

（一）颈筋膜

1. 浅层　即封套筋膜。颈筋膜浅层转绕整个颈部，包绕斜方肌和胸锁乳突肌并形成两肌的鞘；在舌骨上部和面后部分为两层，分别包绕下颌下腺和腮腺，形成两腺的筋膜鞘。

2. 中层　又称气管前筋膜（pretracheal fascia）或内脏筋膜。此筋膜于甲状腺左、右侧叶的后外方分为前、后两层，包绕甲状腺，形成甲状腺鞘。在甲状腺与气管、食管上端邻接处，腺鞘后层增厚形成甲状腺悬韧带。

3. 深层　即椎前层，又称椎前筋膜（prevertebral fascia），为覆盖颈椎、颈交感干及颈深部肌肉前面的一层筋膜。此筋膜上附于颅底，向下延至后纵隔。该筋膜向下外方包绕出椎间孔神经形成的臂丛及锁骨下血管，形成腋鞘。颈动脉鞘（carotid sheath）是颈筋膜在颈部大血管和迷走神经周围形成的筋膜鞘，内有颈总动脉、颈内动脉、颈外动脉、颈内静脉及迷走神经等。

（二）筋膜间隙

1. 胸骨上间隙（suprasternal space）　是颈深筋膜浅层在距胸骨柄上缘 3 ~ 4 cm 处分为两层，分别附着于胸骨柄的前、后缘所形成的筋膜间隙。

2. 气管前间隙（pretracheal space）　位于气管前筋膜与气管颈部之间。

3. 咽后间隙（retropharyngeal space）　位于椎前筋膜与颊咽筋膜之间，位于咽壁侧方的部分，称为咽旁间隙。

4. 椎前间隙（prevertebral space） 位于脊柱颈部、颈深肌群与椎前筋膜之间，颈椎结核脓肿多积于此间隙，向两侧可至颈外侧区，并经腋鞘扩散至腋窝；脓肿溃破后，可经咽后间隙向下至后纵隔。

第三节　颈前区

颈前区以舌骨为界分为舌骨上区和舌骨下区（图41-6）。

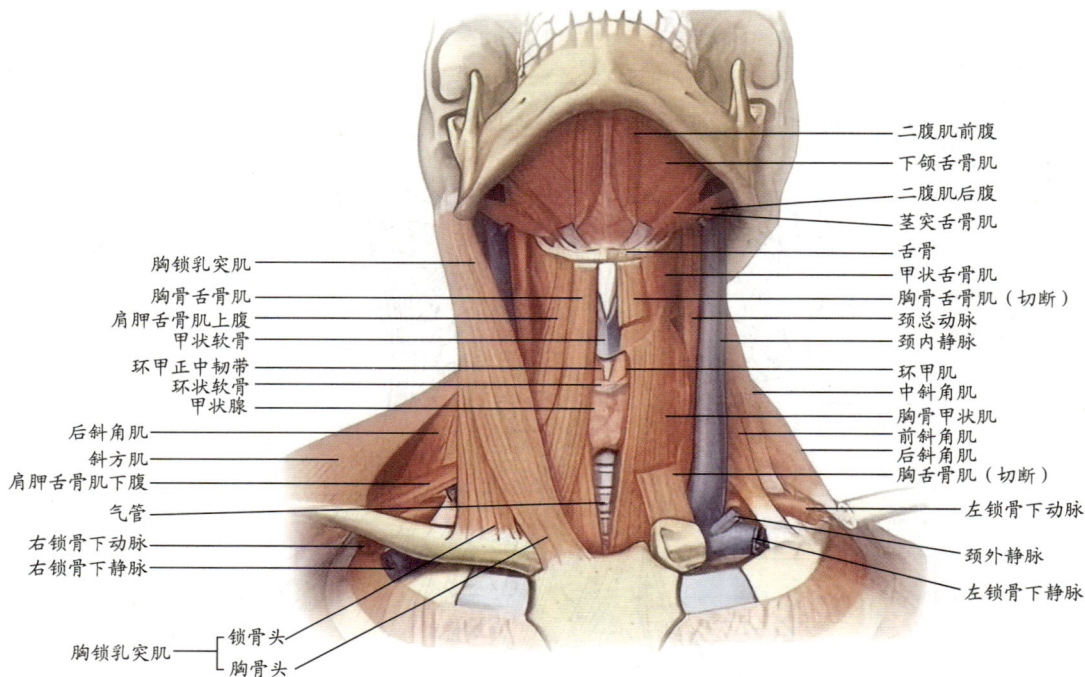

图 41-6　颈前区的结构

一、舌骨上区

1. 颏下三角（submental triangle） 位于左、右二腹肌前腹与舌骨体之间。浅层覆以皮肤、浅筋膜和颈筋膜，深层由两侧的下颌舌骨肌及其筋膜所构成。主要结构是颏下淋巴结。

2. 下颌下三角（submandibular triangle） 位于二腹肌前、后腹与下颌骨体下缘之间，又名二腹肌三角。其内包括：①下颌下腺（submandibular gland），此腺呈"U"形，分为浅、深两部，下颌下腺管由腺深部的前端发出，经下颌舌骨肌与舌肌之间前行，开口于口底黏膜的舌下阜。②血管、神经和淋巴结：面动脉平舌骨大角起自颈外动脉，经二腹肌后腹深面进入下颌下三角；沿下颌下腺深面的沟内前行，绕下颌骨下缘入面部，舌下神经在下颌下腺的内下方，它与二腹肌中间腱之间有舌动脉及其伴行静脉。舌神经在下颌下腺内上侧与舌骨舌肌之间前行入舌。下颌下神经节（submandibular ganglion）上方连于舌神经，向下发分支至下颌下腺及舌下腺，在下颌下腺的周围有下颌下淋巴结（图41-7）。

二、舌骨下区

1. 颈动脉三角（carotid triangle） 位于胸锁乳突肌上份前缘、肩胛舌骨肌上腹和二腹肌后腹之间，其浅面为皮肤、浅筋膜、颈阔肌及颈筋膜浅层；深面为椎前筋膜；内侧为咽侧壁及其筋膜。三角内有颈内静脉及其属支、颈总动脉及其分支、舌下神经及其降支、迷走神经及其分支、副神经以及颈深淋巴结等。

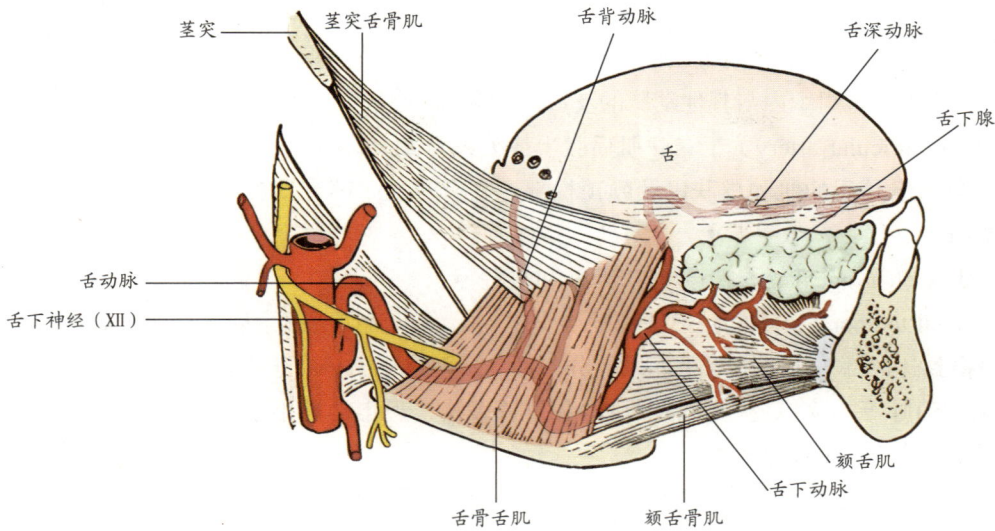

图 41-7　下颌下三角内的结构

（1）动脉。

①颈总动脉（common carotid artery）左、右各一，右侧发自头臂干，左侧直接发自主动脉弓。两侧颈总动脉分别经过胸锁关节的后方，沿气管和喉的外侧向上延伸，至甲状软骨上缘处分为颈内动脉和颈外动脉。颈总动脉的主干在行程中无分支。颈总动脉的前方，下段被胸锁乳突肌和舌骨下肌群所遮盖，上段位于颈动脉三角内，位置表浅，于此可触及动脉搏动。其内侧与食管、气管、喉和甲状腺相邻，外侧与颈内静脉相邻，两者的后方有迷走神经。颈总动脉、颈内静脉和迷走神经共同包于颈动脉鞘内，鞘的前面有舌下神经袢及其分支跨过。胸锁关节的中点与下颌角至乳突连线的中点之间的连线，即为颈总动脉和颈外动脉的体表投影。

颈总动脉上行途中，平环状软骨高度（胸锁乳突肌前缘中点）经过第 6 颈椎横突的前方。当头、颈和面部大出血时，可在此将颈总动脉向后压迫于第 6 颈椎横突上，以达到临时急救止血的作用。

在颈总动脉分叉处，有两个重要的结构。颈内动脉起始处略为膨大，称颈动脉窦。其管壁内含有大量来自舌咽神经的感觉神经末梢，构成压力感受器，功能与主动脉弓的压力感受器相似。另一重要结构为颈动脉体（颈动脉小球），由上皮细胞构成扁椭圆形的小体，位于颈总动脉分叉处的后方，借结缔组织连于后壁上，内含大量来自舌咽神经的感觉神经末梢，构成化学感受器，功能与主动脉体（球）相似。这两个结构共同参与调节血压和呼吸。

②颈外动脉（external carotid artery）是颈总动脉终支之一，主要分布于颈前部、面部、颅顶和硬脑膜。在颈动脉三角内，颈外动脉在甲状软骨上缘平面以上发自颈总动脉。其起始段位于颈内动脉前内侧，随后在下颌后间隙即转至其外侧，穿经腮腺到达下颌颈后方，分为颞浅动脉和上颌动脉两终支。颈外动脉内侧为舌骨、咽侧壁和喉上神经的内支。颈外动脉借茎突咽肌和茎突舌肌与颈内动脉相隔，其浅面为面总静脉、舌下神经、二腹肌后腹和茎突舌骨肌等所越过。其分支和分布主要包括：

甲状腺上动脉（superior thyroid artery）多在舌骨大角末端平面稍下，发自颈外动脉前壁，沿甲状软骨侧缘，伴喉上神经外支行向前下，至侧叶上极附近穿入甲状腺筋膜分为前、后两腺支。此外，甲状腺动脉还发出喉上动脉和数肌支，前者伴喉上神经内支穿过甲状舌骨膜或甲状软骨板，分布于喉内；后者分布于环甲肌、舌骨下肌群和胸锁乳突肌。

舌动脉（lingual artery）在舌骨大角平面发自颈外动脉，行向上前，分布于舌和口底。

面动脉（facial artery）在舌动脉起点稍上方，发自颈外动脉，行向上前，绕过下颌骨下缘到达面部，分布于面部和腭扁桃体。

枕动脉（occipital artery）于二腹肌后腹下缘处发自颈外动脉，行经胸锁乳突肌等深面，多在枕外隆凸外侧约 38 mm 处穿入枕部皮下，继行向上至颅顶枕部，沿途分支分布于项部肌和胸锁乳突肌，以及枕部皮肤和硬脑膜，并在头顶皮下组织内与其他动脉的支广泛吻合。

耳后动脉（posterior auricular artery）于二腹肌后腹上缘处发自颈外动脉，向上经腮腺深面至乳突与耳郭后面之间，分支分布于耳后的肌和皮肤以及颅顶枕部。它有时发一茎乳动脉经乳突孔分布于鼓室、乳突小房、面神经等。

咽升动脉（ascending pharyngeal artery）分布于咽壁和软腭等。

颞浅动脉（superficial temporal artery），颈外动脉终支之一，发出后在下颌颈后方穿过腮腺上行，经外耳门前方越过颧弓根到达颞部，于眶上缘平面以上分为额、顶两终支，分布于额部和顶部的肌与皮肤，并与对侧同名动脉及枕动脉等的支广泛吻合。颞浅动脉位置表浅，近年常被用于颅内外血管吻合架桥，或经此动脉插管至颈外动脉治疗头颈部肿瘤。

上颌动脉（maxillary artery），颈外动脉的另一终支。发出后经下颌颈内侧行向前内，经颞下窝翼外肌深面或浅面入翼腭窝。沿途分支分布于鼻腔、腭、颊、腭扁桃体、咀嚼肌、下颌牙和牙龈、外耳道、中耳和硬脑膜。脑膜中动脉经棘孔入颅中窝，广泛地分布于硬脑膜。下牙槽动脉，入下颌孔供应下颌牙等，其末支出颏孔，改名为颏动脉，分布于颏部。眶下动脉，由眶下裂入眶，经眶下沟、眶下管，分布供给上颌窦、上颌切牙、尖牙等，其末支出眶下孔分布于面部。颈外动脉的变异较常见，主要表现为分支起源的变异。

③颈内动脉（internal carotid artery）平甲状软骨上缘自颈总动脉发出，先在颈外动脉的后外侧，然后转向后内侧上升至颅底，经颈动脉管入颅腔。该动脉在颈部无分支，在颅内分支主要分布于大脑的前 2/3 部和视器。从甲状软骨的上缘与下颌颈的后缘之间的连线，即为颈内动脉的体表投影。

（2）静脉。

颈内静脉（internal jugular vein），位于颈总动脉外侧，其属支自上至下依次为面静脉、舌静脉、甲状腺上静脉和甲状腺中静脉。颈内静脉起始于颅底的颈静脉孔，为颅内乙状窦直接向下的延续。颈内静脉向下延伸至胸锁关节后方，与锁骨下静脉汇合形成头臂静脉，此汇合点称为颈静脉角（jugular venous angulus）。

颈内静脉穿刺和插管是临床诊断和治疗的重要手段。例如，用作测定中心静脉压和输注营养液等。由于右侧颈内静脉较粗，与头臂静脉、上腔静脉三者几乎成一直线，因此颈内静脉穿刺和插管术宜选在右侧进行。穿刺和插管的部位常选在胸锁乳突肌前缘中点或稍上方，也可在胸锁乳突肌后缘中、下 1/3 交界处，或在该肌的两头之间的三角形间隙内进行。结扎一侧颈内静脉并不影响脑部的血液回流。故颈部癌肿清扫术时，可将其切除，有时也可切取一段作为血管移植的材料。自耳垂向下至胸锁关节的连线，即表示颈内静脉的体表投影。颈内静脉收集来自中枢神经系统和感觉器的颅内属支，以及面静脉、舌静脉、甲状腺中静脉、胸锁乳突肌静脉、咽静脉等颅外属支的静脉血流。

（3）神经。

①舌下神经（hypoglossal nerve）经二腹肌后腹深面进入三角，越过颈内动脉及颈外动脉浅面，发出降支，称为颈襻上根，参与颈襻组成。舌下神经起源于延髓背侧部近中线的舌下神经核，其神经根从延髓锥体外侧的前外侧沟穿出，经舌下神经管到颅外，支配舌肌。舌向外伸出主要是颏舌肌的作用，舌向内缩回主要是舌骨舌肌的作用。舌下神经只接受对侧皮质延髓束支配。舌下神经的中枢性损害引起对侧中枢性舌下神经麻痹，舌肌无萎缩，常伴有偏瘫，多见于脑血管意外。周围性舌下神经麻痹时，舌显著萎缩。舌下神经核的进行性变性疾病还会伴有肌肉震颤。

②副神经（accessory nerve）由脑根和脊髓根组成。脑根的纤维为特殊内脏运动纤维，起自疑核，自

迷走神经根下方出脑后与脊髓根同行，经颈静脉孔出颅，加入迷走神经，支配咽喉肌。脊髓根的纤维为躯体运动神经纤维，起自脊髓颈部的副神经脊髓核，由脊神经前后根之间出脊髓，在椎管内上行，经枕骨大孔入颅腔，与脑根汇合一起出颅腔。出颅腔后，又与脑根分开，绕颈内静脉行向外下，经胸锁乳突肌深面继续向外下斜行进入斜方肌深面，分支支配此二肌。

③迷走神经（vagus nerve）行于颈动脉鞘内，位于颈内动脉、颈总动脉与颈内静脉之间的后方。在颈动脉三角内的分支有喉上神经和心支。心支参与心丛的组成，为混合神经，其运动纤维起自疑核，与舌咽神经并行，穿出脑干后经颈静脉孔出颅腔，供应除软腭肌和茎咽肌以外的所有咽、喉、软腭的肌肉。感觉神经元在颈静脉孔附近的颈神经节和结神经节。颈神经节的周围支传导一部分外耳道、鼓膜和耳郭的一般感觉；中枢支入三叉神经的脑干脊髓核。结神经节的周围支传导咽、喉、气管、食管及各内脏的感觉，和咽、软腭、硬腭、会厌等部分的味觉；中枢支入弧束核。副交感神经起自第四脑室底部的迷走神经背核，分布于内脏器官。

④二腹肌后腹是颈动脉三角与下颌下三角的分界标志，也是颈部及颌面部手术的重要解剖标志。其表面有耳大神经、下颌后静脉及面神经颈支；深面有颈内动、静脉，颈外动脉，迷走神经，副神经，舌下神经及颈交感干；其上缘有耳后动脉和面神经及舌咽神经等；下缘有枕动脉和舌下神经。二腹肌的前腹和后腹皆为重要的解剖标志。二腹之间为中间腱，由坚韧的结缔组织固定于舌骨体和舌骨大角的交界处。当舌骨被固定时，此肌能拉下颌骨向下做张口运动，与升颌肌群作用相对抗。舌骨是颈部区域易辨认的结构，其定位对处理颈部或舌基底部的手术非常重要。

2. 肌三角（muscular triangle）　由颈前正中线、胸锁乳突肌前缘和肩胛舌骨肌上腹围成。其浅面的结构由浅入深依次为皮肤、浅筋膜、颈筋膜、颈阔肌、颈前静脉与皮神经，以及颈筋膜浅层；其深面为椎前筋膜。其内容包括：

（1）甲状腺（thyroid gland）：呈"H"形，有一峡部和两侧叶。气管前筋膜包绕甲状腺形成腺鞘，又称假被膜。甲状腺的外膜称真被膜，即纤维囊。二者之间为囊鞘间隙，假被膜在侧叶内侧和峡部后面与甲状软骨、环状软骨以及气管软骨环的软骨膜愈着并增厚，形成甲状腺悬韧带，将甲状腺固定于喉及气管壁上。因此，吞咽时，甲状腺可随喉上、下移动，为判断是否甲状腺肿大的依据之一。

①位置与毗邻。甲状腺的两侧叶位于喉下部和气管上部的前外侧，上极平甲状软骨中点，下极至第6气管软骨。有时侧叶的下极可伸至胸骨柄的后方，称为胸骨后甲状腺。甲状腺峡位于第2～4气管软骨的前方。甲状腺的前面，由浅入深有皮肤、浅筋膜、颈筋膜浅层、舌骨下肌群及气管前筋膜。侧叶的后内侧邻接喉与气管、咽与食管及喉返神经等；后外侧与颈动脉鞘及鞘内的颈总动脉、颈内静脉和迷走神经，位于椎前筋膜深面的颈交感干相邻，当甲状腺肿大时，如向后内方压迫，出现呼吸、吞咽困难和声音嘶哑；如向后外方压迫交感干时，可出现Horner综合征，表现为瞳孔缩小、眼裂变窄及眼球内陷等。

②甲状腺的动脉和喉的神经。甲状腺上动脉（superior thyroid artery）起自颈外动脉起始部的前壁，伴喉上神经外支行向前下方，在侧叶上极附近分为前、后两支。沿途分支包括胸锁乳突肌支、喉上动脉及环甲肌支等。喉上动脉与喉上神经内支伴行，穿甲状舌骨膜，分布于喉内。喉上神经（superior laryngeal nerve）在舌骨大角处分为两支：内支分布于声门裂以上的喉黏膜；外支伴甲状腺上动脉行向前下方，在距侧叶上极约1 cm处，与动脉分开，变向内侧，发支支配环甲肌及咽下缩肌。甲状腺次全切除术结扎甲状腺上动脉时，应紧贴腺的上极进行，以免伤及喉上神经外支而致声音低钝、呛咳等。

甲状腺下动脉（inferior thyroid artery）是甲状颈干的分支。喉返神经（recurrent laryngeal nerve）是迷走神经的分支。左喉返神经勾绕主动脉弓，右喉返神经勾绕锁骨下动脉，两者均上行于气管与食管之间的沟内，至咽下缩肌下缘、环甲关节后方进喉内，称为喉下神经（inferior laryngeal nerve）。其运动支支配除环甲肌以外的所有的喉肌，感觉支分布于声门裂以下的喉黏膜。二者入喉前都经过环甲关节后方，故甲状软骨下角可作为寻找喉返神经的标志。喉返神经多在甲状腺侧叶下极的后方与甲状腺下动脉有复杂的交叉关系。因此，施行甲状腺次全切除术时，应远离甲状腺下极结扎甲状腺下动脉，以免伤及喉返神经，引起声音嘶哑（图41-8）。

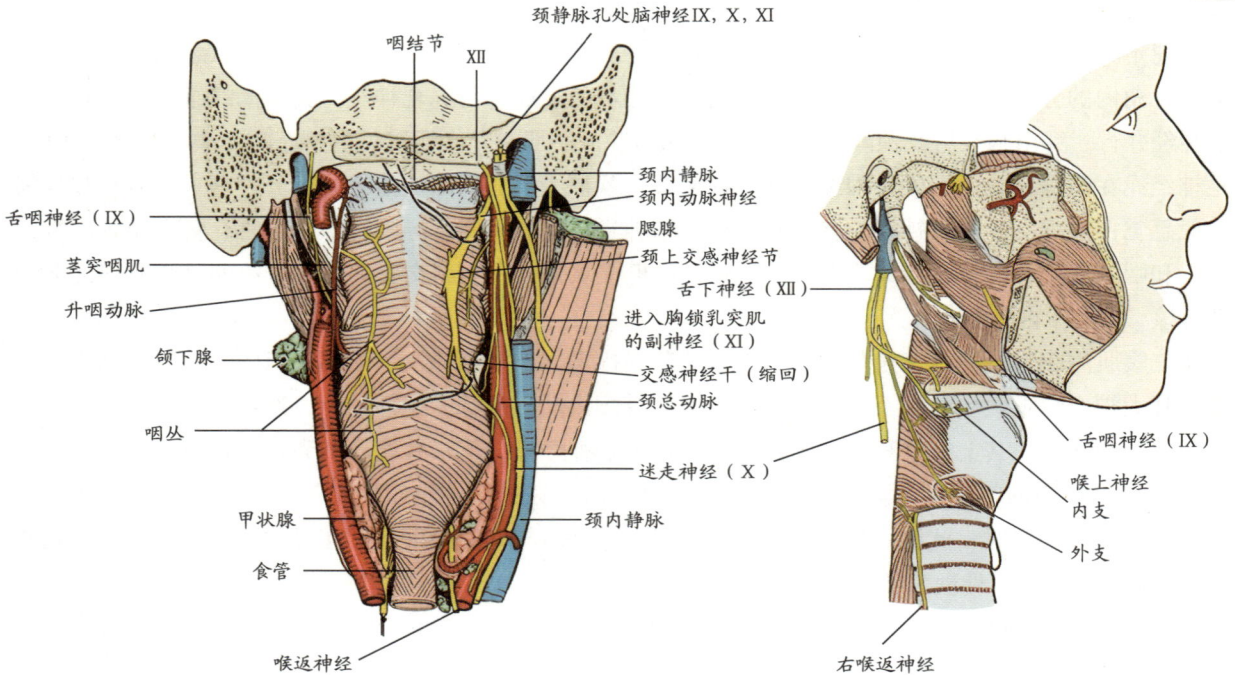

图41-8 甲状腺的动脉与喉的神经（后面观）

甲状腺最下动脉（arteria thyroidea ima）出现率约为10%。此外，还有来自气管、食管的小血管经由甲状腺内侧面进入甲状腺。因而当切断、结扎甲状腺的4条主要血管进行甲状腺大部切除术后，残余腺体仍有血液供应。而做甲状腺手术时，甲状腺的内侧面不要进行游离，以免切断这部分供应甲状腺的血管。

③甲状腺的静脉（图41-9）。甲状腺的静脉在腺体的表面吻合成丛，由甲状腺上、中、下三对静脉引流，分别汇入颈内静脉和头臂静脉。甲状腺上静脉（superior thyroid vein）较小，与甲状腺上动脉伴行，注入颈内静脉。甲状腺中静脉（middle thyroid vein）无伴行动脉，自甲状腺侧叶注入颈内静脉。甲状腺下静脉（inferior thyroid vein）由数条静脉构成，不与甲状腺下动脉伴行，被甲状腺下极的韧带所包被，经气管食管间沟浅层，汇入头臂静脉。偶尔两侧甲状腺下静脉，合成一条静脉注入左头臂静脉，即甲状腺最下静脉。甲状腺下静脉常在气管前方形成丛，称甲状腺奇静脉丛。行低位气管切开术时，应处理好这些血管以防因出血而影响手术。

（2）上、下甲状旁腺（superior and inferior parathyroid gland）：是调控钙、磷代谢的内分泌腺，为两对扁圆形小体，表面光滑，呈棕黄或淡红色。它们位于甲状腺侧叶后面，真、假被膜之间。甲状腺手术时，应呈楔形切除甲状腺，防止甲状旁腺被误切（图41-10）。

（3）气管颈部（cervical part of trachea）：上方平第6颈椎下缘接环状软骨，下方前平胸骨颈静脉切迹，后平第7颈椎下缘移行为气管胸部。常规施行气管切开术时，患者头部应严格保持正中位置，并尽量后仰，使气管接近体表，以利于手术的进行。气管颈部的毗邻关系如下：前面由浅入深依次为皮肤、浅筋膜、颈筋膜浅层、胸层上间隙及颈静脉弓、舌骨下肌群及气管前筋膜。

（4）食管颈部（cervical part of esophagus）：上端前平环状软骨下缘与咽相接；下端平颈静脉切迹平面处移行为食管胸部。

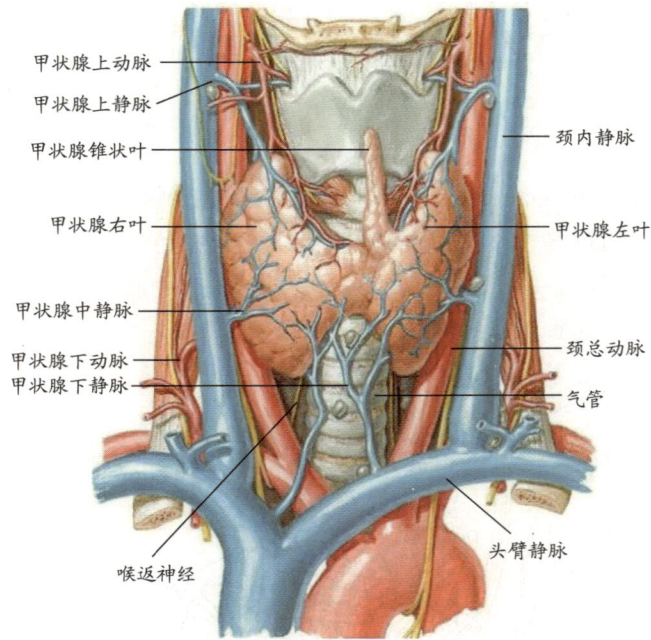

图 41-9　甲状腺的静脉

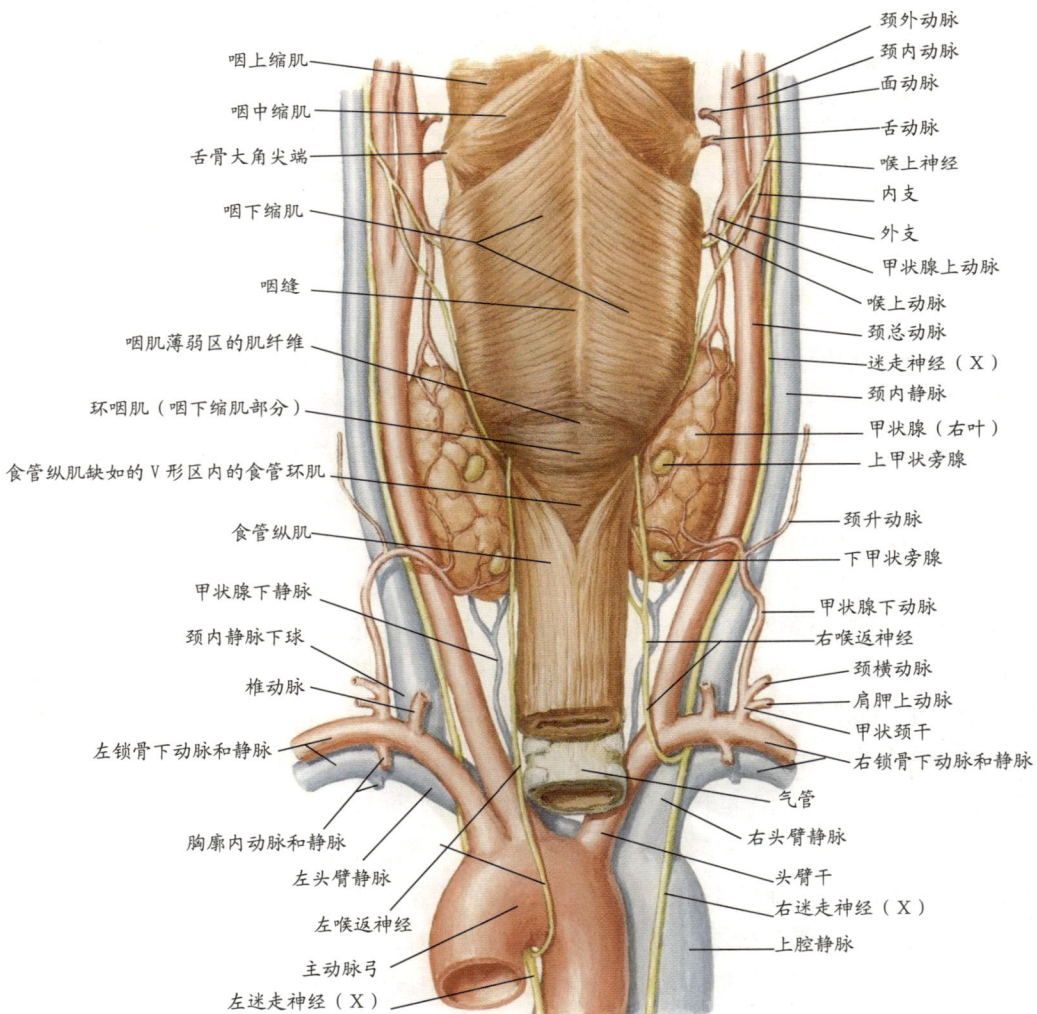

图 41-10　上、下甲状旁腺的位置（后面观）

第四节　胸锁乳突肌区及颈根部

一、胸锁乳突肌区

胸锁乳突肌区（sternocleidomastoid region）是指胸锁乳突肌在颈部所占据和覆盖的区域。其上界至乳突，下界是胸骨柄上缘和锁骨内侧段，深达椎前筋膜。其内容包括：

1. 颈袢（cervical ansa）　由第 1 ~ 3 颈神经前支的分支构成。在甲状腺手术中，多在环状软骨水平切断舌骨下诸肌，可避免伤及颈袢的肌支（图 41-11）。

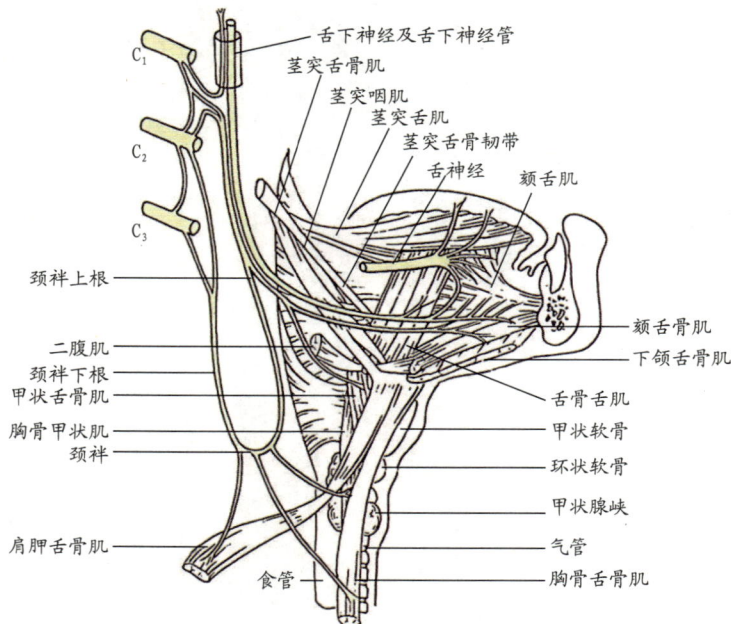

图 41-11　颈袢及其支配的肌肉

2. 颈动脉鞘及其内容　颈动脉鞘（carotid sheath）上起自颅底，下续纵隔。鞘内有颈内静脉和迷走神经贯穿全长，颈内动脉行于鞘的上部，颈总动脉行经其下部。

3. 颈丛（cervical plexus）　由第 1 ~ 4 颈神经前支构成。位于胸锁乳突肌上部深面。颈丛包含皮支、肌支和膈神经。

4. 颈交感干（cervical sympathetic trunk）　是交感干的颈段。节前纤维起自上胸段脊髓，经上胸部神经（主要是 T_1 ~ T_3）及其白交通支至交感干。它纵向走行于头长肌浅面、椎前筋膜深面、颈动脉鞘的后方、迷走神经干的内侧，行于中下颈椎时多位于横突的前方。节后神经元发出节后纤维，形成各节的分支，分布于血管和各器官。绝大部分颈椎每侧有 3 ~ 4 个交感神经节，即上、中（个数不定，0 ~ 3 个）、下神经节或颈胸神经节，椎动脉附近可出现椎神经节，又称颈中间神经节。颈上、下神经节或颈胸神经节恒定出现，位置一般较为固定。中神经节在有些标本中缺如，且呈不对称缺如。颈胸神经节是由颈下神经节与第 1 胸神经节融合而成，也称为星状神经节，在下神经节缺如时恒定出现（图 41-12）。

（1）颈上神经节位于胸锁乳突肌区，第 2、3 颈椎横突前方，最大，呈梭形或椭圆形，前侧被椎前筋膜、颈动脉鞘、迷走神经、耳大神经及枕小神经覆盖，后侧为颈长肌及其软组织筋膜。颈上神经节发出的节后纤维发出多个分支，主要包括颈内动脉神经、颈内静脉神经、颈外动脉神经、心上神经及咽喉支等，向椎动脉发出的分支较少。因位置较高且易于辨认，手术中该神经节损伤概率很小。

（2）颈中神经节最小，位于 C_5 或 C_6 横突水平，有时缺如，有时多达 3 个，形状不规则，不易辨认，周围组织包括甲状腺下动脉、颈横动脉、斜角肌等重要结构。其节后支穿过椎前筋膜、颈长肌等组织进

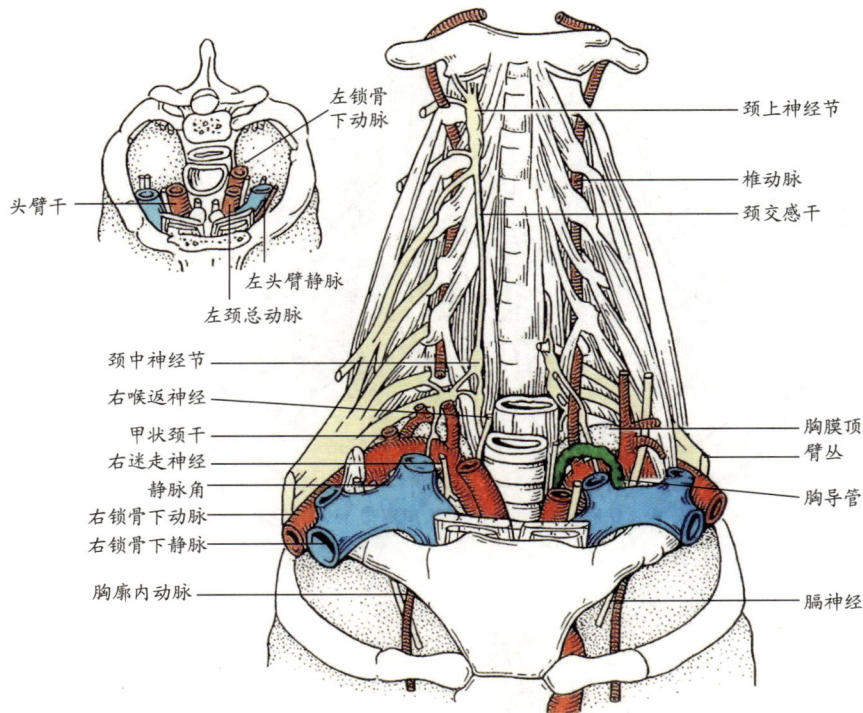

图 41-12　颈根部

入椎间孔，终止于椎动脉中部，并在椎动脉表面与颈下节的交通支相吻合。

（3）颈下神经节，又称星状神经节，多呈星形或椭圆形，由第 7、8 颈神经节合并而成，位于 C_7 横突与第 1 肋骨颈部之间，位置较深，分支较多。

5. 颈深淋巴结　颈外侧上深淋巴结位于颈内静脉上段周围，其中位于颈内静脉前方的称为颈内静脉前淋巴结；位于二腹肌后腹下方，面静脉汇入颈内静脉交角处的淋巴结，称为颈内静脉二腹肌淋巴结，临床上又称角淋巴结，收纳鼻咽部、腭扁桃体及舌根部的淋巴；另有少数淋巴结在枕三角内沿副神经排列，称为颈内静脉外侧淋巴结，又称副神经淋巴结。颈外侧下深淋巴结位于颈内静脉下段，臂丛及锁骨下血管周围；其中位于颈内静脉与肩胛舌骨肌中间腱交角处的淋巴结，称为颈内静脉肩胛舌骨肌淋巴结，收纳舌尖部的淋巴；另有淋巴结沿颈横血管排列，称为锁骨上淋巴结；其外侧的淋巴结位于斜方肌与肩胛舌骨肌下腹交角处，内侧部的淋巴结位于前斜角肌前方，紧邻静脉，即斜角肌淋巴结。

二、颈根部

颈根部（root of neck）是指颈部与胸部之间的接壤区，其中心标志是前斜角肌（图 41-13、图 41-14）。其内容包括：

1. 胸膜顶（cupula of pleura）　是覆盖肺尖部的壁胸膜，突入颈根部，高出锁骨内侧 1/3 上缘 2～3 cm。前、中、后斜角肌覆盖其前、后及外方。从第 7 颈椎横突、第 1 肋颈和第 1 胸椎体连至胸膜顶的筋膜称为胸膜上膜，起悬吊作用。当行肺萎陷手术时，须切断上述筋膜，才能使肺尖塌陷。

2. 锁骨下动脉（subclavian artery）　锁骨下动脉左侧起自主动脉弓，右侧是头臂干的分支。前斜角肌将其分为 3 段：第 1 段经胸膜顶前上方，第 2 段在前斜角肌后方，第 3 段位于第 1 肋上面。该动脉于第 1 肋外侧缘续于腋动脉。其主要分支如下。

（1）椎动脉（vertebral artery）起于锁骨下动脉第 1 段的上壁，穿经第 6 颈椎以上的横突孔，在寰椎侧块后方向内侧弯曲，穿经枕骨大孔进入颅腔，在脑桥下缘与对侧椎动脉联合形成基底动脉。椎动脉的行程分为 4 段：椎动脉第 1 段在颈长肌和前斜角肌之间向后上行，在颈总动脉和椎静脉后方与甲状腺下

667—

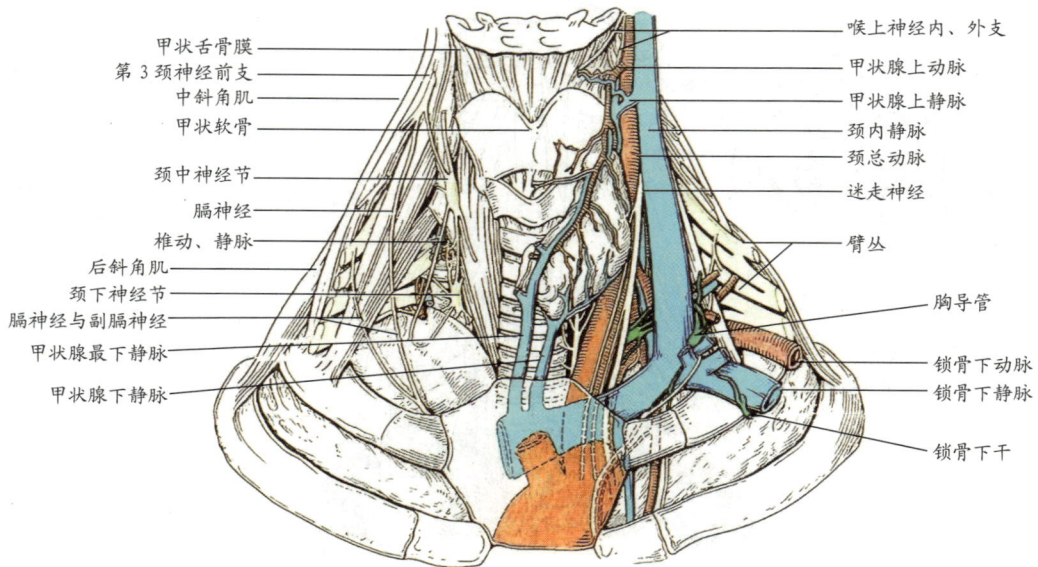

图 41-13　颈根部（前面观）

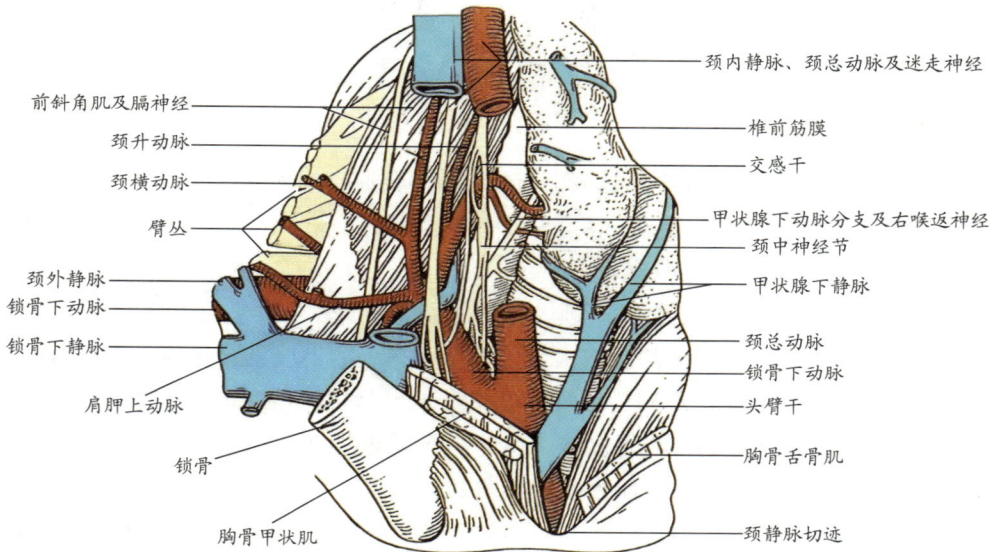

图 41-14　颈根部（侧面观）

动脉相交叉。左侧动脉则被胸导管跨过，该动脉后方有第 7 颈椎横突、星状神经节及第 7、8 颈神经后支。椎动脉第 2 段穿经颈椎横突孔上升，并与星状神经节的分支和椎静脉构成的静脉丛伴行。此段椎动脉在 C6 ~ C2 脊神经前支前方，几乎垂直上升至枢椎横突孔，继而转向外侧达寰椎横突孔。椎动脉第 3 段经头外侧直肌内侧弯曲向后行至寰椎侧块内后方、第 1 颈神经前支外侧，继而行于寰椎后弓上面的椎动脉沟，在寰枕后膜下缘穿入椎管。此段位于枕下三角内并由头半棘肌覆盖，在第 1 颈神经后支和该动脉与寰椎后弓之间。椎动脉第 4 段穿硬脑膜、蛛网膜在舌下神经根前方上行，在延髓前面斜上行至脑桥下缘处，与对侧动脉联合形成沿中线走行的基底动脉。

椎动脉型颈椎病是颈椎退行性改变引起椎 - 基底动脉供血不足导致以眩晕为主要症状的临床综合征，严重时可发生猝倒，影响患者的工作及生活质量。

（2）胸廓内动脉（internal thoracic artery）与椎动脉的起始相对，由锁骨下动脉第 1 段的下壁发出，沿前斜角肌内缘向下内行，经锁骨内侧半后方与胸膜顶的前方进入胸腔，继在胸前壁的内面、距胸骨侧缘之外约 1.25 cm 下行，穿膈进入腹前壁的腹直肌鞘内，移行为腹壁上动脉，并与腹壁下动脉相吻合。胸廓内动脉沿途发出肋间支、穿支、心包膈动脉和肌膈动脉等分支，主要分布于胸前壁、乳房心包、膈、胸膜和腹前壁以及腹膜等结构。

（3）甲状颈干（thyrocervical trunk）起自锁骨下动脉第1段，分为3支：甲状腺下动脉；肩胛上动脉经膈神经和前斜角肌前方、锁骨后方至肩胛区；颈横动脉经锁骨与前斜角肌、隔神经之间，向外入斜方肌深面。

（4）肋颈干（costocervical trunk）起自锁骨下动脉第1或第2段，分为颈深动脉和最上肋间动脉。

3. 胸导管（thoracic duct）与右淋巴导管（right lymphatic duct）　胸导管先沿食管颈部左缘上升，至第7颈椎高度形成胸导管弓，经颈动脉鞘后方，椎血管和交感干前方，弯向下内注入左静脉角。右淋巴导管长约1 cm，由右颈干、右锁骨下干和右支气管纵隔干汇合而成，注入右静脉角。

4. 锁骨下静脉（subclavian vein）　自第1肋外缘续于腋静脉。在第1肋上面，经锁骨与前斜角肌之间，向内侧与颈内静脉汇合成头臂静脉。锁骨下静脉壁与第1肋、锁骨下肌、前斜角肌的筋膜相愈着，故伤后易致气栓。临床上，可经锁骨内侧端下方和第1肋之间，行锁骨下静脉穿刺，进行长期输液、心导管插管及中心静脉压测定等。

5. 迷走神经（vagus nerve）　迷走神经下行于右颈总动脉和右颈内静脉之间，经锁骨下动脉第1段前面时发出右喉返神经，绕经右锁骨下动脉的下面和后方返回颈部。左迷走神经在左颈总动脉和左颈内静脉之间下行入胸腔。

6. 膈神经（phrenic nerve）　由第3～5颈神经前支组成。位于前斜角肌前面，椎前筋膜深面；其前方还有胸锁乳突肌、肩胛舌骨肌中间腱、颈内静脉、颈横动脉和肩胛上动脉；内侧有颈升动脉上行。该神经在胸膜顶的前内侧，迷走神经的外侧，穿锁骨下动、静脉之间进入胸腔。

7. 斜角肌（scalenus）　每侧3块，按位置排列命名为前、中、后斜角肌，均起自颈椎横突，纤维斜向外下，分别止于第1、第2肋骨。在前、中斜角肌和第1肋骨之间，形成三角形间隙，称斜角肌间隙，内有锁骨下动脉和臂丛神经通过，故临床上将麻醉药物注入此间隙，进行臂丛神经阻滞麻醉。前斜角肌肥厚或痉挛可压迫锁骨下动脉和臂丛，引起前斜角肌综合征（图41-15）。

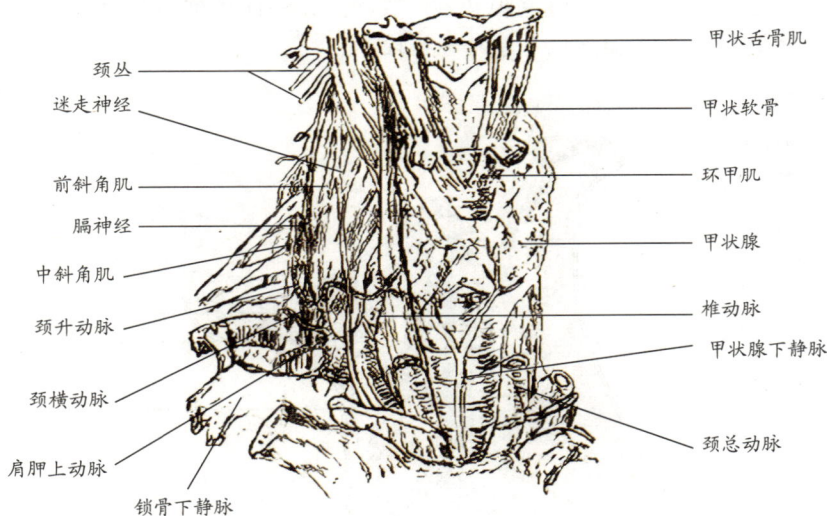

图41-15　斜角肌及其毗邻

8. 椎动脉三角（triangle of vertebral artery）　外侧界为前斜角肌，内侧界为颈长肌，下界为锁骨下动脉第1段，尖为第6颈椎横突前结节。三角的后方有胸膜顶、第7颈椎横突，第8颈神经前支及第1肋颈；前方有颈动脉鞘及膈神经，甲状腺下动脉及胸导管等。三角内的主要结构有椎动、静脉，甲状腺下动脉，交感干及颈胸神经节等（图41-16）。

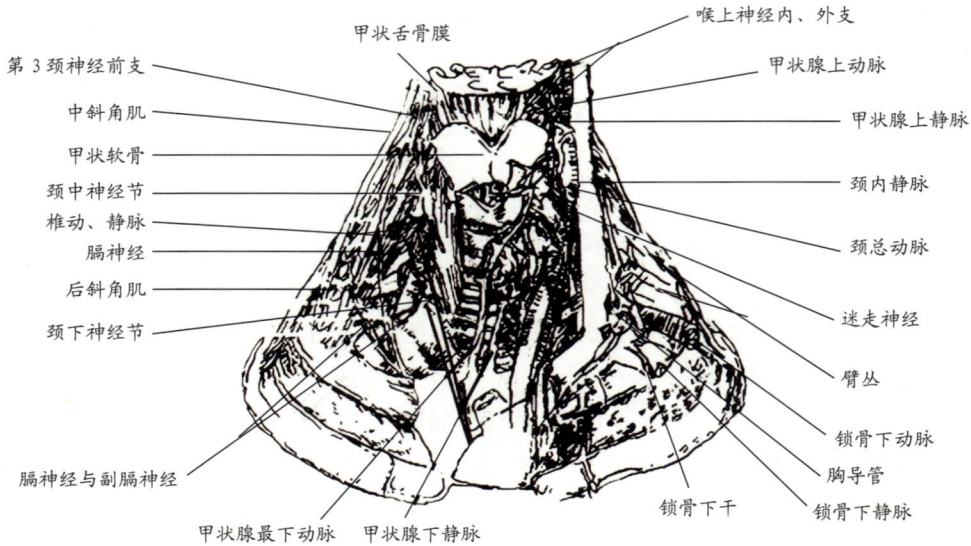

图 41-16　椎动脉三角

第五节　颈外侧区

　　颈外侧区是由胸锁乳突肌后缘、斜方肌前缘和锁骨中 1/3 上缘围成的三角区。该区被肩胛舌骨肌下腹分为枕三角和肩胛舌骨肌锁骨三角。

一、枕三角

　　枕三角（occipital triangle）又称肩胛舌骨肌斜方肌三角，位于胸锁乳突肌后缘、斜方肌前缘与肩胛舌骨肌下腹上缘。其前面依次为皮肤、浅筋膜和颈筋膜浅层，深面为椎前筋膜及其覆盖下的前、中、后斜角肌等，头夹肌和肩胛提肌（图 41-17）。其内容包括：

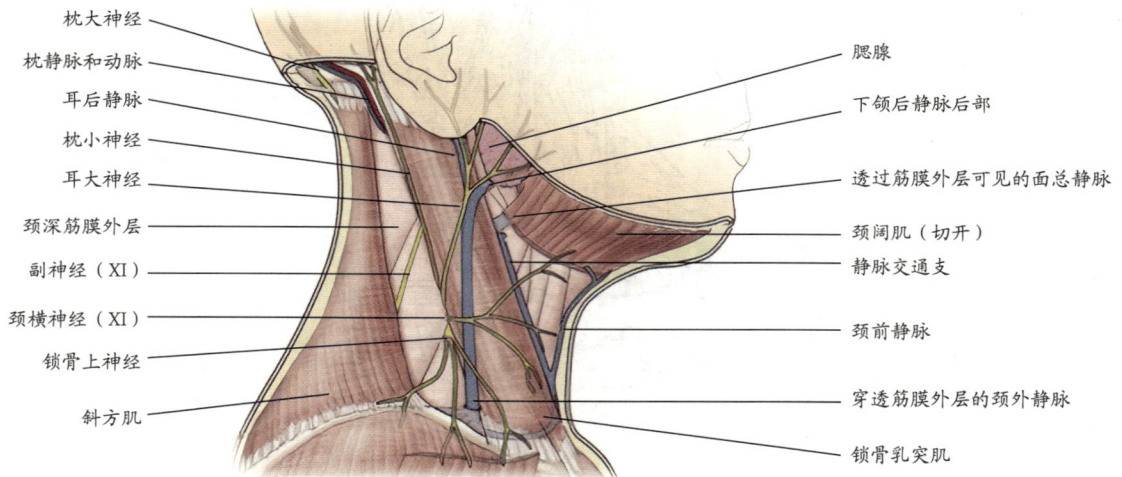

图 41-17　枕三角的内容

　　1. 副神经（accessory nerve）　其本干在胸锁乳突肌后缘上、中 1/3 交点处进入枕三角，有枕小神经勾绕，是确定副神经的标志。

　　2. 颈、臂丛丛支

　　（1）肩胛背神经（dorsal scapular nerve）主要支配肩胛提肌、大小菱形肌。它起自第 5 颈神经，也常接受一部分第4颈神经。该神经在颈神经刚出椎间孔时发出，为前斜角肌所掩盖，向后下方越过中斜角肌表面（或穿过该肌），与副神经并行，至肩胛提肌前缘，经该肌和菱形肌的深侧，沿肩胛骨内侧缘下降，到肩胛骨下角，分布于肩胛提肌及大小菱形肌。

肩胛背神经易卡压的部位有两处，一是当颈神经根特别是C_5神经根受压时，常易累及肩胛背神经。二是肩胛背神经穿过中斜角肌时，部分腱性纤维从神经表面通过，使其受到卡压。腱性纤维为极致密的胶原纤维，呈密集排列，互相交织，肩胛背神经在这种结构与前斜角肌之间穿出。当颈部慢性劳损、剧烈运动或受到外力打击时，肌肉强力收缩、痉挛、出血等，引起局部组织发生形态学改变，造成神经的机械性卡压。

（2）肩胛上神经（suprascapular nerve）起自臂丛上干，向后走行，经肩胛上切迹进入冈上窝，继而伴肩胛上动脉一起绕行肩胛冈外缘转入冈下窝，分布于冈上肌、冈下肌和肩胛关节。该神经在肩胛上切迹处最易受损，损伤后表现出冈上肌和冈下肌无力，肩胛关节疼痛等症状。

（3）胸长神经（long thoracic nerve）主要支配前锯肌，起于第5、6、7颈神经，胸长神经支大多和肩胛背神经在C_5的起始处合干，占70%左右，一起穿入中斜角肌（在C_5起点）的腱性纤维组织斜行向下，出中斜角肌后，和肩胛背神经分开，继续下行与C_6发出的胸长神经支合干，在锁骨水平与C_7发出的胸长神经支合干，穿过锁骨下，于腋窝内侧壁的前锯肌表面下行，最后分成小支，分布到前锯肌各肌齿。

由于胸长神经穿过中斜角肌的腱性纤维组织，因此当存在中斜角肌劳损、无菌性炎症或肌肉痉挛时，可导致起源于C_5神经根的胸长神经支卡压。由于肩胛背神经和起源于C_5神经根的胸长神经在起始部常合成干，所以两者可一同在干处被卡压。

胸长神经支配前锯肌，稳定肩胛骨，使肩胛骨外旋、外展，参与肩外展、肩上举。胸长神经卡压早期可表现肩部或肩胸部疼痛，后逐渐出现肩外展无力、肩上举受限和翼状肩胛。翼状肩胛并非在胸长神经卡压或损伤的早期即出现，是病变进一步发展的结果，多是由于胸长神经麻痹，前锯肌瘫痪，上肢前推时不能使肩胛骨紧贴胸壁，从而造成肩胛骨脊柱侧和肩胛骨下角耸起离开胸廓，形成翼状肩胛。

二、锁骨上三角

锁骨上三角即肩胛舌骨肌锁骨三角（omaoclavicular triangle），又名锁骨上大窝。是锁骨中1/3上方的凹陷区域，由胸锁乳突肌后缘、肩胛舌骨肌下腹和锁骨围成。其浅面依次为皮肤，浅筋膜及位于其中的锁骨上神经、颈外静脉末段、颈阔肌及颈筋膜浅层；其深面为斜角肌下份及椎前筋膜（图41-18）。其内容包括：

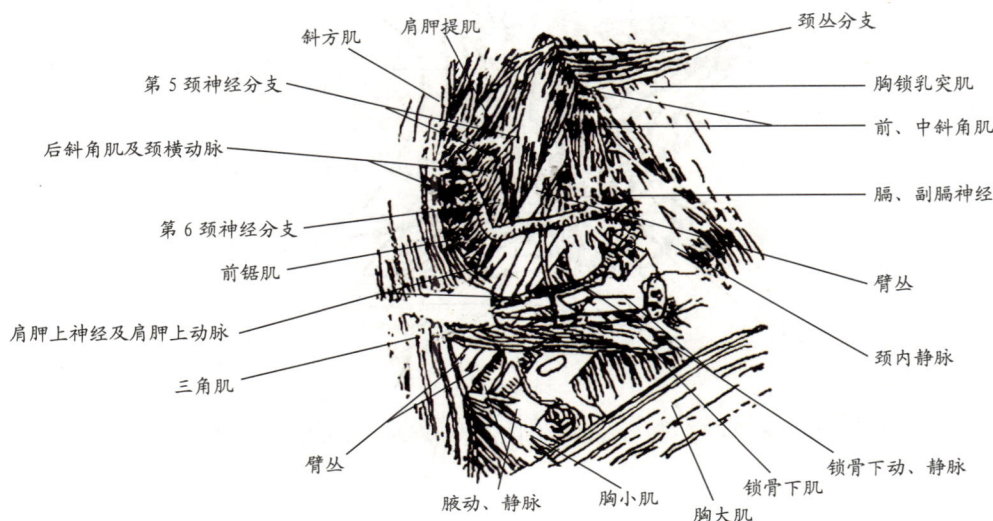

图 41-18 锁骨上三角

1. **锁骨下静脉及静脉角** 锁骨下静脉在第 1 肋骨外侧缘续于腋静脉，在锁骨上三角内，位于锁骨下动脉第 3 段的前下方，有颈外静脉和肩胛背静脉汇入。该静脉在前斜角肌内侧与颈内静脉汇合成头臂静脉，二者间向上外开放的角，称为静脉角。胸导管和右淋巴导管分别注入左、右静脉角。

2. **锁骨下动脉** 经斜角肌间隙进入锁骨上三角，走向腋窝。位于锁骨上三角内的是该动脉第 3 段，其下方为第 1 肋，后上方有臂丛神经诸干，前下方为锁骨下静脉。在锁骨上三角内可见该动脉的直接和间接的分支：肩胛背动脉，肩胛上动脉和颈横动脉，分别至斜方肌深面及肩肌区。

3. **臂丛** 由第 5 ~ 8 颈神经和第 1 胸神经的前支组成臂丛的 5 个根，经斜角肌间隙，锁骨下动脉后上方进入此三角；其中，C_5、C_6 合成上干，C_7 延续为中干，C_8 和 T_1 合成下干。各干均分为前、后两股，根、干、股组成臂丛锁骨上部。在锁骨中点上方，是锁骨上臂丛神经阻滞麻醉的常用部位。各股经锁骨中份的后下方进入腋窝，合成 3 束。在锁骨上三角内，臂丛发出肩胛背神经、锁骨下神经和胸长神经等分支。臂丛与锁骨下动脉均由椎前筋膜形成的筋膜鞘包绕，续于腋鞘。

第六节　颈部淋巴

1. **颈上部淋巴结** 多为头部淋巴管的局部淋巴结，沿头、颈交界处排列，位置表浅，分为枕后淋巴结、乳突淋巴结、腮腺淋巴结、下颌下淋巴结、颏下淋巴结。其中，下颌下淋巴结位于颌下腺附近，收纳眼、鼻、唇、牙、舌及口底的淋巴，注入颈外侧上、下深淋巴结。颏下淋巴结位于颏下三角内，收纳颏部、口底及舌尖等处的淋巴，注入下颌下淋巴结及颈内静脉二腹肌淋巴结（图 41-19）。

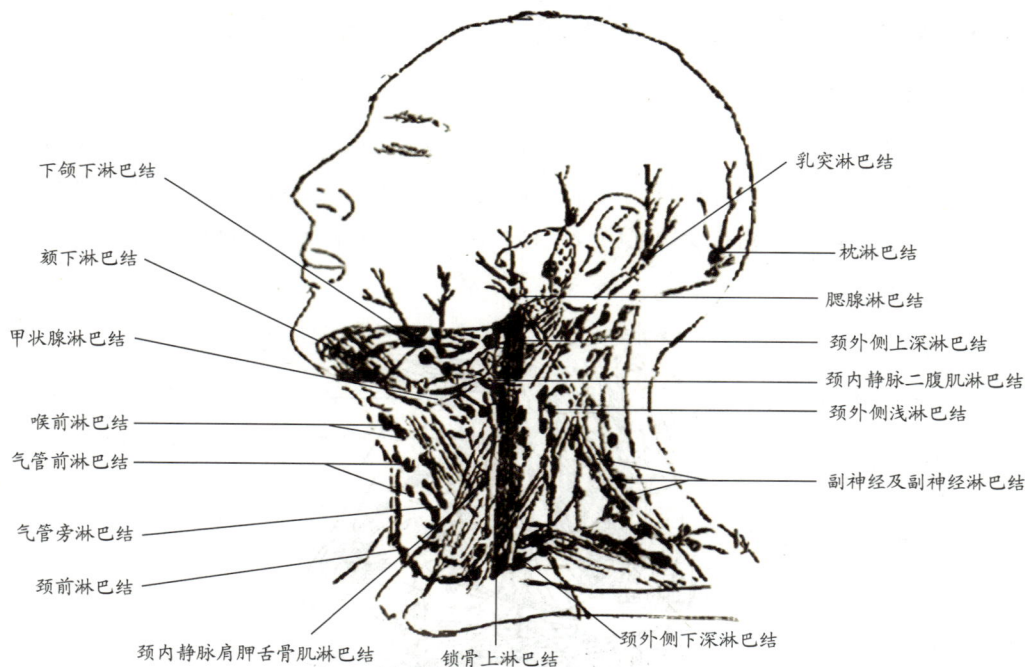

图 41-19　颈部的淋巴结

2. **颈前区的淋巴结** 即颈前淋巴结，位于舌骨下方，两侧胸锁乳突肌、颈动脉鞘之间。分为浅、深两组。

（1）颈前浅淋巴结：沿颈前静脉排列，收纳舌骨下区的浅淋巴，注入颈外侧下深淋巴结或直接注入锁骨上淋巴结。

（2）颈前深淋巴结：位于颈部器官周围，分为4组：①喉前淋巴结位于喉的前方，收纳喉的淋巴；其中声门裂以上的淋巴注入颈外侧上深淋巴结，声门裂以下的淋巴注入气管旁淋巴结，然后注入颈外侧下深淋巴结。②甲状腺淋巴结位于甲状腺峡前面，收纳甲状腺的淋巴，先注入气管前淋巴结和气管旁淋巴结，然后注入颈外侧上深淋巴结，或直接注入颈外侧上深淋巴结。③气管前淋巴结位于气管颈部前外侧，收纳甲状腺和气管颈部的淋巴，注入气管旁淋巴结和颈外侧下深淋巴结。④气管旁淋巴结沿喉返神经排列，收纳喉、甲状腺、气管与食管的淋巴，注入颈外侧下深淋巴结。

3.颈外侧区的淋巴　即颈外侧淋巴结，以颈筋膜浅层为界分为浅、深两组。

（1）颈外侧浅淋巴结：沿颈外静脉排列，收纳枕、耳后及腮腺淋巴结引流的淋巴，输出管注入颈外侧深淋巴结。

（2）颈外侧深淋巴结：主要沿颈内静脉排列成纵行的淋巴结群，上自颅底，下至颈根部。通常以肩胛舌骨肌下腹为界，分为上、下两群。

①颈外侧上深淋巴结位于颈内静脉上段周围，其中位于颈内静脉前方的称为颈内静脉前淋巴结；位于二腹肌后腹下方，面静脉汇入颈内静脉交角处的淋巴结，称为颈内静脉二腹肌淋巴结，临床上又称角淋巴结，收纳鼻咽部、腭扁桃体及舌根部的淋巴。鼻咽癌及舌根部癌常首先转移至该淋巴结。另有少数淋巴结在枕三角内沿副神经排列，称为颈内静脉外侧淋巴结，又称副神经淋巴结。

上述淋巴结收纳颈浅、腮腺、颏下、乳突、枕及肩胛上淋巴结引流的淋巴，也收纳咽、喉、甲状腺、气管、食管及舌根等的淋巴；输出管注入颈外侧下深淋巴结，或直接注入颈干。

②颈外侧下深淋巴结位于颈内静脉下段，臂丛及锁骨下血管周围；其中位于颈内静脉与肩胛舌骨肌中间腱交角处的淋巴结，称为颈内静脉肩胛舌骨肌淋巴结，收纳舌尖部的淋巴，舌尖部癌首先转移至该淋巴结。另有淋巴结沿颈横血管排列，称为锁骨上淋巴结；其外侧的淋巴结位于斜方肌与肩胛舌骨肌下腹交角处，内侧部的淋巴结位于前斜角肌前方，紧邻静脉，即斜角肌淋巴结。左侧斜角肌淋巴结又称Virchow淋巴结，当胃癌或食管下部癌转移时，常可累及该淋巴结。临床检查时，可在胸锁乳突肌后缘和锁骨上缘的交角处触到肿大的淋巴结。颈外侧下深淋巴结收纳颈外侧上深淋巴结引流的淋巴，也可直接收纳颈上部各淋巴结群引流的淋巴，以及耳、鼻、咽、喉、口腔器官和甲状腺等处的淋巴。其输出管合成颈干，左侧注入胸导管，右侧注入右淋巴导管。

（宁波大学医学部　张雁儒）

参考文献 References

[1] 李玉林 . 病理学 [M]. 8 版 . 北京：人民卫生出版社，2013.

[2] 陈荣昌，钟南山，刘又宁 . 呼吸病学 [M]. 3 版 . 北京：人民卫生出版社，2022.

[3] 林果为，王吉耀，葛均波 . 实用内科学 [M]. 15 版 . 北京：人民卫生出版社，2017.

[4] 陆再英，钟南山 . 内科学 [M]. 10 版 . 北京：人民卫生出版社，2024.

[5] 王庭槐 . 生理学 [M]. 3 版 . 北京：高等教育出版社，2015.

[6] 姜志胜 . 心血管病理生理学 [M]. 北京：人民卫生出版社，2020.

[7] Edward C.Klatt. Robbins 和 Cotran 病理学图谱 [M]. 3 版 . 唐涛，曹雅静，主译 . 天津：天津
科技翻译出版有限公司，2011.

[8] 宋雷，惠汝太 . 心血管疾病与精准医学 [M]. 北京：人民卫生出版社，2020.

[9] 朱天刚，盖鲁粤，赵世华，等 . 冠心病影像学诊断 [M]. 北京：人民卫生出版社，2009.

[10] 张雁儒 . 局部解剖手术学 [M]. 杭州：浙江大学出版社，2021.

[11] 张雁儒 . 局部解剖手术学实验指导与学习指南 [M]. 杭州：浙江大学出版社，2021.

[12] 张雁儒 . 局部解剖学 [M]. 郑州：郑州大学出版社，2020.

[13] 黄文华，张雁儒，陈志宏 . 系统解剖学 [M]. 郑州：郑州大学出版社，2020.

[14] 张雁儒 . 人体解剖学 [M]. 天津：天津科技翻译出版有限公司，2015.

[15] 张雁儒 . 医学生物化学 [M]. 天津：天津科技翻译出版有限公司，2015.

[16] 黄文华，张雁儒，赵志军 . 系统解剖学 [M]. 北京：科学出版社，2017.

[17] 张雁儒 . 外科护理学 [M]. 郑州：郑州大学出版社，2017.